PUBLIC HEALTH

9th Edition

공중보건학

강병우 저

청구문화사

Better Health for All

제9판 머리말

많은 오류와 부족함에도 불구하고 이 책을 사랑하여 주신 독자여러분께 충심으로 감사드린다.

금번 개정작업은 새로 집필하는 자세로 그간 아쉬웠던 부분의 보완에 심혈을 기울였지만 아직 졸저임은 부인할 수 없는 사실이다. 독자여러분의 더 많은 조언과 질타가 절실하다.

보건학을 전공하고, 오랜 기간 강의하면서도 항상 무지를 실감한다. 이는 보건학이란 학문의 범위가 극히 광범위하고, 궁극적 목적인 건강개념 또한 보편적인 인간의 가치를 모두 포함하고 있기 때문이라 생각한다.

이러한 건강강의를 하면서 늘 느꼈던 것은 기존 교재처럼 국가시험에 충실한 수험서이면서 동시에 교양강좌를 수강하는 학생이나 인문·사회과학을 전공하는 학생들이 이용하기에도 큰 부담을 주지 않는 적절한 교재의 필요성이었다.

그러나 전술한 바 필자 스스로 '보건학'이란 이름의 책을 집필한다는 것은 아직 능력 밖의 일이라 생각되어, 여러 교수님들의 도움과 강의를 위해 모아두었던 각종 자료들을 이용해서 이 책을 엮었다.

아무쪼록 이 책이 공중보건의 이해와 건강행위 실천에 도움이 되었으면 한다. 부족한 점은 향후 새로운 개정판을 통하여 보완할 것을 약속드리며, 여러 선·후배님들의 많은 지도와 편달을 부탁드린다.

끝으로 이 책이 나올 수 있도록 도와주신 청구문화사 이상태 사장님, 안상희 디자이너에게도 고마움을 전한다.

2022년 2월

저자 강병우 씀

목 차

I 보건학 총론

제1장 건강과 질병 / 11

1. 건강의 정의와 건강권 · 12
2. 질병의 발생과 예방 · 17

제2장 공중보건학의 개념 / 21

1. 공중보건학의 정의 · 22
2. 공중보건학의 범위 · 23
3. 공중보건학의 관련학문 · 23
4. 보건의료의 개념 · 25
5. 보건의료사업의 분류 · 29
6. 우리나라 보건의료 환경의 전망과 당면과제 · 33
7. 공중보건학의 발전사 · 35

제3장 건강증진 / 41

1. 건강증진의 개념과 배경 · 42
2. 건강증진사업 · 48
3. 우리나라의 건강증진사업 · 52

제4장 보건지표 / 55

1. 보건지표 · 56
2. 건강지표 · 57
3. 보건의료자원 지표 · 70
4. 인구지표 · 78

II 역학 및 질병관리

제5장 역 학 / 95

1. 역학의 정의와 역할 · 96
2. 질병의 발생기전 · 99
3. 역학 연구방법 · 106
4. 역학 연구의 고전적 사례 · 118

제6장 감염병 관리 / 121

1. 역사적 배경 · 122
2. 감염병의 생성과정 · 125

3. 감염병의 예방과 관리 · 137

제7장 감염병 관리 각론 / 143

1. 법정감염병 · 144
2. 급성 감염병 관리 · 148
3. 만성 감염병 관리 · 192

제8장 만성질환 관리 / 203

1. 만성질환 중심의 현대사회 질병구조 · 204
2. 우리나라 만성질환 개관 · 205
3. 만성질환의 위험요인 · 208
4. 만성질환의 종류 · 209

제9장 기생충 질환 관리 / 227

1. 기생충의 개념 · 228
2. 우리나라 기생충 감염 현황 · 230
3. 기생충의 종류 · 231

III 인간과 환경

제10장 환경위생 / 247

1. 환경위생의 정의와 분류 · 248
2. 공기 · 251
3. 일광 · 259
4. 기후 · 260
5. 온열조건 · 263
6. 물 · 271
7. 하수 · 280
8. 위생시설 · 285
9. 폐기물 처리 · 287
10. 주택 · 293
11. 의복 · 299
12. 위생곤충과 동물 · 301
13. 소독 · 306

제11장 환경보전 / 313

1. 환경오염 · 314
2. 대기오염 · 317
3. 수질오염 · 341
4. 소음 및 진동 · 355

제12장 산업보건 / 363

1. 산업보건의 개념 · 364
2. 노동과 건강 · 366
3. 여성과 연소근로자 보호 · 371
4. 산업재해 · 375
5. 직업병 · 381

제13장 식품위생 / 393

1. 식품위생의 의의와 정의 · 394
2. 식품과 질병 · 395
3. 식중독 · 397
4. 식품의 변질과 보존 · 407
5. 식품의 안정성 · 410

IV 보건관리 및 보건사업

제14장 보건행정 / 417

1. 보건행정의 개념 · 418
2. 우리나라의 보건행정사 · 420
3. 보건행정의 관리과정 · 422
4. 보건행정조직 · 429
5. 국제보건조직 · 435

제15장 사회보장 및 의료보장 / 439

1. 사회보장 · 440
2. 의료보장의 유형 · 445
3. 건강보험 · 447
4. 의료급여 · 461

제16장 보건교육 / 467

1. 보건교육의 개념 · 468
2. 보건교육의 유형과 내용 · 469
3. 보건교육의 계획 및 준비과정 · 470
4. 보건교육의 방법 · 471
5. 보건교육의 평가 · 476

제17장 학교보건 / 479

1. 학교보건의 의의 · 480
2. 학교보건사업의 범위 · 481
3. 학교보건인력 · 492
4. 학교급식 · 493

제18장 인구와 보건 / 495

1. 인구와 인구론 · 496
2. 인구의 구성 · 498
3. 인구의 변화 · 501
4. 인구현황 · 504
5. 인구문제와 인구정책 · 507

제19장 모자보건 / 509

1. 모자보건의 개념 · 510
2. 모성보건 · 511
3. 모성사망 · 516
4. 영 · 유아 보건 · 519

제20장 가족계획 / 523

1. 가족계획의 개념 · 524
2. 가족계획의 내용 · 528
3. 가족계획의 방법 · 530

제21장 보건영양 / 535

1. 보건영양의 개념 · 536
2. 영양소 · 537
3. 에너지대사 · 550
4. 영양상태 판정 · 552
5. 국민영양개선 · 555

제22장 노인보건 / 559

1. 노인보건의 개념 · 560
2. 노인 및 노년기의 문제 · 560
3. 노인인구의 현황 및 전망 · 565
4. 노인의 발달과업 · 570
5. 노년기의 건강관리 · 571
6. 노인보건복지 · 573

제23장 정신보건 / 581

1. 정신보건의 의의 · 582
2. 정신장애의 원인 · 584
3. 주요 정신질환 · 589
4. 인격발달과 정신보건 · 590
5. 정신보건사업 · 594

제24장 생물테러 / 599

1. 생물테러의 개념 · 600
2. 생물테러의 유형 · 605
3. 생물테러 대비 및 대응 · 607
4. 주요 생물테러 감염병 · 615

제25장 보건통계 / 627

1. 보건통계 · 628
2. 보건통계에 이용되는 지표 · 637

- 참고문헌 · 649
- 찾아보기 · 654

I

보건학 총론

01 건강과 질병
02 공중보건학의 개념
03 건강증진
04 보건지표

1장 | 건강과 질병

개관

건강은 생명의 존엄성을 유지하는 기본적 요소이며, 삶의 가치를 실현해 나아가는 데 중심적 요소로써 작용한다. 즉, 최상의 건강한 삶을 향유하는 것은 모든 인류의 기본적인 권리이며, 동시에 건강지향적인 환경을 조성하는 것은 모든 인류의 의무라고 할 수 있다. 따라서 이 장에서는 건강의 정의, 건강개념의 역사적 변천과정과 질병발생의 상호역동적 관계를 이해하고 질병예방을 위한 예방적 조치에 관하여 학습한다.

학습목표

1. 건강상태란 어떤 상태인지 정의할 수 있어야 한다.
2. 건강개념의 변천과정을 설명할 수 있어야 한다.
3. 세계보건기구 건강 정의의 의의를 설명할 수 있어야 한다.
4. 건강권의 역사적 변천과정을 기술할 수 있어야 한다.
5. 질병발생의 상호역동적 관계를 설명할 수 있어야 한다.
6. 질병의 자연사와 이에 따른 예방적 조치를 설명할 수 있어야 한다.

주요용어

생(물)의학적 건강개념 / 생태학적 건강개념 / 사회·생태학적 건강개념 / 생활개념 / 사회적 안녕 / 항상성설 / 건강권 / 삼원론 / 지렛대이론 / 병원체 요인 / 숙주요인 / 환경요인 / 1차 예방 / 2차 예방 / 3차 예방 / 비병원성기 / 초기 병원성기 / 불현성 감염기 / 발현성 감염기 / 회복기

1. 건강의 정의와 건강권

1) 건강의 중요성

인류역사를 통해서 그리고 지구상 어디에서나 어떤 사회조직 또는 문화형태에서도 인간은 질병과 고통을 두려워하면서 이들과 함께 살아 왔으며, 이들로 인해 죽어갔다.

각 개인의 건강은 건강한 사회를 위한 기초이다. 또한 건강은 생명의 존엄성을 유지하는 기본적 요소이며, 삶의 가치를 실현해 나아가는 데 중심적 요소로써 작용한다. 따라서 최상의 건강한 삶을 향유하는 것은 모든 인류의 기본적인 권리이며, 동시에 건강지향적 환경을 조성하는 것은 모든 인류의 의무라고 할 수 있다.

그러나 질병상태에 놓이지 않고는 건강의 소중함을 깨닫지 못하는 경우가 많으며, 건강의 소중함을 깨닫고 있다 하더라도 불건강할 수밖에 없는 생활양식을 계속하면서 이를 개선하지 못하는 어리석은 행태를 계속하는 경우가 많다.

가치 있는 삶의 실현은 삶의 결과에 있기보다는 그 과정에 있기 때문에 건강관리의 소중함은 어떤 이론 이전의 상식이며, 생활화되어야 하는 필수적 과제임은 재언의 여지가 없다.

2) 건강개념의 변천 과정

건강과 질병은 연속선상에 있고, 건강개념 또한 시대의 변천에 따라 변화하였으며, 같은 시대라도 문화적 상태에 따라 각기 다르게 정의되기 때문에 보편타당한 정의는 불가능하다.

건강을 뜻하는 'health'의 어원은 'hal'로서 '완전한 어떤 것을 의미하였다고 한다. 완전함(전체)라는 말은 신체뿐만 아니라 정신적, 사회적 측면까지도 모두 건강해야 한다는 뜻을 함축하고 있다고 볼 수 있다.

(1) 생(물)의학적 개념

건강개념을 역사적으로 살펴보면 초기에는 단순히 '질병의 부재상태'로 보는 이분법적인 건강개념이었다. 즉, 정신 · 신체이원론에 기초한 생(물)의학적 건강개념은 16세기 이후 형성되기 시작한 서양철학과 과학의 발전에 영향을 받은 Rene Descartes(1596 ~ 1650)에 의해 처음 제기되었다.

📖 생(물)의학적 모델(biomedical model)

생(물)의학(生(物)醫學)적 건강개념은 근대 철학의 아버지로 불리는 Rene Descartes의 이원론에 그 기초를 두고 있다. Descartes는 정신과 신체는 분리되어 있으며, 정신은 신의 영역으로 과학의 대상이 될 수 없으나 신체는 마치 시계와 같은 기계로써 인간의 지식에 의해 설명될 수 있다고 보았다. 즉, 질병은 기계의 고장이고 의사는 기계를 고치는 기술자로 인식하였다. 이러한 사고방식에 의하면 건강이란 단지 질병이 없는 상태로 정의된다. 또한 질병을 단일한 원인에 의해 발생한다고 보았기 때문에 질병의 치료 또한 특정 병원체를 없애는 것이며, 예방보다는 국소적인 치료방법을 강조하였다. 생(물)의학적 건강개념은 현대 의과학 성립에 기초가 되었지만 질병의 보편성을 지나치게 강조하여 질병발생의 다양한 요인을 설명하는 데 무리가 따르며, 특히 만성질환의 증가를 설명하지 못하는 한계를 내포하고 있다.

(2) 생태학적 개념

17세기를 거쳐 18세기에 들어오면서 물리적 환경 이외에도 개인의 면역학적 요소와 함께 사회적 · 경제적 요인들을 다각적으로 고려하는 패러다임이 생겨났다.

특정요인으로 인하여 질병이 발생한다는 그때까지의 개념과는 달리 질병은 인간을 포함한 생태계 각 구성요소들 간의 상호작용에 기인한 것으로 보는 생태학적(ecological) 차원의 건강개념이 등장하였다. 즉, 질병현상의 결정기전은 병인, 숙주, 환경의 상호작용에 의하여 결정되며, 이 세 요인이 평형을 이룰 때를 건강상태로 보고 균형이 깨지면 불건강하게 된다는 것이다.

(3) 사회 · 생태학적 개념

질병양상이 급성질환에서 만성질환 중심으로 변하고 비병리학적 소인에 의한 질병이 점차 늘어감에 따라 건강개념은 개인의 사회적 · 심리적 · 행태적 측면을 특히 강조하는 사회 · 생태학적(socio-ecological) 차원으로 개념화되었다.

이 개념은 질병발생을 예방하고 건강을 증진시키기 위해서는 건강한 생활습관을 형성하는 것이 무엇보다도 중요하다고 보았다.

(4) 생활개념으로써의 건강

총체적인 건강개념을 개발하려는 수많은 노력의 결과로 20세기 중반에 와서야 신체적 · 정신적 건강은 물론 사회적 안녕의 상태까지 모두 포함하는 생활개념이 대두되었다. 1948년 4월 7일 세계보건기구는 "건강이란 단지 질병이 없는 상태뿐만 아니라 신체적, 정신적, 사회적으로 완전히 안녕한 상태"라고 정의하였다.

즉, 건강에 대한 사회적 맥락이 강조되면서 복잡한 사회환경 속에서 각 개인이 주어진 역할과 기능을 충실히 수행할 수 있는 지속적인 행동과정인 사회적 안녕(social well-being)[1)]과 질병이 없는 상태라는 건강에 대한 수동적 태도가 아닌 생활습관의 변화나 적극적인 건강증진 활동 등이 요구되는 능동적 태도가 강조되었다. 심지어 세계보건기구는 창립 50주년을 맞이하여 1998년 4월 7일 종전의 건강개념에 '영적 안녕(spiritual well-being)이 완전한 상태'를 추가하였다. 마음의 건강 즉, 영혼의 건강까지도 건강개념에 포함시켜야 한다는 것이다.

세계보건기구의 건강개념은 보편적인 인간의 가치를 모두 포함하고 있기 때문에 지역사회의 보건문제 해결을 위한 실천적인 접근전략에 도움이 되지 못하고 있다는 비판도 있다. 그러나 인간의 생물학적 기능에 한정하여 이해되었던 과거 건강개념을 생활개념으로써의 건강현상을 중시하여 건강의 사회적 측면을 강조하고, 이상적인 건강의 기준인 '완전히 안녕한 상태'를 인류가 추구할 당위적인 목표로 분명하게 설정한 것에 대한 기여는 매우 높다 하겠다.

그 외에 미국의 사회학자 Talcott Parson은 "건강이란 각 개인이 사회적인 역할과 임무를 효과적으로 수행할 수 있는 최적의 상태"라고 정의한 바 있으며, Cornell대학의 Walsh교수는 "건강이란 그 자신이 특수한 환경 속에서 효과적으로 그 기능을 발휘할 수 있는 능력"이라 하였다. 또한 프랑스의 Claude Bernard는 "건강이란 외부환경의 변화에 대하여 내부환경의 항상성(homeostasis)이 유지되는 상태"라고 정의하고, 이러한 균형이 깨질 경우 불건강하게 된다는 '항상성설[2)]'을 주장하였다.

CONSTITUTION
OF THE WORLD HEALTH ORGANIZATION

The States Parties to this Constitution declare, in conformity with the Charter of the United Nations, that the following principles are basic to the happiness, harmonious relations and security of all peoples:

Health is a state of complete physical, mental and social well-being and not merely the absence of disease or infirmity.

---

1) 과거 이를 사회복지 또는 사회보장 등으로 번역하여 사회·경제제도가 잘 구비되어 있는 것으로 해석하기도 하였으나, 이는 건강을 위한 하나의 조건일 뿐 건강상태라고는 할 수 없다.
2) 항상성이라는 용어의 최초 사용에 대해서는 1926년 미국의 생리학자 Walter B. Cannon이 그리스어 접두사 'homeo'(동일한)와 'stasis'(그대로 유지하다)를 합성하여 제안하였다는 의견이 있다.

The enjoyment of the highest attainable standard of health is one of the fundamental rights of every human being without distinction of race, economic or social condition.

The health of all peoples is fundamental to the attainment of peace and security and is dependent upon the fullest co-operation of individuals and states.

The achievement of any state in the promotion and protection of health is of value to all.

Unequal development in different countries in the promotion of health and control of disease, especially communicable disease, is a common danger.

Healthy development of the child is of basic importance ; the ability to live harmoniously in a changing total environment is essential to such development.

The extension to all peoples of the benefits of medical, psychological and related knowledge is essential to the fullest attainment of health.

Informed opinion and active cooperation on the part of the public are the utmost impotance in the improvement of the health of the people.

Governments have a responsibility for the health of their peoples which can be fulfilled only by the provision of adequate health and social measures.

Accepting these principles, and for purpose of co-operation among themselves and with others to promote and protect the health of all peoples, the Contracting Parties agree to the present Constitution and hereby establish the World Health Organization as a specialized agency within the terms of Article 57 of the Charter of the United Nations.

세계보건기구 헌장(전문)

이 헌장에 서명한 국가들은 유엔 헌장에 따라 다음의 원칙들이 모든 인류의 행복, 조화된 인간관계, 그리고 안전을 위하여 가장 기본적인 것임을 선언한다.

건강은 단지 질병이 없거나 육체적으로 허약하지 않을 뿐만 아니라 신체적, 정신적, 사회적으로 완전히 안녕한 상태이다.

얻을 수 있는 최상의 건강을 향유하는 것은 인종, 종교, 정치적 신념, 사회·경제적 조건에 관계없이 모든 인간의 기본적인 권리 중 하나이다.

모든 인류의 건강은 평화와 안전을 획득하는 데 기본적인 것이며, 이는 개인과 국가가 충분히 협조하는 데 달려있다.

어떤 국가에서든지 건강을 증진하고 보호하는 것은 모든 사람에게 가치 있는 일이다.

여러 국가들에서 건강의 증진과 질병관리 특히 감염병 관리가 균형 있게 발전되지 못하면 이것은 바로 인류의 공동위험이 된다.

어린이들이 건강하게 자라는 것은 근본적으로 중요한 것이다. 변화하는 모든 환경 속에서 조화를 이루며 살아나가는 능력이 어린이의 성장에 필수적이다.

모든 인류에게 의학적, 심리학적 그리고 이와 관련된 지식을 알려주는 것은 최상의 건강을 유지하는 데 필수불가결한 것이다. 충분한 의견 제시와 사회 각 부문 간의 적극적인 협력은 국민의 건강을 증진시키는 데 대단히 중요하다.

정부는 국민의 건강에 대해 책임져야 하며, 이 책임의 완수는 적절한 보건 또는 사회적 방안의 개발을 통해서만 가능하다.

이러한 원칙들을 받아들이며 모든 국민들의 건강을 증진시키고 보호하기 위하여 나라 사이에 그리고 다른 나라의 국민들과 서로 협조할 것을 목적으로 이 서명에 참여한 국가는 위의 헌장과 국제연합헌장 제57조의 특정 의무를 갖는 기관으로써 세계보건기구의 설립에 찬성한다.

3) 건강문제에 대한 인식의 변천사

고대 및 중세에는 원시적인 종교관에 따라 질병을 천벌 또는 천형으로 생각하고 운명론적으로 받아들였다.

20세기 전반까지도 건강이 손상되었을 경우 그 회복에 대한 책임은 각 개인이 져야 했으며, 책임을 부담할 능력이 없으면 자선에 의지하거나 방치되었다.

그러나 산업혁명을 계기로 건강문제는 인구집단에 대규모로 발생하였고, 이로 인하여 개인의 차원을 넘어 집단적인 책임의 필요성이 점차 인식되기 시작하였으며, 제2차 세계대전 이후 국제연합 헌장을 비롯한 세계인권선언, 세계보건기구 헌장, 국제인권규약 등 인권보장을 강조한 문서가 발표되면서부터 건강권을 인권의 하나로 인정하는 경향이 국제적으로 확산되었다.

건강권(Right to health)

국민이 가진 기본권의 하나로써 건강을 유지하기 위한 최적의 환경을 누릴 수 있는 권리 또는 건강을 해칠 수 있는 요인으로부터 보호 요청을 할 수 있는 권리를 말한다. 따라서 각 개인은 첫째, 국가에 대해 자기 건강권이 침해받지 않도록 요구할 수 있다(자유권적 보장). 둘째, 국가에 대해 적극적인 건강의 유지 · 증진, 질병의 예방 · 치료 기타 건강회복 조치, 의료보장 등의 충실 등을 위한 시책을 요구할 수 있다(사회권적 보장).

(1) 세계보건기구 헌장의 전문

"얻을 수 있는 최상의 건강을 향유하는 것은 인종, 종교, 정치적 신념, 사회 · 경제적 조건에 관계없이 모든 인간의 기본적인 권리 중 하나이다."

"정부는 국민의 건강에 대해 책임져야 하며, 이 책임의 완수는 적절한 보건 또는 사회적 방안의 개발을 통해서만 가능하다.”

(2) 세계인권선언

“모든 인간은 자신과 가족을 위하여 의·식·주, 의료와 사회적 시설을 향유할 권리를 가진다(제25조).”

(3) 대한민국 헌법

“모든 국민은 인간으로서의 존엄과 가치를 지니며, 행복을 추구할 권리를 가진다. 국가는 개인이 가지는 불가침의 기본적 인권을 확인하고 이를 보장할 의무를 진다(제10조).”

“모든 국민은 인간다운 생활을 할 권리를 가진다. 국가는 사회보장·사회복지 증진에 노력할 의무를 진다. 국가는 재해를 예방하고 그 위험으로부터 국민을 보호하기 위해 노력해야 한다(제34조).”

(4) 보건의료기본법

“모든 국민은 보건의료에 관한 법령이 정하는 바에 의하여 자신과 가족의 건강에 관하여 국가의 보호를 받을 권리를 가지며, 성별·연령·종교·사회적 신분 또는 경제적 사정 등을 이유로 자신과 가족의 건강에 관한 권리를 침해받지 아니한다(제10조).”

2. 질병의 발생과 예방

1) 질병발생의 상호 역동적 관계

질병현상의 결정기전은 병인, 숙주, 환경의 상호작용에 의한다(삼원론). 여기서 이것 없이는 질병이 발생할 수 없는 기본적 원인인 병원체를 1차적 원인(primary cause)이라고 하고 이 병원체가 존재할 때 질병발생에 관여하는 병원체 이외의 요인들 즉, 숙수 및 환경요인을 관련요인(contributing cause)이라고 한다.

인간인 숙주요인은 병원체에 대한 저항성 내지 감수성을 결정짓는 내면적인 요인을 말하며 생활행태, 연령, 성, 유전적 특성, 영양상태, 면역상태, 병원체와의 접촉상태 등에 좌우된다.

환경은 생물학적, 물리적, 사회·경제적 환경을 통틀어 말하며 인간과 병원체 사이에서 지렛대 역할을 한다.

즉, 병원체가 우세하거나 환경이 병원체에게 유리하게 작용하면 질병이 발생하고, 이 요인들이 균형을 이룰 때 비로소 건강을 유지하게 된다.

일반적으로 병원체가 질적·양적으로 충분하고, 감염원과 숙주를 연결시키는 전파체(vehicle)가 많이 존재하며, 숙주의 감수성이 높을 때 질병이 유행한다.

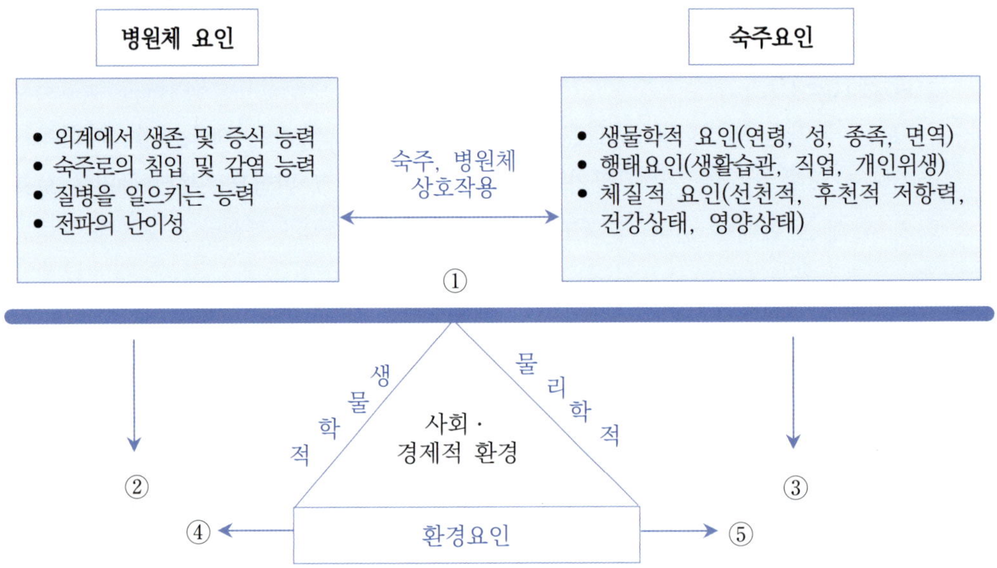

그림 1-1. **질병발생의 생태학적 모형(John Gordon의 Lever theory)**

2) 질병의 자연사와 예방

(1) 질병의 자연사

Leavell과 Clark은 질병의 자연사를 5단계로 나누고, 질병을 예방하기 위한 활동을 세 가지 차원의 수준으로 나누어 설명하였다.

📖 질병의 자연사(natural history of disease) 단계

- **비병원성기(prepathogenesis)** : 숙주의 저항력이나 환경요인이 숙주에게 유리하게 작용하여 건강이 유지되고 있는 시기
- **초기 병원성기(early pathogenesis)** : 병인의 자극에 대한 숙주의 반응이 시작되는 질병 초기 단계로써 숙주의 면역강화를 통해 질병에 대한 저항력이 요구되는 시기

- **불현성 감염기(inapparent infection)** : 병인의 자극에 의한 병적 변화의 초기 단계로써 감염은 되었으나 증상이 나타나지 않는 시기
- **발현성 질환기(apparent infection)** : 감염되어 해부학적 또는 기능적 변화가 생겨 뚜렷한 증상이 나타나는 임상질환기로써 이에 대한 적절한 치료를 요하는 시기
- **회복기(recovery phase)** : 회복되거나 불구 또는 사망에 이르게 되는 시기

(2) 질병의 예방적 조치

① 1차 예방(primary prevention) : 질병발생 억제 단계

건강한 개인에게 질병이나 특정 건강문제가 발생하기 전에 이를 예방하거나 만일 발생하더라도 그 정도를 약하게 하는 것으로써 진정한 의미의 예방이다.

즉, 1차 예방은 증상의 발견이나 치료가 아니고 개인이 신체적 또는 정신적으로 기능을 최대로 발휘할 수 있도록 하는 활동으로써 가장 비용-효과적인 예방적 조치라고 할 수 있다.

환경을 인간에게는 유리하게 하고 병원체에게는 불리하게 하거나, 숙주의 적응 능력을 강화하여 건강을 증진시키는 노력이 1차 예방적 조치이다. 예를 들어 균형 있는 영향섭취, 비만관리나 금연 등과 같이 건강 영향요인 관리, 식품의 위생적 관리, 환경위생의 개선, 각종 사고의 예방, 감염병 관리 그리고 각종 보건교육을 통한 지식의 함양 등이 1차 예방활동에 해당된다.

② 2차 예방(secondary prevention) : 조기발견과 조기치료 단계

질병 초기 또는 임상 질환기에 적용되는 것으로 일단 질병에 감염되었다면 건강검진이나 집단검진을 통해 이를 조기에 발견하여 치료함으로써 질병으로 인한 고통을 줄이고 중증으로 되는 것을 예방하여 적은 비용으로 효율적으로 중재하고자 하는 것이다.

2차 예방의 중요한 목표는 질병의 예후를 호선시켜 조기사망이나 불능을 감소시키는 것이다.

③ 3차 예방(tertiary prevention) : 재활 및 사회복귀 단계

질병에 의한 신체적 · 정신적 손상을 최대한 치료하여 그 기능의 손실을 막고, 만일 불구가 되었다면 잔존기능을 최대로 활용하여 정상적인 사회복귀를 꾀하는 의학적 · 직업적 재활 노력을 말한다. 최근에는 인구의 고령화로 인하여 노인의 질병 문제뿐만 아니라 기능적 손상을 예방하고 건강유지를 위한 예방활동이 사회적 관심이 되고 있다.

표 1-1. 질병의 자연사와 예방적 조치

구 분	비병원성기 I	초기 병원성기 II	불현성 감염기 III	발현성 질환기 IV	회복기 V
과 정	병인, 숙주, 환경의 상호작용	병인의 자극 형성	병인의 자극에 의한 숙주의 병적 변화	임상질환	회복 또는 사망
예방조치	<u>적극적 예방</u> 건강증진활동, 환경위생개선	<u>소극적 예방</u> 특수예방, 예방접종	조기진단과 조기치료, 집단검진, 중증화의 예방	악화방지, 장애 방지를 위한 진단과 치료	의학적· 직업적 재활, 사회복귀
예방차원	1차 예방		2차 예방		3차 예방

2장 | 공중보건학의 개념

개관

개인의 건강문제가 점차 사회전체의 환경변화에 영향을 받게 됨으로써 개인위생에 대응하여 지역사회 내의 인구집단을 대상으로 질병의 치료뿐만 아니라 예방, 재활 및 사회복귀, 건강증진 등 전 생애에 걸친 조직화된 공동 노력이 필요하다. 따라서 이 장에서는 공중보건학의 정의, 관련학문, 보건의료의 개념, 보건의료사업, 공중보건학의 발전사에 대하여 알아본다.

학습목표

1. 공중보건학의 정의와 목적을 설명할 수 있어야 한다.
2. 공중보건학과 유사한 학문들을 구분할 수 있어야 한다.
3. 보건의료의 사회 · 경제적인 특성을 설명할 수 있어야 한다.
4. 지역사회에서 요구되는 바람직한 보건의료의 조건을 제시할 수 있어야 한다.
5. 1차 보건의료의 배경과 철학, 접근방향을 기술할 수 있어야 한다.
6. 오늘날 건강문제의 특징과 우리나라 공중보건의 당면과제를 설명할 수 있어야 한다.
7. 공중보건학의 범위를 설명할 수 있어야 한다.
8. 공중보건의 발전사를 기술할 수 있어야 한다.

주요용어

Winslow의 정의 / 지역사회 / 위생학 / 환경위생학 / 공중위생학 / 예방의학 / 사회의학 / 지역사회의학 / 지역사회보건학 / 건설의학 / 포괄적인 보건의료 / 외부효과 / 공공재 / 양질의 의료(적정의료) / 시장실패 / Alma-Ata 선언 / 1차 보건의료 / 보건진료 전담공무원 / 2차 보건의료 / 3차 보건의료 / 아스타나 선언

1. 공중보건학의 정의

1) Winslow의 정의

공중보건학은 학자에 따라 다양하게 정의되고 있으나 미국 Yale대학교 보건대학원 교수이었던 Charles-Edward Amory Winslow(1877~1957)의 정의가 가장 보편적으로 받아들여지고 있다.

그는 공중보건학을 "조직화된 지역사회의 노력에 의하여 질병을 예방하고 생명을 연장시키며, 신체적·정신적 효율을 증진시키는 기술이며 과학이다." 라고 정의하고, 조직화된 지역사회의 노력을 ① 환경위생, ② 감염병 관리, ③ 개인위생에 관한 보건교육, ④ 질병의 조기발견과 예방적 치료를 할 수 있는 의료 및 간호서비스의 조직화, ⑤ 모든 사람이 자신의 건강을 유지하는 데 적합한 생활수준을 보장받을 수 있는 사회적 기전의 발달이라고 구체적으로 열거하고, 모든 지역사회 주민의 건강과 장수라는 생득권의 실현을 공중보건학의 궁극적인 목적으로 제시하였다.

"Public health is art and science of preventing disease, prolonging life and promoting physical and mental efficiency through organized community effort for
① the sanitation of the environment,
② the control of communicable infections,
③ the education of the individual in personal hygiene,
④ the organization of medical and nursing services for early diagnosis and preventive treatment of disease, and
⑤ the development of the social machinery to insure everyone a standard of living adequate for the maintenance of health, so organizing these benefits as to enable every citizen to realize his birthright of health and longevity."

2) 지역사회의 개념

공중보건사업은 조직화된 지역사회의 노력을 통해서 이루어지므로 사업의 최소단위는 개인이 아니라 지역사회(community)이다. 지역사회는 "한정된 지역 내에서 상호 연관된 기능을 수행함으로써 그 성원들의 최소한의 생물학적·사회적 기본욕구를 충족시키는 상호 의존적인 사회집단들의 자기충족적인 집합체"라고 정의할 수 있다. 따라서 지역사회는 인구, 생활공간, 조직, 동질감의 4가지 요소를 바탕으로 한다.

첫째, 지역사회는 일정규모 이상의 인구를 기초로 한다.

둘째, 지역사회는 한정된 생활공간을 전제로 한다.

셋째, 지역사회는 인간의 기본적인 욕구충족을 위한 특정 사회조직을 가지고 있다.

넷째, 지역사회는 구성원들이 동질감이나 소속감을 갖는다.

2. 공중보건학의 범위

공중보건학은 질병의 치료보다 예방에 중점을 두고 현재의 건강상태를 보다 더 증진하기 위한 의학의 사회화, 적극화이다. 따라서 공중보건학은 극히 광범위한 종합적 응용학문이라 할 수 있다.

표 2-1. 공중보건학의 범위

환경보건 분야	환경위생, 환경보건, 식품위생, 산업보건
역학 및 질병관리 분야	역학, 감염병 관리, 기생충질환 관리, 만성질환 관리
보건관리 분야	보건교육, 보건정책, 보건행정, 보건통계, 보건영양, 인구보건, 모자보건, 정신보건, 학교보건, 보건정보, 보건의료체계

3. 공중보건학의 관련학문

공중보건학과 유사한 인접학문은 위생학, 공중위생학, 예방의학, 사회의학, 지역사회의학 또는 지역사회보건학, 건설의학 등이 있다.

1) 위생학과 공중위생학

위생(hygiene)의 어원은 그리스 신화에서 태양의 신 Apollo의 아들인 의학의 신 Aesculapius의 딸 중 건강을 상징하는 여신인 Hygieia에서 유래하며, 로마 제국 당시의 그리스의 의학자이자 철학자인 Claudius Galenus(A.D. 130~200)가 건강의 유지와 증진에 관한 학문을 'hygiene'이라고 부르면서 효시가 되었다.

이 단어가 위생이라고 번역된 것은 중국의 고서 장자(莊子)에 있는 위생(衛生)이라는 말의 개념과 부합한데서 비롯되었다.

위생학은 실험위생학의 이념에 입각하여 개인과 환경과의 관련을 규명하고, 이것을 기초로 하여 환경을 개선함으로써 질병을 예방하고 건강을 유지 · 증진시키는 과학이다.

초기의 위생학은 주로 개인의 건강을 중심으로 하는 개인위생학의 범주에서 크게 벗어나지 못하였으며, 개인위생 중에서도 이학적 환경위생에 그 중점을 두었다.

이후 개인의 건강문제가 점차 사회전체의 환경변화에 영향을 받게 됨으로써 개인위생에 대응하여 보다 많은 사람들의 집단을 대상으로 하는 공중위생학이란 개념을 사용하게 되었다.

즉, 위생학을 좁은 의미로 분류할 때는 환경위생학(Environmental hygiene)을, 넓은 의미로 말할 때는 현재의 공중위생학(Public hygiene)을 말한다.

2) 예방의학

환자치료를 주 임무로 하는 전통의학 분야에 질병예방의 중요성이 부각됨에 따라 예방의학이 새로운 관심의 대상이 되었다. 예방의학은 질병이 발생한 후 치료에 초점을 두는 전통의학, 치료의학 또는 임상의학에 대응하는 것으로 공중보건학과는 그 목적은 동일하나 대상과 내용에 있어 다르다.

즉, 예방의학(Preventive medicine)은 각 개인을 대상으로 질병의 치료하는데 필요한 의학적 지식과 기술을 적용하는 것인 반면, 공중보건학은 지역사회 내의 인구집단을 대상으로 조직적인 공동 노력을 통해 건강증진과 질병예방을 다루는 학문이다.

표 2-2. 예방의학과 공중보건학의 비교

	예방의학	공중보건학
목적	'질병의 예방, 수명의 연장, 신체적 · 정신적 효율의 증진'	
대상 및 단위	개인, 가족	지역사회
내용	질병의 예방, 건강의 증진	불건강의 원인이 되는 사회적 요인 제거, 집단건강의 향상을 도모
책임소재	개인, 가족	공공조직
진단방법	임상적 진단	지역사회의 각종 보건통계자료
문제해결	진료와 투약	보건관리와 봉사

3) 사회의학

오늘날 질병발생의 원인은 과거 단순한 사회형태에서와 같이 간단하지 않다. 또한 질병에 적응하는 방법도 문명이 발달해온 과정과 시대에 따라 다르며, 같은 시대라고 할지라도 그 사회가 지니고 있는 정치적, 경제적, 사회적, 문화적인 성격에 따라 서로 다르다.

사회의학(Social medicine)은 건강을 저해하는 요인을 단순히 생물학적인 측면에서만 추구하지 않고 사회적 맥락에서 이해하며, 그 맥락 속에서 건강저해 요인을 제거함으로써 건강을 증진시키는 데 중점을 두고 있다.

4) 지역사회의학과 지역사회보건학

지역사회의학(Community medicine)은 인간생활을 둘러싼 생물학적 · 물리적 · 사회적 환경의 변이성, 인구증가와 사회구조의 변화, 의료수혜의 불균형, 사회요구의 다양성 등 복잡한 의료환경의 변화에 대응하여 1차 보건의료를 기반으로 1970년대 후반부터 발전된 분야로써 지역사회보건학(Community health)과 유사한 개념이다.

이는 의료공급자와 수혜자 그리고 이 양자 간의 상호작용을 뒷받침하고 돕는 정부 또는 지역사회가 상호 협력하여 지역사회의 보건문제를 해결하고 건강증진을 위한 포괄적인 보건의료서비스를 제공하는 것을 목적으로 한다.

5) 건설의학

건설의학(Constructive medicine)은 질병의 치료보다 예방에 중점을 둔다는 사고를 보다 발전시켜서 건강증진 이념을 바탕으로 현재의 건강상태를 최고도로 증진시키는 데 역점을 두고 적극적 건강관리 방법을 연구하는 학문이다.

4. 보건의료의 개념

1) 보건의료 개념의 변천

보건의료는 전통적으로 신체적인 질병에 역점을 두고 개개인의 생명을 유지시키는 데 기여하여 왔다. 그러나 의학의 진보에 따라 의료의 내용이 치료 위주에서 예방, 재활 및 사회복귀로 넓혀지고 그 대상 또한 개인으로부터 가족이나 단체, 국가로 점차 확대됨에 따라 현대의료는 건강의 전 영역에 걸치는 전인적인 의료의 개념으로 그 폭을 넓혀왔다.

의료 활동 또한 인간 개체를 대상으로 하는 협의의 의료(medical care) 개념에서 인간 집단을 대상으로 하는 보건의료(health care)의 개념으로 변화되었다. 즉, 전통의료가 자연과학적 접근에 의한 활동이라면 보건의료는 여기에 사회과학적 접근이 가미된 활동이라 할 수 있다.

특히 최근에는 치료의학과 예방의학이 조화를 이루는 포괄적인 보건의료의 개념이 대두되었다. 포괄적인 보건의료(comprehensive health care, integrated health services)는 지역사회의 모든 인구집단을 대상으로 질병의 치료뿐만 아니라 예방, 재활 및 사회복귀, 건강증진 등 전 생애에 걸친 건강관리 방안이다.

이러한 포괄적인 보건의료의 실천은 기술 중심, 전문화에 따른 비인간화 및 사회적 편재 현상을 해결해 줄 대안으로써 현대의료의 개념을 잘 표현하고 있다.

2) 보건의료의 사회 · 경제적 특성

보건의료는 몇 가지 사회 · 경제적인 특성으로 인하여 일반재화와 구분이 된다. 이 특성들은 필연적으로 시장실패(market failure)를 가지고 오며, 이는 정부가 보건의료에 개입해야 하는 직접적인 근거가 된다.

(1) 소비자 무지(지식과 정보의 비대칭성)의 존재

일반 국민들은 보건의료에 대한 전문지식이 적고, 재원이나 질에 대한 정보를 충분히 가지고 있지 않다. 따라서 보건의료서비스를 스스로 결정하기가 어려우며, 전문적 판단에 전적으로 의존해야 한다. 이는 의사가 환자의 의료수요를 유발하는 직접적 원인이 되기 때문에 "공급이 수요를 창출한다."는 고전경제학의 세이의 법칙(Say's law)이 작용하는 기틀이 되기도 한다.

(2) 질병발생의 예측 불가능성

개인 수준에서 질병과 부상의 발생 시기는 예측 불가능하다. 그러나 집단적으로 볼 때 경험적 · 확률적 추정이 가능하다. 따라서 이러한 의료수요의 불확실성과 불규칙성을 집단적으로 대응하기 위하여 건강보험(health insurance)이 필요하다. 즉, 보험을 통하여 미래의 불확실한 큰 손실을 현재의 확실한 적은 손실로 대체하는 것이다.

(3) 생활필수품으로서의 보건의료

보건의료는 의 · 식 · 주 다음의 생활필수품이다. 모든 사람은 보건의료서비스를 필요로 하며, 설령 지불능력이 없더라도 서비스를 받을 권리가 있다.

(4) 외부효과의 존재

각 개인이 자기의사에 따라 한 행위가 이 행위와 전혀 상관이 없는 타인에게 미치는 영향을 외부효과(external effect)라고 한다.

전염경로를 차단하여 얻는 효과는 질병에 이환되어 치료를 하는 경우보다 더 큰 이익을 사회가 얻게 된다. 또한 예방접종을 실시하여 질병에 대한 저항력을 획득하는 경우, 추가적인 비용부담 없이 타인의 감염위험은 감소하게 된다.

(5) 환자와 의사간의 관계의 특수성

보건의료는 환자와 서비스 제공자 간의 1대 1 대응관계에서 이루어진다. 때문에 직무상 알게 된 비밀이 유지되고, 신료행위가 노출되지 않는다. 따라서 보건의료서비스의 질에 대한 표준화나 통제가 어렵고, 자동화가 불가능하며, 대량생산체계를 갖추기 어렵다.

(6) 보건의료공급의 비탄력성

보건의료인의 양성에는 오랜 기간을 필요로 하며, 보건의료시설의 설치에는 막대한 재화가 요구된다. 이러한 제약요건 때문에 보건의료시장에서 요구되는 공급량이 제때에 공급되지 못하는 경우가 많고 공급자 독점에 의한 부족현상이 발생할 수 있다. 이와 같은 특성은 가격인상으로 연결되기 마련이다.

(7) 노동집약적인 성격

의료기관은 단위 면적당 가장 많은 수의 전문인력들이 집약적으로 일하는 공간이다. 따라서 인건비의 비중이 높고, 인건비의 상승에 취약한 구조적 특성을 가지고 있다.

(8) 빠른 의료비의 상승

고가의료장비의 도입, 의료수준의 향상, 인건비의 상승 등은 일반 물가지수에 비해 의료비의 상승을 가속화시키고 있다. 따라서 국가적인 차원에서의 가격의 중재가 필요하다.

(9) 공공재적 성격

공공재는 국방, 치안, 공중위생, 도로와 항만시설, 전기와 수도, 방송 등과 같이 소비가 비경쟁적으로 모든 소비자에게 골고루 편익이 돌아가야 하는 재화나 서비스를 말한다. 공공재는 그 특성상 정부가 개입하지 않으면 구매력을 가진 사람만이 이를 이용하게 된다.

이러한 보건의료의 사회·경제적인 특성은 국민의 건강권이라는 측면 이외에도 보건의료에 대한 정부의 개입이 필요한 근거가 되고 있다. 그러나 정부개입의 당위성이 커질수록 소비자 측의 '도덕적 해이(moral hazard)' 역시 증가할 소지가 있다.

3) 양질의 의료

의료의 질은 다면적 개념이기 때문에 '양질의 의료(적정의료 : good medical care. optimum medical care)'를 한마디로 정의하기가 쉽지 않다.

Myers(1969)는 지역사회 또는 사회적 수준에서 요구되는 바람직한 보건의료의 조건으로 다음 4가지를 제시하고 있다. 여기에는 질이라는 의학적 측면과, 접근성 및 지속성이라는 의료전달체계적 측면 그리고 경제학적인 효율성 측면이 포함되어 있다.

(1) 접근용이성(accessibility)

소비자가 필요로 하는 시간에 그가 필요로 하는 장소에서 합리적인 가격으로 충분한 양의 서비스를 받을 가능성이 어느 정도인가 하는 것이다. 따라서 여기에는 지리적인 접근성, 경제적인 접근성, 문화적인 접근성과 그 질병을 치료하기 위하여 가장 적절한 의사를 찾을 수 있는 용이성까지 포함된다. 이러한 접근성의 보장에는 포괄적인 서비스와 양적 충분성이 전제되어야 한다.

(2) 질적 적정성(quality)

의료서비스는 인간을 대상으로 하기 때문에 필연적으로 그 질이 우수해야 한다. 질적으로 높은 수준의 의료는 크게 의학적 적정성(optimal care in medicine)과 사회적 적정성(optimal care in society)을 구성요건으로 한다.

의학적 적정성이란 의료제공자가 전문적 능력을 갖추고 있어야 함을 의미한다. 전문적 능력을 갖추어야만 진료의 내용이 객관적이고 일반화되어 환자의 개인적 수용성이 제고될 수 있다.

사회적 적정성이란 국가나 사회가 일정수준의 질을 보장하기 위한 것으로 사회적 통제기전이 마련되어야 한다는 것이다.

(3) 연속성(continuity)

개인적 차원에서는 건강문제를 종합적으로 다루는 전인적 의료가 지속적으로 이루어지는 것을 말하며, 지역사회 차원에서는 의료기관들이 유기적 관계를 가지고 협동적으로 의료서비스를 제공하는 것을 말한다. 즉, 의사의 관점에서 한 측면에만 초점을 맞추어서 서비스를 제공하는 것이 아니라 환자를 한 인간으로 파악하고 그의 전체적 건강을 유지하고 증진해 주기 위해 노력해야 하며, 필요로 하는 의료서비스를 시간적으로 지연 없이 그리고 편리하게 이용할 수 있도록 하기 위해서는 각종 의료기관 간에 유기적인 협조체제를 확립되어야 한다.

(4) 효율성(efficiency)

효과성은 조직이 표방한 목표 달성도를 의미하고, 능률성은 이러한 목표를 달성하는 과정에서의 경제성을 의미한다. 효율성이란 효과성과 능률성을 동시에 의미하는 광의의 개념이다. 즉, 효율성은 한 서비스나 프로그램의 생산비에 대한 관계로써, 건강에 실제적 또는 예상되는 호전과 이에 대한 비용의 비율로 표현된다. 따라서 양질의 의료는 정확한 진단에 근거한 적절한 치료는 물론, 쉽게 이용할 수 있고 지속적이며 경제적 합리성이 높은 의료라 할 수 있다. 이 같은 효율성이 확보되기 위해서는 형평성 있는 재원조달, 보수의 적정성, 효율적인 관리 등의 조건이 갖추어져야 한다.

5. 보건의료사업의 분류

과거의 의료사업은 예방중심의 보건사업과 병원이 중심이 되는 치료사업으로 구분되었으나 현대적 의미에서는 1차, 2차, 3차 보건의료사업으로 나누어진다.

1) 1차 보건의료(Primary health care)

(1) 배경

질병은 인류의 기원과 함께 존재하여 생활의 일부분으로써 인류를 괴롭혀 왔으며 모든 정치 · 사회 · 문화의 틀 속에서 인간생활의 지속과 발전에 커다란 영향을 미쳐왔다.

그러나 건강문제의 대부분은 예방이나 간단한 의료적 조치로 해결할 수 있다.

즉, 조기에 적절한 진료를 받아 치료하거나 불건강의 원인을 지역사회 공동의 노력으로 대처한다면 문제가 쉽게 해결되고 경제적 부담도 경감된다.

그간의 의료환경은 과도한 의료비 부담으로 인하여 일부 특수계층에만 의료수혜가 이루어지고, 국가 간 · 계층 간 건강향유의 격차가 심화되었으며, 의료의 비인간화 등 많은 문제를 가지고 있었다.

이에 세계보건기구는 1977년 "Health for all by the year 2000"이라는 인류건강 실현목표를 설정하고, 1978년 구소련(카자흐스탄) Alma-Ata에서 UNICEF와 공동으로 1차 보건의료라는 새로운 전략을 채택하였다.

Summary of Discussions

Current world health situation

13. The Conference declared that the health status of hundreds of millions of people in the world today is unacceptable, particularly in developing countries. More than half the population of the world dose not have the benefit of proper health care.
14. In view of the magnitude of health problems and the inadequate and inequitable distribution of health resources between and within countries, and believing that health is a fundamental human right and worldwide social goal, the Conference called for a new approach to health and health care, to close the gap between the"haves" and"have-nots", achieve more equitable distribution of health resources, and attain a level of health for all the citizens of the world that will permit them to lead a socially and economically productive life.

Primary health care approach

15. The Conference considered primary health care to be essential care based on practical, scientifically sound and socially acceptable methods and technology made universally accessible to individuals and families in the community through their full participation and at a cost that the community and country can afford to maintain at every stage of their development in the spirit of self-reliance and self-determination. It forms an integral prat both of the country's health system, of which it is the central function and main focus, and of the overall social and economic development of the community. It is the first level of contact of individuals, the family, and the community with the national health system, bringing health care as close as possible to where people live and work, and constitutes the first element of a continuing health care process. .

현재 세계의 건강상황

13. 오늘날 세계 인구의 절반이 적절한 보건의료의 혜택을 받지 못하고 있으며, 수백만 명의 건강상태는 매우 심각한 실정인데 이는 특히 개발도상국가에서 심하다.
14. 건강은 기본적인 인권이며, 전 세계적인 사회목표라는 것을 인식할 때 보건의 제반문제와 국가와 지역 간에서의 보건자원의 불충분성과 불균등한 분배를 고려하여 가진 계층과 가지지 못한 계층의 격차를 줄여서 전 세계의 모든 사람들이 사회적 및 경제적으로 생산적인 삶을 유지할 수 있는 건강수준이 달성되도록 그리고 보건자원의 더 나은 균점이 이룩될 수 있도록 보건에 관한 새로운 접근을 국제회의는 제안한다.

1차 보건의료의 접근방법

15. 이 회의는 실질성에 입각한 기본적인 보건의료로서의 1차 보건의료는 사용되는 방법과 기술이 과학적으로 건전하고 사회적으로 받아들여 질 수 있는 것이어야 하며, 주민들의 완전한 참여를 통하여 지역사회 주민이나 가족들이 보편적으로 보건의료에 접근할 수 있고, 비용은 지역사회나 국가가 자결의 정신으로 그들의 발전의 단계에 맞도록 책정해야 될 것을 유념하였다. 1차 보건의료는 개인, 가족 그리고 지역사회가 국가보건의료체계와 접촉하는 첫 번째 수준이며, 이는 주민들이 살고 일하는 현장에서 가능한 한 밀접히 근접하여 보건의료를 제공하도록 하는 것으로 계속되는 보건의료과정의 첫 번째 구성요소이다.

(2) Alma-Ata선언의 철학과 사업내용

모든 국가는 건강을 인간의 기본권으로 규정하고, 전통적인 공중보건활동을 정치적, 경제적, 사회적으로 확대·적용하기 위한 혁신적 프로그램인 1차 보건의료를 새로운 전략으로 채택하여야 한다는 것이다. 즉, 1차 보건의료는 지역사회 주민들에게 가장 기본적이고 필수적인 보건의료로써 지역주민 모두가 수용할 수 있는 지역사회보건의 실천적 원리이고, 새로운 의료질서이며, 보건의료전략의 핵심이라고 할 수 있다.

📖 1차 보건의료의 필수적인 사업 내용

- 보건교육
- 적절한 식생활과 영양개선
- 모자보건 및 가족계획사업
- 주요 전염병에 대한 예방접종
- 풍토병 예방 및 관리
- 질병의 조기진료
- 필수의약품 공급
- 심신장애자의 사회의학적 의료
- 안전한 식수공급, 기본적 환경위생 및 적당한 주거생활

(3) 접근방법

Alma-Ata선언은 1차 보건의료의 출현배경과 기본철학을 기초로 다음의 접근방법을 제시하였다.

첫째, 접근성(accessibility)이다. 지역사회의 모든 주민이 쉽게 이용할 수 있어야 한다는 것이다. 즉, 지리적 · 경제적 · 사회적 조건 등으로 인한 차별이 없이 모든 인간이 평등하고 쉽게 1차 보건의료를 이용할 수 있도록 사업이 전개되어야 한다.

둘째, 수용가능성(acceptability)이다. 지역사회가 쉽게 받아들일 수 있는 방법으로 사업이 전개되어야 한다는 것이다. 지역사회의 기본적인 건강요구에 기초를 두고 1차적인 조치를 하는 것이므로 주민들이 편안하게 받아들일 수 있는 건강문제 해결방안을 제시해야 한다.

셋째, 지역사회 참여(full community participation)이다. 지역사회의 적극적인 참여에 의해서 사업이 이루어져야 한다는 것이다. 보건의료제공자와 지역사회가 대등한 동반자 관계로서 사업의 계획, 수행, 평가에 적극적으로 참여해야 한다.

넷째, 지역사회의 자금조달(a cost that community can affairs)이다. 지역사회가 재정적으로 부담이 가능한 방법이어야 한다는 것이다. 1차 보건의료를 이용하는 데 경제적으로 부담을 느끼지 않는 저렴한 범위 내에서 의료수가가 결정되어야 하며, 그 결정은 지역사회에서 이루어져야 한다.

이외에도 부문간 협조(intersectoral cooperation), 지속성(continuity), 균등성(equality), 포괄성(comprehensiveness), 유용성(availablity)을 기본원칙으로 한다.

우리나라에서는 1차 보건의료서비스 제공을 통해 의료취약지역의 의료이용 접근성을 높이고, 지역사회 주민의 건강수준을 향상시키기 위하여 1980년 12월 농어촌 등 보건의료를 위한 특별조치법을 제정하여 제도적 근거를 마련하였다.

즉, 보건소에 의사인력의 배치를 강화하고, 보건지소에는 공중보건의사를 그리고 의사가 배치되어 있지 아니하거나 배치가 곤란할 것으로 예상되는 지역에 보건진료소를 설치하고 보건진료 전담공무원을 두어 경미한 의료행위를 할 수 있는 기반을 마련하였다.

보건진료 전담공무원(community health practitioner)

농어촌 등 보건의료를 위한 특별조치법 제정 시 '보건진료원'이라 불리었다. 자격은 간호사 또는 조산사 면허 소지자로서 보건복지부장관이 실시하는 24주 이상의 직무교육을 이수하고 해당 특별자치시장, 특별자치도지사, 시장 · 군수 또는 구청장에 의해 임용된 지방공무원으로서, 지정받은 의료취약지역 보건진료소에서 의료법 제27조에도 불구하고 경미한 의료행위를 행한다. 의료행위 범위는 ㉠ 질병 · 부상병상태를 판별하기 위한 진찰 · 검사, ㉡ 환자의 이송, ㉢ 외상 등 흔히 볼 수 있는 환자의 치료 및 응급조치가 필요한 환자에 대한 응급처치, ㉣ 질병 · 부상의 악화방지를 위한 처치, ㉤ 만성병환자의 요양지도 및 관리, ㉥ 정상분만 시의 분만 도움, ㉦ 예방접종, ㉧ 이들 의료행위에 따르는 의약품의 투여이다(동법 시행령 제14조제1항).

📖 아스타나(Astana) 선언

알마아타 선언이 공포된 지 40년이 지난 오늘날에도 세계 인구의 절반은 여전히 필수 보건서비스를 완전히 제공받지 못하고 있는 현실을 직시하고 2018년 10월 25일 전 세계 각 국가의 대표들이 모인 카자흐스탄 아스타나에서 '일차보건의료 국제회의 : 알마아타에서부터 보편적 건강 보장(Universal Health Coverage, UHC)과 지속가능발진목표(Sustainable Development Goals, SDGs)를 향하여'가 개최되었다. 아스타나 선언문은 일차보건의료의 구체적인 효과를 재강조하고, 모든 사람들이 어느 곳에서라도 높은 수준의 건강을 유지할 수 있도록 다시 집중해보자라는 일차보건의료 실현에 대한 재확인의 내용이 주로 담겨있다.

2) 2차 보건의료(Secondary health care)

1차 보건의료서비스의 수준에서 해결하기 어려운 응급처치를 요하는 질병이나 급성질환의 관리사업, 의료기관에 입원치료를 받아야 하는 환자관리사업 등이 2차 보건의료의 주된 사업내용이다.

따라서 전문의료기관의 활동이 요구되며, 의사와 간호사 등 임상인력의 활동이 중요한 보건의료 활동이 된다.

3) 3차 보건의료(Tertiary health care)

2차 보건의료로 해결될 수 없는 건강문제가 3차 보건의료사업의 대상이 된다. 회복기 환자의 방문간호사업, 장기요양이나 만성질환자 관리사업 등이 중심이 된다. 특히 고령화사회에서는 만성퇴행성 질환의 관리가 중요한 3차 보건의료 활동이다.

3차 보건의료는 서비스의 대상자는 적지만 이를 생산하기 위한 인적·물적자원 그리고 단위서비스에 많은 비용이 들어가기 때문에 보건의료서비스에서 차지하는 비중이 매우 크다.

6. 우리나라 보건의료 환경의 전망과 당면과제

2020년 예기치 못한 코로나19 충격으로 우리나라뿐만 아니라 전 세계가 공중보건위기와 더불어 최악의 경기침체에 직면했다. 이와 더불어 ① 저성장 추이 지속, ② 양극화와 사회통합 약화, ③ 저출산·고령화 등 구조적인 사회적인 문제도 심화되고 있다. 이러한 보건의료 환경은 새로운 각도에서의 접근을 요구할 정도로 급격한 정책변화가 예상된다.

표 2-3. 보건복지정책 분야의 위기와 기회

사회현상	위기	기회
코로나19 충격	· 보건의료체계 위협 · 소득 · 일자리에 대한 충격 · 신체 · 정신건강 악영향	· 공공보건의료 체계의 재도약 · 사회안전망 강화와 바이오 헬스 육성 · 미래지향적 보건복지시스템 구축
경제산업 구조 변화	· 성장잠재력 저하 · 일자리 창출 능력 저하 · 분배 개선효과 약화	· 사회서비스 분야 일자리 창출 여력 충분 · HT 분야 우수인력 등 경쟁 우위 조건 · IT 기술력, 인프라 등
사회통합 약화	· 중산층 감소 · 비정규직 문제 심화 · 가계부채 증가	· 삶의 질적 측면에 대한 관심 증가 · 공동체에 대한 긍정적 가치관 형성 · 공생발전 등 사회통합 강조
저출산 · 고령화	· 생산가능인구 감소 · 복지재정지출 증가 · 세대 간 갈등 증폭	· 2020년까지 인구보너스 시기 · 의료, 여가, 실버 등 신산업 발전

[자료] 보건복지부, 보건복지백서, 2021.

첫째, 우리나라의 경제구조가 고도화되면서 과거와 같이 빠른 속도의 경제성장은 기대하기 어려울 것으로 판단되며, 그동안 지속적으로 산업구조 자체가 변화해 오면서 경제성장률이 하락해 왔음을 감안할 때, 향후 저성장 추이는 계속될 것으로 예측되고 있다. 이와 함께, 고용 없는 성장(Jobless Growth)이 가속화되면서 성장의 일자리 창출 능력과 그로 인한 분배개선 효과(trickle-down effect)가 점차 약화될 것으로 예측된다.

둘째, 양극화의 심화를 필두로 하는 사회통합 약화 현상이다. 현재의 가계부채 총량은 서민경제가 감당할 수 있는 한계점에 거의 도달하였다. 이는 부채 부담으로 인해 소비가 위축되어 자칫 소비→투자→고용→소득→소비로 순환하는 경제성장 고리를 훼손할 수 있다. 또한 부채를 감당하지 못하고 저소득층으로 떨어지게 되는 서민 · 중산층이 많아질 위험성을 내포하고 있어 사회안전망의 사전예방적 장치 강화가 필요할 것으로 보인다.

셋째, 저출산 · 고령화로 설명되는 인구구조 변화는 결국 노동투입 및 저축률 감소를 가져오고, 경제의 잠재성장력을 약화시키게 된다. 또한 국민연금, 건강보험, 장기요양보험 등 각종 사회보험과 노인 관련 사회복지지출의 증가를 가져오고, 아동 및 가족 급여, 교육 지출 등에도 변화를 미치게 된다. 납세인구는 감소하나 연금, 의료비 등 복지지출은 증가해 사회적 부양부담을 악화시켜 세대 간 갈등 증폭도 우려된다.

이 같은 보건의료 환경의 변화는 우리나라 성장 잠재력을 둔화시킬 가능성이 있을 뿐만 아니라, 사회갈등의 위험도 내포하고 있다. 따라서 다가오는 위기 요인들을 감안할 때 수요자 중심의 보건복지서비스로 국민체감도를 높이고 인구위기에 따른 저출산 추세 극복, 고령화 사회대비, 보건산업의 성장견인 등은 시급한 과제이다. 또한 보다 폭넓은 보건복지서비스와 사전예방적 보건의료체계를 통해 안락하고 건강한 삶을 누릴 수 있도록 하고, 소득 계층별-인구 집단별 맞춤형 복지를 내실화하는 등 여러 가지 노력이 뒷받침되어야 한다.

7. 공중보건학의 발전사

공중보건학의 발전과정은 고대기, 중세 및 르네상스기, 여명기, 확립기, 발전기로 나누어 살펴볼 수 있다.

1) 고대기의 공중보건(기원전~서기 500)

개인위생이나 집단의 위생에 관한 기록은 잘 알려져 있지 않으나 인간이 질병을 관리하고자 하는 노력은 인류의 역사와 더불어 시작되었다고 할 수 있다.

기원전 약 3,000~1,500년의 미노인(Minon)들이나 기원전 약 3,000~1,000년의 크레디인(Cretan)들은 변소나 배수시설을 갖추고 있었다.

기원전 2,100~1,700년의 이집트 고대도시 Kahun에서는 개인위생이 강조되고 공중위생개념이 뛰어나 공동하수구나 정화조, 목욕탕시설이 발견되었다.

기원전 1,500년경 최초의 위생법전이 모세에 의해 '레위기(Leviticus)'에 기록되어 있다. 전장 27장 중 18장이 보건에 관한 계율이며, 유대인들이 지켜야 할 위생에 관한 것들로써 악성피부병과 한센병환자의 조기진단 방법 및 격리를 통한 전염예방, 산모의 부정을 벗기는 의식, 청결한 개인위생과 그릇된 성관계를 금하는 규정 등이 구체적인 치유절차와 함께 기록되어 있어서 인류 최초의 위생법전이라 할 수 있다.

그리스에서는 'Astinomi'라는 급수와 하수를 관장하는 공무원이 있었고, 로마에도 'Aedele'이라는 수도, 도로, 목욕탕을 관리하는 공무원이 있었다.

그리스의 의성 Hippocrates는 위생과 보건에 관한 많은 내용을 저서로 남겼다. 그의 저서 'Epidemics Ⅰ'에서는 감기, 폐렴, 말라리아, 안질 등의 질환에 대하여, 'Epidemics Ⅱ'에서는 중증 인후염의 합병증에 대한 기록이 있다.

또한 그는 'Airs Waters and Places'에서 질병의 발생은 초자연적인 힘에 의해서가 아니라 개인이 거주하는 포괄적인 환경요인과 개인의 행동 특성에 의해 영향을 받는다고 하여 환경요인과 질병과의 관련성을 최초로 언급하였으며(장기설, Miasma(毒氣) theory), 인간의 건강은 혈액 · 점액 · 황담 · 흑담의 4가지 체액의 균형에 의해 유지된다는 '4체액설'을 주장하였다.

장기설은 로마시대의 Claudius Galenus(Galen)에 의하여 계승 · 발전되었고, 20세기 세균학과 면역학이 등장하기 전까지 기본적인 역학 교과서가 되었다.

2) 중세 및 르네상스기의 공중보건(501~1500)

이 시대의 초기 기독교 사상은 희랍과 로마의 물질주의적 사상에 따른 극도의 사치주의에 대한 반발과 종교적인 경건사상에 의거하여 육체를 경시하고 금욕을 행동의 규범으로 삼았다. 이는 보건학적인 측면에도 영향을 미쳐 타인의 육체를 보는 것을 죄악시하여 목욕을 기피하고 더러운 의복을 입었다. 또한 질병을 죄악에 대한 벌로 생각하여 기도, 참회, 주문 등 주로 주술적이고 종교적 차원에서 보건문제를 해결하였다. 따라서 이 시기는 고대기보다 퇴보하여 암흑의 시대(Dark age)라고 표현되며 콜레라, 페스트, 한센병, 두창, 디프테리아, 홍역, 결핵 등의 크고 작은 전염병의 대유행이 있었다.

모하메드 사망 후 종교적인 행사로 그의 출생지인 Mecca(مكة)로 각처에서 사람들이 모여 콜레라가 만연되었고, 이 순례자들이 귀향하는 경유지와 그들의 고국에 콜레라를 전파하여 범세계적으로 유행하게 되었다.

중세기 초에는 이집트에서 소아시아로 전파된 것으로 보이는 한센병이 유럽 각지에 전파되었다. 이 질병은 천벌로 인식되어 민법상 사망으로 간주되었으며, 환자와 접촉하는 행위 및 환자의 이동을 금지하는 법률이 제정되었다.

14세기에는 인류가 질병으로 인하여 가장 심각하게 손실을 입게 되는 페스트가 유행하였다. 이는 중앙아시아 초원지대에 살던 야생 설치류가 페스트에 감염된 후, 흑해 연안의 항구를 중심으로 배로 이동하면서 엄청난 인명피해를 가져왔다. 유럽에서는 전 유럽 인구의 약 1/3인 2,500만 명이 사망하였으며, 이후에도 페스트는 특히 유럽 지역을 주기적으로 휩쓸었다.

전염병으로 인한 참담한 경험을 거치면서 이에 대처하려는 노력이 있었다. 베니스에서는 1374년 밀라노의 백작 베르나보 비스콘티(Bernabo Visconti)가 페스트 유행지역에서 온 여행자는 로구사(Rogusa : 현재의 Dubrovnik) 항구 밖의 일정한 장소에서 14일 동안 격리된 뒤에 입항을 허락하는 칙령을 발표하였다.

1377년에는 격리기간을 30일로 그 후 1383년 Marseille에서는 입항한 선박을 검역한 후 전염의 의심이 있는 배, 승객 및 화물을 40일(검역이라는 의미를 가진 Quarantine은 이탈리아어 '40일간'에서 유래함) 동안 억류해서 깨끗한 공기와 일광 등의 방법으로 소독하는 최초의 검역소가 설치되었다. 이에 따라 인근 지역에는 격리시설이나 소독소를 구비한 감염병 격리체계가 보건사업의 일환으로 도입되기 시작하였다. 이러한 검역 제도는 르네상스시대부터 더욱 발전되어 공중보건 활동의 중요한 분야로 발전되게 되었다.

3) 여명기의 공중보건(요람기, 1501~1850)

개인위생에서 공중보건으로 개념이 전환된 시기이다. 문예부흥으로 중세의 침체에서 벗어나고, 생산수단의 도구가 기계로 대체되면서 대량생산이 가능해짐에 따라 산업혁명이 가속화되었다.

도시지역에 인구가 집중되고, 노동자 특히 연소자의 근로조건이 심각한 보건문제로 대두하게 되었다. 런던 위생위원회가 1843년에 발표한 사망표와 Liverpool 시의 자료를 보면 평균수명이 상류사회는 36세, 상인들은 22세, 노동자들은 16세 정도이었다. 따라서 이 시대의 보건문제는 주로 빈곤, 작업장 환경 및 근로조건에 관련된 것이었으며, 사회개혁론자들이 이에 깊은 관심을 가지고 헌신적 활동을 전개하였다.

이탈리아의 G. Fracastoro(1437~1553)는 L. Pasteur, R. Koch 등이 활약하던 세균학적 시대보다 300년 전에 이미 그의 저서 '전염과 전염병 및 그 치료'에서 인간의 눈으로 볼 수 없는 병인(contagium vivum)이 전염병의 원인임을 주장하였으며, 네덜란드의 Antoni van Leeuwenhoek(1632~1723)이 현미경을 발명하여 이를 확인시켰다. 또한 이탈리아의 Bernardino Ramazzini(1633~1714)는 '근로자의 질병(De Morbis Antificum Diatriba)'이라는 직업병에 관한 저서를 출간하여 산업보건의 기틀을 마련하였다.

그리고 독일의 J. P. Frank(1745~1821)는 "국민의 건강을 확보하는 것은 국가의 책임이다."라고 국가책임론을 주장하였다. 그는 지역단위의 의료관리조직을 통한 위생행정의 필요성을 역설하였으며, '의사경찰체계'라는 위생행정에 관한 12권의 저서를 출간하였는데 이것은 최초의 공중보건학 저서로 알려져 있다.

E. Jenner(1749~1823)는 1798년에 우두종두법을 개발하였는데 이는 보건사에 아주 중요한 업적이었다. 그 당시 유럽의 각국에서 영아사망의 가장 큰 원인은 두창이었다. 우두종두법의 발견으로 예방접종의 대중화가 가능하였으며, 그 결과 지구상에서 두창이 근절되는 계기가 되었다.

Edwin Chadwick(1800~1875)는 열병환자를 조사하여 'Fever Report'를 작성·보고하였다. 이것이 계기가 되어 1842년 공중위생감독 및 각종 위생조사를 위한 보건정책조사위원회가 설치되고, '영국 근로자의 위생상태에 관한 조사보고서(Report on an inquiry into Sanitary condition of the Labouring Population of Great Britain)'가 만들어졌다. 그 결과로 1848년에 처음으로 영국에서 공중보건법(Public Health Act)이 제정되었고, 이 법에 의하여 공중보건국(General Board of Health)이 조직되었으며, 1919년 세계 최초로 보건부(Ministry of Health)가 설치됨으로써 보건행정의 기틀을 마련되었다.

4) 확립기의 공중보건(1851~1900)

질병의 발생에 대한 예방의학적 개념이 확립된 시기이다. 이 시기에 질병의 원인에 대한 세균학의 발달과 면역학의 발전으로 전염병의 근원적인 차단이나 치료 및 예방이 가능해졌다.

영국의 John Snow(1813~1858)는 Robert Koch가 콜레라균을 발견하기 약 30년 전인 1855년에 발표한 '콜레라에 관한 역학조사 보고서(On the Mode of Communication of Cholera)'는 'Miasma'설을 뒤집고 전염병 감염설을 입증하는 계기가 되었다.

1860년 프랑스 L. Pasteur(1827~1912)는 질병은 자연발생적인 것이 아니라 미생물에 기인한다고 주장하고(세균설, 미생물설), 이를 백조의 목(swan neck)으로 유명한 유리기구를 이용하여 증명하였으며 닭 콜레라 백신(1880), 돼지단독 백신(1883), 광견병 백신(1884)의 개발 등 감염의 발생기전을 규명하여 질병예방의 기틀을 확립하였다. 그 후 R. Koch(1843~1910)의 결핵균 발견(1882), 콜레라균 발견(1883), 탄저균 발견(1883) 등 세균 배양기술에 대한 연구지식은 20세기 초 공중보건사업의 과학화에 결정적인 영향을 주었다.

1862년 영국의 Liverpool시에서 Rathborne이라는 간호사에 의해 시작된 방문간호사업은 오늘날 보건소의 효시가 되었다. 그리고 1866년 독일의 Max von

Pettenkofer(1818~1901)는 자연환경이 인체에 미치는 영향을 과학적으로 규명하였으며, 특히 1866년에 뮌헨대학에 위생학 교실을 최초로 창립하여 근대 실험위생학의 기초를 세웠다.

18세기 이후 시작된 산업혁명은 생산방식의 대변혁을 가져왔지만 더불어 노사분규가 발생하고 빈부의 격차가 심해지면서 사회보장제도가 빠른 속도로 발전하기 시작했다. 최초의 사회보장제도는 독일의 Bismark에 의하여 1883년에 시작된 질병보험법이다.

5) 발전기의 공중보건(20세기 이후)

이 시기의 가장 대두되는 보건문제는 급격한 인구증가와 산업화에 따른 환경문제이다. 즉, 질병의 원인균 발견 그리고 항생제와 백신 개발에 힘입어 인구는 급격하게 증가하였고, 도시의 확장과 산업의 발전은 대기, 수질 등에 심각한 오염을 가져와 공중보건학적 노력이 더욱 절실하게 되었다.

1908년에는 7개 국가가 참여하는 국제위생국이 파리에 창설되어 콜레라, 페스트, 두창, 황열, 발진티푸스에 대한 정보를 정기적으로 수집 · 배부하고, 국가 간 전염병 예방에 필요한 협정을 맺었다.

1919년 국제연맹이 창설된 뒤, 1945년 국제연합(United Nations, UN)이 창설되었고, 1948년 4월 61개국이 서명하여 세계보건기구(WHO)가 탄생하였다. 그리고 유관기관인 국제노동기구(ILO)와 유엔아동기금(UNICEF), 식량 및 농업기구(FAO) 등이 1946년 창립되었다.

1960년대 이후 도시화, 공업화, 인구의 노령화 등에 기인하는 보건문제에 부응하기 위하여 포괄의료의 필요성이 대두되었으며, 보건소 중심의 지역사회 보건사업과 국가 간이 협의를 통해 보건문제를 해결하고자 하는 노력이 지속되었다.

1977년 세계보건기구는 'Health for all by the year 2000'라는 인류건강 실현목표를 설정하고 1978년 알마아타(Alma-Ata)에서 이를 실현하기 위한 수단으로 1차 보건의료를 채택하였다. 또한 1986년 캐나다의 오타와(Ottawa)에서 개최된 제1회 건강증진 국제회의에서는 건강증진에 관한 헌장이라는 '오타와 헌장'을 채택하였다.

또한 환경오염으로부터 지구를 지키기 위한 노력이 세계적으로 관심을 가져오게 되었다. 국제인간환경회의는 1972년 스웨덴 Stockholm에서 'The only one earth'라는 슬로건을 내걸고 오직 하나뿐인 지구를 오염으로부터 수호할 것을 다짐하는 '인간환경선언(Declaration on the Human Environment)'을 하였으며,

1973년에는 유엔환경계획(United Nations Environment Program, UNEP)이 설립되었다.

1980년대 들어서는 '환경적으로 건전하고 지속가능한 발전'의 개념이 주창되어 빠르게 국제적으로 확산되었다.

급기야 국제적 합의를 모색하기 위하여 1992년 6월 브라질의 리우에서 180개국 83개국 정상들이 모여 "지구도 살리고 인간도 살자"라는 주제로 지구환경정상회담을 개최하여 '리우환경선언(Rio Declaration)'이 선포되었고, 지구환경보전을 위한 행동강령인 '의제 21(Agenda 21)'을 채택하였다. 특히 국제연합에 지속개발위원회(Commission Sustainable Development, CSD)를 설치하도록 권고하여 1992년 제47차 총회에서 국제연합 경제사회이사회(ECOSOC) 산하에 이를 설치하였다.

1997년 12월 지구온난화를 막기 위한 법적구속력을 갖는 환경관련 국제합의서인 '교토의정서(Kyoto protocol)'가 발표되고, 2002년 남아프리카공화국 요하네스버그에서 193개국, 88개국 정상 등 4만 여명이 참석한 지구촌 최대 규모의 국제회의인 지속가능발전 세계정상회의(World Summit Sustainable Development, WSSD)에서 날로 심각해져만 가는 빈곤과 환경문제 해결 등 지구촌 발전방안을 담은 '요하네스버그 이행계획'과 이에 대한 정치적 의지를 표명한 '요하네스버그 선언문'을 채택하는 등 지구환경보전을 위한 범세계적인 노력을 추진하고 있다.

3장 | 건강증진

개관

건강은 인간의 기본적인 권리인 동시에 건전한 사회적 투자이다. 건강문제의 해결을 위한 국가보건의료체계의 수립이 지역사회나 국가의 건강수준을 결정하는 주요 요인이라는 기존의 전통적인 시각과는 달리 생활양식의 변화와 환경개선이 건강기여도가 가장 크며, 이를 통해 조기사망을 유의하게 감소시킬 수 있다. 따라서 이 장에서는 건강증진의 개념, 역사, 우리나라 건강증진 사업을 소개하고 적절한 관리모형 개발 및 정책대안을 모색한다.

학습목표

1. 건강증진의 개념과 역사적 배경을 설명할 수 있어야 한다.
2. 보건교육과 건강증진의 관계를 설명할 수 있어야 한다.
3. 건강증진사업의 필요성을 기술할 수 있어야 한다.
4. 건강증진사업의 접근방법을 제시할 수 있어야 한다.
5. 건강증진의 활동영역을 기술할 수 있어야 한다.
6. 우리나라 건강증진사업을 설명할 수 있어야 한다.

주요용어

Ottawa 헌장 / 국제건강증진회의 / 건강증진 3대 접근원칙 / Alma-Ata선언 / Lalonde 보고서 / Health People 2000 / 국민건강증진종합계획 / 국제건강증진회의 / 건강마을 / 건강도시 / 국민건강증진법 / 지역보건법 / The Health of the Nation

1. 건강증진의 개념과 배경

1) 건강증진의 정의

오늘날 건강문제가 과거와는 전혀 다른 양상으로 변화됨에 따라 공중보건학적 전략도 새로운 방향으로의 전환이 불가피하게 되었다. 즉, 생활습관과 밀접하게 관련된 만성질환 중심의 현대사회 상병구조는 질병이 발생한 후 사후관리에 치중하던 종래의 보건의료정책으로는 가시적 효과를 기대할 수 없기 때문에 질병의 예방과 조기발견 조기치료에 초점을 두는 적극적인 건강증진 정책으로 시급히 전환해야 할 필요성이 제기되어 왔다. 이에 1986년 캐나다 Ottawa에서 개최된 제1차 국제건강증진회의에서 "건강은 삶의 목적이 아닌 일상생활을 위한 자원이며, 건강증진은 사람들이 자신의 건강에 대한 통제력을 증가시키고 건강을 향상시키는 능력을 갖도록 하는 과정"이라고 정의하였다.

🕮 Ottawa 헌장의 건강증진 정의

Health promotion is the process of enabling people to increase control over, and to improve their health, To reach a state of complete physical, mental and social well-being, an individual or group must be able to identify and to realize aspiration, to satisfy needs, and to charge or cope with the environment. Health is, therefore, seen as a resource for everyday life, not the objective of living. Health is a positive concept emphasizing social and personal resources, as well as physical capacities.

Therefore, health promotion is not just the responsibility of the health sector, but goes beyond healthy life style to well-being.

세계보건기구(1984)는 "개인이나 지역사회로 하여금 건강영향요인들에 대한 통제 능력을 증가시키게 함으로써 자기건강능력을 향상시키는 과정"이라 하였고, O'Donnell(1989)은 "최적의 건강상태를 지향하기 위하여 사람들로 하여금 생활양식을 변화시키도록 하는 과학과 기술이다."라고 하였으며, Green과 Anderson은 "건강증진은 건강에 유익한 행동을 유도하기 위한 건강교육적 · 사회적 · 환경적 지지의 통합이다."라고 광범위하게 정의하였다.

이들 정의의 공통적인 내용을 종합해 보면 건강증진은 단순히 질병의 치료나 예방에 그치는 것이 아니라 건강향상을 위하여 개인 및 지역사회가 가지고 있는 건강잠재력이 충분히 발휘될 수 있도록 이를 개발하고, 건강을 보호하기 위한 예방의학적, 환경보호적, 행동과학 및 보건교육적 수단을 강구하는 것이라고 할 수 있다.

2) 건강증진의 역사적 배경

19세기의 '역학 혁명'은 전염병의 이해에서는 보다 진일보하였으나 이환율과 사망률의 감소에는 크게 기여하지 못했다. 실제로 과거 수십 년 동안 전통적인 생의학적 모형에서 건강을 정의하였고, 공중보건도 신체의 부정적인 측면을 감소시키기 위한 질병의 예방과 관리를 위해 몰두했었다.

1970년 후반에 들어서 선진국들은 '제2의 역학 혁명'이라고 불리는 건강증진의 시대를 열었다. 만성퇴행성 질환 및 생활양식 관련 질환은 선진국들의 주된 사망원인이 되었으며, 이로 인한 과도한 의료서비스의 이용과 의료비용의 상승은 질병의 예방과 건강증진에 대한 중요성을 인식시켰다. 이 같은 시대적 상황을 배경으로 1974년의 캐나다의 보건부장관이었던 Lalonde가 새로운 건강정책 시대를 들어감을 알리는 'A New Perspective on the Health Canadians(Lalonde 보고서)'를 발간하면서 건강증진이라는 용어와 개념이 본격적으로 사용하게 되었다.

이 보고서는 지역사회 및 국가의 건강수준에 영향을 미치는 건강의 결정요인을 크게 네 가지 범주 즉, 유전(biology), 환경(environment), 생활양식(lifestyle), 보건의료체계(health care system)로 나누고, 국가보건의료체계의 수립이 지역사회나 국가의 건강수준을 결정하는 주요 요인이라는 기존의 전통적인 시각과는 달리 건강기여도가 가장 큰 생활양식의 변화와 환경개선을 통하여 조기사망을 유의하게 감소시킬 수 있다고 주장하였다. 이는 보건정책을 예방 및 건강증진으로 방향을 전환하는 계기가 되었으며, 범세계적인 행동을 촉발하는 계기가 되었다.

이러한 'Lalonde 보고서' 영향을 받은 세계보건기구에서는 2000년까지 지구상 모든 인류의 건강목표를 '사회적 · 경제적을 생산적인 삶이 가능한 건강 수준'으로 정하고 1978년 구 소련 알마아타에서 치료중심의 의료에서 예방을 강조하는 '1차 보건의료' 개념을 제창한 'Alma-Ata 선언'을 채택하기에 이르렀다.

건강증진의 개념을 일차적으로 정리한 것은 1986년 캐나다 Ottawa에서 개최된 제1차 건강증진에 관한 국제회의에서 채택한 'Ottawa 헌장'이다. Ottawa 헌장에서 건강의 가치와 중요성을 강조함과 동시에 이를 위한 여건 조성의 필요성을 제시하고, 건강증진의 정의, 기본개념, 접근원칙, 주요 활동 영역을 헌장에 제시함으로써 세계 각국 및 관련 기관들의 공동 노력을 촉구하였다.

표 3-1. 건강증진의 역사

연 도	주 요 내 용
1974	**Lalonde Report(캐나다)** · 현대적 개념의 건강증진 제기(건강의 결정요인을 유전적 요인(20%), 환경적 요인(20%), 개인의 생활양식(51%), 보건의료체계(8%)로 구분하고 건강문제의 해결을 위해서 건강기여 비중이 낮은 기존의 의료서비스 강화보다 건강한 생활습관과 환경조성이 보다 중요한 요인임을 강조)
1979	**Health People 2000 (미국)** · 국민의 건강한 삶 연장과 질 향상, 건강에 관한 불평등 완화, 모든 국민의 예방보건서비스에 대한 접근 달성 등에 건강목표를 둔 국가적 차원의 건강계획 · 연령 집단별(크게 5개 집단으로 구분) 주요 건강문제와 접근방안에 관한 검토를 통하여, 건강증진, 건강보호 및 예방보건서비스에 관한 구체적 건강목표(3개 분야의 21개 과제)를 제시
1986	**제1차 국제건강증진회의(캐나다 Ottawa)** · 건강증진의 정의 · 건강증진을 위한 5개 기본활동 영역을 제시 · 건강증진의 3대 접근 원칙(옹호, 가능화/지원, 조정/중재) · 건강을 위한 기본 조건과 자원은 평화, 주거, 교육, 식량, 소득, 안정적인 생태계 지속가능한 지원 사회정의 형평이라고 언급함
1988	**제2차 국제건강증진회의(호주 Adelaide)** · 건강은 인간의 기본적인 권리인 동시에, 건전한 사회적 투자라는 전제에서 출발 · 5개 기본활동 영역 중 건강한 공공정책의 수립에 대해 집중토의 - 경제 · 사회 정책과 건강정책의 연계 - 정부와 민간 그리고 지역사회 여러 집단의 연합을 통한 건강한 공공정책의 수립 강조
1991	**제3차 국제건강증진회의(스웨덴 Sundsvall)** · 5개 기본활동 영역 중 건강지향적 환경조성에 대해 집중 토의 · 환경을 교육, 식품과 영양, 가정과 이웃, 직업, 사회적 지원 등을 포함하는 포괄적인 개념으로 보고, 이러한 환경을 변화시키는 전략으로 정책개발, 법제도, 조직방향의 재설정, 옹호, 인식의 제고, 능력부여, 자원동원, 지역사회 역량의 강화를 채택
1997	**제4차 국제건강증진회의(인도네시아 Jakarta)** · 개발도상국에서 최초로 발표된 건강증진 선언문으로 건강증진의 방향과 21세기 전략을 규명함 · 21세기 건강증진을 위한 우선순위 ① 건강에 대한 사회 책임 증진 ② 보건 발전을 위한 투자 확대 ③ 건강관련 파트너십 강화 및 확대

④ 지역사회 및 개인 역량 강화
⑤ 건강증진 관련 사회 기반 보장

2000 **제5차 국제건강증진회의(멕시코, Mexico City)**

- 정부의 가장 중요한 책무를 건강증진과 사회 개발로 보면서 이를 사회 모든 부문의 공동의 몫으로 규정함으로써 건강증진에 있어서의 정부와 사회 전체의 책임을 강조
- 각 국가는 건강증진을 위한 범국가적 활동계획을 준비하도록 권고 하는데 이 때 다음의 기본 틀을 고려함을 원칙으로 함
  ① 보건관련 우선순위 규명과 건강친화적 공공정책 수립 및 사업 수행
  ② 선정된 우선순위와 관련된 지식을 확대할 수 있는 연구 지원
  ③ 범국가적 활동 계획의 개발 실행 모니터링 및 평가에 필요한 인적, 제도적, 역량 구축을 위한 자금 운용과 동원

2005 **제6차 국제건강증진회의(태국, Bangkok)**

- 스스로의 건강과 건강의 결정요인을 통제하여 건강을 향상시킬 수 있도록 하는 과정을 건강증진으로 정의
- 건강증진을 정신적 영적 안녕을 포함하는 삶의 질 결정요인이라고 하면서 건강 에 대한 긍정적이고 포괄적인 개념을 제안
- 국제사회 건강증진을 위한 주요과제
  ① 인권과의 연대를 기반으로 건강을 주창
  ② 건강의 결정요인을 다루기 위한 지속가능한 정책 활동 사회 기반에 투자
  ③ 정책 개발 리더십 건강증진실행 지식 전달 및 연구 건강정보이해능력 등에 관련한 역량 강화
  ④ 모든 이들의 건강과 웰빙을 위하여 균등한 기회의 제공 건강 위해에 대한 높은 수준의 보호, 이를 위한 규제와 입법 마련이 필요
  ⑤ 지속가능한 행동을 이끌어내기 위하여 공공, 민간, 비정부기구, 국제기구, 시민사회가 파트너십을 맺고 동맹관계를 구축

2011 **제7차 국제건강증진회의(캐냐, Nairobi)**

정책 업무, 거버넌스, 정치적 이지 등에서의 건강증진 실행 간극은 피할 수 있는 질환과 고통 뿐 아니라 사회 경제적 영향 등에 대한 기회 박탈을 초래한다고 지적하고 건강증진 실행 간극을 최소화하기 위한 행동지침(Call to action)을 제시하고 있는 네에 의의

- 건강증진을 위한 활동을 수행하는 데 있어 역량격차를 줄이기 위하여 5개 분야에 대한 긴급한 조치가 필요(리더십과 인력 강화, 건강증진의 주류화, 지역사회 및 개인 역량 강화, 참여 과정의 개선, 지식의 구축과 적용)

2013 **제8차 국제건강증진회의(핀란드, Helsinki)**

- 국가수준에서 건강을 위한 다부문적 활동
- 모든 정책에 건강 접근방법을 강조(주요 전략 : ① 건강체계의 지속가능성, ② 건강의 사회적 요소들에 관한 권고사항 실시, ③ 비감염성 질병의 예방 관리, ④ UN 새천년 개발목표 검토)

2016	**제9차 국제건강증진회의(중국, 상하이)** · 건강증진의 주요 테마 : 올바른 거버넌스, 건강도시, 건강정보 이해능력 · 지속가능한 개발목표 달성을 위한 보건영역 역할 강조(지속가능한 개발목표 9대 전략 : ① 빈곤 없는 세상, ② 굶주림 없이 모두 배부르게, ③ 모두의 건강, 행복 ④ 양질의 교육기반, ⑤ 모두가 동등한 세상, ⑥ 건강한 물, 위생 환경, ⑦ 모두가 접근 가능한 깨끗한 에너지, ⑧ 양질의 일자리, 경제성장, ⑨ 사회기반시설 구축, 사회혁신) · 병행하여 진행된 건강도시 관련 시장회의에서는 '건강과 웰빙을 위해 일하는 도시가 지속가능한 도시' 선언

3) 건강증진의 접근원칙

Ottawa헌장에서 제시한 건강증진의 3대 접근원칙(옹호, 가능화, 중재)은 다음과 같다.

(1) 옹호하라(advocate)

건강은 개인, 사회, 경제개발의 중요한 자원이므로 건강의 중요성(삶의 질의 중요한 차원이며 사회·경제발전 및 개인발전의 중요한 자원으로서의 가치)을 널리 알리고 주장함으로써 생활여건들을 건강지향적으로 만들어 가야 한다는 것이다. 즉, 옹호는 건강에 대한 대중의 관심을 불러일으키고, 정책입안자에게는 이를 충족시킬 수 있는 보건정책을 수립해야 한다는 촉구가 필요하다는 것이다.

(2) 능력을 주라(enable)

지원적인 환경조성, 정보의 접근성 제고, 건강기술 습득의 기회 제공 등을 통하여 건강잠재력을 최대한 발휘할 수 있도록 하는 것이다. 사람들은 자신들의 건강을 결정하는 것들을 관리하는 능력을 가져야만 최상의 건강 잠재력을 성취할 수 있다.

(3) 중재하라(mediate)

건강수준의 향상을 위해서 여러 분야 간의 협조와 조화가 필요하기 때문에 건강증진요원은 지역사회 내 서로 다른 집단 간의 이해들을 중재해야 하는 보다 중요한 책임을 지고 있다. 건강증진의 전략과 프로그램들은 서로 다른 사회적, 문화적, 경제적 체계들을 고려하여 조절되어야만 한다.

4) 건강증진의 활동영역

제1차 국제건강증진회의(Ottawa, 1986)에서 건강증진을 위한 5개 주요 활동

영역이 제시되었다. 이후 건강증진에 관한 국제회의가 개최되어 'Ottawa 헌장'에서 제시한 각각의 주요 활동영역을 순차적으로 구체화하였다.

(1) 건강한 공공정책의 수립(build healthy public policy)

건강증진 정책은 입법, 재무, 조세, 조직의 개편 등을 포함한 다양하지만 서로 보완적인 접근방법들을 조합한 것으로 건강, 소득, 형평성을 보다 향상시키는 사회정책을 이끌어내는 협력적 활동이다. 따라서 제도적으로 건강증진을 실현할 수 있도록 입법조치, 재정마련, 조세 및 조직의 변화 등을 포함한 다양한 공공정책이 수립되어야 한다. 이러한 공공정책의 수립은 다른 4가지의 기본활동을 가능하게 하는 기반이 된다.

(2) 건강지향적 환경의 조성(create supportive environments)

건강증진의 활성화를 위하여 자연적 환경과 사회적 환경의 유지에 지역사회나 국가, 전 세계가 상호보완적 관계를 유지해야 한다. 따라서 물리·화학적 환경, 생물학적 환경을 조성하는 것뿐만 아니라 만족과 즐거움을 가질 수 있는 직장환경과 생활환경의 조성이 강조되어야 한다.

(3) 지역사회활동 강화(strengthen community action)

건강증진은 사업의 우선순위 설정, 전략의 기획과 시행 등에 지역사회가 구체적이고, 효과적으로 활동을 할 경우에 실현 가능하다. 즉, 지역사회 주민의 적극적인 참여에 의해서 자조활동과 사회적 지지를 강화하고, 건강 문제 해결을 위한 전략적 계획과 실천 방법을 모색하기 위하여 지역사회의 역량을 강화해야 한다. 이를 위해서는 정보에 대한 충분하고도 지속적인 접근, 건강을 위한 학습 기회 그리고 자금의 지원 등이 요구된다.

(4) 개인의 건강기술 개발(develop personal skills)

각 개인들이 건강과 환경에 대한 통제능력을 향상하고 건강에 유익한 선택을 할 수 있도록 건강을 위한 정보의 습득 및 교육 등을 통하여 일상생활에 필요한 다양한 기술을 개발하고 강화해야 한다는 것이다.

이러한 기술개발로 생의 주기에 따른 건강증진 활동을 하여 전 생애의 각 단계를 준비할 수 있고 만성질환이나 상해, 위기에 대처할 수 있는 능력이 개발된다.

(5) 보건의료사업 방향의 재조정(reorient health service)

건강문제 유발요인의 변화에 따라 보건의료사업의 방향이 치료와 임상서비스 중심에서 생활습관 개선, 환경관리 등 건강증진 방향으로 점진적으로 전환해야 한다는 것이다.

5) 건강증진과 보건교육과의 관계

보건교육과 건강증진은 상호보완적으로 사용되고 있다. 건강증진은 건강에 유익한 환경조성, 생활습관 개선 등 다양한 수단을 동원하여 건강생활을 실천하는 것이고 보건교육은 이 목적을 가능하게 하는 주요 수단이 된다. 즉, 건강증진의 핵은 보건교육이다.

우리나라 국민건강증진법에서는 보건복지부장관이 국민의 보건교육에 관하여 관계중앙행정기관의 장과 협의하여 이를 총괄하고, 국가 및 지방자치단체가 모든 국민이 건강생활을 실천할 수 있도록 그 대상이 되는 개인 또는 집단의 특성, 건강상태, 건강의식 수준 등에 따라 적절한 보건교육을 실시하도록 정하고 있다.

2. 건강증진사업

1) 건강증진사업의 필요성과 원칙

건강증진은 비용-효과적이고 지속가능한 방법으로 자신의 건강관리 능력을 향상시키고, 개인 및 지역사회가 가지고 있는 건강잠재력을 최대한으로 이끌어내도록 역량을 강화함으로써 건강한 수명을 연장하고 국가의 사회·경제적 부담을 경감시키는 것을 목표로 한다.

(1) 건강증진사업의 필요성

인구구조가 고령화사회로 진전됨에 따라 국민의료비가 급증하게 되자, 급성질병을 치료하는 접근전략으로는 의료비 절감이라는 과제의 실효를 거둘 수가 없음을 깨닫게 되었고, 만성질병의 예방이 중요함을 인식하여 새로운 공중보건 전략으로서 건강증진사업의 필요성을 인식하게 되었다. 만성질병은 질병 발생의 직접적인 원인을 규명하기 어렵고, 현재의 의료기술로는 완치가 불가능하지만, 보건학자들이 대체로 동의하는 것은 만성질병은 생활습관과 결부되어 있기 때문에 생활습관을 고치기 위한 전략인 건강증진사업을 실시해야 한다는 것이다.

표 3-2. 건강행태 현황(만 19세 이상)

(단위: %)

지표	전체		남자		여자	
	N	분율(표준오차)	N	분율(표준오차)	N	분율(표준오차)
현재흡연율[1)]	6,183	21.1(0.7)	2,713	35.8(1.2)	3,470	6.5(0.6)
현재흡연자의 하루평균흡연량(개비)[2)]	1,120	13.2(0.3)	918	14.2(0.3)	202	8.1(0.5)
현재비흡연자의 직장실내 간접흡연노출률[3-1)]	2,887	11.9(0.7)	1,187	15.2(1.2)	1,700	8.9(0.9)
현재비흡연자의 가정실내 간접흡연노출률[3-2)]	5,062	3.9(0.3)	1,794	0.9(0.3)	3,268	5.9(0.5)
연간음주율[4-1)]	6,188	76.6(0.7)	2,717	84.9(0.9)	3,471	68.3(1.0)
월간음주율[4-2)]	6,188	57.8(0.9)	2,717	70.0(1.1)	3,471	45.7(1.2)
자동차 또는 오토바이 운전자의 연간음주운전경험률[5)]	3,552	8.3(0.5)	2,144	10.7(0.8)	1,408	3.9(0.6)
유산소 신체활동 실천율[6)]	5,962	44.9(1.0)	2,600	48.7(1.3)	3,362	41.1(1.2)
걷기 실천율[7)]	5,955	39.3(1.0)	2,598	39.8(1.2)	3,357	38.9(1.1)
주관적 건강인지율[8)]	5,955	30.6(0.7)	2,613	32.9(1.1)	3,382	28.5(1.0)
스트레스인지율[9)]	6,187	27.3(0.9)	2,716	24.9(1.1)	3,471	29.6(1.1)

주] 1) 현재흡연율: 평생 담배 5갑(100개비) 이상 피웠고 현재 담배를 피우는 분율
2) 현재흡연자의 하루평균흡연량(개비): 현재흡연자의 하루 평균 피우는 담배 개비 수
3-1) 직장 실내 간접흡연 노출률: 최근 7일 동안 현재 일을 하고 있는 현재 비흡연자(과거흡연자 포함) 중 직장 실내에서 다른 사람이 피우는 담배연기를 맡은 분율
3-2) 가정 실내 간접흡연 노출률: 최근 7일 동안 현재 비흡연자(과거흡연자 포함) 중 가정의 실내에서 다른 사람이 피우는 담배연기를 맡은 분율
4-1) 연간음주율: 최근 1년 동안 1잔 이상 음주한 분율
5-1) 월간음주율: 최근 1년 동안 한달에 1회 이상 음주한 분율
5) 연간음주운전경험률(자동차, 오토바이): 최근 1년 동안 자동차 또는 오토바이를 운전한 사람 중 조금이라도 술을 마신 후 자동차 또는 오토바이를 운전한 적이 있는 분율
6) 유산소 신체활동 실천율: 일주일에 중강도 신체활동을 2시간 30분 이상 또는 고강도 신체활동을 1시간 15분 이상 또는 중강도와 고강도 신체활동을 섞어서(고강도 1분은 중강도 2분) 각 활동에 상당하는 시간을 실천한 분율
7) 걷기 실천율: 최근 1주일 동안 걷기를 1회 10분 이상, 총 30분 이상 주 5일 이상 실천한 분율
8) 주관적 건강인지율: 평소에 본인의 건강이 '매우 좋음' 또는 '좋음'이라고 생각하는 분율
9) 스트레스인지율: 평소 일상생활 중에 스트레스를 '대단히 많이' 또는 '많이' 느끼는 분율

[자료] 질병관리청, 질병관리백서(국민건강영양조사 제7기 3차년도 주요 결과), 2020.

(2) 건강증진사업의 주요 원칙

세계보건기구는 사회 · 경제적으로 생산적인 삶을 영위할 수 있는 건강수준을 달성하기 위한 다섯 가지 주요 원칙을 Alma-Ata 선언에서 제시하였다.

첫째, 특정질환을 가진 위험집단에 초점을 맞추기보다는 지역주민 전체를 대상으로 한다.

둘째, 건강 결정요인이 개인 차원을 넘어선 전체적인 환경을 보장하는 것에 초점을 두어야 한다.

셋째, 의사소통, 교육, 법규의 제정, 지역사회개발, 조직변화 및 자발적인 지역사회 활동과 같은 다양한 방법론을 병행한다.

넷째, 지역사회 주민 스스로가 지역사회의 건강을 관리하는 방법을 찾도록 효과적·구체적인 주민의 참여를 목표로 한다.

다섯째, 의료서비스가 아닌 1차 보건의료전문가들이 중요한 역할을 담당하여 건강증진이 활성화되도록 한다.

2) 건강증진사업의 접근방법

건강증진과 전통적인 보건사업을 구분하는 큰 특징의 하나는 건강증진사업이 의료전문주의를 타파하고 지역주민과 집단의 건강관리능력을 중시한다는 점이며, 또 하나는 지역사회 환경이 건강행태에 미치는 영향을 중시하고, 의사결정 과정을 통해 건강한 환경을 확보하고자 노력한다는 점이다. 이는 건강을 사회적 산물로 인식한다는 점에서 의의가 크다.

건강증진을 위한 행태적 접근방법은 기존의 의과학적 지식을 바탕으로 건강위험요인을 가진 사람을 선별하고, 위험요인의 관리에 필요한 건강지식을 보건교육을 통하여 전달하고자 하며, 사회·환경적 접근은 지역사회 구성원의 참여를 통해 건강에 유해한 환경을 개선하기 위하여 지역사회의 변화를 유발하는 접근전략이다.

표 3-3. 건강증진의 접근방법별 비교

	의학적 접근	행태적 접근	사회·환경적 접근
대상문제	생리학적 위험요인, 질병	행태학적 위험요인	사회적·환경적 위험상태(생활습관)
사업대상	고위험 개인	고위험 집단	고위험 환경/사회
사업수단	의학적 관리 (위험요인)검진	보건교육, 지지	지역사회 변화
수행책임	의료전문가, 개인	보건전문가, 개인	지역사회
목 표	사망 및 유병수준의 개선	생활습관의 개선	건강수준의 형평 사회적 지지의 증가 건강행태의 개선
지역사회참여	전문가의 지시		지역사회 구성원의 참여

[자료] 한림대학교사회의학연구소 건강보장연구, 도시지역 건강증진사업의 발전방향, 1999. 9.

3) 건강증진사업의 내용

건강증진사업은 건강상태별로 건강증진서비스를 제공하여 적극적 건강을 향상하고, 건강의 위험요인을 감소시켜 건강수준별로 최적의 건강상태를 유지 · 증진시키는 것이다.

건강인에게는 운동 및 영양교실을 통한 보건교육, 정기적인 건강검진, 건강상담 등의 서비스를 제공하며, 만성질환자에게는 치료, 재활서비스를 대상자 특성에 따라 제공하여야 한다. 즉, 건강증진사업이 어떤 특정 환경에서 실시될 경우에는 그 환경에 속해있는 개인이나 집단을 대상으로 특성에 따라 적절한 목표를 달성할 수 있도록 시행되어야 한다. 특히 만성질환자의 경우 장기적인 질병의 영향으로 신체 기능이 제한되고 사회 · 심리적인 문제가 복합되어 있는 경우가 많으므로 보건의료와 사회복지서비스를 연계해 종합적으로 서비스를 제공하여야 한다.

4) 건강도시(Health cities)

건강도시 사업은 현대의 건강개념과 오타와 헌장을 배경으로 포괄적인 개념들을 지역적 수준으로 실현하는 것이다.

도시에서의 건강문제에 대한 인식은 산업화를 먼저 경험한 영국에서 시작되었다고 할 수 있다. 1842년 Edwin Chadwick은 '영국 근로자의 위생상태에 관한 조사보고서(Report on an inquiry into sanitary condition of the labouring population of Great Britain)'에서 당시 도시 빈민들의 생활환경과 건강상태와의 관계를 세상에 알렸다. 이러한 문제에 대하여 영국은 1848년 최초의 공중보건법을 제정하여 위생개혁과 사회복지서비스의 제공 그리고 아동, 근로자, 기타 취약집단을 위한 캠페인을 벌였으며, 지역사회 차원에서의 접근으로써 Health of Towns Association을 조직하였다. 건강마을(Health towns)은 지금의 건강도시(Healthy cities)의 출발이라고 볼 수 있다.

세계보건기구는 건강도시를 "도시의 물리적, 사회적, 환경적 여건을 창의적이고 지속적으로 개발해 나아가는 가운데 개인의 잠재능력을 최대한 발휘하고, 지역사회의 참여 주체들이 상호협력하며, 시민의 건강과 삶의 질을 향상하기 위하여 지속적으로 노력해 나가는 도시"라고 하였다. 이 정의는 건강도시가 성내적인 상태를 나타내는 것이 아니라 이상적인 상태를 향해 발전해 가는 과정을 중요시한다는 것을 보여준다.

건강도시는 1984년 토론토(Toronto)에서 개최된 '2000년의 건강한 도시 토론토'라는 워크숍을 효시로 1986년 세계보건기구 유럽 및 북미 지역사무소에서 16개국 30개 도시에서 시작하였으며, 국내에서 1996년에 과천시에서 시범사업으로 시작되었다.

3. 우리나라의 건강증진사업

우리나라 건강증진사업의 효시는 1980년대부터 일부 대기업에서 근로자를 대상으로 시작되었으며, 정부차원의 사업은 노동부 산하 한국산업안전공단의 산업보건지도국에 건강증진부가 1992년 신설되어 사업장 건강증진사업 모형을 개발하고, 시범사업을 확대하면서 시작되었다.

전국민을 대상으로 한 건강증진사업의 전개는 국민건강증진법과 지역보건법이 제정되면서 본격화되었다.

1995년 1월 제정된 국민건강증진법은 국가 및 지방자치단체가 국민들의 건강생활 실천을 유도하기 위한 환경여건 조성과 함께 건강증진사업을 실시하도록 규정하고 있으며, 1995년 12월 보건소법을 지역보건법으로 명칭을 바꾸면서 국민건강증진법의 내용을 포괄적으로 담았다.

국민건강증진법 제4조에 따라 5년마다 국민건강증진정책심의위원회의 심의를 거쳐 보건복지부장관이 수립하는 국가종합계획인 국민건강증진종합계획은 건강수명의 연장과 건강형평성 제고라는 목표를 달성하기 위하여 2002년 제1차 계획이 수립되었고, 중간평가를 거쳐 2005년 건강잠재력의 강화, 질병과 조기사망의 감소 및 인구집단 간의 건강격차 완화를 통하여 온 국민이 함께하는 건강사회 구현을 목표로 제2차 국민건강증진계획인 '새국민건강증진종합계획(New Health Plan 2010)'이 수립되었다.

2011년 6월 건강수명 연장 및 건강형평성 제고를 총괄 목표로 제3차 국민건강증진종합계획(2011~2020년)이 10년 계획으로 수립되었으며, 이후 2015년 제4차 계획(2016~2020)은 포괄적 건강의 정의와 건강증진의 기본이념인 스스로 건강관리이념 및 기본권으로서의 건강개념을 적용하여, 국민 모두가 활기찬 건강과 장수를 누리는 사회의 구축을 향해서 건강수명의 연장과 건강형평성의 제고를 목표로 수립되어 체계적으로 건강증진정책을 수행하고 있다.

향후 국민들의 건강에 대한 욕구는 더욱 증대될 것이고, 인구의 고령화와 질병양상의 변화 추세를 감안할 때 국민건강증진사업에 대한 수요는 더욱 커질 것으로 전망된다. 따라서 국민건강증진사업은 건강이 개인 행복의 근원인 한편 사회적 자원이라는 관점에서 국가발전의 중심 아젠다로 위치시켜야 하며, 건강생활 실천을 위한 여건조성과 함께 보건교육·홍보 및 예방서비스 등을 활성화시켜 국민들의 건강생활 실천수준을 향상시키고 질병예방서비스에 대한 접근도를 높여 나가야 할 것이다.

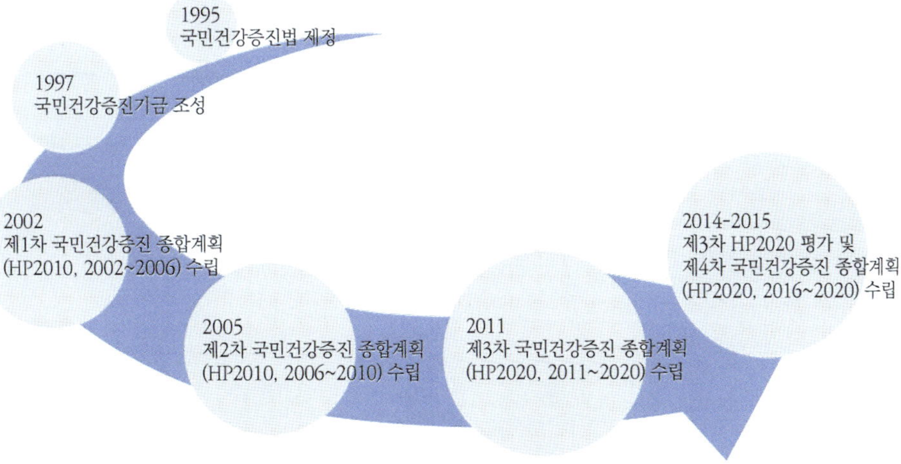

[자료] 한국건강증진개발원, 제4차 국민건강증진종합계획(2016~2020).

그림 3-1. 국민건강증진종합계획 추진경과

표 3-4. 우리나라 환경변화 전망을 통한 HP2020 방향

환경 변화 전망	HP 2020 적용
· 병약하고 경제적 자립도가 낮은 노인인구 집단의 증가	· 노인인구에 대한 효율적 건강관리 대책을 중점과제에 포함(인구집단별 건강관리 분야)
· 소득양극화 심화로 인한 건강취약 가정 발생	· 취약가정에 대한 지자체 건강증진사업을 중심으로 중점과제에 포함(인구집단별 건강관리)
· 기후변화, 국제화 등에 따른 신종 감염병 출현 및 해외유입 감염병 증가	· 신종 감염병 출현 등에 대한 비상방역대책을 중점과제에 포함(건강생활실천확산 분야)
· 건강생활습관 등 건강의 결정요인 악화	· 금연, 절주, 신체활동, 영양 등 주요 건강생활습관을 중점과제에 포함(건강생활실천확산 분야)
· 만성질환의 지속적 증가	· 암, 심뇌혈관질환, 비만 등 주요 만성질환을 중점과제에 포함(만성퇴행성 질환과 발병위험관리 분야)
· 노령화와 고급서비스 욕구 증대에 따른 국민의료비 증가	· 예방적 계획 수립 및 생애주기별 접근을 통한 국민의료비 감소 노력이 계획 수립의 배경 및 기조가 됨.
· 소득수준의 향상으로 보건의료 서비스 수요 변화	· 건강증진서비스 기능 강화 등을 중점과제에 포함(사업체계 관리 과제)

[자료] 한국건강증진개발원, 제4차 국민건강증진종합계획(2016~2020).

4장 | 보건지표

개관

보건지표는 지역사회나 국가의 건강상태 및 보건실태를 측정하고, 보건정책결정 및 이와 관련된 의사결정 시에 필요한 자료를 제공하며, 보건향상을 위한 사회적 변동의 유도 및 통제, 보건의료정보조직의 개발 및 활용을 위한 척도이기 때문에 개인이나 인구집단의 건강수준을 측정하는 도구로 매우 중요하게 사용된다. 따라서 이 장에서는 보건지표체계와 우리나라의 보건지표에 대하여 상세히 알아본다.

학습목표

1. 보건지표의 의의와 보건지표체계를 기술할 수 있어야 한다.
2. 세계보건기구가 제시한 건강지표를 설명할 수 있어야 한다.
3. 건강지표의 변화 추이를 설명할 수 있어야 한다.
4. 우리나라 보건의료인력의 종류와 현황 및 문제점을 기술할 수 있어야 한다.
5. 우리나라 보건의료시설의 현황과 문제점을 기술할 수 있어야 한다.
6. 세계 및 우리나라의 인구 추이를 설명할 수 있어야 한다.
7. 우리나라가 당면한 인구문제를 설명할 수 있어야 한다.

주요용어

비례사망지수 / 평균수명 / 기대수명 / 건강수명 / 건강지표 / 보건의료서비스지표 / 사회 · 경제지표 / 사인구조 / 인구지표 / 합계출산율 / 대체출산율 / 고령화사회 / 고령사회 / 초고령사회 / 노령화지수 / 노년부양비

1. 보건지표

1) 보건지표의 의의

보건지표(health indicater, health index)는 지역사회나 국가의 건강상태 및 보건실태를 측정하고, 보건정책결정 및 이와 관련된 의사결정 시에 필요한 자료를 제공하며, 보건향상을 위한 사회적 변동의 유도 및 통제, 보건의료정보조직의 개발 및 활용을 위한 척도이다.

2) 보건지표체계

(1) 건강지표

건강지표는 개인이나 인구집단의 건강수준이나 특성을 수량적으로 나타내는 지표이다. 건강수준을 직접적으로 표현하는 것은 결코 쉽지 않다. 따라서 건강하지 않은 상태를 측정의 기준으로 한다. 즉, 건강이 극단적으로 좋지 않은 경우인 사망을 기점으로 해서 상대적이고 간접적인 측정방법을 이용하고 있다.

세계보건기구가 제시한 건강지표

- 비례사망지수(proportional mortality indicator, PMI)
- 평균수명(expectation of life)
- 보통(조)사망률(crude death rate, CDR)

세계보건기구가 제시한 지표들이 한 사회의 건강수준을 가장 잘 나타낸다고 할 수는 없다. 특히 비례사망지수나 보통(조)사망률은 인구구조가 서로 다른 나라끼리 비교하기 어려운 약점이 있으나 상당히 많은 나라가 아직 보건의료정보체계가 미비하고, 자료수집이 어려운 현실을 감안하여 비교적 측정방법이 간편하여 쉽게 구할 수 있는 것을 선정한 것이라 하겠다. 이외에도 건강수준을 나타내는 지표로는 영아사망률, 1~4세 사망률, 사인별 사망률 등이 있다.

(2) 보건의료서비스지표

보건의료서비스를 나타내는 지표들은 주로 보건의료전달을 위한 사회적 조직 및 제도라는 관점에서 큰 의의를 갖는다. 대개 서비스 자체의 양과 질을 나타내는 지표와 보건의료인력 및 시설과 같은 자원의 양과 분포를 나타내는 지표로 나눌 수 있다.

(3) 사회 · 경제지표

보건 이외의 차원에서 보건에 영향을 미치는 간접적인 지표이다. 세계보건기구는 이 지표의 구체적 측정내용으로 인구증가율, 국민소득, 수입분포, 작업환경과 조건, 성인의 교육정도, 주거환경, 식량유통 이용성의 일곱가지 지표를 선정하여 사용할 것을 제안하고 있다.

2. 건강지표

1) 기대수명과 건강수명

건강이 사회적 역할을 수행할 수 있는 기본 역량이라고 할 때, 기대수명이 길고 짧음은 사회적 역능성의 기본 수준을 나타내는 것으로 볼 수 있다.

기대여명(life expectancy)은 특정기간 중 사망질서가 변함이 없다는 것을 전제로 동일 출생 인구집단(birth cohort)의 각급 연령이 앞으로 얼마나 생존할 것인가를 추정하는 방법으로 0세의 기대여명을 기대수명(life expectancy at birth) 또는 평균수명(average life expectancy)이라고도 한다.

1900년대 초 우리나라 기대수명은 남 · 여 모두 30세를 넘지 못하였다. 당시 기대수명이 지나치게 낮은 것은 출생 1,000명당 300명을 상회하는 높은 영아사망률과 각종 감염병의 만연, 적절한 치료방법의 결여 등이 그 원인이었다. 이렇게 낮던 기대수명은 1950년대 후반기부터는 50세를 넘었고, 1970년 62.3세에서 지속적으로 상승하여 2010년을 전후로 80세까지 높아지면서 선진국 수준에 도달하였다.

우리나라 기대수명을 성별로 보면, 남자는 80.3년, 여자는 86.3년이다. 이 같은 남 · 여 차이는 1985년(8.5년)을 정점으로 감소 경향을 보인다.

다른 나라와 비교해보면 남자의 기대수명은 OECD 평균보다 2.2년, 여자의 기대수명은 OECD 평균보다 2.9년 높으며 남 · 여 간 기대수명 차이(6.0년)는 OECD 평균보다 0.7년 높다.

이처럼 기대수명이 길어지고 있지만 노년기에 만성질환에 걸리는 노인들이 많아지면서 건강하지 못한 장수라는 역설적 상황에 직면하게 되었다. 따라서 최근에는 수명의 질적 측면을 강조한 선진국형 지표인 건강수명의 개념이 보다 광범위하게 활용되고 있다.

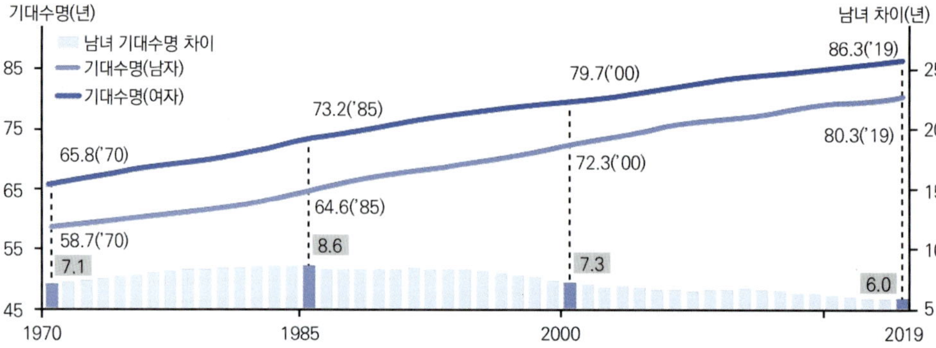

주) 0세 이후의 총 생존연수(정지인구) / 0세의 생존자 수
[자료] 통계청, 생명표, 각 연도(http://kosis.kr에서 2020. 12. 3. 인출)

그림 4-1. **성별 기대수명 및 남녀 기대수명의 차이**

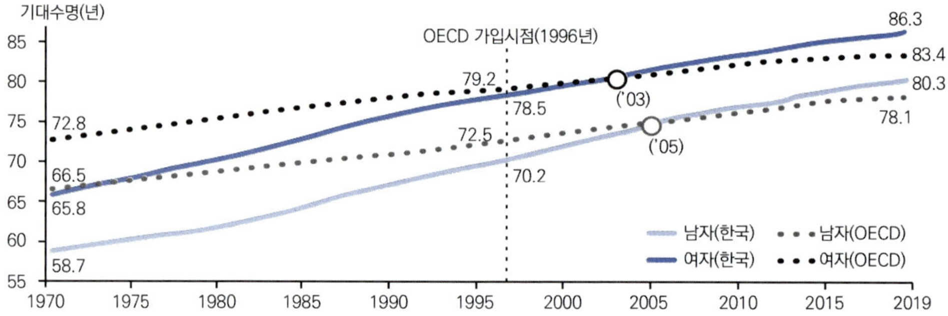

[자료] 통계청, 생명표, 2021.

그림 4-2. **OECD 평균과 한국의 성별 기대수명 추이**

> **건강수명(healthy life expectancy)**
>
> 기대수명이 양적인 측면에서 건강수준을 대표하는 지표라면, 건강수명은 건강의 질적인 측면을 보여주는 지표이다. 이는 생물학적 관점의 수명에 건강의 개념을 더한 것이라고 할 수 있다. 즉, 기대수명에서 질병이나 장애 등으로 활동하지 못한 기간을 뺀 기간으로 '단순히 얼마나 오래 사는가'가 아닌 '얼마나 건강하게 오래 사는가'를 나타내는 지표이다.

우리나라의 경우 기대수명의 증가와 함께 건강수명도 꾸준히 늘어나고 있는 추세이다. 한국인의 건강수명은 2000년 67.4세에서 2019년 73.1세로 5.7세 늘어났다.

건강수명의 연장은 한국인의 건강수준이 양적인 측면뿐만 아니라 질적인 측면에서도 향상되고 있음을 보여준다. 다만 기대수명이 같은 기간 7.4세 늘어난 것과 비교해보면 질적인 측면에서의 개선정도가 좀 더 낮은 것을 알 수 있다. 이 같은 기대수명과 건강수명의 차이를 줄이는 것은 공중보건의 주요 과제이다.

2019년 OECD 37개국 평균 건강수명은 70.3세로 한국은 OECD 평균보다 높다. 또한 우리나라의 기대수명은 OECD 국가 중 10번째이나, 건강수명은 일본 다음으로 높게 나타났다.

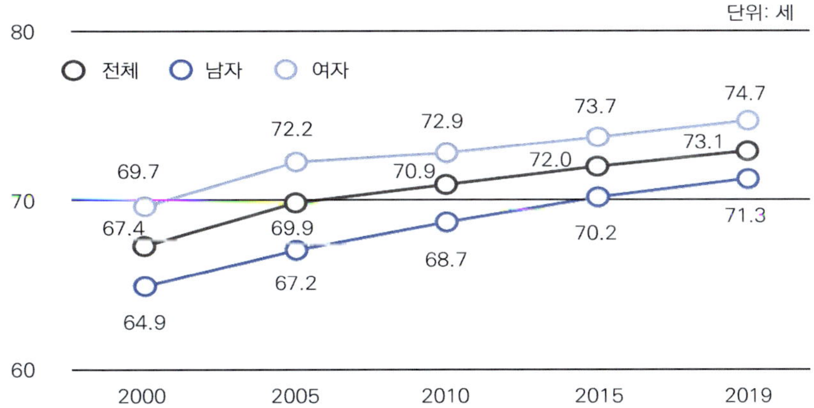

[자료] 통계청, 국민 삶의 질 2020, 2021.

그림 4-3. 우리나라 2000~2019년 건강수명

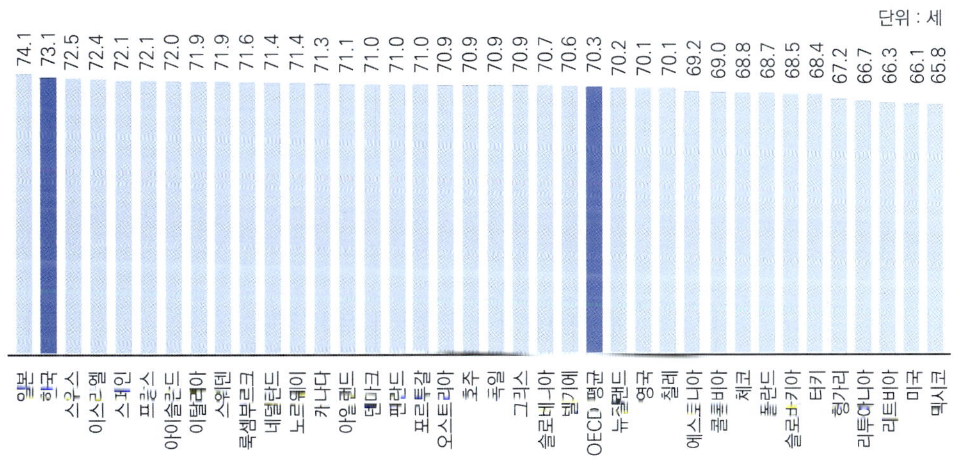

[출처] WHO, World Health Statistics

그림 4-4. 2019년 OECD 국가의 건강수명

최근 들어 삶의 질 측정에서 주관적 지표의 중요성이 높아지고 있는데, 건강 영역에서도 주관적 건강상태가 점차 중요하게 다루어지고 있다. 즉, 질병 여부와 관계없이 본인이 주관적으로 느끼는 건강수준을 측정하여 건강상태를 파악하는 것이다.

우리나라 15세 이상 국민 중 자신의 건강상태가 '좋음' 또는 '매우 좋음'이라고 응답한 비율인 주관적 건강상태는 2010년 37.6%, 2014년 32.5%, 2017년 29.5%로 계속 하락하다가 2019년 33.9%로 소폭 상승했다. 이는 OECD 국가들의 주관적 건강상태의 평균(67.9%)과 비교할 때 그 절반에도 미치지 못하는 최하위이다.

이는 기대수명이나 건강수명 측면에서 한국인이 양호한 건강상태를 보임에도 불구하고, 심리적으로는 상당한 건강 불안감을 가지고 있음을 시사한다.

표 4-1. 특성별 주관적 건강인지율(2010~2019)

연도	전체	연령대						거주지역		소득수준				
		19~29세	30~39세	40~49세	50~59세	60~69세	70세 이상	동	읍면	하	중하	중하	중상	상
2010	36.6	43.4	39.8	34.4	31.5	32.1	27.9	36.5	37.4	31.7	35.8	36.9	38.6	41.6
2011	36.0	44.9	34.6	37.1	32.9	27.3	27.1	36.5	34.1	29.4	32.4	37.1	40.0	42.9
2012	33.1	46.1	31.4	34.7	26.8	23.2	18.8	33.3	32.8	28.0	29.2	36.0	34.7	39.1
2013	35.1	47.6	38.8	34.9	26.4	22.3	18.9	35.1	36.0	31.5	31.9	34.2	36.0	42.8
2014	32.5	42.9	33.3	32.1	27.1	23.2	21.4	33.1	28.4	26.5	29.9	31.7	35.2	39.7
2015	32.0	40.3	31.6	31.8	29.8	26.7	19.8	32.3	31.8	25.5	31.5	31.0	34.4	38.1
2016	32.3	43.6	31.1	31.3	28.1	26.2	20.6	33.3	26.4	28.0	30.4	32.1	33.4	37.7
2017	29.2	35.3	32.5	28.9	25.2	22.0	17.9	29.7	27.2	22.4	25.3	33.1	27.6	37.5
2018	31.9	40.8	33.1	29.4	29.4	26.2	20.6	32.4	29.0	26.0	28.5	32.8	34.2	38.7
2019	33.9	41.6	37.0	31.7	31.7	26.7	20.3	34.6	29.1	25.3	31.1	35.3	38.6	39.0

주) 1) 평소에 본인의 건강이 '매우 좋음' 또는 '좋음'이라고 생각하는 분율을 의미함
[자료] 질병관리청, 2019 국민건강통계, 2020(http://knhjanes.cdc.go.kr/knhanes/sub04/sub04_03.do?classType=7에서 2021.2.19. 인출)

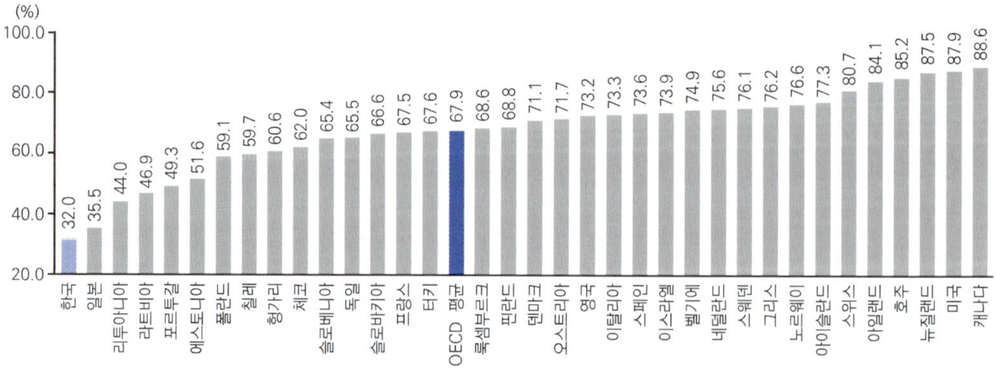

[자료] 정부부처합동, 제5차 국민건강증진종합계획 Health Plan 2030, 2021.

그림 4-5. 주관적 건강상태 양호 인지율(15세 이상)

2) 사인구조

사망원인별 구성비는 한 국가의 건강상태가 증진됨에 따라 총 사망자의 상대적 크기 변화와 아울러 사망원인의 구성에 변화가 온다는 사실에 기초를 둔 지표로써 전체 사망자 수에 대한 사인별 사망자 수를 백분비로 나타낸 사인의 내용구성이다.

이러한 사인의 구성의 변화는 공중의 보건대책면에서도 중요한 자료가 된다. 일반적으로, 건강상태가 저조한 국가에서는 사망률이 높고 감염병 및 기생충 질환에 의한 사망이 많으며, 선진국의 경우 사망률이 낮고 만성병이나 각종 사고가 많은 부분을 차지하는 경향이 있다.

우리나라 상위 10순위 사망원인은 악성신생물(암), 심장 질환, 폐렴, 뇌혈관 질환, 고의적 자해(자살), 당뇨병, 알츠하이머병, 간 질환, 고혈압성 질환, 패혈증인 것으로 소사되었으나, 패혈증은 통계작성 이래 10대 사인에 처음으로 포함되었다.

10대 사인은 전체 사망원인의 67.9%를 차지하고, 3대 사인(암, 심장 질환, 폐렴)은 전체 사인의 44.9%를 차지하고 있다.

표 4-2. 사망원인 순위 추이, 2010~2020년

(단위 : 인구 10만 명당 명, 명, %)

순위	2010년		2019년		2020년					
	사망원인	사망률	사망원인	사망률	사망원인	사망자 수	구성비	사망률	'10 순위 대비	'19 순위 대비
1	악성신생물	144.4	악성신생물	158.2	악성신생물	82,204	27.0	160.1	-	-
2	뇌혈관 질환	53.2	심장 질환	60.4	심장 질환	32,347	10.6	63.0	↑+1	-
3	심장 질환	46.9	폐렴	45.1	폐렴	22,257	7.3	43.3	↑+3	-
4	고의적 자해(자살)	31.2	뇌혈관 질환	42.0	뇌혈관 질환	21,860	7.2	42.6	↓-2	-
5	당뇨병	20.7	고의적 자해(자살)	26.9	고의적 자해(자살)	13,195	4.3	25.7	↓-1	-
6	폐렴	14.9	당뇨병	15.8	당뇨병	8,456	2.8	16.5	↓-1	-
7	만성 하기도 질환	14.2	알츠하이머병	13.1	알츠하이머병	7,532	2.5	14.7	↑+6	-
8	간 질환	13.8	간 질환	12.7	간 질환	6,979	2.3	13.6	-	-
9	운수 사고	13.7	만성 하기도 질환	12.0	고혈압성 질환	6,100	2.0	11.9	↑+1	↑+1
10	고혈압성 질환	9.6	고혈압성 질환	11.0	패혈증	6,086	2.0	11.9	↑+4	↑+1

[자료] 통계청, 사망원인통계연보(전국편), 2021.

성별 사망원인 순위의 경우 남자의 10대 사인은 악성신생물(암), 심장 질환, 폐렴, 뇌혈관 질환, 고의적 자해(자살), 간 질환, 당뇨병, 만성 하기도 질환, 운수사고, 패혈증 순이고, 여자의 10대 사인은 악성신생물(암), 심장 질환, 뇌혈관 질환, 폐렴, 알츠하이머병, 당뇨병, 고혈압성 질환, 고의적 자해(자살), 패혈증, 만성 하기도 질환 순이다.

남 · 여 모두 악성신생물(암)의 순위가 가장 높았고, 남자의 악성신생물 사망률이 여자보다 1.6배 높다.

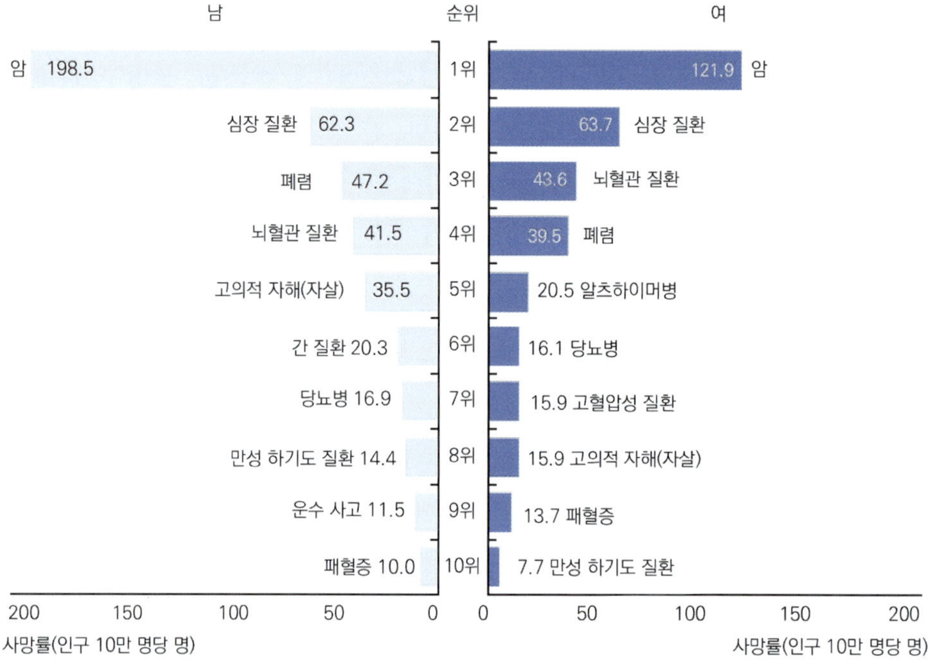

[자료] 통계청, 사망원인통계연보(전국편), 2021.

그림 4-6. 성별 사망원인 순위

3) 사망률

사망지표들은 건강수준을 가늠하는 가장 중요한 지표가 된다. 사망은 사산과는 구분되며, 출산과 동시에 어떠한 연령에서도 발생할 가능성을 갖는다.

사망의 발생은 질병이나 중독 및 사고 등의 생명유지에 부적합한 환경적 요인과 밀접한 관련을 가지며, 이러한 사망 위험요인들을 제거시킴으로써 사망률을 저하시킬 수 있다.

① 보통(조)사망률(CDR)

보통사망률(crude death rate)은 인구구조에 따라 크게 영향을 받기 때문에 건강수준을 반영하는 데 있어 민감하지 못하다는 결점이 있으나 비교적 구하기 쉬운 장점 때문에 건강지표로 흔히 사용된다. 따라서 지표를 사용할 때에는 인구구조에 관한 사항을 염두에 두고 이해하여야 한다.

지난 반세기 동안의 사회경제적 발전과정에서 지속적으로 저하한 사망력은 선진국의 평균 수준보다 현저하게 낮은 수준이다. 보통사망률은 2006~2009년 기간 동안 1,000명당 5.0명의 최저 수준을 유지하다가 2010년부터 상승하는 추세로 반전되었으며, 2020년 1,000명당 5.7명으로 집계되었다. 사망자 수 역시 2006년 24.4만 명의 최저점을 기록한 이후 지속적으로 증가하였으며, 2020년 사망자 수는 사망원인통계 작성(1983년) 이래 최대를 기록하였다.

보통사망률과 사망자수가 증가하는 최근 추세는 코로나19 유행과 고령인구의 비중이 높아짐에 따라 나타나는 현상이며, 당분간 지속될 것으로 판단된다.

표 4-3. 사망자 수 및 보통(조)사망률 추이, 1983~2019년

(단위 : 명, 인구 10만 명당 명, 명, %)

연 도		사 망 자 수			조 사 망 률			사망률 성 비 (남/여)	1일평균 사망자 수
		남녀 전체	남	여	남녀 전체	남	여		
1983년		254,563	148,101	106,462	637.8	735.8	538.2	1.37	697
1985년		240,418	140,671	99,747	589.2	683.7	493.1	1.39	659
1990년		241,616	138,730	102,886	563.6	643.2	483.0	1.33	662
1995년		242,838	137,059	105,779	532.1	597.8	465.8	1.28	665
2000년		248,740	137,789	110,951	523.3	577.4	468.7	1.23	680
2005년		245,874	135,317	110,557	505.1	554.4	455.5	1.22	674
2010년		255,405	142,358	113,047	512.0	570.0	454.0	1.26	700
2011년		257,396	143,250	114,146	513.6	571.1	456.0	1.25	705
2012년		267,221	147,372	119,849	530.8	585.1	476.4	1.23	730
2013년		266,257	146,599	119,658	526.6	579.8	473.4	1.22	729
2014년		267,692	147,321	120,371	527.3	580.6	474.1	1.22	733
2015년		275,895	150,449	125,446	541.5	591.0	492.1	1.20	756
2016년		280,827	152,529	128,298	549.4	597.5	501.5	1.19	767
2017년		285,534	154,328	131,206	557.3	603.4	511.4	1.18	782
2018년		298,820	161,187	137,633	582.5	629.6	535.6	1.18	819
2019년		295,110	160,322	134,788	574.8	626.0	523.9	1.19	809
2020년		304,948	165,163	139,785	593.9	645.0	543.0	1.19	833
'19 대비	증 감	9,838	4,841	4,997	19.0	19.0	19.1		
	증감률	3.3	3.0	3.7	3.3	3.0	3.6		

[자료] 통계청, 사망원인 통계 결과, 2021.

② **영아사망률**

영아사망률(infant mortality rate)은 연간 출생아 1,000당 그 연도 중의 출생 후 1년 이내(365일 미만)의 사망을 비율로 표시한 것이다.

영아사망률은 보건의료제도의 효과성뿐만 아니라 산모와 신생아의 건강에 영향을 미치는 사회 · 경제적인 수준을 반영하기 때문에 국가나 지역사회의 보건수준을 나타내는 대표적인 지표이다. 특히 개발도상국가에서 어떤 연령계층의 사망률보다도 일반적으로 건강수준을 나타내는 지표로써 민감하며, 한 나라의 위생수준과 영양수준을 잘 반영한다.

영아사망은 주로 영아 가운데서도 특히 생후 4주간의 신생아가 사망률이 매우 높은데, 이는 짧은 재태기간과 관련된 저체중 출생, 영아돌연사증후군 및 호흡곤란증후군, 선천성 기형 등이 원인이다.

우리나라의 영아사망률은 1955~1960년간의 출생아 1,000명당 약 60명 수준에서 1985년에는 약 13명, 1999년에는 6.2명이었으며, 2020년에는 2.5명으로 지속적으로 감소하는 추세이다. 이는 OECD 평균 4.2명에 비해 낮은 수준이다.

성별로는 남아가 387명으로 57.4%를 차지하며, 남아의 영아사망률은 2.8명, 여아는 2.2명으로 남아가 여아에 비해 높다.

표 4-4. 영아사망자 수 및 영아사망률, 2010~2020년

(단위 : 명, 출생아 천 명당 명, 명, %)

연 도	사망자 수			영아사망률			출생아 수
	남녀전체	남	여	남녀전체	남	여	
2010년	1,508	888	620	3.2	3.7	2.7	470,171
2011년	1,435	818	617	3.0	3.4	2.7	471,265
2012년	1,405	779	626	2.9	3.1	2.7	484,550
2013년	1,305	698	607	3.0	3.1	2.9	436,455
2014년	1,305	715	590	3.0	3.2	2.8	435,435
2015년	1,190	655	535	2.7	2.9	2.5	438,420
2016년	1,154	642	512	2.8	3.1	2.6	406,243
2017년	1,000	569	431	2.8	3.1	2.5	357,771
2018년	931	534	397	2.8	3.2	2.5	326,822
2019년	822	465	357	2.7	3.0	2.4	302,676
2020년	674	387	287	2.5	2.8	2.2	272,337
'18년 대비 증 감	-148	-78	-70	-0.1	-0.2	-0.3	-30,339
'18년 대비 증감률	-18.0	-16.8	-19.6	-8.9	-7.2	-11.0	-10.0

[자료] 통계청, 2020년 사망원인통계연보(전국편), 2021.

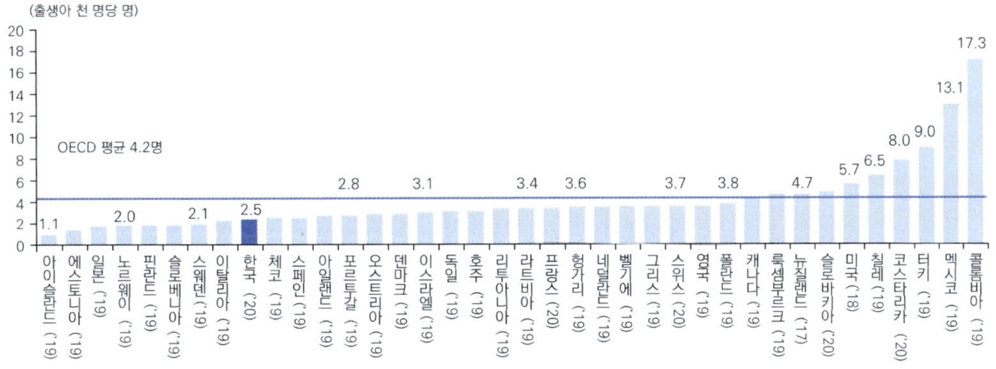

[자료] OECD.STAT, Health Status Data(2021. 9.추출)

그림 4-7. OECD 국가 영아사망률 비교

③ 신생아 및 1~4세 사망률

출생 후 사망원인을 생물학적 요인과 사회·경제적 요인으로 구분하여 보면 신생아 사망(출생 후 28일까지)은 일반적으로 신생아 고유질환이나 분만 시 사고, 조산 등 생물학적 요인에 의한 영향이 지배적으로 크다. 후기신생아기(1~12개월) 사망이나 1~4세 사망은 주로 감염증, 영양실조 등이 원인이고, 선진국은 각종 사고사가 주요 원인이 되고 있어 사회·경제적 요인과 밀접한 관련을 갖는다고 하겠다. 이와 관련되는 지표로 α-index(그 해의 영아사망 수/어느 해의 신생아 사망 수)가 있다. 이것은 영아기를 신생아시기(생후 4주까지)와 그 이후의 시기로 나누어서 관찰하는 방법이다. 즉, 1에 가까워지면 거의 모든 영아사망이 신생아사망으로써 그 지역사회의 건강상태가 높음을 뜻하게 되며, 그 값이 커지면 신생아기 이후의 영아사망이 크기 때문에 영아사망에 대한 예방대책이 필요한 것을 의미하게 된다.

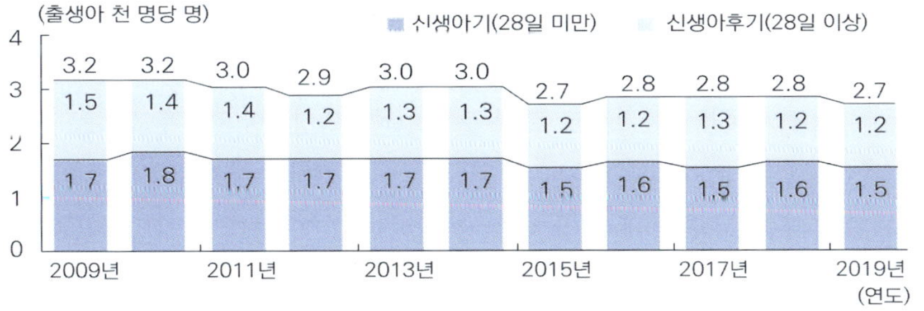

[자료] 통계청, 2019년 영아사망·모성사망·출생전후기사망 통계, 2020.

그림 4-8. 생존기간별 영아사망률

4) 비례사망지수(PMI)

연간 총 사망자 수에 대한 50세 이상의 사망자 수를 백분율(%)로 표시한 지수로써 평균수명이나 보통(조)사망률의 보정지표가 된다.

비례사망지수 값이 크다는 것은 건강수준이 높고 장수인구가 많다는 것을 의미한다. 이것은 연령별 사망자 수만 파악하면 쉽게 산출할 수 있으나 인구의 특성 중 연령구성이 전·출입으로 인해 많이 변화되는 지역 간의 건강수준 비교에는 적당하지 못하다.

우리나라의 비례사망지수는 해방 전까지만 해도 24~27% 수준이어서 당시의 높은 영아사망률과 낮은 평균수명을 단적으로 표현해 주고 있다.

표 4-5. 우리나라의 비례사망지수 추이

연도	1925	1930	1935	1940	1945	1949	1955	1960	1966	1970	1975	1979	1984	1988	1991
전체	24.0	24.1	24.8	26.1	26.8	27.2	28.7	29.5	31.5	49.1	60.4	67.2	68.4	72.0	75.9
남자	22.9	23.1	23.9	24.9	26.5	26.7	27.8	26.3	29.1	43.7	61.2	66.8	64.1	66.6	70.0
여자	25.2	25.3	25.9	27.0	27.8	28.3	29.8	31.0	31.2	53.5	59.3	67.7	74.5	79.6	83.8

5) 자살률

세계보건기구는 자살을 "치명적인 결과에 대해 충분히 인지하거나 예견한 상태에서 한 개인이 의도적으로 시작하고 자행하는 행위"로 정의한다. 의도적으로 자신을 죽이는 것은 개인적인 쇠락 뿐 아니라, 그 사람이 살아가는 사회 배경의 타락을 보여준다. 즉, 자살은 이혼, 알코올과 마약의 남용, 실업, 임상적인 우울증, 기타 정신질환 등과 관련하여 공황상태에 있을 때 발생하기 쉽다. 이러한 이유로 인하여, 자살은 한 인구집단의 정신건강 상태를 측정하는 대리지표로 종종 쓰인다.

우리나라에서 자살은 전체 사망원인 중 5위에 해당한다. 또한 우리나라의 자살사망률은 OECD 회원국 중 1위로 표준인구 10만 명당 23.5명이 자살로 사망하는 것으로 조사되었는데 이는 OECD 평균인 10.9의 2배 수준이다.

사망원인의 구조는 연령에 따라 다르게 나타난다. 연령대별 사망순위에서 자살은 10~30대 사망원인 1위, 40~50대에서 사망원인 2위를 차지하고 있어 향후 국가경쟁력 저하의 한 원인으로 작용할 수 있으며, 이와 같이 높은 자살률로 인한 사회·경제적 손실은 매우 클 것으로 추정된다.

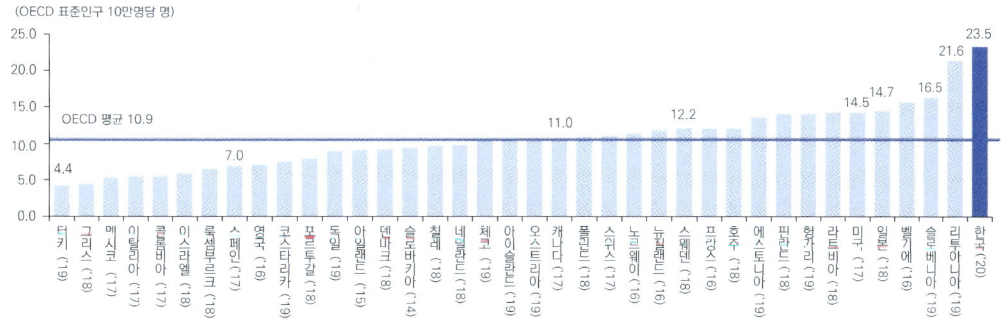

[자료] OECD.STAT, Health Status Data(2021. 9. 추출), 우리나라 최근 자료는 OECD 표준인구로 계산한 수치임
* OECD 평균은 자료 이용이 가능한 38개 국가의 가장 최근 자료를 이용하여 계산

그림 4-9. OECD 국가 연령표준화 자살률 비교

표 4-6. 연령별 5대 사망원인 구성비 및 사망률, 2020

(단위 : 인구 10만 명당 명, %)

	0세	1~9세	10~19세	20~29세	30~39세	40~49세	50~59세	60~69세	70~79세	80세 이상
1위	출생전후기에 기원한 특정 병태	악성 신생물	고의적 자해(자살)	고의적 자해(자살)	고의적 자해(자살)	악성 신생물	악성 신생물	악성 신생물	악성 신생물	악성 신생물
	116.7	1.6	6.5	21.7	27.1	39.8	113.0	270.6	677.5	1375.6
	(48.5%)	(18.0%)	(41.1%)	(54.4%)	(39.4%)	(28.3%)	(36.6%)	(42.4%)	(35.7%)	(17.6%)
2위	선천 기형, 변형 및 염색체 이상	운수 사고	악성 신생물	악성 신생물	악성 신생물	고의적 자해(자살)	고의적 자해(자살)	심장 질환	심장 질환	심장 질환
	41.1	0.7	2.2	4.1	13.2	29.2	30.5	55.9	186.8	971.5
	(17.1%)	(8.0%)	(14.0%)	(10.2%)	(19.1%)	(20.8%)	(9.9%)	(8.8%)	(9.9%)	(12.4%)
3위	영아 돌연사 증후군	가해(타살)	운수 사고	운수 사고	심장 질환	간 질환	심장 질환	뇌혈관 질환	뇌혈관 질환	폐렴
	21.4	0.6	2.0	3.8	4.1	11.5	26.2	38.9	142.9	819.2
	(8.9%)	(7.3%)	(12.9%)	(9.4%)	(6.0%)	(8.2%)	(8.5%)	(6.1%)	(7.5%)	(10.5%)
4위	가해(타살)	추락	심장 질환	심장 질환	간 질환	심장 질환	간 질환	고의적 자해(자살)	폐렴	뇌혈관 질환
	6.1	0.6	0.5	1.5	3.4	11.2	24.3	30.1	127.7	624.8
	(2.5%)	(6.4%)	(3.4%)	(3.8%)	(4.9%)	(8.0%)	(7.9%)	(4.7%)	(6.7%)	(8.0%)
5위	패혈증	선천 기형, 변형 및 염색체 이상	익사 사고	뇌혈관 질환	운수 사고	뇌혈관 질환	뇌혈관 질환	간 질환	당뇨병	알츠하이머병
	1.8	0.5	0.3	0.5	3.2	7.5	17.7	24.8	62.6	340.9
	(0.7%)	(6.1%)	(2.1%)	(1.3%)	(4.6%)	(5.3%)	(5.7%)	(3.9%)	(3.3%)	(4.4%)

※ 연령별 사망원인 구성비 = (해당 연령의 사망원인별 사망자 수 / 해당 연령의 총 사망자 수) × 100
[자료] 보건복지부, 보건복지통계연보, 2021.

우리나라 13세 이상 인구 중 지난 1년 동안 한 번이라도 자살하고 싶다는 생각을 해 본 적이 있는 사람은 5.2%이고, 여자(6.0%)가 남자(4.5%)보다 자살 충동을 더 많이 느끼는 것으로 나타났다. 자살 충동의 가장 큰 이유는 경제적 어려움, 질환·장애, 외로움·고독, 가정불화 순이었으며, 연령별로는 10대는 성적과 진학문제, 20대는 직장문제, 30~50대는 경제적 어려움, 60세 이상은 질환·장애가 가장 큰 이유로 나타났다.

표 4-7. 자살에 대한 충동여부 및 이유

(단위 : %)

	있다	소계	경제적 어려움	질환, 장애	외로움, 고독	가정 불화	직장 문제	연애 문제[1]	성적·진학문제	친구불화 따돌림	기타
2018년	5.1	100.0	37.3	15.2	12.3	14.1	9.4	3.8	3.1	1.4	3.5
2020년	5.2	100.0	38.2	19.0	13.4	11.9	8.7	3.1	2.3	1.7	1.7
남자	4.5	100.0	43.0	20.2	12.8	6.3	11.0	3.4	1.3	0.8	1.4
여자	6.0	100.0	34.6	18.1	13.9	16.1	7.1	3.0	3.0	2.3	1.9
13~19세	3.9	100.0	9.3	12.4	14.4	11.2	3.0	8.2	29.7	11.0	0.8
20~29세	5.5	100.0	23.4	12.2	14.8	13.4	23.6	4.2	3.7	2.4	2.3
30~39세	6.1	100.0	37.3	10.8	15.9	12.9	12.3	4.4	0.5	2.7	3.3
40~49세	5.0	100.0	49.0	9.8	11.4	16.5	7.5	3.2	-	1.0	1.8
50~59세	5.2	100.0	51.9	19.2	11.3	10.4	4.3	2.3	-	0.2	0.5
60세 이상	5.1	100.0	36.5	36.8	13.6	8.5	2.5	1.1	-	-	1.0

주) 1) 2020년부터 '이성 문제' → '연애 상대와의 관계'로 명칭 변경
[자료] 통계청, 2020 사회조사보고서, 2020.

6) 영양

식습관은 여러 가지 유병율에 심각한 정도로 영향을 미치기 때문에 생활양식의 가장 중요한 부분이라고 할 수 있다. 정기적으로 적당한 영양을 섭취한다는 것은 건강을 유지하는 데 필수적 조건이다.

영양상태를 평가하는 방법에는 두 가지가 있다. 그 하나는 식량 수급상황과 인구동태통계 등을 통해서 평가하는 간접적인 방법이고, 다른 하나는 개개인의 식이섭취상황을 조사하거나, 의학적으로 영양 과부족 증후들을 판별한다거나 또는 신체계측 등을 통하여 영양상태를 평가하는 직접적인 방법이 있다.

식생활의 개선은 그 나라의 정치적, 사회적, 경제적 구조 특히 농업구조와 밀접

한 관련을 가지고 있다.

우리나라는 소득수준이 향상되면서 국민의 영양섭취 상태가 나아지고 있으나 아직도 영양과잉 및 영양부족이 공존하는 양극화된 영양불균형 문제가 지속되고 있다. 즉, 소득수준이 낮을수록 영양섭취 부족자 비율이 높고, 소득수준이 높을수록 에너지·지방과잉 섭취자 비율이 높으며, 동 지역에 비해 읍·면 지역에서 식품 안정성 확보 가구비율이 낮은 것으로 나타났다.

표 4-8. 특성별 건강식생활 실천율

(단위 : %)

구분	전체[1]	연령별						거구지역별[1]		소득수준별[1)2)]				
		6-11세	12-18세	19-29세	30-49세	50-64세	65세 이상	동	읍면	하	중하	중	중상	상
2010	33.9	31.4	37.7	37.1	40.7	25.6	12.5	35.0	29.6	32.2	33.7	32.6	34.2	37.6
2011	33.2	33.9	38.7	36.7	36.6	28.0	14.1	34.2	27.8	30.0	30.0	31.2	35.2	40.9
2012	33.7	32.1	35.6	35.7	38.7	30.2	15.7	34.2	32.4	27.6	32.0	32.2	37.5	40.8
2013	36.9	40.6	41.5	36.8	39.7	34.2	21.3	37.9	32.3	32.6	36.2	34.3	37.8	43.5
2014	37.5	37.4	41.7	31.7	42.0	38.5	24.0	38.3	32.5	33.2	35.9	36.9	39.0	42.3
2015	38.5	44.8	38.4	34.5	42.4	38.8	25.8	39.4	34.4	36.3	37.6	37.0	41.5	40.3
2016	44.8	45.8	40.3	43.4	47.9	49.2	31.2	45.4	41.6	43.2	42.4	43.6	47.1	47.6
2017	45.8	46.5	41.8	45.5	49.4	47.9	32.0	47.0	38.5	42.4	46.4	44.1	46.4	49.0
2018	42.0	38.5	40.0	42.5	45.2	44.2	30.1	42.7	38.4	39.4	42.2	42.5	41.8	44.6
2019	44.5	37.4	39.0	44.4	48.9	47.5	36.0	45.0	42.6	43.0	41.7	43.6	46.2	48.2

[자료] 질병관리청. 2019 국민건강통계. 2020(https://knhanes.cdc.go.kr/knhanes/sub04/sub04_03.do?classType=7에서 2021.2.19. 인출)

표 4-9. 특성별 영양섭취부족자 분율

(단위 : %)

구분	전체[1]	연령별								거구지역별[1]		소득수준별[1)2)]				
		1-2세	3-5세	6-11세	12-18세	19-29세	30-49세	50-64세	65세 이상	동	읍면	하	중하	중	중상	상
2010	10.0	4.9	7.0	7.5	15.6	14.8	8.1	5.7	14.7	10.2	9.1	14.1	11.7	8.2	7.6	7.6
2011	10.6	11.4	6.0	4.3	14.9	15.4	9.3	5.9	17.0	11.1	8.0	12.6	11.3	10.2	8.4	9.4
2012	11.9	9.3	7.6	7.3	17.0	17.1	10.3	8.0	15.6	11.2	15.3	17.7	10.7	13.0	9.0	8.0
2013	8.4	5.9	5.9	4.1	15.9	13.3	7.5	3.1	8.5	8.6	6.8	12.0	7.5	8.1	7.6	6.8
2014	8.4	12.7	4.8	3.5	15.4	12.4	7.9	3.3	8.3	8.3	9.3	11.9	9.0	6.0	8.7	6.3
2015	9.0	7.4	5.7	4.8	16.7	13.1	8.5	3.9	8.3	8.9	9.5	14.7	10.0	6.4	7.8	5.6
2016	12.6	4.8	7.3	4.8	19.4	15.4	12.9	9.1	14.1	12.0	16.0	16.0	12.2	13.0	10.0	11.0
2017	13.5	7.8	3.2	6.6	19.2	19.9	13.1	9.9	14.7	13.3	15.4	18.7	13.3	12.3	13.3	9.6
2018	13.1	5.3	3.8	8.4	17.6	16.2	14.4	8.8	14.4	13.1	13.5	16.7	12.5	14.0	11.3	10.7
2019	13.5	2.5	4.3	4.9	19.0	19.9	13.9	8.9	16.3	13.4	14.6	18.9	13.4	14.0	12.0	9.0

[자료] 질병관리청. 2019 국민건강통계. 2020(https://knhanes.cdc.go.kr/knhanes/sub04/sub04_03.do?classType=7에서 2021.2.19. 인출)

3. 보건의료자원 지표

1) 보건의료인력의 수급관리

(1) 보건의료인력의 종류

우리나라에서 법으로 정하고 있는 보건의료인력은 의료법 제2조에 의하여 의료인으로 규정된 의사, 치과의사, 한의사, 조산사 및 간호사를 비롯하여 약사법 제3조 및 제3조의2에서 규정하고 있는 약사 및 한약사, 의료기사 등에 관한 법률 제2조에서 규정하고 있는 의료기사(임상병리사, 방사선사, 물리치료사, 작업치료사, 치과기공사, 치과위생사)와 보건의료정보관리사 및 안경사, 응급의료에 관한 법률 제2조의 응급구조사가 있으며, 그 밖에 의료법 제80조의 간호조무사 등이 이에 포함된다.

보건의료인력은 국민의 건강과 생명에 깊은 관련을 갖는 일을 하는 전문적 직업인이므로 국가가 법으로 그 자격을 엄격하게 규정하고, 면허 또는 자격 소지자가 아니면 보건의료 행위를 할 수 없도록 규제하고 있다.

보건의료인력의 양성에는 장기간의 준비기간과 많은 투자가 필요하기 때문에 그 수급 대책은 장기적인 목표 아래 수립되어야 하며, 전체적인 보건의료 계획 내에서 이루어져야 한다.

표 4-10. 보건의료인 국가시험 시행근거 및 종별

근거법령	시험종목
의료법(시행령 및 시행규칙) (간호조무사 및 의료유사업자에 관한 규칙)	의사, 치과의사, 한의사, 간호사, 조산사, 간호조무사
의료기사등에 관한 법률 (시행령 및 시행규칙)	임상병리사, 방사선사, 물리치료사, 작업치료사, 치과기공사, 치과위생사, 보건의료정보관리사, 안경사
약사법(시행령 및 시행규칙)	약사, 한약사, 한약조제자격
공중위생관리법(시행령 및 시행규칙)	위생사
국민영양관리법(시행령 및 시행규칙)	영양사
응급의료에 관한 법률(시행령 및 시행규칙)	응급구조사 1급 및 2급
장애인복지법(시행령 및 시행규칙)	의지 · 보조기기사
국민건강증진법(시행령 및 시행규칙)	보건교육사 1급, 2급, 3급
노인복지법(시행령 및 시행규칙)	요양보호사
장애인 · 노인 등을 위한 보조기기 지원 및 활용 촉진에 관한 법률(시행령 및 시행규칙)	보조공학사

표 4-11. 보건의료관계 인력의 양성기관 및 입학정원

(단위 : 개, 명)

대학	학교 수	정원
의 과 대 학	41	3,058
치 과 대 학	11	750
한의과대학	12	750
약 학 대 학	35	1,700
간 호 대 학(간호전문대학 포함)	203	20,762

[자료] 보건복지부, 보건복지백서, 2021.

(2) 보건의료인력의 현황과 문제점

우리나라의 보건의료인력은 지난 10여 년간 양적으로 많이 증가되었을 뿐 아니라 기술적 수준도 많이 향상되었다. 그러나 선진국에 비하면 아직 양적으로 미흡한 수준인 것으로 평가되나, 연평균 증가율은 선진국에 비하여 매우 높은 수준이다.

① 의사

의료인력 수급정책은 1970년대 중반까지 의료시장의 자율 기능에 의존하여 왔으나 1970년대 후반부터는 국가 전략을 경제 성장 위주의 개발전략정책과 사회복지를 병행하는 정책으로 방향을 전환함에 따라, 지난 1977년 제4차 경제개발 5개년 계획부터 의료인력 수급문제를 정책 과제로 다루게 되었다.

2020년 말 의사 면허자 수는 129,242명이며, 인구 1,000명당 활동의사 수(한의사 포함)는 2.4명으로 OECD 평균 3.5명에 비해 상대적으로 의사 수가 크게 부족한 실정이다.

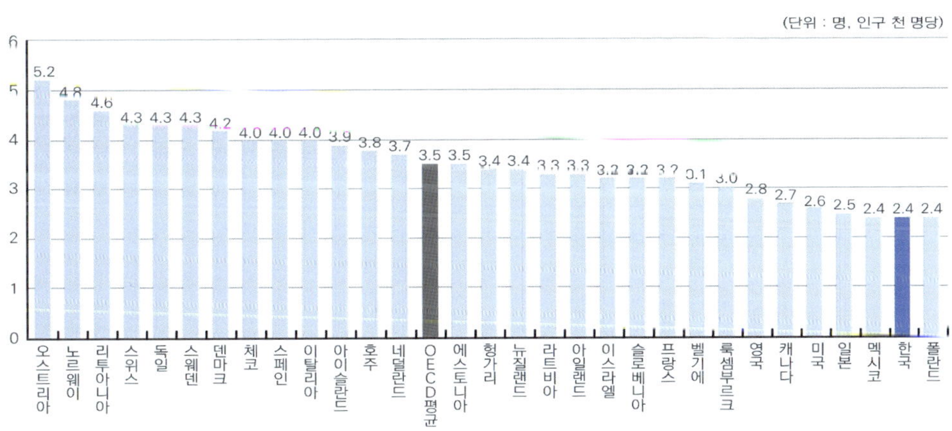

[자료] OECD, OECD Health Statistics 2021.

그림 4-10. 임상의사 수 국제 비교

의사 인력에 대한 수요는 노인요양보험제도 실시 등 보건의료정책 및 국민의료 이용 형태의 변화에 따라 많은 영향을 받게 되므로 이러한 요인들을 감안하여 적정 공급 수준이 유지되어야 하며, 아울러 인력의 양적 관리와 함께 의사국가시험 및 면허제도 개선 등을 통한 질적 수준 제고 및 효율적 활용방안이 중점적으로 강구되어야 한다.

② **전문의**

전문의는 의사면허를 가진 자로서 의료법 제77조 및 전문의의 수련 및 자격 인정 등에 관한 규정에 따라 보건복지부장관이 지정하는 수련병원(기관)에서 인턴 1년(가정의학과 제외)과 레지던트 4년(가정의학과, 결핵과, 예방의학과, 내과, 외과 3년)의 수련 과정을 이수하고 해당 전문의자격시험에 합격한 후 보건복지부장관으로부터 전문의 자격을 인정받은 자이다.

2020년도 말 전문의자격등록자는 26개 전문 과목에 103,379명으로 전체 의사의 80%에 이르고 있다. 이와 같이 전문의가 전체 의사에서 차지하는 비율이 점차 높아지고 전문의 개업이 보편화됨에 따라 의료자원의 낭비와 국민의료비 급증 등 의료자원의 효율적 활용이라는 측면에서 많은 문제점을 낳고 있다. 또한 전문의 수요가 증가하는 데 반해 흉부외과 등 필수과목의 전문인력 충원률이 저하되는 문제가 발생하고 있다. 이를 해결하기 위하여 전공의 적정 수급을 위한 과목별 정원 적정화를 추진하고, 전공의 총 정원을 신규 의사면허자 수와 일치하여 충원률을 높이는 한편, 권역외상센터의 확대 등 적절한 전문인력 수급을 위해 노력이 필요하다.

표 4-12. 연도별 전문의 현황

(단위 : 명, %)

구 분	2012	2013	2014	2015	2016	2017	2018	2019	2020
의사 수	107,221	109,500	112,407	115,976	118,696	121,571	123,106	126,814	129,242
전문의 수	79,508	82,160	85,262	88,749	91,689	94,799	97,348	100,190	103,379
비 율	74.2	75.0	75.9	76.5	77.2	78.0	79.1	79.0	80.0

[자료] 보건복지부, 보건복지백서, 2021.

③ **치과의사, 한의사**

2020년도 말 현재 치과의사 수는 32,335명이다. 인구 대비 치과의사 수는 선진국 수준(주요 선진국의 인구 천 명당 활동 치과의사 수는 0.69명 정도이나, 우리나라는 0.51명임)에는 못 미치는 것으로 나타난다. 뿐만 아니라, 의사 직종과 마찬가지로 지역적인 불균형의 문제가 발생하고 있어 중·장기적인 인력 추계 및 수급 계획이 필요한 시점이다. 우리나라의 한의사 수는 2020년도 말 현재 26,096명(전문의 3,293명)으로, 의사 · 치과의사와 마찬가지로 대학교육을 통해서 배출되고 있는 우리나라의 고유 의사 인력이다. 한의사 인력은 의사 인력과의 관계 등 그 특성상 적정 인력 수준을 정하기가 어려울 뿐 아니라 건강보험 적용 범위가 제한되어 있어 수급 추계를 위한 기초 자료가 극히 미흡하여 의료 이용량의 변화를 예측하기가 매우 어렵다. 한의사 인력의 수급은 앞으로 한약사의 증가, 한방의약분업 등 관련 정책의 변화로 인한 수급 변동 요인을 고려하고, 한방 의료 수요에 대한 기초 자료의 확보가 가능한 시점에서 전반적으로 재검토 해야 할 것이다.

④ 간호 관계 인력

간호 관계 인력은 조산사, 간호사, 간호조무사로 나눌 수 있다. 2020년 말 현재 우리나라 간호사는 436,340명이다. 인구 천 명당 활동 간호사(간호조무사 포함)는 7.9명으로 OECD국가 평균 9.4명에 비하면 부족한 실정이다.

(단위: 명/인구 1,000명)

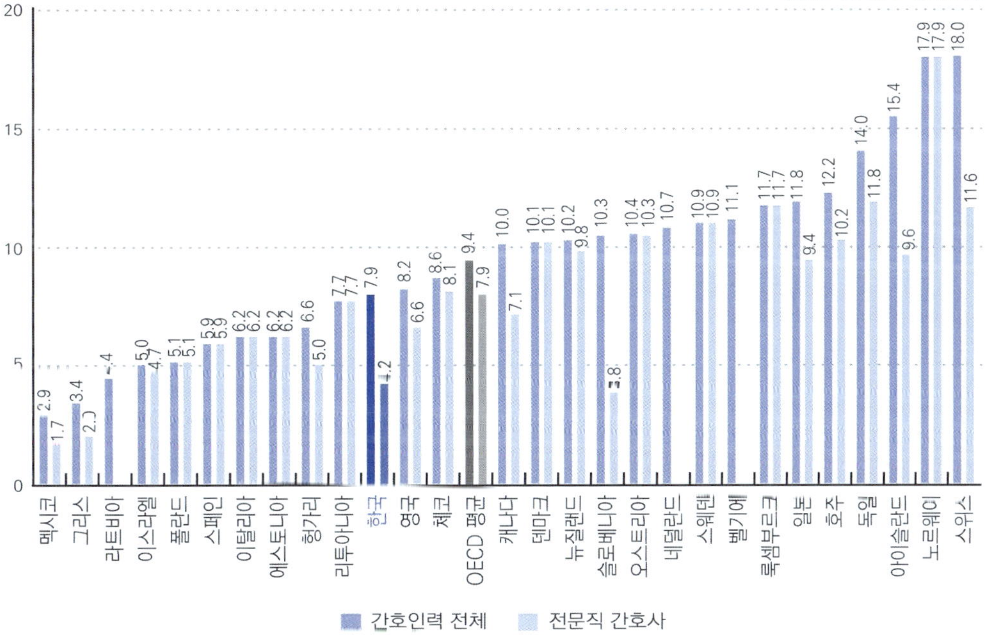

주) 1) 간호인력 전체는 전문직 간호사와 준 전문직 간호사의 합임
2) OECD 평균은 2019(혹은 인접과거년도) 통계가 있는 28개국의 평균임
3) 룩셈부르크, 폴란드는 2017년, 벨기에, 덴마크, 일본, 스웨덴은 2018년 수치임

[자료] OECD, OECD Health Statistics, 2021.

그림 4-11. OECD 국가의 임상 간호인력 수

간호사는 의료기관의 수요에 따라 활동자 수가 결정되며, 현재 의료기관의 활동자 수는 225,462명이나, 실제 간호사 취업자 수는 이보다 높을 것으로 판단하고 있다. 하지만 의료기관 간호사 부족 현상 등을 고려할 때, 경력단절 유휴 간호인력을 활용하는 방안을 모색할 필요가 있다. 이를 위해 보건복지부는 2015년부터 '간호인력 취업지원사업'을 실시하고 있다.

간호사 중 특정 분야에 교육과 훈련을 받고 실무 경력을 쌓은 자에 대해서 2000년부터 전문간호사 자격제도를 운영하고 있다. 전문간호사 제도는 국민의 의료서비스 기대 수준의 상승에 부응하면서, 해당 분야에 보다 효과적이고 전문적인 간호서비스를 제공하는 것을 목적으로 보건 · 마취 · 정신 · 가정 · 감염관리 · 산업 · 응급 · 노인 · 중환자 · 호스피스 · 종양 · 임상 및 아동의 13개 분야로 자격이 구분되며, 2020년에는 16,054명이 자격을 인정받았다.

⑤ **의료기사 등**

의료기사 등에 관한 법률에서는 의사 · 치과의사의 지도 하에 진료나 의화학적 검사에 종사하는 인력을 의료기사로, 의료 및 보건지도 등에 관한 기록을 주된 업무로 하는 자를 보건의료정보관리사로, 시력 보정용 안경의 조제 및 판매를 주된 업무로 하는 자를 안경사로 각각 규정하고 있다. 의료기사의 종류에는 임상병리사, 방사선사, 물리치료사, 작업치료사, 치과기공사 및 치과위생사가 있다.

노인인구 및 요양병원 증가로 인해 물리치료사, 작업치료사 등에 대한 현장에서의 수요가 끊임없이 늘어날 전망이다.

표 4-13. 의료기사등 면허 신고 · 접수 현황

(단위 : 명, %)

구분	면허등록자[1]	면허신고자[2]	미신고자	면허 신고율
계	406,536	194,702	211,834	47.9
임상병리사	63,453	33,256	30,197	52.4
방사선사	48,593	30,926	17,667	63.6
물리치료사	75,714	46,215	29,499	61.0
작업치료사	20,292	11,359	8,933	56.0
치과기공사	36,579	12,700	23,879	34.7
치과위생사	88,422	30,312	58,110	34.3
보건의료정보관리사	27,637	6,807	20,830	24.6
안경사	45,846	23,127	22,719	50.4

주] 1) '20. 12. 기준 보건복지부 면허등록대장 통계(사망자 제외)
[자료] 보건복지부, 보건복지백서, 2021.

2) 보건의료기관

보건의료기관은 의료법에 근거한 의료기관, 지역보건법에 의한 보건소 및 보건지소, 농어촌 등 보건의료를 위한 특별조치법에 의한 보건진료소 그리고 약사법에 의한 약국 등이 포함된다.

우리나라의 경우 병상·장비 등 의료자원은 적정 소요 대비 과잉 공급 상태이고, 의료기관간 역할이 기능적으로 분화되지 못하여 의원부터 대학병원까지 무한 경쟁함에 따라 3차 진료기관 등 대형병원으로의 환자 집중현상이 심화되고 있으며, 국민들의 의료이용 불편을 가중시키는 한편으로 불필요한 의료비의 상승을 부추기고 있다. 따라서 의원은 외래환자에 대한 포괄적이고 지속적인 의료서비스를 제공하는 1차 의료의 역할을 강화하고, 병원은 전문병원화를 통한 경쟁력 강화 및 의료취약지역에서는 지역거점화를 통해 지역의 중심병원으로 육성하며, 대형병원은 중증질환자에 대한 진료기능과 함께 교육 및 연구 기능을 대폭 강화하여 세계적인 경쟁력을 갖춘 병원으로 육성하는 의료기관 기능 재정립이 이루어져야 할 것이다.

의 원	병 원	대형병원
1차 의료서비스 질 제고	전문화, 지역거점화	고 도 화
· 경증·외래환자 중심 · 만성질환 관리체계 구축 · 노인, 소아 등 관리 확대	· 입원환자 중심 · 지역 거점병원 육성 · 전문병원, 특화병원 도입	· 중증질환 중심 · 연구중심병원 육성 · 전문의료센터, 글로벌화

그림 4-12. 의료기관 기능 재정립 방향

우리나라의 보건의료체계는 민간위주의 의료공급체계를 특징으로 한다. 의료기관의 공급 측면에서 2020년 12월 현재 공공 보건의료기관은 3,801개소로 전체 의료기관의 5.2%, 병상 수는 전체의 8.9%, 의사 인력은 10.6%에 불과하여 민간부문에 의존도가 지나치게 높다.

민간중심의 의료체계에서 발생하는 문제점은 의료기관의 영리성 추구에 따른 공익적 가치의 훼손이다. 이에 따라 의료의 상업화, 예방 및 건강증진 기능의 취약, 저소득 의료안전망 구축 등 국민의료의 공공성 확보를 저해하고 의료자원의 도시 지역 편중 등의 문제가 발생하고 있다. 따라서 공공의료 부문은 민간병원과의 불필요한 경쟁을 지양하고 공공병원 기능의 특화 및 효율화, 저출산·고령화 대비 역할 확대, 예방중심의 국가질병체계 구축, 필수 보건의료 안전망 확충 등 일관된 국가 공공보건의료정책을 추진하기 위한 체계를 구축해야 한다.

표 4-14. 공공보건의료기관 현황('20. 12)

(단위 : 개소, 병상, 명)

구 분	공공보건기관 (A)	공공의료기관 (B)	공공보건 의료기관 (C=A+B)	민간의료기관 (D)	전체 (E=C+D)	공공/전체 (C/E)
기관 수	3,571	230	3,801	69,713	73,514	5.2%
병상 수	4581	63,417	63,875	653,049	716,924	8.9%
의사 인력	3,772	12,912	16,684	140,605	157,289	10.6%

[주] 1) 전체 : 의료법제3조에 따른 의료기관(조산원 제외) 및 보건소(보건의료원 포함)·보건지소·보건진료소 포함
2) 공공보건기관 : 보건소(보건의료원 포함)·보건지소·보건진료소 포함
3) 공공보건의료기관 : 공공보건의료에 관한 법률 제2조 및 같은 법 시행령 제2조에 따른 기관

[자료] 건강보험심사평가원 요양기관 현황 자료, 건강정책과, 공공의료과 내부자료

3) 보건의료비용

의료공급과 의료이용의 증가는 필연적으로 국민의료비 지출을 증가시킨다. 2010년 전반에 다소 주춤했던 의료비 증가세는 후반에 들어 다시 높아지는 추세를 보이고 있으며, 1인당 실질의료비증가율은 2010년대 들어(2010~2019년) 급속한 인구 고령화, 간병의 사회화에 따른 비용 증가 등이 기인하여 연평균 6.1% 증가하였다. 따라서 이를 합리적으로 제어할 수 있도록 병상 등 의료자원의 적정화, 표준진료지침 도입 등의 대책이 마련되지 않을 경우, 노인인구의 증가(수요측면)와 의료기술의 발달 및 인건비 증가(공급측면) 등으로 인하여 국민의료비의 지속적인 증가가 예상된다.

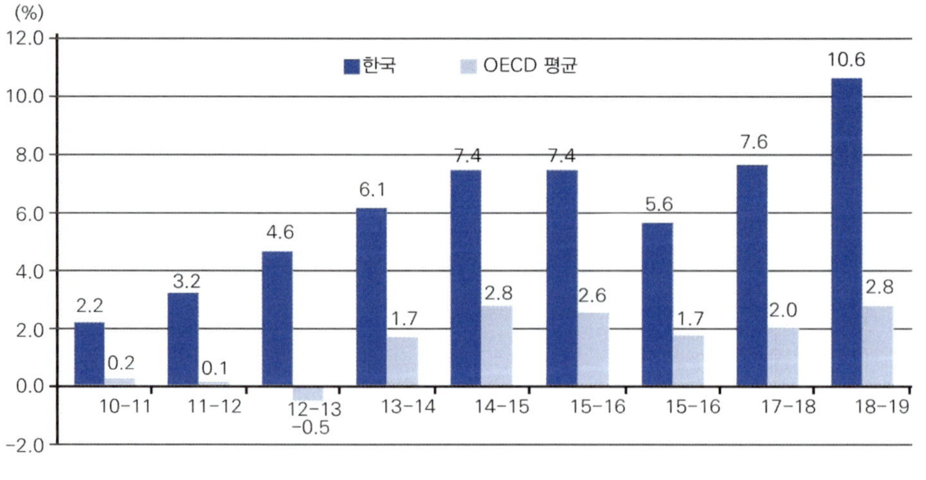

[출처] OECD Health Statistics 2021 (2021.7.5. 기준)

그림 4-13. 1인당 (실질)의료비 증가 추이

우리나라의 GDP 대비 의료비용 지출은 8.2%(OECD 평균 8.8%)로 OECD 38개국 중 16번째로 낮으면서도 건강수준은 OECD 국가 중 상당히 높은 것으로 평가되어 보건의료체계의 비용효과성은 모범적인 수준으로 평가되고 있다.

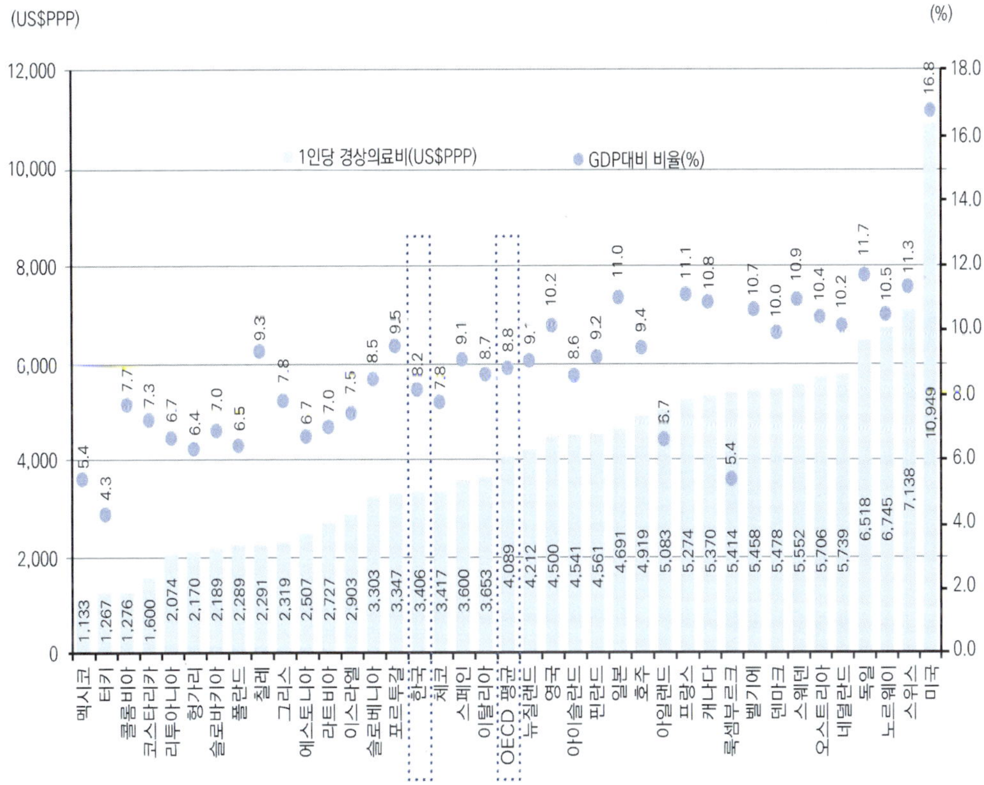

[출처] OECD Health Statistics 2021 (2021.7.5. 기준)

그림 4-14. OECD 국가의 1인당 국민의료비 및 GDP 대비 국민의료비3)

국민의료비 중 정부 · 의무가입제도는 61.0%, 민간재원은 39.0%이나. 공공재원으로 해석될 수 있는 정부 · 의무가입제도는 의무가입(건강)보험 50.7%와 정부 10.3%로 구성되며, 민간재원은 가계직접부담 30.2%와 임의가입제도(임의가입건강보험, 비영리단체, 기업) 8.8%로 구성된다.

국민의료비에서 차지하는 공공재원의 비중은 1970년대 초만 해도 10%에 미치지 못했다. 이후 보장인구의 증가와 급여의 확대로 2011년에는 72.2%, 2016년에는 59.2%, 2019년에는 61.0%에 이르게 되었으나 아직도 OECD의 평균인 72.2%에는 훨씬 못 미치는 수치이다.

3) GDP 대비 국민의료비 비중(%) = 국민의료비 / 경상GDP × 100

표 4-15. 2019년 국민의료비 재원별 구성

(단위 : 개소, 병상, 명)

구분	규모	비중
정부 · 의무가입제도	95.5 조원	61.0%
정부	16.1 조원	10.3%
의무가입(건강)보험	79.5 조원	50.7%
민간재원	61.1 조원	39.0%
임의가입제도	13.7 조원	8.8%
임의가입건강보험	12.0 조원	7.6%
비영리단체	1.6 조원	1.0%
기업	0.2 조원	0.1%
가계직접부담	47.4 조원	30.2%
합계 (경상의료비)	156.7 조원	100.0%

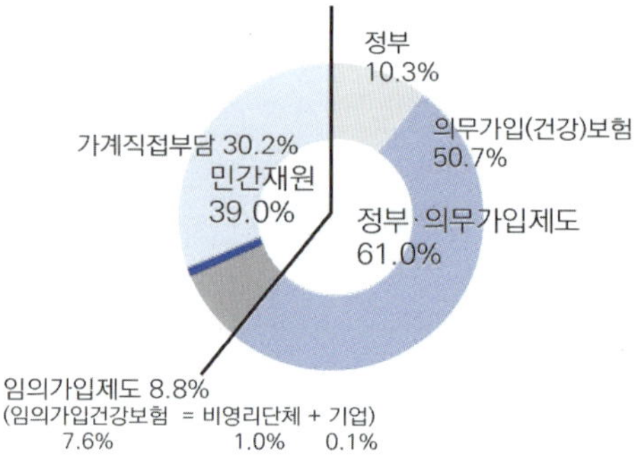

[자료] 보건복지부, 2019 국민보건계정 보고서, 2021.

4. 인구지표

1) 세계의 인구

세계 인구는 서기 원년에 약 2억 5천만 명으로 추산되며, 인구배가 연수는 약 1,650년이 소요되었다. 그러나 20억이 그 배가 되는 40억의 인구가 되는 데 소요되는 연수는 불과 45년이었으며, 80억에 소요되는 연수는 35년이 될 것으로 추정된다.

표 4-16. 세계 인구 추정치와 인구배가 연수

연 도	인구(단위 : 억)	2배가 되는데 소요연수	연평균 자연증가율
1	2.5	1650	0.04
1650	5	200	0.35
1850	11	80	0.9
1930	20	45	1.6
1975	40	35	2.0
2010	80	-	-

주) 인구배가 연수(n)=70/연평균 인구증가율(%)
[자료] UN 인구통계연보

국제연합(UN)은 이 같은 인구증가의 심각성을 인식시키고자 1987년 7월 11일 세계 인구가 50억 명을 돌파한 것을 계기로 매년 7월 11일을 '세계 인구의 날(World population day)'로 선포하였다.

세계 인구는 2007년 7월 1일 약 66억 7천만 명이었으나 2050년에는 91억 9천만 명에 이를 것으로 전망된다. 이는 불과 43년(2007~2050년)만에 세계 인구가 25억 명이 더 늘어난다는 전망이다. 인구학자들의 말과 같이 '인구폭발' 현상이 나타나고 있다. 더욱 심각한 문제는 이 같은 인구폭발이 주로 개발도상국가에서 아주 빠르게 진행되고 있다는 것이다.

2) 우리나라의 인구

인구는 생산의 주체인 동시에 소비의 주체이기 때문에 인구규모와 인구구조의 변동은 국가의 경제, 사회 등 여러 분야에 많은 영향을 끼친다.

(1) 인구 현황 및 추계

우리나라의 인구 규모는 2012년 6월 23일을 기점으로 인구 5천만 명을 돌파하여, 2020년 현재 5,178만 명으로 세계 28위에 해당한다.

특정 연도 간의 인구 변동 요인(출생, 사망, 이동)을 모두 감안한 인구증가(감소)율인 인구성장률은 0.20%로 2010년 이후 계속 감소하고 있고, 2030년 성장률 0% 이후 2040년에 -0.38% 수준이 될 것으로 예상된다.

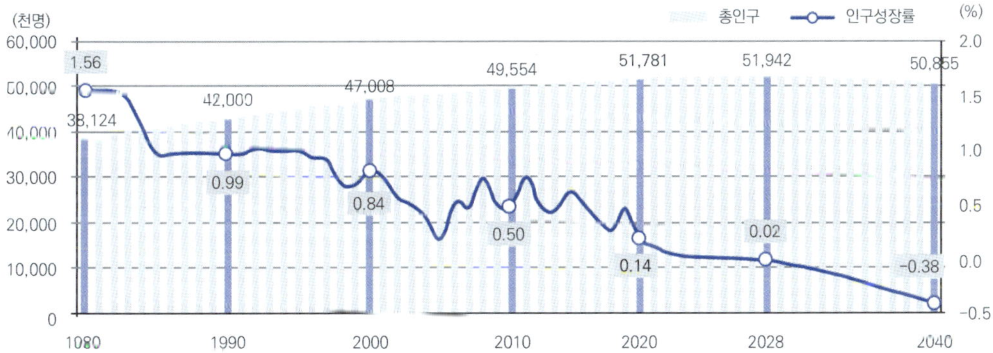

[자료] 통계청, 2020 한국의 사회지표, 2021

그림 4-15. 총인구와 인구 성장률

또한 우리나라 인구밀도는 486명/㎢로 세계 인구밀도(51명/㎢) 및 선진국 인구밀도(23명/㎢)에 비하여 각각 9.6배, 21배 가량 더 높다. 이는 도시국가 및 소규모 섬 국가를 제외하면 국가별로는 방글라데시(1,033명/㎢), 대만(640명/㎢)에 이어 세계 3위에 달하는 인구 조밀국가이다.

표 4-17. 주요 국가의 인구 및 인구밀도

(단위 : 천명, 명/km^2)

국가명	인구	인구밀도	국가명	인구	인구밀도
방글라데시	148,692	1,033	일 본	126,536	335
대 만	23,162	640	중 국	1,341,335	140
한 국*	50,220	486	인도네시아	239,871	126
네덜란드	16,613	400	미 국	310,384	32
인 도	1,224,614	373	브 라 질	194,946	23

[자료] 통계청, 알기 쉬운 사회지표 해설, 2018.

(2) 우리나라의 인구문제

우리나라는 세계에서 가장 급격한 출산율 감소와 빠른 고령화가 동시에 진행되고 있으며, 이는 가까운 장래에 피할 수 없는 인구구조의 변화를 경험하게 될 것이다.

① 지속적인 출산율 감소

흔히 한 사회가 현재의 인구구조를 유지하기 위해서 꼭 필요한 출산율을 '대체출산율(가임여성 1인당 2.1명)'이라 하고, 이 이하로 출산율이 떨어진 상태를 '저출산사회'라고 한다.

합계출산율, 출산력

- 합계출산율(total fertility rate, TFR) : 출산력의 수준비교를 위해 대표적으로 활용되는 지표로써 가임여성(15~49세)이 출산한 출생수의 크기를 나타내는 것이다. 즉, 한 여성이 가임기간 동안 낳을 것으로 예상되는 평균 출생아 수를 나타내며, 연령별출산율(age-specific fertility rate, ASFR)의 총합이다.

$$\text{합계출산율(TFR)} = \sum_{x=15}^{49} \frac{B_x}{P_x}$$

(단, P_x는 x세의 여자인구, B_x는 x세 모의 출산아 수)

- 출산력 : 결혼, 피임, 건강, 경제사정 등을 고려하여 여성들이 아이를 실제로 출산하는 수준을 의미하는 것으로 여성들이 가진 생물학적인 임신능력 즉, 가임력(fecundity 또는 natality)과는 다르다.

2019년 우리나라의 합계출산율, 즉 가임여성(15세~49세) 1명이 평생 출산하는 자녀의 수는 0.84명으로 역대 최저 수준의 초저출산 상황이 유지되고 있다. 이는 인구 대체 수준 및 OECD 평균(1.71명)에 크게 미달하는 수치이다.

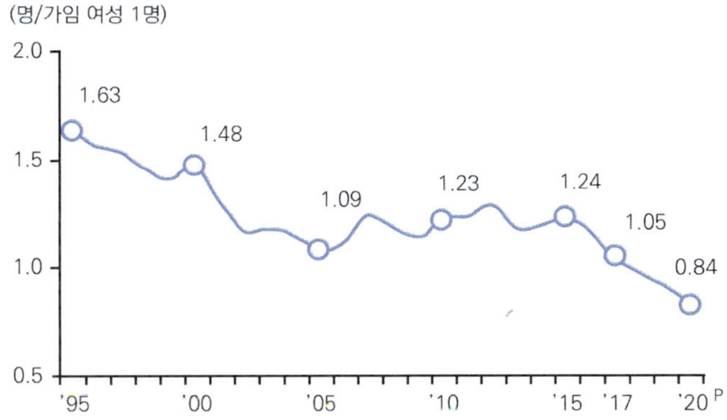

[자료] 통계청, 2020 한국의 사회지표, 2021.

그림 4-16. 합계출산률 추이

혼인신고 집계 결과에 따르면, 남·여의 평균 초혼연령은 1990년에 각각 27.8세와 24.8세였으며 이후 매년 0.1~0.4세씩 상승하여 2019년 각각 33.4세와 30.6세에 도달하였다. 여성의 혼인 연령이 크게 높아진 것이 무자녀 비율이 빠르게 증가한 원인이 되며, 여자의 초혼연령이 높아짐에 따라 첫째 자녀를 낳은 평균 출산연령과 전체 자녀에 대한 평균 출산연령 역시 지속적으로 상승하여 2019년 각각 32.2세와 33.0세에 이르렀다. 그리고 35세 이상 고령산모의 구성비도 점차 높아지는 추세이다.

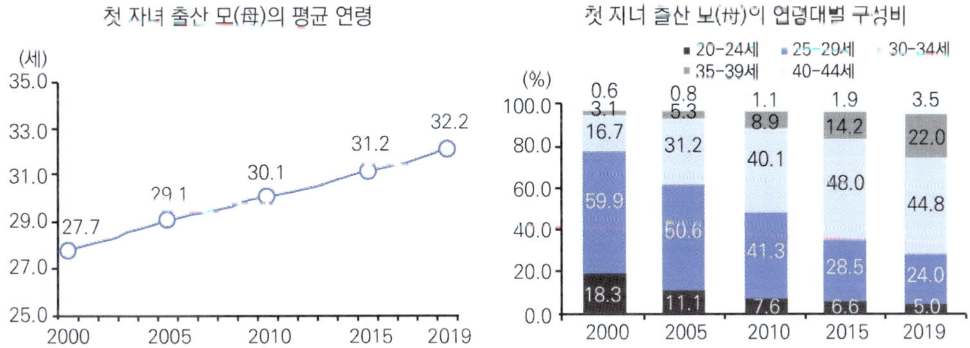

[자료] 통계청, 2020 한국의 사회지표, 2021.

그림 4-17. 첫 자녀 출산 모(母)의 평균 연령 및 연령대별 구성비

이에 따라 전통적으로 주된 출산 연령층이던 20대 여자의 출산율이 급격하게 낮아졌다.

2006년부터는 가장 높은 출산율을 나타내는 연령층이 25~29세 집단에서 30~34세 집단으로 바뀌었다. 또한 35~39세 집단의 출산율 역시 2005년을 기점으로 20~24세 집단의 출산율보다 높아졌으며, 그 격차가 급격하게 확대되는 추세이다.

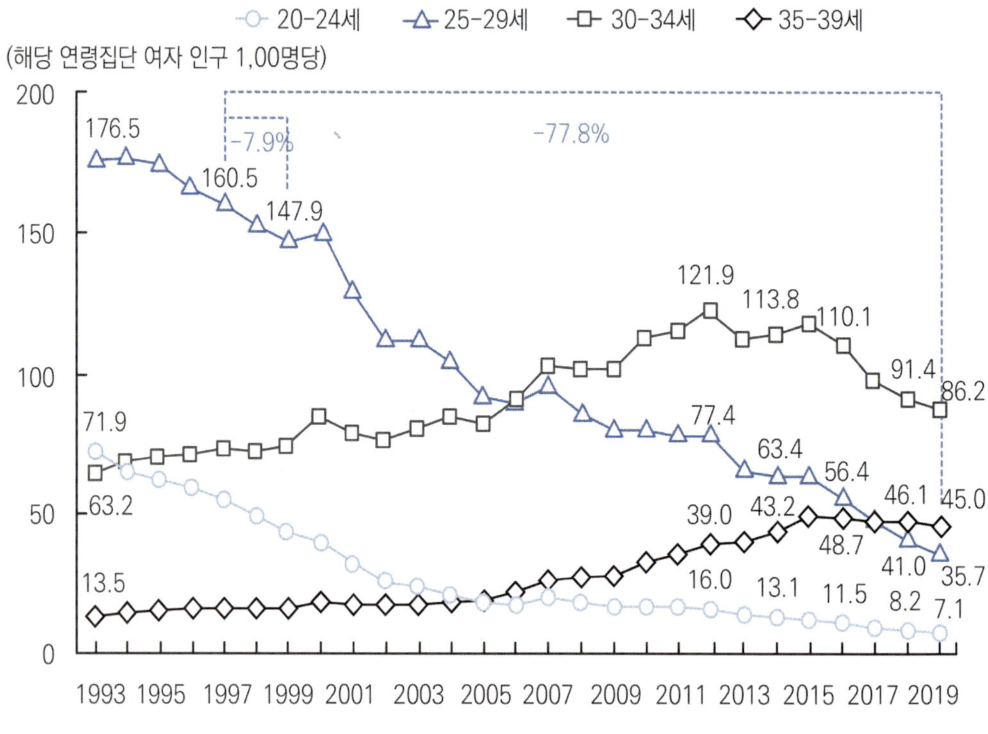

주) 1) 연령집단별 출산율 = (산모의 연령집단별 출생아수 ÷ 해당 연령집단의 여자인구) × 1,000.
[자료] 통계청, 2019 한국의 사회지표, 2020.

그림 4-18. 여성의 연령집단별 출산율, 1993~2019

출생아 감소로 유(소)년인구(0~14세)의 비중은 계속 줄어들어 2017년 고령인구가 유(소)년인구보다 처음으로 많아지고, 생산가능인구는 2016년 73.4%를 정점으로 이후 감소하고 있다.

유(소)년인구와 청년층의 비중 감소는 교육, 노동, 주거, 혼인 및 출산의 생애주기 전반부에 걸쳐 장기적, 구조적으로 우리사회가 경험해 보지 못한 행태 변화를 초래할 것이다.

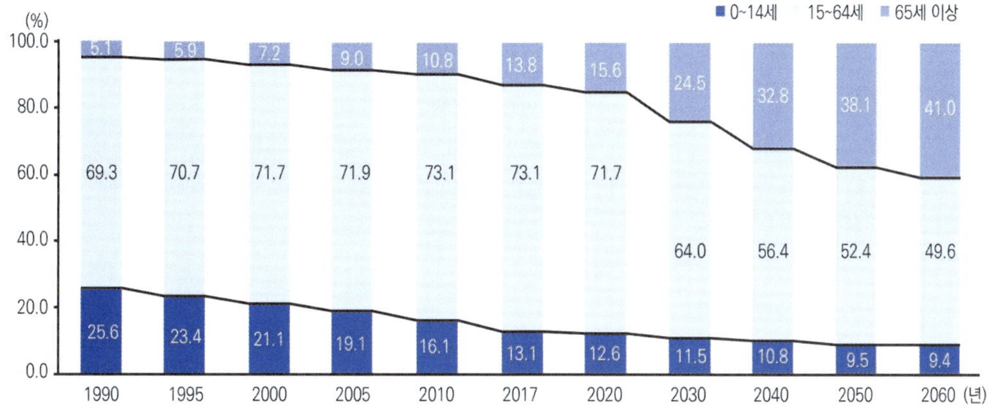

[자료] 통계청, 한국의 사회지표, 2021.

그림 4-19. 연령계층별 인구 구성비

세계에서도 유례를 찾아볼 수 없는 이 같은 초저출산 현상은 고용불안정, 주택 마련을 비롯하여 결혼 및 자녀양육에 따르는 경제적 부담 증가, 일-가정 양립의 한계, 육아지원 인프라의 부족 등에 기인한다.

따라서 이들 해결 과제에 대한 핵심 추진 방향은 ① 늦어지는 결혼→일자리 · 주거 등 만혼대책 강화, ② 포기되는 임신 · 출산→난임 등 출생에 대한 사회책임 실현, ③ 만족스럽지 못한 돌봄 · 교육→맞춤형 돌봄 확대 · 교육개혁, ④ 여전히 어려운 일 · 가정 양립→일 · 가정 양립 사각지대 해소에 역점을 두어야 할 것이다.

분 류	전 체
자녀양육과 교육비용 부담	31.5%
가치관 변화	21.9%
소득 고용 불안정	20.0%
일 가정 양립 곤란	14.3%
기 타	12.4%

취업기혼여성의 출산중단 이유

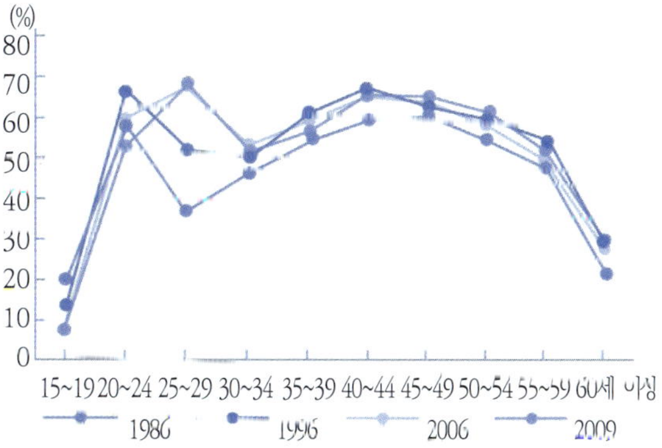

여성 경제활동 참가율 추이

[자료] 한국보건사회연구원, 결혼 및 출산 동향조사

그림 4-20. 취업기혼여성의 출산중단 이유 및 여성 경제활동 참가율

📖 저출산에 따른 영향

■ 노동력 부족과 노동생산성 저하에 따른 잠재성장률 하락

생산가능 인구가 감소하고 평균 근로 연령이 상승하면 노동력이 부족해지고 노동생산성은 낮아진다. 이는 저축 · 소비 · 투자를 위축시키고, 급기야 정부의 재정수지를 악화시켜 경제 활력 저하와 국가경쟁력 약화를 초래한다.

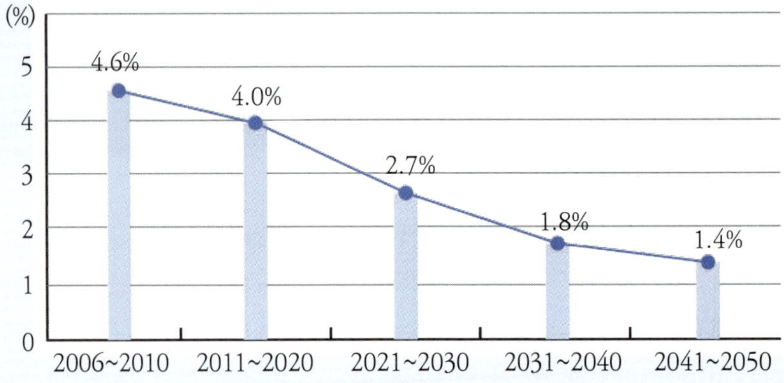

주) 합계출산율 가정은 2005년 1.08에서 2040년에 1.58 수준에 도달한 후 지속된다는 통계청 장래인구추계 고위 가정을 따름

[자료] 보건복지부, 보건복지백서, 2018.

그림 4-21. 실질 GDP 성장률 전망

■ 국민부담 증가로 사회통합 저해

사회적 측면에서는 노인인구 부양을 위한 생산가능 인구의 조세 · 사회보장비 부담증가가 세대 간 갈등으로 이어져 사회통합에 부정적 영향을 미칠 것으로 우려된다. 노인인구의 급증은 경제성장 둔화로 인한 세입기반의 잠식은 물론 연금수급자의 증가와 노인의료비의 증가를 낳아 사회보장의 재정 부담을 가중시킨다. 현재 추세대로 간다면 연금가입자는 감소하는데 비해 노령연금 수급자는 계속 늘어 2055년에는 노령연금자 수가 가입자 수를 초과할 전망이다. 건강보험 재정지출도 타 연령층에 비해 의료수요가 큰 노인인구의 증가로 큰 폭으로 늘어날 것으로 우려된다.

표 4-18. 노인 진료비 비율 및 노인(65세 이상) 1인당 월평균 진료비

구분	2008	2009	2010	2011	2012	2013	2014	2015	2016	2017	2018	2019
전체 인구(천 명)	48,160	48,614	48,907	49,299	49,662	49,999	50,316	50,490	50,763	50,941	51,072	51,391
65세 이상 인구(천 명)	4,600	4,826	4,979	5,184	5,468	5,740	6,005	6,223	6,445	6,806	7,092	7,463
노인인구 비율(%)	9.6	9.9	10.2	10.5	11.0	11.5	11.9	12.3	12.7	13.4	13.9	14.5
총 진료비(억 원)	348,690	393,390	436,283	462,379	478,392	509,541	543,170	579,546	645,768	693,352	776,583	864,775
65세 이상 진료비(억 원)	107,371	125,442	140,987	153,961	163,401	180,565	197,417	218,023	250,187	276,533	316,527	358,247
노인 진료비(%)	30.8	31.9	32.3	33.3	34.2	35.4	36.3	37.6	38.7	39.9	40.8	41.4
인구 1인당 월평균 진료비(원)	60,335	67,709	74,564	78,424	80,545	85,214	90,248	95,759	106,286	113,612	126,891	140,663
노인 1인당 월평균 진료비(원)	194,531	214,507	236,588	247,366	256,308	267,792	279,648	295,759	328,599	346,161	378,657	409,536

[자료] 건강보험심사평가원 · 국민건강보험공단, 2019년 건강보험통계연보. 2020

■ 개인과 가족의 삶의 질 저하

경제활동을 하는 젊은 세대 입장에서는 높은 사회적 부양부담과 자신의 노후대비에 대한 부담을 동시에 떠안아 결과적으로 개인 · 가족생활의 선택범위와 기회가 축소될 것이다. 이처럼 젊은 세대의 경제적 어려움이 가중되면 될수록 그만큼 세대 간 갈등양상은 커지기 마련이다. 노인세대도 평균수명은 길어지고 있으나 소득과 건강상태의 불안으로 삶의 질이 저하되긴 마찬가지다. 이 밖에도 가족분화가 촉진되고 노인부부 가구와 노인 단독가구가 증가함에 따라 노인에 대한 가족의 사적 부양부담이 증가할 것이다.

② 인구의 고령화

우리나라는 2000년 전체 인구 대비 노인인구(65세 이상 인구) 비율이 7.2%로 '고령화 사회'에 처음 진입한 뒤 2015년에는 노인인구 비율이 12.1%에 이르렀으며, 2017년에는 그 비율이 14.3%에 달해 '고령사회(aged society)'에 진입하였다. 특히 2020년경부터 1950년 한국전쟁 직후의 베이비붐 시대에 출생한 연령층이 노인세대로 대량 진입하게 되어 2025년에는 노인인구 비중이 20%를 상회하는 초고령사회(super-aged society)에 진입할 것으로 예측된다.

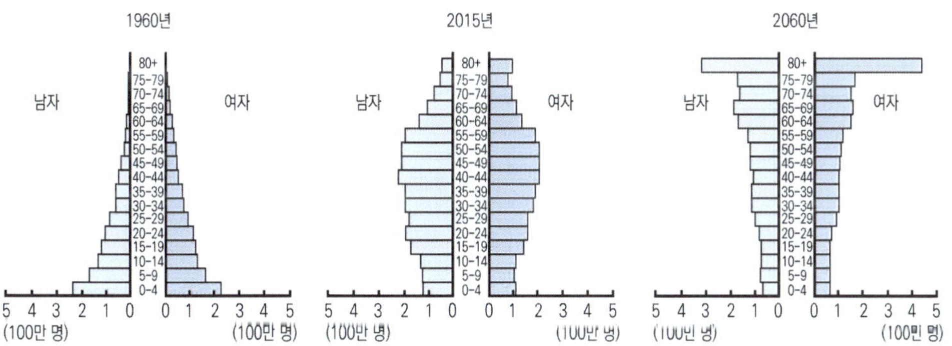

[자료] 통계청, 한국의 사회지표, 2021.

그림 4-22. 인구연령구조의 변화 추세, 1960~2060

우리나라 인구는 2017년부터 65세 이상 인구가 15세 미만 인구보다 많은 단계로 진입하였다. 1960년 65세 이상과 80세 이상 인구의 비중은 각각 2.9%와 0.2%에 불과하였다. 그러나 2020년에는 그 비중이 각각 15.7%와 3.6%로 상승하며, 2067년 각각 46.5%와 20.7%의 수준에 도달할 것으로 전망된다.

일반적으로 고령화는 경제활동인구가 부양해야 하는 피부양인구의 증가를 의미한다. 노년부양비는 1960년 5.3 수준이었으나 2020년 21.7로 증가한다. 그리고 2067년에 이르면 102.4 수준에 도달하여 생산연령인구 1명이 노인 1명을 부양해야 하는 상황이 된다. 또한 고령화지수는 1960~2020년과 2020~2067년의 기간에 각각 18.7배와 4.5배로 급격한 증가추세를 나타낸다.

노인인구의 증가는 선진국에서 나타나는 보편적인 현상이다. 그러나 우리나라는 급속히 진전되는 저출산·고령화 속도에 비해 사회적 기반이 취약해 그 파급 정도가 더욱 클 것으로 우려된다.

표 4-19. 고령화 추세와 전망, 1960~2067

연도	인구 (100만 명)	인구 구성률(%)		중위연령	노년 부양비	고령화 지수
		65+인구	80+인구			
1960	25.0	2.9	0.2	19.0	5.3	6.9
1980	38.1	3.8	0.5	21.8	6.1	11.2
2000	47.0	7.2	1.0	31.8	10.1	34.3
2020	51.8	15.7	3.6	43.7	21.7	129.0
2040	50.9	33.9	10.2	54.4	60.1	345.7
2060	42.8	43.9	19.2	61.3	91.4	546.1
2067	39.3	46.5	20.7	62.2	102.4	574.5

주] 1) 노년부양인구비 = (65세 이상 인구/15-64세 인구) × 100.
2) 고령화지수 = (65세 이상 인구/15세 미만 인구) × 100.
[자료] 통계청. 장래인구추계: 2017~2067. 2019.

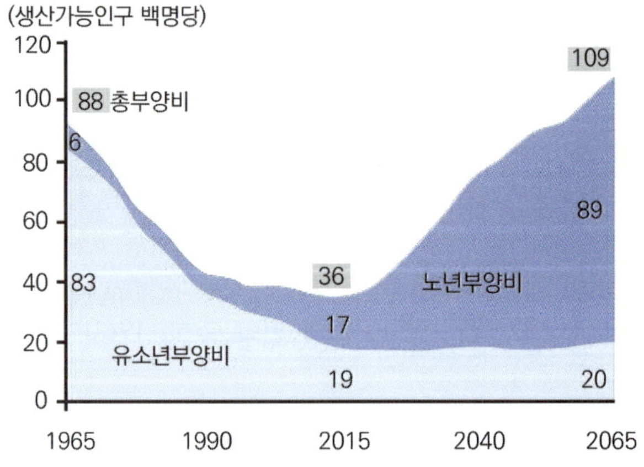

주) (총)부양비 = 0~14세 인구 + 65세 이상 인구 / 15~64세 인구 × 100
노년부양비 = 65세 이상 인구 / 15~64세 인구 × 100
유(소)년부양비 = 0~14세 인구 / 15~64세 인구 × 100
[자료] 보건사회연구원, 2018년 제2차 인구포럼, 2018.

그림 4-23. 연령구조의 변화에 따른 부양비 추세, 1965~2065

③ 수도권 인구편중

지난 반세기 동안 사회경제적 발전과 산업화에 수반하여 급속하게 진행된 도시화의 결과, 우리나라는 도시 인구의 비중이 80%를 상회하나 읍 지역의 인구를 제외한 농촌 인구의 비중은 9%에도 미치지 못한다. 도시 인구의 증가 추세는 여전히 지속되고 있으며, 농촌지역은 젊은 연령층의 지속적인 이탈로 절대인구의 감소와 아울러 급속한 고령화를 경험하고 있다.

또한 도시화의 특징은 도시 인구의 성장이 모든 도시에서 골고루 이루어지지 않았다는 것이다.

서울의 면적은 605/㎢로 전 국토의 0.6%에 불과하지만 서울 인구의 전국 인구에 대한 비중은 18.6%에 달한다. 또한, 서울 인구에 인천과 경기도 인구를 포함하는 수도권에는 전국 50%에 해당하는 인구가 집중되어 있다.

표 4-20. 서울, 수도권 및 도시 인구 : 1960~2019

(단위 : 1,000명)

연도	서울	서울 대도시권	수도권	시(동)부	군(읍/면)부	전국
1960	2,445	2,938	5,194	6,996	17,976	24,989
1970	5,433	6,327	8,730	12,709	18,172	30,882
1980	8,364	10,744	13,298	21,434	16,002	37,436
1990	10,613	16,508	18,586	32,308	11,101	43,411
2000	9,895	19,441	21,354	36,755	9,380	46,136
2005	9,820	20,960	22,767	38,515	8,764	47,279
2010	9,794	21,875	23,836	39,823	8,758	48,580
2019	9,640	23,541	25,893	42,023	9,756	51,779

주) 1) 인구는 외국인 인구를 포함함.
2) 서울대도시권은 서울, 인천 및 경기도 내 시(동)부 인구를 포함함.
3) 수도권은 서울, 인천, 경기도 인구를 포함함.
4) 1960~2010년은 현장조사 방식의 인구주택총조사 전수 자료이며, 2019년은 행정자료를 활용한 등록센서스의 전수 집계 결과임.

[자료] 통계청, 인구주택총조사, 각 연도.

④ 다문화가족 증가

전통적으로 민족의 동질성이 강조되던 한국사회는 지난 사반세기 동안 외국인 배우자의 지속적인 증가로 다문화사회에 진입하는 단계에 이르렀다. 다문화가족은 결혼이민자, 인지·귀화에 의해 대한민국 국적을 취득한 자와 대한민국 국적을 취득한 자(출생, 인지, 귀화에 의한 국적 취득)로 이루어진 가족을 의미한다.

표 4-21. 가구 구성별 다문화가구 및 가구원(2018~2019)

(단위 : 천 가구, 천 명, %)

구분	2018 가구(A) (천 가구)	가구원 (천 명)	2019 가구(B) (천 가구)	가구원 (천 명)	증감 (B-A) (천 가구)	증감율 (%)
내국인(귀화)	61	120	63	125	2	3.7
내국인(출생) + 내국인(귀화)	77	285	81	300	4	5.2
내국인(출생) + 외국인(결혼이민자)	120	393	125	402	5	3.5
내국인(출생) + 다문화자녀	31	104	36	117	5	15.0
내국인(귀화) + 외국인(결혼이민자)	16	50	18	57	2	12.2
기타	29	56	31	63	2	6.3
합계	335	1,009	354	1,062	19	5.7

[자료] 통계청. 2019 인구주택총조사 보도자료 (2020.8.28.)

연도별로 결혼이민자 및 국적 취득자는 대체로 증가 추세를 유지하고 있다. 결혼이민자는 2008년 102,713명에서 2019년 173,882명으로 증가했고, 국적 취득자도 2008년 65,551명에서 2019년 185,728명으로 지난 10년 간 약 3배 이상 증가하였다. 그러나 여성결혼이민자 상당수가 언어소통, 문화적 차이, 부부 간 연령차 등으로 한국사회에의 적응에 문제를 가지고 있으며, 자녀교육문제, 가정폭력 등 많은 어려움을 겪고 있다.

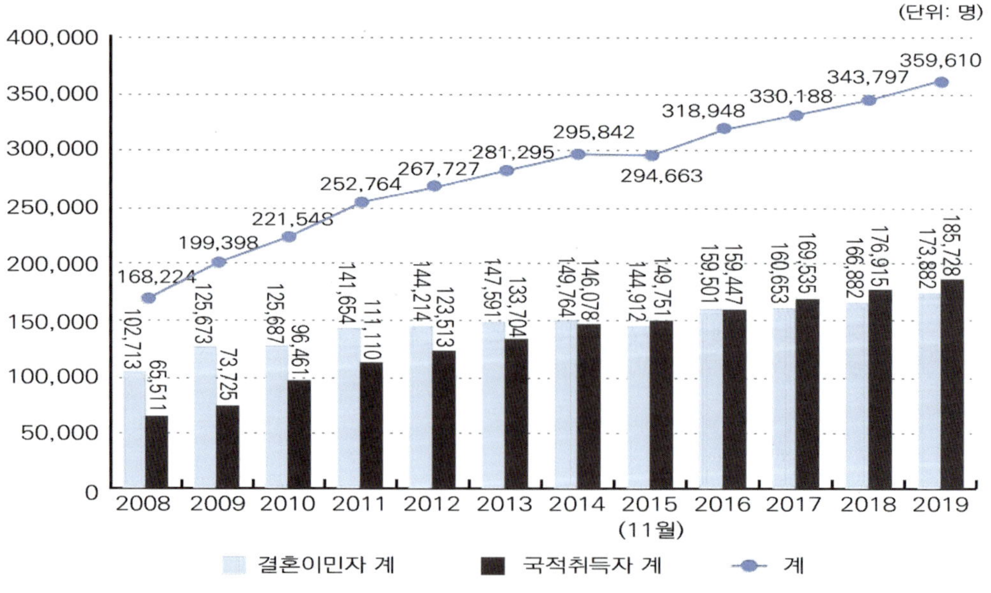

[자료] 행정안전부, 지방자치단체 외국인주민현황. 각 연도(http://kosis.kr에서 2021.1.10. 인출)

그림 4-24. 결혼이민자 및 국적취득자 현황(2008~2019)

⑤ 가족형성과 관계의 변화

자기중심적인 삶의 지향 등 가치관의 변화와 부부간 성격차이 등에 의한 이혼 건수는 과거에 비해서 크게 증가하였다. 이혼은 당사자들에게는 결혼관계의 법적인 해체라는 개인적 사건이지만 그 과정과 결과는 이혼 당사자뿐만 아니라 그들의 가족과 사회에 복합적이고 다층적인 과제를 남기게 된다.

이혼 건수는 2003년 정점에 도달한 후 감소하다가 2016년부터 조금씩 증가하고 있으며, 이혼 연령도 계속 높아지고 있다. 2019년 기준 남성과 여성의 평균 이혼 연령은 각각 48.7세, 45.3세로 2000년에 비해서 남성 8.6세 여성 8.8세 증가하였다. 이혼 연령의 증가는 만혼으로 인해 결혼 연령 자체가 높아진 탓도 있지만 결혼생활을 오래 유지한 중장년층의 이혼이 증가한 이유도 있다.

표 4-22. 이혼 건수, 이혼율 및 평균 이혼 연령(1990~2019)

연도	이혼 건수 (1,000건)	조이혼율 (‰)	일반 이혼율(‰)		평균 이혼 연령(세)	
			남성	여성	남성	여성
1990	45.7	1.1	2.9	2.8	36.8	32.7
1995	68.3	1.5	3.9	3.9	38.3	34.5
2000	119.5	2.5	6.4	6.3	40.1	36.5
2005	128.0	2.6	6.6	6.5	42.1	38.6
2010	116.9	2.3	5.6	5.6	45.0	41.1
2015	109.2	2.1	5.0	5.0	46.9	43.3
2019	110.8	2.2	5.0	4.9	48.7	45.3

[출처] 통계청. 인구동태통계. 각 연도.

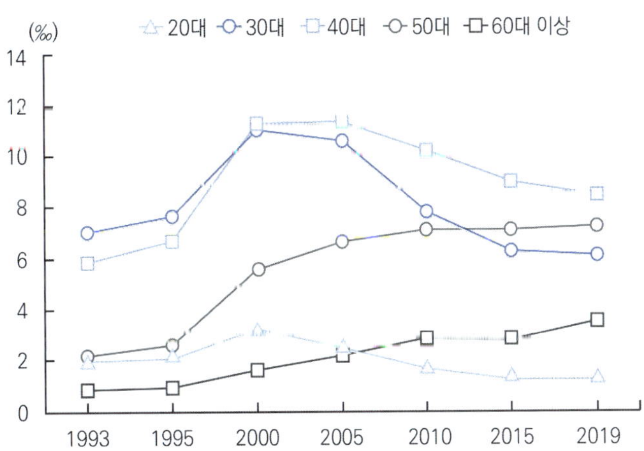

[A] 남성

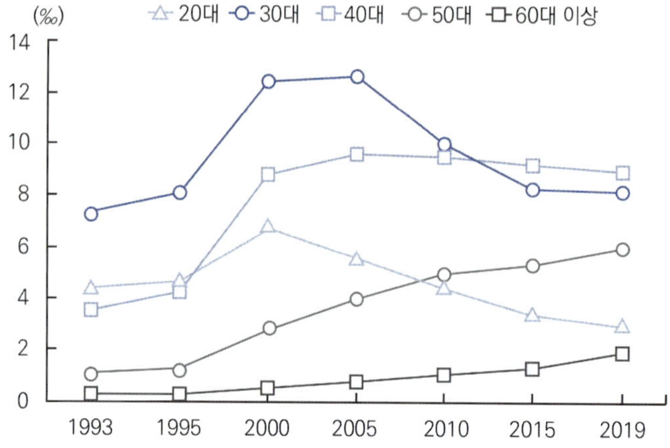

[B] 여성

주) 성 및 연령별 이혼율은 해당 연령 남자 또는 여자 인구 1,000명당 이혼 건수 임.
[출처] 통계청. 인구동태통계. 각 연도.

그림 4-25. 성 및 연령별 이혼율 (1993-2019)

외국인과의 이혼 건수는 전체 이혼 중 외국인과의 이혼, 즉 국제결혼 가정의 이혼이 차지하는 비중을 의미한다.

2010년을 제외하고 그동안 지속적으로 증가추세를 보이던 외국인과의 이혼 건수는 2011년 이후 감소추세로 전환되어 2019년 6.9천 건(전체 이혼 중 6.2%)으로 감소하였다.

표 4-23. 외국인과의 이혼 건수(2006~2019)

구 분	2006	2007	2008	2009	2010	2011	2012	2013	2014	2015	2016	2017	2018	2019
총 이혼 건수(천 건)	124.5	124.1	116.5	124.0	116.9	114.3	114.3	115.3	115.5	109.2	107.3	106.0	108.7	110.8
외국인과의 이혼(천 건)	6.1	8.3	11.0	11.5	11.1	11.5	10.9	10.5	9.8	8.2	7.7	7.1	7.1	6.9
(총 이혼 중 비중)	4.9	6.7	9.4	9.3	9.5	10.1	9.5	9.1	8.4	7.5	7.1	6.7	6.6	6.2
한국남성 + 외국여성	3.9	5.6	7.9	8.2	7.9	8.3	7.9	7.6	7.0	5.7	5.6	5.2	5.2	4.4
한국여성 + 외국남성	2.2	2.7	3.1	3.2	3.2	3.1	3.0	2.9	2.8	2.5	2.1	1.9	2.0	1.8

[자료] 통계청. 인구동향조사. 각 연도(http://kosis.kr에서 2021.1.19. 인출)

⑥ 늘어나는 1인 가구

최근 가장 주목할 만한 가족구조의 변화로는 가구구성의 변화에 따른 가구의 소규모화와 1인 가구의 증가를 들 수 있다. 2019년 1인 가구 비율은 30.2%이며, 가족 규모가 장기간 축소되면서 평균 가구원수는 2.4명으로 감소 추세에 있다.

표 4-24. 일반가구의 평균 가구원수와 세대구성(1990~2019)

연도	평균 가구원 수(명)	세대별 구성비율(%)				
		1인 가구	1세대 가구	2세대 가구	3세대 이상 가구	비친족 가구
1990	3.7	9.0	10.7	66.3	12.5	1.5
1995	3.3	12.7	12.7	63.3	10.0	1.4
2000	3.1	15.5	14.2	60.8	8.4	1.1
2005	2.9	20.0	16.2	55.4	7.0	1.4
2010	2.7	23.9	17.5	51.3	6.2	1.2
2015	2.5	27.2	17.4	48.8	5.4	1.1
2019	2.4	30.2	18.4	45.3	4.2	1.9

주) 1) 1세대 가구는 부부, 부+기타 친인척 등 동일 세대로 이루어진 가구임
2) 2세대 가구는 부부+자녀, 부+자녀, 모+자녀 등 2개의 세대로 이루어진 가구임.
3) 3세대 이상 가구는 부부+미혼자녀+양친 등 3개 이상의 세대로 구성된 가구임.
4) 인구주택총조사의 1990-2010년 자료는 현장조사 방식의 전수조사 자료이며, 2015년 이후 자료는 행정자료를 활용한 등록센서스의 집계 결과임.

[출처] 통계청. 인구주택총조사. 각 연도.

연령대별로 일반가구 중 1인 가구가 차지하는 비율을 보면, 20대 73.2%, 30대 33.2%, 40대 20.5%, 50대 20.8%, 60대 26.4%, 70대 이상 37.2%로 20대 가구 중 대다수가 1인 가구이다.

이처럼 1인 가구의 증가를 주도적으로 이끄는 것은 청년층과 노년층이다. 젊은 연령층에서는 미혼율의 증가와 함께 학업이나 취업준비 등의 이유로 부모로부터 분거하여 1인 가구를 형성하는 경우가 늘었기 때문이며, 노년층에서는 수명연장과 가족규범의 약화에 따른 노인독거 가구의 증가 때문이다.

여기서 주목해야 할 점은 청년층의 '선택'이 얼마나 자발적인가 하는 점이다. 개인주의적 삶이나 사회적 성취를 중시하는 가치관의 연장선상에서 생활양식으로 1인 가구를 선택한 청년이 있기도 하지만, 경제적 불안정성으로 인해 결혼을 유예하거나 포기한 1인 가구, 아직 직업을 구하지 못한 청년실업자들이 형성한

1인 가구 등 청년층 1인 가구 내의 이러한 이질성에 대해서도 간과하지 말아야 할 것이다.

65세 이상 노인층의 1인 가구 증가양상은 청년층과 매우 다르다. 청년층 1인 가구의 증가는 선택의 결과라는 측면이 강하다면 노인 1인 가구의 증가는 가족 규범의 약화로 인하여 3세대 가구 비율이 감소하면서 비자발적으로 형성된 측면이 상대적으로 강하다.

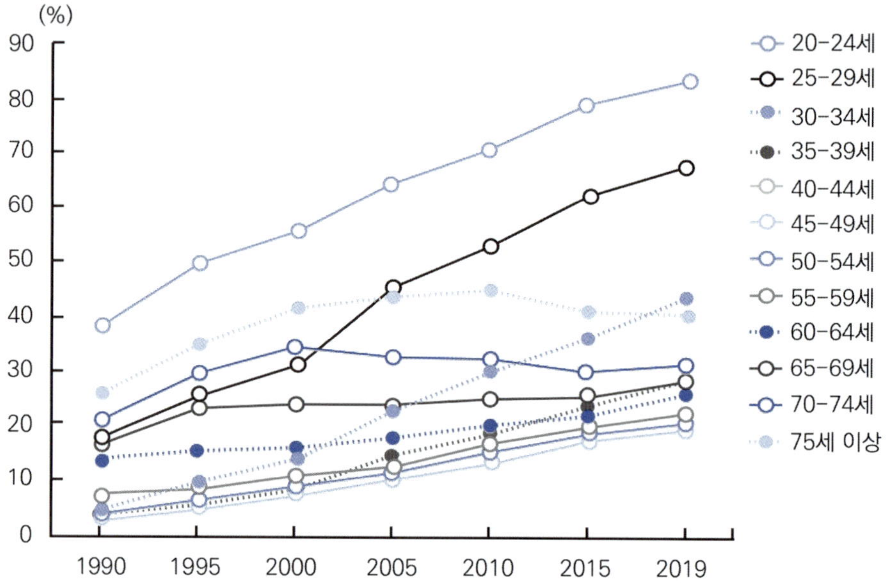

주) 1) 1인가구 비율은 해당 연령집단 일반가구 중 1인가구가 차지하는 비율임.
2) 인구주택총조사의 2000~2010년 자료는 현장조사 방식의 전수조사 자료이며, 2015년 자료는 행정자료를 활용한 등록센서스의 집계 결과임.

[자료] 통계청, 인구주택총조사, 각 연도.

그림 4-26. 1인가구의 연령별 분포

II

역학 및 질병관리

05 역학
06 감염병 관리
07 감염병 관리 각론
08 만성질환 관리
09 기생충 질환 관리

그림 5-9는 환자-대조군 연구의 설계이다. 여기서 환자군 중 요인에 폭로되었던 비율(가/가+나)과 대조군 중 요인에 폭로되었던 비율(다/다+라)의 차이가 유의한가에 따라 이 요인과 질병발생과의 연관성이 결정된다.

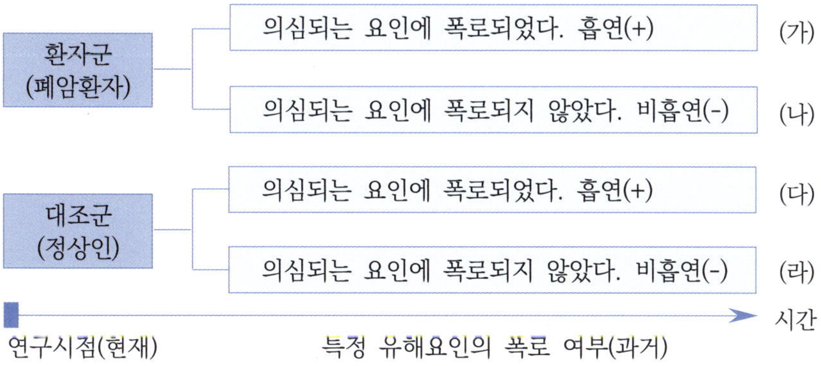

그림 5-9. 환자군-대조군 연구의 설계와 예

표 5-3. 환자군-대조군 연구의 2×2표

요인 \ 질병	환자군	대조군	계
폭로되었다(흡연+)	가	나	가+나
폭로되지 않았다(비흡연-)	다	라	다+라
계	가+다	나+라	

대조군 선정의 가장 중요한 원칙은 비교성이 높아야 한다는 것이다. 즉, 환자군과 대조군은 비교하려는 요소(원인일 것이라고 생각되는 요소) 이외의 모든 다른 조건이 비슷하여야 한다는 것이다.

환자-대조군의 장·단점은 다음과 같다.

① **장점**

- 장기간의 추적을 요하는 연구보다 시간, 경비, 노력이 절약된다.
- 희귀질환 및 잠복기가 긴 질병의 연구에 적합하다.
- 의심되는 여러 개의 가설을 동시에 검증할 수 있다.
- 표본인구가 적어도 된다.
- 기존자료의 활용이 가능하다.

② **단점**

- 적합한 대조군의 선정이 매우 어렵다.
- 질병발생에 관련된 잠재적인 위험요인에 대한 정보를 기억에 의존해야 하므로 자료의 타당도와 신뢰도에 문제가 있다.
- 혼란변수(confounding variable, 교란변수)의 제어가 쉽지 않다.
- 의심되는 원인이 질병을 발생시켰는지 또는 질병의 발생이 사람으로 하여금 위험요인에 노출하게 한 것인지 인과관계를 분별하기 어렵다.

(3) 코호트 연구(cohort study, 전향성 연구)

코호트는 '같은 특성을 가진 인구집단'이란 의미를 가지고 있다. 코호트 연구란, 질병의 원인과 관련되어 있다고 생각되는 특성을 가진 인구집단과 가지고 있지 않은 인구집단을 추적 조사하여 위험요인에의 폭로와 특정 질병발생의 연관성을 규명하는 전향성 연구(prospective study)이다.

그림 5-10은 코호트 연구의 설계이다. 조사시점의 모든 표본은 연구 대상 질환이 없어야 하기 때문에 집단검진이나 단면조사로 이미 질병에 이환된 환자를 제외한 모집단에서 이들을 대표하는 표본집단을 추출한 뒤, 표본집단을 다시 의심되는 요인에 폭로된 인구집단 코호트와 폭로되지 않은 인구집단 코호트로 분류하여 대상 질병이 발생할 때까지 일정 기간 기다렸다가 두 집단의 질병 발생률 즉, (가/가+나)와 (다/다+라)를 비교한다.

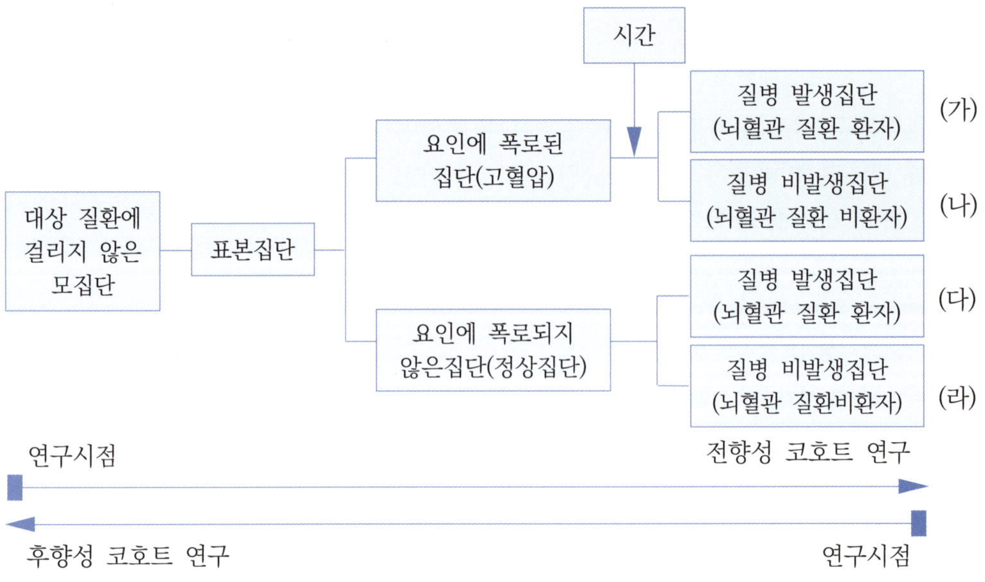

그림 5-10. 코호트 연구의 설계와 예

표 5-4. 코호트 연구결과의 2×2표

요 인		질병(뇌혈관 질환)		계
		유	무	
고혈압	네(+)	가	나	가+나
	아니오(-)	다	라	다+라
계		가+다	나+라	

코호트 연구의 장·단점은 다음과 같다.

① **장점**

- 표본인구에 대한 연구이므로 연구 결과를 모집단 적용할 수 있다.
- 비교적 신뢰성이 높은 자료를 얻을 수 있다.
- 한꺼번에 여러 개의 가설을 동시에 검증할 수 있다.
- 질병의 자연사 파악이 가능하다.
- 위험요인과 질병발생 간의 인과관계 파악이 용이하다.
- 질병발생의 위험률(비교위험도, 귀속위험도, 양-반응관계)을 구할 수 있다.

② **단점**

- 장기간의 추적조사이므로 시간과 노력과 비용이 많이 든다.
- 진단방법과 기준에 변동이 생길 우려가 있다.
- 연구기간이 길어짐에 따라 탈락자가 발생할 수 있다.
- 많은 조사대상자를 필요로 한다.
- 발생률이 낮은 질병에는 적용하기 곤란하다.

일반적으로 코호트 연구라 함은 전향성 연구를 의미한다. 전향성 코호트 연구는 계속 많은 사람을 추적하여 관찰하여야 하므로 시간과 노력이 많이 소요된다는 단점이 있다. 따라서 이러한 단점을 개선하기 위한 방법으로 후향성 코호트 연구(retrospective cohort study)가 고안되었다. 후향성 코호트 연구란 현재 나타난 결과가 과거 어떤 요인이 원인이 되었는지 알고자 할 때 이용된다.

질병발생의 위험도 측정

코호트 연구에서 질병발생의 원인이 되는 특정요인에 폭로됨으로써 질병에 이환되는 위험도가 얼마나 되는가를 측정하여 인과관계의 통계적인 강도를 결정하는 방법으로, 비교위험도와 귀속위험도가 있다.

표 5-5. 흡연과 폐암의 발생관계

	폐암	정상인	계
흡연(+)	가	나	가+나
비흡연(-)	다	라	다+라
계	가+다	나+라	

■ 비교위험도(relative risk, 상대위험도)

폭로군이 비폭로군에 비해 질병발생의 위험이 얼마나 더 높은가를 나타내며, 질병 발생요인에 의한 발병정도를 나타내는 척도로 사용한다.

예를 들어 위험요인을 가지고 있거나 노출된 군(흡연군)에서의 질병발생률을 노출되지 않은 군(비흡연군)에서의 질병발생률로 나눈 것이다. 이 값은 위험요인에 비폭로된 집단에 비해 폭로된 집단의 질병이 몇 배 더 많이 발생할 지를 나타낸다.

- 비교위험도= $\frac{\text{폭로집단의 발생률}}{\text{비폭로집단의 발생률}} = \frac{\text{가}/(\text{가}+\text{나})}{\text{다}/(\text{다}+\text{라})} = \frac{\text{가}(\text{다}+\text{라})}{\text{다}(\text{가}+\text{나})}$

※ 환자-대조군 연구에서는 비교위험도의 산출이 불가능하다. 따라서 추정치인 교차비(odds ratio, 비치비)를 이용하여 질병발생과 요인간의 연관성을 측정한다.

- 교차비= $\frac{\text{가}/\text{다}}{\text{나}/\text{라}} = \frac{\text{가라}}{\text{나다}}$

■ 귀속위험도(attributable risk, 기여위험도)

위험요인이 질병발생에 얼마나 기여했는지 즉, 위험의 차이를 나타내는 것으로써 원인이라고 의심되는 요인에 폭로된 집단의 질병발생률에서 폭로되지 않은 집단의 질병발생률을 뺀 것이다. 이 차이는 특정요인에 폭로됨으로써 질병에 걸린 비율이며, 이 특정요인을 제거한다면 얼마나 질병을 감소할 수 있는지를 예측할 수 있게 한다.

- 귀속위험도 = 폭로집단의 발생률 - 비폭로집단의 발생률

$$= \frac{\text{가}}{\text{가}+\text{나}} - \frac{\text{다}}{\text{다}+\text{라}}$$

3) 이론역학(theoretical epidemiology)

감염병의 발생모델과 유행현상을 수리적으로 분석하여 이론적으로 유행법칙이나 현상을 수식화하는 3단계 역학이다.

실제로 나타난 결과와 수식화된 이론을 비교·검토함으로써 그 타당성을 검정하거나 요인들의 상호관계를 수리적으로 규명하는 역학으로써 감염병의 발생이나 유행을 예측하는 데 활용될 수 있다.

4) 실험역학(experimental epidemiology)

실험역학이란, 질병발생의 원인을 실험적으로 규명하려는 역학으로써 연구대상에게 어떤 실험조작 또는 자극을 주어 그 반응이나 결과를 보는 방법으로 원인관계를 검증함에 있어 가장 결정적인 증거를 제시해 준다.

하지만 윤리적인 이유로 그 적용범위는 신약의 약효 등 극히 제한된 임상실험에만 활용되고 있어 임상역학이라고도 한다.

📖 실험연구에서 유의해야 할 방법론적 전략

- 무작위추출할당(randomized assignment)

실험군과 대조군을 정할 때 두 집단은 조작 여부 외의 다른 요소들은 같아야 하기 때문에 해당 집단으로부터 무작위추출하여 연구대상 집단을 형성하고 이를 동일한 확률에 의거해서 배당하는 무작위추출할당을 해야 한다. 그렇지 않으면 실험결과가 조작 여부에 의한 차이인지 기타 다른 요인의 차이로 인한 것인지 알 수 없다.

- 이중맹검법(double blinded method)

피험자가 본인이 실험군인가 대조군인가를 아는 경우, 건강행위가 달라져서 실험결과에 영향을 미칠 가능성이 있으며, 실험자 또한 자신이 수립한 가설이 옳다는 방향으로 실험결과를 유도하게 될 가능성이 있다. 따라서 실험자 자신도 특정인이 실험군인지 대조군인지 모르게 하고 피험자도 본인이 실험군인지 대조군인지를 모르게 하는 것이다.

- 위약투여법(placebo administration)

위약(placebo)은 진짜와 색깔, 냄새, 형태, 맛 등이 똑같아서 투약하는 사람이나 복용하는 사람이 분별할 수 없도록 만들어진 것으로 약리작용만 없는 것이다. 위약투여법을 이용하는 이유는 약리작용 이외의 심리적 작용(placebo effect)으로 발생하는 편견을 제어하여 정확한 결과를 얻기 위해서이다.

5) 작전역학(operational epidemiology)

작전역학이란 지역사회 보건의료서비스의 운영에 관한 계통적 연구를 의미하며, 서비스의 향상을 목적으로 한다. 보건사업 수행 시 작전역학의 응용은 최근에 이르러 그 범위가 크게 확장되어 가고 있다. 작전역학은 지금까지 설명한 기술역학, 분석역학 그리고 실험역학의 방법론에 주로 의존하며 사회과학, 통계학, 계량경제학, 체계분석, 경영학 등의 많은 기법을 활용한다. Omran에 의하면 작전역학이 다루는 내용은 다음과 같다.

① 보건사업의 효과를 그들의 목적성취 여부를 근거로 평가하는 것

② 사업의 운영과정에 관한 연구를 하는 것
③ 투입된 예산, 경비, 노력에 대한 결과 또는 효과를 관련시켜 연구하는 것
④ 사업의 수용 또는 거부반응을 일으키는 데 영향을 미치는 요인들을 규명하는 것
⑤ 지역사회 보건문제 해결을 위한 여러 가지 접근방법을 비교 · 평가하는 것 등 이다.

4. 역학 연구의 고전적 사례

역학이 현대적인 개념으로 학문적 체계를 갖추는 데에는 많은 학자들의 노력과 긴 시간을 필요로 하였다. 역학 연구방법론의 정립에 크게 기여한 고전적인 연구를 살펴보면 다음과 같다.

(1) John Snow의 콜레라 연구

J. Snow의 콜레라 연구는 현재도 기술역학 연구방법의 모범적 사례가 되고 있다.

영국의 마취과 의사인 J. Snow는 R. Koch(1843~1910)에 의해 콜레라 원인균이 발견되기 무려 30년 전인 1854년에 영국에서 크게 유행하던 콜레라의 원인규명을 위한 연구결과인 'On the mode of communication of cholera'라는 보고서를 출판하였다.

그는 콜레라 발생과 분포에 대한 관찰을 통하여 질병은 오염된 상수를 통하여 전파된다고 하는 역학적 가설을 세우고 오늘날 역학자들이 사용하는 것과 같은 방법을 통해 이를 증명하였다.

즉, 환자발생 장소를 런던시의 지도에다 점(spot map)으로 찍어 본 후 환자발생이 많은 지역과 적은 지역이 있음을 알게 되었으며, 이러한 지역적 차이는 식수를 공급받는 상수도원의 분포와 일치한다는 사실을 발견하였다.

이 같은 역학조사의 결과로 ① 콜레라는 식수를 통해서 전파되고, ② 그 원인이 되는 성분은 환자의 위장관을 통해 배설되며, ③ 이 병원독(morbid poison)은 증식능력이 있는 것 같다는 결론을 내리고 이를 토대로 "콜레라는 환자의 위장관을 통해 배설되는 특수한 성분인 병원독을 건강한 사람이 삼킴으로써 발생한다."는 결론을 내렸다.

(2) Goldberger의 펠라그라 연구

펠라그라(Pellagra)는 나이아신(nicotinic acid)의 결핍에 의한 질병이라는 것은 잘 알려진 사실이다. 그러나 스페인의 Casal이 1735년에 이 병을 Mal de la Rosa라고 독립된 질병으로 분류하여 이 병을 한센병의 일종이거나 다른 많은 피부병과 같이 전염성이 있는 질환이라고 생각하였다.

그 후 1914년 미국 보건성의 Goldberger에 의하여 영양결핍증임을 임상실험을 통해 입증되기까지 무려 180년이 걸렸다.

Goldberger는 펠라그라의 원인을 찾고자 환자가 많은 고아원, 정신병원, 시설 수용자 등을 방문하여 자료를 수집하다가 같은 시설 내에서 근무하는 의사나 간호사 중에는 펠라그라 환자가 없는 사실에서 또한 펠라그라가 동물성 단백질을 섭취할 기회가 적은 가난한 사람들에서 많이 발생한다는 사실에서 펠라그라가 감염병이 아니며, 어떤 영양의 결핍에 의한 질병일 가능성이 있다고 믿게 되었다.

그는 이러한 그의 가설을 증명하고자 12명의 죄수에게 동물성 단백질이 없는 식사만을 하게 하여 인위적으로 펠라그라의 증상을 갖는 환자를 만드는 데 성공하였으며, 펠라그라 환자의 분비물을 자기 자신과 부인 그리고 건강한 사람의 인후점막에 묻히는 실험을 하였다. 그 결과 펠라그라는 이러한 방법으로는 생기지 않음을 증명할 수 있었다.

(3) Doll과 Hill 등의 폐암 연구

흡연과 폐암과의 관계가 큰 관심을 끌게 된 것은 Doll과 Hill(1950) 그리고 Horn과 Hammond(1950) 등의 논문이 발표되면서부터라고 할 수 있다.

이들은 병원에 입원한 폐암환자들을 대상으로 하여 이들의 과거 흡연력을 조사하고, 이것을 입원 중인 폐암환자가 아닌 자와 비교하거나 각각 의사 집단, 지역사회 주민 또는 군복무 후 정부가 시행하는 생명보험에 가입한 가입자 집단을 대상으로 이들의 흡연습관을 조사하고, 이들이 사망하는 경우 폐암으로 사망하였는가의 여부를 철저히 조사하여

① 흡연과 폐암 발생과의 사이에는 통계학적으로 유의한 연관성이 있다.
② 흡연의 비교위험도(relative risk)가 상당히 크다.
③ 용량-반응관계(dose-response relationship)가 성립된다는 것을 입증하였다.

흡연과 폐암의 관계를 연구하는 데 있어 사용한 방법이 전자는 어떤 결과(폐암)를 현재에 두고 과거의 사실(흡연)을 조사함으로써 그 관계를 알려고 시도한 데 반하여 후자는 현재의 사실(흡연)로부터 시작하여 미래에 올 결과(폐암)를 조사한

다는 방법의 차이를 두어 역학적 연구의 발견에 크게 기여하였다.

이것들로 흡연과 폐암발생과의 사이에는 인과관계가 있다는 결론에 도달할 수 있는 기초가 되었으며, 1960년대 이후의 비전염성 질환에 대한 역학적 연구들이 크게 발전하는 계기가 되었다.

6장 | 감염병 관리

개관 과학의 발달로 감염성 질환을 성공적으로 관리함으로써 몇몇 질환은 앞으로 근절이 가능할 것으로 기대되고 있다. 그러나 최근 지구온난화, 국제교류 증가, 식품 수출 · 수입 증가, 생활습관 변화 등으로 인하여 감염병의 발생이 증가하고, 발생양상 또한 다양해지는 등 인류는 여전히 감염성 질환으로 고통받고 있으며, 이의 극복은 공중보건의 주요 과제이다. 따라서 이 장에서는 질병관의 역사적 변천과정, 감염병의 생성과정 등을 살펴보고 예방 및 관리대책에 관하여 학습한다.

학습목표

1. 질병관의 역사적 변천과정을 설명할 수 있어야 한다.
2. 감염병의 생성과정을 서술할 수 있어야 한다.
3. 병원체의 종류를 열거하고 각각에 대해 예를 들 수 있어야 한다.
4. 병원체의 탈출과 전파방식을 설명할 수 있어야 한다.
5. 면역의 종류와 기전을 열거할 수 있어야 한다.
6. 국내 · 외 감염병의 예방대책을 설명할 수 있어야 한다.

주요용어 장기설 시대 / 병원체 / 병원소 / 보균자 / 인수공통감염병 / 비말전파 / 기계적 전파 /생물학적 전파 / 감수성 지수 / 면역 / 집단면역 / 검역 / 표본감시 / 질병관리본부

1. 역사적 배경

1) 감염병 발생 개요

과학의 발달로 감염성 질환을 성공적으로 관리함으로써 그동안 인류를 괴롭혔던 수많은 감염병이 자취를 감추었고, 감염병이 전무한 시대가 올 수 있다는 가능성마저 보이고 있다. 특히 과거 인류에게 커다란 피해를 주었던 두창(Small pox)을 인간의 힘으로 1979년 10월 26일을 기하여 전 세계에서 완전히 근절시킬 수 있었으며, 몇몇 질환은 앞으로 근절이 가능할 것으로 기대되고 있다. 이는 헌신적인 노력의 결과이며, 향후 공중보건사업에 대한 인류의 희망을 의미한다.

그러나 최근 전 지구적 규모의 기후 변화, 국제교류 증가, 생활습관 변화 등으로 인하여 감염병의 발생이 증가하고, 발생양상 또한 다양해지고 있어 인류는 여전히 감염병으로 인하여 고통받고 있으며, 이의 극복은 공중보건의 주요 과제이다.

1981년 제2의 흑사병이라 불리는 후천성면역결핍증이 최초로 보고되었고, 1994년 인도에서 페페스트가 발생하였으며, 1995년 에볼라출혈열이 1976년 이후 재출현하였다. 또한 1996년 일본에서 O157, 1997년 홍콩에서 조류인플루엔자(H5N1)가 크게 유행하였으며, 2003년에는 29개국에서 중증급성호흡기증후군(SARS)이 유행하여 774명이 사망하였다.

우리나라에서도 2008년 변종 크로이츠펠트-야콥병을 둘러싸고 심각한 사회적 갈등을 경험하였고, 2009년 신종 H1N1 인플루엔자바이러스 대유행은 국내 확진 환자만 75만 명이 발생하여 유례없는 공중보건 위기상황을 경험한 바 있다.

최근 들어 매개체 감염병은 신종감염병의 형태로 나타나거나 풍토화되어 발생이 증가하고 있다. 예를 들어 2013년 국내에서 처음으로 발견되어 36명(치사율 47.2%)의 환자가 발생했던 중증열성혈소판감소증후군(SFTS)이 2019년에는 223명(치사율 18.4%)으로 증가하였고, 라임병도 2011년~2015년까지 매년 10여 명 정도의 환자가 발생하였으나 2019년 23명으로 증가하였다.

쯔쯔가무시증도 매년 약 4천 명 이상 발생하는 등 진드기 매개 감염병이 지속적으로 증가하고 있는 상황이다.

또한 기후변화, 국제교류 활성화 및 해외여행객의 증가로 말라리아, 뎅기열의 지속적인 해외유입과 아울러 그간 국내에서는 발생되지 않았던 유비저('11년), 웨스트나일열('12년), 치쿤구니아열('13년), 지카바이러스('16년) 등이 해외유입 사례로 확인되었으며, 특히 2015년 메르스(MERS)에 이어서 2020년 초부터 발생한 코로나19 (COVID-19)의 세계적 대유행은 감염병이 국가 및 인류에게 심각한 위기 상황을 초래할 수 있음을 여실히 보여주고 있다.

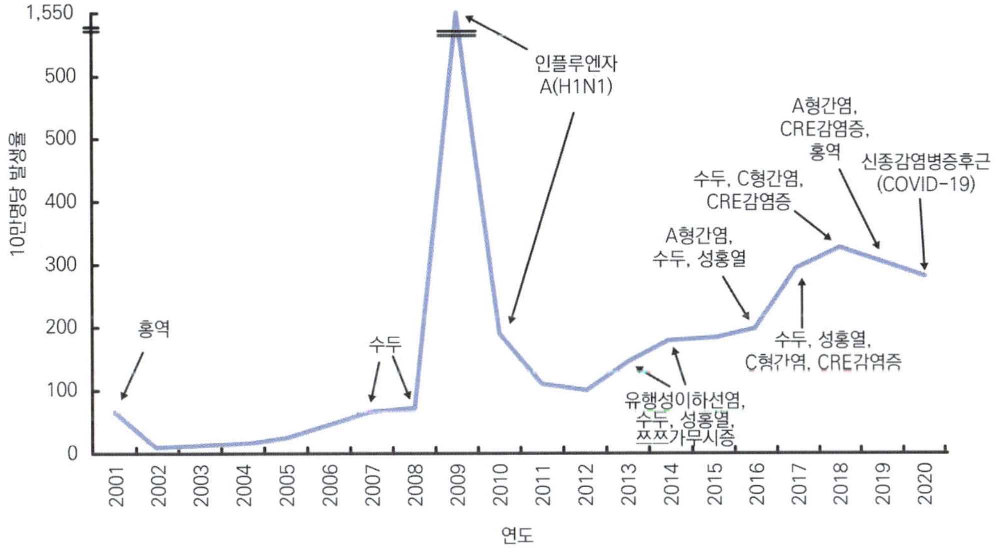

연도	1970	1980	1990	2000	2005	2010	2011	2012	2013	2014	2015	2016	2017	2018	2019	2020
10만명당 발생률	94.9	21.5	14.6	93.9	27.7	192.4	114.6	101.3	148.4	181.0	185.7	201.5	295.5	329.1	307.7	281.6

* 결핵, 후천성면역결핍증은 별도 통계 작성 및 공표하여 제외, 표본감시 감염병 제외
[자료] 질병관리청, 2020 감염병 감시연보, 2021.

그림 6-1. 연도별 급성감염병 발생 현황

2) 질병발생설

(1) 종교설 시대(religious era)

원시적인 종교관에 따라 선령과 악령이 있는 것으로 믿었던 시대에는 악령이 몸에 들어가 고통을 일으킨다고 생각하였다. 따라서 치료도 다분히 주술적인 것으로 악령을 진정시키거나 축출하고자 하였다(선악신설 시대).

이후 질병과 악령의 관련설을 믿었던 종교적 사고가 점차 변해감에 따라 질병에 대한 해석도 변하여 질병을 죄에 대한 신의 벌로 간주하고 신의 노여움을 풀기 위해 신과 접촉할 수 있는 무당들이 치료에 참여하였다(신벌설 시대).

(2) 점성설 시대(astrology era)

자연에 대한 인식이 점차 높아짐에 따라 인체의 각 부분을 천체에 대응시켜 성좌의 운영과 인체 각 부위의 기능이 서로 밀접하게 관련되어 있다고 보고 이를 질병의 진단과 예후판정에 응용하였다.

(3) 장기설 시대(miasma theory era)

질병과 환경과의 관계에 대하여 보다 깊은 관찰이 이루어진 시대로 감염병의 전파는 나쁜 공기나 공기 중의 유독물질 때문에 발생하게 된다고 믿었다.

히포크라테스(Hippocrates)의 기록에 의하면 말라리아를 나쁜(mal) 공기(aria)가 전파한다는 생각하여 오염된 공기를 정화시키기 위하여 집단발병 가옥에 불을 지르거나 연기소독법 등을 시행하였다. 이는 병인을 설명하지는 못하였으나 환경위생의 향상에는 큰 효과가 있었다.

표 6-1. 감염성 질환 출현 및 재출현 요인

요인	특정 요인의 예	질병의 예
생태학적 변화 (경제적 발전 토지 사용에 의한 것들을 포함	농업, 댐·물의 생태계, 남벌, 재조림, 홍수·가뭄, 기근 기후 변화	주혈흡충증(댐), 리프트 계곡 열(댐, 관개), 아르헨티나 출혈성 열(농업), 한탄(한국형 출혈성열)(농업, 아이티 콜레라(지진)
인구 통계, 행동	인구 성장과 이주(전원지역에서 도심으로의 이동), 전쟁 혹은 문명 충돌, 도시의 쇠퇴, 성적 행동, 약물 중독, 발달된 시설의 사용	HIV의 발생, 뎅기열의 확산, HIV와 다른 성 전파성 질병의 확산
국제적인 여행과 교역	사람과 물품의 전 세계적인 이동, 비행기를 통한 여행	말라리아, 모기 벡터의 파종, 쥐 매개 한타바이러스, 남미에서의 콜레라 발생, O139 비브리오 콜레라의 파종, 에볼라, 메르스
기술과 산업	식품 보급의 국제화, 식품 제조과정과 포장의 변화, 기관이나 조직의 이식, 약물로 인한 면역 억제, 널리 보급된 항생제 사용	용혈요독증후군(대장균으로 인한 햄버거 고기의 오염), 광우병, 수혈 관련 간염(B, C형간염), 면역 억제환자의 기회감염, 인간 성장호르몬 뱃치의 오염에 의한 크로이펠츠야콥병(의학 기술)
미생물의 적응과 변화	미생물의 진화와 환경에 있어서의 선택적 반응	항생제 내성 균, 인플루엔자 바이러스의 '항원소변이'
공중보건의 쇠퇴	예방 프로그램의 축소, 부적절한 공중위생과 벡터 억제 방안	미국에서의 결핵의 재발생, 아프리카 난민촌의 콜레라, 소비에트 연방에서의 디프테리아의 재발생

[자료] Morse SS. Factors in the emergence of infectious disease. Emerg Infect Dis. 1995, 1, 7-15

(4) 접촉 전염설 시대(contagious communicable theory era)

16세기에 이르러 질병에 대한 경험이 어느 정도 생기면서부터 인간이 서로 접촉하기 때문에 질병이 전파된다고 믿기 시작하였다. 매독이 유럽 전역에 만연한 사실은 질병이 접촉에 의해 전파된다는 설을 뒷받침하는 근거가 되었다.

(5) 미생물 병인설 시대(microorganism theory era)

Anton van Leeuwenhoek이 1676년 자신이 만든 렌즈를 가지고 처음으로 미소동물을 관찰하여 질병발생의 원인이 미생물이라는 사실이 인정되기 시작하였다. 이후 Louis Pasteur, Robert Koch 등에 의해 미생물 병인설이 확인되었다.

(6) 다인설 시대(multiple cause theory era)

현대사회의 질병현상 결정기전은 병원체뿐만 아니라 인간 주변의 생물학적, 물리적, 사회·경제적 환경의 상호작용에 의한다. 즉, 질병은 단일 요인에 의해 발생하지 않으며, 여러 가지 복합적 요인들의 상호작용에 의해 발생한다는 것이다.

2. 감염병의 생성과정

감염병은 병원체, 숙주, 환경의 상호관계에 따라 유행의 정도가 달라진다. 질병 발생의 3대 요인을 세분화해보면 병원체→병원소→병원소로부터 병원체의 탈출→전파→새로운 숙주로의 침입→숙주의 감수성으로 분류할 수 있다.

이들 6개 요소는 연쇄적으로 작용하며, 이 중 어느 한 가지만 차단되어도 감염병은 발생되지 않는다.

표 6-2. 감염병의 발생요인과 생성과정

질병발생의 3대 요인	감염병 생성과정의 6개 요소
병원체	병원체의 존재 병원소
환 경	병원소로부터 병원체의 탈출 전파
숙 주	새로운 숙주로의 침입 숙주의 감수성과 면역

1) 병원체(causative agent)

(1) 병원체의 종류

병원체는 질병발생에 핵심적 역할을 한다. 단세포인 바이러스로부터 다세포인 기생충에 이르기까지 매우 다양하며, 이들의 종류와 관련된 주요 감염병은 다음과 같다.

① 세균(bacteria)

가장 흔한 질병의 원인이며, 단세포로 된 식물성 병원체로써 형태에 따라 3가지 종류로 구분한다.

- 간균(bacillus)은 막대 모양으로 장티푸스, 디프테리아, 결핵, 탄저 등이 이에 속한다.
- 구균(cocus)은 형태가 원형으로 폐렴, 임질, 포도상구균, 연쇄상구균 등이 속한다.
- 나선균(spirillum)은 S자형 또는 나선형인 균을 총칭하며, 콜레라균이 이에 속한다.

② 리케치아(rickettsia)

세균과 바이러스의 중간 크기로 세균과 유사한 화학적 성분을 가지고 있으며, 화학요법제에 대해 감수성이 있는 점이 바이러스와 다르다. 주로 이, 진드기, 벼룩 등에 기생하며 발진티푸스, 발진열, 쯔쯔가무시증(양충병), 록키산홍반열, Q열을 일으킨다.

③ 바이러스(virus)

핵산과 단백질로 구성되어 있으며, 유전자 복제능력이 없기 때문에 생물과 무생물의 중간 정도에 해당한다. 병원체 중에서 가장 작아 전자현미경으로만 볼 수 있고 살아 있는 조직세포 내에서만 증식한다. 두창, 후천성면역결핍증후군, 폴리오, 일본뇌염, 인플루엔자, 홍역, 신증후군출혈열, 공수병, 풍진, 유행성이하선염, 간염 등과 관련된다.

④ 진균 또는 사상균(fungus)

버섯, 곰팡이, 효모 등과 같은 호기성 종속 영양 미생물의 총칭으로 무좀, 진균증(candida) 등 피부병을 일으킨다. 인간에게 유용한 사상균의 대표적인 예는 페니실륨(penicillum)을 들 수 있으며, 항생물질인 페니실린을 만든다.

⑤ 원충류(protozoa)

단세포 동물로서 대체로 중간숙주에 의해 전파되고 면역이 생기는 일이 드물며, 적합하지 못한 조건에서도 장기간 생존이 가능하다. 대표적인 질환으로는 말라리아, 톡소플라스마증, 질트리코마나스, 아프리카수면병 등이 있다.

⑥ **기생동물(metazoa)**

육안으로 볼 수 있으며, 숙주의 몸속에서 영양분을 섭취하는 동물로서 크기와 형태가 다양하다. 기생충 감염병은 회충증, 편충증, 촌충증, 십이지장충증, 흡충증, 구충증 등이 있다.

(2) 질병발생을 위한 병원체의 특성

병원체가 숙주의 체내에 자리 잡고 발육 또는 증식하여 조직반응이 나타나는 것을 감염이라고 하고, 감염의 결과 숙주가 병적인 이상 현상을 나타내는 것을 발병이라고 한다. 감염이나 발병에 관계되는 병원체의 특성은 다음과 같다.

① **병원체의 양**

병원체의 양은 감염이나 발병에 커다란 영향을 미친다. 장티푸스, 콜레라, 세균성이질 등은 소량으로도 감염이 잘되지만 살모넬라 식중독이나 비브리오 식중독은 일정 수 이상의 병원체가 침입해야만 발병이 일어난다.

② **외계에서의 생존능력**

숙주에서 탈출하여 다른 숙주에게 침입하기까지 외계에서 생존할 능력이 없거나 생존하지 못하면 감염이나 발병이 일어나지 않는다. 외계에 대한 저항력이 없는 병원체는 생존을 위하여 성매개감염병처럼 숙주 내에서 생존하는 방향으로 진화한다.

③ **감염력(infectivity)**

병원체가 숙주에 침입하여 알맞은 기관에 자리 잡고 증식하는 능력을 말한다. 감염력은 감염을 성공시키는 데 필요한 병원체의 최소수로 측정된다.

- $감염력 = \dfrac{감염자\ 수}{위험에\ 노출된\ 감수성자\ 수}$

④ **병원력(pathogenecity, 병인성)**

병원체가 감염된 숙주에게 현성질병을 일으킬 수 있는 능력을 말한다. 병원력은 감염자 중 전형적 증후군을 나타내는 환자의 비율로 측정한다.

- $병원력 = \dfrac{발병자\ 수}{감염자\ 수}$

⑤ **독력(virulence, 병독성)**

숙주의 생활기능에 미치는 장애의 정도 즉, 질병의 중증도를 나타낸다. 독력의 측정은 환자 중 영구적 후유증이나 사망비율로 표현된다.

$$\bullet\ \text{독력} = \frac{\text{중증환자 수} + \text{사망자 수}}{\text{발병자 수}}$$

표 6-3. 감염력, 병원력, 독력의 상대적 강도

	감염력	병원력	독력
높다	두창, 홍역, 수두, 폴리오	두창, 공수병, 홍역, 수두, 감기	공수병, 두창, 결핵, 한센병
중간	풍진, 감기, 유행성 이하선염	풍진, 유행성 이하선염	폴리오
낮다	결핵	폴리오, 결핵,	홍역
아주 낮다	한센병	한센병	풍진, 수두, 감기

[자료] 김정순, 역학원론, 신광출판사, 1990.

2) 병원소(reservoir of infection)

일종의 감염원으로 병원체가 증식하고 생존을 계속하여 다른 숙주에게 전파될 수 있는 상태로 저장되는 장소를 말하며, 궁극적인 감염원(ultimate source of infection)이라 할 수 있다. 병원체가 생존하고 증식하기 위해서는 병원체 나름대로 특정한 병원소를 필요로 한다.

병원소의 종류는 인간병원소(환자, 보균자), 동물병원소, 토양이 있다.

(1) 환자

병원체에 감염되어 자각적·타각적으로 임상증상이 있는 자를 환자라고 한다. 은닉환자, 간과환자, 전구기 환자, 현성환자 등이 있으며 감염병 관리 측면에서 보면 현성환자보다 은닉환자, 간과환자, 전구기 환자의 경우가 더욱 중요하다.

감염형태

병원체가 인간이나 동물에 침입하여 그 장기에 자리 잡고 증식하는 것을 총칭하여 감염이라고 한다. 이 감염에 의한 증세의 발현을 감염증이라고 한다.

- 현성 감염(apparent infection) : 병원체에 감염되어 자각적 또는 타각적으로 임상적인 증상을 보인 사람을 말한다. 역학적인 면에서 질병에 이환되어 있는 것을 쉽게 인지할 수 있어 관리가 수월하다.

■ **불현성 감염**(inapparent infection) : 병원체에 감염되어 숙주 내에서 병원성 미생물이 증식하지만 임상적인 증상이 나타나지 않는 것으로써 미생물학 및 면역학적 방법에 의해서만 발견이 가능하다. 불현성 감염환자라도 현성 감염환자와 마찬가지로 전염력이 있기 때문에 감염병 관리상 대단히 중요하게 다루어져야 한다. 이는 현성 감염환자는 임상적인 증상으로 인해 활동력이 줄어들고 질병에 감염되었다는 사실이 외부로 나타나므로 전염기회가 그만큼 적은 데 반하여, 불현성 감염환자는 감염되었다는 사실이 외부로 나타나지 않고 활동력도 건강한 사람과 차이가 없으므로 전염기회가 훨씬 크기 때문이다.

그 밖에 감염형태로는 두 가지 이상의 병원균이 침입하여 있는 상태인 혼합감염, 감염이 되어 있는 상태에서 동일한 병원균이 침입한 경우인 중복감염, 자신이 가지고 있는 병원균에 의하여 자신이 다시 감염되는 경우인 자가감염이 있다.

(2) 보균자(carrier)

① 보균자의 역학적 의미

1차 감염이 된 숙주는 어느 기간 동안은 감염원이 된다. 병원체를 체내에 가지고 있으면서 자각적 또는 타각적으로 임상적인 증상이 없이 이를 배출하여 감염원으로 작용하는 숙주를 말한다.

② 보균자의 종류

어느 시기에 처해 있는 보균상태이냐에 따라 회복기 보균자, 잠복기 보균자, 건강보균자로 나눌 수 있다.

㉠ 회복기 보균자(convalescent carrier)

질병으로부터 회복되어 임상증상이 모두 없어졌는데도 불구하고 체내의 일부에 병원체가 남아 있어서 환자가 계속 균을 배출하는 보균자로써 병후 보균자라고도 한다. 특히 장티푸스에 가장 많고, 파라티푸스, 세균성이질, 디프테리아, 살모넬라균, 바이러스성 간염 등에서 볼 수 있다.

㉡ 잠복기 보균자(incubatory carrier)

어떤 질환에 감염된 후 임상적인 증상이 나타나기 전인 잠복기간 중에 병원체를 배출하는 보균자이다. 디프테리아, 홍역, 백일해, 유행성이하선염, 수막구균성수막염 등이 해당된다.

㉢ 건강보균자(healthy germ carrier)

병원체에 감염된 숙주가 임상증상이 나타나지 않은 상태에서 병원체를 전파시키는 것으로 이를 불현성 감염보균자(carrier of inapparent infection)라고 하며, 감염병 관리가 가장 어려운 대상이다. 디프테리아, 폴리오, 일본뇌염 등에서 볼 수 있다.

그 밖에 보균기간에 따라 3개월 이내를 일시보균자, 3개월 이상을 만성보균자 그리고 일생동안 보균하는 사람을 영구보균자라고 한다. 영구보균자 중에도 숙주의 균 배출이 간헐적인 보균자와 계속 배출하는 보균자가 있다.

(3) 동물 병원소(animal reservoir)

사람과 동물 간에 상호 전파되는 병원체에 의하여 발생되는 감염병을 인수공통감염병(zoonoses)이라고 한다.

전체 감염병의 60% 이상이 인수공통감염병이고, 20세기 이후 발생한 신종 감염병의 75% 이상이 야생동물로부터 유래되었기 때문에 근본적 관리를 위해 사람-동물-환경 분야의 통합적 접근 및 관계 기관과의 유기적 협력이 필요한 감염병이다.

우리나라는 감염병의 예방 및 관리에 관한 법률에 따라 11종(장출혈성대장균감염증, 일본뇌염, 브루셀라증, 탄저, 공수병, 동물인플루엔자 인체감염증, 중증급성호흡기증후군(SARS), 변종크로이츠펠트-야콥병(vCJD), 큐열, 결핵, 중증열성혈소판감소증후군(SFTS))을 인수공통감염병으로 지정(질병관리청장 고시)하여 관리하고 있다.

표 6-4. 동물 병원소와 인수공통감염병

동 물	감 염 병
쥐	페스트, 살모넬라증, 서교증, 발진열, 쯔쯔가무시증, 렙토스피라증, 신증후군 출혈열
소	결핵, 탄저, 광우병, 살모넬라증, 브루셀라증, 보툴리즘, 크로이츠펠트-야콥병
돼지	일본뇌염, 탄저, 살모넬라증, 브루셀라증
개	공수병, 톡소프라스마증
고양이	살모넬라증, 톡소프라스마증, 서교증
양	탄저, 브루셀라증, Q열
말	탄저, 살모넬라증, 유행성뇌염

(4) 토양

무생물이면서 병원소 역할을 하며, 진균류의 병원소로써 작용하는데 파상풍, 탄저, 렙토스피라증 등이 해당된다.

3) 병원체의 탈출(escape from reservoir)

병원소에서 증식한 병원체는 그 병원소에서 탈출할 기회를 가져야만 전파할 수 있다. 탈출경로는 숙주의 기생부위에 따라서 다양하다.

① **소화기계 탈출**

위 장관을 통한 탈출 즉, 분변이나 토사물을 통해 전파된다. 콜레라, 장티푸스, 파라티푸스, 세균성이질, 폴리오 등이 이에 해당되며, 가장 효과적인 관리방법은 환경위생을 철저하게 하는 것이다.

② **호흡기계 탈출**

기침, 가래, 재채기, 객담 등을 통하여 공기전파된다. 홍역, 유행성이하선염, 디프테리아, 백일해, 결핵, 수두 등이 이에 해당되며, 예방접종이 가장 효과적인 관리방법이다.

③ **비뇨기계 탈출**

주로 소변이나 성기 분비물을 통하여 배출된다. 성매개감염병 등이 이에 해당되며, 접촉자 색출이 가장 중요한 관리방법이다.

④ **기계적 탈출**

곤충의 흡혈(발진티푸스, 발진열, 말라리아, 일본뇌염)과 주사기(AIDS, B형간염) 등에 의한 탈출이다.

⑤ **개방병소로 직접 탈출**

상처부위의 창상이나 농양 분비물 등에 의해 병원체가 직접 탈출하는 것이다. 한센병, 무좀, 습진이 그 대표적인 예이다.

4) 감염병의 전파방식(mode of transmission)

병원소에서 성공적으로 탈출한 병원체는 새로운 숙주에 도달하기 위하여 독특한 방법을 사용한다. 병원체의 전파양식은 크게 직접전파와 간접전파로 구분할 수 있다.

(1) 직접전파(direct transmission)

숙주에서 다른 숙주로 병원체의 직접적 전달을 통해 감염이 발생하는 것을 말한다. 키스, 성교 등의 신체 간의 접촉(성매개감염병, 한센병 등)과 재채기, 기침 등을 통해 비말로 직접 살포되어 결막이나 코・입의 점막으로 병원체가 침입하는 경우(홍역, 결핵, 폴리오, 인플루엔자, 백일해 등), 신체 일부가 직접 토양에 접촉하여 생기는 경우

(파상풍, 탄저, 렙토스피라증, 구충증 등)이다. 태반을 통한 수직감염(매독, AIDS, B형 간염 등)도 직접전파의 한 형태이다.

> **📖 공기전파(air borne transmission)**
>
> 먼지(dust)에 의한 전파와 비말핵(droplet nuclei)에 의한 전파로 나눌 수 있다. 먼지에 의한 전파는 흙이나 마루바닥 또는 침구 등에 있던 균이 바람에 날려서 전파되는 경우를 말한다. 비말핵이란 비말(대개 10μ 이상)이 일단 체외로 나온 후 수분이 증발하여 1~2마리의 균 또는 1~5μ 정도의 크기로 줄어든 미소잔류물이다. 이러한 비말핵은 그 크기가 작기 때문에 공기 중에 오랫동안 부유할 수 있고 따라서 폐포 내로 쉽게 들어간다. 이 비말핵이 감수성 있는 사람에게 흡기에 의해 폐 등에 감염되는 것을 비말전파(포말전파 : droplet spread)라고 한다.

(2) 간접전파(indirect transmission)

병원소로부터 탈출한 병원체가 매개체를 통하여 감수성 있는 숙주에게 전파되는 것을 말한다. 따라서 간접전파는 매개체가 존재해야 하고, 병원체가 외계에서 생존능력이 있어야 하며, 동시에 소량으로도 감염을 일으킬 수 있어야 한다.

① 비활성 매개체 전파(inanimate vehicle-borne transmission)

우유, 물, 공기, 식품, 토양과 같은 무생물에 의한 전파를 말하며, 특히 이것 이외의 비활성 매개체를 개달물(fomites)이라고 하는데 이들은 매개체 자체가 숙주의 내부로 들어가지 않고 병원체를 운반하는 수단으로만 작용하는 것으로 수건, 장난감, 침구, 식기, 의복, 서적, 의료기구 등이 있다.

② 활성 매개체 전파(animate vehicle-borne transmission)

매개역할을 하는 곤충에 의한 생물학적 전파로써 절지동물에 의한 것과 패류나 담수어와 같은 흡충류 등 중간숙주에 의한 것이 있다.

활성 매개체에 의해서 전파되는 질병은 매개곤충의 활동범위가 한정되어 있고, 살기에 적당한 계절이나 기온이 있으므로 그 범위가 지역적 · 계절적으로 한정되어 있는 것이 특징이다.

> **📖 절지동물에 의한 전파**
>
> 절지동물에 의한 전파는 기계적 전파와 생물학적 전파가 있다.
>
> - 기계적 전파(mechanical transmission) : 절지동물의 다리나 체표면에 묻어 있는 병원체를 아무런 변화 없이 그대로 전파하는 것을 말하며, 매개곤충 내에서 균의 증식은 일어나지 않는다.

- 생물학적 전파(biological transmission) : 병원체가 매개곤충 내에서 성장이나 증식을 하면서 생활사의 일부를 거친 후 전파하는 경우를 말한다. 기계적 전파의 경우에는 특정 절지동물을 거치지 않더라도 어떻게든 옮겨만 가면 되지만 생물학적 전파인 경우는 반드시 그 절지동물을 거쳐야만 신숙주에게 감염력이 생긴다.
  - ㉠ 발육형 전파(cyclo-developmental transmission) : 매개곤충 내에서 수적인 증식은 없지만 생활환의 일부를 거치면서 발육하여 전파하는 형태이다. 반크롭트사상충과 말레이사상충은 모기, 로아사상충은 흡혈성 등애가 전파한다.
  - ㉡ 증식형 전파(propagative transmission) : 매개곤충 내에서 병원체가 수적으로 증식한 후 곤충이 피부 접촉 시 전파하는 것이다. 페스트와 발진열은 벼룩, 뎅구열과 황열은 모기, 재귀열은 이가 전파한다.
  - ㉢ 발육 · 증식형 전파(cyclo-propagative transmission) : 매개곤충 내에서 병원체가 생활환의 일부를 거치면서 발육과 수적 증식을 하여 전파되는 것으로 말라리아는 모기, 수면병(sleeping sickness)는 체체파리가 전파한다.
  - ㉣ 배설형 전파(fecal transmission) : 매개곤충 내에서 증식한 후 장관을 거쳐 배설물로 배출된 병원체가 피부의 상처부위나 호흡기계 등을 통하여 전파되는 것으로 발진열과 페스트는 벼룩, 발진티푸스는 이가 전파한다.
  - ㉤ 경란형 전파(transovarial transmission) : 곤충의 난자를 통해 다음 세대까지 전달되어 전파되는 형태로써 록키산홍반열, 쯔쯔가무시증은 진드기가 전파한다.

표 6-5. 주요 매개체와 감염성질환

매개체(vector)	감염성 질병
모기	말라리아, 사상충증, 일본뇌염, 황열, 뎅기열
파리	장티푸스, 파라티푸스, 세균성이질, 콜레라, 폴리오
진드기	재귀열, 신증후군출혈열, 록키산홍반열, 쯔쯔가무시증, Q열, 야토병
이	발진티푸스, 재귀열
벼룩	발진열, 페스트
쥐	페스트, 발진열, 서교열, 렙토스피라증, 쯔쯔가무시증, 신증후군출혈열, 살모넬라증, 선모충증
물고기	간흡충증
게	폐흡충증

5) 새로운 숙주로의 침입(entry into new host)

병원성 미생물이 숙주의 표면장벽을 뚫고 침입하였을 때 이를 감염이 시작되었다고 할 수 있다. 병원체의 침입양식은 병원체가 병원소로부터 탈출하는 경로와 대체로 일치한다. 즉, 호흡기계 감염병은 호흡기로 침입하고, 소화기계 감염병은 주로 경구로 침입하며, 그 밖에 점막, 태반 및 경피를 통하거나 곤충의 교상 또는 주사기 등에 의한 기계적 침입에 의하여 감염된다.

표 6-6. 침입경로에 따른 병원체의 종류

소화기계	병원체	호흡기계	병원체
1. 콜레라	세균	1. 결핵	세균
2. 장티푸스	세균	2. 한센병	세균
3. 파라티푸스	세균	3. 디프테리아	세균
4. 브루셀라증	세균	4. 수막구균성수막염	세균
5. 이질	세균, 아메바	5. 성홍열	세균
6. 폴리오	바이러스	6. 백일해	세균
7. A형간염	바이러스	7. 폐렴	세균
		8. 인플루엔자	바이러스
		9. 두창	바이러스
		10. 풍진	바이러스
		11. 홍역	바이러스
		12. 유행성이하선염	바이러스
성기점막	**병원체**	**피부점막**	**병원체**
1. 매독	세균	1. 페스트	세균
2. 임질	세균	2. 파상풍	세균
3. 연성하감	세균	3. 트리코마	세균
		4. 야토병	세균
		5. Weil's 병	세균
		6. 일본뇌염	바이러스
		7. 발진티푸스	리케치아

6) 숙주의 저항력

숙주 내에 병원체가 침입하였다고 해서 모두가 감염되거나 발병하는 것은 아니다. 숙주의 저항력이 감염이나 발병 여부에 크게 작용한다.

저항력에는 특정한 병원체에 국한되지 않고 전반적인 저항력을 말하는 비특이적인 저항력과 특정한 병원체에 대한 저항력인 특이적 저항력이 있는데 특이적 저항력은 면역이라 한다.

(1) 감수성(susceptibility)

숙주에 침입한 병원체에 대하여 감염이나 발병을 막을 수 없는 상태를 감수성이라 한다.

감수성에 대하여 Gottstein은 접촉에 의하여 전파되는 급성호흡기계 감염병의 경우에 그 질환에 폭로되었던 적이 없는 미감염자가 병원체에 접촉되어 발병하는 율이 대체적으로 일정하여 이를 감수성 지수(contagious index, 접촉감염지수)라고 하였으며, 이를 De Rudder가 %로 나타냈다. 두창과 홍역 95%, 백일해 60~80%, 성홍열 40%, 디프테리아 10%, 폴리오 0.1% 이하로써 두창과 홍역이 가장 높고 폴리오가 가장 낮다.

(2) 면역(immunity)

신체의 제3차 방어기전인 면역은 어떤 특정한 감염균에 대하여 자기 몸을 방어하고, 임상적인 증상을 없애거나 가볍게 하는 능력을 말한다. 면역은 선천면역과 후천면역으로 구분한다.

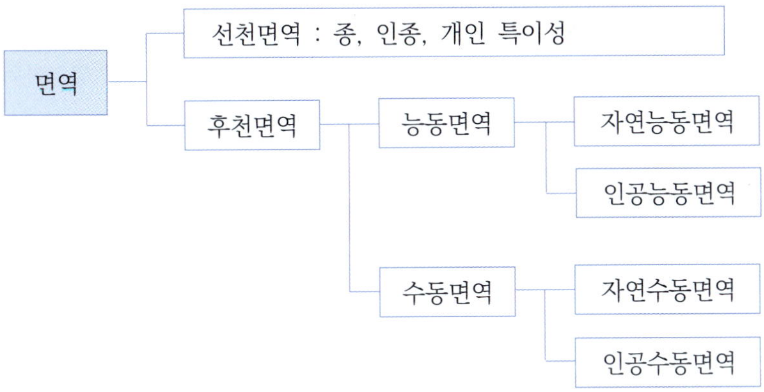

그림 6-2. 면역의 종류

① 선천면역(inherent immunity)

숙주가 선천적으로 갖추고 있는 비특이적 저항력으로 항원(antigen)과 상관없이 자연히 존재하는 면역이다. 종속 저항성, 인종 저항성, 개인 특이성에 따라 면역이 형성되는 것을 말한다.

② 후천면역(acquired immunity)

어떤 질병에 이환된 후나 예방접종 등에 의해서 후천적으로 형성되는 면역을 말한다. 항원이 침입하게 되면 그 항원에 의하여 유도되어 획득되는 반응으로써 반응을 유도한 항원에 대하여만 나타나기 때문에 특이적 면역이다.

후천면역에는 능동면역과 수동면역으로 구분된다. 수동면역은 능동면역에 비하여 면역효력이 빨리 나타나는 반면에 효력 지속시간이 짧은 것이 특징이다.

㉠ 능동면역

숙주 스스로가 면역체를 형성하여 면역을 지니게 되는 것으로 어떤 항원의 자극에 의해서 항체가 형성되는 것을 말한다.

■ 자연능동면역(natural active immunity)

각종 질환에 이환된 후 자연적으로 형성되는 면역으로써 그 면역의 지속기간은 질환의 종류에 따라 다르다. 즉, 영구면역이 되는 경우도 있으며, 지속기간이 아주 짧은 경우도 있다. 영구면역이 잘 안되는 경우의 질환을 화학요법으로 치료한 경우에는 그 면역력이 길게 유지되지 못한다.

표 6-7. 자연능동면역이 되는 질병

면역기간		질 병
· 영구면역 형성이 잘되는 것	현성 감염 후	콜레라, 장티푸스, 페스트, 두창, 발진티푸스, 홍역, 백일해, 성홍열, 유행성이하선염, 수두
	불현성 감염 후	일본뇌염, 폴리오
· 이환되어도 약한 면역만 형성되는 것		디프테리아, 세균성이질, 인플루엔자, 폐렴, 수막구균성수막염
· 감염면역만 형성되는 것		매독, 임질, 말라리아

■ 인공능동면역(artificial active immunity)

인위적으로 항원을 체내에 투입하여 항체를 생성되도록 하는 방법으로, 생균백신, 사균백신, 순화독소 등을 사용하는 예방접종으로 얻어지는 면역을 말한다.

표 6-8. 인공능동면역 방법

방 법	질 병
· 생균백신	홍역, 결핵, 황열, 폴리오, 탄저, 두창, 공수병
· 사균백신	장티푸스, 파라티푸스, 콜레라, 백일해, 일본뇌염, 페스트, 폴리오, 발진티푸스, 인플루엔자. B형간염
· 순화독소	디프테리아, 파상풍

· 생균백신(living vaccine) : 병원미생물의 독력을 약하게 하여 만든 생균의 현탁액
· 사균백신(killed vaccine) : 미생물을 물리적, 화학적 방법으로 죽인 것
· 순화독소(toxoid) : 세균의 체외독소(exotoxin)을 변질시켜 독성을 약하게 만든 것

㉡ 수동면역

다른 숙주에 의하여 형성된 면역체를 받아서 면역력을 지니게 되는 것을 말한다.

■ 자연수동면역(natural passive immunity)

태아가 모체로부터 태반을 통해서 항체를 받거나 수유를 통해서 항체를 얻는 면역을 말한다.

■ 인공수동면역(artificial passive immunity)

다른 동물이나 사람의 혈청에서 추출한 항체를 주사하여 얻는 면역이다. 면역혈청 즉, γ-globulin이나 antitoxin 등 인공제제를 인체에 투입하여 잠정적으로 질병에 대한 방어를 할 수 있도록 하는 것을 말한다.

(3) 집단면역(herd immunity)

집단면역이란 감염증에 대한 일정 집단의 저항력을 나타내는 지표로써 집단의 총 인구수 중 면역성을 갖고 있는 사람의 비율로 정의된다.

집단면역은 감염병의 전파양상이나 유행의 주기성에 중요한 요인으로 작용한다. 즉, 어떤 지역에 유행이 일어나면 이환된 환자는 면역을 얻게 되고 집단면역의 수준은 높아져서 일정 기간 유행이 일어나지 않는다. 이후 신생아가 계속해서 태어나면서 집단면역의 정도는 점점 감소하고 일정 수준 이하로 떨어지면 다시 유행이 일어난다.

3. 감염병의 예방과 관리

감염병은 일단 유행하면 충격과 혼란 등 사회적 문제가 될 수 있으므로 빈틈없는 감시체제를 필요로 한다.

감염병 감시는 감염병 발생과 관련된 자료 및 매개체에 대한 자료를 체계적이고 지속적으로 수집 · 분석 및 해석하고, 그 결과를 제때에 필요한 사람에게 배포하여 감염병 예방 및 관리에 사용하도록 하는 일체의 과정이다.

우리나라 법정감염병은 4개급 86종으로 분류하고 있으며, 이 중 전수감시 대상이 63종, 표본감시대상이 23종이다.

법정감염병의 발생 자료는 감염병의 예방 및 관리에 관한 법률에 의거하여 감염병환자를 진단한 의료인(의사, 한의사 등)이 보건기관에 신고한 자료를 기초로 하고 있다.

법정감염병 감시 방법은 모든 의료기관에 신고 의무가 있는 전수감시(Mandatory Surveillance), 발생 규모가 크거나 신속한 유행 감지가 필요한 질환을 모니터링하기 위해 표본기관을 대상으로 하는 표본감시(Sentinel Surveillance), 비법정감염병의 유행 예측 및 관리를 위한 보완적 감시 체계인 보완감시(Complementary Sentinel Surveillance)로 구분한다.

표 6-9. 최근 3년간 법정감염병 환자 발생 신고 현황

급	질병명	2018	2019	2020
	에볼라바이러스병	0	0	0
	마버그열	0	0	0
	라씨열	0	0	0
	크리미안콩고출혈열	-	-	0
	남아메리카출혈열	-	-	0
	리프트밸리열	-	-	0
	두창	0	0	0
	페스트	0	0	0
	탄저	0	0	0
	보톨리눔독소증	0	1	1
	야토병	0	0	0
	신종감염병증후군	0	0	60,727
	중증급성호흡기증후군(SARS)	0	0	0
	중동호흡기증후군(MERS)	1	0	0
	동물인플루엔자 인체감염증	0	0	0
	신종인플루엔자	0	0	0
	디프테리아	0	0	0
	결핵	26,433	23,821	19,933
	수두	96,467	82,868	31,430
	홍역	15	194	6
	콜레라	2	1	0
	장티푸스	213	94	39
	파라티푸스	47	55	58
	세균성이질	191	151	29
	장풀혈성대장균감염증	121	146	270
	A형감염	2,437	17,598	3,989
	백일해	980	496	123
	유행성이하선염	19,237	15,967	9,922
	풍진	0	8	2
	폴리오	0	0	0

수막구균감염증	14,	16	5
b형헤모필루스인플루엔자	2	0	1
폐렴구균 감염증	670	526	345
한센병	6	4	3
성홍열	15,777	7,562	2,300
반코마이신내성황색포도알균(VRSA) 감염증	0	31	9
카바페넴내성장내세균속균종(CRE) 감염증	11,954	15,369	18,113
E형간염	-	-	191
파상풍	31	31	30
B형간염	392	389	382
일본뇌염	17	34	7
C형간염	10,811	9,810	11,849
말라리아	576	559	385
레지오넬라증	305	501	368
비브리오패혈증	47	42	70
발진티푸스	0	0	0
발진열	16	14	1
쯔쯔가무시증	6,668	4,005	4,479
렙토스피라증	118	138	114
브루셀라증	5	1	8
공수병	0	0	0
신증후군출혈열(유행성출혈열)	433	399	270
후천성면역결핍증(AIDS)	989	1,006	818
크로이츠펠트-야콥병(CJD) 및 변종 크로이츠펠트-야콥병(vCJD)	54	53	64
황열	0	0	0
뎅기열	159	273	43
큐열	163	162	69
웨스트나일열	0	0	0
라임병	23	23	18
진드기매개뇌염	0	0	0
유비저	2	8	1
치쿤구니야열	3	16	1
중증열성혈소판감소증후군(SFTS)	259	223	243
지카바이러스	3	3	1

주) 1) 표본감시체계를 통하여 신고된 자료는 제외
2) 각 질병별로 규정된 신고 범위(환자, 의사환자, 병원체보유자)의 모든 신고건을 포함
3) 0: 환자발생이 없는 경우, -: 신고 · 보고 대상이 아닌 경우(법정감염병으로 지정되기 이전)
4) 반코마이신내성황색포도알균(VRSA) 감염증은 감염병의 진단기준 고시 개정(2019.4.30.)에 따라 반코마이신중등도내성황색포도알균(VISA) 감염증(3건)을 포함함
5) 2020년 신종감염병증후군은 코로나19(COVID-19)로 신고 · 보고된 자료임
6) E형간염은 2020년 7월부터 법정감염병으로 지정되어 신고된 자료임

[자료] 보건복지부, 보건복지백서, 2021.

1) 국내 상재감염병의 예방대책

(1) 감염원에 대한 대책

병원소의 종류에 따라 관리방법이 달라진다. 동물이 병원소인 인수공통감염병은 예방접종을 하거나 살처분을 하며, 병원소가 사람일 경우는 감염균이 존재하는 장기를 외과적으로 제거하거나 환자를 격리하는 방법을 사용한다.

(2) 감염경로의 차단

환경적인 요소를 개선시키려는 노력을 말한다. 오염된 물, 우유 또는 음식을 섭취함으로써 발생되는 질환은 상수도 및 우유의 소독, 음식물의 적절한 보관방법, 매개충의 적절한 관리 등으로 상당히 효과를 거둘 수 있다.

(3) 숙주의 면역증강

질병에 대한 저항력을 강화시키는 방법으로는 대개 인공능동면역을 사용한다. 인공능동면역 중에서 일반적으로 생균에 의한 것이 더욱 효과적이다.

2) 외래감염병 예방대책

국제화 시대를 맞이하여 세계가 일일생활권에 놓여 있고, 국외여행이 증가하고 있으며, 국제교류 활성화로 인한 국가 간 수출·입 물류교역량의 확대로 검역물량은 날로 증가하고 있다. 이에 신종감염병뿐만 아니라 재출현감염병의 국내 유입가능성 증가, 생물테러의 위협 등은 검역업무의 긴장감을 한층 더 증가시키고 있다.

표 6-10. 해외유입감염병 신고 건수

감시종류	2005	2011	2012	2013	2014	2015	2016	2017	2018	2019
해외유입감염병(신고건수)	170	357	352	495	400	491	541	531	597	755

[자료] 질병관리청, 질병관리백서, 2020.

검역(quarantine)은 국외발생 감염병의 국내유입을 사전에 예방하기 위한 수단이다. 국내 또는 국외로 감염병이 전염되는 것을 방지하기 위하여 우리나라에 들어오거나 우리나라에서 출발하는 선박·항공기·열차·자동차 그 밖에 보건복지부장관이 인정하는 운송수단과 그 승객·승무원 및 화물에 대하여 검역을 실시하고 있으며, 입국자 추적 및 대량환자 관리시스템을 통해 입국자 잠복기 동안 감염병 발병 여부를 감시하고 있다. 우리나라 국립검역소는 전국 공항과 항만에 13개 검역소 및 11개 검역지소가 설치되어 있다.

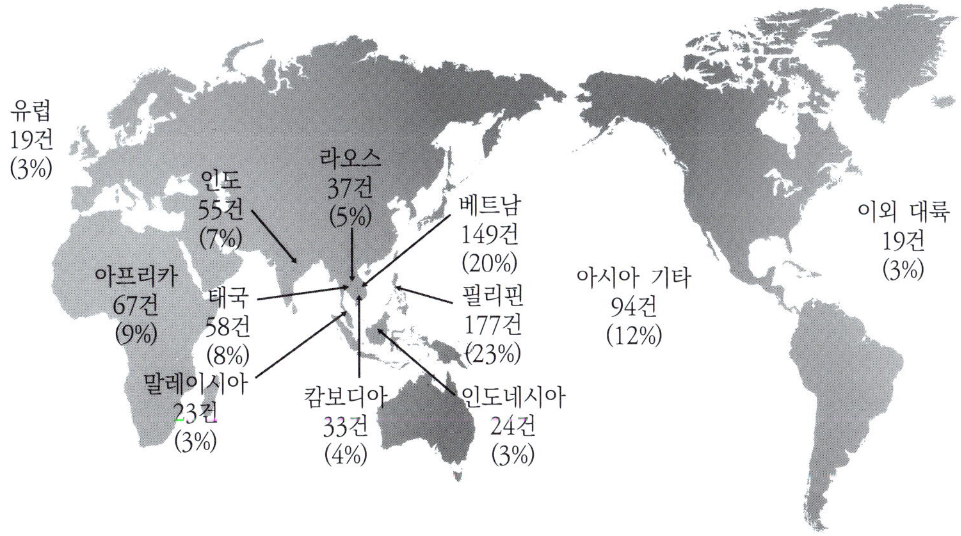

그림 6-3. 감염병 국외유입 주요 국가 현황

[자료] 질병관리청, 질병관리백서, 2020.

📖 검역대상 감염병의 감시 또는 격리 기간

- 검역감염병

㉠ 콜레라
㉡ 페스트
㉢ 황열
㉣ 중증급성호흡기증후군
㉤ 조류인플루엔자 인체감염증
㉥ 신종인플루엔자감염증
㉦ 중동 호흡기 증후군
㉧ 에볼라바이러스병
㉨ 기타 감염병으로써 외국에서 발생하여 국내로 들어올 우려가 있거나 우리나라에서 발생하여 외국으로 번질 우려가 있어 질병관리청장이 긴급 검역조치가 필요하다고 인정하여 고시하는 감염병(급성출혈열증상, 급성호흡기증상, 급성설사증상, 급성황달증상 또는 급성신경증상을 나타내는 신종감염병증후군), 세계보건기구가 공중보건위기관리 대상으로 선포한 감염병(코로나19)

- 감시 또는 격리 기간은 해당 검역감염병의 최대 잠복기간을 초과할 수 없다.

7장 | 감염병 관리 각론

개관

감염병은 일단 유행하면 충격과 혼란 등 사회적 문제가 될 수 있으므로 공중보건학적으로 관리할 필요가 있는 감염병은 법으로 정하고 있는데, 이를 법정감염병이라고 한다. 우리나라는 2009년 12월 '기생충질환 예방법'과 '전염병예방법'을 통합하여 법 제명을 '감염병의 예방 및 관리에 관한 법률'로 바꾸는 등 감염병의 발생 방지와 예방 및 관리에 역점을 두고 있다. 따라서 이 장에서는 법정감염병의 종류와 병원체, 전파양식, 증상 및 증후, 환자 및 접촉자 관리, 예방조치에 관하여 구체적으로 학습한다.

학습목표

1. 법정감염병의 종류를 구분하여 열거할 수 있어야 한다.
2. 법정감염병의 병원체, 전파양식, 증상 및 증후, 환자 및 접촉자 관리, 예방조치를 설명할 수 있어야 한다.
3. 급성감염병과 만성감염병의 특징을 열거하고 관리가 어려운 구체적 이유를 제시할 수 있어야 한다.

주요용어

콜레라 / 장티푸스 / 파라티푸스 / 세균성이질 / 장출혈성대장균감염증 / 디프테리아 / 백일해 / 파상풍 / 홍역 / 유행성이하선염 / 풍진 / 폴리오 / 일본뇌염 / 말라리아 / 결핵 / 한센병 / 성홍열 / 레지오넬라증 / 비브리오패혈증 / 발진티푸스 / 발진열 / 쯔쯔가무시증 / 렙토스피라증 / 탄저 / 공수병 / 신증후군출혈열 / 인플루엔자 / AIDS

1. 법정감염병

1) 법정감염병의 정의

공중보건학적으로 관리할 필요가 있는 감염병은 이를 법으로 정하고 있는데, 이를 법정감염병이라고 한다.

우리나라에서는 1899년(고종 37년) 내부령 19호에 의거하여 콜레라, 장티푸스, 세균성이질, 발진티푸스, 두창을 지정하여 관리한 것이 효시이다.

이후 1954년부터 법정전염병의 체계를 제1종 · 제2종 · 제3종으로 분류하여 관리하다가, 2000년 1월 위급성 정도나 의학적 체계에 따라 제1군 · 제2군 · 제3군 · 제4군 전염병 및 지정전염병으로 재분류하였다.

그러나 국제교류의 증가, 해외여행 지역의 확대 등으로 전염병에 대한 국경이 없어지고, 생물테러 위협 등을 이유로 신종전염병의 출현에 대한 우려 역시 높아짐에 따라 2010년 12월 30일자로 전염병예방법과 기생충질환예방법을 통합 · 개정한 감염병의 예방 및 관리에 관한 법률을 시행하고 있다. 이 법은 종전의 '전염병'을 사람들 사이에 전파되지 않는 비전염성 감염질환을 모두 포함할 수 있는 '감염병'으로 변경하여 감시 및 관리 대상을 확대하고, 법정감염병의 분류체계를 개선하여 A형간염을 제1군감염병에 크로이츠펠트야콥병(CJD)을 제3군감염병에, 웨스트나일열 외 5종의 새로운 감염병을 제4군감염병에 등재하고 세계보건기구의 국제보건규칙(IHR)에 따른 세계보건기구 감시대상 감염병을 신설하는 등 감염병 예방 · 관리체계 구축을 위한 기초를 확보하였다.

또한 제1군부터 제4군감염병까지 모두 '지체 없이' 신고하도록 신고주기를 단축(종전에는 3군의 경우 탄저를 제외하고는 7일 이내)하고, 표본감시체계로 운영하는 제5군감염병 및 지정감염병과 제3군감염병 중 인플루엔자의 경우에는 7일 이내 신고하도록 하였다.

2018년 3월 27일에는 이 법을 일부 개정하여 의료인뿐만 아니라 국민들이 법정감염병을 보다 쉽게 이해하고 신고할 수 있도록 기존 감염병 특성에 따른 '군(群)'별 분류체계를 감염병의 심각도 · 전파력 · 격리수준 · 신고 시기 등을 고려한 위험도 중심의 '급(級)'별체계로 개편하고, 심각도 및 전파력이 높은 감염병의 경우 감염병 발생 신고서 제출 전 구두, 전화 등으로 즉시 알리도록 하는 절차를 신설하여 국민 위해가 큰 감염병에 신속하게 대응할 수 있도록 하였다.

또한 감염병의 위기상황 발생 시 긴급상황실의 설치 · 운영과 접촉자격리시설의 지정을 위한 법적근거를 신설하고, 감염병관리위원회 위원장을 보건복지부차관에서 질병관리청장으로 변경하는 등 감염병 관리체계를 개선 · 보완하였다.

2) 법정감염병의 종류

법정감염병이란 제1급감염병, 제2급감염병, 제3급감염병, 제4급감염병, 기생충감염병, 세계보건기구 감시대상 감염병, 생물테러감염병, 성매개감염병, 인수공통감염병 및 의료관련감염병을 말한다.

(1) 제1급감염병

생물테러감염병 또는 치명률이 높거나 집단 발생의 우려가 커서 발생 또는 유행 즉시 신고하여야 하고, 음압격리와 같은 높은 수준의 격리가 필요한 감염병을 말한다. 다만, 갑작스러운 국내 유입 또는 유행이 예견되어 긴급한 예방 · 관리가 필요하여 질병관리청장이 보건복지부장관과 협의하여 지정하는 감염병을 포함한다.

(2) 제2급감염병

전파가능성을 고려하여 발생 또는 유행 시 24시간 이내에 신고하여야 하고, 격리가 필요한 감염병을 말한다. 다만, 갑작스러운 국내 유입 또는 유행이 예견되어 긴급한 예방 · 관리가 필요하여 질병관리청장이 보건복지부장관과 협의하여 지정하는 감염병을 포함한다.

(3) 제3급감염병

그 발생을 계속 감시할 필요가 있어 발생 또는 유행 시 24시간 이내에 신고하여야 하는 감염병을 말한다. 다만, 갑작스러운 국내 유입 또는 유행이 예견되어 긴급한 예방 · 관리가 필요하여 질병관리청장이 보건복지부장관과 협의하여 지정하는 감염병을 포함한다.

(4) 제4급감염병

1급감염병부터 제3급감염병까지의 감염병 외에 유행 여부를 조사하기 위하여 표본감시 활동이 필요한 감염병을 말한다.

(5) 기생충감염병

기생충에 감염되어 발생하는 감염병 중 질병관리청장이 고시하는 감염병을 말한다.

표 7-1. 법정감염병의 종류

(2022년 1월 1일 기준)

구분	제1급감염병	제2급감염병	제3급감염병	제4급감염병
특성	발생 또는 유행 즉시 신고(17종)	24시간 이내 신고 · 격리 (21종)	모니터링 및 24시간 이내 신고 (26종)	표본감시 활동 필요 (23종)
질환	· 에볼라바이러스병 · 마버그열 · 라싸열 · 크리미안콩고출혈열 · 남아메리카출혈열 · 리프트밸리열 · 두창 · 페스트 · 탄저 · 보툴리눔독소증 · 야토병 · 신종감염병증후군 · 중증급성호흡기증후군(SARS) · 중동호흡기증후군(MERS) · 동물인플루엔자 인체감염증 · 신종인플루엔자 · 디프테리아	· 결핵 · 수두 · 홍역 · 콜레라 · 장티푸스 · 파라티푸스 · 세균성이질 · 장출혈성대장균감염증 · A형간염 · 백일해 · 유행성이하선염 · 풍진 · 폴리오 · 수막구균 감염증 · b형헤모필루스인플루엔자 · 폐렴구균 감염증 · 한센병 · 성홍열 · 반코마이신내성황색포도알균(VRSA) 감염증 · 카바페넴내성장내세균속균종(CRE) 감염증 · E형간염	· 파상풍 · B형간염 · 일본뇌염 · C형간염 · 말라리아 · 레지오넬라증 · 비브리오패혈증 · 발진티푸스 · 발진열 · 쯔쯔가무시증 · 렙토스피라증 · 브루셀라증 · 공수병 · 신증후군출혈열 · 후천성면역결핍증 · 크로이츠펠트-야콥병(CJD) 및 변종크로이츠펠트-야콥병(vCJD) · 황열 · 뎅기열 · 큐열 · 웨스트나일열 · 라임병 · 진드기매개뇌염 · 유비저 · 치쿤구니야열 · 중증열성혈소판감소증후군(SFTS) · 지카바이러스 감염증	· 인플루엔자 · 매독 · 회충증 · 편충증 · 요충증 · 간흡충증 · 폐흡충증 · 장흡충증 · 수족구병 · 임질 · 클라미디아감염증 · 연성하감 · 성기단순포진 · 첨규콘딜롬 · 반코마이신내성장알균(VRE) 감염증 · 메티실린내성황색포도알균(MRSA) 감염증 · 다제내성녹농균(MRPA) 감염증 · 다제내성아시네토박터바우마니균(MRAB) 감염증 · 장관감염증 · 급성호흡기감염증 · 해외유입기생충감염증 · 엔테로바이러스감염증 · 사람유두종바이러스 감염증
신고주기	즉시	24시간 이내	24시간 이내	7일 이내

(6) 세계보건기구 감시대상 감염병

세계보건기구가 국제공중보건의 비상사태에 대비하기 위하여 감시대상으로 정한 질환으로서 질병관리청장이 고시하는 감염병을 말한다.

세계보건기구 감시대상 감염병(9종)

국제보건환경의 변화에 따라 세계보건기구가 마련한 국제보건규칙의 관리 대상 질환에 신종감염병 등이 포함되어 이를 국가적으로 관리하기 위한 것이다. 현재 세계보건기구 감시대상 감염병은 ① 두창, ② 폴리오, ③ 신종인플루엔자, ④ 중증급성호흡기증후군(SARS), ⑤ 콜레라, ⑥ 폐렴형 페스트, ⑦ 황열, ⑧ 바이러스성 출혈열, ⑨ 웨스트나일열이 있다.

(7) 생물테러감염병

고의 또는 테러 등을 목적으로 이용된 병원체에 의하여 발생된 감염병 중 질병관리청장이 고시하는 감염병을 말한다.

> **생물테러감염병(8종)**
>
> 2001년 미국의 탄저테러 이후 '생물테러'가 현실화되어 ① 탄저, ② 보툴리눔독소증, ③ 페스트, ④ 마버그열, ⑤ 에볼라열, ⑥ 라싸열, ⑦ 두창, ⑧ 야토병을 생물테러감염병으로 지정하여 관리하고 있다.

(8) 성매개감염병

성 접촉을 통하여 전파되는 감염병 중 질병관리청장이 고시하는 감염병을 말한다.

> **성매개감염병(6종)**
>
> 감염병의 예방 및 관리에 관한 법률로 전면 개정됨에 따라 과거 '성병'으로 명명하던 감염군을 '성매개감염병'으로 변경되었다. 현재 우리나라의 성매개감염병은 다음과 같다. ① 매독, ② 임질, ③ 클라미디아, ④ 연성하감, ⑤ 성기단순포진, ⑥ 첨규콘딜롬

(9) 인수공통감염병

동물과 사람 간에 서로 전파되는 병원체에 의하여 발생되는 감염병 중 질병관리청장이 고시하는 감염병을 말한다.

> **인수공통감염병(11종)**
>
> 우리나라는 2005년 7월 인수공통감염병 조항을 신설하고, 후속 조치로써 2006년 6월 장출혈성대장균감염증 외 7종을 인수공통감염병으로 지정한 바 있다. 현재 11종을 인수공통감염병으로 지정하여 관리하고 있다. ① 장출혈성대장균감염증, ② 일본뇌염, ③ 브루셀라증, ④ 탄저, ⑤ 공수병, ⑥ 동물인플루엔자 인체감염증, ⑦ 중증급성호흡기증후군(SARS), ⑧ 변종크로이츠펠트-야콥병(vCJD), ⑨ 큐열, ⑩ 결핵, ⑪ 중증열성혈소판감소증후군(SFTS)

(10) 의료관련감염병

환자나 임산부 등이 의료행위를 적용받는 과정에서 발생한 감염병으로서 감시활

동이 필요하여 질병관리청장이 고시하는 감염병을 말한다.

의료관련감염병(6종)

감염에 취약한 노령인구의 증가, 만성질환자의 증가, 항암제 및 면역억제제의 사용으로 인한 면역부전환자의 증가, 항생제 사용증가가 병원감염의 증가와 밀접한 관계를 갖고 있으며 각종 침습적 의료처치 이용 확대로 인해 감염에 노출될 위험이 증가하는 것도 원인이 되고 있다. 병원감염의 증가는 입원기간을 장기화하고 사망률을 증가시키며 인적, 경제적 손실을 초래하고 다약제 내성균등 항생제 내성균의 확산을 야기함으로써 국민 건강에 큰 위협이 되고 있다. ① 반코마이신내성황색포도알균(VRSA) 감염증, ② 반코마이신내성장알균(VRE) 감염증, ③ 메티실린내성황색포도알균(MRSA) 감염증, ④ 다제내성녹농균(MRPA) 감염증, ⑤ 다제내성아시네토박터바우마니균(MRAB) 감염증, ⑥ 카바페넴내성장내세균속균종(CRE) 감염증이 지정되어 있다.

2. 급성 감염병 관리

감염병은 갑자기 발병하여 단기간에 회복되거나 사망함으로써 끝나는 급성감염병과 서서히 발병하여 오래 지속되는 만성감염병으로 분류할 수 있다.

1) 소화기계 감염병

환자나 병원체 보유자의 분변으로 배설되고, 음식물이나 식수에 오염되어 경구 침입됨으로써 감염이 일어나는 수인성 감염병을 말한다.

소화기계 감염병은 물과 식품을 원인으로 발생하기 때문에 많은 인원을 동시에 감염시킬 수 있고, 증상발생 시 치료 및 입원격리에 따른 사회경제학적 손실이 크므로 추가 전파 방지 및 감염원 규명을 위해 환자 조기 발견 및 생활환경의 위생적 관리가 잘 이루어져야 한다.

우리나라의 경우 1990년대 이전에는 상수도 보급률의 저조, 개인위생 수준 의 낙후 등으로 인하여 발생빈도가 매우 높았으나 2000년대 들어서는 감소추세에 있다. 그러나 기후변화에 따른 온도상승으로 과거 하절기에 주로 유행하던 발생패턴이 연중 발생하는 경향을 보이고, 해외유입, 학교급식의 전면적 보급, 외식인구의 증가 등 식생활 패턴의 변화로 오염된 식품섭취에 의한 집단 설사환자 발생이 증가하고 있어 폭넓은 관리가 필요하다.

📖 수인성 감염병(water-borne infection)

인간의 생존에 필수적인 물로 인하여 발병되는 질환을 말한다. 주로 관련 병원체에 오염된 물을 입을 통해 마심으로써 감염되며, 인체의 위장관계에 장애를 일으키므로 장내감염(소화기계) 질환이라고도 한다.

수인성 감염병의 유행 특성은 다음과 같다.

- 온도가 높을수록 병원체의 활동이 활발하므로 주로 하절기에 빈발하고, 환자 발생이 집단적 또는 폭발적이다.
- 성별, 직업 및 연령 등에 의한 이환율의 차이가 없다.
- 환자 발생지역이 급수지역과 일치하며, 음료수 중에서 동일한 병원체를 검출할 수 있다.
- 음료수의 사용을 중지하거나 개선하면 환자 발생률이 감소 또는 중단된다.
- 비교적 잠복기가 길고 치명률과 2차 감염률이 낮다.

※ 우유로 인한 감염병의 유행 특성은 환자발생이 우유 배달지역과 일치하고, 잠복기가 비교적 짧으며, 발병률과 치명률이 높다.

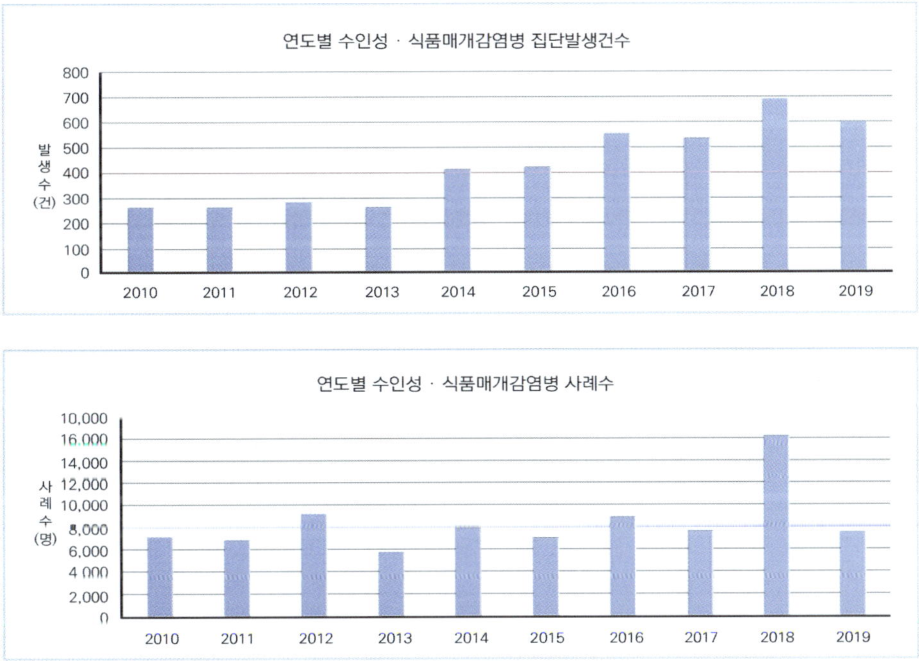

[자료] 질병관리청, 2019년도 감염병 역학조사 연보, 2021.

그림 7-1. 연도별 수인성 · 식품매개감염병 집단발생건수 및 사례수

(1) 콜레라(Cholera)

인도, 방글라데시, 동남아 일대에 상재하고 있어 언제든지 육로, 해상, 항공로 등을 통해 국내 유입이 가능한 검역감염병이며, 우리나라에서는 쥐통, 괴질, 괴진, 진질, 도하진질, 호열자 등으로 알려진 급성 설사 질환이다.

① 병원체

Vibrio Cholerae. pH 6.0 이하나 56℃에서 15분간 가열하면 균이 죽는다. 실온에서는 약 2주, 물에서는 수일간, 그리고 하천과 해수에서는 더 오래 생존한다. 냉장이나 냉동상태에서는 증식되지는 않으나 균이 죽지 않는다. 현재 분리된 생물학적형(biotype)에는 인도지방 등에서 유래한 고전형(Classical) 콜레라와 이의 생물학적 변이형인 엘토르(El Tor)형 콜레라가 있다.

② 전파양식

환자의 구토물이나 분변 속에 배설된 콜레라균에 의해 오염된 식수나 음식물, 과일, 채소 특히 연안에서 잡히는 어패류를 먹어 경구감염된다. 환자의 균 배출 기간은 약 2~3일 정도로 짧고, 감염에는 1억~1,000억 개에 이르는 많은 수의 균이 필요하므로 접촉에 의한 직접전파는 유행에 큰 구실을 하지 못한다. 잠복기는 6시간에서 길게는 5일 정도이며, 대개 24시간 내외에 발생한다.

③ 증상 및 증후

잠복기가 지난 후 쌀뜨물 같은 과다한 물설사가 갑자기 시작되고, 구토, 발열, 복부통증이 동반될 수 있으며, 극심한 설사로 인한 순환기계 허탈 증세와 쇼크, 탈수현상을 초래한다. 치료하지 않는 경우 환자의 25~50%가 치명적일 수 있으나 El Tor형의 경우에는 적절한 치료를 하는 경우 사망률은 1% 미만이다.

④ 환자 및 접촉자 관리

환자는 격리치료하고, 장내 배설물에 대한 철저한 격리가 필요하다. 격리기간은 항생제 치료 종료 48시간 후부터 24시간 간격으로 2회 대변 배양검사가 음성일 때까지이다. 확진된 환자와 접촉한 사람이나 음식물, 식수를 같이 섭취한 자는 마지막 폭로 가능 시점부터 5일간 발병 여부를 감시해야 한다.

⑤ 예방

가장 효과적인 예방법은 오염된 음식물이나 식수의 섭취를 금하고 물과 음식물은 반드시 끓이거나 익혀서 먹어야 한다. 또한 개인 위생관리를 철저히 하며, 특히 음식물을 취급하기 전과 배변 뒤에 손을 씻어야 한다.

(2) 장티푸스(Typhoid fever)

장티푸스는 살모넬라 균종의 특정 아종(Salmonella enterica ssp enterica 중 serovariant typhi, paratyphi)에 감염되어 발생하며 발열과 복통 등의 신체 전반에 걸친 증상이 나타나는 전형적인 수인성 토착감염병으로 염병, 열병, 장질부사라고도 한다. 제2급감염병 중 발생률이 높은 급성 전신성 열성 질환이다. 전 세계적으로 연간 약 1,700만 명이 발생하여 이 중 약 60만 명이 사망하는 것으로 추정된다.

① 병원체

Salmonella Typhi. 사람만이 병원소이며, 그람 음성간균이다. 인체 외에서 생존할 수 있는 기간(대변에서는 60시간 내외, 물에서는 5~15일, 우유에서는 2~3일)이 비교적 길고 추위에도 강하다.

② 전파양식

환자나 보균자의 분변에 오염된 음식이나 물을 먹으면 감염된다. 더러운 물이 섞인 해저에서 자란 갑각류나 어패류(특히 굴), 배설물이 묻은 과일 등도 감염원이 된다. 또한 보균자가 부주의하게 다룬 우유나 유제품도 원인이 되며, 파리가 오염물로부터 다른 음식물에 균을 전파하기도 한다. 감수성은 전반적으로 높다.

③ 증상 및 증후

10~14일의 잠복기가 지나면 두통, 무력감, 권태감, 식욕부진, 상대적 서맥, 비종대, 건성 기침, 발열 등의 증상이 발생하며, 코피·기침·설사·변비 등도 나타난다. 가장 주된 증상은 발열로, 7~10일이 지나면 체온이 39.4~40℃로 오른다. 2주째에는 작고 장밋빛을 띠는 반점이 몸통에 생긴다. 백혈구, 특히 호산구의 감소가 특징적이고 경증이 흔하나 중증의 비전형적 증상도 일어난다. 중증에서는 중추신경계 증상도 생긴다. 이 밖의 합병증으로는 장천공, 장폐색, 관절염, 골수염, 급성 담낭염, 농흉 등이 있다.

감염여부는 Widal test를 이용한다.

Widal test

장티푸스 및 파라티푸스의 진단을 위한 이용되는 보조 진단 검사법으로 발견자의 이름을 따서 Widal test라고 부른다. 항체가의 정도를 비교하여 질병의 추세를 확인한다. 많은 경우 발병 뒤 2~3주에 H antibody와 O antibody가 상승하고, 4~5주에는 최고가를 나타내며, 그 후 역가는 떨어진다. 따라서 1회의 검사로는 진단적 의의에 부족하고, 적어도 1주 간격으로 검사를 반복하며, 4배 이상 항체가의 상승이 있으면 감염을 의심한다.

④ **환자 및 접촉자 관리**

환자격리 및 장내 배설물 격리를 하며, 격리기간은 항생제 치료 종료 48시간 후부터 24시간 간격으로 3회 대변 배양검사가 음성일 때까지 격리한다. 접촉자는 최대 잠복기간까지 발병 여부를 감시해야 하며, 검사결과가 나올 때까지 음식 취급, 탁아, 환자간호 등을 금지시킨다.

⑤ **예방**

장기보균자에 대한 관리가 중요하며, 2년간 보균검사를 실시한다. 또한, 원인이 될 수 있는 물, 식품, 환경에 대한 관리가 평소에 철저히 이루어져야 하며, 흐르는 물에 30초 이상 비누로 손씻기, 안전한 물과 음식 섭취 등의 대국민 예방수칙을 잘 지켜야 한다.

(3) 파라티푸스(Paratyphoid fever)

임상적으로나 병리적으로 장티푸스와 유사하여 검사실 소견으로만 구별되며, 경과기간이 짧고 증세가 미약한 것이 특징이다.

① **병원체**

Salmonella paratyphi A, B(S. schottmuelleri), C(S. hirschffeldii)가 병원체이다. S. paratyphi A와 C는 사람에게만 기생한다.

② **전파양식**

환자와 보균자가 주 병원소이며, 잠복기는 1~10일이다. 오염된 대소변과 직접·간접적으로 접촉할 때 전파되는데 흔히 환자나 보균자의 손에 의해 오염된 조개류, 우유 및 유제품, 물 등의 음식물에 의한다.

③ **증상 및 증후**

지속적인 고열, 두통, 비장종대, 발진, 설사 등 장티푸스와 유사하다. 전신적인 감염증 형태가 아닌 경우에는 대부분 장염으로 급작스럽게 발병하고 설사, 쇠약감, 발열 등이 동반되어 임상적으로 다른 식중독과 구별할 수 없는 증세를 나타낸다. 치명률은 낮으며, 대체로 경과가 경한 편이다.

④ **환자 및 접촉자 관리**

접촉자는 마지막 노출 가능시점부터 10일까지 발병여부를 감시한다. 환자격리는 장내 배설물 격리를 하며, 격리기간은 항생제 치료 종료 48시간 후부터 24시간 간격으로 3회 대변 배양검사가 음성일 때까지 격리한다. 환자, 보균자의 배설물에 오염된 물품은 소독(크레졸 3%)한다.

⑤ **예방**

상·하수도 완비와 음료수 정화, 염소 소독이 중요하다. 음식을 만들기 전 또는 배변 후에는 손을 깨끗이 씻도록 한다. 모든 우유나 식료품은 살균하고, 상업용 우유의 생산과정, 보관방법, 배달과정을 위생적으로 감독한다.

(4) 세균성이질(Bacillary dysentery, Shigellosis)

원인체에 따라 세균성, 아메바성, 바이러스성으로 구분되는데, 세균에 의한 감염을 세균성이질이라고 한다. 전 세계적으로 해마다 60만 명 이상의 사망자가 발생(40% 이상이 10세 미만)한다.

① **병원체**

Shigella. Shigella속에는 dysenteriae, S. flexneri, S. boydii, S. sonnei의 4종의 혈청형이 있다. Shigella는 neurotoxin, enterotoxin, cytotoxin과 같은 몇 가지의 체외독소를 만들며, 항균제에 대한 내성이 잘 생기는 특징이 있다.

② **전파양식**

사람만이 병원소이며, 매우 적은 양(10～100개)의 세균도 감염을 일으킨다. 환자나 보균자에 의한 직접 또는 간접적인 대변-경구전파이다. 잠복기는 1～7일로 보통 1～3일이며, 전염기는 발병 후 4주 이내이다. 가구 내 2차 발병률은 10～40%에 달하며, 집단 발생은 위생상태가 불량하고 밀집되어 거주하는 고아원 등 사회복지시설, 정신병원, 교도소, 캠프, 선박 등에서 많이 발생한다.

③ **증상 및 증후**

잠복기간은 12시간~7일(보통 1~3일)이고, 고열과 구역질, 때로는 구토, 경련성 복통, 이급후중(Tenesmus, 뒤무직)을 동반한 설사가 주요 증상이며, 대변에 혈액이나 고름이 섞여 나온다. S. dysenteriae가 가장 심한 증상을 보이고, S. flexneri, S. sonnei로 갈수록 임상증상이 약해진다. S. dysenteriae는 종종 독성 거대결장증이나 용혈성 요독증후군(Hemolytic uremic syndrome)을 일으켜 사망에 이르기도 하며, S. flexneri의 경우 합병증으로 Reiter 증후군을 일으키기도 한다.

④ **환자 및 접촉자 관리**

설사가 멈추고 항생제 투여를 중지한 후 48시간이 지난 다음 최소 24시간 간격으로 채취한 대변 또는 직장에서 얻은 검체에서 연속 2회 이상 이질균 음성으로 나올 때 격리를 해제한다.

⑤ **예방**

장관 배설물의 위생적 관리를 요하며, 오염된 물건에 대한 철저한 소독이 요구된다. 상하수도 완비와 음료수 정화, 염소소독이 중요하다. 음식을 만들기 전 또는 배변 후에는 손을 깨끗이 씻도록 한다.

(5) 폴리오(Poliomyelitis)

주로 소아에게 나타나며, 중추신경계의 손상으로 영구적인 하지마비를 일으키는 급성질환이다. 1950년대 폴리오 백신이 개발된 이래 세계보건기구의 지속적인 폴리오 박멸사업의 결과, 우리나라는 2000년 10월 박멸국 지위를 획득한 바 있으며, 두창에 이어 지구상에서 박멸될 제2의 감염병으로 손꼽히고 있다.

① **병원체**

Polio virus. 면역학적으로 Ⅰ형, Ⅱ형, Ⅲ형의 3종이 있다.

② **전파양식**

병원소는 오직 인간이며, 인간에서 인간으로의 직접감염, 특히 분변 등에 오염된 음식물에 의한 경구전파가 주요 경로이다. 현성, 불현성 감염에 관계없이 바이러스에 폭로된 후 36시간이면 인두, 72시간에는 분변에서 바이러스가 검출되며, 각각 약 1주일, 3~6주일간 지속된다.

③ **증상 및 증후**

잠복기간은 마비형은 3~35일이며, 보통 7~14일 사이이다. 경증에서는 가벼운 발열만 있거나 권태감, 두통, 구토나 설사 등 위장염과 같은 임상증상을 나타낸다. 심하면 바이러스가 소화관의 림프절로부터 신경조직으로 침입한다. 신경에 들어가면 근육통, 경부·배부 경직이 일어나고, 비대칭성 마비가 특징으로 하지에 많으며, 호흡근이나 연하근이 이환되면 치명적이다. 회복기에 마비는 어느 정도 호전되지만, 60일 후에도 지속되면 영구히 남게 된다.

④ **환자 및 접촉자 관리**

유행지역에서 환자가 발생하면 즉각 주위의 소아를 대상으로 백신을 투여하며, 진단이 확정되고 유행의 발생이 인정되면 집단 백신접종을 즉각 시행한다. 환자는 격리하고 환자의 구강 분비물, 분변에 오염된 물품을 소독한다.

⑤ **예방**

모체로부터 획득한 면역은 수개월이며, 병쾌 후 영구면역을 얻는다. 경구 생백신(Sabin Vaccine)이나 주사용 사백신(Salk Vaccine) 모두 유용하다.

기본접종은 모든 영유아를 대상으로 생후 2개월, 4개월, 6개월에 실시하며, 만 4~6세에 추가접종하면 Ⅰ형, Ⅱ형, Ⅲ형 모두에 대해 거의 100%의 방어력이 생긴다.

(6) 장출혈성대장균감염증(Enterohemorrhagic escherichia coli infections)

보통 대장균은 사람과 동물의 장에 항상 존재하면서 대부분은 위해성이 없으나, 일부는 사람에게 식중독 등의 병을 일으키는데 이들을 병원성 대장균이라고 한다. 병원성 대장균은 발병 특성에 따라 장출혈성 대장균, 장독소형 대장균, 장침입성 대장균 등 여러 가지로 분류되는데, 이중 장출혈성 대장균에 감염된 것을 장출혈성 대장균 감염증이라고 한다. 1982년 미국에서 처음 보고되었으며, 우리나라에서는 2000년 법정감염병으로 지정된 이후 2003년 국내 최초로 집단발병(52명)이 확인되었으며, 이후에도 꾸준히 보고되고 있다.

① 병원체

Enterohemorrhagic escherichia coli. 혈청형은 약 2,000여 종류로 분류할 수 있으며 E. coli O157 : H7은 장출혈성대장균감염증을 일으키는 여러 대장균 중 대표적인 병원체이다. 특징적인 장점막 부착성을 가지며, 내산성으로 pH 2~4에서 생존이 가능하며, 70℃ 정도 온도에서 2분 정도 지나면 죽는다.

② 전파양식

식품에 의한 감염은 축산물, 사람 간 전파 및 물 등의 환경으로부터 기인한다. 주된 전파경로는 요리되지 않은 갈은 쇠고기의 섭취이며, 멸균되지 않은 우유가 유아에서 출혈성 대장염을 일으켰다는 보고가 있다. 오염된 호수, 풀장에서의 수영이나 염소소독이 충분하지 않은 물을 음용하여 수인성 전파가 일어날 수 있다. 가족 내 혹은 탁아소 등에서 사람 간의 접촉도 주요한 전파경로인데, 특히 밀집된 환경에서 2차 감염이 잘 일어나므로 소아 집단시설에서의 관리가 어려운 면이 있다.

③ 증상 및 증후

잠복기는 3~8일 정도이며, 발열을 동반하지 않는 급성 출혈성 설사와 경련성 복통이 특징이다. 발열이 없고 설사변에 백혈구가 없는 것이 다른 질환과 감별할 수 있는 특징이다. 대개 1주일이면 치유되나 용혈성 요독 증후군이나 혈전성 혈소판 감소증 등의 합병증이 생길 수 있다.

④ 환자 및 접촉자 관리

환자는 격리하여 치료해야 하며, 격리기간은 항생제 치료를 끝낸 후 48시간 후부터 24시간 간격으로 2회 대변 배양검사를 실시하여 음성이 나올 때까지이다.

환자와 음식, 식수를 같이 섭취한 접촉자는 마지막 폭로가능 시점부터 2일 내지 8일간 발병 여부를 감시하고, 고위험군(식품업종사자, 수용시설 종사자 등)은 검사결과가 나올 때까지는 음식취급, 탁아, 환자간호 등을 금한다.

⑤ 예방

주된 감염원인 소를 비롯한 가축 사육 목장에 대한 종합적 감시와 도축장 및 육류 가공처리 과정에 대한 오염방지책을 수립하고 위험 식품에 대한 지속적인 감시가 필요하다.

모든 고기류는 반드시 잘 익혀 먹어야 하며 특히, 갈아서 만든 쇠고기는 중심부의 온도가 68℃ 이상이어야 하고, 우유나 쥬스도 반드시 멸균과정을 거친 제품을 먹어야 한다. 과일이나 야채류는 염소처리한 청결한 물로 잘 씻어 섭취하고. 설사를 하는 사람이 있으면 손을 비누로 깨끗이 씻도록 하여야 합니다.

(7) A형간염(Hepatitis A)

연간 약 140만 명 이상의 환자가 유행적으로 발병하여 유행성 간염(Infectious hepatitis)이라고도 한다. 우리나라에서도 표본감시 후 보고 건수가 지속적으로 증가하는 양상을 볼 수 있다.

유병률은 각 국가의 보건위생 수준과 밀접한 관련이 있다.

위생수준 향상과 더불어 고유행 → 중등도 유행 → 저유행 지역으로 점차적으로 이동하면서 발생연령도 증가한다. 고도 유행지역은 감염대상이 주로 소아에서 무증상 또는 경증으로 감염되어 자연항체가 획득되므로 15세 이상 감염자는 드물고 집단발병도 흔하지 않으나, 중등도 유행지역은 소아보다는 고연령에서 발생하며, 저유행 지역에서는 항체를 획득할 기회가 줄어들어 비교적 고연령층에서 발병이 늘어나며, 집단발병의 위험도 안고 있다.

① 병원체

Hepatitis A virus

② 전파양식

분변-경구 경로로 전파되며, 대부분 사람에서 사람으로 직접적으로 전파되거나 분변에 오염된 물이나 음식물을 섭취함으로써 간접적으로 전파되는데 간에서 복제된 A형간염 바이러스가 담즙으로 배출, 대변에서 높은 농도로 검출된다.

수용시설 등 개인위생이 잘 지켜지지 않는 곳에서 집단 발생한다.

③ **증상 및 증후**

소아에서는 대부분 증상이 없는 불현성 감염(6세 이하에서 약 50%가 무증상)을 보이나, 연령이 높아질수록 증상이 심해진다. 15~45일(평균 약 28일)의 잠복기를 거쳐서 갑자기 오한이 나고, 38~39℃의 고열과 함께 식욕저하, 전신권태, 두통, 구토 증세가 나타난다. 초기에는 간혹 감기로 오인되는 경우도 있다. 이후 간염의 특징적인 증상인 짙은 소변과 각막 및 피부황달, 전신 가려움증 등이 나타나며, 간비대와 tenderness가 관찰되기도 한다.

④ **환자 및 접촉자 관리**

환자의 장내 배설물을 격리해야 하며, 격리기간은 발병 후 2주간 또는 황달 발생 후 1주간이다. 접촉자는 노출 후 적어도 2주 이내에 면역글로불린 투여 및 예방접종으로 예방이 가능하다.

⑤ **예방**

개인위생과 환경위생 개선이 가장 중요하다. 특히 우리나라의 음주문화나 식생활습관은 간염예방 차원에서 많은 개선이 요구되고 있다.

손씻기, 상하수도 정비, 식수원 오염방지, 식품 및 식품 취급자 위생관리가 중요하며, 특히 85℃에서 1분간 끓이거나 물을 염소처리하면 제거되므로 음식을 완전히 익혀서 먹어야 한다.

2) 호흡기계 감염병

환자나 보균자의 객담, 콧물 등으로 배설되어 감염되는 비말감염과 먼지에 의한 공기전파 감염이 있다. 유행시기는 동절기이며, 환경개선에 의한 효과가 없으므로 간염원 및 간수성 보유자에 대한 예방접종이 중요하다.

(1) 코로나19

코로나19는 2019년 12월 중국 우한에서 처음 보고된 이후 전 세계적으로 확산되었으며, 국내에서는 2020년 1월 20일 첫 확진 사례가 보고된 이후 전국적으로 그 맹위를 떨치고 있다.

세계보건기구는 2020년 1월 13일 '2019-Novel Coronavirus(2019-nCoV)'라고 부르기 시작하였고, 2월 11일 새로운 이름을 'COVID-2019'로, 우리나라 질병관리청은 이를 '코로나19'로 각각 정하였다.

코로나19의 감염 특징은 잠복기 기간이 길고, 무증상기에 감염시킬 수 있으며 기초감염재생산지수(Ro)가 2~3인 감염병이다. 우리나라에서는 제1급 법정감염병 신종감염병증후군(질병 코드 : U07.1)으로 지정·관리하고 있다.

① 병원체

급성호흡기증후군 코로나바이러스-2(Severe Acute Respiratory Syndrome -Coronavirus-2). SARS-CoV-2는 사람과 다양한 동물에 감염될 수 있는 바이러스로서 유전자 크기 27~32kb의 RNA 바이러스이다.

코로나 바이러스과에는 4개의 속(알파, 베타, 감마, 델타)이 있다. 그중 알파·베타는 사람과 동물에게 감염되고 감마·델타는 동물에게만 감염된다. 현재까지 밝혀진 코로나바이러스는 7종으로 이 중 4개의 종(사람 코로나바이러스인 229E, NL63, OC43, HKU1)은 상기도를 감염시켜 상대적으로 가벼운 증상을 일으키지만, 나머지 3종(SARS-CoV, MERS-CoV, SARS-CoV-2)은 하기도를 감염시킴으로써 치명적인 폐렴을 일으킨다.

② 전파양식

주로 감염자의 호흡기 침방울(비말)을 통해 사람 간 전파되며 감염된 사람과의 직접 접촉 또는 오염된 물품이나 표면을 만진 후 손을 씻기 전 눈, 코, 입 등을 만짐으로서도 감염된다. 공기전파는 의료기관의 에어로졸 생성 시술(기관지 내시경 검사, 객담 유도, 기관삽관, 심폐소생술, 개방된 객담 흡입, 흡입기 등), 환기가 부적절하게 이루어진 밀집도가 높은 환경에서 위험성이 있다.

표 7-2. 코로나19의 확산기전

내용	설명
전파력	노출 후 잠복기(incubation period)보다 짧은 잠재기(latent period)
집단면역 부재	인류에게 처음 노출된 신종 감염병
바이러스 배출양상	증상발현 이전과 초기 높은 바이러스 titier
임상적 특성	높은 불현성 및 경미한 현성감염의 비율
인적 교류	교통과 물류의 중심지에서 유행 촉발

주) 1) 잠재기는 감염 이후 증상이 나타나기까지의 기간을 의미하는 잠복기(incubation period)와 달리 감염 이후 감염성(infectiousness)을 갖게 되는 기간을 의미함. 코로나19는 잠복기에 비해 잠재기가 짧아 증상이 나타나기 이전 높은 전파력을 갖는 것으로 보고되고 있음.

[자료] 경제인문사회연구회, 코로나바이러스감염증(코로나19) 상황 진단 및 종합 대응방안, 2020.

③ **증상 및 증후**

잠복기는 1~14일(평균 5~7일) 정도이고, 임상 증상은 무증상, 경증, 중등증, 중증까지 다양하다.

주요 증상으로는 마른기침과 발열(37.5℃ 이상)이 동반되며, 기침, 호흡곤란, 오한, 근육통, 두통, 인후통, 후각·미각소실 그 외에 피로, 식욕감소, 가래, 소화기증상(오심, 구토, 설사 등), 혼돈, 어지러움, 콧물이나 코막힘, 객혈, 흉통, 결막염, 피부 증상 등이 다양하게 나타난다.

이러한 증상이 8~9일 정도 지속되면 급성 호흡 곤란 증후군(acute respiratory distress syndrome, ARDS)이 발생하며, 급성 호흡 곤란 증후군이 악화되면 호흡부전(respiratory failure)으로 이어질 수 있다. 호흡부전 사망자는 이 질병으로 인한 사망자의 70%를 차지한다.

주로 고령, 면역기능이 저하된 환자, 기저질환을 가진 환자가 중증이나 사망을 초래하고, 치명률은 지역, 연령, 감염상태 및 기타 요인에 의해 0.1~25%로 다양하다.

표 7-3. 코로나19 증상 메타분석 결과

	증상	% (95% 신뢰구간)		증상	% (95% 신뢰구간)
전신증상	발열	78 (75, 81)	이비인후과적 증상	인후통	12 (10, 14)
	피로	31 (27, 35)		콧물	8 (5, 12)
	근육통	17 (14, 19)		어지럼증	11 (6, 16)
	떨림	18 (13, 22)		코막힘	5 (3, 7)
	관절통	11 (8, 14)		후각상실	25 (4, 55)
	발진	0 (0, 1)		미각상실	4 (1, 8)
				이통	4 (1, 11)
호흡기계 증상	기침	57 (54, 60)	소화기계증상	설사	10 (8, 12)
	마른기침	58 (54, 61)		구역	6 (3, 10)
	가래기침	25 (22, 28)		구토	4 (2, 8)
	호흡곤란	23 (19, 28)		복통	4 (2, 7)
	흉통	7 (4, 10)	중추신경계증상	두통	13 (10, 16)
	객혈	2 (1, 2)		혼돈	11 (7, 15)
	쌕쌕거림	17 (9, 26)		운동실조	0 (0, 2)
			안과적 증상	결막염	2 (1, 4)
				안통	4 (3, 6)
				눈부심	3 (2, 4)

[자료] 질병관리청, 서울대학교 산학협력단, 코로나19 재 유행 대응 전략 수립 연구, 2020.

④ **환자 및 접촉자 관리**

현재까지 적절한 백신과 치료제가 개발되지 못하여 유증상자에 대한 조기검사, 증상이 있는 동안 가급적 집에서 휴식을 취하고 다른 사람과 접촉을 피하도록 권고, 밀접접촉자의 격리, 확진자에 대한 격리와 치료 동시에 비약물적 중재를 통해 바이러스의 확산을 억제하는 전략을 주요 공중보건 조치로 수행한다.

⑤ **예방**

코로나19라는 팬데믹 상황에서 각 국가들은 이에 대응하여 다양한 정책을 펼치고 있다. 모든 국가들은 공통적으로 손 씻기, 기침 예절 준수, 주위 환경을 자주 소독하고 환기하기, 마스크 착용 등 개인 예방수칙과 사람과 사람 특히 잠재적인 감염자와의 접촉 가능성을 줄이는 사회적(물리적) 거리두기를 강조하고 있다. 아울러 식약처에서 승인된 코로나19 백신접종 또한 효과적인 예방대책이라 할 수 있다.

표 7-4. 코로나19 대유행 대비 긴급 방역방안

영역	대응방안
의료적 대비	1) Worst case scenario 가정한 임상 자원 동원 계획 마련 2) 의료기관의 기능 유지와 비상 의료전달체계 구축 + 플루백신 비축
공중보건 대비	3) 감시 및 모니터링 체계 구축 4) 효율적, 윤리적 역학조사 및 접촉자 추적조사 체계 재정립 5) 지역중심 방역대응 능력 강화
사회적 대비	6) 시민 주도, 지속가능한 방역 체계 마련 7) 사회적 연대에 기반한 방역대비를 위한 사회적 지원체계 강화
과학적 근거 창출	8) 역학, 임상, 방역 R&D 거버넌스 구축 및 로드맵 마련

[자료] 통계청, 한국의 사회동향, 2021.

(2) 디프테리아(Diphtheria)

주로 호흡기의 점막이 침해를 받기 쉬운 10세 이하의 어린이들에게 흔하게 발생하는 급성, 독소매개성 호흡기 감염병이다. 인체의 모든 점막을 침범할 수 있으며 침범부위에 막 형성이 특징이다. 전 세계적으로 발생하지만 특히 온대기후 지역에서 봄과 겨울에 주로 발생한다. 1987년 이후 국내 발병보고는 전무하나 인접한 러시아에서는 대규모로 유행하고 있기 때문에 해외유입의 위험성이 매우 높다.

① **병원체**

Corynebacterium diphtheriae. 아포는 없고 협막과 운동성도 없는 형태가 다양한 그람양성 간균이며, 전신의 거의 모든 점막에 침범할 수 있다.

② **전파양식**

주로 호흡기에서 배출되는 균에 접촉하여 전염되지만 간혹 피부병변 접촉이나 개달물에 의한 전파가 일어나기도 한다.

③ **증상 및 증후**

잠복기는 2~5일이고, 초기의 증상은 비전형적이며, 발열은 38.5℃를 넘지 않는다. 가장 흔한 발생부위는 인두와 편도로 회색의 특징적인 막을 형성하고, 점막에 강하게 부착되어 억지로 떼어내려 하면 출혈을 일으키기도 한다. 인후두부 침범에 이어 2차적으로 피부, 구강, 질, 결막 등에서도 발생할 수 있다.

후두 디프테리아는 특히 4세 이하의 소아에서 잘 발생하는데, 점진적인 애성과 후두부 천명음을 특징으로 한다. 사망률은 5~10%이나 영유아나 노인층에서는 더 높게 나타난다.

④ **환자 및 접촉자 관리**

격리가 중요하다. 환자와 접촉한 사람은 비강과 인두 배양검사를 받고 7일간은 감시 하에 둔다. 인두 디프테리아 환자는 격리하여 치료하며, 환자의 분비물은 신체물질 격리방법에 준해 처리한다. 피부 디프테리아 환자의 병변 부위에 직접접촉하지 않도록 해야 한다. 임상적으로는 14일 간의 치료가 끝나면 격리가 해제된다.

⑤ **예방**

가장 효과적인 방법은 정기적으로 DTaP 예방접종을 실시하는 것이다. 모든 영유아를 대상으로 생후 2개월부터 DTaP 백신을 2개월 간격으로 총 3회에 걸쳐 기초접종을 실시한다. 디프테리아에 감염이 되더라도 면역이 형성되지 않기 때문에 회복기부터 정해진 접종일정에 따라 예방접종을 받아야 한다.

(3) 백일해(Pertussis, Wooping cough)

전 세계에 걸쳐 비말감염으로 일어나는 어린이의 급성 기도감염증이다. 전염력이 강하고, 경련성의 기침이 특징이며, 인간에서만 발생한다. 국내에서 백일해의 발생은 점진적으로 감소하고 있는 추세이며, 1990년대 이후 백일해로 인한 사망사례는 보고된 바 없다.

① **병원체**

Bordetella pertussis. 그람 음성균으로 작은 난원형의 간균이다. 발육 최적 온도는 37℃이며 건조, 소독제에 대해서 저항성이 매우 약하여 쉽게 사멸한다.

② **전파양식**

호흡기 분비물이나 기침, 재채기를 할 때 튀어나온 비말을 통한 호흡기 전파가 주된 전파경로이다. 무증상 감염자는 흔하지 않아 공중보건학적 중요성은 미미하나 감염성은 매우 높아 가족 내 2차 발병률이 80%에 달한다.

③ **증상 및 증후**

백일해의 잠복기는 일반적으로 7~10일이다. 질병경과는 카타르기, 경해기와 회복기의 3단계의 임상경과를 거친다.

- 카타르기(catarrhal stage) : 1~2주 지속되고 콧물, 결막염, 눈물, 경미한 기침, 낮은 발열의 가벼운 상기도염 증세를 보이며 가장 전염력이 강한 시기이다.
- 경해기(spasmodic 또는 paroxysmal stage) : 기침시작 후 약 2주가 되면 발작성 기침이 나타난다. 기침동안에 얼굴이 빨개지고 눈이 충혈되며, 기침 끝에 구토가 동반되고 끈끈한 점액성 가래가 나오기도 한다. 기침은 2~4주 이상 지속되며 무호흡, 청색증, 비출혈, 결막하출혈 및 하안검 부종 등을 볼 수 있다.
- 회복기(convalescent stage) : 기침의 정도와 횟수, 구토가 점차 감소하며 약 1~2주 지속된다. 그러나 회복기 후에 상기도 감염이 이환되면 기침이 재발하기도 한다.

④ **환자 및 접촉자 관리**

발병 후 약 4주일 동안 기침과 재채기로 다량의 균을 배출하므로 기침이 멈출 때까지 호흡기 격리시켜야 하며, 감수성이 있는 유아와 소아를 접근시키지 않도록 주의를 기울여야 한다.

⑤ **예방**

백일해 백신에 대한 반응이 약하기 때문에 생후 6주 이내에는 접종하지 않고 생후 2개월부터 DTaP 백신을 2개월 간격으로 총 3회에 걸쳐 기초접종을 실시한다. 이후 DTaP 백신으로 생후 15~18개월과 만 4~6세에 추가접종을 실시하고, Td 백신은 만 11~12세에 추가접종한다.

(4) 홍역(Measles)

마진이라고도 하며, 감수성 집단에서 1명의 환자가 생산하는 2차 감염자 수를 의미하는 기초감염재생산비(basic reproduction number)가 13~20에 달할 정도로 전염력이 매우 높다(인플루엔자 R0=3). 우리나라는 2014년 3월 세계보건기구로 부터 '홍역퇴치 국가'로 인증을 받았다.

① 병원체

Measles virus

② 전파양식

환자만이 유일한 병원소이고 잠복기는 보통 8~12일이다. 객담, 비인두 분비물이 비말전파로 호흡기를 통하여 침입하며, 기도점막에 정착해서 증식한다.

또한 홍역바이러스는 태반을 통과하기 때문에 태아가 감염되어 선천성 홍역을 일으킬 수도 있다. 선천적 면역은 없고 병후 영구면역이 생긴다. 예방접종률이 질병의 퇴치수준인 95% 이상에까지 미치지 못하면 4~6년 주기로 유행한다.

③ 증상 및 증후

전형적인 임상양상은 전구기, 발진기, 회복기의 3기를 거친다.

- 전구기 : 전염력이 가장 강한 시기로 3~5일간 지속되며 발열, 불쾌감과 기침, 콧물, 결막염이 나타난다.
- 발진기 : 홍반성 구진이 앞머리에서부터 생긴 후 24시간 내에 얼굴, 목, 팔, 몸통, 2일째에는 대퇴부, 3일째에는 발에까지 퍼진 다음 발진이 나타났던 순서대로 소멸된다. 발진 출현 후 2~3일간은 40℃ 이상의 고열이 나는 등 임상증상이 가장 심하다.
- 회복기 : 피부발진이 색소 침착을 남긴 후, 피부가 작은 겨 껍질 모양으로 벗겨지면서 7~10일 내에 없어진다. 이 시기에 중이염, 폐렴, 뇌염 등의 합병증이 잘 생긴다.

④ 환자 및 접촉자 관리

환자를 격리시키는 것은 별 의미가 없다. 병원에서는 전구증상이 나타난 후부터 발진 후 5일까지 격리하여 환자를 관리한다. 학교에서는 발진이 생긴 후 4일간 등교하지 않도록 한다.

⑤ 예방

MMR 백신을 사용하는데, 1회 접종으로 95%의 소아가 면역이 된다. 예방접종은 생후 12~15개월과 4~6세에 시행한다.

(5) 풍진(German measles, Rubella)

반점 구진성 발진, 림프절염 등을 동반하는 급성 바이러스성 질환이다. 임신 초기의 임신부가 풍진에 감염될 경우 태아에게 심각한 선천성 기형을 유발할 수 있어 과거에는 고등학교에 재학 중인 여학생들에게 풍진 단독 백신을 접종하기도 하였다.

① 병원체

Rubella virus

② 전파양식

인간이 유일한 숙주이고, 감염자의 비인두 분비액의 비말이나 직접접촉에 의해 감염된다. 선천성 풍진 증후군에 걸린 소아는 고농도의 바이러스를 배출하므로 중요한 감염원이 된다. 발진이 나오기 1주일 전과 발진 후 4일간 전염력이 강하다.

③ 증상 및 증후

미만성의 소반점상 구진을 동반하는 경증 열성 바이러스 감염증이다. 잠복기는 12~23일(평균 14일) 정도로 비교적 가벼운 임상경과를 거치고, 3~10세 어린이에게 많이 발생하며, 병쾌 후 영구면역을 얻는다. 풍진은 선천성 기형을 유발할 수 있기 때문에 임상적으로 중요한 감염증 중 하나이다.

🕮 선천성 풍진 증후군(congenital rubella syndrome)

임신 초기에 산모가 감염되면 태아의 90%에서 이러한 증후군이 발생하지만, 임신 20주 이후에는 드물다. 자궁내 사망이나 유산 또는 저체중아의 출산, 심장기형, 뇌성마비, 청력장애, 백내장, 소안증이나 녹내장, 뇌수막염, 지능저하, 간비종대 등이 주요 임상양상이다.

④ 환자 및 접촉자 관리

환자를 격리실에 옮기고 면역력이 없는 임산부와 접촉을 막는다. 특히 임신 초기 산모와의 접촉력에 대해서 조사한다. 임신을 고려하고 있는 가임기 여성이 항체를 보유하고 있지 않다면 백신접종을 받아야 하며, 산부인과 근무자는 반드시 풍진 항체 양성자여야 한다.

⑤ 예방

1회의 생백신 접종으로 98~99%의 평생 면역을 획득할 수 있다. 모든 소아와 임신 전 가임기 여성을 대상으로 기초접종(생후 12~15개월)과 추가접종(만 4~6세)을 시행한다.

(6) 유행성이하선염(Mumps)

속칭 '볼거리'라고 하는 이하선 부종이 특징적인 급성열성질환으로 이하선이나, 고환, 난소 등에 발병한다. 유치원에서 초등학교에 다니는 어린이들이 걸리기 쉬운 감염병이며, 겨울에서 이른 봄에 빈발한다.

① 병원체

Mumps virus

② 전파양식

자연상태에서 사람이 유일한 숙주이다. 비말핵이나 타액을 통한 공기전파 또는 직접접촉으로 감염된다. 감염력은 인플루엔자나 풍진과 비슷하나, 홍역이나 수두보다는 약하다. 감염기간은 발병 7일 전부터 발병 후 9일까지이다.

③ 증상 및 증후

약 2~3주간의 잠복기를 거친 후에 발열, 두통, 근유통, 식욕부진, 구토 등이 전구증상이 1~2일간 나타난다. 이하선(parotid gland)이 단단하게 부어올라 통증과 압통을 느끼게 되며, 붓기 시작한 후 1~3일째 최고조에 도달해서 3~7일 이내에 차차 가라앉는다. 합병증으로는 뇌수막염, 고환염, 부고환염, 난소염, 췌장염 등이 발생할 수 있다. 감염자의 약 1/3은 불현성 감염으로 무증상을 보인다.

④ 환자 및 접촉자 관리

이하선이 붓기 시작한 날부터 종창이 가라앉거나 발병 후 9~10일 동안 호흡기 격리를 한다.

⑤ 예방

MMR 백신을 접종하면 예방이 가능하다. 약독화한 백신의 예방효과는 95%이고 평생면역이 생긴다. 백신은 생후 12~15개월 경과 투여하고 4~6세에 접종한다.

(7) 성홍열(Scarlet fever)

목의 통증과 함께 고열이 나고 전신에 발진이 생기는 감염병으로 발진이 생긴 피부의 붉은색이 원숭이의 일종인 성성이의 색과 유사한 열병이라 하여 성홍열이라 명명하였다. 영문명인 scarlet fever도 피부색의 변화에서 유래된 것이다.

① 병원체

용혈성 연쇄상구균(Streptococcus pyogenes)

② **전파양식**

호흡기 분비물에 의한 비말감염 또는 환자나 보균자와 접촉하여 감염된다. 비강 보균자는 특히 유행의 원인이 되며, 드물게는 손이나 물건을 통한 간접접촉에 의해서도 전파된다.

③ **증상 및 증후**

갑자기 시작되는 발열, 두통, 구토, 복통, 오한 및 인후염이 특징이다. 잠복기는 1~3일이며, 12~48시간 후에 전형적인 발진이 나타난다. 발열은 39~40℃까지 이를 수 있으며, 치료하지 않으면 5~7일간 지속된다. 인후는 심하게 충혈되어 진한 붉은 고기색깔을 띠는 수가 많으며, 연구개와 목젖 위에 출혈 반점이 나타난다. 또한 편도선이나 인두 후부에 점액 농성 삼출액이 덮여 있는 수도 있으며, 림프절이 부어 있는 경우가 많다.

④ **환자 및 접촉자 관리**

환자는 치료를 시작하고 하루가 지날 때까지 호흡기 격리시켜야 한다. 성홍열은 조기에 발견하여 일찍 그리고 충분한 기간 동안 항생제 치료를 하여 후에 생길 수 있는 합병증을 줄이는 것이 중요하다.

⑤ **예방**

화농성 분비물과 오염된 물건은 소독하고, 유행상태에 있는 환자와 접촉한 가족은 검사해야 하며, 잠복기 동안 관찰해야 한다.

(8) 레지오넬라증(Legionellosis)

생명에 치명적일 수 있는 냉방병의 일종으로 1976년 미국 필라델피아에서 열린 재향군인회에 참석한 사람들에게 발생한 원인불명의 질환이 레지오넬라균에 의한 것임이 밝혀짐으로써 처음 알려지기 시작하였다. 연중 아무 때나 발생하지만 유행은 여름부터 가을에 걸쳐 나타난다.

① **병원체**

Legionella pneumophila. 레지오넬라균은 pH 7.2~8.3, 온도 25~45℃의 다양한 환경조건에서 생존이 가능하고, 멸균수에서도 장기간 생존한다.

② **전파양식**

대형건물의 냉각탑수, 에어컨디셔너, 샤워기, 중증호흡치료기기, 장식분수, 분무기 등의 오염된 물에 존재하던 균이 비말형태로 인체에 흡입되어 전파된다.

사람 간에 전파는 보고된 바가 없고, 대부분 50세 이상에서 발생하며 흡연자, 당뇨, 만성폐질환자, 면역억제제 사용자나 장기이식 환자 등에서 발생률이 높다.

③ 증상 및 증후

폐렴형과 폰티악 열의 두 가지 임상양상이 있다.

- 폐렴형 : 식욕부진과 권태감, 근육통이나 두통으로 시작하며 낮 동안에 오한과 함께 급격히 39~40. 5℃까지 열이 오른다. 건성기침이나 소량의 가래를 동반하는 기침이 생기고 설사, 오심, 구토나 복통이 일어나며, 3일경부터 흉부 X-선상의 변화가 나타나기 시작한다. 처음에는 국소적 또는 반상침윤이 생기는데, 이 침윤은 점차 양측 폐로 진행하게 되고, 호흡부전이 생겨 치명적이 된다. 사망률은 50%까지 이른다.
- 폰티악 열 : 권태감, 근육통 등의 증상으로 시작하여 갑자기 발열 및 오한이 동반되고 마른기침, 콧물, 인두통, 설사, 오심, 어지러움 등 증상은 폐렴형과 같지만 폐렴이 생기거나 사망하지 않는다. 치료하지 않아도 대개는 2~5일, 길어도 1주일 이내에 자연 치유된다.

④ 환자 및 접촉자 관리

사람 간의 전파가 없으므로, 환자격리는 필요 없다. 환경검체 검사결과 균 검출 시 소독 및 주기적인 관리를 실시하고, 추정 감염경로에 따라 모니터링 및 소독을 실시한다.

⑤ 예방

냉각탑 등의 주기적인 소독관리가 중요하며, 특히 절수를 위하여 배관의 물을 교환하지 않고 냉각탑 물만 교환하여 가동하는 경우, 유기물질이 농축되어 레지오넬라균을 포함한 미생물 증식에 적당한 조건이 되기 때문에 주의하여야 한다. 또한 레지오넬라 증식을 예방하기 위해서는 냉수는 20℃ 이하, 온수는 50℃ 이상을 유지해야 한다.

(9) 수막구균성수막염(Meningococcal meningitis)

유아 뇌수막염의 주요 원인이며, 특히 겨울과 봄에 발생하는 예가 비교적 많다. 우리나라는 2002년과 2003년에 발생이 증가하였다가 이후 크게 줄어드는 양상이나 매년 1~2명 사망사례가 보고되고 있다.

① 병원체

N. meningitidis A, B, C 군, 기타의 군이 있다.

② **전파양식**

감염자의 호흡기 분비물에 의한 비말감염 또는 직접감염에 의해 전파된다. 보통은 단순한 불현성 감염이나 급성 비인두염으로써 끝난다. 보균자 중 25% 이상에서 선행하는 현성감염이 없다.

③ **증상 및 증후**

잠복기간은 2~10일이며, 보통은 3~4일간이다. 급성으로 발열, 심한 두통, 구토, 경부 경직이 생기며, 핑크색의 점상반이 잘 나타난다. 섬망이나 혼수가 종종 나타나고 갑자기 허탈에 빠지며, 반상 출혈과 쇼크(shock)를 일으킨다. 증상은 무증상으로부터 전격형까지 매우 다양하며, 극히 일부에서 증상이 발생하여 패혈증, 수막염, 폐렴 등을 일으킨다.

④ **환자 및 접촉자 관리**

감염자의 호흡기 분비물로부터 생긴 비말과 직접감염을 피한다. 호흡기 분비물과의 격리는 항생제 투여 후 24시간이 지나면 해제하여도 좋다. 유행이 있으면 발열 등 초기증상을 주의 깊게 감시한다.

⑤ **예방**

사람들이 밀집한 환경을 피한다. 만일 밀집한 환경에서 발생하면 신속히 접촉자와 비접촉자를 나눈다. 집단적으로 예방적 항생제를 투여하면 내성균 발생을 감소시킬 수 있다.

(10) 인플루엔자(Influenza)

페스트와 함께 가장 많은 인명을 앗아간 급성 호흡기계감염병이다. 대개 추운 계절에 빈발하며, 항원변이를 일으켜 면역력이 없는 집단에 대규모 유행을 일으킬 수 있기 때문에 국제적인 감시를 통한 대비가 필요한 감염병으로 독감 또는 유행성 감기라고도 한다.

표 7-5. 인플루엔자 범유행

연 도	인플루엔자 바이러스	사망자 수
1918	스페인 독감 (A/H1N1)	약 2천만 명
1957	아시아 독감 (A/H2N2)	약 1백만 명
1968	홍콩 독감 (A/H3N2)	약 70만 명

[자료] 질병관리청, 질병정보광장, 2022.

① **병원체**

Influenza A, B, C virus. 인플루엔자 바이러스는 대개 유사한 증상을 나타내지만 항원성에 있어서는 전혀 관련이 없기 때문에 한 종류에 감염되어도 다른 종류에 대한 면역이 생기지 않는다. 또한 바이러스가 수십 년에 한번 씩 항원성에 대변이(antigenic shift)를 일으키기 때문에 전 세계적인 인플루엔자의 범유행을 일으킬 수 있다.

② **전파양식**

잠복기는 1~4일 정도이며, 대체로 증상발현 1일 전부터 발병 후 약 5일 정도까지 전염력이 있다. 환자가 기침이나 재채기를 할 때 분비되는 호흡기 비말을 통해서 사람에서 사람으로 전파된다.

주로 폐쇄 공간 내의 밀집된 집단에서 공기감염이 일어나며, 인플루엔자 바이러스는 건조한 점액에서도 몇 시간 동안 생존할 수 있기 때문에 이에 접촉하여 직접감염이 일어날 수도 있다.

③ **증상 및 증후**

발열, 두통, 근육통, 피로감 등의 전신증상과 함께 인후통, 기침, 객담, 비염 등의 호흡기 증상이 갑자기 시작되는 양상을 보인다. 가장 흔한 합병증은 폐렴이며 드물게 뇌증, 척수염, 라이 증후군, 근염, 심근염, 심낭염 등도 올 수 있다.

④ **환자 및 접촉자 관리**

격리는 확진 지연 때문에 현실적으로 불가능하며, 가족 내 노약자 등 고위험군과 접촉을 회피하도록 한다. 필요한 경우(고위험군 등)에는 발병 초기에 항바이러스제를 투여한다.

⑤ **예방**

폐질환자, 심장질환자, 당뇨병환자, 신장질환자, 만성간질환자, 악성종양자, 65세 이상의 노인, 의료인, 환자 가족, 임산부 등이 우선접종 대상이다. 10~12월 사이에 예방접종을 시작하는 것이 적절하며, 늦어도 인플루엔자 유행 2주 전에 받아야 한다. 백신주사는 1년 이상의 예방효과는 거의 없다.

(11) 중증급성호흡기증후군(Severe acute respiratory syndrome, SARS)

2002년 11월부터 중국 광동지역을 중심으로 발생이 시작된 이래 수개월 만에 홍콩, 싱가포르, 캐나다 등 전 세계적으로 확산되었던 신종감염병으로 병원감염이 유행의 특징이고, 환자의 대부분은 성인이며, 소아에서는 드물게 발병한다. 또한 발병 전에 전파된 사례는 보고된 적이 없다.

① **병원체**

SARS-associated coronavirus. 기존의 코로나 바이러스는 세 개의 항원군(Ⅰ, Ⅱ, Ⅲ)으로 분류 되어 왔는데, SARS-coV는 유전적으로 다른 새로운 군에 속하는 coronavirus로 밝혀졌다. SARS-coV는 동물 숙주 coronavirus 변종에 의해 동물로부터 사람으로 종간의 벽을 넘어 감염이 일어난 것으로 추정하고 있다.

② **전파양식**

기본적인 감염경로는 환자의 호흡기 비말이나 오염된 매개물을 통해 점막의 직접 또는 간접접촉에 의한 것이다. 따라서 환자의 가족 및 접촉자, 진료에 참여한 의료인에서 많이 발생한다.

③ **증상 및 증후**

평균 잠복기는 4~6일이다. 처음에는 인플루엔자 의사증상이 발생한다. 중증 환자는 급속히 호흡부전이 진행되어 약 20%에서는 집중치료가 필요할 정도로 산소부족을 겪게 되며, 많은 환자에서 혈액 또는 점액이 없는 대량 수양성 설사 증상이 나타난다. 노인은 발열이 없거나 혹은 세균성 패혈증, 폐렴이 동반되는 등 비전형적인 증상이 문제가 되고 임신부가 감염되면 유산 또는 모성사망을 증가시킨다. 전반적인 치명률은 약 11%로 추정된다.

④ **환자 및 접촉자 관리**

38°이상 발열, 호흡기 증상, 방사선학적으로 폐렴 소견, 호흡부전증 혹은 감염위험지역의 여행력이 있거나 환자 또는 의심환자와 밀접한 접촉을 한 경우에는 격리지정병원에 입원치료를 받아야 하며, 전염을 차단하기 위해 엄격한 격리와 관리가 필요하다.

⑤ **예방**

아직까지는 백신이나 예방약이 개발되어 있지 않다. 위험지역으로의 여행을 자제하고, 손씻기 등 개인위생을 철저히 하여야 한다.

(12) 중동호흡기증후군(Middle East Respiratory Syndrome, MERS)

2012년 4월부터 사우디아라비아 등 중동 지역을 중심으로 주로 감염자가 발생한 급성 호흡기 감염병으로, 최근 중동지역의 아라비아반도를 중심으로 주로 감염환자가 발생하여 '중동호흡기증후군'으로 명명되었다. 우리나라에서는 2015년 5월 첫

감염자가 발생해 186명의 환자가 발생했으며, 이 중 38명이 사망한 바 있다. 이후 2018년 9월 3년 만에 국내에서 확진자가 발생해 전염 확산 우려를 높였으나, 이후 추가 감염자가 나오지 않으면서 발생 38일 만인 10월 16일 종료가 선언되었다.

① **병원체**

MERS-CoV. 이전까지 사람에게서는 발견되지 않았던 새로운 종류의 바이러스로, 명확한 감염원이 확인되지 않았으나 박쥐나 낙타 등 동물에 있던 바이러스가 사람에게 이종감염되었을 가능성이 제기되고 있다.

② **전파양식**

자연계에서 사람으로는 감염경로가 명확하게 밝혀지지 않았으나 사우디아라비아 내 단봉낙타 접촉에 의한 감염전파가 보고된 바 있다. 사람 간 감염은 환자가 기침·재채기를 하거나 말할 때 나오는 침에 바이러스가 묻어 나와 공기 중으로 전파되는 비말로 감염이 이뤄진다. 보통 환자와 접촉한 후 2~14일 정도의 잠복기를 거치는데, 잠복기 기간에는 아무 증상도 없고 전염도 거의 이뤄지지 않는다. 전염성은 낮다고 알려졌으나 국내의 경우 기존 유형과 달리 빠른 전파가 이뤄졌다.

③ **증상 및 증후**

발열을 동반한 기침, 호흡곤란, 숨가쁨, 가래 등 호흡기 증상을 주로 보이며 그 이외에도 38℃ 이상의 고열, 두통, 오한, 콧물, 근육통뿐만 아니라 식욕부진, 메스꺼움, 구토, 복통, 설사 등 소화기 증상도 나타날 수 있다. 만성질환 혹은 면역기능이 저하된 환자들의 경우 감염률이 높고 폐렴·급성호흡부전·급성 신부전 등의 합병증이 동반되어 예후가 좋지 않다. 치명률은 20~46%이다.

④ **환자 및 접촉자 관리**

사람 간 감염은 밀접접촉에 의한 전파(대부분 병원내 감염, 가족 간 감염)이므로 환자와 접촉하는 경우 반드시 적절한 개인보호구 착용하고, 체온계, 청진기 등 환자 진료도구는 매회 사용 후 소독해야 한다.

병실에서 발생한 폐기물은 병원 내 감염관리수칙에 따라 처리하고, 환자에게 에어로졸 발생 시술은 음압 병실에서 실시하며, 환자 입원치료는 음압격리병상 시설을 갖춘 의료기관에서 수행해야 한다.

⑤ **예방**

현재 백신 및 치료제가 없기에 무엇보다 예방이 중요하다. 손씻기, 기침 시 예절 준수 등 일반적인 감염병 예방수칙을 준수한다. 발열이나 호흡기 증상이 있는 사람과 밀접한 접촉을 피하고 본인이 호흡기 증상이 있는 경우 마스크를 착용한다.

3) 절지동물 매개 감염병

후생동물 중 절지동물문에 속한 동물을 통틀어 이르는 것으로써 곤충류과 거미류, 갑각류 따위를 포함한다. 절지동물은 자연상태에서 포유동물 숙주에게 감염원을 전파하는 매개체로서 감염원인 미생물의 증식 과정에서 중요한 역할을 담당한다.

표 7-6. 진드기 및 설치류 매개 감염병 발생 현황

(단위 : 신고수)

		2008	2009	2010	2011	2012	2013	2014	2015	2016	2017	2018	2019
진드기 매개	쯔쯔가무시증	6,057	4,995	5,671	5,151	8,604	10,365	8,130	9,513	11,105	10,528	6,668	4,005
	중증열성혈소판감소증후군(SFTS)	-	-	-	-	-	36	55	79	165	272	259	223
	라임병	-	-	-	2	3	11	13	9	27	31	23	23
	진드기매개뇌염	0	0	0	0	0	0	0	0	0	0	0	0
설치류	신증후군출혈열	375	334	473	370	364	527	344	384	575	531	506	399
	렙토스피라증	100	62	66	49	28	50	58	104	117	103	118	138
	발진열	87	29	54	23	41	19	9	15	18	18	18	14
	발진티푸스	0	0	0	0	0	0	0	0	0	0	0	0

[자료] 질병관리청, 질병관리백서, 2020.

(1) 말라리아(Malaria)

전 세계적으로 매년 약 3~5억의 말라리아 환자가 발생하고, 그중 100만 명 이상이 사망하기에 세계보건기구가 선정한 6대 열대병 중에서도 가장 중요한 질환으로 인정되고 있다.

우리나라에서는 학질, 하루걸이, 복학 또는 자라배, 자래로 불리어 왔으며, 과거에는 풍토병으로 존재하여 한국전 당시 매년 수만 명의 환자가 발생하다가 이후 집중적인 관리사업으로 1970년대 후반에 토착질환이었던 삼일열 말라리아는 완전히 퇴치된 바 있다. 그러나 1993년 비무장지대를 중심으로 재출현하였고, 2000년 4,142명으로 최고조에 달하였으나 정부의 강력한 말라리아 재퇴치 사업으로 최근에는 연간 500건 내외로 감소하였다.

① **병원체**

Plasmodium 속에 속하는 기생원충. 인체감염 가능한 원충은 총 5가지(열대

열원충, 삼일열원충, 사일열원충, 난형열원충, 원숭이열원충)이며, 우리나라는 삼일열원충(P. vivax)에 의한 감염만 발생하고 있다.

② 전파양식

얼룩날개모기속(Anopheline)에 속하는 암컷 모기가 인체를 흡혈하면서 원충, 즉 포자소체(sporozoite)를 주입함으로써 전파된다. 드물게 수혈 등에 의한 병원감염이나 주사기 공동사용에 의해 전파된다.

③ 증상 및 증후

권태감과 서서히 상승하는 발열이 초기에 수일간 지속 감기증상과 유사한 증상들을 보이다가 전형적인 경우 오한, 발열, 발한 후 해열이 반복된다. 두통이나 구토, 설사 등을 동반할 수 있으며, 치료하지 않는 경우 증상은 1주~1개월간 때로는 그 이상에 걸쳐 계속되고 그 후의 재발은 2~5년간의 주기로 나타난다.

④ 환자 및 접촉자 관리

환자나 접촉자에 대한 격리나 특별한 조치는 필요 없다.

⑤ 예방

축사에 대한 잔류 분무, 매개모기 활동시간에 공간분무 시행 등을 실시하여 모기 서식지를 제거하는 것이 중요하다. 예방적 항생제 요법은 발병을 완전히 막아주지는 못하기 때문에 말라리아 감염의 위험에 노출된 1주일 후부터 두 달 사이에 열이 나면 반드시 말라리아 감염 여부를 확인하여야 한다.

(2) 신증후군출혈열(Epidemic hemorrhagic fever)

6 · 25 당시 중공군에 의해 전파되었다는 보고가 있으며, 유행성출혈열이라고도 한다. 렙토스피라증, 쯔쯔가무시증과 함께 대표적인 가을철 발열성질환으로 야외활동이 많아 감염기회가 높은 젊은 연령층 남자가 잘 감염된다.

① 병원체

Hantaan virus와 Seoul virus(도시형 출혈열의 병원체)

② 전파양식

Hantaan virus는 등줄쥐(Apodemus agarius)가 주로 매개하며, Seoul virus는 도시의 시궁쥐가 바이러스를 전파한다. 설치류들이 한탄바이러스에 감염되면 병적증상은 나타나지 않지만 타액, 소변, 분변을 통해 바이러스를 체외로 분비하고 이것이 건조되어 먼지와 함께 공중에 떠다니다가 호흡기를 통해 사람에게 감염된다.

③ 환자 및 접촉자 관리

사람에서 사람으로 직접전파는 없으므로 환자를 격리시킬 필요가 없다.

④ 증상 및 증후

잠복기는 2~3주 정도이고, 치사율이 약 7%로 매우 높다. 대체로 특징적인 5단계의 임상양상을 보인다.

- 발열기(3~5일) : 갑자기 시작하는 발열, 오한, 허약감, 근육통, 배부통, 오심, 심한 두통, 안구통, 얼굴과 몸통의 발적, 결막 충혈, 출혈반, 혈소판 감소, 단백뇨 등을 보인다.
- 저혈압기(1~3일) : 30~40%의 환자에서 보이며, 해열이 되면서 24~48시간 동안 저혈압이 나타나고 절반 정도에서 쇼크가 보인다. 배부통, 복통, 압통 등이 뚜렷해지고 출혈반을 포함하는 출혈성 경향이 나타난다.
- 핍뇨기(3~5일) : 60%의 환자에서 나타나며, 무뇨(10%), 요독증, 신부전, 심한 복통, 배부통, 허약감, 토혈, 객혈, 혈변, 육안적 혈뇨, 고혈압, 뇌부종으로 인한 경련, 폐부종을 볼 수 있다.
- 이뇨기(7~14일) : 신기능이 회복되는 시기로 다량의 배뇨가 있어 심한 탈수, 쇼크 등으로 사망할 수 있다.
- 회복기(3~6주) : 전신 쇠약감이나 근력감소 등이 있으나 서서히 회복된다.

⑤ 예방

유행지역의 산이나 풀밭에 가는 것을 피하고 특히 건조기에는 절대 잔디 위에 눕지 않아야 한다. 야외활동 후 귀가 시에는 옷에 묻은 먼지를 털고 몸을 깨끗하게 해야 한다. 고위험군(군인, 농부 등)은 적기에 예방접종을 받아야 한다.

(3) 쯔쯔가무시증(Tsutsugamushi fever)

동남아시아 및 극동지역에서 발견되는 급성열성질환으로 양충병이라고도 한다. 숲에서 감염되는 까닭에 농부, 군인 등 야외활동을 하는 사람들이 주로 감염되는 제3급 법정감염병이다. 털진드기 유충 번식기인 10~11월에 호발하고, 대부분의 환자가 면역쇠퇴기인 50대 이상에서 주로 발생한다.

① 병원체

Orientia tsutusgamushi. 50℃에서 10분이면 사멸하며, 0.1% 포르말린, 0.5% 석탄산액에서 쉽게 죽는다. 동결 상태에서는 살 수 있으나 동결 건조하면 사멸한다.

② 전파양식

숙주동물인 등줄쥐 등을 포함한 설치류에 기생하는 감염된 털진드기 유충에 물려 감염된다. 흡혈장소는 옷과 피부가 밀접하게 붙어있는 곳으로 벨트 착용장소, 허리선, 양말 안쪽, 무릎 뒤와 같이 피부가 연한 곳이다.

③ 증상 및 증후

1~3주의 잠복기를 거쳐서 초기증상으로 고열, 오한, 두통 등이 있다가 근육통, 기침, 구토, 복통 및 인후염이 동반되며, 진드기가 문 곳에 피부 궤양이나 특징적인 가피(eschar) 형성을 볼 수 있다.

합병증으로 일시적인 뇌신경 마비가 올 수 있으며, 적절한 치료를 안 한 경우에는 사망률은 30%(주된 사인은 심부전, 순환장애, 폐렴 등)에 이른다.

④ 환자 및 접촉자 관리

사람에서 사람으로 직접전파는 없으므로 환자 격리나 소독이 필요 없다.

⑤ 예방

진드기 유충이 동물의 체액을 흡입하는 봄과 가을이 감염에 위험한 시기이다. 유행지역에 가는 것을 피하고, 들쥐 등과 접촉하는 환경을 피해야 한다. 밭에서 일할 때에는 되도록 긴 옷을 입어야 하며, 야외활동 후 귀가 시에는 옷에 묻은 먼지를 털고 목욕을 해야 한다. 또한 진드기에 물린 상처가 있거나 피부발진이 있으면서 급성 발열증상이 있으면 이를 의심하고 서둘러 치료를 받는다.

(4) 일본뇌염(Japanese encephalitis)

아시아 지역에서 발생하는 대표적인 뇌염으로 매년 3~5만 명이 감염되어 약 30%의 사망률을 보이며, 회복되어도 1/3에서 신경계 합병증을 남기는 질환이다.

1946년 인천지역의 주한미군으로부터 최초의 환자발생이 확인되었고, 수차례 대유행이 있었으나 1971년 백신 도입 이후 환자발생이 급격히 감소하였다. 그러나 접종에 대한 인식이 저하되어 집단면역 수준이 낮아지고, 지구온난화로 매개모기의 번식과 성장이 왕성해짐에 따라 재유행이 촉발될 가능성이 있어 주목을 받고 있다.

① 병원체

Japanese encephalitis virus. 50℃에서 10분간 가열하면 생존율은 약 0.1%로 급속히 감소되나 -70℃ 이하에서는 안정성이 유지된다. 동결건조하면 10년 이상 감염력을 유지한다.

② **전파양식**

감염은 작은빨간집모기(Culex tritaeniorhynchus)에 의하여 매개되며, 주로 돼지가 바이러스의 증폭숙주 역할을 하는 것으로 알려져 있다.

③ **증상 및 증후**

7~14일의 잠복기를 거친 후 침범 부위와 정도에 따라 다양한 증상을 나타난다. 임상형태로는 감기, 몸살 정도의 미약한 증상의 부전형, 수막 자극증세와 함께 뇌막염을 동반하는 수막형, 폴리오와 유사한 증상을 나타내는 척수형이 있다. 특히 연수형의 경우에는 가장 위중한 형태로 뇌신경을 침범하고 호흡중추가 마비되어 사망할 수도 있다. 뇌염형은 흔히 말하는 뇌염으로 초기에 두통과 몸살을 호소하다가 발열과 위장관 증세가 나타난다.

성격변화와 신경증상이 나타난 후 오한과 두통이 심해지면서 고열과 함께 경련 및 의식소실과 혼수상태로 진행하는 것이 전형적인 임상양상이다. 합병증으로는 연축성 마비, 중추신경계 이상, 기면, 진전 등이 있다. 뇌염으로 진행된 경우 5~70%의 높은 사망률을 보이고 장애율은 75%이다.

④ **환자 및 접촉자 관리**

환자나 접촉자에 대한 격리나 특별한 조치는 필요 없다.

⑤ **예방**

특별한 치료방법이 없으므로 예방이 최선이다. 돼지우리나 물웅덩이 등 모기 서식처에 대한 구제와 신속한 발생보고를 해야 한다. 예방접종은 기초접종(생후 12~24개월 1~2주 간격으로 2회, 기본접종 후 12개월 뒤 1회 접종) 및 만 6세, 12세에 각각 1회씩 추가접종을 한다.

(5) 발진티푸스(Epidemic typhus)

고열과 발진이 주 증상인 급성 감염병으로 불결한 환경에서 크게 유행하기 때문에 전쟁티푸스 또는 기근열, 형무소열이라고도 한다. 제1, 2차 세계대전 당시에 유럽을 중심으로 대유행을 일으켜 수백만의 사망자를 냈으며, 일본에서도 2차 대전 직후 약 30,000여명의 환자와 3,300여명이 넘는 사망자를 냈다. 우리나라의 경우 1951년에는 32,211명의 환자가 발생하였으나 1967년에 1명의 환례 이후 보고가 없다.

① **병원체**

Rickettsia prowazekia

② **전파양식**

감염원은 리케치아균을 함유한 환자 혈액을 흡혈한 이(louse)이다. 감염된 이는 분변으로 리케치아균을 배설하며, 사람은 물려서 만들어진 상처 또는 피부의 표재성 찰과상에 이의 분변을 통하여 감염된다. 구강점막이나 결막을 통해 또는 비말로 감염되기도 한다.

③ **증상 및 증후**

약 1주일의 잠복기간을 거친 후 급작스런 오한과 함께 발열하여 3일 정도 경과되면 40℃ 전후의 고열이 나게 되고, 두통·관절통·결막충혈 등과 지름 2mm 안팎의 붉고 작은 출혈성 발진이 온몸에 많이 생긴다. 증상은 장티푸스와 비슷하고, Weil-Felix test라 하는 혈청반응에 의해 감별된다.

④ **환자 및 접촉자 관리**

병원소는 환자이며, 감수성은 보편적이다. 어린이와 백신을 접종한 성인은 경증 또는 불현성 감염으로 되며, 이환 후 영구면역이 된다. 환자를 격리하도록 되어 있으나 이가 없는 것만 확실하다면 꼭 격리할 필요는 없다.

⑤ **예방**

환자 체내에 있는 병원체는 배출되지 않는 까닭에 피가 묻은 물건이 아니라면 환자 배설물을 소독할 필요는 없다. 이가 있는 환경이라면 환자나 접촉자의 의복 또는 침구에 살충제를 뿌리고 머리카락에 붙은 알은 화학약품으로 죽인다.

(6) 황열(Yellow fever)

아프리카나 남아메리카의 밀림지역에서 볼 수 있는 급성 바이러스성 감염증으로 검역감염병이다. 흑토병이라고도 한다.

① **병원체**

yellow fever virus

② **전파양식**

열대줄무늬모기(*Aedes aegypti*) 외에도 *Aedes sp.*와 *Haemogogus sp.* 등 여러 종의 모기에 의해 전파된다. 인간에서 인간으로 감염은 없다.

③ **증상 및 증후**

잠복기는 3~6일이며 임상증세는 무증상에서부터 중증으로 발전하는 경우까지 다양하다. 경증의 경우 갑자기 발열, 두통이 나타나 48시간 이내에 좋아진다. 중증의 경우 섭씨 40도에 이르는 고열이 갑자기 나타나고, 심한 두통, 오심, 구토, 복통, 근육통을 동반하여 황달과 출혈성 경향을 보인다. 중추신경계가 영향을 받으면 뇌막염, 뇌염의 증세를 보이고 경련이 나타날 수 있다.

④ **예방**

모기가 생기는 장소를 줄이는 등 모기 예방을 하고, 모기에게 물리지 않도록 모기장이나 기피제를 사용한다. 연령이 9개월 이상이면 약독화 생백신을 투여한다. 예방접종자의 90%에서 항체가 생기고 형성된 항체는 최소한 10년 이상 유지된다.

(7) 사상충증(Filariasis)

몸의 각 조직(림프절, 피하, 복강, 체강 등)에 기생하는 선충에 의한 감염증으로 북미대륙과 유럽 이외의 전 대륙의 열대 및 아열대지역에서 광범위하게 관찰되며, 분포하는 지역마다 매개곤충의 종이 다르다. 우리나라에서도 1990년대 초까지 제주도와 전남 도서지역에서 말레이사상충 감염자가 잔존하였지만 2002년부터 유행지역을 중심으로 퇴치사업을 수행하여 국내에는 사상충증이 박멸되었음이 확인되었으며, 2008년 세계보건기구로부터 사상충증 퇴치인증을 받았다.

① **병원체**

사람에 기생하는 사상충은 9가지 종류가 알려져 있으나 6종이 병을 일으키며 그 중 림프사상충증(Lymphatic filariasis)과 회선사상충증(Onchocerciasis), 로아사상충증(Loiasis)이 중요하다.

② **전파양식**

사상충에 감염되면 70~100일 정도에 자충(microfilaria)을 생산하며, 생산된 자충은 림프관을 거쳐 혈액에 나타난다. 전파는 피를 흡혈하는 곤충에 의해 이루어진다.

매개체는 림프사상충증은 모기(토고숲모기 및 중국얼룩날개모기 등 각 지역마다 주요 매개모기의 종이 다르다)이고, 회선사상충증은 척추동물을 흡혈하는 먹파리(Simulium)이며, 로아사상충증은 흡혈성 등에(Chrysops)이다.

③ **증상 및 증후**

잠복기(1~12개월)에는 임상증상이 전혀 없는 것이 특징이고, 감염 초기증상으로 발열, 오한, 동통, 림프절염, 림프관염이 있다. 림프관염 및 림프선염은 장기간에 걸쳐 불규칙하게 반복되고, 침범된 림프관이 불규칙하게 확장되며, 림프관과 림프절 주위조직에 섬유화가 진행된다. 이런 증상은 결과적으로 상피증(elephantiasis)으로 이행할 수 있다.

말레이사상충증의 상피증은 팔다리에만 나타나는 반면 반크롭트사상충은 팔다리, 유방, 외음부 등에 림프부종과 상피증이 나타나며 음낭수종(hydrocele), 유미뇨(chyluria) 등의 다양한 증상이 만성기에 나타난다.

④ **환자 및 접촉자 관리**

사람 간의 전파는 없으므로 환자를 격리할 필요가 없다.

⑤ **예방**

유행지에 대한 정보를 충분히 알고 매개곤충에 물리지 않도록 하여야 한다. 유행지에서 감염원이 되는 환자 및 보유숙주 등을 치료하여 매개곤충의 감염을 차단하고 매개곤충을 효과적으로 구제하여 새로운 감염의 발생을 억제하여야 한다.

4) 동물매개 감염병

(1) 렙토스피라증(Leptospirosis)

병원성 렙토스피라균 감염에 의한 인수공통질환으로 와일병(Weil's disease), 출혈성황달, 추수열(harvest fever), 논-농부병(rice worker's disease), 전초농부병(haymaker's disease)이라고도 한다. 연중 일정하게 환자가 발생하다가 9월부터 증가하여 10~11월에 정점에 달한 후 12월부터 감소하는 양상을 보인다.

① **병원체**

Leptospira species. L. interrogans와 L. biflexa의 두 가지 종이 있다. 이 중 병원성 렙토스피라는 L. interrogans에 속하며 혈청형은 무려 200개 이상이다. 오염된 상수에서는 18~20일간 생존할 수 있으며, 바닷물에서도 18~20시간 생존할 수 있다.

② **전파양식**

감염된 설치류(주로 쥐)의 소, 돼지, 개 등은 만성적으로 보균상태를 유지하면서 균을 소변을 통해 배설하여 풀, 흙, 물 등을 오염시킨다. 사람과 동물은 점막이나 상처 난 피부를 통해 감염되지만 오염된 음식을 먹거나 환경에 간접적으로 노출되어 감염되기도 한다.

농부, 하수 청소부, 광부, 수의사, 축산업자, 군인 등이 고위험군이고, 특히 농촌에서 홍수로 인해 쓰러진 벼를 세우는 작업을 할 때 집단 발생하는 경우가 많다.

③ **증상 및 증후**

무증상 감염증가 많고 치명적인 웨일씨병(Weil's disease)이 나타나는 중증환자는 약 5~10%이다. 임상경과는 다음과 같다.

- 제1기(패혈증기) : 약 10일의 잠복기를 거친 후 전신에 혈관염 증상이 나타나면서 갑작스러운 발열, 오한, 결막부종, 두통, 근육통, 오심, 구토 등의 독감 유사증상이 4~7일간 지속된다.
- 제2기(면역기) : 1~2일의 열소실기를 거쳐 후 IgM 항체생성 함께 혈액, 뇌척수액 등에서 렙토스피라는 사라지고 뇌막증상, 발진, 포도막염, 근육통 등을 보인다. 심한 경우 신부전 또는 중증 출혈로 인하여 20% 이상의 사망률을 보인다.

④ 환자 및 접촉자 관리

환자는 격리시킬 필요가 없으며, 환자와 접촉한 접촉자에 대해서도 특별한 관리가 필요 없으나 환자 혈액과 체액관리에 주의를 요한다.

⑤ 예방

가급적 논의 물을 빼고 마른 뒤에 벼베기 등의 작업을 해야 하고 작업 시에는 손발 등에 상처가 있는지를 확인하고 위험환경에 폭로될 때에는 반드시 장화, 장갑 등 보호구를 착용해야 한다.

표 7-7. 가을철 발열성 질환

구 분	쯔쯔가무시증	렙토스피라증	신증후군출혈열
병 원 소	리켓치아의 일종인 쯔쯔가무시에 의해 감염	렙토스피라균에 의한 사람, 동물 공통감염	등줄쥐 등에 서식하는 한탄바이러스에 감염
감염경로	감염된 진드기 유충에 물려서 감염	· 감염된 동물의 소변에 오염된 물, 토양, 음식물에 노출시 상처난 피부를 통해 감염 · 감염된 동물의 소변에 직접접촉 또는 오염된 음식섭취, 비말을 흡입하여 감염	한탄바이러스에 감염된 등줄쥐와 서울바이러스에 감염된 시궁쥐의 타액, 소변, 분변에서 분비된 바이러스가 공기 중 호흡기를 통해 감염
치 명 률	0~30%	20~30%	2~7%
주요증상	가피(eschar)형성, 고열, 오한, 심한두통, 피부발진, 구토, 복통, 기침 등	오한, 발열, 근육통, 두통, 복통, 오심, 구토 등	두통, 근육통, 발열, 기침, 오한
잠 복 기	8~11일	5~7일	1~3주
주감염층	농부, 임업, 낚시꾼, 벌초등 풀숲에 노출된 자	농부, 광부, 낚시꾼, 군인이 주로 감염되며, 홍수나 추수기 벼베기 후 주로발생	벼베기, 밭일, 벌초 등 성인남자에게 많이 발생

(2) 공수병(Rabies)

공수병은 신경계 감염 바이러스 질환으로써 인간을 포함한 거의 모든 온혈동물이 감수성이 있으며, 일단 발병하면 대부분 사망하는 치명적인 인수공통감염병이다. 우리나라는 2004년 마지막 발생을 끝으로 발생 사례가 없다.

① 병원체

rabies virus. 무서운 향신경성 바이러스로써 감염동물의 뇌조직 내에서 증식한다. 1가지 혈청형뿐이며, 4℃에서 수 주간 생존하고, 영하 70℃에서는 수년간 보존될 수 있다. 그러나 자외선에 쉽게 파괴되며, 60℃에서 5분간 가열하면 사멸된다. 이 바이러스가 사람에게 침투하여 질병을 일으키면 공수병이라하고 동물에게 침투하여 질병을 일으키면 광견병이라 한다.

② 전파양식

모든 온혈동물에 감염이 가능하며 타액에 의한 점막 오염, 각막이식, 에어로졸 전파 등의 경로로 전파가 가능하나 가장 흔한 경우는 바이러스에 감염된 개체가 다른 동물이나 사람을 물어 타액 속의 바이러스가 상처를 통해 전파되는 방식이다.

③ 증상 및 증후

잠복기는 동물의 경우는 2주~12주이며, 사람의 경우는 평균 20~90일로써 교상을 입은 부위, 교상 부위에 분포된 신경 종말부의 숫자와 분포, 감수성에 따라 다르다.

- 격노형 공수병(Furious rabies) : 공수병의 일반적인 증상인 공수증이 나타나고 섬망, 불안, 흥분 등의 증상이 나타난다. 얼굴에 스치는 바람에도 매우 민감하며 수일 후 혼수, 사망에 이른다.
- 미비형 공수병(Dumb rabies) : 발병초기는 비슷하나 흥분, 공수증상 등이 없고 미비, 근력 약화 등의 증상을 보여 진단을 놓치기 쉽다. 약 20%의 환자가 해당되며 병의 진행에 따라 혼수, 사망에 이른다.

④ 환자 및 접촉자 관리

모든 교상환자는 소독비누(소독비누가 없을 경우 일반 비누)를 이용해서 상처를 철저히 세척하는 것이 중요하며, 의료기관에서는 교상 부위를 항바이러스 효과가 있는 소독제로 충분히 소독해야 한다.

상처가 심한 경우를 제외하고는 미용목적을 위해 바로 봉합하는 것은 감염위험을 증가시키게 된다. 임상적 상황에 따라 항균 치료와 파상풍 예방접종을 실시하며, 사람을 문 동물은 10일간 격리한다.

⑤ **예방**

가장 중요한 것이 동물의 공수병 예방이다. 집에서 기르는 개나 고양이에 대해서는 예방접종을 철저히 시행해야 한다. 야생동물에 대해서는 최근 경구용 백신이 개발되어 미끼먹이와 함께 투여되고 있다. 광견병 의심동물에 의한 교상환자 발생 시 보건소나 의료기관을 방문하여 즉시 진단과 치료를 받도록 하여야 한다.

(3) 브루셀라증(Brucellosis)

전 세계적으로 발생하고 있으며 생물학적 무기로 개발될 위험이 높은 인수공통감염병으로써 일명 '파상열'이라고도 한다. 2000년 8월 법정감염병으로 지정되었으며, 2002년 7월 B. abortus 감염 젖소의 미살균처리 우유 음용에 의해 첫 감염사례가 보고되었다.

① **병원체**

인체에 감염을 일으키는 브루셀라 종은 4가지이다. 가장 병원성이 높은 것은 Brucella melitensis로 주로 염소, 양, 낙타에서 일차적으로 발생하며, B. abortus는 소, B. suis는 돼지, B. canis는 개에서 일차적으로 발생한다.

② **전파양식**

주로 소, 돼지, 염소, 양 등과 같은 주요 육고기 가축들이 주요한 감염원이며 들소, 물소, 순록, 사슴, 개, 말, 야크도 브루셀라균의 보균동물로 알려져 있다.

저온 살균되지 않은 우유 또는 유제품을 섭취하였을 경우에 발생하는 경우가 대부분이고, 그 외에 피부 상처나 결막을 통해 감염된 가축의 분비물 등에 직·간접 노출되는 경우 또는 비말을 통해 감염된다.

③ **증상 및 증후**

잠복기는 절반 정도가 2~3주(급성), 나머지는 불현성 및 만성형으로 수 주~수 개월이다. 임상증상은 다양하고 비특이적이며 발열, 오한, 발한, 두통, 근육통, 피로감, 식욕부진, 관절통, 요통, 체중감소 등을 동반한다.

주요 증상은 발열, 관절통·관절염, 간비종대이다. 사망률은 2% 이하이고, 대개는 Brucella melitensis에 의한 심내막염으로 사망한다.

④ **환자 및 접촉자 관리**

환자 격리는 환자 상처의 분비물 격리가 필요하며, 다른 경우는 격리가 필요 없다. 환자의 화농성 분비물과 이에 오염된 물품에 대한 소독이 필요하다. 접촉자는 특별한 조치가 필요 없고 단지 공동 폭로원에 노출된 사람은 질병발생 여부를 조사하여야 한다.

⑤ **예방**

감염된 동물의 혈액, 소변 또는 유산으로 배출된 태아, 태반 등 조직과의 접촉을 피하고 살균되지 않은 우유나 유제품을 섭취하지 않도록 한다. 또한 수의사, 수육 검사자, 도축장 종사자, 실험실 근무자 등은 감염을 막기 위해 보호안경, 보호장갑, 보호복을 착용해야 한다.

5) 접촉성 감염성질환 관리

(1) 성매개감염병(Sexually Transmitted Disease, STD)

1983년 세계보건기구 성병전문가위원회에서 종래 성병이라고 불리던 질환군을 성전파 질환이라고 개칭하였다.

우리나라 법정감염병 분류체계에 따르면 4급 감염병으로서 유행 여부를 조사하기 위해 표본 감시활동이 필요한 감염병으로 지정하고 있다.

성매개감염병은 성교나 성적접촉이라는 특별한 조건 아래서 전파되는 것이므로, 이러한 환경과 조건에서 전파될 수 있는 모든 질환이 동시에 전파될 수 있다는 특징이 있으며, 질환에 이환된 후라도 면역 발생이 약하거나 전혀 생기지 않는다. 또한 성매개감염병은 성교 상대자를 자주 바꾸는 빈도에 비례하여 만연한다. 따라서 성매개감염병에 감염된 자는 물론, 그 사람과 성교를 한 사람 모두를 추적하여 함께 치료해야 하기 때문에 성매개감염병 관리는 환자 및 접촉자 색출이 가장 중요하며, 윤락여성을 중심으로 한 보건교육도 요망된다.

성매개감염병의 조기진단과 치료 실패는 다양한 합병증과 후유증을 남길 수 있이 공중 보건학적으로 매우 중요하게 다루어지고 있다. 이러한 이유로 국가에서는 성매개감염병에 대한 감시 및 관리체계를 통해 조기진단과 적절한 치료를 유도하고, 그에 따라 지역사회에 전파를 차단코자 노력하고 있다.

그간 우리나라의 국가 성매개감염병 관리사업은정기검진대상자의 보건소 등록관리와 일반 정기건강진단대상자에 대한 건강진단수첩(보건증) 발급을 통한 사후관리로 이루어져 왔다. 그러나 1999년 8월 건강진단수첩 발급소지제도가 폐지되고, 2004년 '성매매알선 등 처벌에 관한 법률' 및 '성매매방지 및 피해자보호 등에 관한 법률'이 발효된 후 불법과 단속을 우려한 검진대상자들의 검진을 기피하는 현상이 두드러지게 나타나고 있는 등 관리체계의 여러 한계점이 제기되고 있다.

표 7-8. 성매개감염병 건강진단 대상자 질병별 추이

(단위: 건, %)

구분		매독	임질	클라미디아 감염증	연성하감	성기단순포진 첨규콘딜롬
2016	검진	104,947	201,918	91,331	238	476
	감염	510	215	2,041	-	-
	양성률	0.49	0.21	2.23	-	-
2017	검진	105,225	99,771	88,420	-	-
	감염	413	243	1,951	-	-
	양성률	0.39	0.24	2.21	-	-
2018	검진	99,425	76,298	67,166	-	-
	감염	62	60	748	-	-
	양성률	0.06	0.07	1.11	-	-
2019	검진	97,831	78,154	69,327	-	-
	감염	60	76	977	-	-
	양성률	0.06	0.10	1.41	-	-
2020	검진	57,743	46,016	42,551	-	-
	감염	18	44	453	-	-
	양성률	0.03	0.09	1.06	-	-

[자료] 보건복지부, 보건복지백서, 2021.

성매개감염병을 야기하는 병원체로는 30개 이상의 세균, 바이러스, 원충이 있으며, 성매개감염병 및 후천성면역결핍증 건강진단은 보건소를 포함한 성매개감염병 전담진료기관에서 정기적인 무료 검진 제공 및 상담을 실시하고 있다.

표 7-9. 성매개감염병 병원체

구분	병원체
세 균	· Treponema pallidum : 매독(syphilis) · Neisseria gonorrhea : 임질(gonorrhea) · Hemophilus ducreyi : 연성하감(chancroid) · Chlamydia trachomatis : 클라미디아(chlamydia infection) · 임균 외 병원성 미생물 : 비임균성 요도염(Non-gonococcal urethritis)
바이러스	· Herpes simplex virus type2 : 성기단순포진(genital herpes) · Human papilloma virus : 첨규콘딜롬(condyloma accurminata)
기 생 충	· Trichomonas vaginalis : 트리코모나스 질염(vaginal trichomoniasis) · Candida albicans : 칸디다외음부질염(vulvovaginitis)

표 7-10. 성매개감염병 및 후천성면역결핍증 건강진단 대상자 및 건강진단 항목 및 횟수

성매개감염병 및 후천성면역결핍증 건강진단 대상자	건강진단 항목 및 횟수		
	매독검사	HIV검사	그 밖의 성매개감염병검사
1. 청소년보호법 시행령 제6조제2항제1호에 따른 영업소의 종업원	1회/6개월	1회/6개월	1회/6개월
2. 식품위생법 시행령 제22조제1항에 따른 유흥접객원	1회/3개월	1회/6개월	1회/3개월
3. 안마사에 관한 규칙 제6조에 따른 안마시술소의 종업원	1회/3개월	1회/6개월	1회/3개월
4. 특별자치도지사·시장·군수·구청장이 불특정 다수를 대상으로 성매개감염병 및 후천성면역결핍증을 감염시킬 우려가 있는 행위를 한다고 인정하는 영업장에 종사하는 사람	1회/3개월	1회/6개월	1회/3개월

[자료] 위생분야종사자 등의 건강진단 규칙 별표 1.

① 매독(Syphilis)

매독은 스피로헤타(spirochete)과에 속하는 세균에 의해 발생하는 성병으로 그 역사적인 기원이 모호하다. 서인도제도의 지방병으로 존재하던 질환으로 1493년 콜럼버스의 원정 때 일행이 유럽으로 가져왔고 후일에 동양으로 전파되었다고 하나 콜럼버스 이전에 아메리카 인디언의 유골에서 매독의 증거가 발견된 것으로 미루어 신대륙 기원설이 널리 지지를 받고 있다.

㉠ 병원체

Treponema pallidum. 이 균은 비소, 비소화합물, 건조, 가열 등에 의해 쉽게 파괴되는 특성을 가지고 있다.

㉡ 전파양식

매독감염은 매독 병변에 직접적인 접촉을 통해 전파된다. 병변은 주로 외음부, 질, 항문이나 직장에 나타나나 입술이나 입에도 나타날 수 있다.

전파는 성접촉(질, 항문, 구강)에 의해 주로 발생하며, 혈액을 통해 전파되는 수도 있다. 임신부에게 매독이 있으면 태반을 통하여 모체로부터 태아에게 수직감염될 수 있다.

㉢ 환자 및 접촉자 관리

매독은 자각증세가 가벼우므로 이를 가정에까지 전염시킬 위험이 있다. 특히 여성은 일반적으로 증세가 명확하지 못한 채 방치되기 쉽다. 매독에 감염 후 증상발현까지 즉, 잠복기는 10~90일(평균 21일)이다.

㉣ 증상 및 증후

- 1기 매독 : 경성하감(chancer)이 특징적인 병변으로 균이 침입한 부위에 둥글고, 작고, 단단한 통증이 없는 구진이나 궤양이 발생한다.
- 2기 매독 : 피부발진과 점막손상이 2기의 특징이다. 전형적으로 하나 혹은 여러 곳에 대부분 소양감을 동반하지 않은 피부발진이 진행된다. 발진과 함께 발열, 림프절 종대, 인후통, 탈모, 두통, 체중감소, 근육통, 피로 등이 나타 날 수 있다.
- 말기 및 잠복매독 : 잠복매독은 1, 2기 증상이 사라질 때 시작한다. 감염자의 15%가 말기매독으로 진행될 수 있으며, 처음 감염된 지 10~20년 후에 나타날 수도 있다. 말기매독은 뇌, 신경, 눈, 심장, 혈관, 간, 뼈, 관절 등의 내부 장기에 손상을 일으키고 관절운동 조절장애, 마비, 무감각, 점진적인 실명, 치매 등을 나타날 수 있으며, 사망에 이를 수도 있다.

㉤ 예방

항생물질의 내복 또는 주사가 유효하지만 보다 효과적인 것은 콘돔의 사용이다. 매독이 의심되면 정밀검사로 확인하는 것이 좋다. 임신부가 매독에 걸리면 태아에게 선천성 매독(Congenital syphilis)이라는 비극적 결과를 초래할 수 있다.

② 임질(Gonorrhea)

A.D. 150년에 그리스 의사인 Galen에 의해서 발견된 가장 흔한 생식기 감염병 중의 하나이다.

㉠ 병원체

Neisseria gonorrhea. 이 세균은 여성의 자궁경부, 자궁, 나팔관이나 여성과 남성의 요도와 같은 따뜻하고 습기가 많은 생식기관에서 증식한다.

㉡ 전파양식

성 접촉(남성 성기, 질, 구강, 항문)을 통해 전파되며, 출산 시 태아가 질을 통과할 때 신생아에게 전염시킬 수 있다. 이것은 실명, 관절염, 생명에 위협적인 혈액감염의 원인이 될 수 있다.

㉢ 증상 및 증후

남성과 여성은 다소 다른 증상과 경과를 나타난다. 남성의 경우 전립선염, 고환-부고환염 등을 일으킬 수 있고 가장 흔하게 발생하는 것은 급성 요도염으로 이 경우 임균에 감염된 지 2~7일 정도 후에 배뇨통을 동반한 농성 분비물이 요도를 통해 배출된다. 여성의 임균 감염증은 남성보다 증상의 강도가 약하거나 무증상인 경우도 있다. 골반 내 염증을 일으키며, 임균 감염 후 대체로 10일 내에 자궁경부염의 형태로 나타난다. 질을 통해 농성 분비물이 배출되고 요도염이 동반되었을 경우에는 배뇨통, 빈뇨, 긴박뇨가 나타날 수 있다.

㉣ 예방

성적 문란 행위를 단속하고, 폭로 전후의 예방과 치료, 특히 고위험성 접촉자일 경우에는 콘돔사용 등 개별적 예방법을 교육시킨다.

(2) 후천성면역결핍증(Acquired immunodeficiency syndrome)

1981년 미국에서 발견되어 감염경로의 특수성과 발증하면 예후가 매우 나쁜 점 및 환자 수 급증 등으로 인해 세계적으로 큰 관심을 불러 모으고 있다.

최근 국내 에이즈 전파양상은 종전의 해외유입형에서 내국인 사이의 확산형으로 변화되어 그 심각성이 더해가는 추세이다. 우리나라는 1985년 첫 HIV 감염인이 보고된 이후 매년 신규 감염인이 확인되어 2020년 한 해 818명의 HIV 감염 내국인이 새로 보고되었다.

표 7-11. HIV 감염 내국인 신고 현황

(단위: 명, %)

구분	2002	2003	2004	2005	2006	2007	2008	2009	2010	2011	2012	2013	2014	2015	2016	2017	2018	2019	2020
계	397	533	610	680	749	740	797	768	773	888	868	1,013	1,081	1,018	1,060	1,008	989	1,006	818
남자	363	502	557	640	687	698	743	710	723	827	808	946	1,016	974	1,000	958	945	953	790
여자	34	31	53	40	62	42	54	58	50	61	60	67	65	44	60	50	44	53	28
전년대비 증감률(%)	21.4	34.3	14.4	11.5	10.1	-1.2	7.7	-3.6	0.7	14.9	-2.3	16.7	6.7	-5.8	4.1	-4.9	-1.9	1.6	-0.8

주) 확진 보고 년도 기준이며, 향후 역학조사에 의해 수치 변경될 수 있음
[자료] 질병관리청, 2020 HIV/AIDS 신고 현황 연보, 2021.

이들의 역학적 특성을 살펴보면 남자가 790명, 여자가 28명이었으며, 연령별로는 20대가 343명(33.8%)으로 가장 많았고, 30대 303명(29.8%), 40대 152명(15.0%) 순으로 20~40대가 전체의 78.5%이었다. 감염경로가 밝혀진 누적감염인을 분석한 결과 성 접촉에 의한 감염이 99.4%로 성 접촉이 주요 감염경로로 나타났다.

① 병원체

HIV(human immunodeficiency virus). 감염인의 모든 체액에 존재하며 특히 혈액, 정액, 질 분비물, 모유에 많은 양의 HIV가 존재한다. 이 밖에 질분비물·침·눈물·소변·수액·뇌조직 등에서도 검출되지만 감염력은 약하다.

② 전파양식

주된 감염경로는 성행위 중 감염되지 않은 사람 몸 안으로 정액 또는 질 분비물 그리고 혈액 등이 들어감으로써 감염된다. 감염인과 한 번의 성접촉으로 HIV에 감염될 확률은 0.1~1% 정도이다. 세계보건기구에 의하면 성인의 75% 이상이 이성간 성접촉에 의해 감염된다고 보고하고 있다.

이 외에도 HIV에 감염된 혈액을 직접 수혈을 받거나 감염인의 혈액에서 생산된 혈청을 투여 받는 경우(감염된 혈액 수혈 시 감염될 확률 : 95~100%), 정맥주사 방법으로 마약을 남용하는 마약사용자가 자신이 사용한 주사기를 타인과 공동으로 사용할 경우(감염될 확률 : 0.5~1%) 그리고 임신 중 태반을 통해 감염되거나, 분만과정에서 감염이 일어날 수 있다(수직감염확률 : 25~30%).

③ 증상 및 증후

HIV에 최초로 감염된 후 짧은 급성증후군(초기증상)을 거친 다음, 오랜 기간(평균 10년) 동안의 무증상기에 들어가게 된다. 이 시기에는 정상으로 보이는데, HIV에 의해 면역기능은 계속 감소하고 전염력은 여전히 존재하고 있어 감염원으로서 가장 중요한 대상이다.

뒤이어 림프절이 붓고 미열과 심한 설사가 1개월 이상 지속되며, 차츰 수척해지고 특별한 원인도 없이 세포성 면역이 저하된다.

이러한 증상은 에이즈 본래의 증상은 아니지만 에이즈에 관련된 증상이라는 뜻에서 에이즈관련 증후군(AIDS-related complex, ARC)이라고 한다.

초기증상 및 무증상기(평균 10년)를 거쳐 면역력이 저하되면 피부염과 물집, 구강 및 식도염, 대상포진, 임파선 종양 등이 나타날 수 있고 폐렴 등 기회감염이나 임파종 등 악성종양이 발현한다.

치료하지 않을 경우 감염 후 대부분 10년 이내에 50% 이상이 에이즈 환자로 발병되며 환자로 진전되어서도 치료하지 않을 경우 수년 내에 사망한다.

급성감염기		무증상기		발병초기		발병기
노출행위 후 1개월 내외 독감증상	⇒	평균 10년 정도 무증상 (면역수치감소)	⇒	지속적 설사 몸무게 급감 발열 등	⇒	에이즈 증상

그림 7-2. 에이즈 증상

에이즈 감염자, 에이즈 환자, 기회감염

- **에이즈 감염자** : HIV(human immunodeficiency virus)에 감염된 사람, 즉 체내에 HIV를 보유하고 있는 사람으로서 건강해 보이나 타인에게 전파력이 있으며, 에이즈 환자로 이행되기 이전단계에 있는 사람을 말한다.
- **에이즈 환자** : HIV가 인체에 침입하여 세포 면역기능의 결함으로 인해 AIDS환자 판정기준에 속하는 특정한 기회감염에 따른 질환이 발생한 사람을 말한다. 즉, AIDS 환자는 HIV 감염인 중 CD4+ T세포(인체 면역 반응에 중요한 역할을 담당) 수가 200/㎣ 미만으로 감소되어 있거나 기회감염증 등 AIDS 관련 증상이 나타난 사람을 말한다.
- **기회감염** : 건강한 사람에게는 감염증을 잘 일으키지 않으나 면역 기능이 저하된 사람에게서는 심각한 감염증을 일으키는 경우를 말한다. 즉, 기회를 보아 감염증을 일으킨다는 의미이며, '2차 감염'이라는 말과 혼용해서 사용하기도 한다.

④ 진단 및 치료

HIV의 감염여부를 알아보기 위한 검사방법은 항체검사법, 항원검사법, 유전자 검사법 등이 사용되고 있다. 치료제와 백신에 대한 연구가 다각도로 진행되고 있으나 아직까지 에이즈를 완치시키는 치료제나 백신은 존재하지 않는다. 국내에서 현재 사용되고 있는 약제는 지도부딘(AZT), 디다노신(DDI), 라미부딘, 잘시타빈(DDC), 인디나비어(단백분해효소 억제제) 등이 있으며 감염 후 적절한 검진과 칵테일 요법으로 20년 이상 생존이 가능하다.

⑤ 예방

건전한 성문화의 정착이 가장 중요하다. 즉, 보건교육을 통하여 에이즈 관련 지식의 제공, 태도와 행위의 변화를 꾀하는 것이다. 이를 통해 문란한 성생활을 피하고, 콘돔을 사용하며, 주사기 등의 공용을 피하는 등이다.

(3) 비브리오패혈증(Vibrio vulnificus sepsis)

1979년 미국질병관리센터(CDC)에서 Vibrio vulnificus로 균 이름이 명명된 후 세계적으로 해안가 지역에서 보고되고 있다. 미국에서는 해안지방에서 매년 10만 명당 0.5명의 발생이 보고되고 있으며, 국내에서는 간질환을 갖고 있는 고위험군에서 매년 20~40환례가 발생하고 있다.

① 병원체

Vibrio vulnificus. 바다에 살고 있는 그람음성 세균으로, NaCl의 농도가 1~3%인 배지에서 잘 번식하는 호염성이다.

② 전파양식

여름철 해안지역을 중심으로 발생하며 만성 간질환, 알코올 중독자, 면역저하 환자 등 저항력이 약한 허약자들이 어패류를 생식하거나 해안지역에서 낚시 또는 어패류 손질시 균에 오염된 해수 및 갯벌 등에서 피부상처를 통해서도 감염된다. 대부분 40세 이상의 남자에서 발병하며, 여름철 서남 해안지역의 수온이 18~20℃ 이상이고, 염도가 25‰ 정도일 때 주로 발생한다.

③ 증상 및 증후

- 창상감염형은 조개껍질이나 생선 지느러미 등에 의해 생긴 상처에 해수에 있던 균이 침입하여 창상 부위에 부종과 홍반이 발생하고, 수포성 괴사가 생긴다. 잠복기는 12시간이며, 대부분 항생제 및 외과적 치료에 의해 회복한다.
- 패혈증은 기존 간질환을 가진 사람들이 오염된 해산물을 생식한 뒤 발생하는 원발성 패혈증으로 급작스런 발열, 오한, 전신쇠약감 등으로 시작하여 때로는 구토와 설사도 동반한다. 잠복기는 16~24시간이며, 발병 30여 시간 전후에 대부분의 환자에서 피부병소가 사지, 특히 하지에서 부종, 발적, 반상출혈, 수포형성, 궤양, 괴사 등의 모습으로 나타난다. 치명률은 50% 이상이다.

④ 환자 및 접촉자 관리

격리, 환경소독, 검역 등의 조치는 필요하지 않는다.

⑤ 예방

고위험군 환자는 어패류 생식을 피하도록 교육하고, 피부에 상처가 있는 사람은 오염된 바닷물과의 접촉을 금하며, 상처가 났을 때는 맑은 물에 씻고 소독을 한다. 여름철 어패류는 가급적으로 -5℃ 이하로 저온 저장 또는 60℃ 이상으로 가열처리하거나 수돗물에 씻은 후 섭취한다.

(4) 파상풍(Tetanus)

상처부위에서 자란 파상풍균이 만들어내는 신경독소에 의해 근육의 긴장성 연축을 일으키는 질환이다. 토양이 풍부한 고온다습 기후의 인구밀집 지역에서 흔히 발생하며, 전 세계적으로 연간 약 100만 명 정도 사망한다.

우리나라의 경우 1980년대 DTaP의 접종률이 90%를 상회하면서 신생아 파상풍은 거의 발생하고 있지 않으나 1990년대 이후에도 연간 10례 이하로 보고되고 있어 소아연령 이후에도 파상풍에 대한 지속적인 방어면역 유지가 요구된다.

① 병원체

Clostridium tetani. 균체는 열에 약하고 산소가 있는 상태에서는 사멸하지만, 아포(spore)는 열이나 일반적인 소독제에도 매우 강하다. 이러한 아포는 토양을 비롯해 소, 말, 개, 고양이, 설치류 등의 동물 뿐 아니라 사람의 장관에도 상존하고 있다.

② 전파양식

파상풍균은 주로 흙에서 발견되며, 동물이나 사람의 대변에서도 균이 발견된다. 흙이나 동물의 분변에 있던 파상풍균의 포자(spore)가 상처 부위를 통해 들어오는데, 외관상 뚜렷하지 않은 작은 상처를 통해서도 균이 들어올 수 있고, 화상을 입거나 비위생적인 수술과 같은 외과적 조작을 통해서도 균이 침입할 수 있으며, 녹슨 못에 의한 깊은 관통상이나 동물에게 물려서 감염되기도 한다. 신생아 파상풍은 출생 시 소독하지 않은 기구로 탯줄을 절단하거나 배꼽의 처치를 비위생적으로 한 경우 발생한다.

③ 증상 및 증후

잠복기는 1일에서 수개월까지 다양하지만 일반적으로 3일~3주 이내에 증상이 발생한다. 파상풍의 임상증상에 따라 3가지 종류로 구분된다.

- 국소형(local tetanus) : 상처 인접부의 근육경련으로 통증을 동반하며 수주에서 수개월까지도 지속된다. 그러나 인체감염시 독소는 혈류를 타고 전신으로 퍼져나가기 때문에 이러한 국소 경련은 매우 드물다.
- 두부형(cephalic tetanus) : 매우 드물며 주로 안면신경과 안와에 국한된 증상을 보인다. 잠복기는 1~2일로 짧고, 만성중이염, 두피 손상과의 연관성이 있다. 3, 4, 7, 9, 10, 12번 뇌신경의 마비를 유발할 수 있으며, 전신형으로 진행할 수도 있다.
- 전신형(generalized tetanus) : 80% 이상의 파상풍 환자가 전신형으로 나타난다. 증상의 진행은 상부에서 하부로 진행한다. 최초 증상으로 저작근 수축으로 인한 아관긴급(trismus, lockjaw)이 약 50% 이상의 환자에서 발생하며, 특징적인 표정(경련미소, risus sardonicus)을 유발한다. 이후 경부, 체부 및 사지 근육을 침범하고, 전신에 과반사(hyperreflexia) 현상이 일어난다. 특히 배부근육의 지속적인 수축으로 인해 활모양 강직(후궁반장, opisthotonus)이 발생한다. 이러한 전신경련은 외부소음과 같은 작은 자극에 의해서 유발될 수 있다.

④ **환자 및 접촉자 관리**

외상을 입은 환자의 능동면역 여부를 알아보아야 하며, 파상풍 항독소를 예방 목적으로 사용한다. 개방성, 삼출성 병소가 없는 경우에는 격리시킬 필요가 없으나 개방성 병소가 있는 환자는 격리 수용해야 한다. 병소 분비물 속에는 아포를 가진 파상풍균이 많이 있으므로 오염된 모든 물건은 즉시 고압멸균을 실시해야 한다. 접촉자에 대한 격리는 필요 없다.

⑤ **예방**

상처가 났을 때에는 상처 부위를 소독하고 괴사조직을 제거하는 등의 적절한 처리를 하여 파상풍균의 감염을 예방한다.

모든 영유아를 대상으로 생후 2개월부터 DTaP 백신을 2개월 간격으로 총 3회에 걸쳐 기초접종을 실시한다. 이후 DTaP 백신으로 생후 15~18개월과 만 4~6세에 추가접종을 실시하고, Td 백신으로 만 11~12세에 추가접종한다. 미숙아의 경우에도 출생 후 월령에 따라 정상아와 같은 일정으로 접종한다.

3. 만성 감염병 관리

1) 결핵(Tuberculosis)

기원전 5000년경의 이집트 미라에 척추결핵의 흔적이 남아 있는 것으로 미루어 이미 유사 이전부터 인류에게 결핵이 존재하였던 것으로 보인다.

1882년 R. Koch에 의해 Tubercle bacillus라는 결핵균을 발견된 이래로, 1920년대에는 결핵 예방 백신이 개발되었고 1944년에는 스트렙토마이신, 1960년대에 리팜피신 등의 항결핵제가 개발되면서 치료 성공률이 향상되었으나 아직까지도 단일 질병으로는 상당히 많은 유병인구와 높은 사인을 차지하고 있으며, 불행하게도 그러한 피해는 지속될 전망이다. 우리나라는 일제 강점기, 한국전쟁에 따른 기아와 밀집거주, 영양 부족, 관리체계의 부재가 겹치면서 결핵이 만연하는 계기가 되었으며, 결핵은 다른 감염성 질환과 달리 한번 감염이 되면 평생 잠복감염상태가 되어 수십 년 후에도 발병하여 2차 감염원이 되는 특성이 있어 우리나라의 결핵 발생이 높은 원인이 되어오고 있다.

표 7-12. 신고기준 결핵 발생률 추이

(단위 : 명, %)

구분		2009	2010	2011	2012	2013	2014	2015	2016	2017	2018	2019	2020
전체	신환자수	35,845	36,305	39,557	39,545	36,089	34,869	32,181	30,892	28,161	26,433	23,821	19,933
	신환자율	72.2	72.8	78.9	78.5	71.4	68.7	63.2	60.4	55.0	51.5	46.4	38.8
폐결핵	신환자수	28,922	28,176	30,100	31,075	28,720	27,906	25,550	24,696	22,314	20,883	18,765	15,221
	신환자율	58.2	56.5	60.1	61.7	56.8	55.0	50.1	48.3	43.6	40.7	36.6	29.6
(도말 양성)	신환자수	11,285	10,776	11,714	12,137	11,100	10,446	9,309	8,821	7,701	7,330	6,497	5,379
	신환자율	22.7	21.6	23.4	24.1	22.0	20.6	18.3	17.2	15.0	14.3	12.7	10.5
폐외결핵	신환자수	6,923	8,129	9,457	8,470	7,369	6,963	6,631	6,196	5,847	5,550	5,056	4,712
	신환자율	13.9	16.3	18.9	16.8	14.6	13.7	13.0	12.1	11.4	10.8	9.8	9.2

[자료] 보건복지부, 보건복지백서, 2021.

표 7-13. 결핵 사망률 추이

(단위 : 명, 명/10만 명)

구분		2009	2010	2011	2012	2013	2014	2015	2016	2017	2018	2019
전체	사망자수	2,292	2,365	2,364	2,466	2,230	2,305	2,209	2,186	1,816	1,800	1,610
	사망률	4.6	4.7	4.7	4.9	4.4	4.5	4.3	4.3	3.6	3.5	3.1
호흡기 결핵	사망자수	2,140	2,198	2,168	2,244	2,055	2,136	2,019	2,020	1,678	1,658	1,492
	사망률	4.3	4.4	4.3	4.5	4.1	4.2	4.0	4.0	3.3	3.2	2.9
기타 결핵	사망자수	152	167	196	222	175	169	190	166	138	142	118
	사망률	0.3	0.3	0.4	0.4	0.3	0.3	0.4	0.3	0.3	0.3	0.2

[자료] 보건복지부, 보건복지백서, 2021.

① 병원체

Mycobacterium tuberculosis. 굵기 0.2~0.5㎛, 길이 1~4㎛이며, 산소가 많은 환경을 좋아하는 호기성균이다. 다른 균에 비해 지질함량이 25% 이상 많아서 건조한 환경에서도 잘 견디고 알코올, 알칼리, 산이나 살균제 및 일반 항균제에도 저항성을 나타내나 열과 빛에 약해서 직사광선을 쪼이면 수분 내에 죽는다.

② 전파양식

결핵균은 사람에게서 사람으로 공기전파한다. 즉, 몸속에 결핵균이 활발하게 증식하고 있는 활동성 결핵환자가 기침이나 재채기를 하면 결핵균이 포함되어있는 객담이 공기 중에 비말이 되어 일시적으로 공기 중에 떠 있다가 호흡기로 침입한다. 병원소는 감염된 사람이 주가 되나 때로는 감염된 소일 수도 있으며, 신장결핵은 소변으로, 장결핵은 분변으로 그리고 소의 경우 우유, 담, 분변으로 탈출한다.

③ **환자 및 접촉자 관리**

감염원인 환자를 찾아내어 감염경로를 차단하면 결핵의 발생을 줄일 수 있다. 결핵환자는 기침을 할 때 휴지 등으로 입과 코를 막고 하도록 교육시켜서 다른 사람에게 비말감염하는 것을 막을 수 있다. 감수성이 있는 동거 가족의 감염 여부에 대한 검사가 중요하다.

④ **증상 및 증후**

대부분이 폐결핵이나 신체의 거의 모든 부분에 침범할 수 있는 만성감염병이다. 가벼운 기침 등의 증상을 수반하지만 폐결핵 환자의 대부분은 만성경과를 밟고, 병변이 상당히 진행될 때까지는 뚜렷한 증세가 없으며, 증세가 있어도 비특이적이어서 발견되기 어렵다. 일단 증세가 나타나기 시작하면 병감, 피로감, 식욕감퇴, 체중감소가 있고 열은 39℃~40℃까지도 나지만 오후에 높고 야간에는 해열되면서 땀이 많이 흐른다.

국소적인 증세로는 기침과 가래가 나오지만 병소가 작으면 뚜렷하지 않으며, 공동이 생기면 가래가 많이 나오고 점액농성이던 것이 화농성이 된다. 기침이 진행되면 객혈을 호소하기도 한다. 흉통은 병변이 흉막으로 파급하였을 때에 생기며, 일측성이고 미열, 호흡곤란 등을 호소한다.

⑤ **진단 및 치료**

폐결핵의 진단은 흉부방사선 촬영, 객담검사에 의한다. 결핵이 의심되는 증상이 있거나 흉부방사선촬영에서 결핵이 의심되는 소견이 발견되면 환자의 가래를 받아 결핵균을 확인할 수 있는 특수한 염색을 하여 현미경을 관찰하게 되는데 이를 객담도말검사라고 한다.

폐결핵의 집단검진은 성인의 경우 X-ray 간접촬영→X-ray 직접촬영→객담검사 순이며, 어린이는 투베르쿨린 검사(Tuberculin test, OT, PPD test)→X-ray 직접촬영→객담검사 순으로 검진한다.

⑥ **예방**

객담 속에 결핵균을 배출하는 개방성 환자를 격리하는 것이 감염을 방지하는 첫째 요건이 되지만, 무자각성이 많으므로 완전한 환자격리는 어렵다. 따라서 감염이 되어도 발병하지 않도록 몸을 건강하게 하고 영양섭취를 잘해서 자연의 저항력을 높이도록 노력한다. 또한 모든 영유아를 대상으로 BCG 예방접종을 생후 4주 이내에 접종하고 늦어도 첫 번째 생일 이전까지는 접종을 받도록 한다.

2) 한센병(Leprosy, Hansen's disease)

1871년 노르웨이의 의사 A.G.H. Hansen이 나환자의 나결절의 조직에서 세균이 모여 있는 것을 발견하여, 1874년 'Bacillus leprae'라 명명함으로써 유래하였다. 주로 피부에 나타나는 침윤 · 구진 · 홍반 · 멍울 등과 지각마비를 가져오는 제2급 법정감염병이다.

우리나라에서는 나병, 문둥병 또는 천형병이라 하였고, 한의학에서는 가라 · 풍병 · 대풍나라 하였다. 1907년 나예방법을 제정하여 국가사업으로 한센병사업을 시작하였으며, 조선총독부에서 1916년에 소록도에 자혜원을 설치하여 환자를 강제 수용하였다.

1961년 이후 우리나라 실정에 맞게 정착촌을 만들어 자립자활하는 터전을 마련하였다.

표 7-14. 연도별 한센사업대상자 대비 신환자 현황

연도	2010	2011	2012	2013	2014	2015	2016	2017	2018	2019
한센사업대상자 현황	13,316	12,847	12,323	11,805	11,303	10,843	10,402	10,033	,9632	9,288
WHO 기준 신환자 현황 (활동성 신환자)	6	7	5	7	6	2	3	3	6	4

[자료] 질병관리본부, 질병관리백서, 2020.

① 병원체

Mycobacterium leprae. 항산성균, 세포내 기생하는 균이고, 장경 2~8㎛, 단경 0.3㎛이다. 최초로 노르웨이 의사인 Gerhard Armauer Hansen의해 1873년에 발견되었다. 병원성 미생물 중 가장 먼저 보고된 균이지만, 현재까지 인공배지에서 증식시키지 못하고 있다.

② 전파양식

사람과 사람 사이에서만 균을 옮길 수 있는데 침입경로는 피부 또는 호흡기를 통하여 체내로 들어온다.

치료하지 않은 환자의 콧물에서 다량의 균이 배출되고, 건조한 분비물 내에서 7일간은 감염성이 유지되며, 상기도나 상처가 있는 피부를 통해 균이 침입할 것으로 추측하고 있다. 1세 이하 환아는 태반을 통하여 모체로부터 감염되었을 것으로 생각된다.

③ 증상 및 증후

병형의 분류는 임상적 소견을 이용하여 나균의 수가 많고, 병변이 다수이며, 결절이 있는 다균나(조직학적으로는 중간군나, 근나종형나, 나종형나), 나균이 광학현미경상에서 보이지 않지만 병변이 있는 희균나(결핵양형, 근결핵양형나, 부정군나)로 하는 것이 일반적이다.

- 결핵양형나(tuberculoid leprosy, TT) : 나균에 대한 체내의 세포매개성면역이 어느 정도 있는 경우로 퇴색한 반문이 편측성으로 2~3개 나타나지만 감각소실은 뚜렷하다. 반문부위에 털이 소실되고, 치료하지 않으면 서서히 병변이 커진다. 조직은 결핵의 소견과 유사하며, 육아종을 둘러싼 림프구 침윤이 보인다.
- 나종형나 (lepromatous leprosy, LL) : 나균에 대한 세포매개성면역반응이 거의 없어서 균이 다량으로 증식한다. 비강 점막의 나균은 비강을 통하여 공기 중에 배출된다. 피부병소는 양측성으로 다수 관찰되고, 심한 경우는 체온이 낮은 사지, 눈 및 눈 주위에 결절이 많이 보인다. 넓은 부위에 지각마비가 있으나 운동신경 기능은 보존되는 경우도 있다.
- 중간군나 (borderline leprosy, BB) : 결핵양형과 나종형나의 중간에 속하며, 피부소견도 다양하다. 결핵양형에 비하여 병소수가 많고, 나균지수도 높다. 병소는 비대칭적이다.
- 부정군나 (Indeterminated leprosy, I) : 위의 3가지 type 모두 부정군나에서부터 출발하지만, 부정군나의 진단은 위에서 언급한 바 있는 나균, 피부병소, 신경손상의 소견 중 2가지는 있어야 진단하므로 진단은 6개월 이상 3년까지의 follow up이 필요하다.

④ 환자 및 접촉자 관리

감염여부를 확인하기 위하여 lepromin 반응검사를 한다. 환자를 입원시키기 위한 특별한 장비는 필요하지 않으며 1인실에 입원시키는 것이 바람직하다. 치료 후 감염력이 없어지면 일, 학교, 기타 사회생활에 대한 제한은 전혀 필요하지 않다.

환자로부터 태어난 신생아를 미감아라고 하며, 격리관찰과 평균 잠복기간을 5년으로 보고 정기검진을 한다.

⑤ 예방

환자를 격리함으로써 감염원이 차단된다고 생각했던 시대에는 환자 전원을 격리 수용하였다. 그러나 균 자체의 독성유전자나 독성단백질이 없고, 시험관내 증식이 되지 않으며, 면역결핍 실험동물 내에서만 증식하는 등 병원성이 극히 미약하기 때문에 환자발견 시 그 지역주민들을 대상으로 하는 예방요법은 필요하지 않다. 그러나 가족구성원 중에 발병한 경우에는 가족 내 감염을 예방하기 위하여 처방할 수 있다.

3) 바이러스성 간염(Viral hepatitis)

바이러스 간염의 일반적인 병인은 A형, B형, C형, D형, E형이 있다.

이 중 A형과 E형은 급성간염을 일으키나 대부분이 쉽게 회복되는 반면, B형과 C형, D형은 치료가 잘 안되고 만성으로의 이환율이 높아 말기에 간경변이나 간암으로 되기 때문에 치사율이 매우 높다.

표 7-15. 바이러스성 간염의 원인

구분	A형간염	B형간염	C형간염	D형간염	E형간염
임상결과	급성	급성/만성	급성/만성	급성/만성	급성
감염경로	분변/구강	비경구적 감염된 혈액이나 체액을 통해	비경구적 성적 접촉 혈액이나 체액을 통해	비경구적	분변/구강
권장 치료법	특이적 치료법 없음	인터페론 뉴크레오시드	인터페론 리바비린 Direct-acting antivirals		
비고	독감 유사 증상 황달 등의 증상				

① B형간염

B형간염 바이러스 감염은 전 세계적으로 발생 빈도가 높을 뿐만 아니라 만성 간 질환으로 진행될 가능성이 높은 제3급 법정감염병이다. 우리나라의 경우 간세포 암의 80~90%는 B형간염과 연관이 있으며, B형간염으로 인한 간세포암 발생률이 전 세계 1위이다.

㉠ 병원체

Hepatitis B virus

㉡ 전파양식

병원소의 혈액이나 정액, 타액이다. 주요 감염경로는 산모에서 신생아로의 주산기감염, 수혈, 오염된 주사기에 찔리거나 투석, 침습적인 검사나 시술, 성접촉 등이며 손잡기, 식기의 공유, 키스, 포옹, 기침, 재채기, 모유 수유로는 전염되지 않는다. 감수성은 전반적이며 자연감염 후 면역력을 획득한다.

㉢ 증상 및 증후

잠복기는 60~150일(평균 90일)이며 B형간염에 걸린 사람은 비특이적 증상(식욕부진, 구역, 권태감)을 보이기도 한다. 황달을 동반한 전형적인 간염의 증상 혹은 드물게 전격성 간염의 증상을 보이기도 한다. 증상이 없이 감염 후에 항체가 형성되기도 하는데 이러한 무증상 감염은 소아기에 흔하다.

만성간염으로 진행하는 가장 중요한 위험 인자는 급성간염이 발생하는 연령으로 주산기에 감염된 영아의 경우 90% 이상에서 만성간염으로 발전하고, 1세 이후부터 만 5세 사이에 감염된 경우 25~50%가 만성간염으로 진행되며, 그 이후의 소아와 성인은 단지 6~10%만이 만성으로 진행된다.

㉣ 예방

B형간염은 현재까지는 특별한 치료제가 개발되지 않았다. 급성B형간염은 증상에 따른 치료를 한다. 급성B형간염에서의 치료가 B형간염이 만성화되는 것을 막지는 못한다.

만성B형간염의 치료 목적은 단기적으로는 HBV(B형간염바이러스)의 증식을 억제하여 간염을 완화하며 섬유화를 방지하는 것이다. 따라서 모든 영유아와 고위험군에 대한 예방접종이 가장 중요하다. 특히 감염의 위험성이 높은 환경을 개선하고 수건이나 식기, 칫솔, 면도기 등을 각자 따로 쓰도록 한다.

② C형간염

세계보건기구는 전 세계인의 3%가 C형간염에 감염되었으며, 매년 약 50만 명이 관련 질환으로 사망한다고 추정되는 제3급 법정감염병이다.

급성과 만성으로 나뉘고, 급성의 경우 증상은 A형이나 B형간염과 거의 비슷하다. C형간염은 만성화 경향이 B형간염보다 높아 결국 만성간염, 간경변, 간암으로 이행된다.

㉠ 병원체

Hepatitis C virus

㉡ 전파양식

수혈이 주요 원인이며, 주사기 공동 사용, 혈액투석, 성 접촉, 모자간 수직감염 등 혈액매개 전파하며, 일상생활에서 사람 간 전파 가능성은 극히 낮다.

㉢ 증상 및 증후

잠복기는 2주~6개월이며, 임상증상은 다음과 같다.

- 급성C형간염 : 대부분 아무런 증상 없이 지나가고 독감과 같은 증상이 나타나기도 한다. 달리 치료를 하지 않아도 호전되며, 일부 환자의 경우에는 피부와 눈이 노랗게 되거나 소변이 진해지고 피로·구토 등의 증상이 나타나기도 한다. 수혈 후 감염인 경우 70~80%가 무증상 감염이다.
- 만성C형간염 : 만성B형간염과 별 차이가 없다. 쉽게 피곤하거나 열이 나며, 오른쪽 갈비뼈 아래에 약간의 통증을 느끼거나 입맛이 없고, 구역질이 나거나 토하며 근육통 또는 관절통 증상이 나타난다. 급성 환자의 약 80~90% 환자가 만성화되며, 만성 C형간염의 20%가 간경변으로 진행한다.

㉣ 예방

C형간염은 B형간염과 달리 백신이 개발되어 있지 않고 면역글로불린도 없다. 따라서 체액을 통해 C형간염 바이러스가 전파되지 않도록 각별히 주의해야 한다. 주사기는 반드시 1회용을 사용해야 하며 성적접촉 시에는 콘돔을 사용하여야 한다. 그 외에 면도기, 칫솔, 손톱깎기 등 혈액에 오염될 수 있는 모든 물건이 간염을 전파시킬 가능성이 있음을 인식하고 주의해야 한다. 최근 개발된 항바이러스제를 이용한 치료를 통해 대부분의 환자에서 완치를 기대할 수 있다.

③ D형간염

D형간염은 B형간염이 존재하는 경우에만 발생하기 때문에, 일종의 위성 바이러스로 여겨지기도 한다.

전 세계적으로 1,500만 명 이상의 사람들이 B형간염과 함께 동시 감염되었다. 선진국에서는 드물게 일어나며 오히려 지중해 인접부, 사하라 이남 아프리카, 중동, 남아메리카 북부에서 훨씬 더 흔하게 발생한다.

㉠ 병원체

Hepatitis D virus(hepatitis delta virus, HDV). D형간염 바이러스는 불완전한 RNA 바이러스이며, 식물 바이러스에서만 발견되는 원형의 RNA 유전자를 가지고 있다는 점에서 매우 특이한 바이러스이다.

㉡ 전파양식

D형간염 바이러스 단독으로는 질환을 일으키지 않으며, B형간염 바이러스가 있어야만 간염을 일으킬 수 있다.

급성D형간염은 D형간염 바이러스와 B형간염 바이러스의 감염이 동시에 일어나거나 또는 기존의 B형간염 바이러스 만성 보유자에서 D형간염 바이러스의 중복감염이 일어난 경우에 발병하게 된다.

㉢ 증상 및 증후

무증상에서 전격성 간염에 이르기까지 다양하게 나타난다. B형간염 바이러스와 D형간염 바이러스가 동시에 감염이 발생한 경우에는 급성B형간염에서 나타나는 증상을 보인다. 초기증상으로는 식욕부진, 메스꺼움, 구토, 피로감, 관절통, 근육통, 두통, 감기와 몸살 기운 등이 있다. 소변이 콜라 색깔과 같이 진해지고 회색빛 대변을 보기도 한다. 1~2주 후에는 황달이 나타나고, 체중감소, 복부 불쾌감과 함께 간의 크기가 커지며 드물게는 비장이 커지기도 한다.

기존의 만성B형 간염 바이러스 보유자에서 D형간염의 중복감염이 일어나는 경우에는 심한 급성간염이 발생하며, 기존에 만성간염을 앓고 있는 경우에는 병이 더욱 악화되어 동시감염이 일어난 경우보다 증상이 훨씬 심하게 나타나고 병의 경과 및 치료 결과도 좋지 않은 경우가 많다.

㉣ 예방

D형간염의 예방에서 가장 중요한 것은 B형간염을 예방하는 것이다. D형간염은 B형간염 바이러스가 존재하지 않으면 절대 감염되지 않으므로 B형간염 백신을 접종하여 B형간염에 감염되지 않도록 한다.

④ E형간염

E형간염 바이러스에 오염된 물이나 음식을 통해 경구적으로 감염되기 때문에 대규모의 유행을 일으킬 수 있는 제2급 법정감염병이다.

E형간염에 의한 유행은 1955년 인도 뉴델리에서 최초로 보고되었고, 그 뒤에도 인도를 비롯해 아프리카와 중남미의 저개발 국가에서 주로 발생하고 있다. 또한 E형간염은 사람뿐만 아니라 돼지 같은 동물에게도 생기는 인수공통감염병이다.

㉠ 병원체

Hepatitis E virus. 바이러스가 장관을 통과해 내장 혈류를 통해 간으로 진입 후 간세포 안에서 증식하면서 간에 염증을 일의킨다.

㉡ 전파양식

주로 환자의 분변에 오염된 물이나 음식물 섭취를 통해 감염되고, 바이러스에 오염된 덜 익힌 동물의 간이나 담즙, 고기, 조개류 또는 육가공 식품 섭취를 통해 직접 또는 교차 감염된다. 그 외 주사기나 혈액제제를 통한 감염이나 모자간 수직 감염이 있다.

㉢ 증상 및 증후

감염된 뒤 15~64일(평균 26~42일) 간의 잠복기를 거치고 나타난다. 초기에는 황달이 나타나고 그 뒤를 이어 메스꺼움과 구토, 복통, 설사 같은 증상이 나타나고 흑뇨와 관절통증, 발진, 가려움증 같은 증상도 생긴다. 증상 및 무증상 감염 비율은 1:2~1:13으로 알려져 있다.

병이 진행되며 발열과 간비대가 나타나기도 한다. 하지만 E형간염은 만성화되거나 바이러스를 몸 안에 지니지만 증상이 나타나지는 않는 보균자 상태가 되지는 않는데, 이 점은 A형간염과 유사하다.

치사율은 약 1% 정도이나 특히 임산부의 경우 합병증에 더욱 취약한데, 급성 질환으로 발전할 경우 10~30%가량이 사망한다.

㉣ 예방

안전성과 효능이 검증된 의약품도 없으며, 아직 항바이러스제의 임상실험도 이루어지지 않았다. 대증요법으로 대부분 회복되나 전격간암 또는 증상이 있는 임산부는 입원치료가 필요하다. E형간염을 예방하기 위해서는 깨끗한 음료수를 이용하고 음식을 익혀 먹으며 손을 자주 씻어야 한다.

8장 | 만성질환 관리

개관

만성질환은 자각증상이 없이 진행되어 조기발견이 어렵고 의료기관을 찾았을 때에는 대부분 치료효과를 기대할 수 없는 단계에 이르는 특성이 있으므로 예방이 무엇보다도 중요하다. 우리나라는 사망 및 질병구조가 이미 만성질환 위주로 변화하였으며, 지속적으로 그 발생이 증가하고 있는 추세에 있다. 따라서 이 장에서는 만성질환의 역학적 특성과 예방대책에 대해서 구체적으로 학습한다.

학습목표

1. 만성질환의 역학적 특성을 기술할 수 있어야 한다.
2. 만성질환 관리가 어려운 구체적 이유를 제시할 수 있어야 한다.
3. 고혈압, 동맥경화증, 뇌졸중, 심장 질환의 특징과 위험요인 및 예방대책을 설명할 수 있어야 한다.
4. 암의 특징과 위험요인 및 예방대책을 구체적으로 설명할 수 있어야 한다.

주요용어

성인병 / 고혈압 / 수축기혈압 / 이완기혈압 / 본태성 고혈압 / 속발성 고혈압 / 동맥경화증 / 고지혈증 / 관상동맥 / 뇌졸중 / 뇌출혈 / 뇌경색 / 협심증 / 심근경색 / 부정맥 / 당뇨병

1. 만성질환 중심의 현대사회 질병구조

1) 만성질환 관리의 중요성

갑작스러운 증상이 없이 서서히 발병하여 치료와 치유에도 오랜 시간을 필요로 하는 질환을 통틀어 만성질환이라 한다.

만성질환은 병원균이라는 단일한 원인이 아니라 물리·화학적 환경, 사회적 환경, 유전적 소인, 보건의료서비스 이용 등의 복합적인 상호작용으로 인하여 발생한다. 따라서 이처럼 다양한 발생경로와 복잡한 진행과정은 전통적인 자연과학적인 수단만으로 해결될 수 있는 것이 아니고 새로운 사회과학적인 접근수단이 개발되어야 하기 때문에 많은 시간과 노력의 투자가 요구된다.

만성질환으로 인한 부담은 개인 차원에서의 삶의 질 저하, 장애 유발에 머무는 것이 아니라 국가 차원에서도 사회·경제적 부담이 크기 때문에 만성질환의 발생연령을 늦추고 이환기간을 단축하는 것은 수명연장 시대에 반드시 달성해야 할 모든 국가의 핵심 주제가 되고 있다.

일찍이 세계보건기구는 비감염성질환이 국가경쟁력 약화와 관련이 있다고 판단하여 2000년 제53차 총회부터 만성질환 예방과 관리를 논의하기 시작했다.

2) 만성질환의 정의 및 특징

만성질환은 영속성, 불구상태 회복 불가능한 병리적 병변, 재활을 위한 특별한 훈련의 필요, 장기간의 보호감시 및 치료의 필요 등의 속성이 있기 때문에 성인병, 인조병(Man-Made Disease) 또는 생활습관병(Life-Style Related Disease)이라고도 하며, 감염성 질환에 반대되는 말로 비감염성 질환(Non-communicable Disease : NCD)이라고도 한다.

📖 만성질환의 역학적 특성

- 직접적인 원인을 규명하기 어렵고, 원인이 다인적이다.
- 질병의 발생시점이 불분명하다.
- 장기간의 잠복기간을 경과한 뒤에 발병한다.
- 연령증가와 비례하여 유병률이 증가한다.
- 질병의 발생과 질병경과가 일치하지 않는다.
- 대부분 예방가능하고 조기발견하여 조기치료하면 그 피해를 최소화할 수 있다.

1949년 대통령 직속으로 설립된 미국의 만성질환위원회(National Commission on Chronic Illness)는 ① 질병자체가 영구적인 것, ② 후유증으로 불구, 폐질 상태를 수반하는 것, ③ 비가역적 병리적 병변을 수반하는 질병, ④ 재활에 특수한 치료방법이 요구되는 질병, ⑤ 장기간에 걸친 보호, 감시 및 치료를 요하는 질병이나 기능장애 중에서 어느 한 가지 이상의 특성을 갖는 손상이나 이상을 만성질환이라고 정의하였다.

2. 우리나라 만성질환 개관

우리나라는 급속한 경제성장과 산업기술의 발달로 인해 사회·경제적 여건이 크게 변화하였다. 이에 질병양상도 변화하여 1960년대까지만 해도 감염성 질환이 주된 사망원인이었으나 1970년대부터는 우리나라 사망 및 질병구조가 만성질환 위주로 변화하였으며, 지속적으로 그 발생이 증가하고 있다.

만성질환으로 인한 사망이 전체 사망자 중 79.9%를 차지하였고, 감염성질환이 11.0%, 손상(사고, 자해, 가해)이 9.1%였다. 만성질환 중에서는 암(34.9%), 순환기계질환(25.4%), 당뇨병(3.4%), 만성하기도질환(5.6%) 등 4대 만성질환이 69.3%를 차지했다.

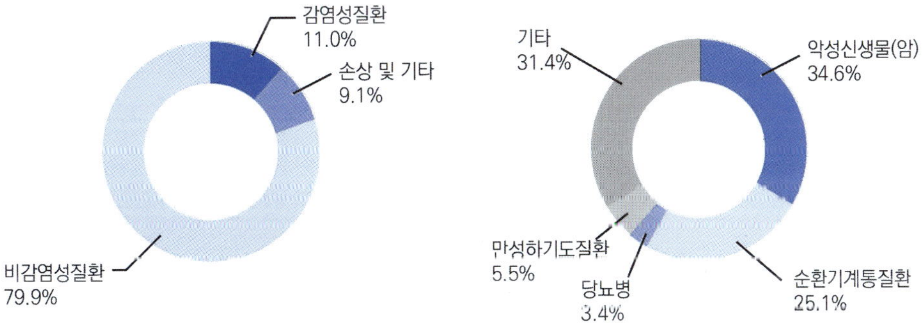

주) 1) 감염성질환 및 모성사망 등 : 특정 감염성 및 기생충성 질환(A00-B99), 수막염, 뇌염, 척수염 및 뇌척수염(G00, G03, G04), 인플루엔자(J09-J11), 폐렴(J12-J18), 임신 출산 및 산후기(O00-O99), 출생 전후기에 기원한 특정 병태(P00-P96), 영양실조 및 기타 영양결핍증(E40-E64)

2) 비감염성질환 : 암(C00-C97), 순환기계통질환(I00-I99, 심뇌혈관질환), 당뇨병(E10-E14), 만성호흡기질환(J30-J98), 만성하기도질환(J40-J47) 등 감염성질환과 손상을 제외한 나머지 사망

3) 손상 : 질병이완 및 사망의 외인(V01-Y89)

[자료] 질병관리청, 2021 만성질환 현황과 이슈, 2022.

그림 8-1. 사망원인 구성비/ 만성질환 구성비

표 8-1. 우리나라 만성질환 유병 및 관리현황

(단위 : %)

지 표	연령(만)	전체		남자		여자	
		N	분율(표준오차)	N	분율(표준오차)	N	분율(표준오차)
빈혈 유병률[1)]	10세 이상	6,611	7.2(0.3)	2,970	2.6(0.3)	3,641	11.8(0.6)
B형간염 표면항원 양성률[2)]		6,622	2.6(0.2)	2,972	3.1(0.4)	3,650	2.1(0.3)
비만 유병률(소아청소년)[3-1)]	6~18세	3,225	11.5(0.7)	1,647	12.3(1.0)	1,578	10.8(0.9)
비만 유병률[3-2)]	19세 이상	6,170	35.0(0.8)	2,719	41.9(1.2)	3,451	28.1(0.9)
고혈압 유병률[4)]	30세 이상	5,443	33.3(1.0)	2,361	36.4(1.2)	3,082	30.4(1.2)
당뇨병 유병률[5)]	30세 이상	5,147	12.4(0.6)	2,239	14.6(0.9)	2,098	10.3(0.7)
고콜레스테롤혈증 유병률[6)]	30세 이상	5,161	23.8(0.8)	2,239	21.6(1.1)	2,922	25.9(1.0)
고중성지방혈증 유병률[7)]		4,338	17.0(0.7)	1,809	24.5(1.1)	2,529	10.3(0.8)

주) 1) 빈혈 유병률 : 혈중 헤모글로빈 농도가 다음 범위에 해당되는 대상자 분율 헤모글로빈(g/dL) : 10~11세 11.5 미만, 12~14세 12 미만, 15세 이상 비임신여성 12 미만, 임신여성 11 미만, 남성 13 미만
2) B형간염 표면항원 양성률 : B형간염 표면항원 양성인 분율
3-1) 비만 유병률(소아청소년) : 2017년 소아청소년 성장도표 연령별 체질량지수 95백분위수 이상인 분율, 2016-2018 통합
3-2) 비만 유병률 : 체질량지수(BMI, kg/㎡) 기준으로 BMI 25 이상인 분율
4) 고혈압 유병률 : 수축기혈압이 140mmHg 이상이거나 이완기혈압이 90mmHg 이상 또는 고혈압 약물을 복용한 분율
5) 당뇨병 유병률 : 공복혈당이 126mg/dL 이상이거나 의사진단을 받았거나 혈당강하제복용 또는 인슐린 주사를 사용하는 분율
6) 고콜레스테롤혈증 유병률 : 총콜레스테롤이 240mg/dL 이상이거나 콜레스테롤강하제를 복용한 분율
7) 고중성지방혈증 유병률 : 중성지방이 200mg/dL 이상인 분율
[자료] 질병관리청, 질병관리백서(국민건강영양조사 제7기 3차년도 주요결과), 2020.

이러한 변화는 ① 평균 수명의 증가, ② 생활양식의 변화, ③ 산업 기술의 발달로 건강에 대한 위해 요소의 증가, ④ 진단 기술의 발전 등으로 그 속도가 가중될 것으로 전망되며, 이로 인한 의료이용량의 증가 및 의료소비의 급격한 상승은 국민의료비의 압박요인이 되고 있다(2019년 기준 만성질환 진료비는 전체 진료비의 84.5% 차지 하고, 만성질환으로 인한 2010~2030년의 경제적 비용은 전체 1조 달러로 추정된다[4)]).

심지어 노인인구 증가로 인해 만성질환 부담은 더욱 가속화될 것으로 예측되고 있다.

4) 질병관리청, 2021 만성질환 현황과 이슈, 2022.

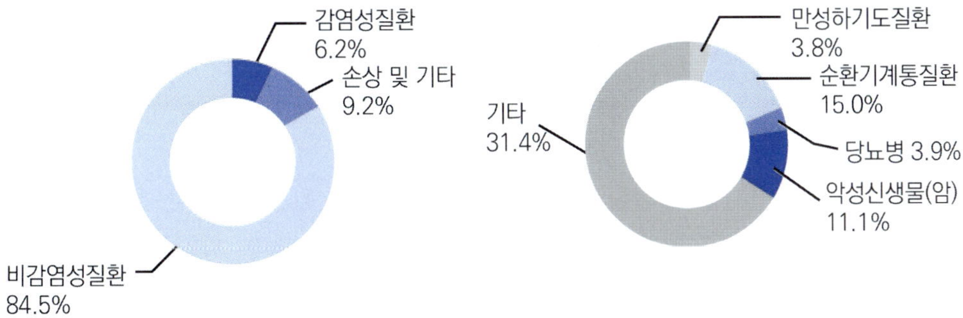

[자료] 국민건강보험공단, 건강보험통계

그림 8-2. 건강보험 진료비 구성비

따라서 이러한 만성질환 발생의 추세와 국가적 부담을 볼 때 이들 질환으로 인한 사회·경제적 피해를 최소화하고 국민의 건강수명을 연장시키기 위하여 만성질환의 사전 예방 및 관리사업 강화에 중점을 두어야 한다.

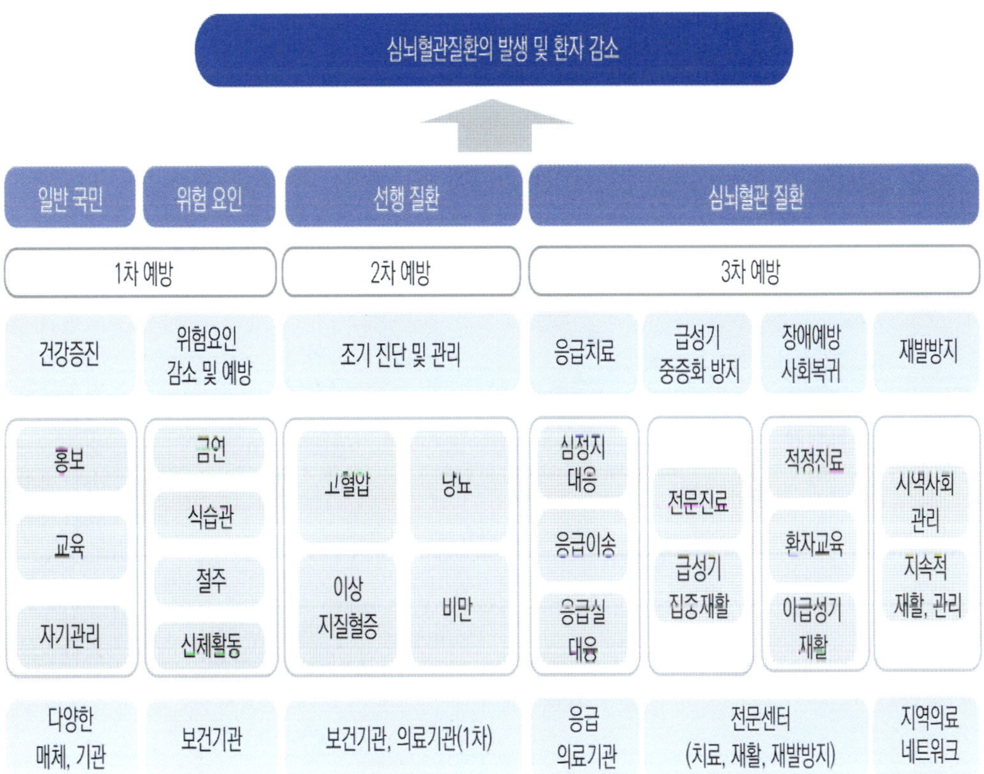

그림 8-3. 질병 예방 모형에 따른 심·뇌혈관 관리체계

3. 만성질환의 위험요인

현대사회에서 감염성 질환이 전반적으로 감소하고 있는 데 비하여 만성질환은 지속적으로 증가하고 있다. 이러한 추세는 평균 수명의 증가, 가공식품 위주의 식생활이나 만성적인 스트레스와 운동 부족과 같은 개인의 생활양식의 변화, 산업기술의 발달로 건강에 대한 위해 요소의 증가, 진단 기술의 발전 등으로 인해 더욱 심화될 것으로 전망된다.

세계보건기구(2003)는 고혈압, 고콜레스테롤, 비만, 신체활동 부족, 과일과 야채 섭취 부족, 음주, 흡연을 만성질환의 주요 원인으로 들고 있으며, Lalonde 보고서(캐나다) 그리고 세계보건기구와 하버드대학 보건대학원의 국제질병부담(global burden of disease) 등에 관한 연구결과에 따르면 질병으로 인한 전체 사망의 부담 중 약 40%가 흡연, 음주, 운동부족과 식이, 신체활동, 우울 및 스트레스, 안전의식, 의료이용 등 건강위험요인에서 비롯한다고 한다.

이는 반대로 생각하면 이들 건강위험요인을 적절하게 관리할 경우 상당한 사망과 질병을 감소시킬 수 있음을 의미한다.

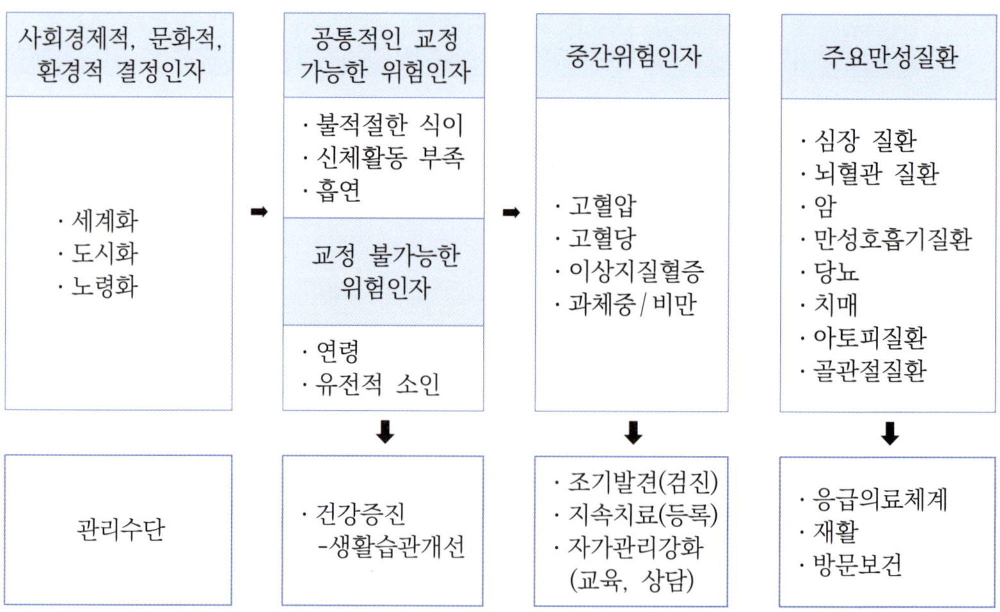

[자료] 보건복지부, 주요 만성질환관리사업 안내, 2018.

그림 8-4. 건강위험요인 및 주요 만성질환 관리수단

4. 만성질환의 종류

주요 4대 만성질환으로는 심뇌혈관 질환, 만성호흡기 질환, 당뇨병이 그리고 암이 있다(세계보건기구).

1) 순환기계 질환

순환기계 질환은 고혈압, 심장 질환, 뇌혈관 질환 등이 있으며, 심혈관계 질환이라고도 한다. 순환계통 질환 사망률(인구 10만 명당 명)은 121.1명으로, 심장 질환(63.0명), 뇌혈관 질환(42.6명), 고혈압성 질환(11.9명) 순이다. 특히 심장 질환 사망률은 최근 10년간 지속적으로 상승하였고, 뇌혈관 질환의 사망률은 감소하는 추세임에도 여전히 OECD 평균을 상회하고 있다.

표 8-2. 순환계통 질환의 성별 사망률 추이, 2010년~2020년

(단위: 인구 10만 명당 명, %)

		순환계통 질환	고혈압성 질환	심장 질환			뇌혈관 질환
					허혈성[1] 심장 질환	기타[2] 심장 질환	
남녀 전체	2010년	112.5	9.6	46.9	26.7	20.2	53.2
	2019년	117.4	11.0	60.4	26.7	33.8	42.0
	2020년	121.1	11.9	63.0	27.4	35.6	42.6
	'19년 증 감	3.8	0.9	2.6	0.7	1.9	0.5
	대비 증감률	3.2	8.3	4.2	2.6	5.5	1.2
남	2010년	107.1	6.1	46.4	28.3	18.1	51.5
	2019년	112.0	7.0	59.6	30.1	29.5	41.5
	2020년	115.5	7.8	62.3	31.1	31.2	41.5
	'19년 증 감	3.5	0.8	2.8	1.0	1.7	0.0
	대비 증감률	3.1	11.3	4.6	3.4	5.9	0.1
여	2010년	118.0	13.1	47.4	25.2	22.2	54.8
	2019년	122.7	14.9	61.3	23.3	38.0	42.6
	2020년	126.7	15.9	63.7	23.7	40.0	43.6
	'19년 증 감	4.0	1.0	2.3	0.4	2.0	1.0
	대비 증감률	3.3	6.9	3.8	1.5	5.2	2.4
사망률 성 비 (남/여)	2010년	0.91	0.47	0.98	1.12	0.81	0.94
	2019년	0.91	0.47	0.97	1.29	0.78	0.97
	2020년	0.91	0.49	0.98	1.31	0.78	0.95

주) 1) 허혈성 심장 질환에는 심근경색증, 협심증 등이 있음
2) 기타 심장 질환에는 심부전, 심내막염 등이 있음

[자료] 통계청, 사망원인통계, 2021.

순환계통 질환은 연령이 증가할수록 연령별 사망률도 증가하는 추세이며, 특히 70세 이후부터 급증한다.

모든 연령에서 심장 질환, 뇌혈관 질환, 고혈압성 질환 순으로 높고, 심장 질환의 경우 40대~60대에서는 허혈성 심장 질환이, 70대 이상은 기타 심장 질환의 사망률이 높다.

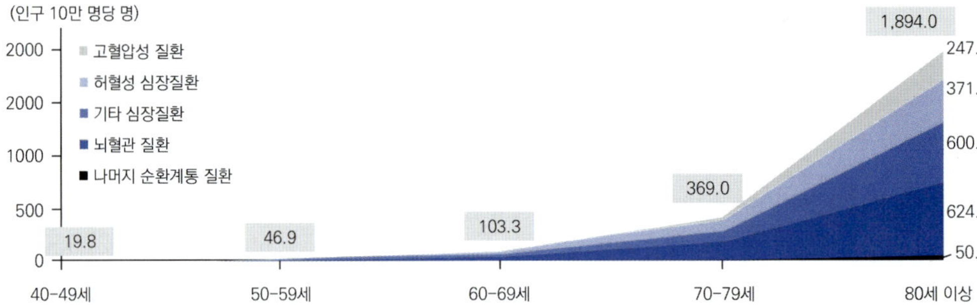

[자료] 통계청, 사망원인통계, 2021.

그림 8-5. 순환계통 질환의 연령별 사망률

(1) 고혈압(Hypertension)

고혈압은 심혈관계 질환의 가장 흔하고 강력한 위험인자로, 세계보건기구는 고혈압을 관상동맥질환, 허혈성 및 출혈성 뇌혈관 질환의 주요 위험요인으로 규정하고 있다.

표 8-3. 고혈압의 분류(JNC7 분류)

(단위 : mmHg)

구 분 \ 단 계	정상혈압	고혈압 전단계	고혈압 1단계	고혈압 2단계
최고혈압(수축기혈압)	120 미만	120~139	140~159	160 이상
최저혈압(이완기혈압)	80 미만	80~89	90~99	100 이상

주) 2003년 미국 국립보건원 합동위원회 제7차 보고서에 의하면 정상혈압의 기준을 종전 130/85 mmHg 미만에서 120/80mmHg 미만으로 하향조정하였다.

전 세계적으로 조기사망의 주요 원인이 고혈압이며, 남성 25%, 여성 20% 이상이 고혈압을 앓고 있으며, 성인의 약 46%가 고혈압을 미인지 하고 있다고 한다.

우리나라의 경우 30세 이상 성인 중 약 1,167만 명이 고혈압 환자이며, 남・여 모두 높은 연령일수록 유병률이 높다.

30세 이상 성인 고혈압 유병률은 32.9%로 여자(26.8%)보다는 남자(32.4%)가 더 높고, 연령이 높을수록 더 높다. 30세 이상 성인 27.1%는 고혈압 고위험군인 고혈압 전단계에 해당된다.

표 8-4. 고혈압 유병 현황

지표명	구분		전체	남자	여자
고혈압 유병율(%) ※ 수축기혈압이 140mmHg 이상이거나 이완기혈압이 90mmHg 이상 또는 고혈압 약물을 복용한 분율	전체(30세+)		32.9	34.7	31.2
	연령구간(세)	30-39	9.5	15.1	3.4
		40-49	19.0	26.5	11.1
		50-59	32.3	35.7	28.8
		60-69	51.5	52.3	50.7
		70+	67.2	59.5	72.4
	소득수준별	하	30.9	37.7	23.2
		중하	27.8	31.0	24.2
		중	26.1	26.2	25.4
		중상	24.9	29.2	20.4
		상	26.4	31.9	20.6
추정 고혈압 유병자수(단위 : 천명)	30세+		11,669	6,019	5,631
고혈압 전단계 유병율(%) ※ 고혈압 유병자가 아니면서, 수축기혈압이 120-139 mmHg 이내이거나 이완기혈압이 80-89 mmHg 이내인 분율	전체(30세+)		27.1	31.3	23.0
	연령구간(세)	30-39	26.6	33.0	19.6
		40-49	28.9	31.6	26.0
		50-59	31.3	36.3	26.3
		60-69	25.1	26.4	23.9
		70+	20.4	24.6	17.6
추정 고혈압 전단계 유병자수(단위 : 천명)	30세+		27.5	29.4	25.6

[자료] 질병관리청, 국민건강통계, 2022.

① 개념

압력을 단위 면적당 미치는 힘이라고 할 때, 혈압이란 (동맥)혈관의 벽에 미치는 혈액의 힘이라고 정의할 수 있다. 다시 말해서, 심장이 수축하면서 생긴 힘으로 혈액이 순환하는데, 이때 혈관 속을 흐르는 혈액이 혈관 벽에 주는 압력이 혈압이다. 심장이 수축할 때 혈관 벽에 미치는 압력을 수축기혈압이라 하고 혈액이 심장으로 돌아올 때의 압력을 이완기혈압이라고 한다.

동맥경화증이 있을 때는 혈액이 순조롭게 흐르지 못하게 되고, 심장은 혈액을 내보내기 위해 수축을 더 강하게 하게 되며, 이로 인하여 혈압은 증가하게 된다. 혈관이 받는 압력이 지속적으로 증가할 때 이를 고혈압이라 한다.

② **종류와 원인**

고혈압에는 본태성 고혈압과 속발성 고혈압 두 가지가 있다. 본태성 고혈압은 특별한 원인이 없이 1차적으로 발생한 고혈압을 말하며, 전체 고혈압의 80~90%를 차지한다. 속발성 고혈압은 동맥경화증이나 신장질환 등 이미 존재하는 원인질환에 의해 2차적으로 발생한 고혈압을 말한다.

본태성 고혈압의 정확한 원인은 밝혀지지 않았으나 유전적인 원인, 식염섭취량, 기호식품, 스트레스, 비만증, 기후, 직업 등의 요인이 작용한다고 알려져 있다.

속발성 고혈압은 신장과 내분비계통 질환 등 원인이 명확하며, 그 원인에 의해 부수적으로 나타나는 증상이 고혈압이다.

③ **증상**

혈관의 압력이 서서히 올라가므로 대부분 뚜렷한 증상이 없다. 고혈압인 사람들은 고혈압인지 모르고 방치하다가 표적기관인 심장, 뇌, 신장, 눈에 합병증을 일으키는 것이 대부분이다.

고혈압은 아무런 증상이 없다가 어느 날 갑자기 이와 같은 생명의 위험을 일으키므로 '침묵의 살인자(silent killer)'라고도 불린다. 따라서 어떤 현성질병으로 취급하기보다는 이로 인해 유발될 질병의 발생을 사전에 예방하기 위한 지표로써 의미가 더 크다.

고혈압의 4대 병발증은 뇌졸중, 신장장애, 동맥경화, 망막장애이다.

표 8-5. 생활습관 교정에 따른 혈압 강하 효과

교정법	권고	수축기 혈압 강하 정도
체중감량	정상 체중 유지	5~20/10kg
식이요법 채택	저지방 유제품을 많이 먹고 포화지방산과 지방이 많은 음식을 피하기	8~14/10kg
나트륨 섭취 줄이기	의사에게 고혈압 조절법에 대하여 배우기	2~8/10kg
신체활동	매일 30분 정도의 유산소운동	4~9/10kg
절주	음주 제한(남성은 매일 두 잔 이하, 여성은 한 잔 이하)	2~4/10kg

[자료] U.S. Department of Health and Human Services, National Institutes of Health, National Heart, Lung, and Blood Institute. DASH 2004

④ 예방 및 치료

식이요법은 고혈압의 가장 대중적인 치료요법이이다. 보통 1일 식염섭취량은 15~20g이지만 고혈압을 가지고 있는 경우는 10g 정도로 식염섭취를 제한하고, 칼로리 섭취나 동물성 지방섭취를 제한한다.

운동 시 심박수의 증가와 더불어 혈압이 올라갈 수 있으므로 심장과 혈압에 부담을 주지 않는 운동을 규칙적으로 하여야 한다.

고혈압의 약은 한번 복용하기 시작하면 반드시 의사의 지시에 따라 지속적으로 복용하여야 한다.

(2) 동맥경화증(Arteriosclerosis)

① 개념

동맥경화란, 동맥의 내벽에 콜레스테롤 같은 지방물질, 분진, 섬유, 칼슘 등이 침착되어 동맥의 내벽이 거칠고 좁아져서 혈액이 통과 시 내벽에 주는 압력이 증가되고 점점 탄력성이 없어지거나 비후 또는 경화상태가 일어나 장기에 혈액 공급이 원활하지 못하게 되는 변화를 총칭한다.

어느 장기에 분포되어 있는 동맥에 경화가 생겼느냐에 따라 증상이 다르게 나타난다. 뇌의 혈관에 나타나는 경우 뇌졸중을 일으키며, 심장에는 심근경색을 일으키게 된다.

② 원인

동맥경화의 진행은 노화현상의 하나로 파악될 뿐 정확한 발생기전은 밝혀지지 않았으나 가장 지배적인 학설은 식이와 관련된 것으로 고지방식이에 의한 혈관 내벽의 콜레스테롤 축적을 들 수 있다.

위험인자들로 연령, 유전, 체질, 비만, 내분비 이상, 피임제의 복용, 스트레스, 운동부족 등이 있다.

특히 고혈압, 고지혈증, 흡연, 당뇨병은 동맥경화를 야기하는 4대 위험요인이라고 할 수 있다.

㉠ 고혈압

혈압이 높을수록 동맥 내벽에 대한 손상은 커진다. 고혈압의 합병증은 대부분 동맥경화증을 수반하고 있으며, 가장 중요한 위험요인이다.

㉡ 고지혈증

혈액 내에 지방이 과다하게 축적되어 있는 것으로 이른바 죽상경화가 유발된다.

㉢ **흡연**

흡연 시 발생하는 일산화탄소는 동맥의 내막에 죽상경화증을 촉진시킨다.

㉣ **당뇨**

당분이 신진대사에 이용되지 못하므로 대신 축척되어 있던 지방이 동원되어 에너지 대사에 이용된다. 이 과정에서 혈중 지방의 농도가 높아져 동맥경화가 촉진된다.

③ **증상**

어느 부위의 혈관에 경화가 생겼느냐에 따라 각각 다른 증상이 나타난다.

㉠ **관상동맥**

심장에 혈액을 공급하는 관상동맥에 동맥경화가 나타났을 때는 심장 부위의 압박감, 통증, 조이는 느낌, 가슴의 두근거림이 나타나고 협심증, 심근경색, 심부전 등을 일으킨다.

㉡ **뇌동맥**

뇌혈관에 동맥경화증이 발생하면 머리가 둔해지고, 눈앞이 어지럽고 머리가 무거우며, 수족이 저리고 귀에서 웅웅거리는 소리 등의 증상이 있다. 뇌혈전증은 뇌졸중을 유발시킬 수 있다.

㉢ **신동맥**

신장의 동맥을 침범했을 때는 소변의 이상, 야간다뇨, 부종 등이 나타난다.

㉣ **대동맥**

대동맥 경화 시 대동맥류나 심장의 통증이 나타난다.

㉤ **복부나 하지동맥의 경화**

걸을 때 발에 통증을 느끼게 되어 보행곤란이 오고, 식사 후 복통이 오며 장괴사가 나타나기도 한다.

④ **예방 및 치료**

동맥경화증의 완벽한 예방은 없으며, 고지혈증, 고혈압, 흡연, 당뇨병, 비만, 스트레스에 노출되지 않도록 한다.

(3) 뇌졸중(Stroke)

① **개념**

뇌졸중은 뇌에 혈액을 공급하는 뇌혈관에 이상이 생겨 갑자기 뇌에 국소적인 기능부전이 생기고 이로 인해 다양한 신경학적 결손(의식장애, 편측마비, 언어장애 등)이 수반되는 질환이다. 우리나라에서는 흔히 '중풍'이라고 한다.

② **뇌졸중의 종류**

발증 형태에 따라 뇌에 혈액을 공급하는 혈관이 터져 발생하는 뇌출혈 또는 출혈성 뇌혈관질환과 심근경색증과 같이 혈관이 막혀 뇌로 혈액이 제대로 공급되지 못하여 발생하는 뇌경색 또는 허혈성 뇌혈관질환으로 구분한다.

㉠ **뇌출혈(Cerebral hemorrhage)**

두 개 내에 혈관이 터지면서 출혈이 발생하여 생기는 모든 변화를 말하는 것으로 출혈성 뇌졸중 또는 뇌일혈(腦溢血)이라고도 한다.

크게 외상에 의한 출혈과 자발성 출혈로 구분할 수 있다. 외상에 의한 출혈은 두부외상과 직·간접적으로 연관이 있는 출혈을 말하며, 자발성 뇌출혈은 고혈압성 뇌출혈, 뇌동맥류, 뇌동정맥 기형, 모야모야병 등이 있는 경우 뇌출혈을 일으킨 것을 말한다.

뇌출혈의 경우 뇌경색에 비하여 두통이 동반되는 경우가 다소 많은 편이고, 뇌출혈이 발생하기 이전에 전혀 자각 증상이 없는 경우가 많다.

뇌출혈의 종류

- 지주막하 출혈(Subarachnoid hemorrhage) : 크게 자발성 출혈과 외상성 출혈로 나눌 수 있는데, 자발성 출혈은 나이를 가리지 않고 발생하며, 뇌혈관에 꽈리 모양의 주머니를 형성하는 선천적인 뇌동맥류나 기타 뇌혈관 기형이 있다가 우연한 기회에 터져 뇌출혈을 일으키는 경우가 대부분이다. 대부분 뇌동맥류의 파열에 의하여 발생하는데 갑작스러운 심한 두통, 심한 구역질과 구토 등의 의식이 있는 경우에서부터 실신이나 의식이 소실되는 경우까지 그 증상이 다양하나, 무엇보다도 특징적인 증상으로는 극심한 두통이다. 이 외에도 안검하수 및 복시, 광선 공포증이나 목이 뻣뻣해지는 등 전형적인 수막 자극 증상이 나타나며, 경련과 같은 발작을 일으키는 경우도 있다.
- 뇌내 출혈(Cerebral hemorrhage) : 주로 고혈압, 뇌혈관 기형 등에 의한 뇌출혈로 갑자기 혈관이 터지면서 뇌 안에 피가 고이는 상태이다. 증상은 갑자기 발생하는 반신 마비, 반신의 감각 소실, 구음 장애 또는 안면 마비, 의식 혼탁 등이 나타날 수 있다.

㉡ **뇌경색(Cerebral infarction)**

뇌혈관에 폐색(혈관 등을 이루는 관이 막히는 경우)이 발생하여 생기는 허혈성 뇌졸중이다. 뇌혈류 감소가 지속되어 뇌조직이 괴사된 회복 불가능한 상태를 말하며 뇌혈전증과 뇌색전증이 있다.

📖 뇌경색의 종류

- 뇌혈전증(Cerebral thrombosis) : 뇌혈관에 동맥경화로 인한 혈액이 응고되어 그 고형물이 혈관을 막는 것이다. 뇌출혈과는 달리 잠을 잘 때처럼 안정상태에서도 잘 발생한다. 증상은 갑자기 사망하는 경우도 있으나 주로 수 시간 또는 수 일에 걸쳐 운동장애, 언어장애와 같은 뇌기능 마비증세가 진행된다. 일반적으로 뇌혈전에 의한 신경의 손상은 뇌출혈에 의한 것보다 회복가능성이 더 낮으며, 회복의 속도도 느리다.
- 뇌색전증(Cerebral embolism) : 심실세동을 수반하는 동맥경화증 또는 류머티즘성 심질환, 심근경색 등에 의해 심장에서 생긴 혈전이 벗겨져 혈중에 흘러들어 그것으로 뇌혈관이 막힘으로써 발생되는 질환이다.

③ 원인

허혈성 뇌졸중은 두개 내 동맥경화, 심한 경동맥의 협착 등에 의하여 발생가능하며, 작은 크기의 동맥의 협착은 열공경색(lacunar infarction)을 일으킬 수 있다. 출혈성 뇌졸중은 두개 내 혹은 지주막하 출혈과 관련되어 있으며, 이 경우 두개 내 출혈이 더욱 흔하다. 하지만 전체적으로 약 30%의 환자는 뇌졸중의 원인을 밝힐 수 없으며, 이와 같은 원인 미상의 뇌졸중은 상대적으로 젊은 연령에서 흔하다.

임상적으로 조절하거나 치료할 수 없는 뇌졸중의 위험인자로는 나이, 성별, 인종 그리고 가족력이 있다.

나이가 증가하면 뇌졸중의 발생이 증가한다. 50대 이후는 10년마다 뇌졸중 발생의 위험이 두 배씩 높아지고, 남성의 경우 여성보다 발생 위험이 높으며, 동양인은 서양인에 비하여 관상동맥질환은 적은데 비해 뇌졸중의 발생이 많고 특히 뇌출혈의 빈도가 높다.

조절할 수 있는 위험인자로는 고혈압, 당뇨병, 심장 질환(심방세동, 관상동맥 질환 등), 고지혈증, 흡연, 비만, 경동맥협착 등을 들 수 있으며, 가장 발병 가능성이 높은 경우는 과거에 뇌졸증을 한번이라도 경험한 적이 있는 사람이다.

④ 예방 및 치료

㉠ 약물요법

항응고제, 항혈소판 제재, 혈전용해제 등의 약물을 이용한다.

㉡ 외과적 수술

외과적으로 혈관을 막고 있는 혈전을 제거해 준다.

㉢ 운동요법

체계적인 운동을 통하여 회복기간을 단축시킨다.

㉣ 식이요법

콜레스테롤이 많은 음식, 단음식, 식염이 많은 음식의 섭취를 제한한다.

(4) 뇌전증(Epilepsy)

뇌전증(간질)은 뇌졸중, 치매와 함께 3대 신경계 질환의 하나로 신경계 질환 중 뇌졸중 다음으로 사망원인 2위이다.

우리나라의 경우 뇌전증 환자는 약 30만 명으로 추산되며, 매년 약 2만 명의 뇌전증 환자들이 새롭게 발생하고 있다. 한편, 뇌전증 환자들은 예측하지 못하는 발작 가능성에 대한 두려움으로 인해 방어적인 태도를 취하며, 자신이 통제할 수 없는 질병적 특성으로 인해 오해와 편견 속에서 사회적 낙인을 경험한다고 보고된다.

① 개념

뇌 신경세포가 일시적으로 이상을 일으켜 과도한 흥분 상태를 유발함으로써 나타나는 의식소실, 발작, 행동 변화 등과 같은 뇌 기능의 일시적 마비 증상이 만성적, 반복적으로 발생하는 뇌 질환을 의미한다. 이러한 일시적 마비상태는 대뇌의 신경세포들이 서로 연결되어 미세한 전기적인 신호로 정보를 주고받는 과정에서 비정상적으로 잘못 방출될 때 발작이 나타나게 된다.

② 원인

아직 뇌전증의 정확한 발생 기전을 알 수 없는 경우도 많으나 임신 중의 영양상태, 출산 시의 합병증, 두부 외상, 독성물질, 뇌 감염증, 종양, 뇌졸중, 뇌의 퇴행성 변화 등이 원인이다.

뇌전증 발작이 여러 심각한 뇌 질환의 증상 중 하나로 발생할 수도 있다. 이러한 경우에 뇌전증의 원인이 된 질환이 더 문제가 되는 경우가 많다. 뇌전증을 유발하는 대표적인 질환을 연령에 따라 구별하면 다음과 같다.

㉠ 영아기 : 주산기 뇌 손상, 선천성 기형, 저칼슘증, 저혈당증, 대사성 질환, 뇌막염, 뇌염

㉡ 유아기 : 열성경련, 주산기 뇌 손상, 감염

㉢ 학동기 : 특발성, 주산기 뇌 손상, 외상, 감염

㉣ 청장년기 : 외상, 종양, 특발성, 감염, 뇌졸중

㉤ 노년기 : 뇌졸중, 뇌 외상, 종양, 퇴행성 질환

이처럼 뇌전증의 원인은 연령에 따라 달라진다. 따라서 뇌전증이 발생한 경우 그 원인에 대한 정확한 검사가 필요하다.

③ **증상**

뇌전증의 가장 흔한 증상은 운동성 경련 발작이지만 이 밖에도 의식 이상, 호흡곤란, 어지러움, 청색증, 근육수축 등이 발생할 수 있다. 이런 이유는 뇌의 영역과 위치에 따라 고유 기능이 모두 다르기 때문이다. 만약 팔의 움직임을 조절하는 뇌 영역에서 발작 증상이 나타나면 단지 한쪽 팔만 떠는 정도의 증상만이 발생할 수 있으며, 양쪽 뇌에 전체적으로 퍼지면 거품을 물고 온몸이 뻣뻣해지며 대발작이 발생할 수도 있다. 이처럼 뇌전증에 의한 발작은 영향을 받은 뇌의 부위와 그 강도에 따라 눈꺼풀을 가볍게 깜빡이는 것부터 몸 전체가 격심하게 떨리는 것까지 다양한 양상으로 나타난다.

④ **예방 및 치료**

치료는 크게 약물 치료와 수술 치료로 구분되나 두 치료 방법 중 약물 치료가 우선이며 기본이다. 환자의 70~80%명은 약으로 조절되며, 이 중 30%는 2~5년 정도의 약물 치료 후에 약을 끊어도 경련이 재발되지 않는다.

기존 약물로 뇌전증을 완전히 조절하지 못하는 20~30% 환자는 수술을 진행한다.

(5) 심장 질환(Heart disease)

최근 순환기계 질환에 의한 사망률의 변화는 과거에 비해 남 · 여 모두 고혈압성 질환, 뇌혈관 질환 사망률은 감소하고, 허혈성 심장 질환(심근경색 등)의 사망률은 증가하는 추세이다.

① **종류**

심장 질환은 협심증, 심근경색, 부정맥 등을 들 수 있다.

㉠ **협심증(Angina pectoris)**

허혈성 심장 질환의 가장 대표적인 증상이다. 협심증의 원인은 심장에 혈액공급을 하는 관상동맥에 문제가 생겨 심장에 원활한 혈액공급을 하지 못하거나, 심장에서 요구하는 혈액량이 갑자기 증가하거나, 혈관의 갑작스러운 수축 등을 들 수 있다.

㉡ **심근경색(Myocardial infarction)**

관상동맥이 막힘으로써 심장에서 혈액을 공급받지 못하여 심장조직에 괴사가 오는 것이다. 협심증과 비슷하거나 더욱 심한 통증이 오랫동안 지속된다. 심근경색증 환자의 20~30%는 통증 없이 발생하기도 한다. 심근경색의 원인으로 대부분 관상동맥 경화증을 들 수 있다.

㉢ 부정맥(Arrhythmia)

심장의 전기자극형성이나 자극전도에 이상이 생겨 심장박동이 불규칙하고 비정상적인 것을 일컫는다. 원인불명인 경우가 많고 그 외에 심장 질환, 폐질환, 자율신경 이상, 약물중독, 전해질 대사 이상 등이 원인이 되어 나타나기도 한다.

② 예방 및 치료

동물성 지방섭취를 제한하고, 적당한 운동을 통해 비만을 예방하여 정상체중을 유지하며, 흡연과 음주를 피하고 당뇨병과 고혈압 등에 대한 정기검진 등을 통해 발생을 최소화한다.

2) 당뇨병(Diabetes mellitus)

당뇨병은 우리 몸의 췌장에서 충분한 인슐린이 생산되지 않거나 생산된 인슐린이 효과적으로 작용하지 않아서 혈당이 정상보다 높아지는 대사장애이다.

표 8-6. 당뇨병 및 공복혈당장애 유병 현황

지표명	구분		전체	남자	여자
당뇨병 유병율(%) ※ 공복혈당이 126mg/dL 이상이거나 의사진단을 받았거나 혈당강하제 복용 또는 인슐린 주사를 투여받고 있는 분율	전체(30세+)		12.7	14.7	10.9
	연령구간(세)	30-39	2.3	2.7	1.9
		40-49	7.0	9.7	4.1
		50-59	13.5	18.2	8.7
		60-69	21.5	24.4	18.7
		70+	20.0	20.4	25.8
	소득수준별	하	10.6	12.9	8.3
		중하	11.5	14.4	8.7
			9.9	11.4	8.4
		중상	9.9	11.6	8.2
		상	10.2	12.8	7.6
추정 당뇨병 유병자수(단위 : 천명)	30세+		4,568	2,574	1,990
공복혈당장애 유병율(%) ※ 당뇨병 유전자가 아니면서 공복혈당이 100-125 mg/dL 범위인 사람의 분율	전체(30세+)		28.5	33.5	23.7
	연령구간(세)	30-39	20.6	26.4	14.1
		40-49	27.3	34.6	19.7
		50-59	32.7	35.7	29.6
		60-69	32.2	38.4	26.6
		70+	30.3	32.5	28.7
추정 공복혈당장애 유병자수(단위 : 천명)	30세+		10,071	5,786	4,273

[자료] 질병관리청, 국민건강통계

(1) 증상

초기에는 자각증상이 거의 없으며, 정기 신체검사나 다른 병을 검진하다가 우연히 발견하는 경우가 많다.

혈액 내에 당의 농도가 증가되어 혈당치가 높아지고, 혈액 내의 과도한 당이 소변을 통해 빠져 나옴으로써 당뇨가 나타나며, 수분 및 전해질 대사의 이상으로 전해질 상실에 의한 순환장애, 신장장애 등의 병적 상태를 가져오게 된다.

다식(polyphagia), 다갈(polydipsia), 다뇨(polyuria)의 3대 증상이 있고, 그 외에 피로와 권태감, 정신쇠약, 갑작스런 체중감소, 심한 경우 혼수상태에 빠지기도 한다.

특히 비인슐린 의존형 당뇨병은 자각증상을 느끼는 시기가 매우 늦기 때문에 발견의 어려움이 있다. 합병증으로 고혈압과 신경, 망막, 신장 등의 기능장애를 가져오고 시력저하, 백내장 등의 증상이 나타나기도 한다.

(2) 원인

① 유전적 소인

양친이 모두 당뇨병일 경우 당뇨병에 걸릴 가능성은 50% 이상이다.

② 바이러스

소아당뇨에서 흔히 볼 수 있는데 유행성이하선염이나 풍진, 홍역에 걸린 후 당뇨병이 나타나기도 한다.

③ 다른 질환

다른 질환이 원인이 되어 생기는 것으로 이를 2차성 당뇨병이라고 한다.
(예 : 갑상선기능 항진증, 하수체전엽기능 항진증, 부신기능 항진증)

④ 환경적 요인

과식, 비만, 운동부족, 스트레스, 외상이나 수술 후, 임신, 약물남용 등이 원인이다.

(3) 예방 및 치료

당뇨병은 과도한 영양섭취와 신체활동 부족에 의한 에너지 소모 감소, 그로 인한 비만의 영향이 큰 것으로 알려져 있는데 결국 식이조절과 운동 등으로 '예방 가능한 질병'으로 간주된다. 식이요법은 당뇨병 환자의 기본적인 치료방법이다. 필요한 최저의 양으로 균형 있게 식사한다. 또한 운동은 비만을 예방, 개선시키며 근육세포에서 당의 이용을 활성화시킨다. 엄격한 식이요법과 병행하면 효과적이다. 약물요법은 식이요법 및 운동요법을 통해서 적절한 효과를 얻지 못할 때에 병행하거나 독립적으로 실시하는데, 경구혈당 강화제 및 인슐린 투여방법으로 나누어진다.

3) 암(Cancer)

(1) 개념과 특징

신체 각종 부위에 생기는 악성종양(malignant tumor)을 암이라고 한다. 악성종양은 성장속도가 빠르고, 주위의 조직을 뚫고 다른 조직으로 파고드는 침윤성이 있다. 또한 피막을 형성하지 않고 신체의 각 부위로 확산·전이되며, 재발이 많고, 주위의 조직과 닮지 않은 미분화 조직이며, 전이가 된 경우 예후가 좋지 않다는 특징이 있다.

우리나라는 1980년 국립의료원에서 중앙암등록사업을 시작하였고, 2000년 국립암센터 설립과 함께 중앙암등록본부가 국립암센터로 이관되어 운영 중이다. 2004년 중앙암등록본부와 지역암등록본부를 지정하여 우리나라 전체 인구를 대상으로 암등록통계사업을 수행중이다.

암은 원발 부위에서 여러 경로를 따라 다른 부위로 전이되며, 그 형태에 따라 다음과 같이 분류된다.

암의 전이 형태

- **침윤성 전이** : 주위의 조직을 밀고 정상조직을 뚫고 나가서 인접해 있는 다른 장기로 파고드는 것이다.
- **임파성 전이** : 임파관을 통해서 전파되는 것으로 가장 흔한 전이 경로이다.
- **혈행성 전이** : 혈관을 통해 전파되는 것으로 간이나 폐가 가장 빈번한 침범 부위이다.
- **파종성 전이** : 종양세포들이 복강이나 흉막강 내의 장막 표면 여러 부위에 씨앗을 뿌리듯이 전이되는 것이다.
- **이식성 전이** : 의료기구나 의료용 소모품을 통해 종양세포들이 기계적으로 전이되는 것으로 가장 드물다.

(2) 발생 현황

우리나라의 암 발생분율을 살펴보면 가장 많이 발생한 암은 위암이었고 이어서 갑상선암, 폐암, 대장암, 유방암, 간암, 전립선암의 순으로 많이 발생하는 것으로 나타났으며 위암, 대장암, 간암, 자궁경부암의 발생률은 최근 10여 년간 감소 추세를 보이고 있고, 유방암, 전립선암, 췌장암은 1999년 이후 발생률이 증가 추세를 보였다.

암종	발생자수		차이	
	2018년(A)	2017년(B)	발생자수 (C=A-B)	백분율(C/B*100)
위	29,279	30,039	-760	-2.5
갑상선	28,651	26,693	1,958	7.3
폐	28,628	27,392	1,236	4.5
대장	27,909	28,489	-580	-2.0
유방	23,647	22,610	1,037	4.6
간	15,736	15,613	123	0.8
전립선	14,857	13,000	1,857	14.3
췌장	7,611	7,111	500	7.0
담낭 및 기타담도	7,179	6,903	276	4.0
신장	5,456	5,402	54	1.0
모든암	243,837	235,547	8,290	3.5

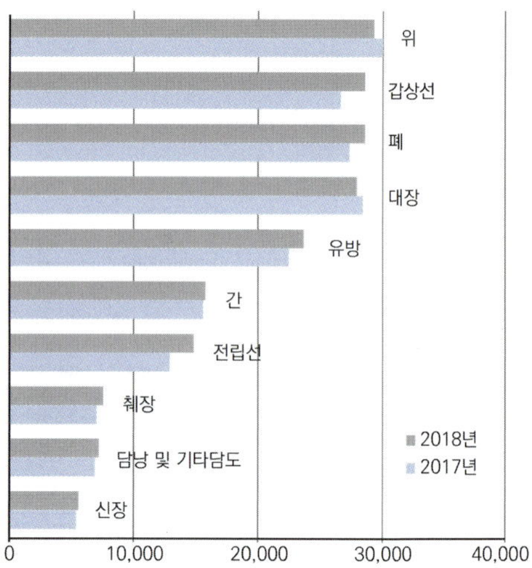

[자료] 중앙암등록본부, 암등록통계 보도자료, 2020.

그림 8-6. 주요 암의 발생자 수 및 발생분율

암에 의한 사망률(인구 10만 명당)은 160.1명으로, 암 사망자가 차지하는 비중은 사망원인 1위이다. 암 종류별로 보면 폐암(36.4명), 간암(20.6명), 대장암(17.4명), 위암(14.6명), 췌장암(13.2명) 순이다.

남자는 폐암(54.0명), 간암(30.5명), 대장암(19.8명) 순으로 사망률 높고, 여자는 폐암(18.8명), 대장암(15.1명), 췌장암(12.9명) 순으로 사망률 높다. 남자의 암 사망률(198.5명)은 여자(121.9명)보다 1.6배 높다.

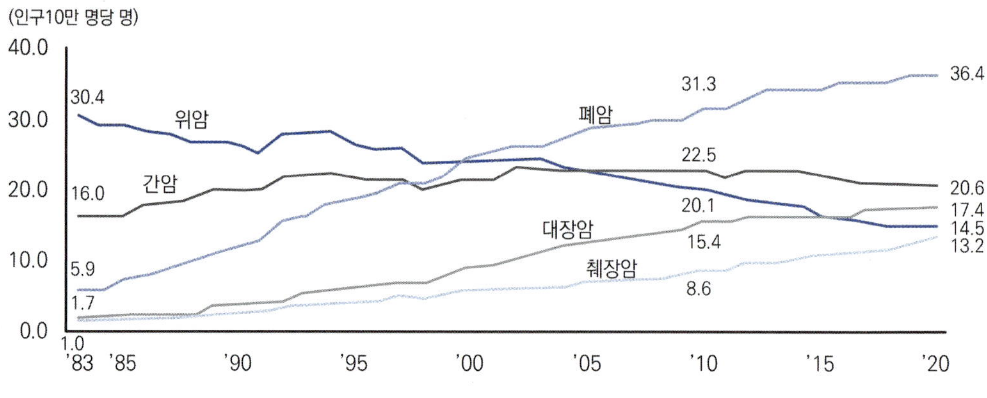

[자료] 통계청, 사망원인통계연보, 2021.

그림 8-7. 암 사망률 추이

표 8-7. 암의 성별 사망률 추이, 2010년~2020년

(단위: 인구 10만 명당 명, %)

		악성신생물(암)	식도암	위암	대장암	간암	췌장암	폐암	유방암	자궁암	전립선암	뇌암	백혈병
남녀 전체	2010년	144.4	2.7	20.1	15.4	22.5	8.6	31.3	3.7	2.6	2.7	2.4	3.2
	2019년	158.2	3.0	14.9	17.5	20.6	12.5	36.2	5.1	2.6	4.0	2.8	3.7
	2020년	160.1	3.0	14.6	17.4	20.6	13.2	36.4	5.3	2.5	4.3	2.8	3.6
	'19년 대비 증 감	1.9	0.0	-0.2	-0.0	-0.0	0.7	0.2	0.2	-0.1	0.3	0.0	-0.2
	'19년 대비 증감률	1.2	0.6	-1.5	-0.3	-0.2	5.9	0.5	3.8	-4.3	7.2	1.5	-4.5
남	2010년	181.0	5.0	26.1	17.4	33.4	9.3	45.7	0.0	-	5.3	2.6	3.7
	2019년	196.3	5.6	19.4	19.8	30.4	13.4	53.5	0.1	-	8.0	3.0	4.5
	2020년	198.5	5.5	18.8	19.8	30.5	13.5	54.0	0.1	-	8.6	3.1	4.1
	'19년 대비 증 감	2.1	-0.1	-0.6	-0.0	0.1	0.1	0.5	-0.0	-	0.6	0.1	-0.4
	'19년 대비 증감률	1.1	-1.5	-3.0	-0.1	0.4	0.8	0.9	-4.7	-	7.2	3.7	-8.3
여	2010년	107.8	0.4	14.1	13.5	11.5	8.0	16.9	7.5	5.1	-	2.2	2.8
	2019년	120.2	0.5	10.4	15.2	10.9	11.6	19.0	10.2	5.2	-	2.6	3.0
	2020년	121.9	0.6	10.5	15.1	10.7	12.9	18.8	10.6	5.0	-	2.5	3.0
	'19년 대비 증 감	1.7	0.1	0.1	-0.1	-0.2	1.4	-0.1	0.4	-0.2	-	-0.0	0.0
	'19년 대비 증감률	1.4	24.0	1.3	-0.5	-1.8	11.7	-0.6	3.9	-4.3	-	-1.1	1.1
사망률 성비 (남/여)	2010년	1.68	12.76	1.85	1.29	2.92	1.17	2.70	0.01	-	-	1.20	1.32
	2019년	1.63	11.10	1.87	1.30	2.79	1.16	2.82	0.01	-	-	1.15	1.50
	2020년	1.63	8.82	1.79	1.31	2.85	1.04	2.87	0.01	-	-	1.21	1.36

[자료] 통계청, 사망원인통계연보, 2021.

사망률 추이는 10년 전보다 폐암, 췌장암, 대장암 사망률은 증가하였고, 위암, 간암 사망률은 감소하였다. 이러한 추세는 앞으로도 인구의 고령화, 건강행태, 환경구조의 변화 등으로 더욱 심화될 것으로 전망된다. 따라서 암으로 인한 사회적 · 경제적 · 정신적 피해를 최소화하고 국민의 건강수명을 연장시키기 위해서는 건강한 생활습관 실천을 통해 암 발생을 줄이는 1차 예방, 조기발견 · 조기치료를 통해 암 생존율 · 사망률을 줄이는 2차 예방 및 암 연구사업의 활성화 등 국가차원의 암 관리체계 수립이 필요하다.

(3) 유발요인

① 식이

동물성 지방의 과다섭취, 육류 및 당분의 과다섭취, 과다한 소금을 함유한 음식, 높은 온도로 조리하고 탄 음식, 훈제되고 절인 음식은 암 발생의 원인이 된다.

② 흡연과 음주

담배는 여러 종류의 암을 유발하는 발암물질을 갖고 있다. 흡연자가 다른 발암물질에 노출되어 있을 때는 상승효과가 나타나 다발성 암을 초래할 수 있다. 흡연으로 인해 발생할 수 있는 암 중 가장 잘 알려진 것은 폐암, 후두암, 구강암, 식도암 등이다. 또한 지나친 음주는 간암, 식도암, 구강암, 후두암을 유발하며, 특히 간암은 흡연하는 음주자가 15배나 많이 발생한다.

③ **유전**

암을 발생시키는 소인은 유전된다. 이 유전적 감수성은 발암물질의 영향으로 인해 숙주가 질병소인을 갖게 되기도 한다.

④ **외부요인**

자외선에의 과다노출은 피부암의 주요한 원인이 된다(물리적 요인). 그리고 간암을 일으키는 비닐클로나이드, 방광암을 일으키는 2-나프탈아민 그리고 타르, 벤젠, 크롬, 석면 등 대기 중의 각종 환경오염물질이 발암물질로 밝혀지고 있다(화학적 요인). 또한 생물학적 요인으로는 간암을 일으키는 B형간염 바이러스, 자궁경부암을 일으키는 사람유두종 바이러스 기타 기생충의 감염이 암 발생의 위험요인으로 작용한다.

(4) 암의 관리

암은 그 증상을 인식하기 어렵고, 몸의 이상을 느껴 진단이나 치료를 하고자 할 때는 치료가 이미 불가능한 경우가 대부분이기 때문에 정기적인 검진과 조기진단이 최선이라고 할 수 있다.

표 8-8. 각종 암의 경고증상

발생부위	경고증상
유방암	가슴 부위에 덩어리가 만져지거나 유방비후
직장암	변통 이상, 출혈
폐암	잦고 심한 기침, 호흡기 질환이 오래 지속
구강 및 인후함	구내염이 치유되지 않거나 연하곤란
피부암	궤양이 낫지 않거나 사마귀로 변함
자궁암	출혈과 분비물이 과다
신장 및 방광암	배뇨곤란, 혈뇨
후두암	쉰 목소리, 연하곤란
전립선암	배뇨곤란
위암	소화불량

우리나라에서는 국가가 암의 예방진료 및 연구 등에 관한 정책을 종합적으로 수립 · 시행하기 위해 2003년 5월 29일 암관리법을 제정하였다.

보건복지부와 국립암센터는 2016년 3월 제9회 암 예방의 날을 맞아 제정 10주년이 된 암 예방수칙 중 음주와 예방접종에 대한 일부 개정을 발표했다. 음주 수칙은 기존에는 술은 하루 2잔 이내로만 마시기로 되어 있었으나, 지속적인 소량 음주도 암 발생을 높일 수 있다는 해외 연구 결과를 근거로 암 예방을 위하여 하루 한, 두 잔의 소량 음주도 피하기로 변경했다.

또한 예방접종에 대해서는 11~12세 여아를 대상으로 새롭게 도입되는 자궁경부암 예방접종을 수칙에 추가해 예방접종 지침에 따라 B형간염과 자궁경부암 예방접종을 받도록 개정했다.

📖 국민 암 예방수칙 10가지

- 담배를 피우지 말고, 남이 피우는 담배 연기도 피하기
- 채소와 과일을 충분히 먹고, 다채로운 식단으로 균형 잡힌 식사하기
- 음식을 짜지 않게 먹고, 탄 음식을 먹지 않기
- 암 예방을 위해서 하루 한, 두 잔의 소량 음주도 피하기
- 주 5회 이상, 하루 30분 이상, 땀이 날 정도로 걷거나 운동하기
- 자신의 체격에 맞는 건강 체중 유지하기
- 예방접종 지침에 따라 B형간염과 자궁경부암 예방접종 받기
- 성 매개 감염병에 걸리지 않도록 안전한 성생활 하기
- 발암성 물질에 노출되지 않도록 작업장에서 안전 보건 수칙 지키기
- 암 조기 검진 지침에 따라 검진을 빠짐없이 받기

9장 | 기생충 질환 관리

개관

기생충 감염의 가장 큰 문제는 영양물질의 탈취이며, 그 외에도 신체조직의 파괴, 염증유발, 미생물의 침입 유도, 유독물질 생산 등 국민건강을 해치는 주요 요인 중의 하나로 꼽히고 있다. 이 같은 기생충 감염은 환경위생 불량, 비위생적 식습관, 분변의 비료화 등 생활습관이나 사회 · 경제적 조건과 밀접하게 관련되기에 국민보건의 행태가 변화되지 않으면 관리가 대단히 어렵다. 따라서 이 장에서는 기생충 질환의 역학적 특성과 예방대책에 대해서 구체적으로 학습한다.

학습목표

1. 병원성이 있는 내부 기생충을 분류할 수 있어야 한다.
2. 전파방식에 따라 기생충을 분류하고 해당 기생충 질환을 열거할 수 있어야 한다.
3. 우리나라 기생충 감염현황을 파악하고, 예방대책을 제시할 수 있어야 한다.
4. 기생충의 병원체, 전파경로, 감염증상 및 예방조치를 구체적으로 설명할 수 있어야 한다.

주요용어

원충류 / 윤충류 / 근족충류 / 포자충류 / 섬모충류 / 선충류 / 조충류 / 흡충류 / 이질아메바 / 질트리코모나스 /회충 / 요충 / 구충 / 말레이사상충 / 아니사키스 / 무구조충 / 유구조충 / 광절열두조충 / 간흡충 / 폐흡충 / 요코가와흡충

1. 기생충의 개념

1) 기생충의 정의 및 특성

기생충은 자연계에서 독립적으로 생명을 유지할 수 없으며, 반드시 다른 종류의 생물체에 의존하여야만 생명을 유지할 수 있다. 대개는 내부기생이지만, 곤충을 주로 한 절지동물은 외부기생이 주가 된다. 일반적으로 사람의 몸에 기생할 때는 거의 모든 부위를 걸치지만 특히 소화관에 기생하는 것이 많다. 대개는 성충으로써 기생하지만 때로는 선모충 등은 유충기에 기생하는 것도 있다.

이들이 인체에 침입하는 경로는 주로 입과 피부이다. 침입할 때의 형태는 알이나 여러 가지 생육 단계에 있는 유충 등 다양하다. 발육과정에 중간숙주를 필요로 하는 기생충은 중간숙주 동물이 감염원이 된다.

기생충 감염의 가장 큰 문제는 영양물질의 탈취이며, 그 외에도 신체조직의 파괴, 염증유발, 미생물의 침입 유도, 유독물질 생산 등이 있다.

2) 기생충의 분류

기생충은 숙주의 기생 부위에 따라 체외에 기생하는 외부기생충과 체내에 기생하는 내부기생충으로 분류한다. 인체기생충을 병원성이 있는 내부기생충을 중심으로 분류하면 다음과 같다.

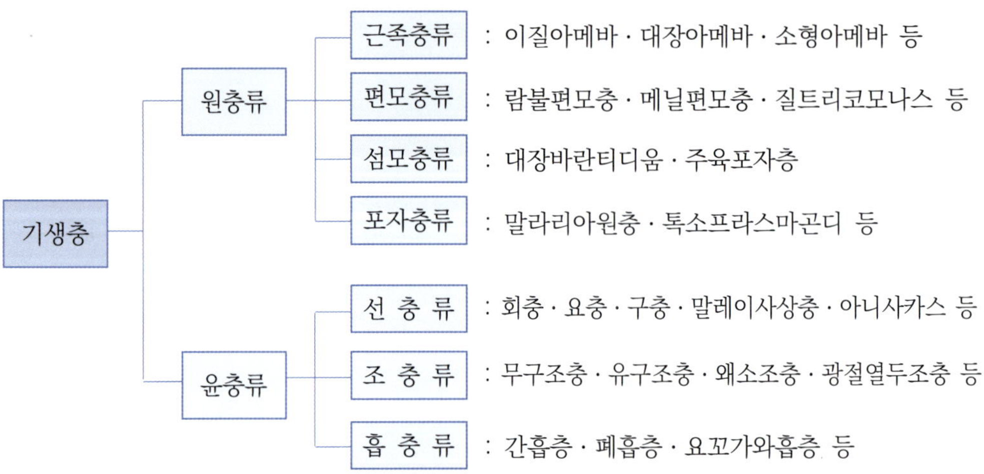

그림 9-1. 기생충의 분류

표 9-1. 전파방식에 따른 분류

전파방식	기생충 종류
토양 매개성 기생충	회충, 편충, 구충, 동양모양선충
접촉 매개성 기생충	요충, 질트리코모나스
어패류 매개성 기생충	폐흡충, 간흡충, 아나사키스증(바다생선 매개), 요꼬가와흡충
육류 매개성 기생충	유구조충, 무구조충, 선모충
물, 채소 매개성 기생충	회충, 편충, 십이지장충, 동양모양선충, 이질아메바
모기 매개성 기생충	말라리아, 사상충증

3) 식품과 기생충 질병

식품을 통해 감염될 수 있는 기생충 질병으로, 동물성 식품에 의한 것과 식물성 식품인 채수류에 의한 것으로 구분된다. 식품의 종류에 따라 기생충이 옮겨지는 것은 기생충이 충낭을 만들어 서식형태에 따라 전파되기 때문이다.

기생충은 면역성과 상관이 없으며, 만성적인 질환으로 나타난다.

표 9-2. 식품과 기생충

식품의 유형		기생충의 종류
수 육	쇠고기 돼지고기	무구조충(Taenia sajinata) 유구조충(Taenia solium), 선모충(Trichinella spiralis)
민물고기	담수산 게, 참게, 가재 담수어(참붕어 등) 은어, 잉어 숭어 가물치	폐흡충(Paragonimus westermani) 간흡충(Clonorchis sinensis) 요꼬가와 흡충(Metagonimus yokogawai), 이형흡충(Heterophyes heterophyes) 유극악구충(Gnathostoma spinigerum)
바다생선	대구, 청어, 고등어 등	아나사키스증(Anasakis simplex, A. physeteris)
채소류	배추, 파, 미나리, 무, 당근 등	회충(Ascaris lumbricoides) 구충(Ancylostoma duodenalae, Necator americanus) 편충(Trichocephalus trichiurus) 동양모양선충(Trichostrongylus orientalis) 유구낭충증(Cysticerus cellulose) 이질아메바(Entamoeba histolytica) 람블편모충(Giardia lamblia)

4) 기생충 질환의 예방

각 기생충의 생활사와 생태학 등을 잘 파악하여 숙주와 기생충과의 연결과정을 차단하는 방법이 중요하며, 유행지역에 대한 역학조사와 적극적인 관리가 강구되어야 한다.

기생충의 인체감염은 자연환경, 사회 · 경제적인 여건, 개인위생 등 복합적인 여러 가지의 요인이 관여하기 때문에 개인만을 대상으로 해서는 성과를 거둘 수 없다.

기생충 질환의 일반적인 예방대책

첫째, 감염원에 대한 대책으로써 환자나 보균자에 대한 조기치료와 오염기회 차단
둘째, 전파인자에 대한 대책으로써 중간숙주나 매개동물의 박멸이나 분뇨의 처리 등으로 감염원과의 연관관계를 차단
셋째, 인체의 기생충 감염방지로써 위생상태의 개선, 음식물의 위생적 관리, 매개숙주의 박멸, 화학적 예방 등
넷째, 기생충 감염에 대한 적극적인 교육과 계몽

2. 우리나라 기생충 감염 현황

우리나라는 광복과 6 · 25 전쟁을 겪으면서 낙후된 보건의료 시설과 비위생적인 환경 등 심각한 보건 위생상 문제를 가지고 있었다. 특히 회충과 구충에 의한 인체 피해가 커서 노동력 상실, 치료비용의 증가 등 큰 사회 · 경제적 손실을 초래하였다.

1971년 우리나라의 기생충 감염률은 84.3%로 기생충왕국이라 할 정도로 심각한 보건문제 중 하나였다. 이에 정부는 1964년 한국기생충박멸협회를 설립하고, 1966년 기생충질환예방법 제정하여 제도적 근거를 마련하였다. 국가 관리전략은 첫째, 집단검진 및 집단투약(초 · 중 · 고 학생 전원 대상 연 2회 집단 검진 및 양성자 집단 투약), 둘째, 대국민 건강강좌 개설 및 보건교육(채소 씻어서 먹기, 손 씻기 등), 셋째, 환경개선 사업(화장실 개선사업, 인분비료 사용 금지 등)으로 구성되었다.

최근 감염실태조사에 의하면 과거 기생충 감염률을 주도하였던 회충, 편충 및 십이지장충 등과 같은 토양매개성 기생충 감염률은 현저히 낮아진 반면, 일부 강

유역 및 하천지역을 중심으로 인체에 피해가 큰 토착성 기생충인 간흡충과 요코가와흡충 등이 국민건강을 해치는 요인 중의 하나로 꼽히고 있는 것으로 나타나 새로운 기생충 관리 정책 수립을 도입하는 전환점이 되었다.

또한 낙후된 지역의 어린이 집단수용시설, 야생동물 보호정책에 의한 동물의 민가 접근용이 그리고 최근 급격하게 증가하고 있는 애완동물의 대중화 등으로 과거 유행기생충이 재출현하여 보건환경 측면에서 새로운 문제점으로 대두되고 있는 것으로 조사되었다.

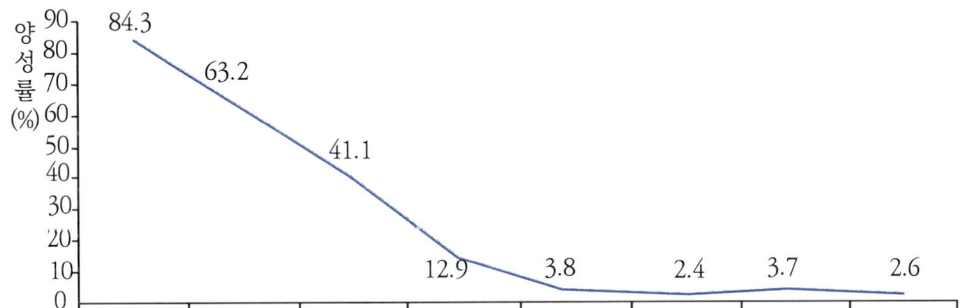

	1차 (1971년)	2차 (1976년)	3차 (1981년)	4차 (1986년)	5차 (1992년)	6차 (1997년)	7차 (2004년)	8차 (2012년)
양성률	84.3	63.2	41.1	12.9	3.8	2.4	3.7	2.6

[자료] 제8차 전국 장내기생충 감염통계, 질병관리본부, 2013.

그림 9-2. 연도별 양성률 추이

3. 기생충의 종류

기생충 감염은 환경위생 불량, 비위생적 식습관, 분변의 비료화 등 생활습관이나 사회·경제적 조건과 밀접하게 관련되기 때문에 국민보건의 행태가 변화되지 않으면 관리가 대단히 어렵다.

1) 선충류(nematoda)

몸은 가늘고 양끝이 뾰족한 줄 모양 또는 원통 모양의 좌·우 대칭을 이룬다. 자웅이 분리되어 있으며, 암컷이 수컷보다 크다. 피부는 몸은 검은빛을 띤 갈색 또는 우윳빛을 띤 흰색, 엷은 붉은색이며 길이는 0.5㎜부터 10㎝가 넘는 것까지 종류에 따라 다양하다. 순환계와 호흡계는 없으나 소화관은 입에서 항문까지 있고, 편절(片節)과 흡반은 없다.

(1) 회충증(Ascariasis)

크기가 커 눈에 잘 뜨이고 사람이 농경을 시작하던 선사시대부터 널리 분포했기 때문에 유사 이래 문헌에 나오는 기생충 가운데 가장 오래된 장내기생충이다. 온난다습한 지역에서 많이 발견되며 특히 인분을 비료로 사용하는 농촌지역에 많다.

① 병원체

Ascaris lumbricoides(roundworm). 인체 선충류 중 가장 크고, 소장에 기생한다. 분변과 함께 밖으로 나온 알은 온도·습도·산소가 적당하면 발육되며, 여름에는 3주만 경과하면 속에 유충이 형성되어 감염성을 가지게 된다. 유충이 형성되지 않은 알이나 암컷만이 기생했을 때 생기는 불수정란(non-fertilized egg)은 인체에 들어와도 그대로 소화관을 지나 배출된다.

② 전파경로

사람이 유일한 자연계의 종숙주이다. 분변으로 탈출한 회충 수정란은 중간숙주 없이 파리, 야채, 불결한 손 등의 매개에 의한 음식물의 오염 등으로 경구침입한다. 위에서 부화하여 심장, 폐포, 기관지, 식도를 거쳐 소장에 정착하여 기생한다. 감염 후 약 60~75일이면 성충이 되고, 암놈 1마리는 하루에 10만~20만개의 충란을 산란한다.

③ 감염증상

회충의 기생에 의한 증세에는 유충과 성충에 의한 것이 있다. 유충에 의한 증세는 한꺼번에 여러 개의 충란을 삼켰을 때 볼 수 있으며, 감염 후 1주일쯤 되면 기침과 땀이 나오거나 때로는 발열이 있다. 심할 때는 출혈성 폐렴을 일으킨다.

성충에 의한 증세로써 가장 많은 것은 복통이다. 그 밖에 이미증(異味症)·감각이상·경련 등의 신경증세를 나타내는 일이 적지 않다.

가장 두려운 것은 여러 장기로의 미입(迷入)이다. 위에 들어가서 위경련양발작, 쓸개(gallbladder)에 들어가서 염증을 일으키거나 담석양발작을 일으키고, 이자(pancreas)에 들어가서 췌장염을 일으키며, 또 충양돌기에 들어가서 충수염을 일으킨다.

드물게 장벽을 뚫고 복막염을 일으키며, 그 밖에 신체 각 부위에 침입하여 위험한 증세를 일으킨다.

④ **예방대책**

회충은 인분을 비료로 사용하는 지역에서 감염률이 높고, 충란의 저항력도 타 기생충에 비하여 강하므로 가장 이상적인 관리방법은 분변의 철저한 위생처리, 파리의 구제 등 환경의 개선에 대한 대책을 세우는 것이다.

가장 중요한 매개물이 야채이기 때문에 흐르는 물에 5회 정도 씻어서 충란을 제거하거나 손을 씻는 등 개인위생에 힘써야 한다. 또한 회충의 충란은 일광이나 습열(70℃)에 의해 쉽게 사멸하기 때문에 10초 이상 데쳐서 먹도록 하여야 한다.

(2) 구충증(Ancylostomiasis)

1838년 이태리 Angelo Dubini가 구충을 발견하였을 때 십이지장에 기생하고 있었기 때문에 십이지장충이라 명명되었으나, 본래의 기생 부위는 소장이며, 특히 공장(jejunum)상부에 기생한다. 인체에 기생하는 구충은 십이지장충, 아메리카구충이 있으며, 충란으로 감별이 잘 안되므로 구충이라 통칭한다.

① **병원체**

십이지장충(Ancylostoma duodenalae), 아메리카구충(Necator americanus)

② **전파경로**

인체의 침입경로는 경구감염과 경피감염의 두 가지 경로가 있다. 체외로 배출된 충란은 흙속에서 1~2일 지나면 부화하여 간상유충이 된다. 이 간상유충은 약 1주일 후에는 인체에 감염성이 강한 사상유충이 된다.

사상유충이 경구 또는 피부를 통해 침입하여 소정맥이나 임파선을 통하여 심장으로 가서 폐동맥을 거쳐 폐에 도달하며, 그 후 기도와 인두, 식도를 거쳐 소장에 도달한다.

③ **감염증상**

1마리가 하루에 0.2㏄ 정도의 피를 빨아먹으므로 철분결핍성 빈혈증을 일으킨다. 폐에서 기관, 인두로 거칠 때 오심·구토·설사 등의 소화기 증세와 목에 심한 소양감이나 통증을 느끼며 발작적인 기침을 하는 수가 있다. 경피감염 때는 유충이 침입한 피부국소에 소양감을 일으키고 채독증(菜毒症)이라는 피부염증을 일으킨다.

④ **예방대책**

인분의 위생적 처리, 개인위생을 준수해야 한다. 경피 침입을 하므로 특히 인분을 사용한 오염지역에서 작업 시에는 피부가 흙에 닿지 않도록 장화나 장갑을 사용하여야 한다.

(3) 요충증(Enterobiasis)

고대부터 잘 알려진 기생충이며 사람에게 숙주특이성이 정착된 종이다. 건조한 실내에서도 장기간 생존하기 때문에 집단감염과 자가감염이 쉽게 되고, 열대지방보다는 온대나 한대지방, 농촌보다 도시 등 인구 밀집지역에 많이 분포하며, 특히 소아들에게서 많이 볼 수 있다.

① 병원체

Enterobius Vermicularis(pinworm). 요충은 인체 내보다 항문주위에 기생하기 때문에 충란이 속옷, 침구나 가구, 방안의 먼지 등에 붙어서 2~3주 동안 감염력을 유지할 수 있다.

② 전파경로

충란이 불결한 손이나 음식물을 통해서 경구적으로 침입하고, 소장 상부에서 부화, 맹장 부위에 기생한다. 요충의 암컷은 자궁 속에 충란이 차면 숙주가 잠자는 사이에 직장으로 이동하여 45일 전·후에 항문 밖으로 나와 항문 주위에 산란하는 습성이 있으며, 산란과 동시에 감염능력을 갖는다.

진단은 셀로판 테이프를 사용하여 아침 일찍 배변하기 전에 항문 주위에 붙어있는 충란을 묻혀 내어 현미경으로 충란의 유무를 검사한다.

③ 감염증상

가장 흔한 증상은 항문 주위의 소양증(anal itching)이다. 이는 요충이 야간에 산란하기 위해 항문 주위로 기어 나와 다니기 때문이다. 따라서 긁게 되면 습진이 생기고, 세균에 의해 2차 감염으로 인한 염증을 일으킬 수도 있다. 가려움 때문에 수면방해가 일어나고, 체중감소, 경련, 야뇨증, 주의력 산만 등의 증상이 있다. 드물지만 맹장점막에 염증을 만들기 때문에 감염된 충체가 많으면 복통과 설사를 유발하기도 하고, 충수돌기로 들어간 충체가 점막층에 끼어 충수염의 원인이 될 수 있다. 이중 가장 흔한 이소기생은 질, 자궁, 나관, 복강 등으로 충채가 여자 어린이의 항문주위 피부를 이행하다가 질을 침입하여 일어나는 경우이다.

④ 예방대책

용변 후 손을 잘 씻고, 손톱을 짧게 하여야 하며, 특히 어린이에게 손빨기 습관이 있으면 교정해 준다. 집단감염을 예방하기 위해 의류는 열처리 세탁을 하고, 침구류는 일광소독을 하여야 하며, 음식물이 먼지에 오염되지 않도록 하고 감염자가 음식물 조리를 하지 않도록 한다. 감염자의 가족전원 또는 단체생활에서는 구성원 전원이 동시에 치료를 받는 것이 좋다.

(4) 말레이사상충증(Filariasis)

인도, 중국, 인도네시아, 필리핀, 말레이지아 등 열대 및 아열대에 널리 분포하는 열대성 풍토병으로 '상피병(象皮病)'이라고도 한다. 다른 기생충과는 달리 모기에 의해 감염된다.

① 병원체

Brugia malayi

② 전파경로

매개체는 숲모기(aedes togoi), 학질모기(anopheles sinensis)로써 감염자의 혈류에서 사상충 자충을 흡혈하여 2~3주 후면 필라리아(filaria)형으로 되어 건강인을 흡혈할 때 감염시킨다. 말라리아자충은 주로 밤 10시 이후 새벽 2시 시이에 혈류에 출현하기 때문에 일명 '야간정기출현성 사상충'이라고도 한다.

③ 감염증상

림프선이나 림프관에 부종, 세포의 침윤 등이 발생하며, 이에 의한 염증의 재발 등으로 병변이 커지게 되어 상피증(elephantiasis)이 되기도 한다. 이 상피증은 사지에만 나타나고 유미뇨(chyluria)가 없는 것이 특징이다.

④ 예방대책

환경위생 관리를 철저히 하여 모기 서식처를 제거하여 구제한다.

(5) 편충증(Trichuriasis)

대표적인 토양매개성 기생충으로 회충과 공존하는 경향이 있다. 우리나라에서는 1969년 감염률이 65.4%일 정도로 매우 높았으나 2004년에는 0.3%로 크게 줄었다.

① 병원체

Trichuris trichiura(whipworm). 자연계에서는 사람이 유일한 종숙주이다. 자충포장란이 흙속에서 발육하여 인체에 감염된다.

② 전파경로

기생부위는 대장하부 즉 맹장, 충수돌기, 결장, 직장 등이다. 수정된 충란이 외계에 배출→흙 속에서 약 2주 경과하고 충란 내에 자충을 형성→인체에 경구침입→소장에서 부화→대장의 맹장, 충수돌기, 결장 등으로 내려와서 성숙 정착한다. 인체에 감염되어 성충이 되기까지 1~3개월이 소요된다. 암놈은 1일에

5,000~7,000개의 충란을 산란하며, 수명은 4~6년이다.

③ **감염증상**

보통 10마리 미만이 감염일 경우 증상을 나타내지 않는 수가 많다. 감염 충체 수가 200마리가 넘으면 대장 점막부위에 충혈과 염증, 혈변, 소화불량, 복통, 충수염, 식욕감퇴, 체중감소, 빈혈 등과 호산구의 증가, 두드러기 등의 allergy성 증상도 보인다.

④ **예방대책**

가장 중요한 매개물이 야채이고 대부분 회충과 함께 감염되므로 인분의 위생적 처리, 채소 씻기, 개인위생 강화, 보건교육 등을 실시한다.

(6) 아니사키스(Anisakis)

해양포유류(돌고래 · 바다표범 · 고래)의 위에 기생하는 회충의 일종으로 현재까지 약 10종이 보고되고 있다. 해산어류의 생식이 주된 감염경로이기 때문에 특히 한국이나 일본에서는 중요한 기생충병의 하나이다.

① **병원체**

Anisakis marina. 성충의 몸길이는 암컷 12㎝, 수컷 8㎝이다. 유충은 대구, 고등어, 청어, 오징어의 근육 또는 복강 내 여러 장기의 피막 내부에서 볼 수 있으며, 크기는 20~30㎜이다.

② **전파경로**

최종숙주인 포유동물의 분변에서 배출된 난자는 바닷물 속에서 자라 제2기 유충이 되고, 이를 제1중간숙주인 새우류가 잡아먹는다. 제2기 유충은 작은 갑각류에 들어가 제3기 유충이 되고, 이를 잡아먹는 제2중간숙주인 대구 · 고등어 · 가다랭이 · 청어 등의 내장과 복강, 근육 등에서 유충으로 기생한다. 이를 최종숙주가 생식하여 감염된다.

③ **감염증상**

급성기의 증상으로는 섭취 후 소화관벽에 침입하여 상복부에 심한 동통이나 구토, 위궤양 등을 일으킨다. 만성기의 증상은 위의 호산구성 육아종 등이 있다.

④ **예방대책**

유충은 60℃ 이상으로 가열하면 단시간에 사멸하고 -20℃ 이하에 수 시간 동결하면 사멸하기 때문에 해산어류나 두족류를 가열 또는 냉동처리하면 감염을 방지할 수 있다.

2) 조충류(cestoda)

편형동물문의 조충강에 속하는 동물의 총칭이다. 일반적으로 몸통은 두부 · 경부와 수개~수천 개의 편절로 이루어진다. 모두 기생생활을 영위하고 숙주의 소화관 등에 기생해 체표에서 영양을 섭취하고 성장하기 때문에 소화관을 갖지 않는 것이 특징이다. 생식을 좋아하는 동양인에게 빈발하며, 조충의 모양과 중간숙주 여부에 따라 유구조충, 무구조충, 광절열두조충으로 분류된다.

(1) 유구조충증(Taeniasis)

갈고리촌충, 돼지고기촌충이라고도 하며, 돼지고기를 생식하는 지역에 많다.

성충감염보다는 충란 섭취로 인한 뇌, 안구, 근육, 장벽, 심장, 폐 등에 낭충증(cysticercosis) 감염이 많다.

① 병원체

Taenia solium(Pork tape worm)

② 전파경로

인분의 사용으로 유구조충란에 오염된 풀을 중간숙주인 돼지가 먹으면 돼지의 장관에서 부화하여 유충이 되는데, 유충은 돼지의 장벽을 뚫고 들어가 2~3개월이면 유구낭충(cysticercus cellulosae)이 된다.

낭충이 들어있는 돼지고기를 생식하거나 충분히 가열하지 않고 먹으면 소장에서 2월 이내에 유구낭충이 성충으로 자라서 분변으로 충란이 탈출한다. 사람의 장내에서 배출된 충란은 장내에서 부화하여 유구조충이 장벽을 뚫고 혈류를 떠나 각 장기로 이동되는데 이것을 자가감염이라고 한다.

③ 감염증상

불쾌감, 두통, 극심한 복통, 식욕부진, 소화불량 등 소화기계 증상과 호산구증가 등이 나타난다.

④ 예방대책

돼지고기를 충분히 익혀 먹어야 하며, 돼지가 먹는 사료에 분변을 오염시키지 않도록 주의해야 한다. 또한 감염자를 조기에 구충시켜야 한다.

(2) 무구조충증(Tainia)

소고기를 생식하거나 충분히 익히지 않고 먹을 때 감염된다. 민촌충 또는 소고기촌충이라고도 한다.

① **병원체**

Taenia saginata(beef tape worm)

② **전파경로**

인분에 의해서 무구조충란에 오염된 풀을 중간숙주인 소가 먹으면, 소의 장관에서 부화하여 유충이 되는데, 유충은 소의 장벽을 뚫고 나와서 근육 속으로 들어가 3~6개월이면 무구낭충이 된다. 이를 종말숙주인 사람이 섭취하여 경구감염된다. 2~3개월이 되면 성충이 되고 소장 상부에서 기생한다.

③ **감염증상**

불쾌감, 상복부 둔통, 식욕부진, 소화불량 등 소화기계 증상이 나타난다.

④ **예방대책**

쇠고기의 생식 금지, 도살 전·후 철저한 위생검사 그리고 목초지에 인분을 버리지 않도록 하여야 한다. 또한 환자는 빨리 구충시켜야한다.

(3) 광절열두조충증(Diphyllobothriasis)

두 개의 흡구를 가진 것이 특징인 의엽조충(pseudophyllidean tapeworm)에 속하며, 긴촌충이라고도 한다. 분포는 전 세계적이며 이태리, 스위스, 독일, 스웨덴, 핀란드 등 북반구에 많다.

① **병원체**

Diphyllobothrium latum(Fish tape worm)

② **전파경로**

충란은 수중에서 부화하여 섬모유충(Coracidium)으로 되어 제1중간숙주인 물벼룩(Cyclops, sp. Diaptomus sp.)에 섭취되며, 물벼룩의 체내에서 원미충(Procercoid)으로 발육된다.

이 물벼룩을 제2중간숙주인 송어, 연어 등이 섭취하면 어류의 근육조직에 충미충(Plerocercoid)으로 되는데, 감염된 민물고기를 생식하면 인체감염이 된다. 인체감염 3주 후면 성충이 되어 산란하게 되는데 1일 산란 수는 성충 1마리가 약 100만개 가량 된다.

③ **감염증상**

악성빈혈과 비슷한 증상을 나타내며, 식욕감퇴, 신경장애, 영양불량, 위통, 공복감 등이 있을 수 있다.

④ **예방대책**

중간숙주인 송어, 연어 등의 생식(50℃ 이상 온도에서 10분 이상 생존가능)을 금지하고, -18℃에서 24시간에서 48시간 정도를 냉동시키는 것이 필요하다.

3) 흡충류(trematoda)

세계적으로 6,300여 종이 알려져 있는데, 한국에서는 14종 정도가 밝혀졌다. 무성생식 시기와 유성생식 시기를 번갈아 가지는 세대교번이 있다. 따라서 보통 3가지 숙주, 즉 제1중간숙주와 제2중간숙주, 종숙주를 가진다. 제1중간숙주로 패류(snails)를 택하는 것이 특징이다.

(1) 간흡충증(Clonorchiasis)

간디스토마라고도 하며, 민물고기를 생식하는 생활습관을 가지고 있는 낙동강, 영산강, 섬진강 등의 유역 주민이 많이 감염된다. 우리나라에서 가장 높은 감염률을 보이는 기생충이다(전체 기생충환자의 약 80%).

① **병원체**

Clonorchi sinensis

② **전파경로**

주요 인체 감염원은 자연산 민물고기이다. 성충은 사람, 개, 고양이 등의 담관에 기생하면서 담도를 통해 장관을 거쳐서 분변으로 충란이 배출되면 물속에서 제1중간숙주인 왜우렁이에 섭취되어 식도에서 부화하며 미라시듐(miracidum)이 조직 주위에 침입하여 sporocyst → redia → cercaria로 된다.

Cercaria는 제1중간숙주를 탈출하여 제2중간숙주인 잉어과의 담수어의 피하조직에서 metacercaria가 된다. 이 피낭유충에 감염된 민물고기를 생식한다든지, 조리기구를 통해서 다른 음식물을 거쳐 경구감염된다. 감염 후 20~23일 정도에 성충이 되어 산란을 하게 되며, 일반적으로 성충의 수명은 10~20년으로 매우 긴 편이다.

③ **감염증상**

대부분 증상이 그리 심하지 않아 평소에 이를 모르고 지내는 감염자가 많다. 감염초기에는 담관염이 발생하는데 비특이적 증상으로 발열과 복통이 있다. 반복적으로 감염이 되면 보통 간비대, 비장비대, 부종, 빈혈, 소화장애, 황달 등이 있고, 혈액학적인 소견으로는 적혈구 수가 감염 1~2개월 사이 감소되다가 보통 다시 정상으로 된다.

④ **예방대책**

담수어 생식을 금하고, 제1중간숙주인 왜우렁이를 퇴치하며, 주기적으로 민물고기 검사를 통해 감염정도를 점검하는 것이 중요하다. 또한 민물고기 조리 후에는 조리기구를 깨끗이 씻는 습관을 가져야 한다.

(2) 폐흡충증(Paragonimiasis)

폐디스토마라고도 하며, 우리나라에서는 산간지역에 많이 분포되어 있다.

① **병원체**

Paragonimus westermani

② **전파경로**

자연계의 종숙주는 호랑이, 늑대, 여우, 오소리, 두더지, 개 등이다. 사람은 덜 익힌 참가재, 참게즙 또는 가재즙을 먹어서 감염된다.

객담이나 대변으로 나온 충란은 수중에서 2~3주에 부화하여 miracidium으로 되고 제1중간숙주인 다슬기에 침입하여 sporocyst → redia → daughter redia → cercaria로 되어 수중으로 나와 제2의 중간숙주인 갑각류, 즉 가재, 게 등의 아가미, 간장, 근육 내에 침입하여 6주 후면 metacercaria가 된다.

제2중간숙주를 생식하면 소장 상부에서 탈낭하여 소장 또는 하부에서 장벽을 뚫고 복강으로 나와 복벽근육에 침입, 1주간 발육 후 다시 복강으로 나와 횡격막을 뚫고 폐에 침입한다.

③ **감염증상**

임상증상은 잠행성으로 서서히 발현되며 오한과 미열을 유발한다. 급성감염 시 피로감, 전신쇠약 등이 나타나고 심한 기침, 객혈을 하며 갈색무늬의 피가 섞인 가래를 배출한다, 호흡곤란과 흉통이 있으며 합병증으로 기관지염, 기관지 확장증, 늑막염, 기흉 등이 발생할 수 있다.

④ **예방대책**

민물게, 가재 등의 생식을 금해야 하며, 폐흡충이 유행하는 지역에서 생수를 음용하는 것을 금지해야 한다. 또한 이환동물 사체와 환자의 객담을 위생적으로 처리해야 한다.

(3) 요꼬가와흡충증(Metagonimiasis)

요코가와흡충은 우리나라에서 2번째로 많이 감염되는 기생충으로 주로 민물고기가 서식하는 강가에서 많이 번식하고, 약물로 박멸시킬 수 있으나 재감염되기 쉽다. 간흡충, 폐흡충과 함께 우리나라 3대 흡충 중의 하나이다.

① 병원체

Metagonimus yokogawai. 길이 26~28㎛, 폭 15~17㎛ 정도이다.

② 전파경로

인체의 기생부위는 소장이며, 분변과 함께 충란이 배출되면 제1중간숙주인 민물패류(다슬기, Semisulcospira spp.)에 들어가 유미유충이 된다. 유미유충이 수중으로 유출되어 제2중간숙주인 은어, 황어 등의 담수어 비늘에 붙은 다음 꼬리는 떨어지고 몸통만 근육내로 침입하여 피낭유충이 된다. 피낭유충은 장관에서 탈낭하며, 장벽에 붙어서 성충으로 발달한다.

③ 감염증상

증상과 병리적 변화는 숙주에 감염된 정도에 달려있다. 소장점막에 염증을 일으키고 설사, 복통, 혈변, 소화기 장애, 식욕감퇴, 두통을 일으키고, 모세혈관과 림프관에 침윤되어 심근, 뇌, 척수, 그리고 다른 조직에 운반되며, 색전 또는 육아종성 반응을 일으킬 수도 있다.

④ 예방대책

은어 등의 생식을 금하고, 민물고기 조리 후에는 조리기구를 깨끗이 씻는 습관을 가져야 한다.

4) 원충류(protozoa)

대부분 해수, 담수, 흙 속에서 자유생활을 하나 일부 원충은 인체 내에서 기생생활을 하면서 무증상부터 치명적인 증상까지 다양한 증상을 유발하는 가장 원시적인 단세포동물이다.

사람에 감염되는 원충의 인체감염형은 종에 따라 다양하지만, 크게 영양형, 포낭형이나 포자소체로 구분할 수 있다.

(1) 이질아메바증(Entamoebiasis)

원충류 중 근족충류에 속하며, 근족충류 중 유일하게 병원성을 띠는 기생충이다. 주로 열대와 아열대에 분포되어 있으며, 우리나라의 경우 토착성으로 6~9월 사이에 유행한다.

① 병원체

Entamoeba histolytica

② **전파경로**

영양형(trophozoite form)과 포낭형(cyst form)이 있다. 영양형은 인체에 감염되면 위액에 의해 파괴되어 외부에서의 저항력이 약하다. 반면에 분변으로 배출된 포낭형 이질아메바는 저항력이 강하여 음식물, 물 등을 오염시켜 경구침입되며 오염된 식기, 손 등을 통해서도 감염된다.

③ **감염증상**

대부분 무증상이며, 증상의 정도도 다양하다. 증상은 보통 원충에 노출된 후 2~4주 이내에 나타나며, 방열, 오한, 혈액성 또는 점액성 변, 급성설사와 복통을 동반한다. 충난이 다른 기관으로 이동하면 장외아메바증이 되는데 그 중 가장 빈번히 침범되는 곳은 간이며, 복막, 폐, 뇌, 피부 등에도 병변을 보일 수 있다.

④ **예방대책**

음료수를 끓이거나 분변의 위생적 처리, 음식물 취급자 관리, 환자의 적절한 조치, 개인위생 관리, 매개곤충의 방제 등이 중요하다.

(2) 질트리코모나스(Vaginal trichomoniasis)

질트리코모나스의 비뇨생식기계의 기생에 의한 질환으로 1827년 Donne에 의해 발견되었다. 대부분 성생활에 의해 전파되어 제4의 성병이라고도 하며, 여성의 기생부위는 질부이고 남자는 요도에서 발견된다.

① **병원체**

Trichomonas vaginalis. 유동성의 기생충으로 현미경으로만 볼 수 있다. 이것은 질에 기생하지만 때로는 방광으로 가서 증상을 나타내기도 한다. 또한 남자의 전립선에 들어가 살다가 재감염을 일으킬 수도 있으므로 반드시 부부가 함께 치료해야 한다.

② **전파경로**

성교에 의해 감염되는 경우가 가장 많고 욕조나 변기, 공중목욕탕을 통한 감염도 가능하다.

③ **감염증상**

진단은 환자가 호소하는 증상이나 골반검사, 질 분비물 검사 등을 기초로 이루어진다. 남성이 감염되면 대부분이 무증상이거나 증상이 가벼워 전파자로써 역할을 하며 요도염, 전립선염을 병발하기도 한다. 그러나 여성의 경우에는 단독감염보다는 세균, 진균 등과 동시에 감염되는 일이 많으며 증상은 빈뇨, 노란색의 거품이 나고 냄새가 나는 냉, 소양증 및 성교통, 질점막의 발적, 질벽의 점상 출혈반응 등이 있다. 이와 같은 증상은 감염 후 4~20일 후에 나타나며, 월경 중이나 월경 직후에 자주 발생한다.

④ 예방대책

주로 성생활에 의해 전파되므로 불결한 성행위는 금해야 하고, 배우자도 반드시 검사와 치료를 해야 하며, 환자는 증후가 없어질 때까지 성생활을 삼가해야 한다. 임신부가 감염되면 미숙한 태막의 파열, 임신 초기의 조산, 자궁내부 성장 지연 등을 나타낼 수 있으므로 매우 주의해야 한다.

III

인간과 환경

10 환경위생
11 환경보전
12 산업보건
13 식품위생

10장 | 환경위생

개관

인류는 과거부터 환경을 위생의 개념으로 취급하여 생활환경의 개선을 위해 부단한 노력을 해왔다. 즉, 인류의 역사는 환경에 대한 적응과 극복의 역사라고 할 수 있다. 환경은 인간의 건강이나 삶의 질에 대하여 직 · 간접적으로 영향을 미치기 때문에 이 장에서는 인간의 생존에 유해한 물리적 생활환경을 열거하고 환경인자와 건강과의 관계에 대해서 학습한다.

학습목표

1. 기후순화의 기전을 설명할 수 있어야 한다.
2. 인체의 체온조절 기전을 설명할 수 있어야 한다.
3. 공기의 자정작용과 오염된 공기가 인체에 미치는 영향을 기술할 수 있어야 한다.
4. 상수의 종류와 공급과정을 열거할 수 있어야 한다.
5. 정수과정과 방법들을 비교하여 설명할 수 있어야 한다.
6. 위생곤충의 피해와 그 종류에 따른 관리방안을 제시할 수 있어야 한다.
7. 조절된 환경인자(소음, 채광 및 조명 등)와 건강과의 관계를 설명할 수 있어야 한다.
8. 소독작용의 살균기전과 소독방법을 기술할 수 있어야 한다.

주요용어

기후요소 / 기후인자 / 기후형 / 기후대 / 기후순화 / Dorno선 / 온열조건 / 불감기류 / 감각온도 / 불쾌지수 / 서한량 / 잠함병 / Mills-Reincke 현상 / 혐기성 분해처리 / 호기성 분해처리 / 환기량 / 열전도율 / 방한력 / 멸균 / 방부 / 소독 / 석탄산 계수

1. 환경위생의 정의와 분류

1) 환경위생의 정의

환경은 생물 또는 생태계에 영향을 미쳐 종국적으로 그것의 형태와 생존을 결정짓는 물리적, 화학적, 생물학적 복합체이다. 특히 인간을 주체로 하여 건강이나 삶의 질에 대하여 직·간접적으로 영향을 미치는 모든 객체인자를 인간환경이라고 한다.

세계보건기구 환경위생전문위원회(Expert committee on environmental sanitation)는 환경위생을 "인간의 신체발육, 건강과 생존에 유해한 영향을 미치거나 미칠 가능성이 있는 인간의 물리적 생활환경에서의 모든 요인을 통제하는 것이다."라고 정의하였다.

> "Environmental sanitation means the control of all those factors in man's physical environment which exercise or may exercise a deleterious effect on his physical development, health and survival."

따라서 환경위생학은 인체를 둘러싸고 있는 모든 환경요인들을 과학적으로 측정하고 연구함으로써 보다 쾌적한 인간의 생활공간을 창출하며, 인간의 생리적 욕구를 충족시켜 보다 건강한 생활을 할 수 있게 하기 위해 연구하는 학문이라 할 수 있다.

최근에는 인간생태학(Human ecology), 환경과학(Environmental science), 환경생리학(Environmental physiology), 환경보건학(Environmental health) 등 인간과 환경과의 관계를 다루는 학문이 발전되고 있다.

환경보건학은 인간의 건강측면에서 환경성과를 요구하고, 환경위생학은 위생측면에서 환경개선을 의미한다.

2) 환경의 분류

인간의 삶에 영향을 미치는 환경은 크게 자연적 환경(1차 환경)과 사회적 환경(2차 환경)으로 나눌 수 있다.

자연적 환경은 공기, 물, 토양 등 물리·화학적 환경과 위생곤충, 동물 등 인간 주위의 각종 생물체가 이루는 생물학적 환경으로 구분할 수 있다. 사회적 환경은 일상생활과 관계되는 생활환경으로써 인간이 자연환경에 적응하기 위하여 만들어 낸 인위적인 환경과 정치, 경제, 교육 등의 문화적 환경으로 나눌 수 있다.

표 10-1. 환경의 분류

환 경	자연적 환경	물리 · 화학적 환경	기후, 공기, 물, 토양, 광선, 소리 등
		생물학적 환경	병원 미생물, 위생해충 및 곤충 등
	사회적 환경	인위적 환경	의복, 주택, 위생시설 등
		문화적 환경	정치, 경제, 종교, 교육 등

3) 환경위생의 역사

(1) 서양의 환경위생

인류는 과거부터 환경을 위생의 개념으로 취급하여 생활환경의 개선을 위해 부단한 노력을 해왔다. 즉, 인류의 역사는 환경에 대한 적응과 극복의 역사라고 할 수 있다.

그리스 시대의 위생관은 과학과 신화라는 두 사상을 바탕으로 발전되어 왔다. 의성 Hippocrates(B.C. 460~357)는 공기 중의 유해한 인자가 질병발생과 중요한 관계가 있다는 장기설(Miasma(毒氣) theory)을 주장하였다.

로마의 Galen(A.D. 130~200)은 hygiene이라는 용어를 처음 사용하였으며, 납중독에 관하여 기술하여 유해환경과 질병의 관계를 설명하였다.

중세의 페스트 대유행은 위생행정 및 환경위생의 필요성을 느끼게 하는 계기가 되었으며, 각 항구에 검역소를 설치하는 계기가 되었다.

19세기는 그때까지 우위를 차지했던 장기설 대신 미생물 병인설이 확립되는 시기로 중요한 의미를 가진다. John Snow(1813~1858)는 콜레라 역학조사를 최초로 실시하여 콜레라 발생이 음용수 수질과 깊은 연관성이 있음을 밝혔다.

그 후 R. Koch(1843~1910)와 L. Pasteur(1822~1895) 등에 의하여 콜레라균, 결핵균 등 각종 세균이 발견되면서 미생물이 인체 질병의 원인이 된다는 미생물 병인설(germ theory)이 확인되었으며, 감염병 발생이 감염원과의 접촉에 의하여 이루어진다는 접촉전염설(contagious theory)이 나오게 되었다.

또한 19세기 후반 영국의 J. Lister(1827~1927)가 페놀살균법을 발견하고 독일의 R. Koch가 멸균법 · 저온소독법 등의 소독법으로 환경의 소독과 멸균이 질병발생을 억제한다는 사실을 입증함으로써 장기설은 후퇴하고 예방의학적 환경보건학은 점점 더 발전하게 되었다.

환경위생을 근대과학으로 발전시킨 인물은 독일 München대학의 생화학 교수인 Max von Pettenkofer(1818~1901)이다. 그는 1886년 위생학 강좌를 개설하여 환기, 채광, 난방, 상하수도, 영양, 의복 등 의식주에 관련되는 분야의 예방의학적 연구에 실험·분석 등 이화학적 기술을 도입하여 실험위생학(experimental hygiene)을 창시하였다.

20세기에 들어와 환경문제가 전 세계인의 문제로 인식되어 1973년 유엔환경계획(United Nations Environment Program, UNEP)이 설립되는 등 지구환경의 보호와 개발을 조화시킬 수 있는 범세계적인 노력이 추진되고 있다.

(2) 우리나라의 환경위생

고대에는 원시의술이 존재했을 것으로 추측되며, 삼국시대, 고려시대, 조선시대에는 중국 한의학의 영향을 받았다.

서양의학의 도입은 조선 말기부터이다. 갑오개혁을 전후하여 서양식 병원인 광혜원이 1885년에 설립되었으며, 1895년에는 내부에 위생국이 설치되었는데 위생국의 주된 업무는 전염병 예방, 의약 및 종두접종을 관장하였다.

일제강점기는 식민지 지배수단의 하나로 감시와 단속 일변도의 강압적인 정책이 수행되었다. 일본은 조선을 강점하자 곧 대한제국 최고의 보건의료기구인 내부 지방국 위생과를 폐지하고 경무총감부 산하에 경찰국 위생과를 두어 공중위생업무, 의사 등의 면허업무, 병원 및 의약품 관리 업무를 수행하도록 하였다.

해방 후 미국의 보건의료제도가 도입되면서 1945년 미군정령 1호에 의거 일제하의 위생과를 폐지하고 위생국을 설치하였다. 이후 위생국을 보건후생국으로 개편했다가 1946년 3월에 보건후생부로 승격되었다.

대한민국 정부수립 이후 1948년 보건후생부를 폐지하고 사회부를 신설하여 사회부 안에 보건국, 노동국, 후생국, 부녀국, 주택국의 5국을 두었다. 그리고 국민보건, 위생, 의정, 방역 및 약정에 관한 사항을 분장하기 위해 1949년 사회부의 보건국이 보건부로 독립되었다.

1955년 보건부와 사회부를 통합하여 보건사회부로 개편하고, 1963년에는 보건사회부 노동국이 노동청이 되었으며, 1981년에는 노동청이 노동부로 되었다. 1994년 12월 정부조직법 개정에 따라 보건복지부로 명칭이 변경되었다.

우리나라 환경오염이 사회문제로 인식되기 시작한 것은 제2차 경제개발 5개년 계획이 시작된 1960년대로 1963년 공해방지법이, 1977년 환경보전법을 제정·공포되었다. 환경행정기관은 1967년 보건사회부 내 공해계를 시작으로 1980년 보건사회부 환경관리실이 환경청으로 신설되었고, 1990년 환경처로 바뀌었으며, 1995년에는 환경부로 승격되면서 환경영향평가법이 제정되어 환경관리의 새로운 국면을 맞이하게 되었다.

2. 공 기

1) 공기의 개념

공기란, 지구를 둘러싸고 있는 대기의 하층 부분을 구성하는 무색투명한 기체를 말한다.

공기는 식물의 광합성에 필요한 탄산가스의 공급원일 뿐만 아니라 호흡에 필요한 산소를 공급한다. 사람은 물 없이는 5일, 물만 있으면 약 1개월까지 살 수 있지만 공기가 없는 상태에서는 단 5분도 살기 어렵다. 정상적인 성인의 경우 1일 필요 공기량은 약 13㎘이다.

또한 공기는 외계로부터 오는 우주선의 대부분을 흡수하고 태양광선 중 방사선과 유해한 자외선 등을 차단함으로써 지구생태계의 보호막 구실을 하고 있다.

지구를 둘러싼 공기는 지표면에 가까울수록 공기층의 밀도가 높고 상층부로 올라갈수록 밀도는 낮아진다. 이 대기계는 해발고도에 따라 대류권, 성층권, 중간권, 열권으로 구분한다.

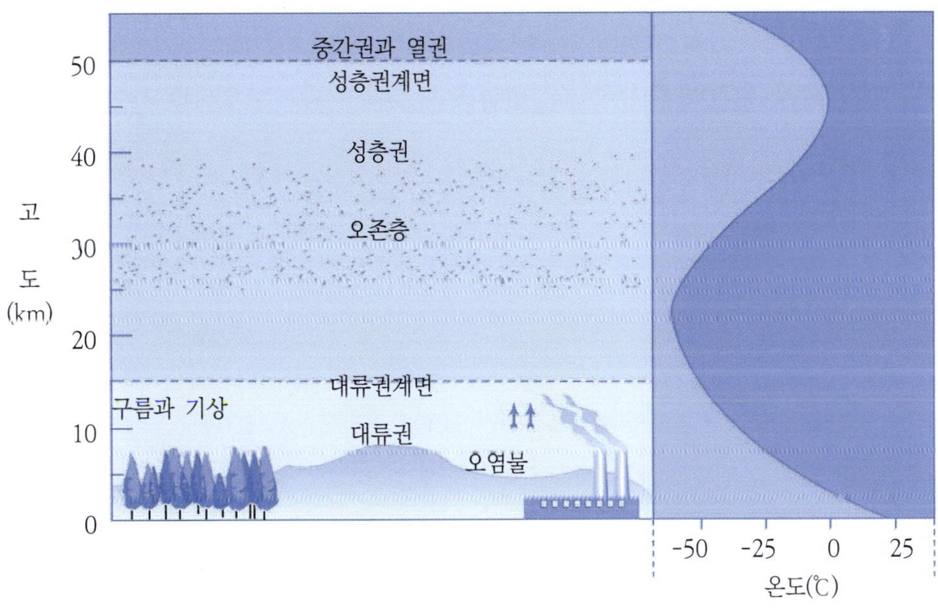

그림 10-1. 대기권의 구조와 온도 변화

📖 대기권의 구조

지상으로부터 약 12km까지의 대기층을 대류권, 12~50km를 성층권, 50~80km를 중간권, 80~500km를 열권이라 한다.

- **대류권(troposphere)** : 고도가 상승하면 온도는 떨어지고 공기의 밀도는 증가한다. 이로 인해 찬 공기는 하부로 이동하고 하부의 따뜻한 공기가 상부로 이동하는 대류현상이 일어나 공기 및 오염물질이 상층부로 확산된다. 또한 지표면에 있던 물이 수증기가 되어 공기의 대류를 따라 상부로 이동하면서 공기의 온도가 내려가면 수증기가 응결되어 구름이 생기고 비가 내리는 등의 날씨변화를 일으키게 되는 공간으로써 기상학 측면에서도 주된 관심공간이다.
- **성층권(stratosphere)** : 12km에서 30km까지는 기온이 거의 일정하다가 30km 이상에서는 기온이 계속 상승하여 성층권계면에서는 약 0에 이르게 된다. 따라서 이 층의 대기는 매우 안정되어 있으며, 수분이 적고 공기도 깨끗해서 구름도 거의 없다. 오존층(ozonosphere)은 성층권 내에 존재한다. 오존은 지구 밖에서 들어오는 해로운 복사선인 자외선을 차단하여 대류권으로 들어오지 못하도록 하는 중요한 역할을 한다.
- **중간권(mesosphere)과 열권(thermosphere)** : 성층권의 상부 50~80km까지는 기온이 다시 하강하는 중간권으로 이 층에서는 기층이 불안전하지만 수증기가 없어서 대류권과 같은 기상현상이 생기지 않는다. 열권은 중간권보다 높은 80km 이상에 위치하여 기온이 대기의 상한까지 상승하는 공간이다.

2) 공기의 조성

대기는 일정한 농도의 공기성분을 지니고 있다. 즉, 온도 0℃, 1기압의 건조상태일 때 하층부 공기의 화학적 조성비율은 다음과 같다.

표 10-2. 대류권내 정상공기의 화학적 성분과 조성비율

성 분	화학기호	체적백분율(%)	중량백분율(%)
질소(nitrogen)	N_2	78.09	75.51
산소(oxygen)	O_2	20.93	23.01
아르곤(argon)	Ar	0.93	1.286
이산화탄소(carbon dioxide)	CO_2	0.03	0.04
네온(neon)	Ne	0.0018	0.0012
헬륨(helium)	He	0.0005	0.0007
크립톤(krypton)	Kr	0.0001	0.0003
크세논(xenon)	Xe	미량	미량
오존(ozone)	O_3	미량	미량
수소(hydrogen)	H_2	미량	미량

3) 공기의 자정작용

사람이나 동식물에 자연 치유능력이 있듯이 자연에도 환경오염물질을 정화하는 힘이 있다. 이러한 힘은 자연계에서 일어나는 물리적·화학적·생물학적 작용의 결과이다.

오염된 공기는 공기 스스로의 자정작용에 의해 어느 정도까지는 공기의 조성에 영향을 주지 않는다. 그러나 오늘날 인구증가와 산업화에 따른 대기오염의 심화는 공기의 자정능력을 벗어나는 정도에 이르게 되었다.

> **공기의 자정작용(self or auto purification) 기전**
> - 바람에 의한 공기 자체의 희석작용
> - 강우, 강설 등에 의한 분진이나 유해가스의 세정작용
> - 산소(O_2), 오존(O_3), 과산화수소(H_2O_2) 등에 의한 산화작용
> - 태양광선 중 자외선에 의한 살균작용
> - 식물의 광합성에 의한 이산화탄소(CO_2)와 산소(O_2)의 교환작용

4) 공기의 화학적 성상

(1) 산소(O_2)

공기의 성분 중에서 인간 생활과 가장 관련이 많은 것은 산소로써 생체 내에서 호흡이나 영양소의 연소에 이용된다.

호흡은 산소를 취하고 이산화탄소 및 수증기를 배출하는 과정으로 흡기(들숨)와 호기(날숨)로 이루어진다.

인체의 호흡작용에 의해 폐에 유입된 산소는 헤모글로빈(Hb)과 결합하여 HbO_2로써 각 세포조직에 운반되고, 조직에서 발생한 이산화탄소는 폐포로 운반되어 호기로 배출됨으로써 흡기(inspiration air)와 호기(expiration air)의 공기소성 성분이 달라진다.

이 경우 폐포에서의 가스교환(산소와 이산화탄소의 이동)은 이들 가스가 가지는 분압(partial pressure)의 차이에 기인한다.

호흡할 때 흡기 중의 산소는 20.93%이고, 이산화탄소는 0.03%이다. 이때 약 4~5%의 산소가 체내에서 소실되어 호기 중의 산소는 약 16.44%, 이산화탄소는 3.84%이다. 따라서 성인의 경우 체내에서 소실되는 1일 산소소비량은 13kℓ×4/100(또는 5/100)=0.52(또는 0.65)kℓ이다.

표 10-3. 호기와 흡기 및 혈중의 O_2와 CO_2의 조성비

(단위 : %)

구 분	산소(O_2)	이산화탄소(CO_2)
흡 기	20.93	0.03
호 기	16.44	3.84
동맥혈	19.00	47.00
정맥혈	13.00	52.00

대기 중의 산소 변동범위는 15~27%이며 일반적으로 21%인데, 사람은 산소의 감소 내지 증가에 대한 적응력이 커서 감당할 수 있는 허용범위는 15~50% 정도이다.

허용범위를 넘을 경우 산소중독증이나 저산소증이 온다. 산소중독증(Oxygen poisoning)은 대기 중의 산소농도나 산소분압(160mmHg)보다 높은 산소를 장시간 호흡할 때 발생한다. 이상증상으로는 폐부종, 충혈, 이통, 흉통 등이 있으며, 심하면 사망하게 된다.

저산소증(Hypoxia)은 조직에서 필요한 양만큼 산소가 공급되지 못하는 현상을 말한다. 산소농도가 10% 정도가 되면 호흡곤란이 오고, 7% 이하가 되면 질식사하게 된다.

표 10-4. 산소에 의한 생체반응

농 도(%)	증 상
14~15	호흡수 증가, 맥박 증가, 중노동 곤란
10~11	호흡곤란, 최면, 작업 동작 지장
7	안면창백, 정신착란, 감각둔화, 질식, 혼수
6	근육반응실조, 지각 소실
4	1분 이내 졸도

(2) 이산화탄소(CO_2)

무색, 무취, 비독성 가스로써 공기 중 체적백분율은 0.03%이다. 탄소를 포함하고 있는 물질이 타거나 발효할 때, 동물이 호흡할 때 발생한다. 최근 화석연료 사용량의 급격한 증가에 따른 이산화탄소의 발생은 온실효과를 가져와 심각한 환경문제를 야기하고 있다.

성인은 호기 중에 4%의 이산화탄소를 배출하여 1시간에 약 20L를 배출한다. 환기가 불량한 실내에 다수인이 군집되었을 때 CO_2 농도는 증가하여 실내기후의 화학적 조성이나 물리적 조성의 변화를 가져와 생리적 이상을 초래하는데 이를 '군집독'이라 한다. 따라서 이산화탄소는 실내공기의 오탁도 판정 기준 또는 환기의 상태를 결정하는 척도로 널리 사용되며 위생학적 허용농도 즉, 서한량(曙限量)은 0.1%(1,000ppm)이다.

인간 폐포내의 CO_2 농도는 5~6%이므로 이 범위 안에서는 분압현상으로 가스 교환이 이루어져 인체에 해롭지 않지만 일반적으로 3%에서는 불쾌감, 7% 이상이면 호흡곤란이 오고, 10% 이상이면 질식하여 사망하게 된다.

> **군집독(群集毒, Crowd poisoning)**
>
> 여름철에 냉방이나 환기시설이 되어있지 않는 집회장이나 극장 등과 같이 밀폐된 실내에서 다수인이 밀집되어 있을 때 잘 발생한다. 고온, 고습, 구취니 체취 등의 냄새, CO나 CO_2 등의 가스, 무기류 등이 원인이라 할 수 있으며, 증상으로는 불쾌감, 두통, 권태, 현기증, 구토, 식욕저하 등의 생리적인 현상을 일으킨다. 1756년 인도 캘커타(Calcutta)의 형무소에서 146명의 죄수 중 23명을 제외하고 하룻밤 사이에 모두 사망한 사건(Black Hole 사건)은 실내공기의 이화학적 조성변화에 의한 가장 대표적인 예이다.

(3) 질소(N_2)

공기 중의 질소의 구성비는 78.09%로써 정상기압에서는 호흡할 때 단순히 기도를 출입할 뿐 생리적인 작용을 하지 않는 불활성 기체이나 이상 고기압이나 급격한 기압강하 시에는 인체에 영향을 주게 된다.

잠수작업, 잠함작업과 같은 고환경에서의 질소는 중추신경계에 영향을 주게 되는데 특히 3기압에서는 자극적 작용, 4기압 이상에서는 마취작용, 10기압 이상에서는 의식상실, 정신기능 장애 등을 일으킨다.

고기압에서 정상기압으로 갑자기 복귀할 때 체액 속의 질소가 기포를 형성하여 모세혈관에 혈전현상을 일으키게 되는 데 이를 감압병(Decompression sickness) 또는 잠함병(Caisson disease)이라 한다.

5) 실내공기오염

실내의 공기는 외부공기와 달리 환경적 조건에 따라 물리 · 화학적 조성이 변화될 수 있는데 이러한 특정한 공간의 공기상태를 소기후라고 한다.

건물 및 구조물 내부의 공기 질. 실내 공기 질은 거주자의 건강에 영향을 미치는 것으로 알려져 있다. 실내공기질은 가스(일산화탄소, 라돈, 휘발성 유기화합물 포함), 미세먼지, 미생물 오염물질(곰팡이, 세균 등) 등에 의해 영향을 받는다.

실내공기오염으로 인한 건강상 위해문제는 이미 선진국의 주요 관심사로 다루어져 왔다.

세계보건기구에 의하면 공기오염에 의한 사망자 수는 연간 최대 600만 명에 이르고, 특히 실내공기 오염에 의한 사망자는 280만 명인 것으로 추정하고 있다. 또한 실내에서 방출되는 오염물질은 사람의 폐에 전달될 확률이 실외에서보다 1천배가 높으므로 실내 오염도를 20%만 줄여도 급성기관지질환 사망률을 최소 4~8% 줄일 수 있는 것으로 보고되고 있다.[5)]

우리나라는 다중이용시설과 신축공동주택의 실내공기질을 적정하게 유지·관리하기 위하여 '지하 생활공간 공기질 관리법'을 '다중이용시설 등의 실내공기질관리법'으로 개정한 바 있다.

2016년 다시 '실내공기질 관리법'으로 전면개정·시행하고 실내공기질 관리 기본계획을 수립하는 등 실내공기질 관리를 위한 다양한 정책을 도입·추진하고 있다.

(1) 실내증후군

① 빌딩증후군(sick building syndrom)

공기순환과 온도, 습도조절에 기계적 환기시스템을 사용하는 사무용 빌딩의 실내환경 때문으로 추정되는 두통, 무기력증, 피부발진, 눈, 코 등의 점막자극증상, 호흡기장애 등의 증상을 의미한다. 1983년 세계보건기구에서 최초로 빌딩과 연관된 새로운 증상들의 복합체를 빌딩증후군이라고 명명했다.

빌딩증후군의 주요 원인은 사무실내 근무인원 증가, OA기기 사용 확대로 인한 전자파, 유해 실내공기 오염물질 증가(휘발성 유기화합물, 생물학적 부유물 등), 환기시스템 문제(창문밀폐 등으로 자연환기가 이루어지지 않으므로 전적으로 건축물의 시스템에 의존), 중앙집중식 냉·난방의 부작용 등이다.

② 새집증후군(sick house syndrome)

집이나 건물을 새로 지을 때 사용하는 건축자재나 벽지 등에서 나오는 유해물질로 인해 거주자들이 느끼는 건강상 문제 및 불쾌감을 이르는 용어이다.

새집에 사용한 여러 자재에서는 휘발성 유기화합물이 배출된다. 여기에는 벤

5) 환경부, 환경백서, 2022.

젠·톨루엔·클로로포름·아세톤·스틸렌·포름알데히드 등의 발암물질이 포함되어 있다. 또한 집을 지을 때 발생한 라돈, 석면, 일산화탄소, 이산화탄소, 질소산화물, 오존, 미세먼지, 부유세균과 같은 오염물질도 있다. 그 밖에 진드기, 애완동물 등의 생물도 실내공기를 오염시킬 수 있다.

사람이 이러한 오염에 짧은 기간 노출이 되어도 두통, 눈·코·목의 자극, 기침, 가려움증, 현기증, 피로감, 집중력 저하 등의 증상이 생길 수 있다. 그리고 오랜 기간 노출되면 호흡기 질환, 심장병, 암 등의 질병이 나타날 수도 있다.

(2) 다중이용시설의 실내공기질 관리

실내공기질 관리법의 적용대상 다중이용시설은 지하역사, 의료기관, 찜질방, 영화상영관 등 26개 시설군이다.

다중이용시설에 대한 실내공기질의 엄격한 관리를 위해 미세먼지(PM_{10}), 초미세먼지($PM_{2.5}$), 이산화탄소(CO_2), 폼알데하이드(HCHO), 총부유세균, 일산화탄소(CO) 등 총 6개 물질에 대한 유지기준을 설정하고 위반 시 과태료부과, 개선명령 등 행정조치 하고 있다. 또한, 외부에 오염원이 있거나 위험도가 비교적 낮은 이산화질소(NO_2), 라돈(Rn), 총휘발성유기화합물(TVOC), 곰팡이 등 4개 오염물질에 대해서는 권고기준을 정하여 다중이용시설의 관리자로 하여금 이를 자율적으로 준수하도록 하고 있다.

다중이용시설의 관리책임자는 유지기준 항목은 연 1회, 권고기준 항목은 2년에 1회 측정하고 그 결과를 30일 이내에 지방자치단체에 보고하거나 한국환경공단에서 운영 중인 실내공기질 관리 종합정보망에 입력해야 한다.

표 10-5. 실내공기질 유지기준 〈개정 2020. 4. 3〉

오염물질 항목 / 다중이용시설	미세먼지 (PM-10) (㎍/㎥)	미세먼지 (PM-2.5) (㎍/㎥)	이산화탄소 (ppm)	폼알데하이드 (㎍/㎥)	총부유세균 (CFU/㎥)	일산화탄소 (ppm)
가. 지하역사, 지하도상가, 철도역사의 대합실, 여객자동차터미널의 대합실, 항만시설 중 대합실, 공항시설 중 여객터미널, 도서관·박물관 및 미술관, 대규모 점포, 장례식장, 영화상영관, 학원, 전시시설, 인터넷컴퓨터게임시설제공업의 영업시설, 목욕장업의 영업시설	100 이하	50 이하	1,000 이하	100 이하	-	10 이하

나. 의료기관, 산후조리원, 노인요양시설, 어린이집, 실내 어린이놀이시설	75 이하	35 이하		80 이하	800 이하	
다. 실내주차장	200 이하	-		100 이하	-	25 이하
라. 실내 체육시설, 실내 공연장, 업무시설, 둘 이상의 용도에 사용되는 건축물	200 이하	-	-	-	-	-

비고

1. 도서관, 영화상영관, 학원, 인터넷컴퓨터게임시설제공업 영업시설 중 자연환기가 불가능하여 자연환기설비 또는 기계환기설비를 이용하는 경우에는 이산화탄소의 기준을 1,500ppm 이하로 한다.
2. 실내 체육시설, 실내 공연장, 업무시설 또는 둘 이상의 용도에 사용되는 건축물로서 실내 미세먼지(PM-10)의 농도가 200㎍/㎥에 근접하여 기준을 초과할 우려가 있는 경우에는 실내공기질의 유지를 위하여 다음 각 목의 실내공기정화시설(덕트) 및 설비를 교체 또는 청소하여야 한다.
   가. 공기정화기와 이에 연결된 급·배기관(급·배기구를 포함한다)
   나. 중앙집중식 냉·난방시설의 급·배기구
   다. 실내공기의 단순배기관
   라. 화장실용 배기관
   마. 조리용 배기관

표 10-6. 실내공기질 권고기준 〈개정 2020. 4. 3〉

오염물질 항목 / 다중이용시설	이산화질소 (ppm)	라돈 (Bq/㎥)	총휘발성유기화합물 (㎍/㎥)	곰팡이 (CFU/㎥)
가. 지하역사, 지하도상가, 철도역사의 대합실, 여객자동차터미널의 대합실, 항만시설 중 대합실, 공항시설 중 여객터미널, 도서관·박물관 및 미술관, 대규모점포, 장례식장, 영화상영관, 학원, 전시시설, 인터넷컴퓨터게임시설제공업의 영업시설, 목욕장업의 영업시설	0.1 이하	148 이하	500 이하	-
나. 의료기관, 산후조리원, 노인요양시설, 어린이집, 실내 어린이놀이시설	0.05 이하		400 이하	500 이하
다. 실내주차장	0.30 이하		1,000 이하	-

3. 일 광

태양은 연속적으로 에너지를 발산하면서 지구표면에 도달하게 되는데 이를 복사선이라 한다. 복사선은 전리복사선과 비전리복사선으로 분류된다. 전리복사선은 파장이 짧아 지구에 도달하지 않으며, 비교적 파장이 길어 지구에 도달하는 비전리복사선은 자외선, 가시광선, 적외선으로 분류한다.

1) 자외선(ultraviolet ray, UV)

자외선은 가시광선과 전리복사선 사이의 파장을 가진 전자파로서 1,000~2,800Å의 원자외선, 2,800~3,200Å의 중자외선, 3,150~4,000Å의 근자외선으로 분류된다. 자외선은 전리작용이 없으나 사진감광작용, 형광작용, 광화학 반응을 일으키는 등 화학작용이 강해 화학선이라고도 하고, 열작용이 없어 냉선이라고 한다.

2,800~3,200Å의 파장은 살균작용, 체내에 비타민 D형성(구루병, 골연화증 예방), 피부병과 피부결핵의 치료, 신진대사 촉진 등 인체에 유익한 작용을 하기 때문에 생명선(vital ray), 건강선 또는 발견자 Dorno Arla의 이름을 따서 Dorno선이라고 한다. 자외선 양은 하루 중 정오에 최대이고 1년 중에는 7~9월, 적도부근, 고지대, 농어촌에 많으며, 대기오염이 적고 쾌청한 날에 많다. 자외선 조사량이 과다할 때는 피부에 해로운 영향을 미쳐 홍반, 색소침착, 수포, 표피박리, 부종을 일으키며 피부암을 유발한다. 또한 눈에도 영향을 미쳐 결막염, 수포형성, 안검부종, 수정체의 단백질 변성 등의 원인이 된다.

자외선 지수

태양고도가 최대인 남중 시각 때 지표에 도달하는 자외선의 복사량을 지수식으로 환산한 것으로 태양에 과다노출로 예상되는 위험을 예보하기 위한 것이다.

단계	자외선 지수	자외선 상노	홍반 생성시간
1단계	0~2.9	매우 낮음	2~3시간 내의 피부노출 시 홍반 생성
2단계	3.0~4.9	낮음	100분 내의 피부노출 시 홍반 생성
3단계	5.0~6.9	보통	1시간 내의 피부노출 시 홍반 생성
4단계	7.0~8.9	높음	30분 내의 피부노출 시 홍반 생성
5단계	9.0 이상	매우 높음	20분 내의 피부노출 시 홍반 생성

2) 가시광선(visible ray, VR)

4,000~7,700Å의 파장이며, 5,500Å에서 가장 강한 빛을 느끼게 된다. 눈의 망막을 자극하여 명암과 색 구별, 물체의 식별기능을 한다. 물체의 식별은 0.5Lux에서도 가능하지만 가장 적당한 조도는 100~1,000Lux이다. 조도가 지나치게 강하면 시력장애와 암순응능력이 저하되고 낮으면 시력저하, 안정피로의 원인이 되며, 작업능률의 저하와 안구진탕증(mystagmus)을 일으킬 수도 있다.

가시광선은 시각기관을 통하여 정신기능에도 작용하는데 적색광선은 온감을 주고, 청색은 냉감을 주며, 검정색은 압박감을 느끼게 한다.

3) 적외선(infrared ray, IR)

파장이 7,800Å 이상인 광선으로써 열작용을 하기 때문에 열선이라고도 한다. 눈으로는 볼 수 없고 일반적으로 공기 가운데에서 산란되기 어려우며, 가시광선보다 투과력이 강하다. 적외선이 인체에 미치는 영향은 체온상승으로 인한 혈관확장, 홍반, 화상, 암, 백내장, 실명 등을 일으키는 작용이 있으며 의식상실, 경련을 동반한 열사병의 원인이 되기도 한다.

4. 기 후

1) 기후, 기상, 기단

어떤 지역에서 하루의 기상상태를 일기(weather)라고 하고, 일정 기간 규칙적으로 반복되는 대기현상의 종합적인 상태를 기후(climate)라고 한다.

기상(meteorological phenomena)은 대기 중에 일어나는 각종 물리현상으로써 바람 · 비 · 구름 · 눈 · 무지개 등 여러 가지 대기현상을 말한다.

기후를 구성하는 각각의 요소를 기후요소(climate element)라 하며, 기후의 분포와 변화를 일으키는 요인을 기후인자(climate factor)라 한다. 기후요소는 기온, 기습, 기류, 강우, 강설, 구름, 일광, 복사열 등이 있으며 기온, 기습, 기류를 기후의 3대 요소라고 한다. 이들 기후요소에 영향을 미쳐서 기후의 변화를 일으키는 기후인자는 위도, 해발고도, 수륙분포, 지형, 해안으로부터의 거리 등이 있는데 이들 기후요소나 기후인자에 따라서 여러 가지 기후의 성질이 나타나게 된다.

기단(air mass)은 대륙권 내에 형성되는 기온·습도 등의 대기상태가 거의 같은 성질을 가진 공기덩어리로써 지표면과 해면의 온도 차에 의하여 온기단과 냉기단이 생긴다.

2) 기후형(climate type)

지구상의 위치에 따라 서로 다른 기후를 일정한 기준으로 분류했을 때 분류된 각 그룹의 전형적인 기후의 특성을 말한다.

기후형은 기후요소와 기후인자의 상호작용에 의하여 만들어진다.

📖 기후형

■ **대륙성 기후와 해양성 기후**

해양성 기후는 바다의 영향을 받아 기온의 변화가 적고 연중 습도는 높다. 따라서 구름이 많고 강수량도 많다. 또 바람은 일반적으로 강하며, 공기가 맑은 것이 특성이다. 대륙성 기후는 해양성 기후와는 정반대의 특성을 나타낸다. 기온의 일교차와 연교차가 크고 겨울에는 육지의 심한 냉각으로 한대 대륙기단의 발생지가 되기도 한다. 여름에는 기온이 상승하여 온대, 냉대라도 열대와 같이 더워지고 강수량도 이 시기에 많다.

■ **습윤기후와 건조기후**

1년 중 적당한 양의 강수가 있어 하계가 발달하고, 자연식생이 있으며, 인간이 정착하여 농경을 기초로 여러 가지 경제활동이 가능한 기후가 습윤기후이다. 이에 반하여 건조기후는 연강수량 250mm 이하의 지역에서 수분부족으로 자연식생이 전혀 없거나 있어도 미약하며, 관계 시설 없이는 농경생활이 불가능한 기후이다.

■ **평지기후와 산지기후**

세계의 모든 기후형이 평지기후에 해당되며, 평지기후와 달리 높이의 영향을 받는 기후를 산지기후로 표현한다. 산지에서는 기복이 심하고, 지형변화가 커서 좁은 범위 내에서도 기후요소의 변화가 심하고, 특히 수직적 변화가 큰 것이 특징이다.

■ **동안기후와 서안기후**

대륙의 서쪽과 동쪽을 비교해 보면, 같은 위도인데도 서안이 동안보다 따뜻하다. 그 원인은 주로 대기의 대순환이나 이것에 따르는 열과 수증기의 수송에 관계되고 이것에 해류의 영향도 가미된 결과이다. 대륙서안에 발달하는 온화한 해양성 특성을 갖는 기후를 서안기후라 하고 반대로 대륙 동안에 나타나는 대륙성 기후를 동안기후라 한다.

■ **계절풍 기후와 편서풍 기후**

계절풍 기후는 계절에 따라 바람 방향을 바꿈으로써 여름에는 바다에서 습기를 가져와 여름에 비가 집중하는 강수형을 보인다. 겨울에는 대륙 내부에서 건조하고 한랭한 바람이 불어 기온이 저하되고 건조한 것이 일반적 현상이다. 편서풍 기후는 연중 북반구에 있어서 대륙 서안에 남서풍을 불어 들여 온난 습윤한 기후 특성을 만든다.

3) 기후대(climate zone)

지구상에서 기후가 대체적으로 비슷한 지역을 위도와 평행하게 나눈 지역을 말한다. 기후대의 분류방법으로 수리적 분류와 물리적 분류가 있다. 기후대의 수리적 분류는 남·북 양 회귀선(23°27')에 의하여 열대를 나누고, 양극권에 의하여 온대와 한대를 나누는 것이다. 물리적 분류는 기온에 의하여 분류하며 한대, 온대, 열대의 3가지 기후대로 나눈다.

기후대

- 열대기후(tropical zone) : 기온에 의해서 분류한 기후대의 하나이다. 일반적으로 적도를 사이에 둔 남북 양 회귀선(위도 23°27') 사이의 지대를 가리키나 기후적으로는 열대기후가 출현하는 지역을 말한다. 전 지구 면적의 40%를 차지하고 있다. 거의 대부분의 월평균기온이 20℃ 이상이지만 식생은 연간 강수 상태에 따라 다르다. 연중 비가 많이 내리는 적도 주변의 저위도 지방은 열대우림이 되어 있으나 중위도로 올라감에 따라 우량이 감소하여 사바나로부터 사막으로 변한다.
- 한대기후(polar zone) : 일반적으로는 극권(66°33')보다 고위도의 지역을 가리키는 경우가 많다. 쾨펜의 기후분류에서는 가장 따뜻한 달의 평균기온이 10℃ 이하인 한랭한 지역을 가리킨다. 한대 중에서 기온이 높고 툰드라로 되어 있는 곳은 주로 북극해 주변의 시베리아 북부, 북아메리카 대륙 북안, 그린란드의 해안, 남극대륙의 연안 지방의 일부이며, 그 밖의 지역은 연중 얼음으로 덮여 있다. 한대에서는 수목이 자랄 수 없을 뿐만 아니라 동식물의 종류도 적다.
- 온대기후(temperate zone) : 쾨펜의 기후분류에 의하면, 일년 중 가장 추운 달의 평균기온이 18℃ 이하 -3℃ 이상인 지역으로 사계절의 변화가 뚜렷하다. 중위도 지방에 해당되기 때문에 저위도·고위도 지방에서 나타나는 열대·한대 기단의 작용을 받아 기온의 변화가 심하다. 비교적 겨울에는 따뜻하고, 여름에는 덥고 비가 많이 내린다. 온대지방은 인류가 가장 많이 사는 곳이고 날씨의 변화가 크기 때문에 일기예보가 가장 많이 활용되고 또한 예보가 어려운 곳이기도 하다.

4) 기후와 건강

(1) 기후순화(acclimatization)

기후순화란 새로운 환경에 적응하기 위하여 기질적 또는 기능적 변화를 일으켜 변화된 환경에 순응하는 현상을 말한다. 기후순화는 새로운 환경에 옮겼을 때의 생리적 적응과정(physiological adaptation)과 새로운 환경에 옮겨 장기간 경과했을 경우의 생리적인 순응상태(physiological acclimatization)로 이해되어야 한다.

📖 **기후순화의 종류**

- 대상성 순응 : 새로운 환경조건에 세포 또는 기관이 그 기능을 적응해 가는 현상
- 자극적 순응 : 저하되었던 기능이 새로운 환경자극에 의하여 정상으로 회복되는 현상
- 수동적 순응 : 약한 개체가 최적의 환경조건을 찾아 적응하는 현상
- 민족적 순응 : 민족별로 새로운 환경에 적응하는 현상

(2) 기후와 질병

기후조건의 변화와 질병과의 관계는 매우 다양하다. 고온다습한 환경에서 발생할 수 있는 열중증이나 한랭에 대한 적응현상으로 말초혈관 수축이 혈압상승을 일으키는 것과 같이 기후에 적응하는 인간의 생리적 반응은 잠재된 질환의 현성화 내지는 악화의 방아쇠 역할을 하기도 하며, 미생물이나 매개동물의 분포에 영향을 주어 간접적으로 질병의 발생에 관여하기도 한다.

일반적으로 온대나 열대지역은 한대지역에 비해 감염병의 발생이 많으며, 특히 열대지역은 곤충매개 감염병이 많다.

📖 **기후 특성과 질병발생과의 상호관계**

- 풍토병(endemic disease) : 어느 지역의 기후 또는 기후로 인한 조건 때문에 그 지역에 주로 발병하는 질병으로 열대지방의 말라리아, 수면병, 콜레라 등이 있다.
- 계절병(seasonal disease) : 계절에 따라 주로 발생하는 질병으로 여름철에는 뇌염, 장티푸스, 이질, 장염, 말라리아 등 소화기계 감염병의 유행이 많고 겨울철에는 천식, 인플루엔자 등 호흡기계 질병이 많으며, 봄철에는 홍역, 결핵 등이 많다.
- 기상병(meteorotropic disease) : 기상변화에 따라 생체의 조절기능에 변화가 있을 때 일어나는 것으로 류머티즘이나 신경통이 전형적이며 뇌출혈, 심근경색, 혈전증, 협심증, 천식 등이 있다.

5. 온열조건

기후요소 중 기온, 기습, 기류, 복사열은 인간의 체온조절에 주요한 영향을 미치므로 온열요소 또는 온열인자(thermal factor)라고 하고, 이 온열요소에 의해 이루어진 종합적인 상태를 온열조건(thermal condition)이라 한다.

1) 기온(air temperature)

인간의 호흡선 위치인 지상으로부터 실내에서는 1.5m, 실외에서는 1.2~1.5m 높이에서 측정한 대기의 건구온도를 말한다.

℃ 또는 ℉로 나타내는데 ℃ = 5 / 9 (℉ - 32)의 관계로 표시할 수 있으며, 직사광선과 복사열 및 풍우 등 여러 가지 제한 요소를 줄이기 위해서 백엽상(Instrument shelter) 내에서 측정하게 된다.

대체로 실내에서는 기온이 건구온도로 18±2℃ 범위를 가장 활동하기 좋은 쾌적 기온이라고 한다.

> **📖 백엽상(Instrument shelter)**
>
> 기온이나 습도 등을 측정하기 위해 최고온도계, 최저온도계, 자기온도계, 습도계 등을 넣어 실외에 설치한 작은 집 모양의 나무 상자를 말한다. '백엽상'이라는 이름은 사방의 벽을 약 백 개의 판자 조각을 조립해 만든 데서 유래한다. 햇빛을 직접 받지 않고 비나 눈을 맞지 않으며, 바람이 잘 통하도록 하기 위해서 나무판이 창살에 60°정도 비스듬히 안쪽과 바깥쪽의 두 겹으로 붙어 있다. 또한 햇볕을 잘 흡수하지 않도록 겉은 흰색 페인트칠을 하고, 문은 북쪽을 향하게 하며, 편평한 잔디밭의 중앙에 지상으로부터 1~1.5m 높이가 되도록 설치한다.

(1) 일교차(daily range)

하루 중 최저 기온은 일출 30분 전이며, 최고 기온은 오후 2시 전후(습도는 최저)이다. 이때 관측된 기온의 최고값과 최저값의 차이를 일교차라 한다.

보통 산악의 분지에서는 일교차가 크고, 수목이 우거진 곳에서는 작으며, 내륙은 해안보다 크다. 즉, 내륙지역 〉 해안지역 〉 산림지역 순이다.

(2) 연교차(annual range)

기상요소의 1년간을 통한 변동의 폭 즉, 연 최고값과 최저값의 차이를 말한다. 해안보다는 내륙 지방이, 저위도보다는 고위도에서 크다.

적도지방에서는 춘분과 추분 때 최고이고, 동지와 하지일 때 최저이나 연교차는 극히 작다. 열대지방에서는 태양이 높을 때 기온도 최고이고, 태양이 가장 낮을 때 최저가 되며, 연교차는 작다.

온대지방에서는 기온이 최고최저인 시각이 태양이 최고최저인 시각보다 늦어지며, 최고인 시기는 8월, 최저는 1월이고 연교차는 크다. 한대지방에서는 최고가 7월, 최저는 1월이며 연교차가 가장 크다.

(3) 열대야(tropical night)

해가 진 후 다음날 아침해가 뜰 때까지 최저기온이 25℃ 이상인 날을 열대야라고 한다. 체온 조절기능이 제대로 작용하지 못해 불쾌감, 피로증대, 탈진 등으로 일상생활에 지장을 주기 때문에 더위를 나타내는 지표로 사용한다.

2) 기습(습도 : air humidity)

일정온도의 공기 중에 포함된 수증기의 양 또는 비율이다. 기습은 낮에는 태양열을 흡수하여 대지가 과열되는 것을 막고, 밤에는 지열의 발산을 방지하여 일기와 기후를 완화시키는 작용을 한다.

기습에 따라 온도감각도 달라지는데, 여름철과 같이 습도가 높으면 체외로 열방산이 잘 안되기 때문에 실제 기온보다 덥게 느껴지고, 겨울철에는 습도가 낮기 때문에 더욱 한랭히게 느껴지며, 동상에 걸리기 쉽다.

습도가 낮으면 건조하여 감기 등 호흡기계 질병에 걸리기 쉽고, 습도가 높으면 각종 병원균이 번식하기에 좋은 조건이 되어 피부질환이 발생하며, 인체의 체열방산이 곤란하게 된다.

공기 중의 건습상태를 나타내는 척도는 포화습도, 절대습도, 비교습도, 포차가 있다.

① 절대습도(absolute humidity)

공기 $1m^3$속에 포함되어 있는 수증기의 질량을 g단위로 나타낸 것이다. 수증기밀도라고도 한다.

② 포화습도(saturated humidity)

공기 $1m^3$ 중에 수증기가 포화상태일 때의 공기 중의 수증기의 양(g)이나 수증기장력(mmHg)을 의미한다.

③ 상대습도(relative humidity, 비교습도)

현재 공기 속에 있는 수증기의 양과 그 온도에서의 포화수증기의 양과의 비를 %로 나타낸 것이다. 일상생활에서 흔히 습도의 개념으로 사용하고 있다.

- $상대습도 = \frac{절대습도}{포화습도} \times 100$

④ 포차(saturation deficit)

현재의 공기 $1m^3$에 포화될 수 있는 수증기량과 현재 그 중에 함유되어 있는 수증기량과의 차이 즉, 포화습도-절대습도이다.

3) 기류(air movement)

기압의 차와 기온의 차이에 의해서 생성되는 공기의 흐름이다. 즉, 찬공기는 밀도가 크고 더운공기는 밀도가 작다. 태양복사에너지에 의한 공기의 가열은 결국 위도에 따른 온도차를 나타내게 된다. 이런 이유로 대류현상이 일어나게 되고 공기의 흐름이 발생되게 된다.

기류의 강도를 풍속(m/sec)이라 한다. 사람이 느낄 수 있는 기류의 하한계의 범위는 대략 0.5m/sec 정도인데 이 이하를 불감기류(不感氣流, 0.2~0.5m/sec)라 하며, 0.1m/sec 이하를 무풍이라 한다. 실내의 쾌적기류는 0.2~0.3m/sec이고, 실외의 쾌적기류는 1m/sec이다.

실내기류의 측정에는 카타한란계(kata thermometer), 실외기류의 측정에는 풍차회전수를 이용한 풍차속도계(vane anemometer)와 풍압을 이용한 아네모메타(anemometer), 피토튜브(pitot tube) 등이 이용된다.

📖 기류의 보건학적 의의

- 신체의 신진대사와 방열작용 촉진
- 가옥 내 자연환기의 원동력
- 대기의 확산과 희석에 영향
- 기후변화의 원동력
- 공기성분의 평등화

※ 무풍상태에서 고온, 다습하면 체열방산이 거의 이루어지지 않아서 견딜 수 없는 불쾌감과 울열증이 생길 수 있다.

4) 복사열(radiation heat)

물체에서 방출하는 전자기파를 직접 물체가 흡수하여 열로 변했을 때의 에너지를 말한다. 물체들이 맞닿았을 때 또는 대류를 통해서 전달되는 열의 움직임이 아니라 전자기파가 물체를 이루고 있는 입자들의 운동량을 높이면서 생기는 열이기 때문에 열전달이 직접적이고 순간적이다.

복사열은 발열체로부터 거리의 제곱에 비례해서 그 온도는 감소한다. 따라서 발열체 주위에 가까이 있을 때는 실제온도보다 더 온감을 느끼게 된다.

복사열은 흑구한란계(black bulb thermometer)를 사용하여 15~20분간 측정한다.

5) 온열지수(thermal index)

기온, 기습, 기류 및 복사열 등의 온열인자는 상호 복합적으로 작용하기 때문에 각각 분리하여 쾌적조건을 설명하는 데 한계가 있다. 따라서 이들의 복합적인 작용에 의하여 만들어지는 일정한 온열환경조건을 하나의 객관적인 값으로 나타낼 필요가 있으며 이를 수치화한 것을 온열지수라고 한다.

(1) 감각온도(체감온도, 유효온도, 실효온도 : effective temperature)

인체가 덥거나 춥다고 느끼는 체감의 정도를 나타낸 온도를 말한다. 체감은 체표면의 열교환 상태에 따라 좌우되는데, 이것을 기온 · 기습 · 기류의 3인자가 종합된 작용으로 나타낸 것이다. 즉, 무풍상태에서 포화습도(습도 100%)의 조건하에서 느끼는 온감과 동일한 온감을 느끼게 하는 온도이다. 예를 들어 무풍, 습도 100%에서 환경기온이 23℃일 때 느끼는 온감과 동일한 온감을 느끼는 온감을 감각온도 23℃라고 한다.

감각온도 도표는 1922년에 미국의 C. P. Yaglou가 창안하였으며, 건구온도와 습구온도를 연결하는 선이 기류와 교차하는 점의 등감온도가 바로 감각온도이다. 감각온도는 옷을 입은 정도에 따라 기초도표(옷을 벗은 상태)와 정상도표(옷을 입은 상태)가 있으며, 이는 피복, 계절, 성별, 연령별 및 기타 조건에 따라 변화한다.

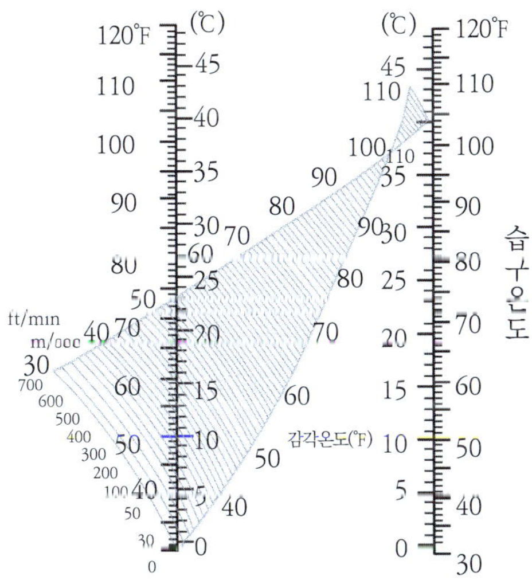

↑감각온도(정산도표)
(착의, 경작업시)

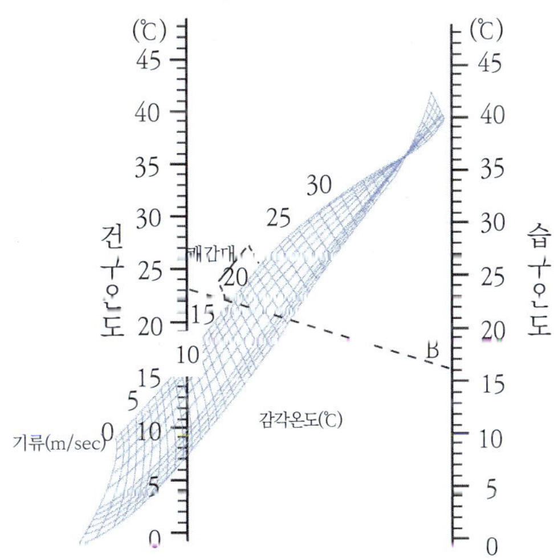

↑감각온도(기초도표)
(탈의, 안정시)

그림 10-2. 감각온도

계절별 최적 감각온도는 겨울철 66℉(19℃), 여름철이 71℉(21.7℃)이다. 겨울이 여름보다 낮은 것은 인체의 기후순화에 의한 영향의 결과이다.

(2) 쾌감대(comfort zone)

무풍 안정 시 적당한 착의상태에서 춥지도 덥지도 않는 쾌적한 기후범위를 '쾌감대'라고 한다.

일반적으로 불감기류, 기온 17~18℃이고, 습도는 60~65%인 때이나 이는 건강상태, 의복의 착용상태, 활동량 등 여러 가지 여건에 따라서 각각 달라지나 계절 · 작업의 종류 · 복장 · 성별 · 연령 등에 따라 다르고 또한 개인에 따라 다르다.

겨울철은 17.2~21.7℃이고, 여름철은 18.9~23.9℃이다

Hill-Shephard는 온도와 습도의 관계에서 가장 쾌감을 느낄 수 있는 점을 연결하여 쾌감선을 구하고 그 상하의 범위를 쾌감대라고 하였다.

그림 10-3에서 쾌감대는 ABCD의 범위 안에 해당하며, 18℃일 때는 습도가 65%일 때, 20℃일 때는 50%의 습도가 가장 쾌적한 상태라고 할 수 있다.

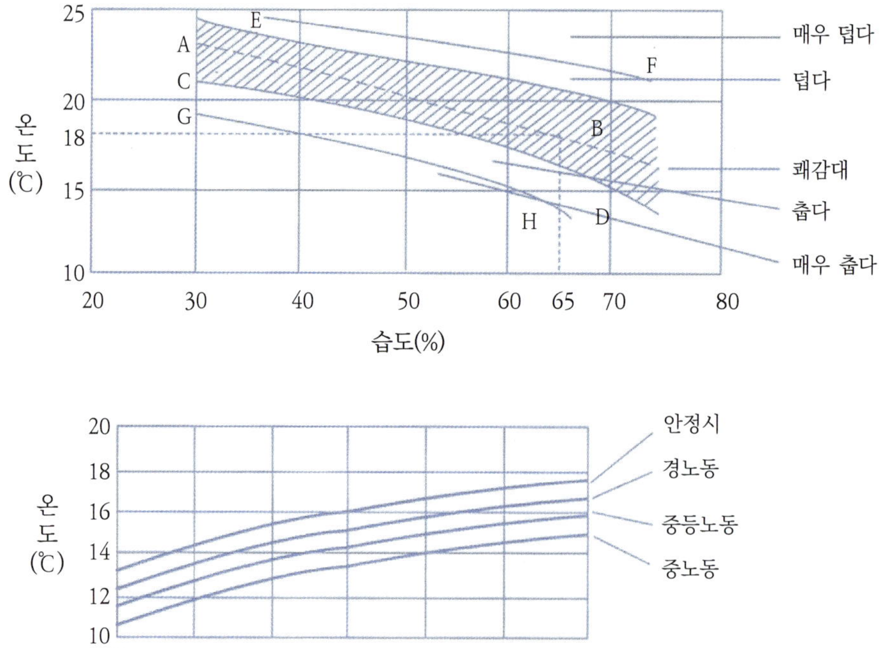

그림 10-3. 습도 및 풍속과 쾌감대와의 관계

(3) 불쾌지수(discomfortable index, DI)

기온과 기습에 따라 인간이 느끼는 불쾌감의 정도를 수치로 나타낸 것이다. 원래 미국의 기후학자 E. C. Thom(1959)이 기온의 변화에 따라 공장이나 사무실 냉·난방 조절장치의 전력소모량을 추산하기 위하여 고안하였다.

1959년부터 일기에 불쾌지수(DI)를 포함하여 예보하기도 하였으며, 불쾌감을 조장한다고 하여 온습지수(temperature-humidity Index, THI)라 바꾸어 부르기도 한다.

📖 불쾌지수와 불쾌감

불쾌감을 느끼는 정도는 인종과 체질에 따라 다르게 나타난다. 서양인은 DI가 70이면 10%의 사람이 불쾌감을 느끼고, DI가 75이면 50%의 사람이 불쾌감을 느끼며, DI가 80이면 거의 모든 사람이, 그리고 DI ≧ 85이면 참기 어려운 상태에 이른다고 한다. 한편, 동양인은 DI가 75이면 9%의 사람이 불쾌감을 느끼며, DI가 85이면 거의 모든 사람(93%)이 불쾌감을 느낀다고 한다.

불쾌지수는 기류, 복사열이 고려되어 있지 않아 감각온도와 차이가 있을 수 있는 결점이 있기 때문에 주로 여름철 실내의 무더위 기준으로 사용된다.

우리나라에서는 장마 때부터 높아져 7월 중순과 8월 상순에 최고치가 되며, 경제수준의 향상과 함께 상승하는 추세에 있다.

- DI =(건구습도 ℃+습구온도 ℃)×0.72+40.6
  =(건구습도 ℉+습구온도 ℉)×0.4+15

6) 체온조절

(1) 체온조절 기전

일정한 체온을 유지하기 위해 항온 동물은 조절 기구가 정비되어 있다. 즉, 체열생산과 체열방산이 각각 조절되어 균형을 유지할 수 있도록 되어 있는 것이다.

체열생산은 체내의 물질 대사, 특히 골격근의 긴장과 수축을 증감함으로써 조절이 되기 때문에 화학적 조절이라고도 한다.

체열방산은 피부에 있어서의 전도와 복사 및 피부의 수분 증발에 의해 조절되므로 물리적 조절이라 부른다. 이와 같이 체온 조절은 복잡한 기구에 의하여 이루어지기 때문에 이것을 통괄·주재하는 중추가 시상하부(hypothalamus)에 존재하며,

이것을 체온 조절 중추라 부른다.

체열생산은 골격근에서 59.5%로 가장 높고 간, 신장, 심장, 호흡 순이며, 체열방산은 피부에서의 복사 및 전도가 가장 많고(73.0%), 피부에서의 증발, 폐포 증발, 호흡, 소변 및 대변 순이다.

표 10-7. 안정 시 1일 체열생산과 방산

체 열 생 산			체 열 방 산		
부 위	kcal	%	부 위	kcal	%
골 격 근	1,000	59.5	피부복사 · 전도	1,792	73.0
간 장	368	21.9	피부증발	365	14.5
신 장	74	4.4	폐포증발	182	7.2
심 장	60	3.6	호 흡	84	3.5
호 흡	47	2.8	분 뇨	48	1.8
기 타	131	7.8			
계	1,680	100.0	계	2,470	100.0

인체와 환경 사이의 열교환은 다음과 같은 식이 성립한다.

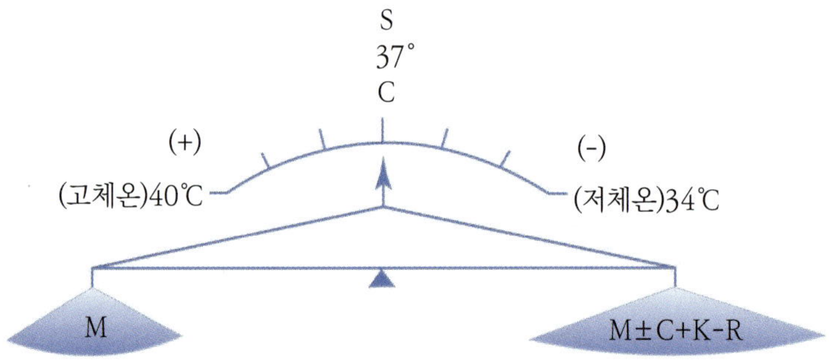

S : 열축적량, M : 열생산, E : 수분증발, C : 열전도, K : 열대류, R : 열방사,
S=M-E±C+K-R

그림 10-4. 인체의 열평균모식도

(2) 정상체온

체온의 정상범위는 36.1~37.2℃ 사이이며, 평상시 36.5℃를 유지하고 있다. 이 범위를 벗어나면 인체는 생리적 이상을 초래하게 된다.

즉, 인체를 구성하는 단백질, 핵산, 효소 등이 37℃에서 가장 안정되기 때문에 체온이 42℃ 이상이 되면 신경조직의 기능마비가 오고, 30℃(임계직장온도) 이하로 떨어지면 기관의 기능이 상실되어 항상성(homeostasis)이 파괴되기 때문에 적절한 온도조절이 필요하다.

(3) 최적온도(optimum temperature : 지적온도)

인간의 온도 식별범위는 0.2~1.2℃이고, 피부온도가 27~33℃일 때 가장 민감하며, 피부가 순응할 수 있는 온도의 범위는 10~40℃이다.

체온조절에 가장 적절한 온도를 최적온도라고 하며, 일반적으로 여름은 20~22℃이고, 겨울은 18~21℃이다. 최적온도에는 주관적 최적온도, 생산적 최적온도, 생리적 최적온도가 있다.

최적온도

- **주관적 최적온도** : 감각적으로 인체에서 느끼는 가장 쾌적한 온도를 말한다.
- **생산적 최적온도** : 생산능률을 가장 최대로 올릴 수 있는 온도를 말한다.
- **생리적 최적온도** : 최소의 에너지로 최대의 생리적 기능을 발휘할 수 있는 온도이다.

6. 물

물은 지구 표면에 가장 많이 분포되어 있으며 기체인 공기, 고체인 암석과 더불어 지구상의 물리적 환경을 구성하는 주요 요소로써 지형을 유지 또는 변형하고, 기후를 조절하며, 기상을 변화시키고 생물체를 형성한다.

특히 물은 인체의 60~70%를 차지하는 필수적인 구성요소로써 체내에서 각종 영양분과 산소를 각 조직과 기관에 운반하여 주고, 세포와 조직에서 생긴 노폐물질을 배설기관으로 이동시켜 주며, 체내의 무기성분의 농도를 조절하고 체온을 유지시켜 준다. 성인의 경우 1일 2.0~2.5L의 물이 필요하다. 인체 내 수분이 10%만 감소되어도 생리적 이상이 생기고, 20% 이상 소실되면 생명이 위태로워진다.

또한 물 위기는 기존의 환경문제에서 사회문제로 그 범위가 확대되고 있으며 에너지-식량-건강-생태-문화 등 인간의 삶의 질을 포함한 사회 전반에 연관되고 있다. 따라서 물을 수자원(water resources)이라고 부른다.

1) 물의 이용

우리나라의 연평균 강수량은 1,274mm로 세계평균 973mm보다 1.3배 높지만 높은 인구밀도로 인해 1인당 연 강수량은 2,705㎥로써, 세계 1인당 연 강수량 26,800㎥의 10%에 불과하다.

계절적으로 연 강수량의 50~60%가 하절기에 집중되는 강수분포를 보이고, 국토의 65%가 산악지형이어서 홍수 시 일시에 유출되고 갈수기에는 유출량이 적어 하천 수질오염을 가중시키고 있다. 또한 가용 수자원이 지역적으로 편중되어 있고, 지하수 개발의 어려움 등 수자원 이용에 불리한 자연조건을 가지고 있다.

그리고 물 순환체계의 급격한 변동을 가져오는 기후변화의 불확실성, 지속적인 인구증가 및 거대도시의 형성, 급속한 산업화 등은 물의 안정적 사용에 어려움을 가중시키고 있다.

2) 물과 건강

물에 병원성 미생물이나 방사선 물질 등이 함유되어 더러워지거나 해로운 물질에 물들어 있을 경우 '오염(contamination)'이라고 하고, 유해 이화학물질(농약, 살충제, 각종 산업폐수)이 함유되어 있을 경우 이를 '오탁(pollution)'이라 한다.

물의 오염은 수인성 감염병 및 기생충 질병의 감염원으로서 작용하며, 생활환경의 악화, 음용수 및 공업용수의 부적합, 악취 및 가스발생, 해충의 서식, 정수과정의 어려움 등 많은 보건문제를 초래한다.

3) 먹는물의 수질관리

먹는물이란 먹는 데에 통상 사용하는 자연 상태의 물과 자연 상태의 물을 먹기에 적합하도록 처리한 수돗물, 먹는샘물, 먹는해양심층수 등을 말한다.

물속에는 매우 많은 양의 유해물질이 있다. 즉, 오염가능성이 큰 분변물질, 중금속뿐만 아니라 유기용제 등의 휘발성 유기물질 및 소독부산물 등의 미량 유기화학물질 등이 포함되어 있기 때문에 대부분의 국가에서는 건강상 유해물질들을 수질기준으로 정해놓고 음용수를 관리하고 있다.

우리나라는 종전 보건복지부령으로 음용수의 수질기준을 정하여 시행하였던 것을 1995년 1월 5일 '먹는물관리법'을 제정 · 공포하고 환경부령으로 '먹는물 수질기준 및 검사 등에 관한 규칙'을 정하여 운영하고 있다.

표 10-8. 먹는물 수질기준

구분	수질항목		수돗물	먹는샘물	먹는 해양심층수	샘물	먹는물공동시설 (약수터 등)
미생물	일반세균	저온일반세균(21℃)	-	100CFU/mL	100CFU/mL	20CFU/mL	-
		중온일반세균(35℃)	100CFU/mL	20CFU/mL	20CFU/mL	5CFU/mL	100CFU/mL
	총대장균군		ND/100mL	ND/250mL	ND/250mL	ND/250mL	ND/100mL
	분원성연쇄상구균		-	ND/250mL	ND/250mL	ND/250mL	-
	녹농균		-	ND/250mL	ND/250mL	ND/250mL	-
	아황산환원혐기성포자형성균		-	ND/50mL	ND/50mL	ND/50mL	-
	살모넬라		-	ND/250mL	ND/250mL	ND/250mL	-
	쉬겔라		-	ND/250mL	ND/250mL	ND/250mL	-
	분원성대장균군		ND/100mL	-	-	-	ND/100mL
	대장균		ND/100mL	-	-	-	ND/100mL
	여시니아균		-	-	-	-	ND//2L
건강상 유해영향 무기물질	납		0.01mg/L	0.01mg/L	0.01mg/L	0.01mg/L	0.01mg/L
	불소		1.5mg/L	2.0mg/L	2.0mg/L	2.0mg/L	1.5mg/L
	비소		0.01mg/L	0.01mg/L	0.01mg/L	0.05mg/L	0.01mg/L
	셀레늄		0.01mg/L	0.01mg/L	0.01mg/L	0.01mg/L	0.01mg/L
	수은		0.001mg/L	0.001mg/L	0.001mg/L	0.001mg/L	0.001mg/L
	시안		0.01mg/L	0.01mg/L	0.01mg/L	0.01mg/L	0.01mg/L
	크롬		0.05mg/L	0.05mg/L	0.05mg/L	0.05mg/L	0.05mg/L
	암모니아성 질소		0.5mg/L	0.5mg/L	0.5mg/L	0.5mg/L	0.5mg/L
	질산성 질소		10mg/L	10mg/L	10mg/L	10mg/L	10mg/L
	카드뮴		0.005mg/L	0.005mg/L	0.005mg/L	0.005mg/L	0.005mg/L
	붕소		1.0mg/L	1.0mg/L	1.0mg/L	1.0mg/L	1.0mg/L
	브론산염		0.01mg/L	0.01mg/L	0.01mg/L	-	-
	스트론튬		-	-	4mg/L	-	-
	우라늄		0.03mg/L	0.03mg/L	-	0.03mg/L	0.03mg/L
	페놀		0.005mg/L	0.005mg/L	0.005mg/L	0.005mg/L	0.005mg/L
	1.1.1-트리클로로에탄		0.1mg/L	0.1mg/L	0.1mg/L	0.1mg/L	0.1mg/L
	테트라클로로에틸렌		0.01mg/L	0.01mg/L	0.01mg/L	0.01mg/L	0.01mg/L
	트리클로로에틸렌		0.03mg/L	0.03mg/L	0.03mg/L	0.03mg/L	0.03mg/L
	디클로로메탄		0.02mg/L	0.02mg/L	0.02mg/L	0.02mg/L	0.02mg/L
	벤젠		0.01mg/L	0.01mg/L	0.01mg/L	0.01mg/L	0.01mg/L
	톨루엔		0.7mg/L	0.7mg/L	0.7mg/L	0.7mg/L	0.7mg/L
	에틸벤젠		0.3mg/L	0.3mg/L	0.3mg/L	0.3mg/L	0.3mg/L
	크실렌		0.5mg/L	0.5mg/L	0.5mg/L	0.5mg/L	0.5mg/L
	1.1디클로로에틸렌		0.03mg/L	0.03mg/L	0.03mg/L	0.03mg/L	0.03mg/L
	사염화탄소		0.002mg/L	0.002mg/L	0.002mg/L	0.002mg/L	0.002mg/L
	1.4-다이옥산		0.05mg/L	0.05mg/L	0.05mg/L	0.05mg/L	0.05mg/L
	다이아지논		0.02mg/L	0.02mg/L	0.02mg/L	0.02mg/L	0.02mg/L
	파라티온		0.06mg/L	0.06mg/L	0.06mg/L	0.06mg/L	0.06mg/L
	페니트로티온		0.04mg/L	0.04mg/L	0.04mg/L	0.04mg/L	0.04mg/L
	카바릴		0.07mg/L	0.07mg/L	0.07mg/L	0.07mg/L	0.07mg/L
	1,2-디브로모-3-클로로프로판		0.003mg/L	0.003mg/L	0.003mg/L	0.003mg/L	0.003mg/L
소독제 및 소독부	유리잔류염소		4.0mg/L	-	-	-	-
	총트리할로메탄		0.1mg/L	-	-	-	-
	브로모디클로로메탄		0.03mg/L	-	-	-	-
	디브로모클로로메탄		0.1mg/L	-	-	-	-
	클로로포름		0.08mg/L	-	-	-	-
	클로랄하이드레이트		0.03mg/L	-	-	-	-
	디브로모아세토니트릴		0.1mg/L	-	-	-	-

산물	디브로로아세토니트릴	0.09mg/L	-	-	-	-
	트리클로로아세토니트릴	0.004mg/L	-	-	-	-
	할로아세틱에시드	0.1mg/L	-	-	-	-
	포름알데히드	0.5mg/L	-	-	-	-
심미적 영향물질	경도	300mg/L	1,000mg/L	1,200mg/L	-	1,000mg/L
	과망간산칼륨소비량	10mg/L	10mg/L	10mg/L	10mg/L	10mg/L
	냄새(소독외의 맛)	없음	없음	없음	없음	없음
	맛(소독이외의 맛)	없음	-	없음	-	-
	동	1mg/L	1mg/L	1mg/L	1mg/L	1mg/L
	색도	5	5	5	5	5
	세제(음이온계면활성제)	0.5mg/L	불검출	불검출	불검출	0.5mg/L
	수소이온농도	5.8-8.5	4.5-9.5	5.8-8.5	4.5-9.5	4.5-9.5
	아연	3mg/L	3mg/L	3mg/L	3mg/L	3mg/L
	염소이온	250mg/L	250mg/L	250mg/L	250mg/L	250mg/L
	증발잔류물	500mg/L	-	500mg/L	-	-
	철	0.3mg/L	0.3mg/L	0.3mg/L	-	0.3mg/L
	망간	0.5mg/L	0.3mg/L	0.3mg/L	-	0.3mg/L
	탁도	0.5	1	1	1	1
	황산이온	200mg/L	250mg/L	200mg/L	250mg/L	250mg/L
	알루미늄	0.2mg/L	0.2mg/L	0.2mg/L	0.2mg/L	0.2mg/L

4) 상수도

생활용도 상 생화학적 · 세균학적으로 안전하게 이용할 수 있는 물을 공급할 목적으로 배관 및 그 밖의 급수시설로 물을 정화하여 수요자에게 공급하는 시설을 말한다.

상수도는 일반수도와 공업용수도, 전용수도로 구분된다. 일반수도는 지방자치단체가 공급주체가 되는 지방상수도와 마을상수도 그리고 국가(한국수자원공사에 위탁)가 공급하는 광역상수도로 구분된다.

(1) 수원(source of water)

상수는 질적으로 깨끗하고 계획수량을 충분히 확보할 수 있는 곳이어야 하며, 수용가에 가깝고 수용가보다 높은 곳에 위치하는 것이 좋다.

① **천수(rain water)**

지표나 해양 등에서 증발한 수증기가 응집하여 비나 눈으로 내리는 물을 총칭한다. 열대지방이나 섬에서 식수원으로 많이 이용되며, 지붕과 수조에 저장하여 급수하거나 일정한 집수지를 이용한다.

화학적으로 가장 순수한 물이지만 산성비 또는 지상으로 강하하면서 매연, 분진, 중금속 등을 포함되는 경우도 많아 깨끗한 물이 아니기 때문에 천수를 수원으로 이용하는 경우는 극히 드물며, 주로 지표수나 지하수를 얻지 못하는 경우에

한하여 이용된다.

② **지표수**(surface water)

지표면 위에 고여 있는 하천, 호소 등의 물을 말한다. 수질은 비교적 풍부하고 얻기 쉬워 수원으로 가장 많이 이용되나 사람의 활동에 의해 유발되는 오염이 수질에 영향을 미치기 쉽다.

- 수온은 계절 변화가 크다.
- 탁도가 높고 유기물의 함량이 많아 미생물의 번식에 알맞다.
- 지층을 통과하지 않으므로 광물질의 함량이 적고 경도가 낮다.
- 지하수에 비하여 용존산소가 높고 오염물질의 혼입으로 오염가능성이 크다.

③ **지하수**(ground water)

천수나 지표수가 지층을 통과하여 지하에 보존되어 있는 물을 말하며, 지층을 통과 할 때 토양의 여과 및 이온 교환 능력에 따라 상당히 깨끗한 상태로 존재한다.

지하수는 지하 7m 이내의 천층수(subsurface water), 7m 이상의 심층수(ground water) 및 하천의 밑 부분이나 자갈, 모래 등에 침투하여 존재하는 복류수(river bed water) 등으로 나눌 수 있다.

- 경도나 무기염료의 농도가 높고 탁도가 낮다.
- 지층의 종류에 따라 지역적 수질의 차이가 크며, 자정속도가 매우 느리다.
- 세균에 의한 유기물의 분해(혐기성(피산소성) 환원작용)가 주된 생물작용이다.

④ **해수**(sea water)

양적인 면에서는 무한하나 각종 용해성 성분이 많고 특히 염분 농도가 높다 이온교환수지 또는 역삼투막 여과작용을 이용하여 음료수로 사용할 수 있으나 비용이 많이 들어 용도가 한정되어 있는 수자원이다.

수산업 자원으로는 중요하나 해수의 유입은 토양을 척박하게 한다.

(2) 상수도의 공급과정

일반적으로 수원지에서 도수로를 통해 정수장에 유입되고, 정수장에서 정수과정을 거쳐 송수로를 따라 배수지에 공급되며, 배수로를 따라 각 가정에 공급된다(상수원 → 취수[6] → 도수[7] →정수[8] → 송수 → 급・배수 → 수도).

6) 수돗물의 원료인 원수를 하천, 댐 등에서 끌어올리는 것
7) 취수한 물을 정수처리하기 위하여 취수시설에서 정수장으로 보내는 것
8) 원수→혼화→응집→침전→모래여과→소독→공급의 과정

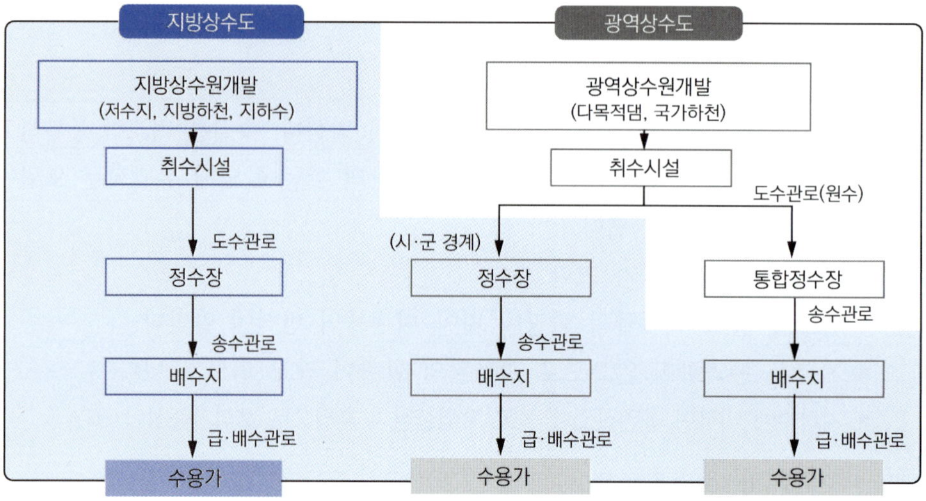

[자료] 환경부, 환경백서, 2020.

그림 10-5. 상수도 공급 체계도

5) 정수법(water treatment)

물은 자정작용에 의해서도 정수되지만 인공적인 정수는 침전, 여과, 소독의 3단계 순서로 실시된다.

(1) 침전

응집제를 가하지 않고 수중 미생물을 이용한 보통침전법과 화학적 응집제를 이용하여 응집한 후에 침전하는 약품침전법이 있다.

① 보통침전법

중력에 의해 자연적으로 수중의 부유물질을 가라앉히는 방법이다. 즉, 침전지 내에서 정지상태로 두면, 물보다 비중이 무거운 부유물이 침전되어 색도, 탁도, 세균 등의 감소가 일어나도록 한 것이다.

완속사여과지를 가진 정수장에서 이용되며, 침전시간이 많이 소요되나 수중의 불순물이 비교적 많은 경우에 유효하다.

② 약품침전법

응집제를 이용하여 불용성 응집물을 형성하게 하여 보통침전으로 제거할 수 없는 미세한 부유물질, 콜로이드성 물질 등을 제거하는 것이다.

급속사여과지를 가진 정수장에서 사용되며, 침전시간이 짧으므로 대도시에서는 주로 이용된다.

침전(precipitation)

(a) 보통침전법(plain precipitation)
(b) 약품침전법(coagullants 투입) : coagulation

폭기(Aeration) : CO_2, CH, H_2S, NH_2 등과 O_2의 교환

여과(filteration)

(a) 완속사 여과법(slow sand filteration)
(b) 급속사 여과법(rapid sand filteration)

소독(disinfection)

※ 폭기(aeration) : 합성수지 등을 채운 충전탑에 위로부터 물을 주입하고 아래로부터 공기(산소)를 불어 넣어 물과 공기를 효율적으로 접촉시키는 방법

그림 10-6. 일반적 정수과정

(2) 여과

여과(filtration)는 공극이 있는 여재층을 통과시켜 부유물 특히 침전으로 제거되지 않은 작은 입자물실을 제거하는 방법이다. 여재는 여러 종류가 사용되나 많은 양의 상수원수를 처리하는 정수장에서는 주로 모래를 사용한다.

Mills-Reincke 현상

물을 여과·급수함으로써 수도열(Water fever, Hannover fever) 뿐만 아니라 수인성 질병에 의한 발병률과 사망률이 현저히 감소하게 되는 현상. 물을 걸러서 먹는 근대적인 여과방법은 Mills와 Reincke에 의하여 정립되었다. 1893년 9월 미국 Massachusetts주 Lawrence시에서 수돗물을 여과하여 급수하였더니 장티푸스의 환자의 사망률이 감소하였고, 사망률 또한 현저하게 감소된 것을 Mills가 발견하였다. 같은 해 5월 독일 Hamburg시에서 Elbe강의 물을 여과·급수하였을 때에도 같은 결과를 Reincke가 발견하였다. 그 후 여과에 의한 정수작용의 효과를 Sedwich와 MacNutt가 Mills-Reincke 현상이라 명명하였다.

① 완속사여과법(slow sand filtration)

1829년 런던 템즈강 물을 이 방법으로 처음 처리하였기 때문에 영국식 여과법이라고도 한다. 보통침전법으로 침전시킨 후 여과지로 보내는 방법이다. 여과지 상층은 작은 모래를 아래층은 큰 돌을 사용하여 물을 통과시키면서 불순물을 제거한다. 그러나 여과속도가 느리고 광대한 부지면적이 필요하다는 것, 모래의 채취, 세척, 충전작용이 번잡한 점에서 급속사여과법으로 이행하고 있다. 완속사 여과법의 여과속도는 3m/일이다.

② **급속사여과법(rapid sand filtration)**

1872년 미국에서 처음으로 시작된 것이기 때문에 미국식 여과법이라고 한다. 침전을 촉진시키기 위해 전처리로 황산알루미늄과 폴리염화알루미늄 등 응집제를 첨가하여 응집시키고 여과속도를 증가하기 위하여 역세척(backwashing) 등을 실시하는 것이다.

여과속도는 120m/일이고, 이는 완속사여과법의 40배 정도이다. 수원의 탁도·색도가 높거나 수조류 철분량 등이 많을 때도 사용가능하며, 추운지역이나 대도시에서 이용하기 적당하다.

표 10-9. 완속사여과법과 급속사여과법의 비교

구 분	완속사 여과법	급속사 여과법
예비처리방법	보통침전	약품침전
생물막 제거법	사면대치	역류세척
여과 속도	3~6m/day	50~200m/day
1회 사용횟수	1~2개월	12시간~3일
탁도, 색도가 높을 때	불리하다	좋다
이끼류가 발생되기 쉬운 장소	불리하다	좋다
수면이 동결되기 쉬운 장소	불리하다	좋다
면 적	광대한 면적이 필요	좁은 면적도 가능
비 용	건설비가 많이 들고, 경상비는 적게 든다.	완속사 여과법과 반대
세균제거율	98~99%	95~98%

(3) 소독(disinfection)

침전 및 여과과정에서 제거되지 않고 남아있는 병원성 미생물을 사멸하는 것이다. 원수가 양호한 경우 침전이나 여과과정을 생략하는 경우는 있으나, 소독은 필히 실시하여야 한다.

물의 소독에는 열, 자외선, 화학적 방법, 이온 변화, pH 변화 등 여러 가지 방법이 사용된다.

① **가열법**

정수장에서 소독할 수 있는 방법은 아니며 주로 가정에서 음용수 소독에 사용된다. 아포를 형성하지 않는 결핵균, 살모넬라균, 결핵균 등의 병원체는 대체로

75℃에서 30분이면 사멸하나 물속에 있는 병원체는 100℃에서 20분 이상 가열해야 완전 살균된다.

② **자외선법**

파장 2,500~2,800Å 범위가 가장 살균력이 크다. 그러나 투과력이 약하여 물이 혼탁하거나 색이 있을 때는 물의 표면만 소독하게 되며, 비용이 고가이기 때문에 실용성이 적다.

③ **오존법**

강한 산화력이 있고 천연물질로써 자동화가 쉬운 장점이 있으나 잔류효과가 없고, 복잡한 오존발생장치가 필요하다는 단점이 있다.

④ **염소소독법**

소독력이 강하고, 잔류효과가 크며, 조작이 간편하고, 가격이 저렴하기 때문에 정수장에서 소독방법으로 가장 보편적으로 이용되고 있다.

그러나 염소 고유의 불쾌한 맛과 냄새, 발암의 원인물질로 알려진 트리할로메탄(THMs)의 생성에 의한 독성 그리고 바이러스에는 비효과적이고, pH변화에 따라 살균력이 저하되며, 금속으로 된 장치나 배관시설을 부식시킨다는 단점이 있다.

염소는 0℃, 4기압에서 액화시킨 액체염소를 사용하는데 강한 산화력이 있어 유기물질이나 환원성 물질에 접촉하면 산화력이 약화되므로 잔류염소(residual chlorine)가 필요하다.

순수한 물의 경우 물에 염소를 주입하면 주입량에 비례하여 잔류염소의 양도 증가한다.

그러나 수중에 산화되기 쉬운 유기물이 있는 경우 물에 주입한 염소는 소비되므로 잔류염소가 거의 0까지 내려간다.

그러나 점차 염소를 더 주입하면 다시 염소가 증가하기 시작하는데 이 곡선의 임계점을 '불연속점(break point)'이라 한다.

즉, 불연속점 전에는 염소가 암모니아성 질소와 같은 유기물질과 서로 작용하여 콜로라민(chloramine)이 형성되기 때문에 주입량에 비례하여 잔류염소는 검출되지 않지만 점차주입량이 증가하면 암모니아가 염소를 완전히 산화시켜 불연속점에서도 염소도 소비되고 콜로라민도 없는 상태가 되어 여기서부터는 주입염소량에 비례하여 유리잔류염소(residual free chlorine)가 증가하게 된다.

따라서 불연속점을 발견하여 이 점 이상의 염소처리를 하면 경제적이고 소독효과가 크다. 이것을 '불연속점 염소처리(break point chlorination)'라고 한다.

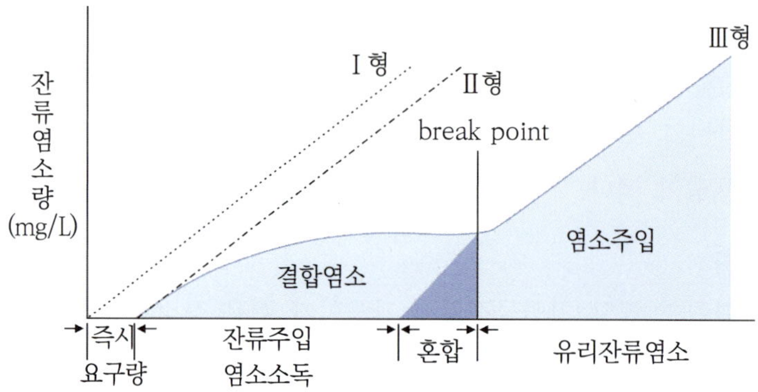

· Ⅰ형 : 유기물이나 피산화물을 전혀 함유하지 않는 물. 실제로는 존재하지 않음
· Ⅱ형 : 일정한 염소요구량 증가에 따라 비례하여 유리잔류염소 검출
· Ⅲ형 : 수중에 암모니아 화합물이나 유기성 질소화합물을 함유

그림 10-7. 불연속점 염소소독의 예

📖 부활(after growth)현상

염소소독 후 상수의 세균은 일반적으로 감소하나 일정한 시간 후에 세균이 다시 증가하는 추세를 보이는 경우이다. 그 이유로는 첫째, 염소소독으로 인하여 수중의 식균생물이 전부 사멸되어 남아있는 세균이 급증하기 때문이고 둘째, 수중의 조류가 사멸되면 남아있는 세균이 죽은 조류를 영양원으로 하여 증가하기 때문이며 셋째, 아포형성균이 발아·증식하기 때문이다.

7. 하 수

1) 하수와 하수도

하수는 인간생활에 의하여 발생되는 폐수를 총칭하는 것으로 적당한 설비에 의하여 위생적으로 처리되어야 하고, 하수도에 의하여 적당한 지역에서 정화 후 방류되어야 한다. 오수와 천수가 하나의 동일한 관거에 의해 하수종말처리장으로 운반되는 하수도를 '합류식(combined sewer system)'이라 하고, 오수와 천수가 각각 별도의 관거에 의해 운반하도록 되어 있는 것을 '분류식(separate sewer system)'이라 한다.

표 10-10. 합류식과 분류식의 장·단점

	장 점	단 점
합류식	· 시설비가 적게 들고 시공이 용이 · 우수에 의해 하수관거 자연 청소 · 하수관이 크기 때문에 수리·검사·청소가 용이	· 우기에 처리능력이 없을 때 범람 우려 · 갈수기에는 유속 감소되고 침전물이 생겨 하수관이 막힘 · 처수를 별도로 이용할 수 없음 · 과다한 처리비용 · 악취발생, 미관해침
분류식	· 계획우수량 산정 · 환경보건 측면에서 유리	· 건설비 과다 · 검사보수 난이 · 환기곤란으로 폭발 위험

2) 하수도 관리체계

하수도는 크게 공공하수도와 개인하수도로 구분된다. 우리나라는 하수도 보급률이 90%를 상회하고 있어 개인하수도의 비중은 지속적으로 축소되고 있다.

(1) 공공하수도

관할구역에서 발생하는 하수를 적정 처리하는 것은 지방자치단체의 고유한 책무로서 하수도 시설은 지방자치단체가 설치·관리한다. 지방자치단체는 관할구역 내 하수처리를 위해 20년 단위로 하수도정비기본계획을 수립하고 5년마다 타당성 여부를 검토하여 이를 계획에 반영하며, 하수도정비기본계획에 따라 하수도시설을 설치하여야 한다.

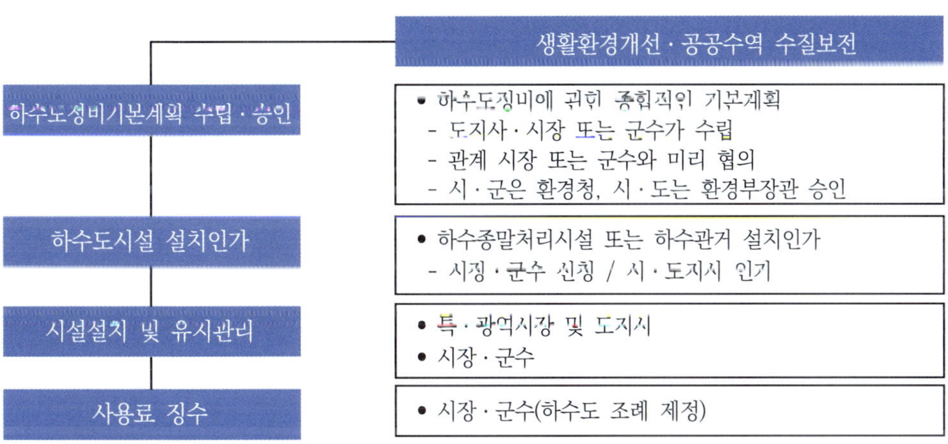

[자료] 환경부, 환경백서, 2021.

그림 10-8. 하수도 업무체계

(2) 개인하수도 및 분뇨

농어촌지역 등 오염원이 산재되어 하수관로 설치비가 과다하게 소요되는 등의 사유로 공공하수도가 미 보급된 지역에 대해서는 개인하수처리시설을 설치하여 처리하고 있다. 수거식화장실 분뇨와 정화조 및 오수처리시설의 청소과정에서 발생되는 찌꺼기 등의 대부분은 분뇨처리시설에 유입·처리하고 산간·오지 등 수집이 어려운 일부지역에서 발생되는 분뇨는 자체 처리하고 있다.

3) 하수처리 방법

하수처리 과정은 처리방식에 따라 예비처리, 본처리, 오니처리의 순서로 이루어진다.

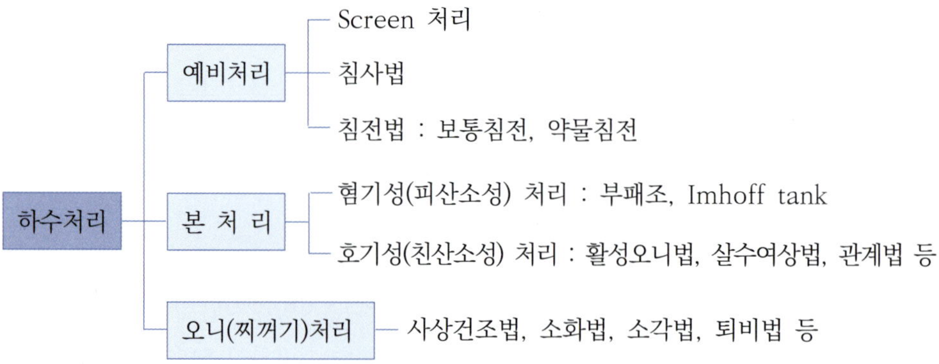

그림 10-9. 하수처리 과정

(1) 예비처리

1차 처리라고도 하며, 부유물질이나 침강성 물질을 물리적 방법으로 제거하는 것이다. 하수 유입구에 제진망(screen)을 설치하여 부유물이나 고형물을 제거하고, 침사조(grit chamber)에서 유속을 감소시켜 토사 등 비중이 큰 물질을 침전시킨 후 보통침전 또는 약물침전을 한다. 약물침전을 할 때에 주로 황산알루미늄과 소석회 등을 사용한다.

(2) 본처리

2차 처리라고도 하며, 미생물을 이용하여 유기물을 분해하여 처리하는 생물학적 방법이다.

① **호기성(친산소성) 분해처리**(aerobic treatment)

산소를 공급하여 호기성 균에 의하여 처리하는 생물산화법으로 활성오니법,

살수여상법, 접촉여상법(contact bed), 관계법(irrigation field), 산화지법 등이 있으며, 이 중에서 가장 대표적인 것은 활성오니법과 살수여상법이다. 하수의 혐기성(피산소성) 처리는 메탄가스의 발생이 많으나 호기성(친산소성) 처리는 이산화탄소의 발생이 많다.

■ 활성오니법(activated sludge process)

1912년 영국의 Arden과 Lockett에 의해 시작되었으며, 가장 일반적으로 사용되는 생물학적 처리방법이다. 호기성균이 풍부한 오니를 하수량의 25% 정도 첨가하여 충분한 산소를 공급함으로써 호기성균의 활동을 촉진시켜 유기물을 산화시키는 방법이다. 살수여상법에 비하여 경제적이며, 처리면적이 적어도 가능하나 고도로 숙련된 기술을 필요로 하는 방법으로 근래 도시하수의 처리에 가장 많이 이용되고 있다.

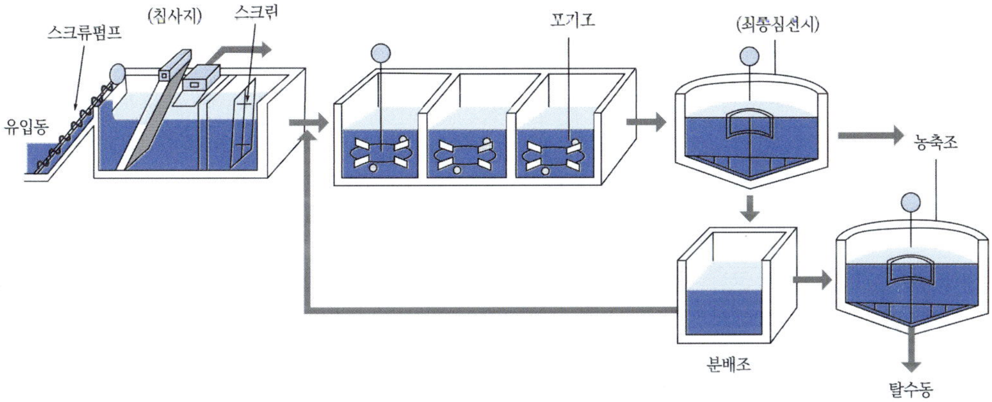

그림 10-10. 활성오니법

■ 살수여상법(trickling filter process)

접촉여상법의 진보된 형태로 주로 도시하수의 2차 처리를 위하여 사용된다. 1차 침전전 유출수를 미생물 점막으로 덮힌 쇄석이나 기타 매개층 등 필터위에 뿌려서 미생물막과 폐수 중의 유기물을 접촉시켜 처리하는 방법이다.

쇄석을 사용할 경우 크기는 2.5~10cm가 적당하고 두께는 1.8~3m로 하는 것이 좋다. 여과조의 상부층(표면)에서는 미생물이 호기성 활동을 하며, 하부층에서는 산소의 공급이 단절되어 피산소성 미생물의 증식에 의한 혐기성(피산소성) 작용을 하므로 혐기성 처리(facultative system)라 할 수 있다.

살수여상법은 제1침전지, 살수여과지, 최종침전지의 순서로 이루어지며, 침전지의 오니를 처리하기 위한 소화조가 있어야 한다. 주로 산업폐수처리나 분뇨의 소화처리 후 탈리액의 처리에 이용되며, 수량이 갑자기 바뀌어도 조치가 가능한 장점이 있으나 여름철에 위생곤충의 발생 및 악취가 심하며, 높은 수압이 필요하다.

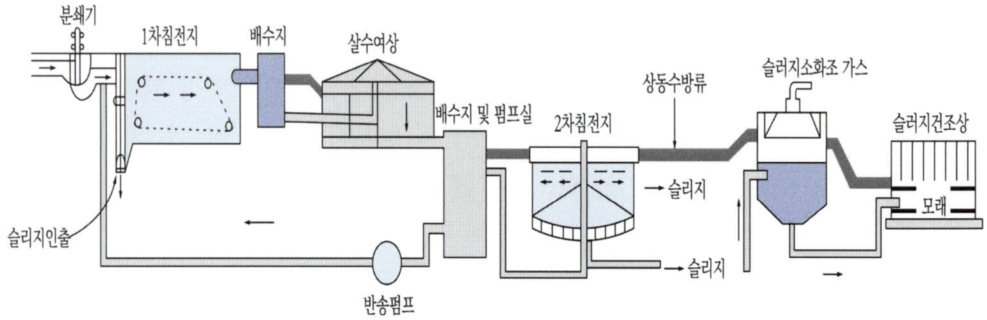

그림 10-11. 살수여상법

② **혐기성(피산소성) 분해처리(anaerobic treatment)**

도시하수의 오니처리 방법으로 발달되어 왔으며, 최근에는 고농도의 공장유기폐수처리법으로 널리 사용되고 있다. 유기물을 환원적으로 분해하여 소화시키므로 생물환원법이라 한다. 호기성 처리에 비하여 유기물질의 제거율이 다소 낮은 반면에 산소 공급이 불필요하며, 오니의 발생량이 적다. 부패조와 임호프조를 이용하는 방법이 있다.

■ 부패조(septic tank)

침전실과 소화실이 분리되어 있지 않은 단순한 조(tank)로써 하수의 부유물인 부사(scum)를 형성하여 무산소 형태를 만들어 혐기성(피산소성) 균의 분해작용을 촉진시킴으로써 처리하는 방법으로 부사를 뚫고 올라온 가스는 악취가 심하다. 현재 폐수처리에는 거의 사용하지 않고 있다.

■ 임호프조(imhoff tank)

Karl Imhoff가 1907년에 고안한 것으로 부패조의 결점을 보완한 것이다. 1조 내에 2개의 층이 있는데 상층(침전실)에서는 침전이 진행되고 하층(소화실)에서는 오니의 소화가 이루어진다.

(3) 오니(찌꺼기)처리(sludge disposal)

하수처리과정의 마지막 단계로써 육상투기(dumping on the ground), 해양투기(dumping on the sea), 소각법(incineration), 사상건조법(drying on sand field), 소화법(digestive tank) 등이 있다.

사상건조법은 오니를 모래 위에 말려서 이용하는 방법으로 비료 등으로 이용할 수 있다. 소화법은 소화탱크에 오니를 넣어서 혐기성(피산소성) 부패로 유기물이 분해·안정화되는 처리과정으로써 소화탱크에서 고온유지로 병원성 미생물의 사멸이 가능하고, 충분히 소화된 오니는 사상건조법과 마찬가지로 비료화할 수 있으며, 나머지는 해양이나 육상투기를 할 수도 있어서 가장 진보된 오니처리방법이라 할 수 있다.

8. 위생시설

1) 분뇨와 보건

옛날부터 분뇨는 비료 등으로 이용되어 각종 기생충 질환과 감염병의 원인이 되어 왔다. 분변오염으로 전염 가능한 세균성 감염병에는 장티푸스, 세균성이질, 콜레라 등이 있고 기생충 질환에는 회충, 구충, 편충, 요충, 촌충, 흡충류 등이 있다. 특히 회충란은 외계에 나와서도 저항성이 강하여 농작물이나 토양에서 생존하여 인체에 경구침입하며, 구충란은 외계에서 부화하여 감염성의 자충이 되어 물과 야채에 부착하거나 손을 통하여 경구적 또는 경피적으로 인체에 감염된다.

배설물이 물과 희석되어 하수가 되면 1일 1인당 100~300L가 된다. 그 중에 포함되어 있는 고형물질은 전체량에 비하여 매우 적은 부분을 차지하지만 부패성 유기물은 대변이 20%, 소변이 2.5% 정도이고 그 외 소량의 질소, 인산, 황 등 무기화합물이 포함되어 있다.

분뇨처리시 유의사항

- 수원이나 토양에 병원체의 오염이 없도록 하여야 한다.
- 불쾌한 냄새의 발생이 없도록 한다.
- 처리 방법이 경제적이고, 간편하며, 도시 미관을 해치지 않도록 해야 한다.
- 비료화로 인한 토양의 기생충 오염을 줄이기 위해서는 완전부숙(겨울 3개월, 여름 1개월 이상) 후에 사용하는 것이 바람직하다.

2) 분뇨의 종말처리

분뇨처리의 기본목표는 생화학적으로 안정되고, 위생적으로 안전하며, 대중에게 혐오감을 주지 않고, 최종 생산물의 감량화 및 자원으로써 재이용가치를 향상시키는데 있다.

(1) 투기, 매립

투기는 육상 · 해상 또는 하천에 그대로 버리는 가장 원시적인 처리방법으로 분변성 병원체 및 기생충의 전파근원이 된다. 매립은 일정한 지역에 땅을 파고 묻는 방법으로 토지의 넓이가 문제가 되며, 지하수와 인근 하천수의 오염의 우려가 있다.

(2) 소화처리법

분뇨를 투입조에서 일정량이 될 때까지 저류시키고 투입조의 거름장치(screen)로 고형물을 제거한 후 건조해서 소각시키는 방법인데 scum이 잘 생기므로 이를 분쇄하는 장치가 필요하며, 발생하는 가스(이산화탄소, 메탄, 수소, 암모니아 가스 등)는 수조를 가온하는 연료로 사용할 수 있다.

소화조는 가온식(25~35℃)과 무가온식이 있는데, 분뇨를 소화하는 경우에는 가온식은 1개월, 무가온식은 2개월 이상 저류시키는 것이 필요하다.

(3) 화학적 처리법

분뇨의 소화처리법은 넓은 장소가 필요하고, 소화에 요하는 일수가 길며, 고가의 처리시설이 필요하므로 화학적 처리법이 고안되었다.

㉠ 예비처리 : 소화처리의 경우와 동일하다.

㉡ 본처리 : 응집 및 침전효과가 큰 황산제이철, 염화제이철, 철염 등을 이용하여 침전시키고 상징액은 종말처리장에 투입한다.

㉢ 종말처리 : 상징액 및 여액은 유리암모니아, 석회 등 때문에 pH 11 이상이 되므로 배출가스를 이용하여 1차 중화를 시키고 여기에 황산을 가하여 2차 중화를 시켜 pH 7 정도로 한 다음, 살수여상법에 의한 생물학적 처리를 거쳐 소독을 한 후에 방류한다.

(4) 습식산화법

고압(70~80기압)하에서 고온(200~250℃)을 가하고 충분한 산소를 공급하여 소각하는 방법으로 병원균이 완전히 사멸되므로 위생적이고, 진개(塵芥)의 발생도 없으나 고압에 의한 처리이므로 주의가 필요한 방법이다.

9. 폐기물 처리

폐기물은 인구의 도시집중화, 경제의 고도성장에 따른 대량소비, 1회용 상품의 증가 등에 따라 그 발생량이 매년 증가하고 있다. 이를 적절히 처리하여 환경을 개선·보호하고 국민건강을 향상시키는 방법을 모색하는 것이 모든 국가의 중요한 과제이다.

현행 폐기물관리법에서는 폐기물을 "사람의 생활이나 사업활동에 필요하지 아니하게 된 물질로서, 쓰레기·연소재·오니·폐유·폐산·폐알카리·동물의 사체 등을 예시하여 정의하고 있다.

1차적으로 발생원과 폐기물발생량에 따라 생활폐기물과 사업장폐기물(건설폐기물 포함)로 구분되며, 2차적으로는 유해성에 따라 사업장일반폐기물과 지정폐기물로, 3차적으로는 발생특성에 따라 사업장생활계폐기물, 사업장배출시설계폐기물, 건설폐기물, 의료폐기물 등으로 분류된다.

표 10-11. 폐기물의 분류

<table>
<tr><td rowspan="6">폐기물
'쓰레기·연소재·오니·폐유·폐산·폐알칼리·동물의 사체 등으로서 사람의 생활이나 사업활동에 필요하지 아니하게 된 물질'</td><td colspan="3">생활폐기물
'생활폐기물'이란 사업장폐기물 외의 폐기물</td></tr>
<tr><td rowspan="5">사업장폐기물
'대기환경보전법, 물환경보전법 또는 소음·진동관리법에 따라 배출시설을 설치·운영하는 사업장이나 그 밖에 대통령령으로 정하는 사업장에서 발생하는 폐기물'</td><td rowspan="2">사업장일반폐기물
사업장폐기물로서 지정폐기물과 건설폐기물을 제외한 폐기물</td><td>사업장생활폐기물
폐기물을 1일 평균 300kg 이상 배출하는 사업장, 일련의 공사(건설공사는 제외) 또는 작업으로 폐기물을 5톤(공사를 착공하거나 작업을 시작할 때부터 마칠 때까지 발생하는 폐기물의 양을 말한다)이상 배출하는 사업장에서 발생하는 폐기물</td></tr>
<tr><td>사업장폐기물
'대기환경보전법, 물환경보전법 또는 소음·진동관리법에 따라 배출시설을 설치·운영하는 사업장이나 그 밖에 대통령령으로 정하는 사업장에서 발생하는 폐기물'</td></tr>
<tr><td rowspan="2">지정폐기물
사업장폐기물 중 폐유·폐산 등 주변환경을 오염시킬 수 있거나 의료폐기물 등 인체에 위해를 줄 수 있는 유해한 물질로서 대통령령으로 정하는 폐기물</td><td>특정시설에서 발생되는 폐기물, 부식성 폐기물, 유해물질함유 폐기물, 폐유기용제, 폐페인트 및 폐래커, 폐유, 폐석면, 폴리클로리네이티드비페닐 함유 폐기물, 폐유독물, 의료폐기물</td></tr>
<tr><td>의료폐기물
보건·의료기관, 동물병원, 시험·검사기관 등에서 배출되는 폐기물 중 인체에 감염 등 위해를 줄 우려가 있는 폐기물과 인체조직 등 적출물, 실험동물의 사체 등 보건·환경보호상 특별한 관리가 필요하다고 인정되는 폐기물로서 대통령령으로 정하는 폐기물</td></tr>
<tr><td colspan="2">건설폐기물
건설산업기본법 제2조제4호에 해당하는 건설공사로 인하여 건설현장에서 발생하는 5톤이상의 폐기물(공사를 시작할 때부터 완료할 때까지 발생하는 것만 해당한다)로서 대통령령으로 정하는 것</td></tr>
</table>

1) 폐기물 발생 현황

폐기물 종류별 발생량 변화추이를 살펴보면 종량제를 시행하기 전인 1994년에 1,3kg/일 · 인이었으나 종량제 시행으로 감소하여 1997년 이후부터는 0.94~1.05 kg/일 · 인 사이에서 소폭 증감을 반복하고 있다.

2018년 발생량은 1.06kg/일 · 인으로 2017년 1.01kg/일 · 인 대비 약 5% 증가하였으며, OECD 국가의 평균발생량('16년 기준, 1.19kg/일 · 인)과 비교하여 낮은 수준을 유지하고 있다. 이는 종량제의 시행, 재활용품 및 음식물류폐기물 분리배출 정책에 기인하는 것으로 보고 있다.

반면 사업장폐기물과 지정폐기물은 지속적으로 증가하는 경향을 보이는데 이는 우리나라 경제성장 정도를 반영하고 있다.

표 10-12. 생활 및 사업장폐기물 발생 현황

(단위 : 톤/일)

구 분		2008	2009	2010	2011	2012	2013	2014	2015	2016	2017	2018
생활폐기물*		52,072	50,906	49,159	48,934	48,990	48,728	49,915	51,247	53,772	53,490	56,035
사업장폐기물	계	316,508	316,015	325,483	334,399	345,506	344,388	351,743	366,967	375,356	376,041	390,067
	배출시설계	130,777	123,604	137,875	137,961	146,390	148,443	153,189	155,305	162,129	164,874	167,727
	지정	9,284	9,060	9,488	10,021	12,487	12,407	13,172	13,402	13,783	14,905	15,389
	건설	176,447	183,351	178,120	186,417	186,629	183,538	185,382	198,260	199,444	196,262	206,951

※ 생활폐기물은 생활폐기물, 사업장생활폐기물, 공사장생활계폐기물을 함께 포함한 수치임
[자료] 환경부, 2020 환경백서, 2021.

2) 폐기물 처리 현황

발생한 폐기물은 재활용, 소각, 매립 등의 처리과정을 거치게 된다.

2018년 기준으로 생활 및 사업장을 포함하는 전체 폐기물의 7.8%가 매립, 5.9%가 소각, 86.1%가 재활용으로 처리되었다. 소각 비율은 전년도와 유사하고 재활용 비율은 증가하는 추세인 반면 매립과 해역배출 비율은 감소하는 추세로써 그간 쓰레기종량제 실시, 재활용정책 및 폐자원에너지화 등 정책에 힘입어 폐기물처리구조가 단순 매립 위주에서 폐자원을 선순환시키는 자원순환형으로 전환되고 있다.

특히 해역배출은 하수슬러지, 음식물류폐기물을 재활용하는 과정에서 발생되는 액상의 물질, 가축분뇨 등이 2012년~2013년 배출 금지되어 감소하였으며, 대부분은 소각 또는 재활용처리방식으로 전환되는 추세이다.

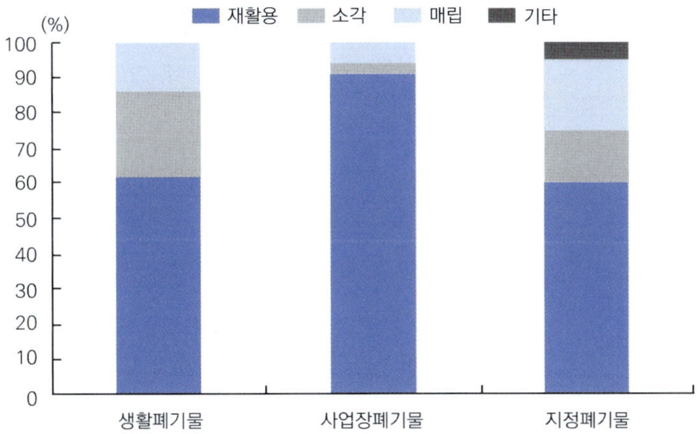

주] 1) 생활폐기물 = 가정생활폐기물 + 사업장생활계폐기물.
2) 사업장폐기물 = 사업장배출시설계폐기물 + 건설폐기물.
[자료] 통계청, 한국의 사회동향, 2020.

그림 10-12. 폐기물의 처리방법별 구성비율

> **📖 님비현상**
>
> 꼭 필요한 공공시설이지만 자신이 사는 곳에 설치하는 것만은 기피하는 현상으로 NIMBY는 "내 뒷마당에는 아니 된다(not in my backyard)"는 말의 약어로써 지역이기주의를 뜻하는 신조어이다.

3) 폐기물 처리 방법

(1) 투기법(dumping)

저지대투기법과 해양투기법이 있다. 투기는 가장 간단한 처리법이나 특별한 경우를 제외하고는 쓰레기의 비산, 악취 발생, 위생해충의 발생 및 번식, 지하수 및 해양오염 등의 문제가 있어 이용되지 않는다.

(2) 소각법(incineration)

각종 가연성 쓰레기의 처리에 가장 널리 이용되는 가장 이상적인 도시 쓰레기 처리방법이다. 합리적으로 운영하면 병원성 미생물을 완전히 사멸시키므로 가장 위생적인 방법이라 할 수 있다.

㉠ 장점

- 설치 소요면적이 적다.

- 시의 중심부에 설치할 수 있으며, 운송비를 줄일 수 있다.
- 잔유물이 적고, 유기물이 없어 매립에 적합하다.
- 기후 및 기상에 영향을 받지 않는다.
- 폐열을 이용할 수 있다.

㉡ 단점

- 쓰레기에 가연성 물질의 함유량이 높아야 하며, 가연성과 비가연성 쓰레기의 분리수거가 선행되어야 한다.
- 건설비가 많이 드며, 불안전 연소 시 대기오염의 우려가 있다.
- 소각시설 건설부지의 취득에 어려움이 있다.

(3) 매립법(sanitary landfill)

저지대에 쓰레기를 버린 후 20cm 이상 복토를 하고 지하수 오염을 방지하기 위해 바닥 면에 침출수 차단막을 설치하는 것으로 불연성 쓰레기에 적당하다.

매립 시에는 인가에서 멀어야 하고, 악취의 발생이나 파리, 쥐의 서식이 없도록 하여야 하며, 수질오탁이나 화재의 발생이 없도록 처리되어야 한다.

매립 후 5년이면 지반침하는 안정화되지만 이를 대지로 재이용하려면 10년이 경과되어야 한다.

(4) 퇴비법(비료화법)

약 4~5개월 발효시킨 후 퇴비로 이용한다. 고속퇴비화 시설을 이용하면 2~3일 내에 좋은 비료를 얻게 된다. 특히 발효과정에서는 60~70℃의 발열이 생겨서 병원미생물이나 기생충 등을 사멸시킬 수도 있다. 그러나 처리시설 확보와 자원화 기술에 어려움이 있으며 주변지역에서 민원이 발생되는 단점이 있다.

(5) 재활용법

폐기물의 발생을 원천적으로 줄이고, 처리비용을 절감하며, 발생된 폐기물의 재활용을 촉진함으로써 자원의 절약과 환경보전을 도모할 수 있다는 장점을 가지고 있어 가장 바람직한 처리방법이다.

우리나라에서도 1992년 12월 8일 '자원의 절약과 재활용촉진에 관한 법률'을 제정하고 대량생산, 대량소비, 대량폐기의 자원소비형 사회구조를 폐기물의 감량, 재사용, 재활용을 통한 자원순환형 사회로 만들자는 취지에서 환경부 폐기물자원국을 자원순환국으로 명칭을 변경하였으며, 2003년 1월 1일부터 생산자책임재활용제도를 시행하고 있다.

📖 생산자책임재활용제(Extended Producer Responsibility, EPR)

제품의 생산자들로 하여금 제품의 설계, 제조, 유통·소비 및 폐기 전과정에 걸쳐 환경친화적인 경제활동을 유도함으로써 폐기물의 감량, 재이용, 재활용을 촉진하고 '자원순환형 경제·사회체계'를 도모하려는 제도로써 우리나라는 1992년부터 시행한 폐기물예치금제도가 재활용을 경제적 요인에만 맡겨 두는 결과를 초래함으로써 사회적으로 바람직한 재활용이 이루어지지 못함에 따라, 이를 개선하고 생산자의 책임을 보다 확대하기 위해 '자원의 절약과 재활용촉진에 관한 법률'을 전면 개정(2002. 2)하여 이를 도입·시행(2003. 1)하였다.

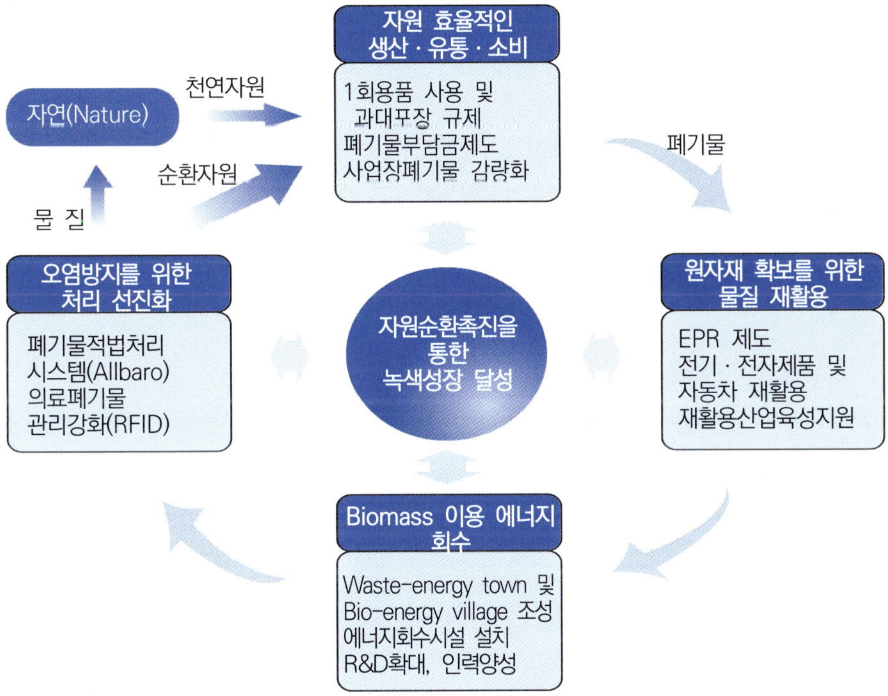

그림 10-13. 녹색성장과 자원순환 정책

4) 폐기물 최소화 방안

① 1회용품 사용규제

1회용 컵(종이컵 제외)·접시·용기·봉투 등 1회용품을 많이 사용하는 업종을 대상으로 업종별로 사용되는 1회용품 특성을 고려하여 사용을 원천적으로 제한하는 '사용억제 품목'과 무상으로 제공하는 것을 금하는 '무상제공금지 품목'으로 나누어 시행 중이다.

② 제품 포장 규제

재활용이 용이한 친환경적 재질 대체를 위한 포장 재질 규제와 포장폐기물 감량화를 위한 포장방법(포장공간비율, 포장횟수) 규제로 구분된다.

표 10-13. 주요 포장재질 및 포장방법에 관한 기준

구분	주요 규제기준
포장 재질	- 포장재질에 폴리비닐클로라이드(PVC)를 사용하여 첩합(라미네이션)·수축포장 또는 도포(코팅)한 포장재(제품의 용기 등에 붙이는 표지를 포함)는 사용금지 - 합성수지 재질(PVC 등)로 된 포장재는 사용을 금지하거나 연차별로 줄여나가도록 규제 · 사용금지(PVC) : 계란·메추리알, 튀김식품·김밥류·햄버거류·샌드위치류 등 6개 포장재 · 연차별 줄이기 대상 : 계란판·받침접시, 면류용기 등 4개 제품
포장 방법	- 가공식품 등 단위제품 13개, 1차식품 등 종합제품 10개 등 총 23개 제품에 대하여 제조·수입 또는 판매하는 자를 대상으로 포장 공간비율(10%~35%), 포장횟수(2차 이내) 제한

③ 폐기물부담금제도

폐기물의 발생을 억제하고 자원의 낭비를 막기 위하여 특정 대기·수질 유해물질 및 유독물을 함유하고 있거나 재활용이 어렵고 폐기물 관리상의 문제를 초래할 가능성이 있는 제품·재료·용기의 제조업자 또는 수입업자로 하여금 그 폐기물의 처리에 드는 비용을 부담하도록 하는 제도이다.

1993년에 도입된 후 부과대상, 산출기준 등이 변경되어 왔으며, 현재 살충제·유독물제품 용기, 부동액, 껌, 1회용 기저귀, 담배, 플라스틱제품 등 6개 품목에 대하여 부과하고 있다.

④ 쓰레기종량제

"쓰레기를 버린 만큼 비용을 낸다."라는 배출자부담원칙을 적용하여 종전 재산세나 건물면적 등을 기준으로 하는 정액 부과방식의 쓰레기수수료 부과체계를 쓰레기배출량에 비례하는 부과체계로 전환한 것이다.

1995년 1월부터 시행된 쓰레기종량제는 생활폐기물과 사업장 생활계폐기물 중 생활폐기물과 성상이 유사하여 생활폐기물의 기준 및 방법으로 수집·운반·보관·처리할 수 있는 폐기물에 대하여 실시하고 있으며, 시행에 필요한 세부사항은 쓰레기 수수료 종량제 시행지침을 정하여 운용하고 있다.

⑤ 폐기물처분부담금

2016년 자원순환기본법을 제정 시 도입된 제도로써 재활용과 소각·매립처분 간 가격구조를 개선하여 폐기물이 순환이용 되도록 경제적으로 유인하는 것이다. 생활폐기물을 처리할 의무가 있는 특별자치시장/특별자치도지사/시장·군수·구청장과 사업장폐기물을 배출하는 사업장폐기물배출자가 폐기물을 소각 또는 매립의 방법으로 처분하는 경우에 부과·징수한다.

⑥ 빈용기보증금제도

병입 주류 및 음료 등의 제품가격에 별도의 보증금을 붙여 판매한 후 소비자가 빈용기를 반환할 때 이를 환불해 주도록 하여 빈용기의 재사용 및 원가절감을 도모하기 위한 제도로 1985년 국세청 고시로 시행되어 2002년부터는 자원재활용법 개정을 통해 환경부가 운영하고 있다.

10. 주 택

1) 기본적인 조건

주택은 인간을 자연적 피해와 사회적 침해로부터 보호하며 이와 동시에 인간의 생리적 욕구를 해결하고, 재창조를 위한 휴식이 이루어지는 가장 기본이 되는 공간이다.

📖 주택의 기본적인 구비 조건

- 외부의 환경으로부터 보호가 되어야 한다.
- 질병발생의 위험이나 각종 사고의 위험이 없어야 한다.
- 일상생활에 편리하며, 가족 수에 따라 알맞은 공간의 확보가 필요하다.
- 안전과 보안 및 외부와의 구분되어질 수 있어야 한다.
- 경제성과 능률성이 있어야 한다.
- 생리적으로 적합하고 심리적으로 안정감이 있어야 한다.

2) 공중보건학적 조건

주택은 인간의 건강에 직·간접적으로 영향을 미치기 때문에 다음과 같은 위생학적 구비조건이 충족되어야 한다.

(1) 대지

대지는 안전하고, 위생적인 주거생활이 유지될 수 있도록 다음과 같은 조건을 구비하여야 한다.

첫째, 한적하고 교통이 편리하며, 오염원이 없는 곳이어야 한다.

둘째, 지형은 배수나 풍수해 방지를 위해 언덕의 중턱에 위치하고 넓은 곳이어야 한다.

셋째, 방향은 남향이나 동남향, 동서향 10° 이내이어야 한다.

넷째, 지질은 건조하고 침투성이 있어야 하고, 지반이 견고하여야 하며, 매립지의 경우는 매립 후 최소한 10년 이상이 경과된 곳이어야 한다.

다섯째, 지하수위는 최소 1.5m 이상이야 하고, 3m 정도가 적당하며, 하수처리가 편리한 곳이어야 한다.

(2) 구조

지붕과 벽은 방서, 방한, 방수, 방음이 잘 되어야 하고 방열의 목적으로 천장과 지붕의 공간을 넓게 하여야 한다. 천장은 일반적으로 2.1m 정도가 적당하다. 마루는 통기를 고려하여 지면으로부터 45cm 정도의 간격을 두는 것이 좋다. 거실, 침실 및 어린이 방의 배치는 남쪽으로 하고, 잘 쓰지 않는 방이나 화장실, 목욕탕, 부엌 등은 북쪽으로 한다.

(3) 환기

실내의 오염된 공기를 배출하고, 실외의 신선한 공기를 들어오게 하여 오탁한 공기의 갱신과 열이나 습기 등을 제거하는 것이다.

① 환기량

1시간 내에 실내에서 교환되는 공기량을 말하는데, 환기량은 일반적으로 이산화탄소를 기준으로 측정한다.

$$V = \frac{H}{K_2 - K_0}$$

V = 소요 환기량(㎥/hr)
H = 실내에서 발생되는 CO_2의 용적(㎥/hr)
K_2 = 실내 CO_2의 서한량(0.1%)
K_0 = 외기의 CO_2 용량(0.03%)

② 환기 방법

창문이나 환기통 등을 이용하는 자연환기와 송풍기나 환풍기를 사용하는 인공환기로 나눈다.

㉠ 자연환기(natural ventilation)

자연환기의 원동력은 실내·외의 온도차이, 기체의 확산력 및 실외의 풍력에 의하여 이루어진다. 일반적으로 위생학적인 자연환기를 위한 창의 면적은 바닥면적의 1/20 이상이어야 한다.

■ 중력환기

실내·외의 온도 차이에 의하여 이루어지는 환기이다. 실내·외의 온도 차이는 공기의 밀도 차이를 형성하게 되어 압력 차이를 만들므로 환기가 이루어진다. 따라서 실내기온이 실외기온보다 높을 때 압력의 차이에 의해서 실내로 들어오는 공기는 하부로, 나가는 공기는 상부로 이동하며, 그 중간에 압력 0의 지대가 형성되는데 이것을 중성대(neutral zone)라 한다.

중성대는 천장 가까이에 형성되는 것이 환기량이 크며, 방바닥 가까이에 있으면 환기량이 적어지고 사람이 심한 온도의 차이를 느끼게 되어 건강에 장해요인이 된다.

■ 풍력환기

풍향측의 압력 증대로 생기는 양압과 풍향 배측의 압력 감소에 기인하는 음압에 의한 압력 차이에 의하여 형성되는 환기로써, 풍압은 풍속에 제곱에 비례한다. 그러나 바람은 시시각각으로 그 강도와 풍향이 변하므로 풍력환기에 의하여 일정한 환기량을 유지하기는 어렵다.

㉡ 인공환기(artificial ventilation)

자연환기는 불안정하고 환기량도 불충분할 때가 많으므로 동력을 이용하여 실내의 온도, 습도 및 공기 조성 등 인체의 생리작용에 적합하도록 신속하고 안전한 인공환기가 필요하다. 인공환기방법은 공기조종법, 배기식 환기법, 송기식 환기법, 평형식 환기법 등이 있다.

배기식 환기법은 오염물 배기나 처리에 유효하고, 송기식 환기법은 오염물 제거에는 효과가 있으나 신선한 공기를 공급하여 주며, 오염물을 희석시킨다. 평형식 환기법은 급·배기를 함께 할 수 있다. 공기조종법(carrier system)은 공기의 온·습도를 조정할 수 있고, 배기의 오염물을 처리하는 여과설비를 갖추고 있어 가장 이상적인 방법이다.

(4) 채광 및 조명

실내환경에서 빛은 인간이 삶을 영위하고 창조활동을 하기 위해서 꼭 필요한 환경요소이다. 이 공간에서 다양한 용도와 목적으로 여러 생활행위가 행해지므로 적절한 실내공간별 빛환경이 필요하다.

① **자연조명**

자연조명은 주간조명이라고도 하는데 이는 태양을 광원으로 하며 옥내에 직접 조명, 옥내반사, 옥외반사 등의 종합적 작용으로 이루어지는데 연소산물이 없고 조도의 평등으로 눈의 피로가 적은 것이 장점이다.

㉠ **창의 방향**

남향창이 좋고, 고른 조명이나 장시간의 정밀작업을 하는 작업실은 동북 또는 북향창이 좋다. 주택의 일조시간은 하루에 6시간 이상이 이상적이나 최소한 하루에 4시간 이상 되어야 한다.

㉡ **창의 면적**

방바닥 면적의 1/7~1/5 정도가 적당하며, 같은 면적에서는 창이 세로로 긴 것이 조도를 균등히 할 수 있어 유리하다.

㉢ **개각과 입사각**

개각은 4~5°, 입사각은 28° 이상이 좋다. 개각과 입사각은 클수록 밝다.

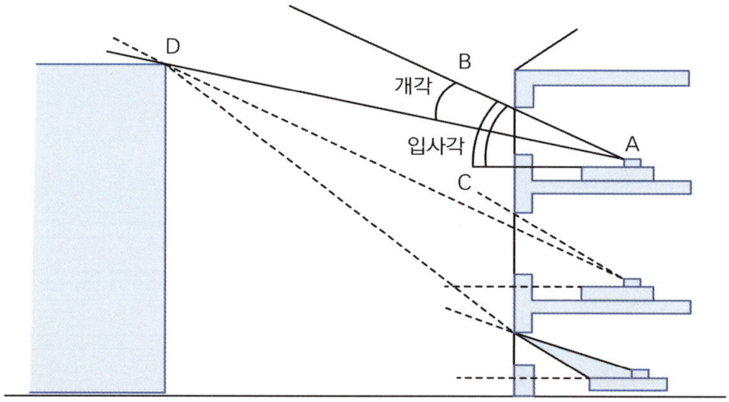

그림 10-14. 차광물이 존재할 때 각층의 개각 및 입사각

㉣ **벽색**

벽색은 방안의 밝기에 영향을 미치기 때문에 광량에 따라 벽지를 선택해야 한다. 흰색의 반사율은 70~80%, 회색은 15~55%, 진녹색은 10~20%이다.

② **인공조명**

액체, 가스, 고체물의 연소에 의한 방법보다는 전기에너지를 이용하는 것이 위생적이다.

㉠ 직접조명

조명효율이 크고 경제적이기는 하지만 눈부심을 일으키고 강한 음영으로 불쾌감을 준다.

㉡ 간접조명

반사에 의한 산광상태로 온화하며 음영이나 눈부심이 생기지 않으나 조명효율이 낮고, 설비 유지비가 다소 비싸게 든다.

> **📖 인공조명에 고려되어야 할 점**
> - 조도가 작업상 충분하고 균등할 것
> - 광색이 주광색에 가까울 것
> - 취급이 쉽고 가격이 저렴할 것
> - 유해가스가 발생되지 않고 폭발, 발화의 위험이 없을 것
> - 광원은 작업자의 좌상방에 실시된 간접조명이 바람직

표 10-14. 실내 조도 기준

구분		측정위치	조도범위(Lux)
거실	전반(단란, 오락)	· 바닥위 40±5㎝	150~200~300
	작업(일반독서)		300~400~600
안방	전반	· 바닥위 80±5㎝	60~100~150
	작업(일반독서)		300~400~600
침실	전반	· 바닥위 40±5㎝	50~75~100
	작업(놀이)		200~300~500
	작업(공부, 독서)		500~750~1000
주방	전반	· 바닥위 80±5㎝	60~100~150
	작업(식탁, 조리대)		300~400~600
	작업(싱크대)		150~200~300
욕실	전반	· 바닥위 80±5㎝ · 거울면의 수직조도	60~100~150
	작업(세면)		150~200~300
현관	전반	· 바닥위 15㎝ 이하	50~75~100
	작업(신발장)		200~300~500
	작업(거울)		
드레스룸	전반	· 바닥위 80±5㎝	200~300~500
	작업(화장)	· 바닥위 80±5㎝ · 거울면의 수직조도	200~300~500

주) 조도범위에서 왼쪽은 최저, 중간은 표준, 오른쪽은 최고조도이다.
[자료] 한국산업규격 조도기준(KS A 3011)

(5) 실내 온도조절

의복에 의해서 체온조절이 가능한 범위가 대체로 10~26℃이므로 10℃ 이하에서는 난방을, 26℃ 이상에서는 냉방을 필요로 한다.

① 적정 실내온도

적절한 실내 온도는 공간의 목적, 작업의 종류 및 강도, 개인의 체질 및 습관 등에 따라 차이가 있다.

실내의 보건온도는 18℃±2℃의 범위이고, 침실은 15℃±1℃이며, 욕실이나 병실은 21±2℃이다.

실내온도의 또 다른 조건은 하부와 상부의 온도가 일정하여야 한다는 것이다. 즉, 두부와 발의 온도 차이가 2~3℃ 이상이면 보건학적으로 문제가 있다.

표 10-15. 적정 실내온도

구 분	적당한 온도
거실, 사무실, 학교, 소아실	18~20℃
침실(온돌방)	14~16℃
욕실, 병실	20~22℃
강당, 집회장, 경작업실	16~18℃
중작업실, 체조장	10~15℃
대합실, 사원, 외출복 착용장소	10~15℃

② 난방방법

난방은 기온, 기습, 기류, 복사열 등의 온열조건이 고려되어야 하나 일반적으로 기온을 기준으로 하며, 열에너지에 의한 인공적인 난방을 말한다.

방법에 따라 국소난방, 중앙난방 및 지역난방 등으로 나눈다.

㉠ 국소난방

온원을 실내에 두는 방법으로 화석연료는 경제적이기는 하나 운반의 불편, 화재의 위험, 특히 연소에 의한 CO 가스의 발생으로 보건상 중대한 문제가 발생할 수 있다. 전기난방은 위생적이고 편리하여 이상적이라 할 수 있으나 설치비용과 운용비용이 많이 든다.

㉡ 중앙난방

열공급장치를 실외에 설치하고, 그 열을 각 실에 보내어 난방하는 방법으로 설치비용이 많이 드는 단점이 있으나 위생적이며, 실내온도를 균일하게 할 수 있는 장점이 있다.

중앙난방방법에는 공기조절법, 온수난방법, 증기난방법 등이 있다. 공기조절법은 carrier식이라고도 하는데 적절한 습도를 유지할 수 있는 장점이 있다. 온수난방은 온수를 도관을 통하여 보내는 방법으로 조작이 쉽고 경제적이므로 소규모 건축물에 이용되며, 증기난방법은 저압 또는 고압의 증기를 이용하는 방법으로 면적이 넓은 큰 건축물에 적합하다.

㉢ 지역난방

주택단지 내의 일정한 곳에 규모가 큰 열원 플랜트에서 만들어진 120℃이상의 중온수를 도로 하천 등에 묻힌 이중보온관을 통해 아파트나 빌딩 등의 기계실로 공급하고 일괄적으로 온수와 급탕을 공급하여 난방을 할 수 있도록 하는 난방방식이다.

③ **냉방방법**

국소냉방과 중앙냉방이 있다. 국소냉방장치는 선풍기, air conditioner 등이 있고, 중앙냉방장치는 carrier system이 있다.

선풍기는 가장 보편적으로 사용하지만 국소 체온저하 및 일시적 산소부족 등을 일으킬 수 있다. air conditioner는 비교적 작은 규모의 실내에 적합하며, carrier system은 냉·난방에 모두 사용되는데, 공기의 세정작용까지 하여 위생적이다.

냉방 시 실내·외의 온도의 차이는 5~7℃ 이내가 적당하며, 10℃ 이상이 되면 냉방병에 걸릴 수 있다.

11. 의 복

1) 의복의 개념

의복이란, 체표면과 의복 내·외 표면에 한정된 공간 전체를 말한다. 따라서 의복위생은 복장을 구성하는 피복 재료가 함유한 공기는 물론 피복과 피복 간에 개재된 공기층까지도 포함하는 개념이다.

2) 의복기후

의복과 신체 표면 사이에 외부기후와는 다른 공기층이 형성되는데 이를 의복기후라고 한다. 사람이 의복을 착용하지 않은 상태에서 체온조절이 가능한 기온의 범위는 25~26℃이다. 온도다 하강하면 인체는 외기에 체온을 빼앗기게 되기 때문에 체온 보호를 위해서 의복이 반드시 필요하다.

의복에 의해서 체온을 조절할 수 있는 외기온도는 10~26℃(18±8℃)이며, 10℃ 이하에서는 난방을 26℃ 이상에서는 냉방이 필요하다.

일반적으로 안정 시 32±1℃의 기온과 습도는 50±10%, 기류는 0.1m / sec 이하를 유지할 때 쾌감을 느끼고, 30℃ 이하에서는 냉감을, 34℃ 이상에서는 더위를 느낀다. 보행 시에는 기온이 30±1℃, 습도 45±10%, 기류 0.4m / sec에서 쾌감을 느낀다.

표 10-16. 의복기후와 감각(평균치)

의복기후 \ 감각	냉감	쾌감	서감
기온	30℃ 이하	32±1℃	34℃ 이상
기습	50±10%	50±10%	70% 이상
기류	0.1m/sec 이하	0.1m/sec 이하	0.1m/sec 이하

(1) 열전도율과 함기량

의복은 열전도성이 클수록 체열방산을 촉진한다. 섬유 속과 섬유 사이에 공기를 함유하는 성질인 함기성과는 반대의 개념이며, 열전도율은 피복의 함기량과 반비례한다. Rubner에 의하면 공기의 열전도율을 100으로 하였을 때 동물 털은 6.1, 견직물 19.2, 마직 29.5라고 하였다. 함기량은 모피 98%, 모직 90%, 무명 70~80%, 마직 50% 순이다.

(2) 방한력

의복의 단열성 수준을 의미하며, 단위는 CLO가 사용되고 있다. 1 CLO는 일정한 온열조건(기온 21℃(70℉), 기습 50% 이하, 기류 0.1m / sec)에서 피부 온도가 33℃(92℉)로 유지될 때의 의복의 열차단력을 의미한다. 방한력이 가장 좋은 것은 4 CLO이고, 방한화 2.5 CLO, 방한장갑 2 CLO, 보통 작업복 1 CLO이다.

(3) 흡습성과 흡수성

흡습성이란 공기 중의 수증기를 흡수하는 능력으로 포화수증기 100%인 경우 동물의 털은 28%, 견사 17%, 목면 및 마직은 12%의 수분을 흡수한다.

흡수성은 물에 습윤되는 성질을 말하는데, 일반적으로 인조섬유가 수분을 제일 잘 흡수하며, 다음은 식물성 섬유, 동물성 섬유 순이다. 흡수성은 흡습성의 반대이기 때문에 손수건 및 타월 등은 목면류를 사용하고, 외투나 코트 등은 양모나 견직물 등을 사용한다.

3) 의복과 건강

의복을 선택할 때에는 용도와 신체활동에 적합하고, 기후조절 능력이 우수해야 하며, 신체에 대한 방호력이 있어야 한다.

의복의 중량은 의복을 착용하였을 때 혈액순환이나 호흡의 방해 등이 있어서는 아니 되며 신체적 활동이 자유스러워야 한다. 피복압은 인체의 혈액순환에 의한 각 부위의 운동에 밀접한 관계가 있으므로 여자의 경우 corset, 치마끈, 남자의 경우 넥타이, 구두끈 등에 의한 지나친 압박을 삼가야 한다.

여름에는 열전도율이 커 시원하고, 땀 배출이 용이하도록 흡수성이 커야 하며, 겨울에는 보온력이 좋아야하기 때문에 함기량과 열차단력이 크고 열전도율이 작아야 한다.

수면을 취할 때에는 주간 안정 시보다 열생산이 떨어지고 열발산량이 많아지기 때문에 침구는 옷보다 보온력이 더 필요하게 된다. 또한 의류는 신체 청결을 유지하는 데 중요한 역할을 한다. 더러워진 의류를 방치하면 악취가 나고, 흡수성과 보온성이 떨어지며, 발진과 가려움의 원인이 된다.

12. 위생곤충과 동물

지구에는 150만여 종의 곤충이 서식하고 있다. 곤충은 직접 생산한 물질을 식량 또는 원료로 제공하여 인간생활에 유익하게 작용하는 경우가 있는데 이러한 곤충을 익충이라 하고, 인축에 직접 피해를 입히거나 질병을 매개함으로써 피해를 주는 곤충을 해충이라 한다.

1) 해충의 피해

해충은 인간에게 질병을 매개하는 것과 질병과는 직접관계가 없으나 사람에게 불쾌감, 불결함, 혐오감 등을 주거나 일상생활에 불편을 주는 곤충을 말한다. 이는 주관적 개념으로써 문명의 정도와 지역사회의 인식에 따라 차이가 있다.

해충에 의한 직접적 피해는 피부의 기계적 외상, 피부교자에 의한 2차 감염, 체내 기생, 인체조직에 독성물질의 주입, 흡혈, 영양물질 탈취, 피부염, 알레르기, 수면방해, 곤충공포증(entomophobia) 등이며, 간접적 피해로는 질병의 기계적 및 생물학적 전파, 기생충의 중간숙주 역할, 정신적 · 경제적 피해 등을 들 수 있다.

2) 구제순서와 방법

해충구제(害蟲驅除)는 해충에 의한 피해를 방지하기 위해 해충의 개체 수 관리를 하는 것을 말하며, 방제(防除)라고도 한다.

해충구제는 ㉠ 생식조사(개체 수 조사를 실시한다), ㉡ 계획(피해의 방지 · 현장의 상황·개체 수를 통해 장기적이고 종합적인 계획을 세운다), ㉢ 실시(장기적인 계획에 따라 지역마다 실시한다), ㉣ 사후처리(부작용을 방지하기 위해 사후처리를 한다), ㉤ 유지관리(피해가 발생하지 않도록 개체 수를 유지하기 위해 환경정비를 실시한다) 순서로 이루어진다.

구제원칙은 다음과 같다.

첫째, 구제대상 동물의 발생원과 서식처를 제거하는 환경적 방법이 가장 근본적인 대책이다. 둘째, 해충의 증식은 기하급수적이므로 발생 초기에 유충을 구제하는 것이 성충을 구제하는 것보다 훨씬 효과적이다. 셋째, 한 지역을 구제하여도 다른 지역으로 쉽게 옮겨가므로 일시에 광범위하게 실시해야 한다. 넷째, 대상 동물의 생태습성을 정확히 파악하여 구제해야 한다.

📖 해충의 구제방법

- **환경적 방법** : 해충이 발생될 만한 곳의 환경을 정비 또는 개선하여 발생원과 서식처를 제거하는 방법이다.
- **물리적 방법** : 각종 도구(유문 등 설치, 각종 트랩과 끈끈이 등)를 이용하여 해충을 제거하는 기계적인 방법이다.
- **화학적 방법** : 살충제, 발육억제제, 불임제, 기피제 등 화학물질 이용하여 해충을 제거하는 방법이다.
- **생물학적 방법** : 주로 천적을 이용하여 해충을 제거하는 방법이다.

3) 해충의 생태와 구제

(1) 모기(Mosquitos)

모기는 열대지방과 온대지방은 물론이고 극지부근에서도 서식하고 있다. 국내에서 발견되는 모기의 종류는 11속 53종이다.

① 생활사 및 습성

모기는 완전변태를 하는 생활사를 갖고 있어서 알 → 유충 → 번데기 → 성충의 단계를 거친다. 미성숙 시기(immature stage)에는 수서생활을 하고 성충이 되면 육지생활을 한다.

웅덩이 등 고여 있는 물에 산란을 하는데, 알의 부화기간은 대체로 2~3일, 유충기간은 1~2주이며, 유충은 구기쇄모에 의해 물속의 유기물을 섭취한다. 유충은 어느 종류나 4령으로 4회 탈피하여 번데기가 된다.

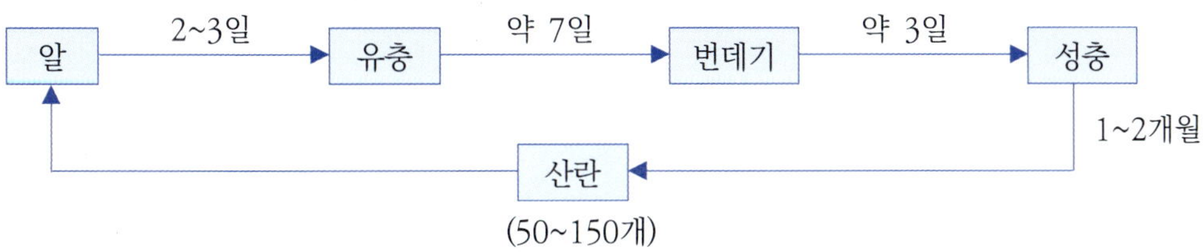

그림 10-15. 모기의 생활사

② 모기와 건강

일본뇌염을 매개하는 작은빨간집모기, 말라리아를 매개하는 중국얼룩날개모기, 해안 및 섬 지역에서 사상충증을 매개하는 토고숲모기가 있다.

표 10-17. 모기매개 질병

질 병	모기종류	병원체	지 역
말라리아	얼룩날개모기속(*Anopheles*)	Protozoa	열대, 아열대, 온대
일본뇌염	집모기속(*Culex*)	바이러스	동남아 지역
황 열	숲모기(*Aedes*)	바이러스	열대, 아열대
사상충증	얼룩날개모기속(*Anopheles*), 숲모기(*Aedes*)	선 충	열대, 아열대
뎅기열	집모기속(*Culex*), 숲모기(*Aedes*)	바이러스	열대, 아열대
뇌 염	숲모기(*Aedes*), 집모기속(*Culex*)	바이러스	열대, 아열대, 온대

(2) 파리(fly)

파리는 총 33과가 있는데 우리나라에는 19개과가 있다. 인간친화형인 종은 거의 사람과 같이 집안에서 생활한다.

특히 집파리는 병원체를 몸에 난 털과 발에 묻혀 전파시키기도 하고, 병원체와 함께 먹은 것을 토하는 습성이 있기 때문에 중요한 구제대상이다.

① 생활사 및 습성

파리류는 모두 완전변태를 하는 곤충으로 알 → 유충(구더기) → 번데기 → 성충으로 발육한다.

집파리는 음식물, 사람이나 동물의 분변을 좋아하고 쓰레기장, 퇴비장 등 동식물의 유기물질이 부식하고 있는 곳이면 어디든지 산란한다. 금파리는 생선을 좋아하고, 침파리는 흡혈을 한다.

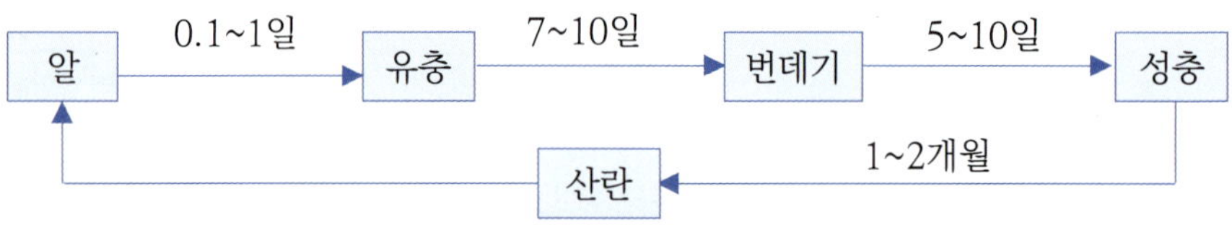

그림 10-16. 파리의 생활사

② 파리와 건강

파리는 질병에 감염된 인축의 배설물 등에 있는 병원체를 몸의 표면에 붙여서 또는 먹었던 것을 토해내거나 배설하여 음식물, 식기, 인체 등에 옮기게 된다. 파리가 매개하는 질병은 다음과 같다.

- 세균성 질병 : 장티푸스, 콜레라, 세균성이질, 결핵 등
- 기생충 질환 : 회충증, 요충증, 편충증, 아메바성 이질, 수면병 등
- 기타 : 승저증, 흡혈에 의한 피해, 불쾌감 등

(3) 바퀴(cockroach)

바퀴는 약 4,000천 종이 알려져 있으며, 이 중 30여 종이 가주성 바퀴로써 야행성이고, 습기가 많고 어두운 장소를 선호하며, 잡식성이다. 우리나라에 서식하는 가주성 바퀴는 독일바퀴, 일본바퀴, 이질바퀴, 먹바퀴 등이 있다.

① **생활사와 습성**

바퀴는 번데기 시기가 없는 불완전 변태를 거치는 곤충으로 알 → 유충 → 성충으로 발육한다. 바퀴는 불완전변태를 하는 곤충이기 때문에 유충과 성충은 비슷한 행태와 습성을 가지고 있다. 알은 알주머니 속에 보호되고 알이 성숙해지면 서식지에 떨어뜨려 부화시킨다. 부화된 유충은 종류에 따라 다르나 보통 6~12회 탈피하면서 성충이 되고 성충이 되면 교미활동을 통해 암놈은 죽을 때까지 산란을 계속하며 군거생활을 한다.

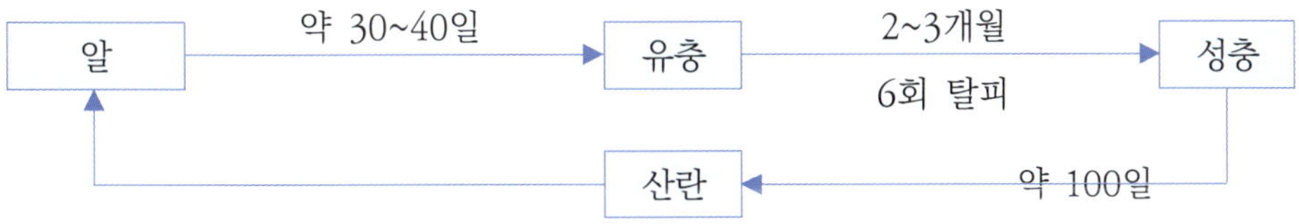

그림 10-17. 바퀴의 생활사

② **바퀴와 건강**

바퀴가 인간에게 미치는 직접적인 피해는 불쾌감과 공포감을 주며, 사람을 물어 상처를 내기도 하고 피부질환과 기관지천식, 아토피성 피부염 등 알레르기성 질환을 유발한다. 간접적인 피해는 병원체를 매개하여 여러 가지 질병을 전파한다.

- 세균성 질병 : 장티푸스, 세균성이질, 콜레라, 폐렴, 디프테리아, 살모넬라, 파상풍
- 바이러스 질병 : 간염, 폴리오
- 기생충 질환 : 회충증, 구충증, 촌충증

4) 위생동물 쥐(rat)의 생태와 구제

쥐는 짐승강 쥐목에 속하는 설치동물로서 약 2,000여 종이 있으며, 편의상 마을의 집 안·밖에 사는 가주성 쥐와 들에서 서식하는 들쥐로 분류된다.

① **생활사와 습성**

가주성 쥐는 곡물의 피해와 질병매개 위생해충의 서식처 역할을 한다. 시궁쥐(집쥐)는 부엌, 변소, 축사, 경작지 등에 주로 서식하고, 14세기 중반 유럽에서 대유행하였던 '흑사병'이라 불리는 페스트를 전파하였던 지붕쥐(곰쥐)는 시궁쥐보다 약간 작으며, 꼬리가 몸통보다 길고 주로 천장, 벽틈, 곡물창고 등에 서식한다.

생쥐는 주로 인가나 들에 살며, 농작물 보관소, 농경지에 많이 서식하고, 몸통과 꼬리의 길이가 비슷하며, 머리에 비해 귀가 크고, 발이 작은 것이 특징이다. 들쥐는 농작물의 피해나 신증후군출혈열의 전파와 관계가 있다.

② 쥐와 건강

쥐는 위생학적으로 벼룩, 세균 등 위생해충의 숙주 역할을 하고 그 과정에서 병원체를 매개하여 질병을 일으키는 원인이 된다.

- **세균성 질병** : 페스트, 서교증, 렙토스피라증, 살모넬라증
- **바이러스성 질병** : 신증후군출혈열
- **리케치아성 질병** : 쯔쯔가무시증, 발진열
- **기생충 질환** : 선모충증, 아메바성이질, 레슈마니아증

13. 소 독

인간은 항상 각종 미생물들과 함께 살아가고 있다. 미생물의 생존과 번식을 좌우하는 환경요소는 영양소, 온도, 습도, pH, 산소 등이다. 소독은 이와 같은 미생물의 생존환경이나 생명현상을 변화시키는 조작이라 할 수 있다.

1) 용어의 정의

소독(disinfection)이란 병원성 미생물의 생활력을 파괴하고 또는 멸살시켜 세균의 증식력을 억제하거나 감염의 위험성을 제거하는 것을 말한다. 이는 멸균과 같이 아포까지 사멸시키는 것이 아니라 감염력을 없애는 것이므로 비병원성 미생물이나 아포는 살아남을 수 있다. 작용강도는 멸균 〉 소독 〉 방부의 순이다.

- **멸균(sterilization)** : 강한 살균력을 작용시켜 모든 병원성 및 비병원성 포자를 가진 것을 전부 사멸시키거나 제거하는 것이다. 따라서 멸균은 소독을 내포하지만 소독은 멸균을 의미하지 않는다.
- **방부(antiseptic)** : 병원성 미생물의 발육과 생활작용을 제지 또는 정지시켜 부패나 발효를 방지하는 조작으로 방부는 소독이 될 수는 없으나, 소독은 방부가 될 수 있다.

2) 소독방법

소독방법에는 약제를 전혀 사용하지 않는 이학적 소독법인 물리적 소독법과 소독목적으로 화학물질을 사용하는 화학적 소독법으로 나눌 수 있다.

(1) 물리적 소독법

① 열처리법

사용이 용이하고 효과도 크다. 건열과 습열에 의한 방법이 있으며, 미생물을 가열하여 단백질의 변성으로 소독의 효과를 나타내는 것이다.

건열(dry heat)에 의한 방법

건조한 상태를 유지시켜서 미생물을 제거하는 방법이다.

- **소각법(incineration)** : 오염물질이 가연성이고, 재생가치가 없는 휴지, 쓰레기, 의류, 모포, 목제 가구 등을 불에 태워 멸균시키는 것으로 소독방법 중 가장 쉽고 안전한 방법이다.
- **화염멸균법(flaming sterilization)** : 소독물을 직접 불꽃에 20초 이상 접촉시켜 표면에 있는 미생물을 태워 사멸시키는 방법으로 타지 않는 유리기구, 도자기, 금속기구 등의 표면을 멸균할 때 사용된다.
- **건열멸균법(day heat sterilization)** : 건열멸균기(dry oven)를 이용하여 미생물을 탄화시켜 멸균하는 방법이다. 보통 140℃에서 4시간, 160~170℃에서 1~2시간 정도 멸균한다. 주로 실험실에서 유리기구와 주사기, 그리고 수증기 침투가 어려운 분말, 파라핀, 거즈, 오일 종류들의 소독에 많이 사용한다.

습열(moist heat)에 의한 방법

습열멸균법은 끓는 물이나 증기를 이용하여 멸균하는 방법으로 건열멸균법에 비하여 멸균하고자 하는 대상에 열의 전도가 빠를 뿐만 아니라, 모든 부분에 골고루 열이 전달된다.

- **저온살균법(pasteurization)** : 물의 끓는 점보다 낮은 60℃ 전후에서 저온에서 30분간 가열하여 아포를 형성하지 않는 세균을 사멸하는 방법이다. 저온에서 실시되므로 영양성분이 파괴나 맛이 변질을 막을 수 있다. 열에 감수성이 커서 고온처리가 부적합한 우유, 포도주, 건조과실, 아이스크림 원료 등 파괴되기 쉬운 식품에 포함된 미생물의 제거에 적합하다.
- **자비소독법(boiling water sterilization)** : 100℃의 끓는 물 속에 소독할 물품을 직접 담가 15분~20분 끓여서 세균을 사멸시키는 방법이다. 주사기. 란셋, 식기류, 도자기류, 고무제품 등에 이용된다.
- **고압증기멸균법(high pressure steam sterilization)** : 고압증기멸균기(autoclave)를 사용하여 100~135℃ 고온의 수증기를 미생물, 포자 등과 20분간 접촉시켜 가열처리 하는 방법이다. 병원이나 실험실에서 가장 많이 이용되고 있으며 내열성 포자도 완전히 멸균된다.

- **간헐멸균법(intermittent sterilization)** : 고압증기 멸균법에 의한 가열온도(121℃)에서 일정한 시간 동안 간헐적으로 가열을 되풀이 하여 미생물과 아포를 완전히 사멸시키는 방법이다. 보통 100℃의 유통증기 속에서 1일 1회 30~60분간 멸균시킨 다음 20℃ 이상의 실온에서 두었다가 이를 3회 반복한다.
- **평압증기멸균법(normal pressure steam disinfection)** : 고압증기멸균법이 부적당할 때 아포형성균의 멸균에 사용된다. arnold 멸균기나 Koch 멸균기와 같은 유통증기를 발생하는 용기에서 증기를 쏘이면 끓이는 것과 같은 효과가 있다. 이 방법은 물 속에 넣어 끓이는 것이 적당치 않은 물건을 소독하는 데 이용된다. 100℃에서 10분간 가열한다.

② 비열처리법

- **자외선살균법(ultraviolet ray sterilization)** : 살균기에 주로 사용되는 자외선은 저전압 수은램프에서 방사되는 2,650Å(265nm) 정도의 파장이다. 주로 무균실, 수술실, 제약실 바닥 표면에 부착된 미생물이나 공기 중에 떠 있는 미생물을 파괴에 이용된다. 살균 대상 물질에 거의 변화를 주지 않아 일반적으로 많이 사용되나 침투력이 약하여 살균작용이 주로 표면에서 일어나므로 소독물의 내부와 빛이 닿지 않는 그늘진 곳에는 멸균되지 않는다.
- **방사선살균법(radiation sterilization)** : X-선 및 알파, 베타, 감마선은 살균력이 있으며 ^{60}Co의 감마선으로 건열이나 높은 습열로 멸균에 이용된다. 방사선은 투과력이 매우 강력하여 포장된 물품의 소독이 가능하고, 감자, 고구마와 같은 농산물의 발아정지 및 육류나 어패류의 살균, 의약품의 살균에 이용되고 있다.
- **초음파살균법(ultrasonic wave sterilization)** : 초당 8.800 Hz 이상의 음파는 강력한 교반작용으로 충체를 파괴한다. 20,000Hz 이상의 진동에서도 강력한 살균력이 있다. 구균보다는 간균이 잘 파괴되며, 수술기구, 연구기재의 세척 또는 균체 효소의 축출에 사용된다.

(2) 화학적 소독법

소독 목적으로 사용하는 화학물질을 총칭하여 소독제라고 한다. 소독제를 사용하는 소독은 일상생활에서 널리 이용되고 있으나 모든 병원성 미생물을 멸균·제거하지는 못하기 때문에 목적에 따라 적합한 소독제를 선택한 후에는 사용농도, 소독에 걸리는 시간 등 소독제의 특징을 파악하여 두어야 한다.

소독제의 구비조건

- 살균효과가 우수할 것
- 용해성(solubility)이 높을 것
- 독성이 없고 자극성이 적을 것
- 방취력이 있을 것
- 안정성(stability)이 있을 것
- 부식성과 표백성이 없을 것
- 침투력이 강할 것
- 가격이 저렴하고 사용방법이 간편할 것

표 10-18. 소독제의 살균기전

소독제	살균기전
과산화수소, 과망간산칼륨, 염소와 그 유도체, 오존	산화작용
석탄산, 알코올, 승홍, 크레졸, 포르말린	균체의 단백응고작용
석탄산, 알코올, 중금속염, 역성비누	균체의 효소 불활성화작용
강산, 강알칼리, 열탕수	가수분해작용
식염, 설탕, 포르말린, 알코올	탈수작용
승홍, 머큐로크롬, 질산은	균체내 중금속염의 형성작용
석탄산, 중금속염, 역성비누	균체막 삼투압의 변화작용

① 소독제의 살균력

소독제의 살균력을 비교하기 위한 평가지표로 석탄산 계수가 이용된다.

석탄산 계수란, 순수하고 성상이 안정된 석탄산을 표준으로 어떤 일정한 균주를 10분 내에 살균할 수 있는 석탄산의 희석배수와 시험하려는 소독약의 희석배율을 비교하는 방법이다. 석탄산 계수가 높을수록 소독력이 강하다.

- 석탄산계수(phenol coefficient) = $\frac{\text{특정 소독약의 희석배수}}{\text{석탄산의 희석배수}}$

예를 들어 20℃에서 어떤 세균을 10분 이내 사멸할 수 있는 석탄산의 희석배율이 100배이고, 실험하려는 소독약을 200배로 희석한 것이 같은 살균력을 갖는다면 석탄산계수는 2가 된다. 즉, 이 소독약의 살균력은 석탄산의 두 배가 된다는 의미이다.

② 소독제의 종류

㉠ 알코올(alcohol)류

가장 오래 전부터 사용되어 온 소독제로써 세균의 단백질을 변형시켜 살균효과를 나타낸다. 알코올류 중 에틸알코올(ethyl alcohol)이 널리 쓰이고 주사부위, 채혈, 각종 침습적인 절차 시행 전에 환자의 피부소독시에 사용 많이 쓰이며, 날이 있는 칼이나 가위 등의 소독에 적당하다.

완전한 멸균을 시키는 것이 아니라 세포활동을 정지시키는 소독으로 일반적으로 소독력은 약하다. 알코올은 증발하기 쉬우므로 긴 시간 적용하기가 어렵기 때문에 탈지면 등으로 충분히 적셔서 사용한다.

㉡ 석탄산 화합물(페놀화합물)

영국의 리스터(Lister)가 의료분야에 최초로 사용한 역사적 소독약제로 카본산(carbolic acid) 또는 페놀(phenol) 등으로 불리며, 석탄공업의 부산물로 석탄을 건류할 때 나오는 것이나 현재는 합성에 의한 것이 많다.

- **석탄산(phenol)** : 하이드록시벤젠에 해당하는 방향족 알코올이다. 특이한 냄새가 나는 무색의 고체로, 콜타르에 들어 있다. 석탄산의 작용기전은 세균단백질의 응고작용, 균체효소계의 침투작용, 삼투압의 변화작용 그리고 세포를 용해시키는 작용을 한다. 석탄산의 용도는 병원환자의 오염의류, 침구커버, 고무제품, 변기, 오물, 실험대 배설물의 방역용으로 적합하다. 그러나 냄새가 나고, 피부점막에 자극성과 마비성이 있으며, 금속제품을 부식시키는 단점이 있다.
- **크레졸(cresol)** : 콜타르에서 얻는 연한 갈색의 약산성 액체이다. 석탄산보다 2~3배 살균력은 강하나 물에 잘 녹지 않아 보통 비누와 혼합하여 유제로 사용한다. 바이러스에는 소독효과가 적으나 세균에는 소독력이 강하고, 유기물에서도 소독효과가 약화되지 않으며, 피부 자극성도 없으나 강한 냄새가 결점이다.
- **헥사클로로펜(hexachlorophene)** : 물에는 거의 녹지 않지만 알코올, 아세톤 및 에테르 등에 녹으며 3% 유제나 이것을 함유한 비누가 사용된다. 이것은 특히 그람양성균에는 효과가 있으나 항산성균, 포자, 곰팡이, 나선균 및 바이러스에는 효과가 없다. 유기물의 존재 하에서는 효력이 저하되고 중금속에 닿으면 착색된다. 손이나 기구의 소독이나 세척에 사용된다.

㉢ 중금속 화합물

모든 중금속은 살균력이 미약하지만 항균작용을 가지고 있다. 이 중에서도 수은이나 은 화합물 등의 살균력은 다른 중금속에 비하여 항균효과가 크다.

- **승홍(mercury dichloride, $HgCl_2$)** : 살균력은 대단히 강하나 맹독성이어서 식기류나 피부 소독에는 적합하지 않으며 주로 유리기구나 도자기 소독에 사용된다. 소독제 중에서 금속부식성이 가장 강하고, 고무를 경화시키며, 단백질과 결합하여 침전이 일어나므로 배설물 소독에는 적합하지 않다. 이 용액은 무색이므로 반드시 색소를 넣어 착색하여 위험을 방지해야 한다.
- **머큐로크롬(mercurochrome)** : 적색의 유기수는 화합물로 물에 쉽게 녹고 염색성이 강하다. 수은이 해리되지 않는 화합물이므로 단백질이나 식염이 공존해도 침전되는 일이 없고, 세균발육 억제작용이 오래 지속된다. 그러나 조직에 대한 자극성이 없는 만큼 살균력도 약하다. 2% 수용액은 피부 또는 창상소독에 많이 쓰인다.
- **은(銀)화합물** : 은은 강력한 천연 항생물질로써 인체에 유해한 650여 종의 세균에 살균작용을 나타내며, 인체의 약화된 면역체계를 회복·향상시켜 주는 한편 인체 내의 효소작용에

영향을 주지 않기 때문에 부작용이 없고 피부조직의 재생에 도움을 주는 물질이다.

- **산과 알칼리류** : 산(acid)의 살균작용은 일반적으로 그 해리도에 비례한다. 즉, 음이온의 종류에는 관계없이 pH가 낮아지면 낮아질수록 살균력은 강해진다. 보통의 세균은 pH 4.0에서 증식이 저지된다. 알칼리류의 살균작용도 pH가 높아질수록 강한 작용이 나타난다. 보통의 세균은 pH 9.0 이상에서는 거의 증식하지 못한다. 강산 또는 강알칼리는 그 강도에 비례하여 살균력이 강하게 나타나지만 소독물을 훼손시키므로 사용하기 곤란하다.
- **생석회(calcium, CaO)** : 생석회 가루 또는 생석회유(생석회분말 2 : 물 8)의 형태로 사용된다. 습기가 있는 분변, 하수, 오수, 오물, 토사물 등의 소독에 적합하다. 장기간 공기에 노출되면 공기 중의 CO_2와 결합하여 살균력 저하되므로 필요할 때마다 새로 만들어 사용해야 한다. 값이 싸서 많은 양을 사용하는 데 부담이 크지 않으나 직물을 부식시키고 결핵균이나 탄저균 등 아포가 있는 것의 소독에는 적당하지 않다.
- **역성비누(inverted soap, cationic soap)** : 물에 타면 음성비누(보통비누)와는 반대로 양이온이 활성을 띠게 되어 양성비누라고도 한다. 물에 잘 녹고 무색, 무취이고 자극성이나 독성이 낮아 식품이나 식기소독에도 이용할 수 있다. 살균력이 강하고 값이 싸며, 침투력이 강하다.
- **음성비누(anionic soap)** : 음성의 하전을 띤 계면활성제로 보통 고형비누를 말한다. 세정작용은 높지만 살균작용은 낮아 소독제로 쓰기는 곤란하다. 인체의 피부와 같은 지방질이 있는 표면에서 먼지나 미생물을 제거할 목적으로 쓰인다.

㉣ 산화제(oxidizing agent)

대부분의 산화제는 미생물의 효소계를 불활성화시켜 살균작용을 나타낸다. 즉, 설파히드릴(SH)기를 산화시킴으로써 세포대사를 중단시키는 약제들이다.

- **과산화수소(hydrogen peroxide, H_2O_2)** : 약산성의 소독약제로써 자극성이 적어 상처, 구내염, 인두염, 구강세척제로 사용된다.
- **과망간산칼륨(potassium permanganate, KMnO4)** : 많은 종류의 바이러스를 비활성화시키고, 1% 용액은 결핵균으로 오염된 초자기구에 살균이 강하며, 0.1~0.5% 수용액으로 요도 소독, 기타 창상세척제로 사용되나 자주색의 염색성이 있다.
- **오존(ozone)** : 오존의 이용분야는 냉장고 등 저온 저장고에서의 식품오염 방지, 상수도나 풀장의 물 살균, 공장 폐수의 악취 제거, 공기 환기시스템 등에 이용된다. 이들 중 물의 정제 및 살균이 가장 주목되고 있는 것은 처리 수에 독성 잔류물을 남기지 않으면서 악취와 맛을 제거하며 비교적 저농도로 단시간 내에 살균처리할 수 있기 때문이다.

3) 대상물에 따른 소독방법

소독하고자 하는 대상의 재질이나 용도에 따라 적절한 소독방법 및 소독약품을 선택해야 한다.

(1) 손

첫째, 비누를 거품이 나게 한 후 흐르는 물에 충분히 씻는다.

둘째, 물에 젖은 손에 역성비누 원액을 2~3방울 떨어뜨려서 손에 넓게 퍼지도록 문지른다.

셋째, 종이타월 또는 온풍으로 말린다.

(2) 행주와 도마

행주는 삶거나 차아염소산 처리, 일광건조 등을 통하여 항상 건조 상태를 유지한다. 도마는 흐르는 물로 씻은 후에 열탕 처리하거나 차아염소산으로 비벼서 흐르는 물에 씻어 말린다.

(3) 유리기구와 도자기류

석탄산수, 크레졸수, 승홍수, 포르말린수에 담그거나 뿌려 주며, 내열성이 강한 것은 증기소독이나 자비소독을 한다.

(4) 고무제품, 피혁제품

석탄산수, 크레졸수, 포르말린수를 뿌리거나 액으로 닦는다. 단, 증기소독이나 자비소독을 해서는 안 된다.

(5) 의복, 침구류

일광소독, 증기소독, 자비소독을 하거나 석탄산수, 포르말린수에 2시간 정도 담근다.

(6) 대소변, 배설물, 토사물

소각을 하거나 소독약품으로 석탄산수, 크레졸수, 생석회 분말 등을 사용한다.

(7) 화장실, 쓰레기, 하수구

분변에는 생석회를 사용하고 변기나 화장실 내에는 석탄산수, 크레졸수, 포르말린수를 뿌려준다.

11장 | 환경보전

개관

오늘날 환경문제는 전 지구적이고 비가역적인 특성을 가지고 있다. 최근 인간 환경의 급속한 변화는 그 어느 때보다도 심각한 영향을 미치고 있기에 국제협력의 필요성 그리고 지역 내의 환경문제에 대한 전략적 대응 또한 새로운 과제로 부각되고 있다. 따라서 이 장에서는 오늘날 환경오염의 배경과 그 인자들의 특성을 열거하고 이들이 건강에 미치는 영향과 방지대책을 학습한다.

학습목표

1. 오늘날 환경오염의 특성을 설명할 수 있어야 한다.
2. 대기오염물질을 분류하고 이것들이 인체에 미치는 영향을 설명할 수 있어야 한다.
3. 대기오염이 지구환경에 미치는 영향을 설명할 수 있어야 한다.
4. 수질오염지표의 종류를 구체적으로 열거할 수 있어야 한다.
5. 소음과 진동에 의한 인체의 영향과 그 관리방안을 기술할 수 있어야 한다.
6. 환경오염의 방지대책을 제시할 수 있어야 한다.

주요용어

1차 오염물질 / 링겔만 비탁표 / 스모그 / 대기환경기준 / 기온역전 / 열섬현상 / 지구 온난화 / 오존층 파괴 / 산성비 / 엘니뇨와 라니냐 / 황사 / 비점오염원 / 미나마타병 / 이타이이타이병 / 수질오염 지표 / C5-dip 현상 / Raynaud 현상

1. 환경오염

1) 환경오염의 정의와 특성

인간을 포함한 생물의 환경을 이루는 생태계가 어떤 외부의 힘에 의해서 기존의 균형이 상실될 때를 '환경파괴'라고 하며, 이 환경파괴를 유발하는 원인행위를 '오염'이라고 한다.

따라서 '환경오염이'란 인위적 원인으로 공기, 물, 토양 등이 오염되어 일반 공중 또는 지역사회 주민의 건강, 경제적 피해와 자연환경의 악화를 초래하는 생활방해를 의미한다.

산업혁명 이전까지는 인간이 환경에 미치는 영향은 지구의 자정능력에 부담이 되지 않았다. 하지만 산업혁명으로 각종 자원의 대량 소비와 도시화가 이루어지면서 오염이 가속화되었고, 20세기에 이르러 환경오염 문제는 가장 심각한 국제적 과제로 등장하였다.

📖 현대 환경오염의 특징

- 환경오염물질의 다양화
- 자정능력을 벗어난 환경오염의 누적화
- 환경오염원의 다발화
- 특정지역의 환경오염이 정화되지 못하고 다른 지역으로 퍼져나가는 광역화
- 생태학적 질서 파괴

2) 지구환경보전을 위한 국제적 노력

(1) 국제적 논의의 추이

지역적이고 국지적인 범위에 대해서만 고려되던 지구환경문제가 국제적인 이슈가 된 것은 최근의 일이다.

1972년 6월 5일 스웨덴 Stockholm에서 최초로 개최된 유엔인간환경회의는 'The only one earth'라는 절박한 슬로건을 채택하고, 지구를 오염으로부터 수호할 것을 다짐하는 인간환경선언을 하였으며, 환경문제가 어느 한 지역이나 국가만의 노력으로 해결될 수 없다는 인식하에 1973년 2월 1일 케냐 나이로비에서 국제환경전담기구인 유엔환경계획(UNEP)을 발족하였다.

🕮 유엔환경계획(UNEP)

유엔환경계획(United Nations Environment Programme)은 환경 분야에서의 국제협력 증진 및 정책권고, 세계 환경상태의 지속적 검토·평가 및 유엔활동의 방향 설정, 환경 관련 정보의 수집, 평가 및 교환을 촉진하기 위하여 설립되었다. 본부는 유엔산하기구 본부로는 최초로 제3세계국가인 케냐 나이로비에 설치되었으며, 각 6개 대륙별로 아프리카 지역(케냐의 나이로비), 라틴아메리카 및 카리브해 지역(파나마의 파나마시티), 서아시아 지역(바레인의 마나마), 아시아 및 태평양 지역(태국의 방콕), 유럽 지역(스위스의 제네바), 북미 지역(미국의 워싱턴 D.C.)에 지역사무소를 두고 있다.

(2) 지속가능발전의 이행

21세기 들어 국제환경회의에서 가장 빈번하게 등장하는 용어로는 지속가능발전을 꼽을 수 있다. 이 개념은 1987년 환경과 개발에 관한 세계위원회(WCED[9]))가 발표한 보고서 '우리 공동의 미래(Our common future)'에서 정의되어 널리 알려졌다. 이 보고서에 따르면, 지속가능발전은 미래 세대의 필요를 충족시킬 수 있는 능력을 훼손하지 않는 범위에서 현재 세대의 필요를 충족시키는 발전을 말한다.

그동안 세계 각국은 경제개발을 목표로 개발과 경쟁만을 중요시하여 생태계에 심각한 위기를 초래하였고 이에 대한 반성으로 브라질 리우 데 자네이루에서 1992년 개최된 유엔환경개발회의(UNCED[10]), Rio회의)에서 환경-경제 통합 개념인 '리우선언'과 '의제 21(Agenda 21)'을 150여 개국 대표가 서명하여 채택하였다.

'리우선언'을 계기로 지속가능발전 개념은 지구촌 번영의 중심 개념으로 부상하게 되었으며, 아울러 이 회의를 통해 세계 3대 환경협약이 만들어졌다. 즉, 기후변화의 원인이 되는 온실가스 배출을 억제하는 것을 목적으로 하는 기후변화협약과 전 지구적으로 서식하는 생물종(생태계 및 유전자 포함)을 보호하기 위한 생물다양성협약이 채택되었고, 무리한 개발과 오·남용으로 인한 사막화를 방지하기 위한 목적으로 한 사막화방지협약에 대해 합의하였다.

이후 2002년 남아프리카공화국 요하네스버그에서 열린 '지속가능발전세계정상회의(WSSD[11]))'에서 채택된 '요하네스버그 이행계획'을 통해 지속가능발전에 대한 정치적 의지를 재확인하였으며, 2012년 6월 브라질 리우에서 개최된 유엔지속가능발전회의(UNCSD[12]), Rio+20)에서는 지난 20년간에 걸친 각국의 지속가능발전 노

9) World Commission on Environment and Development
10) UN Conference on Environment and Development
11) World Summit on Sustainable Development
12) UN Conference on Sustainable Development

력을 점검하고, 결의문인 '우리가 원하는 미래(The future we want)'를 통해 녹색 경제로의 세계 경제 패러다임 전환이라는 방향을 제시하고 지속가능발전 목표(Sustainable Development Goals, SDGs) 설정에 합의하였다.

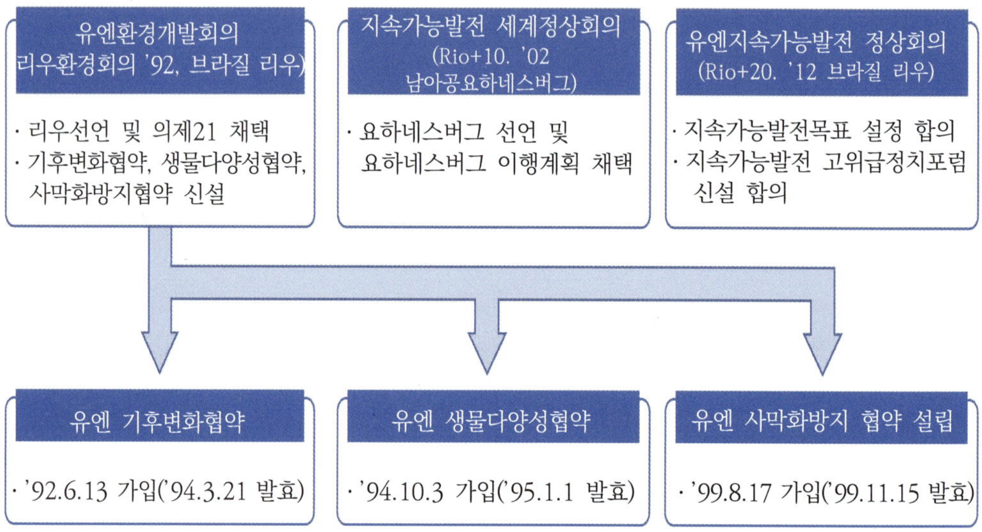

그림 11-1. 국제환경협약 흐름

표 11-1. 환경관련 국제회의

연 도	협 약	협약내용
1971	람사협약	물새서식지로써 국제적으로 중요한 습지에 관한 협약
1972	인간환경선언	유엔인간환경회의 개최
1985	비엔나조약	국제적 차원에서 오존층 보호를 위한 기본골격
1987	몬트리올 의정서	오존층파괴를 막기 위해 CFC, 할로겐 등 사용규제
1989	바젤협약	유해폐기물의 국가간 이동 규제
1992	기후변화방지협약	이산화탄소 등의 온실가스 사용규제
1992	생물다양성보전협약	생물자원 개발에서 각종 생물종 이용
1992	리우선언	환경과 개발에 관한 지구환경보전의 기본원칙 수립
1994	사막화방지협약	사막화의 영향을 받는 나라에 대한 행·재정적 지원
1997	교토의정서	지구 온난화를 막기 위한 법적구속력을 갖는 국제합의
2002	지속가능발전 세계정상회의	빈곤과 환경문제 해결 합의
2015	파리협정	기후변화문제를 해결하기 위한 전지구적 합의

지속가능발전목표는 과거의 성장 위주 개발로 인하여 발생된 불평등, 환경 파괴 등의 문제를 해결하기 위한 목적을 갖고 있다.

그러나 지구환경보전이라는 대의에는 각국이 공감하지만 이를 위한 역할과 책임을 둘러싸고 선진국과 개발도상국간 논란이 계속되고 있다.

즉, 개발도상국은 지구환경문제가 역사적으로 선진국의 책임이기 때문에 개발도상국에 대한 재정지원과 기술이전이 선행되어야 한다고 주장하고 있는 반면, 선진국은 개발도상국도 책임 있는 국제사회의 일원으로서 지구환경보전에 동참하여야 하며 능력형성, 제도개선 등이 선행되어야 함을 강조하여 양측의 입장이 뚜렷이 대립되고 있다.

2. 대기오염

1) 대기오염의 정의

세계보건기구는 대기오염을 "대기 중에 인위적으로 배출된 오염물질이 한 가지 또는 그 이상 존재하여 오염물질의 양, 농도 및 지속시간이 어떤 지역의 불특정 다수인에게 불쾌감을 일으키거나 해당지역의 공중보건에 위해를 끼치고, 인간이나 동·식물의 활동에 해를 주어 생활과 재산을 향유할 정당한 권리를 방해받는 상태"라고 정의하고 있다.

2) 대기오염의 역사

대기오염은 인간이 불이라는 에너지를 사용하면서 시작되었다고 할 수 있다. 18세기 산업혁명 이후 급격한 산업발달에 의한 화석연료의 증가는 인간생활의 편리함을 주는 이로움과 동시에 자연환경을 파괴하여 인간의 삶 자체를 위협하고 있다.

최초의 대기오염에 관한 규제는 1300년 영국 Edward 1세(1272~1307)에 의해서 이다. 그는 귀족들의 제의로 의회기간 중 London에서 석탄 사용을 금지하였다.

대기오염이 인간 건강에 지대한 영향을 미친다는 실증적인 사건은 1930년 12월 벨기에 뮤즈계곡(Meuse Valley), 1948년 10월 미국 펜실베이니아 주 도노라(Donora), 1950년 11월 멕시코 포자리카(Poza Rica) 등의 사례가 있다.

또한 1952년 12월 영국 런던에서는 가정 및 공장에서 석탄을 연료로 사용함으로써 발생되는 아황산가스 등에 의하여 4,000여 명이 사망하였고 대기오염 발생 2개월 동안에 8,000여 명이 사망한 것으로 파악되었다.

London smog 발생 이후 의회에 '대기오염위원회(Committee of Air Pollution)'가 설치되었고, 1956년 '대기청정법(Clean Air Act)'이 제정되었다.

1954년 미국 로스앤젤레스에서는 자동차에서 발생하는 탄화수소(HC)와 질소산화물(NOx) 등이 태양광선의 영향으로 백색스모그를 형성하였다. 이 스모그는 눈, 코, 기도, 폐 등의 점막을 자극하여 일상생활에 있어서 불쾌감을 일으키고, 과일 손상 등 농작물과 가축의 피해를 주었으며 건축물의 손상, 고무제품의 노화로 인해 재산상의 피해를 입히기도 했다.

표 11-2. 주요 대기오염사건

사건	Meuse Valley (벨기에)	Donora (미국)	Poza Rica (멕시코)	London (영국)	Los Angeles (미국)
	1930년 12월	1948년 10월	1950년 11월	1952년 12월	1954년 여름
환경인자	분 지 무풍상태 기온역전 연무발생 공장지대 철공장 금속공장 유리공장 아연공장	분 지 무풍지대 기온역전 연무발생 공장지대 철공장 전선공장 아연공장 황산공장	공장조업의 사고로 대량의 황화수소 가스가 마을로 누출 기온 역전	하천평지 무풍상태 기온역전 연무발생 습도 90% 인구 조밀 차가운 취기가 있는 smog	해안분지 1년을 통해 해안성 안개와 기온역전이 매일 같이 발생 백색연무발생 급격한 인구증가 자동차 수 증가 연료 소비증가
피해	평상시 사망수의 10배 전 연령층에서 급성 호흡기 질환 발생 기침, 호흡곤란이 주 증상 가축, 새, 식물도 치명적 피해 사망자는 만성 심폐 질환을 갖고 있던 사람	인구 43%에 해당하는 6,000여 명이 호흡기 질환 증세(중증 11%, 중등증 17%, 경증 15 %) 전 연령층에서 증상 발생 18명 사망 만성 심폐질환, 기침, 호흡곤란, 흉부협착감이 주 증상	22,000명 중 320명이 급성중독에 걸림 22명 사망 기침, 호흡곤란 등을 주로 호소	3주간 4,000여 명 사망 발생 2개월 동안에 8,000명 사망 전 연령층에 심폐증 질환 다발 입원환자 대부분이 45세 이상 중증 사망자는 만성기관지염, 천식기관확장증, 폐섬유증이 있던 자	눈, 코, 기도, 폐 등 점막의 지속적·반복성 자극 일상생활의 불쾌감 가축·식물·과실의 손해 고무제품·건축물의 손상
오염원·농도	공 장 아황산가스 황산 불소수소 질소산화물 일산화탄소 미세입자 등	공 장 특히 아황산가스 및 황상미세입자 혼합, SO_2, SO_2 0.32~0.39 ppm	황화수소가스	석탄연소시의 특히 아황산가스. 60%는 가정의 난로에서 기타는 공장. 발전소에서 미립 aerosol, 먼지 등. SO_2 최고 0.75ppm	자동차배기가스 등 석유계연료에 유래하는 CO, O_3, SO_2, SO_3, NO_2, aldehyde, ketone, acrolein, formaldehyde, nitroolefin 등

1959년 일본 욧카이치(よっかいち) 시 소재 석유화학 공업단지에서 인근 주민들이 천식, 만성기관지염 등의 고통을 호소하여 사회적 문제가 되었는데 아황산가스, 이산화질소, 포름알데히드 등이 원인물질로 밝혀졌다. 욧카이치 지역에서 인정된 환자 수는 1975년 1,231명에 이르렀고 약 80명의 사망자가 발생하였다.

1984년 12월 인도 보팔시에서는 유니언 카바이드사의 농약 생산과정에서 유독가스인 메틸이소시안산염의 누출 사건으로 48시간 이내의 피해 상황으로만 2,800여 명이 사망하고 실명, 정신이상, 불임, 폐질환 등 20만 명이 넘는 환자가 발생하였다.

이들 역사적인 대기오염사건의 공통점은 계곡분지, 공업지대와 같은 지형적 특성과 대기 중에 포함된 물질의 확산을 방해하는 무풍상태, 기온역전과 같은 기상조건이 상당 기간 지속되었기 때문에 피해가 급증한 것이다.

3) 대기오염물질

대기를 오염시키는 물질은 발생원에 따라 산불, 화산폭발 등에 의한 자연오염물질(natural pollutant)과 인공오염물질(artificial pollutant)로 나눌 수 있다.

또한 오염물질의 생성기전에 따라 발생원으로부터 직접 배출되는 오염물질을 1차 오염물질(primary pollutant)이라 하는데, 물리적 형태에 따라 입자상 물질과 가스상 물질로 구분하고 있다.

2차 오염물질(secondary pollutant)은 1차 오염물질의 일부가 대기 중의 자외선과 광합성 반응을 하여 생성되는 오염물질을 말한다.

(1) 1차 오염물질

① 입자상 물질(Particulate matter, PM)

물질이 파쇄 · 선별 · 퇴적 · 이적될 때 그 밖에 기계적으로 처리되거나 연소 · 합성 · 분해될 때에 발생하는 고체상 또는 액체상의 미세한 물질을 말한다. 입자상 물질은 그 물리 · 화학적 성상에 따라 먼지, 매연, 검댕 등으로 나눌 수 있다.

㉠ 분진(dust)

대기 중에 떠다니거나 흩날려 내려오는 미세한 독립상태의 고체 알맹이를 말하며, 보통 1㎛ 이상의 크기이다.

분진 중 10㎛ 이상의 크기를 가지고, 비교적 무거워서 침강하기 쉬운 것을 강하분진(fallen dust)이라 하며, 입자가 10㎛ 이하의 크기로 가벼워서 가라앉지 않고 장시간 공기 중에 부유하는 것을 부유분진(suspended dust)이라 한다.

📖 입자상 물질(PM)의 크기별 구분

- PM-10 : 10㎛ 이하 크기를 가진 입자로서 미세먼지라고 한다. 10㎛는 머리카락 두께의 1/7 정도이다.
- PM-2.5 : 2.5㎛ 이하의 크기로서 초미세먼지라고 한다. 미세한 입자크기(머리카락 두께의 1/30 정도) 때문에 폐포까지 흡수되므로 큰 건강상의 위험을 초래한다.

㉡ 검댕(soot)

연소할 때에 생기는 유리탄소가 응결하여 입자의 지름이 1㎛ 이상이 되는 입자상물질을 말한다.

㉢ 연무(mist)

가스나 증기의 응축 또는 화학반응에 의해 생성된 액체입자가 지면 가까이 낮은 상태로 분산되어 있는 것으로 안개(fog)보다 투명하고 입자의 크기는 0.5~3.0㎛이다.

㉣ 훈연(fume)

금속산화물과 같이 가스상 물질이 승화, 증류 및 화학반응 과정에서 응축되어 콜로이드 상태가 된 1㎛ 이하의 고체입자이다.

㉤ 박무(haze)

시야를 방해하는 입자상 물질로써 수분, 오염물질 및 먼지 등으로 구성되어 있고 크기는 1㎛보다 작다.

㉥ 매연(smoke)

연소할 때에 생기는 유리탄소가 주가 되는 미세한 입자상 물질을 말한다. 입자의 크기는 1㎛ 이하이다.

매연의 측정은 링겔만 비탁표에 의하며, 대기환경보전법이 정한 배출허용기준은 링겔만 비탁표 2도 이하(매연농도 40% 이하)이다.

📖 링겔만 비탁표(Ringelmann smoke chart)

연기의 검은 정도를 측정하는 표. 0에서 5까지 6단계의 검은 정도를 나타내고 있다. 즉, 0은 백색이며, 5에 가서는 완전히 흑색으로 표시되어 있다. 이 표의 사용방법은 관측자의 전방 16m에서 이 표를 수직으로 세워서 굴뚝 출구에서 30~40㎝ 위치의 매연이 태양광선을 차단하는 비율과 이 표를 비교한다. 오차가 생기기 쉬우나 간편한 것이 특징이다.

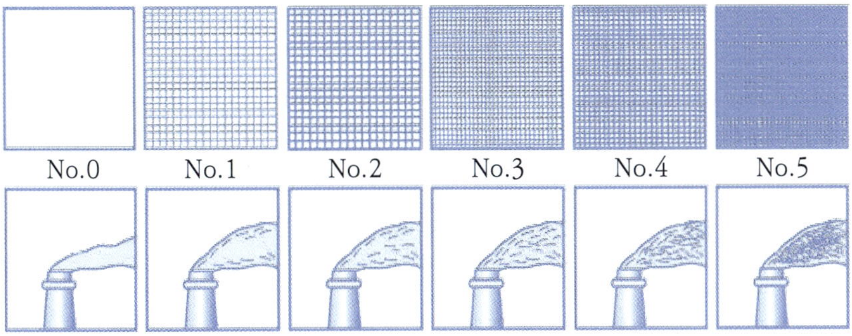

Card번호(농도)	흑색의 폭	백색의 폭	백색의 부분	매연농도
No.0(0도)	전백	-	100%	0%
No.1(1도)	1.0㎜	9.0㎜	80%	20%
No.2(2도)	2.3㎜	7.7㎜	60%	40%
No.3(3도)	3.7㎜	6.3㎜	40%	60%
No.4(4도)	5.5㎜	4.5㎜	20%	80%
No.5(5도)	전흑	-	0%	100%

그림 11-2. 링겔만 비탁표

② **가스상 물질(Gas pollutant)**

물질이 연소 · 합성 · 분해될 때에 발생하거나 물리적 성질로 인하여 발생하는 기체상 물질을 말하며 암모니아(NH_3), 일산화탄소(CO), 이산화탄소(CO_2), 황산화물(SOx), 질소산화물(NOx), 휘발성 유기화합물(Volatile Organic Compound, VOC), 황화수소(H_2S), 탄화수소(HC) 등이 있다.

(2) 2차 오염물질(광화학적 산화물)

① **오존(O_3)**

광화학 스모그가 발생할 때 형성되는 대표적인 오염물질이다. 대기 중의 오존은 오염물질과 반응하여 유해화합물을 만든다. 이 화합물은 눈을 자극하고 시야거리를 짧게 하며, 농작물에 피해를 주고, 급속하게 고무를 부식시키기도 한다.

② **스모그(Smog)**

smog는 smoke와 fog의 합성어로써 질소산화물(NOx)과 탄화수소(HC)가 대기 중에 농축되어 있다가 태양광선 중 자외선과 화학반응을 일으키면서 2차적으로 생성되는 광화학적 산화물이다. 스모그가 형성되기 위해서는 4가지 조건 즉 질소산화물과 탄화수소, 자외선, 18℃ 이상의 온도가 충족되어야 하므로 주로 대도시에서 발생하는데 London형 Smog와 Los Angeles형 Smog가 그 대표적인 예이다.

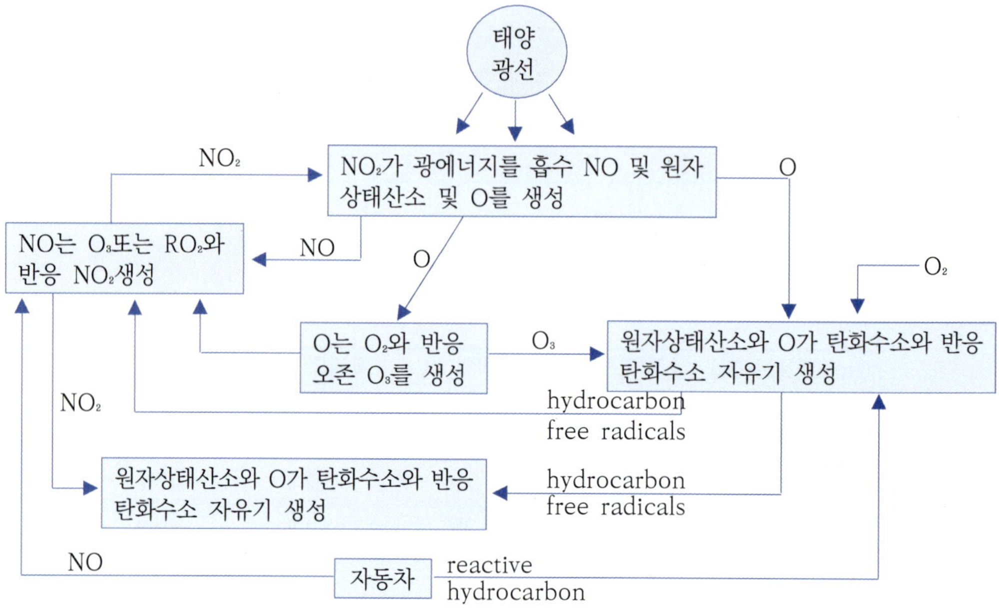

그림 11-3. 광화학적 스모그의 발생기전

표 11-3. London형 Smog와 Los Angeles형 Smog의 비교

구분6 \ smog		London형 Smog	Los Angeles형 Smog
주오염물질		SO_2, CO, 부유먼지, H_2SO_4, mist	NOx, O_2, PAN, aldehyde, acrolein, nitroolefin
주오염원		공장, 가정난방	자동차
연 료		석탄 및 석유계 연료	석유계 연료
기상조건	기 온	-1~4℃	24~32℃
	기 습	85% 이상	70% 이하
	풍 속	무풍	5m/sec 이하
	일 사 량	없을 때(아침, 저녁, 흐린 날)	강하게 쬐일 때(낮)
	계 절	겨울(12~1월)	여름(8~9월)
	발생시간	아침·저녁	오후 2시
	역전종류	방사선 역전	침강성 역전
화학반응		환원	산화
시 계		100m 이하	0.8~1.6㎞ 이하
인체에 대한 영향		기침, 가래, 호흡기 질환, 만성 기관지염, 폐염, 심장 질환 등	간접적 피해 점막자극, 시정악화 등

③ PAN(Peroxyacetyl nitrate)

공기 중에 포함되어 있는 미량의 유해 광화학적 부산물이며, 무색의 자극성 액체이다.

④ **알데하이드(Aldehyde)**

알코올의 불충분한 산화에 의하여 생기며, 상온에서 강한 자극성이 있는 무색의 가스이다.

4) 대기오염물질의 배출원

자연적 배출원(화산폭발, 황사, 꽃가루, 모래바람 등)과 인위적 배출원(공장, 발전소, 난방, 쓰레기 소각장, 자동차 등 교통기관의 연소 등)으로 구별된다. 오늘날 크게 문제가 되고 있는 것은 대부분 인간의 활동에서 비롯되는 인위적 배출원이라고 할 수 있다.

인위적 배출원은 다시 점오염원(point source), 면오염원(area source), 선오염원(line source)으로 구분된다. 점오염원은 발전소나 대규모 공장과 같이 하나의 시설이 대량의 오염물질을 배출하는 것을 말하고, 면오염원은 주택과 같이 일정 면적 내에 소규모 배출원이 다수가 모여 오염물질을 발생함으로써 해당 지역 내에 오염문제를 발생시키는 것을 말하며, 선오염원은 자동차, 기차, 비행기, 선박 등과 같이 이동하면서 오염물질을 연속적으로 배출하는 것을 말한다.

5) 대기의 환경기준

(1) 환경기준(Environment standard)

환경기준은 국가와 지역 환경을 유지·개선하기 위하여 환경질의 목표 및 표준, 환경규제의 지침, 환경질 달성 여부에 대한 장·단기 판정의 의미를 가진 일종의 행정목표치이다. 따라서 그 자체가 행정상 규제대상이 되거나 법적 구속력을 갖고 있지 않기 때문에 기준치를 초과하였다고 하여도 국민이나 사업체가 직접적으로 책임지는 것은 아니다.

대기환경기준에 포함되는 오염물질의 종류와 농도는 오염현황, 인체에 미치는 영향, 세계보건기구의 권장기준 등을 감안하여 정하게 되며, 우리나라의 대기환경기준은 환경정책기본법에서 정하고 있다.

1978년 아황산가스에 대한 기준을 최초로 설정하였으며, 1983년에는 일산화탄소, 이산화질소, 총먼지, 오존 및 탄화수소에 대한 환경기준을, 1991년 2월에는 납에 대한 환경기준을 각각 추가로 설정하였다. 한편, 자동차의 증가 등으로 인하여 인체에 유해성이 큰 미세먼지의 관리 필요성이 증가함에 따라 1993년 직경이 10㎛ 이하인 미세먼지(PM-10)를 환경기준에 추가로 설정하였다. 그러나 탄화수소는 오염도가 높지 않고, 오존오염도를 이미 측정하고 있기 때문에 환경기준에서 제외하였다.

2001년 1월 총먼지(TSP) 기준을 삭제하고 환경기준 목표 대비 오염도가 크게 개선된 바 있는 아황산가스와 납(Pb)에 대한 기준을 그만큼 강화하였으며, 2006년에는 대부분 이미 목표기준을 달성하였거나 선진국에 비하여 기준이 크게 완화되어 있는 이산화질소 및 미세먼지에 대한 기준을 강화하고, 발암성물질인 벤젠에 대한 기준을 제정할 필요성이 지속적으로 제기됨에 따라 2010년 이를 환경기준에 추가하였다. 2011년 3월 PM-2.5 미세먼지 환경기준을 추가로 정하였다.

표 11-4. 대기환경기준(개정 2020. 5. 12 개정)

항 목		기 준	측정방법
아황산가스 (SO_2)		연간평균치 0.02ppm 이하 24시간평균치 0.05ppm 이하 1시간평균치 0.15ppm 이하	자외선형광법 (Pulse U.V. Fluorescence Method)
일산화탄소 (CO)		8시간평균치 9ppm 이하 1시간평균치 25ppm 이하	비분산적외선분석법 (Non-Dispersive Infrared Method)
이산화질소 (NO_2)		연간평균치 0.03ppm 이하 24시간평균치 0.06ppm 이하 1시간평균치 0.10ppm 이하	화학발광법 (Chemiluminescent Method)
미세먼지	PM-10	연간평균치 50㎍/㎥ 이하 24시간평균치 100㎍/㎥ 이하	베타선흡수법 (β-Ray Absorption Method)
	PM-2.5	연간평균치 15㎍/㎥ 이하 24시간평균치 35㎍/㎥ 이하	중량농도법 또는 이에 준하는 자동측정법
오존 (O_3)		8시간평균치 0.06ppm 이하 1시간평균치 0.1ppm 이하	자외선광도법 (U.V Photometric Method)
납 (Pb)		연간평균치 0.5㎍/㎥ 이하	원자흡광광도법 (Atomic Absorption Spectrophotometry)
벤젠		연간평균치 5㎍/㎥ 이하	가스크로마토그래프법 (Gas Chromatography)

[비고] 1. 1시간 평균치는 999천분위수의 값이 그 기준을 초과하여서는 아니 되고, 8시간 및 24시간 평균치는 99백분위수의 값이 그 기준을 초과하여서는 아니 된다.
2. 미세먼지(PM-10)는 입자의 크기가 10㎛ 이하인 먼지를 말한다.
3. 미세먼지(PM-2.5)는 입자의 크기가 2.5㎛ 이하인 먼지를 말한다.

(2) 배출허용기준(Emission standard)

환경기준이 정책목표로써의 의미를 지닌다면, 개별적인 오염원에 대하여 법적 규제기준으로 적용되는 배출허용기준은 이러한 환경기준을 달성하기 위한 주요 정책수단이다.

환경기준과 배출허용기준은 목적과 수단이라는 관계에 있는데 배출허용기준은 목표가 되는 환경기준의 설정정도에 따라 달라질 수 있다.

배출허용기준은 개별적인 오염물질 배출시설에 적용되는 규제기준으로써 오염물질 배출의 최대허용치 혹은 최대허용농도이며, 현재의 오염물질 배출 수준 또는 처리기술과 경제적·사회적 여건을 고려하여 정해지게 된다.

우리나라의 배출허용기준은 대기환경보전법에서 가스상 물질과 입자상 물질로 구분하여 대기오염물질에 대해 허용기준을 정하고 있다(대기환경보전법 시행규칙 별표 8).

6) 대기오염에 영향을 미치는 기상조건

대기오염의 발생은 대기오염물질 외에도 인구의 규모, 산업시설 크기 등의 영향을 받으며, 특히 발생원에서 배출된 오염물질은 풍향, 풍속, 기온 등 기상조건의 영향을 크게 받는다.

(1) 기온역전(Temperature inversion)

지상 12㎞ 이하의 대류권에서는 고도가 상승함에 따라 기온이 하강한다. 이러한 온도의 변화를 체감률(lapse rate)이라고 한다.

불포화상태의 공기가 상승할 때 온도변화율을 건조단열감률(dry adiabatic lapse rate)이라 하는데, 100m 수직 상승할 때마다 기온은 약 1.0℃ 낮아진다. 한편, 수증기로 포화된 습윤한 공기는 상승하면 수증기가 응결되면서 열을 방출하기 때문에 건조단열감률보다 적은 약 0.65℃ 내려가는데 이를 습윤단열감률(wet adiabatic lapse rate)이라 한다.

그러나 특별한 조건 하에서는 고도 상승에 따라 기온도 상승하여 상층부의 기온이 하층부의 기온보다 높아지게 되어 공기의 층이 반대로 형성된다. 이러한 대기상태를 기온역전이라 하며, 이 공기층을 '역전층'이라 한다.

기온역전 현상이 일어나면 대기오염물질이 수직 확산되지 못하고, 그 층내에 축적되기 때문에 대기오염의 발생에 가장 좋은 조건이 된다.

기온역전은 생성원인이나 생성위치에 따라 다음과 같이 나눌 수 있다.

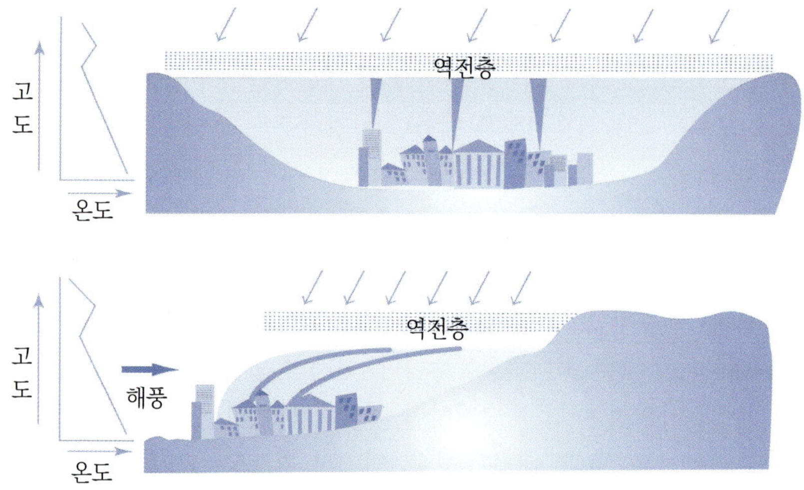

그림 11-4. **기온역전 현상의 예**

① 복사성 역전

낮 동안 태양복사열에 의해 높아진 지표의 온도는 밤에는 복사냉각이 시작되어 지표면은 열을 복사하고 빨리 냉각된다. 이러한 복사냉각이 심하게 일어나는 때에는 상층공기가 하층공기보다 더운 상태가 되어 역전현상이 생기게 된다.

지상 200m 이하의 지표 가까이 발생하므로 '접지역전(Surface inversion)', '지표성 역전' 또는 '방사성 역전(Radiational inversion)'이라고도 하며, 아침에 햇빛이 비치면 쉽게 파괴되는 야행성이 특징이다. 침강성 역전과는 달리 복사성 역전은 대기오염물질이 배출되는 대기층에서 생기므로 대기오염을 심화시킬 가능성이 있다.

② 침강성 역전

이동이 빠르지 않는 고기압 중심부에서 상층의 공기가 수직으로 침강하는 동안 단열 압축에 의해 기온이 상승하여 지표면의 온도보다 상대적으로 따뜻한 공기층이 상층부에 형성된다. 이 층은 매우 안정하여 대기오염물질의 확산을 억제하는데 이러한 기온역전을 '침강성 역전(Subsidence inversion)' 또는 보통 1,000m 내외의 고도에서 발생하므로 '공중역전(Elevated inversion)'이라고도 한다.

침강성 역전은 오염문제를 야기하지 않으나 역전상태가 오랫동안 지속될 수 있기 때문에 대기오염물질의 장기축적을 일으킬 수 있다.

③ 전선성 역전

온난전선과 한랭전선이 통과할 때 발생하는 역전으로 한랭전선에서는 냉기가 난기의 밑으로 깔려들기 때문에, 온난전선에서는 난기가 한기 위를 덮으려 하기 때문에 발생한다.

④ **이류성 역전**

더운 공기가 차가운 지표면을 통과할 때 지표면의 냉기에 의해 공기가 냉각되어 발생되는 역전으로 한류와 난류의 교차점과 같은 해안에서 자주 일어난다.

⑤ **지형성 역전**

계곡이나 분지 내에서 야간의 방사냉각에 의하여 생기는 무거운 냉기가 경사면을 따라 밑으로 내려가기 때문에 골짜기 밑은 기온이 낮아진다. 해안지역에서는 낮에는 찬 해풍이 불어오고 육지의 더운 공기가 상승할 때에 발생한다.

(2) 열섬현상(Heat island)

대도시는 도로의 복사열이 많고 공장의 연기, 자동차 배기가스 등으로 인위적인 열생산량이 높다. 또한 대형건물 등 인공시설물은 자연적인 공기의 흐름을 차단하여 도심 상공의 기온은 주변 지역보다 약 5℃ 정도 높게 된다.

특히 도심이 먼지 등에 의해 심하게 오염되었을 때 이 열섬현상으로 인하여 먼지지붕(dust dome) 형태가 되고, 결국 태양에너지의 지표 가열을 방지함으로써 공기의 수직 흐름이 감소되어 도심은 더욱 심하게 오염될 수 있다. 이러한 현상을 '도시열섬', '열섬현상'이라 한다.

열섬은 도심을 중심으로 동심원상의 기온 분포를 나타내며, 강도는 여름보다 겨울에, 낮보다는 밤에 현저하게 나타난다.

7) 대기오염의 영향

지구 환경에 미치는 영향, 인체에 미치는 영향, 동식물에 미치는 영향과 경제적 손실을 들 수 있다.

(1) 지구 환경에 미치는 영향

① **지구 온난화**

지구의 온도는 지구에 유입되는 입사에너지와 열방사에너지에 의해 결정된다. 대기복사의 양과 속도는 대기 중에 존재하는 온실가스가 조절함으로써 지구의 평균기온을 일정하게 유지시키는 역할을 한다. 만일 이 같은 자연적인 '온실효과(Green house effect)'가 없다면 지구의 온도는 낮에는 수십 도 이상 올라갈 것이며, 태양이 없는 밤에는 모든 열이 방출돼 꽁꽁 얼어붙은 상태가 지속되어 생물들이 서식하기에 부적절한 조건이 된다.

그러나 화석연료의 연소나 합성화학물질의 사용으로 인하여 대기 중 온실가스의 농도가 과도하게 증가하면 지표로부터 복사하는 적외선을 흡수하여 열의 방출을 막을 뿐만 아니라 흡수한 열을 다시 지상에 복사하기 때문에 지구의 열균형에 변화가 생기고 지구 표면의 온도가 점차 상승하게 된다. 이로 인해 지구가 지나치게 더워지는 현상을 '지구 온난화(Global warming)'라 한다.

표 11-5. 온실가스

구분	내용
이산화탄소 CO_2	온실가스 중 가장 많은 양을 차지하며 온실효과에 첫 번째로 기여 대기 중 체류시간 200~300년
메탄 CH_4	두 번째로 영향력이 큰 온실가스로 100년을 기준으로 CO_2와 같은 농도로 가정할 시 CO_2보다 약 28배 강한 온실효과, 대기 중 체류시간 약 9년
아산화질소 N_2O	온실가스 중 온실효과에 세 번째로 기여하며, 100년을 기준으로 CO_2와 같은 농도로 가정할 시 CO_2보다 약 265배 강한 온실효과, 대기 중 체류시간 약 114년
육불화황 SF_4	대기 중 존재하는 양이 1조분의 1로 적으나, 100년을 기준으로 CO_2와 같은 농도로 가정할 시 CO_2보다 약 22500배 높음, 대기 중 체류시간 약 580~1400년
염화불화탄소 CFCs	몬트리올 의정서에 의해 대기 중 농도가 차츰 줄어들고 있으나 100년을 기준으로 CO_2와 같은 농도로 가정할 시 CO_2보다 약 4660~13900배 높은 온실효과 대기중 체류시간 약 40~100년

[자료] 국립기상과학원, 2020 지구대기감시보고서, 2021.

세계기상기구(WMO)와 유엔환경계획(UNEP)이 공동으로 설립한 '기후변화에 관한 정부간협의체(Intergovernmental Panel on Climate Change, IPCC)'가 2013년 9월에 발표한 제5차 평가보고서(WG1)에 따르면, 지구 온난화로 인해 지구 평균기온이 지난 133년간(1880~2012) 0.85℃ 상승했으며, 지구 평균해수면은 110년간(1901~2010) 19cm 높아졌다고 하였다. 또한 지난 34년(1979~2012) 동안 북극 해빙의 연평균 면적이 10년에 3.5~4.1%의 비율로 줄어들었을 가능성이 높다고 밝혔다.

만약 현재와 같은 추세로 온실가스를 배출한다면(RCP[13] 8.5), 21세기 말

13) RCP(Representative Concentration Pathways) : 온실가스 배출 시나리오
- RCP 2.6 : 지금부터 즉시 온실가스 감축을 수행하는 경우

(2081~2100)의 지구평균 기온은 1986~2005년에 비해 3.7℃, 해수면은 63cm 상승할 것으로 전망된다. 특히 RCP 8.5에서는 21세기 말 9월에 북극 해빙면적이 거의 사라질 것으로 전망되었다.

우리나라에서도 연평균 기온과 강수량, 해수면의 상승 현상이 관측되고 있다. 지난 106년(1912~2017) 동안 우리나라 6대 도시(서울, 인천, 강릉, 대구, 부산, 목포)의 평균 기온은 10년에 약 0.18℃씩 상승하였고 최근 30년의 연평균 기온은 20세기 초 30년(1912~1941년)보다 1.4℃ 상승하였다. 이러한 변화 추세를 반영하듯 20세기 초에 비해 여름은 19일 길어졌고 겨울은 18일 짧아졌다.

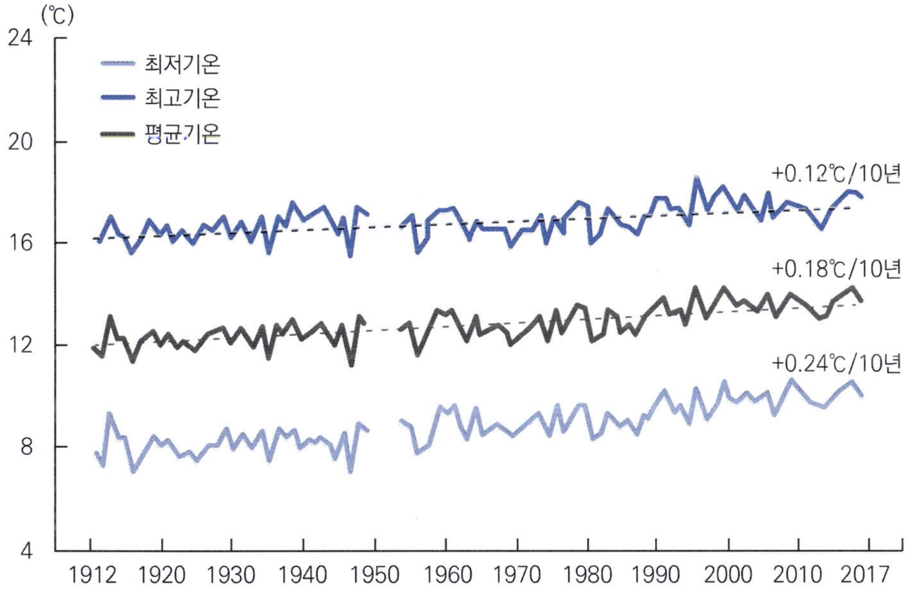

그림 11-5. 연평균 최고, 평균, 최저 기온

또한, 지난 10년 동안 연강수량은 약 16.3mm의 폭으로 증가하였으며, 우리나라 주변 해양의 수온과 해수면 상승률은 전 지구 평균인 0.85℃, 1.4mm/년 보다 약 2~3배 높은 것으로 관측되었다.

RCP 8.5가 유지한다면 21세기 후반(2071~2100) 우리나라의 기온은 현재(1981~2010) 대비 4.4℃ 상승, 강수량은 현재 대비 13% 증가, 폭염과 열대야 일수는 현재 대비 각각 3.5배, 11.9배 증가할 것으로 전망된다.

- RCP 4.5 : 온실가스 저감정책이 상당히 실현되는 경우
- RCP 6.0 : 온실가스 저감정책이 어느 정도 실현되는 경우
- RCP 8.5 : 저감없이 온실가스가 현재 추세로 배출되는 경우

이같이 지구 온난화는 폭염과 집중호우, 태풍 또는 가뭄 빈발 초래, 동·식물 종의 변화, 산림황폐 및 사막화 가속 그리고 말라리아·황열 등으로 인한 감염병 증가 등 정치·사회·문화 모든 면에서 인류의 '삶의 방식'을 변화시킬 것으로 보인다.

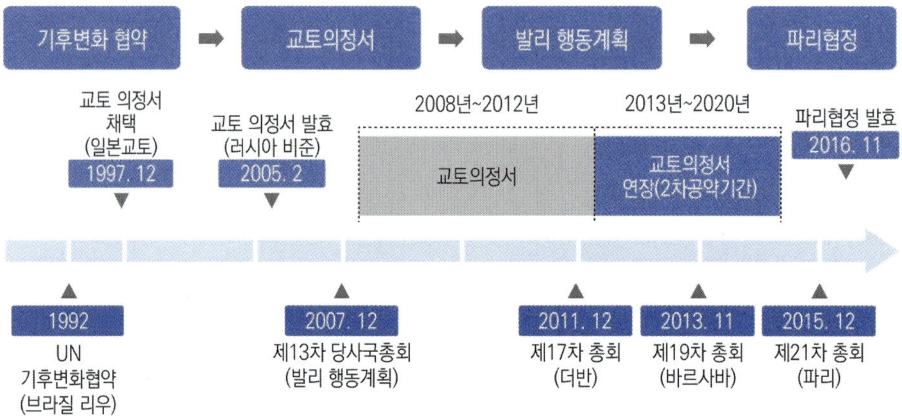

그림 11-6. 기후변화협약 주요논의 경과

🕮 기후변화협약

기후변화협약(United Nations Framework Convention on Climate Change)은 지구 온난화 문제를 전 지구적 차원에서 공동대응하기 위하여 1992년 브라질 리우회의에서 채택한 환경협약으로 우리나라는 1993년 12월 세계 47번째로 가입하였다. 이 협약은 국제사회의 기후변화 대응에 있어 몇 가지 원칙을 제시하고 있다. 그중에서도 특히 '공통의 차별화된 책임원칙'에 따라 모든 국가가 지구 온난화 방지를 위해 각국의 능력 및 사회·경제적 여건에 따라 대응하며, 선진국이 선도할 것을 명시하고 있다. 이에 따라 협약 당사국들은 공통적으로 온실가스 감축 국가전략 수립 및 국가보고서 제출 등을 이행하되, 온실가스 감축 의무부담에 있어 Annex I (선진국 및 동구권 국가 등 유럽공동체 포함 41개국) 및 Non-Annex I 으로 구분하여 각기 다른 의무를 설정하여 부담토록 하고 있다.

🕮 교토의정서

교토의정서(Kyoto Protocol to United Nations Framework Convention on Climate Change)는 기후변화협약의 구체적 이행 방안으로 1997년 12월 일본 교토에서 개최된 제3차 당사국총회에서 채택되었다. 감축 대상 가스는 이산화탄소(CO_2), 메탄(CH_4), 이산화질소(NO_2), 과불화탄소(PFCS), 수소불화탄소(HFCS), 육불화황(SF6)의 6가지이고, 의무이행 대상 총 38개국은 2008~2012년 사이에 온실가스 총배출량을 1990년 수준보다 평균 5.2% 감축하여야 한다는 것이다. 우리나라의 2011년 온실가스 배출량(tCO_2e)은 5억 8,770만톤으로 전 세계 배출량의 1.9%를 차지하며 이는 세계 7위에 해당한다(출처 2013 IEA CO_2highlights). 우리나라는 2015년 6월 관계부처 합동으로 2030년 온실가스 배출전망치(BAU) 대비 37% 감축이라는 2030 감축목표를 설정하였고, 이를 효과적으로 달성하기 위해 범정부 합동으로 2016년 12월에 2030 국가온실가스감축 기본로드맵을 확정했다.

🕮 파리협정

파리협정(Paris Agreement)은 2015년 12월 12일 파리에서 열린 제21차 유엔기후변화협약 당사국총회에서 선진국과 개도국 간의 치열한 협상 끝에 채택된 것으로, 2020년 이후의 새 기후변화 체제 수립을 위한 최종 합의문이다. 즉, 2020년 만료 예정인 교토의정서를 대체해 2020년 이후의 기후변화 대응을 담은 국제협약이다. 파리협정은 선진국만 온실가스 감축 의무가 있었던 1997년 교토의정서와는 달리 195개 당사국 모두에게 구속력 있는 보편적인 첫 기후합의라는 점에서 그 역사적 의미가 있다. 선진국에게는 재정지원 및 기술 이전에 대한 책임을 강조한 반면, 기후변화 영향에 특히 취약한 개발도상국의 특수성을 감안하도록 하는 등 기후협약의 원칙인 '공통의 그러나 차별화된 책임'과 각국의 다양한 여건, 각국의 역량을 반영하였다.

② 오존층 파괴

과거 인간이 사용하는 물질은 대부분 유기물이었고 이것들은 일정한 시간이 지나면 분해되어서 또 다시 생태계로 되돌려졌다.

그러나 인공합성물질은 분해되는 데 오랜 시간이 걸리며, 이것들이 사용된 후 지상에 쌓이거나 대기 중에 방출되면서 자연계의 물질순환에 교란이 일어난다. 이로 인해 나타난 문제 중에서 지구 생태계를 위협하는 가장 심각한 것은 오존층 파괴(Ozone depletion)이다.

대기 중의 오존은 약 90% 이상이 지상 15~35km의 상공에 고농도의 오존층을 이루고 있다. 이러한 오존층은 태양광선으로부터 복사되는 유해한 자외선을 흡수·차단하여 생물체에 덜 해로운 태양광선을 선택적으로 통과시키는 천연여과장치 역할을 하여 지구상의 모든 생물제를 보호하고 있다.

만약 오존층이 없어 자외선이 여과 없이 지표까지 도달한다면 인체와 동식물에 악영향을 미치게 된다.

오존층 파괴 현상은 1957년 영국의 남극조사팀에 의해 처음 관측되었다. 1987년 10월에는 소위 오존홀(Ozone hole)이라고 명명된 오존층 파괴가 현저하게 나타났고, 가장 심각한 남극은 15~20 km 고도 내에서 오존전량의 약 95%가 파괴되었다고 하며, 현재에도 전 세계 도처에서 오존층이 엷어지고 있는 현상이 끊임없이 나타나고 있다.

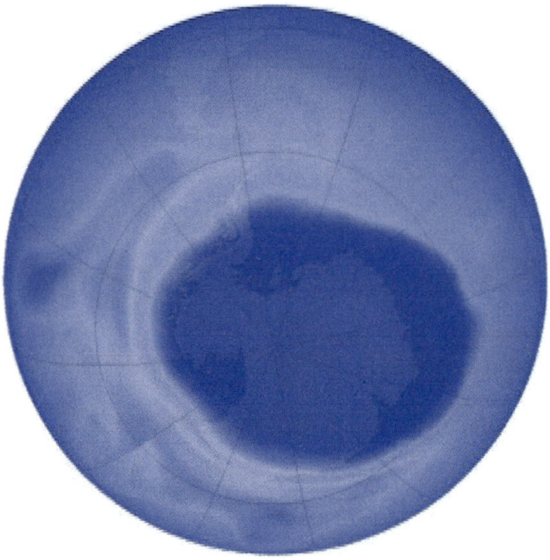

그림 11-7. 남극의 오존홀(NASA, 2017)

오존층 파괴는 식품의 냉동가공, 냉매, 단열재의 발포제, 전자제품의 세정제, 드라이크리닝 용제, 스프레이 제품의 불연성 분사추진제 등의 용도에 사용되는 CFCs(염화불화탄소), 할론가스(Halon), Methyl Bromide(CH_3Br), 사염화탄소(Carbontetrachloride, CCl_4), 1.1.1-TCE(1.1.1-Trichloroethane), HCFC 등이 대기 중에 방출되어 성층권에 있는 오존과 반응하여 일어난다.

CFCs(Chloroflourocarbons, 염화불화탄소)

1928년 염소, 플루오르, 탄소를 합성하여 프레온(Freon)이라는 상품명으로 시장에 선보인 화학물질이다. 끓는점이 매우 낮고, 제조가 간단하며, 가격이 저렴하기 때문에 에어로졸 · 폼 · 유기화합물 · 소방제 등으로 전 세계에 광범위하게 사용되어 왔다. CFCs는 인간에게는 직접적으로 건강상의 장애를 일으키지 않지만 대기권에서는 분해되지 않고 성층권까지 도달한 후 자외선에 의해 분해되어 오존층 파괴의 촉매 역할을 하는 염소원자를 방출한다.

유엔환경계획(UNEP)에 의하면 성층권 오존농도가 10% 감소하면 피부암 발생이 26% 이상 증가한다고 한다. 이 외에 오존층 고갈에 따른 유해 자외선의 영향은 피부 노화 촉진, 안질환(백내장, 자외선 각막염, 결막염, 망막장애 등)의 증가, 면역기능의 저하, 농작물의 수확 감소, 해양생물에의 피해, 플라스틱 등 고분자화합물의 조기열화, 광화학 대기오염 증가 등을 유발한다.

📖 비엔나협약과 몬트리올의정서

1985년 3월 채택된 비엔나협약(Vienna Convention for the Protection of the Ozone Layer)은 국제적 차원에서 오존층 보호를 위한 기본골격이며, 염화불화탄소(CFCs), 할론(Halon), 사염화탄소(CCl4) 등 95종의 물질을 오존층 파괴물질로 정하고 있다. 이 협약의 후속 작업으로 1987년에는 오존층 파괴물질의 생산과 소비의 감축을 주요 내용으로 하는 몬트리올의정서(Montreal Protocol on Substances that deplete the Ozone Layer)가 채택되었다. 우리나라는 1992년 2월에 비엔나협약 및 몬트리올의정서에 가입하였다.

③ 산성비

'산성비(Acid rain)'란 화석연료의 연소나 자동차 배기가스에 의하여 인위적으로 발생한 황산화물(SO_x)과 질소산화물(NO_x) 등의 화학물질이 빗물에 녹아 황산(H_2SO_4)과 질산(HNO_3) 등으로 변하여 내리는 pH가 5.6 이하인 비를 말한다.

산성도가 강한 비가 장기간에 걸쳐 내릴 경우 건물 · 교량 및 구조물 등을 부식시키고, 식물의 수분 흡수를 억제하거나 토양의 유기물 분해를 방해하는 등 토양과 수질을 오염시키고 생태계에 손상을 입힐 수 있다. 또한, 눈의 점막을 상하게 하거나 머리카락을 탈색시킬 수 있고, 호흡기 질환을 일으키는 등 인체에도 직접적인 피해를 주며, 수중의 녹아 있는 중금속 물질의 음용은 체내에 축척되어 만성적인 영향을 초래한다.

국제적으로 산성비 문제는 유럽에서 1960년대에 광범위하게 제기되기 시작하였고, 최근 중국대륙의 급격한 공업화로 인하여 우리나라를 포함한 동아시아 지역의 산성비 피해가 점차 증가하고 있는 실정이다.

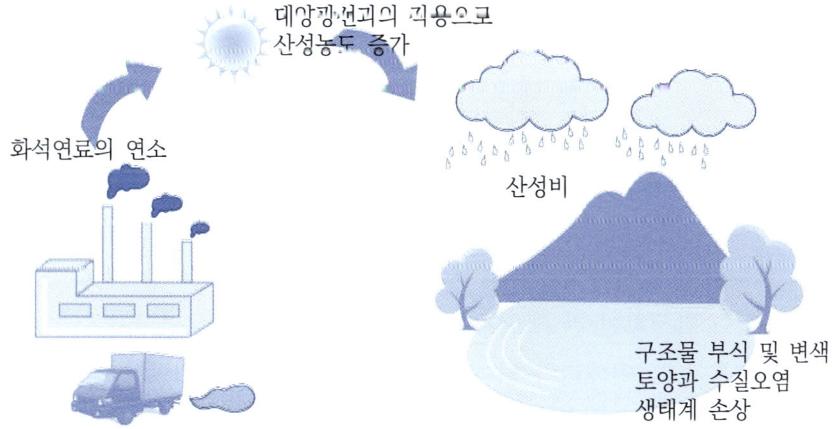
태양광선과의 작용으로
산성농도 증가
화석연료의 연소
산성비
구조물 부식 및 변색
토양과 수질오염
생태계 손상

그림 11-8. 산성비의 원인과 영향

④ 엘니뇨와 라니냐

열대 태평양의 해수면 온도는 보통 서태평양이 고온이고, 동태평양 남미연안은 저온이다. 이 온도 차이 때문에 따뜻한 공기가 차가운 쪽으로 흐르는 대류현상이 발생해 태평양 상공의 대기는 서태평양 지역에서는 저기압, 동태평양 지역에서는 고기압 상태를 유지한다.

그러나 적도 무역풍이 계속 약화되면 난수층이 동태평양으로 계속 이동하게 되어 페루 연안의 찬 해수의 용승을 약화시킴으로써 태평양 동부 적도해역(페루 연안)의 월평균 해수면 온도 편차의 5개월 이동 평균값이 약 6개월 이상 계속해서 +0.5℃ 이상 지속되는 현상을 '엘니뇨(El Nino)'라 한다.

높아진 수온에 의해 영양염류와 용존산소의 감소로 인하여 어획량이 줄고, 어장이 황폐화되며, 상승기류가 일어나 중남미 지역에 폭우나 홍수의 기상이변이 일어난다. 이는 태평양 반대쪽인 호주 일대에 가뭄을 가져와 태평양 양쪽 모두에 이상 기상을 초래하고 농업과 수산업 전반에 큰 피해를 입히는 원인이 된다.

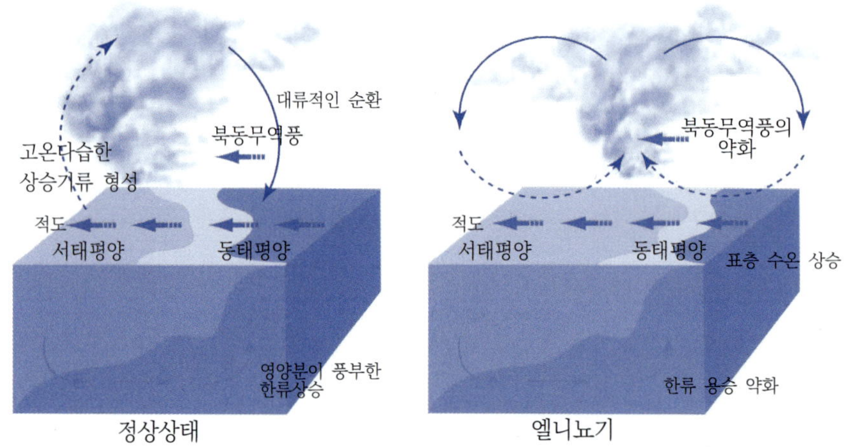

그림 11-9. 엘니뇨(El Nino)

반대로 적도 무역풍이 평년보다 강해지면 서태평양의 해수면과 수온은 평년보다 상승하게 되고, 찬 해수의 용승 현상 때문에 적도 동태평양에서 저수온 현상이 강화되어 엘니뇨의 반대현상이 나타난다. 이러한 현상을 '라니냐(La Nina)'라고 한다. 이 현상이 발생하면 찬 해수에 의해 공기가 냉각되어 동남아시아에는 격심한 장마가, 페루 등 남아메리카에는 가뭄이 그리고 북아메리카에는 강추위가 찾아올 수 있다. 엘니뇨나 라니냐는 세계적인 기상이변의 원인이 되며, 상당한 주기성을 갖고 반복해서 나타나고 있다.

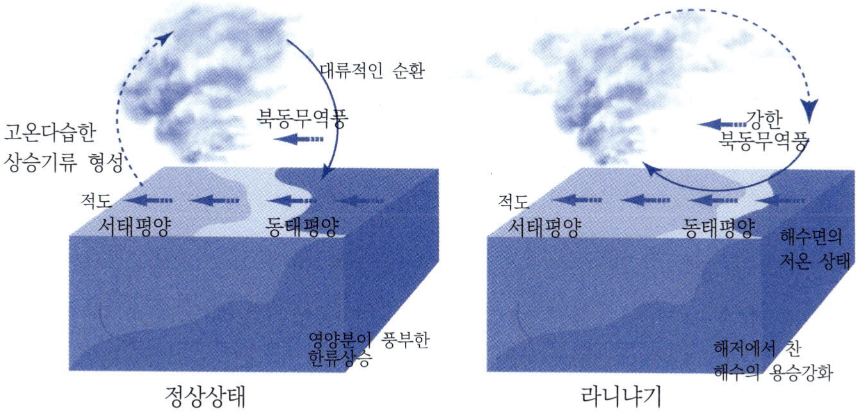

그림 11-10. 라니냐(La Nina)

⑤ 황사

주로 중국 북부의 건조한 오르도스 사막, 타클라마칸 사막, 텐겔 사막, 황하강 상류와 몽고의 고비 사막 등에서 바람에 의하여 미세한 모래먼지가 대기 중에 퍼졌다가 서서히 강하하는 현상 또는 강하하는 모래먼지를 말한다.

황사(Yellow sand)가 발생하는 가장 큰 원인은 사막화이다. 최근 중국 내륙은 지구 온난화와 같은 기후적인 요인과 삼림 파괴, 과도한 방목, 광산 개발, 공장 건설 등 인위적인 요인이 복합적으로 작용하여 사막화가 빠르게 진행되고 있다. 사막화 현상이 확대되면서 황사는 더 자주 발생하고 있으며, 강도 또한 높아지고 있다.

황사는 주로 봄철에 발생하는데, 이는 겨울 내내 얼어있던 건조한 토양이 녹으면서 잘게 부서져 부유하기 쉬운 20㎛ 이하 크기의 작은 모래먼지가 되고 이것이 편서풍 기류를 타고 우리나라를 통과하거나 우리나라 부근에 고기압이 형성되어 하강기류가 발생할 때 발생하기 쉽다.

황사의 주요 성분은 석영, 장석, 운모, 고령토, 알루미늄, 철 등의 금속류와 미세한 먼지, 석회성분 그리고 납, 카드뮴 등 유해중금속, 다이옥신 등의 오염물질이 다량으로 함유되어 있다.

황사의 미세한 모래 먼지는 햇빛을 차단하여 식물의 광합성 작용을 방해하며, 사람이나 가축의 호흡기 질환, 심혈관 질환, 눈병 등 각종 질병을 유발한다. 또한 황사는 빨래나 음식물 등에 부착되어 일상생활을 불편하게 하고, 시정 거리가 짧아져 자동차나 항공기 운항에 차질을 빚기도 하며, 반도체 등 정밀산업의 가동중단, 휴교사태 등 막대한 사회·경제적인 피해를 준다.

우리나라는 황사로 인한 피해를 기상재해로 인식하여 기상청에서 2002년부터 미세먼지 농도를 기준으로 황사예보와 황사특보제를 시행하고 있다. 황사특보는 기상특보와 비슷하게 황사정보, 황사주의보, 황사경보로 나누어 발령하며, 황사의 강도를 나타내는 예보는 옅은 황사, 짙은 황사, 매우 짙은 황사의 3단계로 나누어 발표하고 있다.

표 11-6. 황사강도 예보 기준

구 분	기 준
옅은 황사	1시간 평균 미세먼지 농도가 400㎍/㎥ 미만
짙은 황사	1시간 평균 미세먼지 농도가 400~800㎍/㎥
매우 짙은 황사	1시간 평균 미세먼지 농도가 800㎍/㎥ 이상

표 11-7. 황사특보 발표 기준과 단계별 행동요령

구분	기준	행동요령
황사 정보	1시간 평균 미세먼지 농도가 300㎍/㎥ 이상이 2시간 이상 지속될 것으로 예상될 때	· 노약자, 호흡기 질환자의 실외활동 자제 권고 · 유치원과 초등학교의 실외활동 자제 권고 · 일반인의 과격한 실외운동 자제 권고
황사 주의보	1시간 평균 미세먼지 농도가 400㎍/㎥ 이상이 2시간 이상 지속될 것으로 예상될 때	· 노약자, 어린이, 호흡기 질환자의 실외활동 금지 · 유치원과 초등학교의 실외활동 금지 · 일반인의 과격한 실외운동 금지 및 실외활동 자제
황사 경보	1시간 평균 미세먼지 농도가 800㎍/㎥ 이상이 2시간 이상 지속될 것으로 예상될 때	· 노약자, 어린이, 호흡기 질환자의 외출금지 권고 · 유치원, 초등학교의 실외활동 금지 및 수업단축, 휴업 등의 학생 보호조치 강구권고 · 일반인의 실외활동 금지 및 외출자제 권고 · 실외운동경기 중지 및 연기 권고

(2) 인체에 미치는 영향

오염된 대기는 다양한 성분이 포함되어 있기 때문에 건강에 미치는 영향은 주요 성분에 따라 차이가 있으나 일반적으로 천식, 기침과 같은 호흡기계 증상의 증가, 심혈관 질환 및 신경계 질환의 증가, 조기사망 등 유해한 영향을 미치게 된다.

① 가스상 물질이 인체에 미치는 영향

㉠ 이산화황(SO_2)

물에 대단히 잘 녹는 무색의 자극성이 있는 불연성 가스로, 황을 함유하고 있는 연료(주로 석탄과 석유)의 연소, 금속 제련공정, 기타 산업공정 등에서 발생한다.

노출되어 있는 인체의 점막을 자극하고, 진한 기체를 흡입하면 콧물, 담, 기침 등이 나오고 호흡곤란을 초래한다. 또한 질소산화물(NO_X)과 함께 산성비의 주요 원인물질로서 토양, 호수, 하천의 산성화에 영향을 미치며, 식물의 잎맥 손상, 성장저해 및 빌딩이나 기념물 등 각종 구조물의 부식을 촉진시키는 것으로 알려져 있으며, 시정장애를 일으키는 미세먼지(PM-10)의 주요 원인물질이기도 하다.

㉡ 일산화탄소(CO)

무색, 무취, 무자극성의 기체로써 이산화탄소와는 달리 맹독성이 있고 비중이 0.968이어서 공기와 거의 같아 혼합되기 쉬우며, 주로 물체가 불완전 연소할 때 많이 발생한다.

일산화탄소의 노출로 인한 건강장애는 산소부족으로 인한 결과이다. 즉, 일산화탄소는 혈중 헤모글로빈(Hb)과의 친화성이 산소보다 250~300배나 강하기 때문에 HbO_2의 형성을 방해하고, 혈중 O_2 농도를 저하시키며, 결국 생체조직에의 무산소증(Anoxia, 산소결핍증)을 일으키게 된다.

사람에 따라 일산화탄소에 대한 감수성이 다르지만, 혈중의 COHb 포화도가 10% 미만이어야 하는데 20~40%에서는 심한두통, 오심, 구토가 있고, 40~50%에서는 시각장애, 50~60%에서는 경련, 실신, 혼수상태에 빠지며, 70% 이상에서는 사망하게 된다.

㉢ 이산화질소(NO_2)

적갈색의 반응성이 큰 기체로서, 대기 중에서 일산화질소(NO)의 산화에 의해서 발생한다. 대기 중 휘발성유기화합물(VOCs)과 반응할 경우에는 오존(O_3)을 생성하는 전구물질의 역할을 한다.

인체에 미치는 영향은 일산화질소보다는 이산화질소가 인체에 더욱 큰 피해를 주는 것으로 알려져 있다. 고농도의 이산화질소에 인체가 노출되면 눈, 코 등의 점막에서 만성기관지염, 폐렴, 폐출혈, 폐수종의 발병으로까지 발전할 수 있는 것으로 보고되고 있으며, 식물에 대한 피해로는 식물세포를 파괴하여 꽃식물의 잎에 갈색이나 흑갈색의 반점이 생기게 한다.

㉣ 오존(O_3)

대기 중에 배출된 질소산화물(NO_X)와 휘발성유기화합물(VOCs) 등이 자외선과 광화학 반응을 일으켜 생성된 광화학 옥시던트의 일종으로 2차 오염물질에 속한다.

오존에 반복 노출 시에는 폐에 피해를 줄 수 있는데 가슴의 통증, 기침, 메스꺼움, 목 자극, 소화불량 등의 증상을 유발시키며 기관지염, 심장 질환, 폐기종 및 천식을 악화시키고, 폐활량을 감소시킬 수 있다. 특히 기관지 천식환자나 호흡기 질환자, 어린이, 노약자 등에게는 많은 영향을 미치므로 주의해야 할 필요가 있다. 또한 농작물과 식물에 직접적으로 영향을 미쳐 수확량이 감소되기도 하며 잎이 말라 죽기도 한다.

㉤ 미세먼지(PM-10)

공기 중 고체상태와 액적상태 입자의 혼합물을 말한다. 이러한 입자들은 자연 배출원 뿐만 아니라 여러 종류의 고정배출원이나 이동배출원으로부터 배출되므로 여러 형태의 모양과 크기를 가지고 있다.

미세먼지는 천식과 같은 호흡기계 질병을 악화시키고, 폐 기능의 저하를 초래한다. 또한 시정을 악화시키고, 식물의 잎 표면에 침적되어 신진대사를 방해하며, 건축물에 퇴적되어 조각된 유적물이나 동상 등에 부식을 일으킨다.

㉥ 납(Pb)

용융점이 낮아 가공이 쉽고 잘 부식되지 않는 납은 기원전 4,000여 년 전부터 우리 생활에 널리 이용되어 왔다.

주요한 환경적 노출은 식품의 용기나 교통기관의 배기가스 등이 문제가 된다. 자동차 연료인 유연휘발유 중의 사에틸납(Tetra Ethyl Lead)이 대기 중 납의 주요 배출원이어서 우리나라에서는 1993년 1월까지 휘발유 전량을 무연휘발유로 대체하도록 한 바 있다. 최근에는 금속공정(철 제련공장, 비철 제련공장, 배터리 제조업체 등)이 대기 중 납의 주요 배출원이 되고 있다.

호흡이나 음식물, 음료수, 토양 또는 먼지 속에 있는 납이 경구를 통하여 몸속으로 들어오게 되며, 혈액 속이나 뼈 그리고 세포 속에 축적되어 간장, 신장, 신경계통 등 여러 신체기관들에 나쁜 영향을 미친다. 납을 과다 흡입하게 되면 발작, 지적 성장력 부진, 행동장애 등 신경장애를 일으키는 것으로 알려져 있다.

㉦ 벤젠(Benzene)

무색으로 특유한 냄새가 나며 휘발성이 강하고 알코올, 클로로포름, 아세톤 등 유기용매에 잘 녹는다. 유기물질과 화석연료의 연소 시 발생하며, 주된 배출원으로 자동차의 배출가스, 석유의 저장과 운송 중 증발 등이 있다.

호흡을 통해 약 50%가 인체에 흡수되며, 아주 작은 양이지만 피부를 통해 침투되기도 한다. 체내에 흡수된 벤젠은 주로 지방조직에 분포하게 되고, 급성중독일 경우 마취증상이 강하게 나타나며 호흡곤란, 불규칙한 맥박, 졸림 등을 초래하여 혼수상태에 빠진다. 만성중독일 경우 혈액장애, 간장장애를 일으키고 재생불량성

빈혈, 백혈병을 일으키기도 한다. 세계보건기구, 국제암연구센터 등은 벤젠을 발암물질로 규정하거나 분류하고 있다.

표 11-8. 대기오염물질이 인체에 미치는 영향

오염물질	영 향
SO_2	천식, 기관지 등 호흡기계 질환 악화, 폐기능 감소, 눈과 호흡기 자극
NO_2	호흡기 및 심장병 악화, 만성 신장염
납(Pb)	체내에 축적되어 신경계통의 손상으로 신경위축, 사지경련, 신기능 장애, 특히 유기납은 중추신경장애
카드뮴(Cd)	호흡기 질환, 빈혈증, 골다공증, 골연화증
니켈(Ni)	피부염, allergy, 폐암, 비강 및 비강암
수은(Hg)	무기 수은 : 신장애, 단백뇨, 구내염, 피부염 유기 수은 : 중추신경장애에 의한 지각장애, 언어장애, 보행장애, 발육장애
크롬(Cr)	피부염, 피부궤양, 비중격천공, 만성기관지염, 피부암
비소(As)	기관지염, 피부암, 폐암
망간(Mn)	폐렴, 비출혈, 만성적 노출은 중추신경계 장애
일산화탄소	현기증, 두중(頭重), 두통, 피로의 원인
오존	폐활량 감소, 호흡기감염 증가, 운동신경기능 저하, 시력장애
분진	각종 오염물질의 운반자로써 작용, 기관지염, 기관지의 통기저항 증가

② 입자상 물질이 인체에 미치는 영향

입자의 물리·화학적 성질에 따라 인체에 미치는 영향이 매우 다르며, 특히 입자의 크기는 폐의 침착률을 결정한다.

㉠ 진폐증

입자의 크기가 10㎛ 이상의 분진은 흡입되어도 비강에서 체외로 배출되고, 5~10㎛의 경우 기의 전부기 상기도에서 포착되어 섬모 활동에 의해서 토출되며, 0.5㎛ 이하의 입자는 호흡운동에 의하여 호기와 함께 배출된다.

폐포까지 도달하는 입자의 크기는 직경 0.5~5.0㎛이며, 그중 1㎛ 정도의 크기가 흡착력이 가장 높다. 폐포에 도달한 입자는 식세포에 의하여 섭취되는데, 그중 섭취되지 않은 입자는 식세포를 파괴 또는 변성시킴으로써 폐조직의 병변을 유발시키기 때문에 보건학적으로 중요한 의미를 가지고 있다.

진폐의 발생은 먼지의 성분이 중요한데 광산의 경우 유리규산에 의한 규폐증이 많으며, 석탄의 취급이 많은 경우에는 탄폐증의 발생이 많다.

㉡ 폐암

대기 중에 있는 석면(asbestos)이나 자동차 가스에서 배출되는 크롬(Cr), 니켈(Ni), benzo-pyrene 등은 강한 발암성 물질로 알려져 있다.

(3) 동·식물에 미치는 영향

동물은 사람과 비슷한 피해를 받으며, 식물에 미치는 영향은 사람이나 동물보다 더 민감한데 농작물이나 과수에 많은 피해를 입힌다.

표 11-9. 대기오염이 식물에 미치는 영향

오염물질	영 향
이산화황(SO_2)	회백색 반점, 잎맥사이의 표백, 백화현상,
오존(O_3)	반점, 얼룩표백, 색소형성
불화수소(HF)	새싹의 선단부나 줄기에 황화형성(chlorosis), 발육부진, 균에 의한 질병발생
이산화질소(NO_2)	불규칙 흰색 또는 갈색으로 변화
황화수소(H_2S)	기부(基部)와 가장자리를 태움
PAN	유리화, 은백색 광택화
Ethylene	꽃받침의 마름, 잎의 기형, 잎의 절단
염소(Cl_2)	잎맥사이의 표백현상, 잎의 끝 또는 가장자리가 타거나 기관 탈리
암모니아	갈색 또는 초록색으로 삶아진 형태로 나타나거나 흑색으로 변화
수은	백화현상과 기관 탈리(脫離), 갈색반점, 잎맥의 황색현상
염화수소(HCl)	회사성(懷死性) 손상, 잎 끝이 타거나 가장자리에 흑반증
2,4-Dichlorophenoxy acetic acid	가장자리에 가리비 무늬현상, 줄기의 팽윤(膨潤), 황록색 얼룩반점

(4) 물질에 미치는 영향

대기오염 물질은 금속물의 부식, 피혁제품의 손상, 건축재료 등을 손상시켜 경제적 손실을 가져온다.

㉠ 이산화황(SO_2), 이산화질소(NO_2), 황화수소(H_2S)는 철, 니켈, 구리, 알루미늄과 같은 금속을 부식시킴으로써 금속재료의 손실을 가져오고, 전기적 특성을 변화시킨다.

㉡ 이산화황(SO_2)은 가죽에 흡수되어 황산으로 변하면서 가죽의 조직을 침식한

다. 종이의 셀룰로이드 섬유도 SO_2에 의해 노화되어 금이 가고 쉽게 찢어지며 대리석, 석회석 등을 부식시킨다.

㉢ 오존(O_3)은 자동차의 타이어와 고무제품에 손상을 준다.

㉣ 매연, 검댕, 타르 등은 건축물을 착색시킨다.

㉤ 불소(F) 및 불화수소(HF)는 유리, 도자기, 금속 등을 부식시킨다.

㉥ 페인트와 도료는 이산화황(SO_2)과 황화수소(H_2S)에 의해서 변색되거나 퇴색된다.

㉦ 의류에 대한 피해는 주로 이산화황(SO_2)에 의해서이다.

3. 수질오염

수질오염이란, 폐기물의 양이 증가하여 물의 자정능력이 상실되는 상태를 말한다. 오염된 물은 수인성 질병의 감염원이며, 기생충 질환을 전파하는 등 사람에게 위해를 가져온다.

오늘날의 수질오염은 대도시나 공업도시 주변의 하천이나 강에 심한 오탁이 발생하여 인근까지 퍼지는 광역화 경향이 있고 오염물질의 질, 양 및 종류가 다양화, 누적화되는 경향이 있기 때문에 중요하게 다루어져야 한다.

1) 수질오염의 발생원

수질오염을 일으키는 요인은 크게 기후적 변화에 의한 자연적 요인과 인구의 증가, 도시화, 산업의 집중화와 대규모화에 따른 사회적 요인으로 구분할 수 있다. 또한 수질오염원은 오염물질의 배출형태에 따라 점오염원과 비점오염원으로 구분된다.

우리나라 수질오염의 원인은 발생량을 기준으로 볼 때 생활하수, 산업폐수, 축산폐수 순이며, 오염부하를 기준으로 볼 때는 산업폐수, 생활하수, 축산폐수 순이다.

(1) 점오염원(Point source)

폐수배출시설, 하수발생시설, 축사 등으로서 관거·수로 등을 통하여 일정한 지점으로 수질오염물질을 배출하는 배출원을 말한다.

일반적으로 점오염원은 배출지점이 명확하여 비교적 제어하기 쉽고, 처리효율이 높다.

① **생활하수**

주거지역과 상업용 공공시설에서 배출되는 음식물로 인한 하수와 세탁 및 화장실의 희석된 분뇨 등을 말한다.

생활하수에는 수중에서 잘 분해되지 않아 하수 중의 부패생물을 사멸시키고, 생물학적 작용에 의한 하수처리 과정에 영향을 주며, 기포형성으로 용존산소량을 감소시키는 중성세제가 다량 함유되어 있다.

② **산업폐수**

대부분 고농도 유기성 물질 및 각종 중금속 등이 함유되어 있어 처리가 곤란하고 생태계의 순환 사이클을 통해 인간의 몸으로 되돌아와서 각종 환경성 질환을 일으키는 원인이 된다.

현재 가장 문제가 되고 있는 것은 피혁 · 도금 · 섬유 · 화학 등의 공장에서 배출되는 산업폐수로써 유해 화학물질을 함유하고 있기 때문에 특별한 관심과 노력을 기울여야 한다.

③ **축산폐수**

축산물 수요의 증가에 따라 가축 사육두수 및 단위 축산농가별 사육규모가 점점 대형화되면서 발생량이 늘어나는 추세이다.

축산폐수는 유기물의 함량이 높아 처리가 어려우며, 적정처리를 하지 않고 공공수역으로 방류하면 하천의 수질악화 및 호소의 부영양화를 초래할 뿐만 아니라, 악취 및 해충피해 등으로 쾌적한 생활환경을 해치는 요인이 된다.

④ **광업폐수**

광업폐수에는 쇄석 또는 채탄 시의 미분탄이 포함되어 있으며, 폐광에서 유출되는 폐수에는 중금속 물질이 함유되어 주변의 지하수나 토양을 오염시킨다.

(2) 비점오염원(Non-point source)

점오염원에 대한 상대적 개념으로 농지에서 살포된 농약, 축사에서의 유출물, 도로상의 오염물질, 도시지역의 먼지와 쓰레기, 지표상 퇴적오염물질 등으로써 불특정 장소에서 불특정하게 수질오염물질을 배출하는 배출원을 말한다.

일반적으로 비점오염원은 배출지점이 불특정하여 제어가 어렵고 오염원의 배출량이 강우량에 크게 좌우되어 계량적인 관리에 어려움이 있다.

또한 개발면적 증가, 도시지역 확대, 농업활동 대형화 등에 따라 향후에도 지속 증가할 것으로 전망된다.

표 11-10. 점오염원과 비점오염원의 특성 비교

구 분	점오염원	비점오염원
배출원	공장, 가정하수, 분뇨처리장, 가두리양식장, 축산농가 등	논, 밭, 임야, 대지, 도로 광산, 대기 중의 오염물질 등
종 류	생활하수, 산업폐수, 축산폐수 등	도시유출수, 농경배수, 광산폐수, 산림유출수 등
특 성	· 인위적 · 배출지점 특정, 발생상황 확인 가능 · 발생시기, 농도, 발생량이 비교적 일정 · 자연적 요인의 영향을 적게 받아 계절적 변화가 작음 · 오염물질의 통제 또는 제어가 용이	· 인위적 및 자연적 · 배출지점 불특정, 발생상황 확인곤란 · 희석, 확산되면서 넓은 지역으로 배출 · 강우 등 계절에 따른 변화가 심하여 실측이 곤란함 · 오염물질의 통제 또는 제어가 곤란

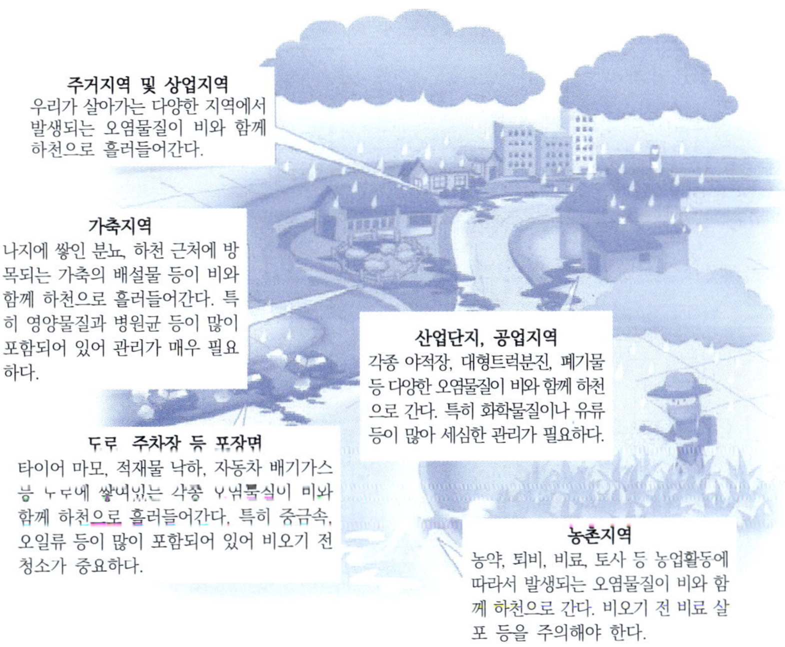

그림 11-11. 비점오염원의 개념

2) 수질오염 지표

수질오염은 수질의 물리적, 화학적, 생물학적 작용의 복합으로 하나의 단일한 항목으로 표현하기가 어렵기 때문에 이화학적, 미생물학적인 요소들을 종합하여 판단한다.

(1) 이화학적 지표

① 색도, 탁도, 냄새, 맛

물의 색은 미생물이나 플랑크톤의 번식, 용해성 물질, 오수 또는 공장폐수 등의 유입에 영향을 받는다.

탁도는 물의 혼탁한 정도를 나타내는 것으로 토사 등 부유물질의 혼입이나 용존물질의 화학적 변화에 기인한다.

물의 냄새는 플랑크톤의 번식과 세균류의 발생, 염소소독 등으로 발생되는데 저온의 물에서는 냄새가 없거나 적으며, 온도가 높아지면 냄새가 나는 것이 보통이다.

음용수의 기준으로 색도는 5도 이하, 탁도는 1NTU(다만 수돗물의 경우는 0.5 NTU) 이하, 냄새와 맛은 소독으로 인한 냄새와 맛 이외의 냄새와 맛이 있어서는 아니 된다(먹는 물의 수질기준 및 검사 등에 관한 규칙).

② pH

pH는 수소이온(H+)의 활동도를 나타내는 지표로써 물의 산 또는 알칼리의 강도를 나타내며, 유리탄산과 탄소염의 농도에 따라 산성(pH 7.0 미만), 중성(pH 7.0), 알칼리성(pH 7.0 이상)으로 구분된다.

외부로부터 산성 및 알칼리성 오염물질이 혼입되면 쉽게 변화를 받기 때문에 수질오염 여부를 판단하는 좋은 지표가 된다. 수중 생태계에서 각종 생물의 성장·번식을 위해서는 pH가 중성을 유지해야 한다.

일반적으로 자연수는 pH 6.5~7.5 범위 내에 있으며, 어류의 생존에 가장 적합한 pH는 6.0~8.0이다.

③ 용존산소(Dissolved Oxygen, DO)

수중에 녹아 있는 분자 상태의 산소를 말하며, 단위는 mg/L 또는 ppm 단위로 표시한다. 수중의 어패류나 미생물들은 용존산소를 이용하여 호흡하고, 수중에 존재하는 유기물질은 용존산소에 의해 산화·분해되기 때문에 용존산소가 부족하면 어패류의 사멸을 초래하고 수질오염이 발생하게 된다.

유기물질이 많으면 용존산소는 감소하게 되고, 무기환원성 물질에 의해서도 용존산소가 감소하며, 미생물의 호흡작용에 의해서도 용존산소는 감소한다. 일반적으로 용존산소는 기압이 높을수록, 수온이 낮을수록 증가한다.

④ 생물화학적 산소요구량(Biochemical Oxygen Demand, BOD)

호기성(친산소성) 세균에 의해 유기물질을 안정화시키는 데 필요한 산소량을 말한다.

수중의 생물화학적 산소요구량 측정은 20℃의 어두운 곳에서 5일간 배양한 후 감소되는 용존산소량을 측정하여 초기 값과의 차이를 mg/L 또는 ppm 단위로 표시하며, 그 값을 5일 BOD 또는 BOD_5라고도 한다.

생물화학적 산소요구량은 수중에 함유되어 있는 분해 가능한 유기물의 함유량 정도를 간접적으로 측정하는 데 이용된다. 즉, 생물화학적 산소요구량이 높으면 유기물질이 다량 함유되어 세균이 이것을 분해 · 안정화하는 데 많은 양의 유리산소를 소모하였다는 것을 의미하기 때문에 생물화학적 산소요구량이 높으면 용존산소는 낮다.

⑤ **화학적 산소요구량**(Chemical Oxygen Demand, COD)

수중에 포함되어 있는 유기물질을 산화제로 분해하여 안정화될 때까지 소모되는 산화제(중크롬산칼륨($K_2Cr_2O_7$)이나 과망간산칼륨($KMnO_4$))의 양에 상당하는 산소량을 말한다.

화학적 산소요구량은 유기물에 독성물질이 함유되어서 생물화학적 산소요구량을 측정할 수 없을 때에 사용되기 때문에 주로 폐수, 호수, 해수 등의 측정에 사용되며, 생물화학적 산소요구량에 비하여 단시간(약 2시간)에 측정이 가능한 장점이 있다. 화학적 산소요구량의 수치가 높다는 것은 오염도가 높다는 것을 의미하며, 이러한 수역은 용존산소의 소비가 많아 혐기성(피산소성) 분해가 일어나서 부패되기 쉬우므로 위생상 또는 농수산상 큰 위해를 준다.

일반적으로 폐수의 화학적 산소요구량값은 생물화학적 산소요구량값보다 높은데, 이는 미생물에 의해서 분해되지 않는 유기물이 산화제에 의해서 산화되기 때문이며, 미생물에 의해서 완전 분해되고 산화제에 의해서 완전 분해되면 COD = BOD가 된다.

⑥ **부유물질**(suspended solids, SS)

유기물과 무기물의 물질을 함유한 고형물질로 그 크기가 0.1㎛~2mm 이하로써 물에 용해되지 않고 떠다니는 물질을 말한다. 수중의 부유물질이 많은 경우 어류의 아가미에 부착되어 폐사를 일으키고 빛의 수중 전달을 방해하거나 수중식물의 광합성에 장해를 일으킨다.

⑦ **중금속**

유해중금속은 카드뮴, 수은, 구리, 납 등으로 공장폐수, 광산폐수 등 산업활동에 의한 오염이 주된 요인이며, 인체 내 축적되면 만성중독을 일으킨다.

(2) 미생물학적 지표

① 대장균군(Coliform group)

대장균군이 오염지표로써 중시되는 이유는 검출방법이 정확하고 간편하며, 항상 분변에서 배출되므로 대장균군이 수중에 존재하는 것은 그 물이 온혈동물의 분뇨로 오염되어 있는 것을 알려주는 수질오염의 생물학적 지표가 되기 때문이다.

대장균군 자체가 심각한 병원성을 가지지는 않으나 이들의 존재는 다른 병원성 미생물도 같이 있을 가능성이 크다는 사실을 말해주며, 또한 소화기계 감염병보다 비교적 저항성이 크기 때문에 살균 시 대장균의 유무로 다른 병원균의 사멸 여부를 판단할 수 있다.

대장균 검사방법은 정성실험과 정량실험으로 구분할 수 있다. 정량실험은 최적 확수 계산법(MPN, most probable number method)에 의해서 실시되며, 이는 검수 100㎖당 대장균군 수로 표시된다.

대장균을 검출할 수 있는 최소 검수량의 역수를 대장균 지수(coli index)라고 한다.

음용수의 기준은 총대장균군은 100㎖(샘물 및 먹는샘물의 경우 250㎖)에서 검출되지 않아야 한다(먹는 물 수질기준 및 검사 등에 관한 규칙 별표 1).

② 일반세균

한천배지에서 30℃, 18~24시간에 발생하는 세균 집락수를 말한다. 우리나라 음용수 기준은 1㎖ 중 100CFU 이하이다. 특히 상수원수로 사용되는 물에 인체에 유해한 세균이 함유되어 있으면 수인성 감염병의 원인이 된다.

3) 환경기준

(1) 환경기준의 개요

수질 및 수생태계 환경기준은 국민의 건강 보호와 쾌적한 물환경 조성을 위한 국가의 수질관리 목표로서 산업폐수 관리체계, 수질오염총량제, 수생태계보전 등 각종 정책수립의 기본이 되며 수자원 상태, 행정적 관리여건, 경제수준 및 국민의 의식수준에 따라 나라와 시대별로 그 항목과 기준치를 달리 정하고 있다.

현재 우리나라의 수질 및 수생태계 환경기준은 하천, 호소 및 지하수로 나누어 정하고 있다.

하천 · 호소의 경우 공통적으로 적용되는 건강보호항목(20개 항목)과 하천(7개 항목) · 호소(8개 항목)에 달리 적용되는 생활환경항목으로 구분하되, 생활환경항목은 수질상태에 따라 7등급으로 구분하고 있으며, 오염물질의 이화학적 농도와 함께 수생태계 내에 존재하는 생물이 받는 영향을 고려하여 정하고 있다.

표 11-11. 수질 및 수생태계 환경기준

- 건강보호 기준(하천·호소 공통)

(단위:mg/L)

카드뮴 (Cd)	비소 (As)	시안 (CN)	수은 (Hg)	유기인	납 (Pb)	6가크롬 (Cr^{6+})	PCB	PCE	1,4-다이옥세인
0.005 이하	0.05이하	불검출 (검출한계 0.01)	불검출 (검출한계 0.001)	불검출 (검출한계 0.0005)	0.05이하	0.05이하	불검출 (검출한계 0.0005)	0.04이하	0.05이하
사염화탄소	**1,2-디클로로에탄**	**디클로로에탄**	**벤젠**	**헥사클로로벤젠**	**클로로포름**	**포름알데히드**	**디에틸헥실프탈레이트**	**안티몬**	**ABS**
0.004 이하	0.03이하	0.02이하	0.01이하	0.00004 이하	0.08 이하	0.5이하	0.008이하	0.02이하	0.5이하

- 생활환경 기준(하천)

(단위:mg/L)

등급		상태 (캐릭터)	기준								
			pH	BOD (mg/L)	COD (mg/L)	TOC (mg/L)	SS (mg/L)	DO (mg/L)	T-P (mg/L)	대장균군 (군수/100mL)	
										총 대장균군	분원성 대장균군
매우좋음	Ⅰa	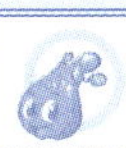	6.5~8.5	1 이하	2 이하	2 이하	25 이하	7.5 이상	0.02 이하	50 이하	10 이하
좋음	Ⅰb	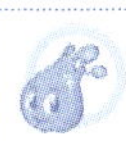	6.5~8.5	2 이하	4 이하	3 이하	25 이하	5.0 이상	0.04 이하	500 이하	100 이하
약간 좋음	Ⅱ	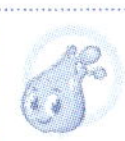	6.5~8.5	3 이하	5 이하	4 이하	25 이하	5.0 이상	0.1 이하	1,000 이하	200 이하
보통	Ⅲ	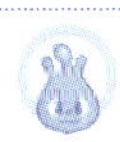	6.5~8.5	5 이하	7 이하	5 이하	25 이하	5.0 이상	0.2 이하	5,000 이하	1,000 이하
약간 나쁨	Ⅳ	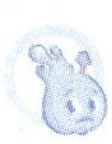	6.0~8.5	8 이하	9 이하	6 이하	100 이하	2.0 이상	0.3 이하		
나쁨	Ⅴ	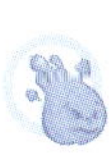	6.0~8.5	10 이하	11 이하	8 이하	쓰레기 등이 떠 있지 않을 것	2.0 이상	0.5 이하		
매우 나쁨	Ⅵ	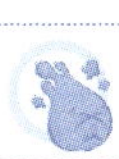		10 초과	11 초과	8 초과		2.0 미만	0.5 초과		

※ 화학적산소요구량(COD) 기준은 2015년 12월 31일까지 적용

- 생활환경 기준(호소)

(단위:mg/L)

등급		상태(캐릭터)	기준								대장균군(군수/100mL)	
			pH	COD(mg/L)	TOC(mg/L)	SS(mg/L)	DO(mg/L)	T-P(mg/L)	T-N(mg/L)	Chl-a(mg/m²)	총 대장균군	분원성 대장균군
매우 좋음	Ⅰa	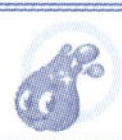	6.5~8.5	2 이하	2 이하	1 이하	7.5 이상	0.01 이하	0.2 이하	5 이하	50 이하	10 이하
좋음	Ⅰb	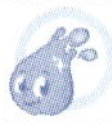	6.5~8.5	3 이하	3 이하	5 이하	5.0 이상	0.02 이하	0.3 이하	9 이하	500 이하	100 이하
약간 좋음	Ⅱ	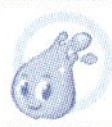	6.5~8.5	4 이하	4 이하	5 이하	5.0 이상	0.03 이하	0.4 이하	14 이하	1,000 이하	200 이하
보통	Ⅲ	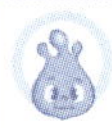	6.5~8.5	5 이하	5 이하	15 이하	5.0 이상	0.05 이하	0.6 이하	20 이하	5,000 이하	1,000 이하
약간 나쁨	Ⅳ	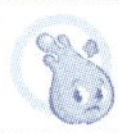	6.0~8.5	8 이하	6 이하	15 이하	2.0 이상	0.10 이하	1.0 이하	35 이하		
나쁨	Ⅴ	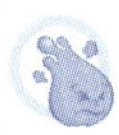	6.0~8.5	10 이하	8 이하	쓰레기 등이 떠 있지 않을 것	2.0 이상	0.15 이하	1.5 이하	70 이하		
매우 나쁨	Ⅵ	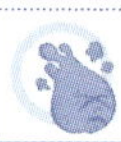		10 초과	8 초과		2.0 미만	0.15 초과	1.5 초과	70 초과		

※ 화학적산소요구량(COD) 기준은 2015년 12월 31일까지 적용

(2) 생물지표종

수중식물이나 각종 어류, 강 밑바닥에 사는 곤충 따위를 이용하여 환경오염을 견디는 정도나 환경을 구성하는 조건의 변동에 대처하는 상황을 관찰하여 환경상태를 파악한 후 그 상태를 관리할 수 있는 정보를 얻을 수 있다.

우리나라는 2007년부터 하천의 이화학적 수질환경기준 이외에 생물학적 상태에 대한 이해를 돕기 위하여 수생태계 상태별 생물학적 특성 이해표를 마련하였다. 생물지표종은 수생태계의 상태를 잘 반영할 수 있는 어류와 저서생물 지표종, 서식지 및 생물특성을 기술한 것으로 독일, 영국 등 선진국에서는 이미 1990년대 초반부터 생물학적 수질평가 기법을 운용하였다.

평가등급은 특정 환경상태를 선호하는 주요 생물종을 고려하여 매우 좋음에서 매우 나쁨까지 4단계로 구분한다.

생물지표종은 생태계의 종합적인 환경상태를 반영할 수 있지만 반드시 특정 환경에서만 발견되는 것이 아니므로 지표종을 이용한 환경상태의 판단 시에는 주의가 필요하며 정량적인 기법을 이용한 수생태계 건강성 평가가 바람직하다.

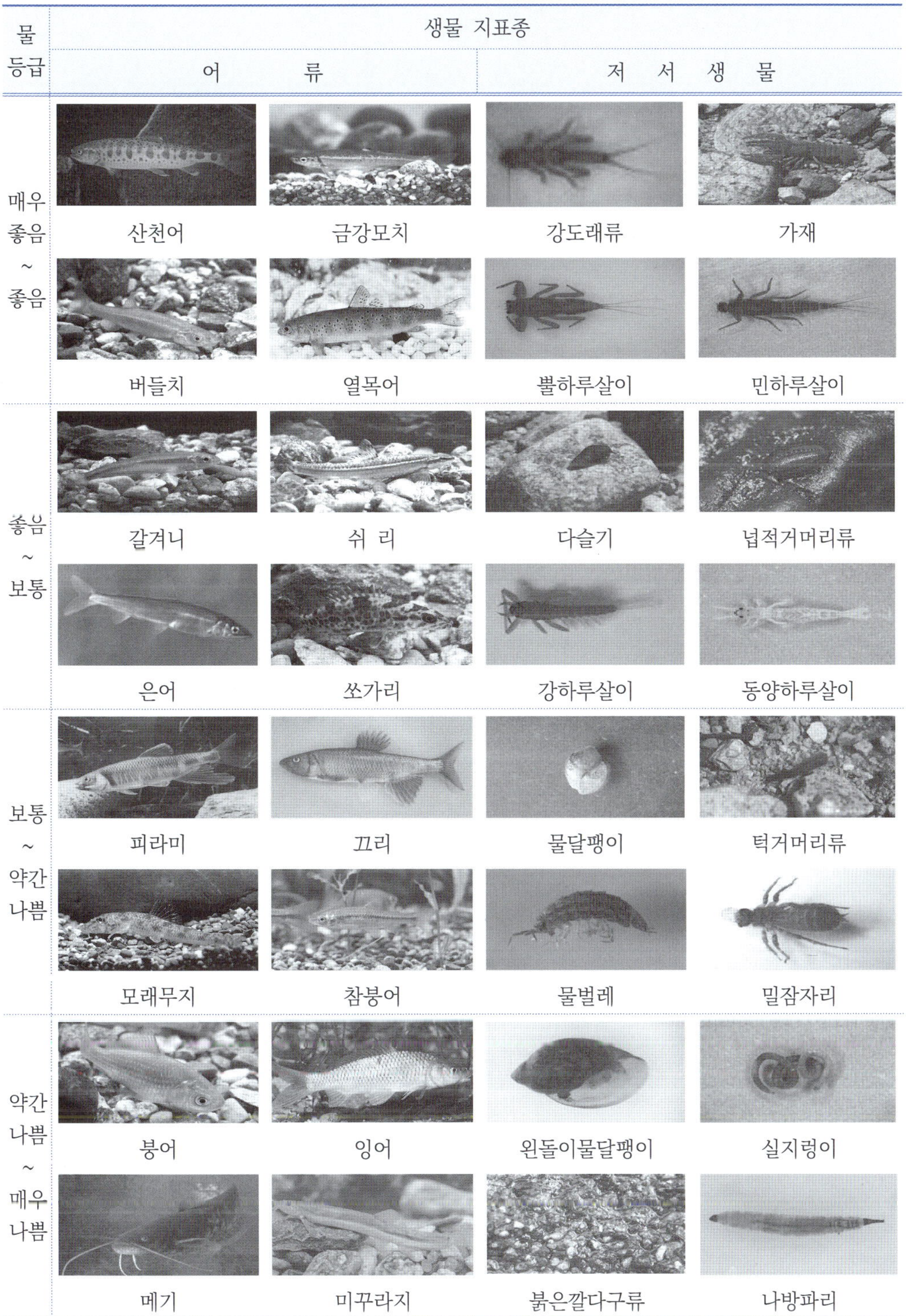

그림 11-12. 하천생태계의 생물지표종

(3) 수질오염물질 및 배출허용기준

사람의 생활과 생물의 생육에 관계되는 물의 질 및 공공수역의 모든 생물과 이들을 둘러싸고 있는 비생물적인 것을 포함한 수생태계를 안전한 수준으로 관리하기 위하여 물환경보전법에 관리대상 오염물질을 지정하고 있다.

수질오염물질로는 58종이 지정되어 있으며, 그중 위해를 줄 우려가 높은 수은, 페놀 등 32종은 특정수질유해물질로 추가 지정되어 있다. 또한, 수질관리목표의 달성 수단으로써 생활하수, 산업폐수, 가축분뇨 등에 대한 오염물질 배출허용 기준을 규정하고 있다.

수질오염물질의 배출허용기준

1. 지역구분 적용에 대한 공통기준
   가. 제2호 각 목 및 비고의 지역구분란의 청정지역, 가지역, 나지역 및 특례지역은 다음과 같다.
      1) 청정지역 : 환경정책기본법 시행령 별표 1 제3호에 따른 수질 및 수생태계 환경기준(이하 "수질 및 수생태계 환경기준"이라 한다) 매우 좋음(Ⅰa)등급 정도의 수질을 보전하여야 한다고 인정되는 수역의 수질에 영향을 미치는 지역으로서 환경부장관이 정하여 고시하는 지역
      2) 가지역 : 수질 및 수생태계 환경기준 좋음(Ⅰb), 약간 좋음(Ⅱ)등급 정도의 수질을 보전하여야 한다고 인정되는 수역의 수질에 영향을 미치는 지역으로서 환경부장관이 정하여 고시하는 지역
      3) 나지역 : 수질 및 수생태계 환경기준 보통(Ⅲ), 약간 나쁨(Ⅳ), 나쁨(Ⅴ) 등급 정도의 수질을 보전하여야 한다고 인정되는 수역의 수질에 영향을 미치는 지역으로서 환경부장관이 정하여 고시하는 지역
      4) 특례지역 : 환경부장관이 법 제49조제3항에 따른 공동처리구역으로 지정하는 지역 및 시장·군수가 산업입지 및 개발에 관한 법률 제8조에 따라 지정하는 농공단지
   나. 자연공원법 제2조제1호에 따른 자연공원의 공원구역 및 수도법 제7조에 따라 지정·공고된 상수원보호구역은 제2호에 따른 항목별 배출허용기준을 적용할 때에는 청정지역으로 본다.
   다. 정상가동 중인 공공하수처리시설에 배수설비를 연결하여 처리하고 있는 폐수배출시설에 제2호에 따른 항목별 배출허용기준(같은 호 나목의 항목은 해당 공공하수처리시설에서 처리하는 수질오염물질 항목만 해당한다)을 적용할 때에는 나지역의 기준을 적용한다.
2. 항목별 배출허용기준
   가. 생물화학적산소요구량·화학적산소요구량·부유물질량(2020년 1월 1일부터 적용)

대상 규모 / 항목 / 지역구분	1일 폐수배출량 2천 세제곱미터 이상			1일 폐수배출량 2천 세제곱미터 미만		
	생물화학적 산소요구량 (mg/L)	총유기 탄소량 (mg/L)	부유 물질량 (mg/L)	생물화학적 산소요구량 (mg/L)	총유기 탄소량 (mg/L)	부유 물질량 (mg/L)
청정지역	30 이하	25 이하	30 이하	40 이하	30 이하	40 이하
가지역	60 이하	40 이하	60 이하	80 이하	50 이하	80 이하
나지역	80 이하	50 이하	80 이하	120 이하	75 이하	120 이하
특례지역	30 이하	25 이하	30 이하	30 이하	25 이하	30 이하

[비고] 1. 하수처리구역에서 하수도법 제28조에 따라 공공하수도관리청의 허가를 받아 폐수를 공공하수도에 유입시키지 않고 공공수역으로 배출하는 폐수배출시설 및 하수도법 제27조제1항을 위반하여 배수설비를 설치하지 않고 폐수를 공공수역으로 배출하는 사업장에 대한 배출허용기준은 공공하수처리시설의 방류수 수질기준을 적용한다.

2. 국토의 계획 및 이용에 관한 법률 제6조제2호에 따른 관리지역에서의 건축법 시행령 별표 1 제17호에 따른 공장에 대한 배출허용기준은 특례지역의 기준을 적용한다.

나. 페놀류 등 수질오염물질(2021년 1월 1일부터 적용)

항 목 (지역 구분)		청정 지역	가 지역	나 지역	특례 지역
수소이온농도		5.8 ~ 8.6	5.8 ~ 8.6	5.8 ~ 8.6	5.8 ~ 8.6
노말헥산추출물질함유량	광유류(mg/L)	1 이하	5 이하	5 이하	5 이하
	동식물유지류(mg/L)	5 이하	30 이하	30 이하	30 이하
페놀류함유량(mg/L)		1 이하	3 이하	3 이하	5 이하
페놀(mg/L)		0.1 이하	1 이하	1 이하	1 이하
펜타클로로페놀(mg/L)		0.001 이하	0.01 이하	0.01 이하	0.01 이하
시안함유량(mg/L)		0.2 이하	1 이하	1 이하	1 이하
크롬함유량(mg/L)		0.5 이하	2 이하	2 이하	2 이하
용해성철함유량(mg/L)		2 이하	10 이하	10 이하	10 이하
아연함유량(mg/L)		1 이하	5 이하	5 이하	5 이하
구리(동)함유량(mg/L)		1 이하	3 이하	3 이하	3 이하
카드뮴함유량(mg/L)		0.02 이하	0.1 이하	0.1 이하	0.1 이하
수은함유량(mg/L)		0.001 이하	0.005 이하	0.005 이하	0.005 이하
유기인함유량(mg/L)		0.2 이하	1 이하	1 이하	1 이하
비소함유량(mg/L)		0.05 이하	0.25 이하	0.25 이하	0.25 이하
납함유량(mg/L)		0.1 이하	0.5 이하	0.5 이하	0.5 이하
6가크롬함유량(mg/L)		0.1 이하	0.5 이하	0.5 이하	0.5 이하
용해성망간함유량(mg/L)		2 이하	10 이하	10 이하	10 이하
플로오르(불소)함유량(mg/L)		3 이하	15 이하	15 이하	15 이하
PCB함유량(mg/L)		불검출	0.003 이하	0.003 이하	0.003 이하
총대장균군(群)(총대장균군수)(㎖)		100 이하	3,000 이하	3,000 이하	3,000 이하

색도(도)	200 이하	300 이하	400 이하	400 이하
온도(℃)	40 이하	40 이하	40 이하	40 이하
총질소(mg/L)	30 이하	60 이하	60 이하	60 이하
총인(mg/L)	4 이하	8 이하	8 이하	8 이하
트리클로로에틸렌(mg/L)	0.06 이하	0.3 이하	0.3 이하	0.3 이하
테트라클로로에틸렌(mg/L)	0.02 이하	0.1 이하	0.1 이하	0.1 이하
음이온계면활성제(mg/L)	3 이하	5 이하	5 이하	5 이하
벤젠(mg/L)	0.01 이하	0.1 이하	0.1 이하	0.1 이하
디클로로메탄(mg/L)	0.02 이하	0.2 이하	0.2 이하	0.2 이하
생태독성(TU)	1 이하	2 이하	2 이하	2 이하
셀레늄함유량(mg/L)	0.1 이하	1 이하	1 이하	1 이하
사염화탄소(mg/L)	0.004 이하	0.04 이하	0.04 이하	0.08 이하
1,1-디클로로에틸렌(mg/L)	0.03 이하	0.3 이하	0.3 이하	0.6 이하
1,2-디클로로에탄(mg/L)	0.03 이하	0.3 이하	0.3 이하	0.3 이하
클로로포름(mg/L)	0.08 이하	0.8 이하	0.8 이하	0.8 이하
니켈(mg/L)	0.1 이하	3.0 이하	3.0 이하	3.0 이하
바륨(mg/L)	1.0 이하	10.0이하	10.0 이하	10.0 이하
1,4-다이옥산(mg/L)	0.05 이하	4.0 이하	4.0 이하	4.0 이하
디에틸헥실프탈레이트(DEHP)(mg/L)	0.02 이하	0.2 이하	0.2 이하	0.8 이하
염화비닐(mg/L)	0.01 이하	0.5 이하	0.5 이하	1.0 이하
아크릴로니트릴(mg/L)	0.01 이하	0.2 이하	0.2 이하	1.0 이하
브로모포름(mg/L)	0.03 이하	0.3 이하	0.3 이하	0.3 이하
나프탈렌(mg/L)	0.05 이하	0.5 이하	0.5 이하	0.5 이하
폼알데하이드(mg/L)	0.5 이하	5.0 이하	5.0 이하	5.0 이하
에피클로로하이드린(mg/L)	0.03 이하	0.3 이하	0.3 이하	0.3 이하
톨루엔(mg/L)	0.7 이하	7.0 이하	7.0 이하	7.0 이하
자일렌(mg/L)	0.5 이하	5.0 이하	5.0 이하	5.0 이하
퍼클로레이트(mg/L)	0.03 이하	0.3 이하	0.3 이하	0.3 이하
아크릴아미드(mg/L)	0.015 이하	0.04 이하	0.04 이하	0.04 이하
스티렌(mg/L)	0.02 이하	0.2 이하	0.2 이하	0.2 이하
비스(2-에틸헥실)아디페이트(mg/L)	0.2 이하	2 이하	2 이하	2 이하
안티몬(mg/L)	0.02 이하	0.2 이하	0.2 이하	0.2 이하
주석(mg/L)	0.5 이하	5 이하	5 이하	5 이하

[비고]

1. 색도항목의 배출허용기준은 별표 4 제2호18)의 섬유염색 및 가공시설, 같은 호 19)의 기타 섬유제품 제조시설 및 같은 호 23)의 펄프·종이 및 종이제품(색소첨가 제품만 해당한다) 제조시설에만 적용한다.
2. 생태독성 배출허용기준은 물벼룩에 대한 급성독성시험을 기준으로 하며, 해당 사업장에서 배출되는 폐수를 모두 공공폐수처리시설 또는 하수도법 제2조제9호에 따른 공공하수처리시설에 유입시키는 폐수배출시설에는 적용하지 않는다.
3. 생태독성 배출허용기준 초과의 경우 그 원인이 오직 염(산의 음이온과 염기의 양이온에 의해 만들어지는 화합물을 말한다. 이하 같다) 성분 때문으로 증명된 때에는 그 폐수를 다음 각 목의 어느 하나에 해당하는 방법으로 방류하는 경우에 한정하여 생태독성 배출허용기준을 초과하지 않는 것으로 본다.

가. 공공수역 중 항만·연안해역에 방류하는 경우
나. 다음 시설에서 공공수역 중 항만·연안해역을 제외한 곳으로 방류하는 경우
1) 별표 4 제2호의 폐수배출시설 분류 중 3), 12), 14), 17)부터 20)까지, 23), 26), 27), 30), 31), 33)부터 40)까지, 46), 48)부터 50)까지, 54), 55), 57)부터 60)까지, 63), 67), 74), 75) 및 80)에 해당되는 폐수배출시설(2010년 12월 31일까지 설치허가 또는 변경허가를 받거나 설치신고 또는 변경신고를 한 폐수배출시설로 한정한다)
2) 1)에 해당되지 않는 폐수배출시설(2020년 12월 31일까지 설치허가 또는 변경허가를 받거나 설치신고 또는 변경신고를 한 폐수배출시설로 한정한다)

4. 제3호에 따른 생태독성 배출허용기준 초과원인이 오직 염 성분 때문이라는 증명에 필요한 첨부서류, 절차·방법 등에 관하여 필요한 사항은 국립환경과학원장이 정하여 고시한다.
5. 환경부장관은 환경기술 및 환경산업 지원법 제12조에 따라 한국환경공단이 수행하는 생태독성 기술지원을 제공할 수 있으며, 그 결과를 제출받을 수 있다.
6. 특례지역 내 폐수배출시설에서 발생한 폐수를 공공폐수처리시설에 유입하지 않고 직접 방류할 경우에는 해당 지역 구분에 따른 배출허용기준을 적용한다.
7. 위 표에도 불구하고 퍼클로레이트 항목은 별표 4 제2호31)의 기초무기화학물질 제조시설 및 같은 호 57)의 비철금속 제련, 정련 및 합금제조 시설의 경우에는 청정지역은 0.4mg/L, 가지역, 나지역 및 특례지역은 4mg/L의 기준을 적용한다.
8. 총대장균군 배출허용기준은 해당 사업장에서 배출된 폐수를 모두 공공폐수처리시설 또는 하수도법 제2조 제9호에 따른 공공하수처리시설에 유입시키는 폐수배출시설에는 적용하지 않는다.
9. 하수처리구역에서 하수도법 제28조에 따라 공공하수도관리청의 허가를 받아 폐수를 공공하수도에 유입시키지 않고 공공수역으로 배출하는 폐수배출시설 및 하수도법 제27조제1항을 위반하여 배수설비를 설치하지 않고 폐수를 공공수역으로 배출하는 사업장에 대한 배출허용기준은 공공하수처리시설의 방류수 수질기준을 적용한다.

4) 수질오염의 영향

수질오염의 영향은 인체에 대한 피해, 생태계의 파괴, 물의 이용저해 등의 피해가 있다.

(1) 인체에 대한 피해

체내로 흡수된 유해물질 중 일정량은 체외로 배설되기 때문에 극히 미량일 경우는 생명체에 영향을 주지 않으나 계속하여 섭취하게 되면 주요 기관의 조직세포에 장애를 일으켜 결국은 죽게 된다.

(2) 생태계의 파괴

수질오염은 물의 자정작용에 장애를 일으켜 생태계를 파괴한다. 자정작용을 해치는 요인은 크게 용존산소의 부족과 부영양화를 들 수 있다.

유기물질이 과다하게 유입될 때 그에 대한 산화에 많은 산소를 소비하여 용존산소량이 적어져서 물의 자정작용에 장애를 초래하여 수질의 오염을 초래하게 된다. 그리고 하천이나 호소에 유기물 또는 질소, 인 등 영양염류가 과잉 공급되면 식물성 플랑크톤이나 조류의 이상 번식을 촉진하여 물의 색깔이 변하고 투명도가 저하되

며, 또한 이들의 사멸에 의한 잔해는 하부에 침적·부패되어 수질을 악화시키고 악취를 내게 한다.

📖 부영양화와 적조현상

- **부영양화(eutrophication)** : 저수지나 호수에 질소(N)와 인(P) 등 과다한 영양분을 함유한 생활하수가 다량으로 유입되어 조류(Algae)가 급속히 증식하는 현상이다. 과다 증식된 식물성 플랑크톤이 물의 표면을 뒤덮어 햇빛을 차단하면 용존산소가 고갈되어 물이 썩게 되는데 이를 부영양화 현상이라 한다.
- **적조현상(red tide)** : 영양분이 풍부한 생활하수 등이 바닷가로 흘러가게 되면 홍조류인 식물성 플랑크톤이 과다하게 번식하여 붉은 색을 띠는 현상을 말한다. 적조현상은 특히 양식업에 큰 피해를 주게 되는데 과다 증식한 플랑크톤의 호흡작용으로 산소가 부족하게 되어 양식어류가 질식사하거나 플랑크톤이 어류의 아가미를 막게 되어 피해를 준다.

(3) 물의 이용저해

수질오염은 상수원의 오염을 초래하고, 오염이 심할 경우 공업용수나 농업용수로도 부적절하게 되어 산업에 지장을 초래할 수 있다.

(4) 경제적 손실

오염된 물의 정화에 많은 공정이 필요하게 되어 경제적 손실을 초래할 뿐만 아니라 어패류를 중독 또는 패사하게 하여 수산업에 큰 손실을 가져온다. 그리고 수질오염은 토양을 농작물 재배에 적당하지 않은 상태가 되게 하여 이를 고사시키는 등 경제적 손실을 가져오게 한다.

5) 수질오염 사건

수질오염의 대표적 사례는 1945년 일본에서 광산촌의 카드뮴에 오염된 농작물을 장기간 섭식하여 발생한 이타이이타이병, 1956년 화학공장에서 배출된 메탈수은에 오염된 하천의 어패류를 섭식하여 발생한 미나마타병 등이다. 또한 1950년대 합성세제의 사용으로 인한 스위스 레만호의 오염, 유럽과 미국 등지에서 질산성 질소에 오염된 지하수로 인해 발생한 블루베이비병(청색증), 1973년 일본의 도로쿠 광산지역에서 비소로 오염된 식수를 음용함으로써 발생한 주민들의 비소중독 사고, 1975년 살충제의 무단방류로 인한 미국의 제임스강 오염, 1986년 스위스 바젤의 화학약품 공장에서 유출된 화학약품에 의한 라인강의 오염 등이 있다.

우리나라의 경우 1991년 낙동강 페놀오염 사건, 1994년 인천 고잔동의 유리섬유에 의한 지하수 오염, 1995년 씨프린스호 기름유출 사건, 1990년대 후반 시화호 오염 등이 있다.

수질오염 사례

- **미나마타병(Minamata disease)** : 일본 미나마타 만 일대에서 발생한 사건으로 1953년 첫 환자발생 이후, 1987년말 까지 2,871명이 발병하여 1,030명이 사망하였다. 이는 일본질소비료공장의 아세트알데히드의 제조공정에서 촉매제로 사용하던 메틸수은(methyl mercury)이 함유된 폐수가 유출되어 어패류를 오염시켰고, 먹이사슬을 통해 이를 장기간 섭취한 주민들의 몸속에 축척되어 수은 중독현상이 발병한 것으로 밝혀졌다. 초기 증상에는 수족 말단부나 입술, 혀 등이 절리고 현기증, 보행장애 등이 있으며, 이후 사지마비, 언어장애, 시야협착, 선천적 신경장애 등의 증상을 보인다.
- **이타이이타이병(Itai-Itai disease)** : 1945년 일본의 도야마현에 위치한 미쓰이금속광업 제련소에서 선광, 정련공정에서 배출된 카드뮴(Cd)이 농작물, 어패류, 상수원을 오염시켜 이를 음용한 주민들의 체내에 흡입되어 발생한 만성중독이다. 카드뮴의 체내 농축으로 인한 임상증상은 초기에는 신장의 세뇨관(renal tubule)에 이상이 생겨 단백뇨·당뇨·다뇨 등의 증상이 나타나고, 인체에 필요한 칼슘(Ca)과 인(P)을 체외로 배출하게 되어 요통이나 대퇴관절통이 나타나 점차 보행이 곤란해지며, 골연화증, 골다공증으로 발전한다.
- **가네미(Ganemi) 사건** : 1968년 3월 일본의 구주 '가네미회사'에서 미강유(쌀겨기름, 현미오일)의 탈취공정 중에 사용된 PCB(poly chlorinated biphenyl)에 의한 중독사건으로 1,788명이 발병하였으며, 그중 112명이 사망하였다. PCB는 내열성이 강하고 절연성이 좋아 콘덴서, 윤활유, 도료, 잉크 등에 널리 사용되나 쉽게 분해되지 않고, 지방조직에 장기간 잔류하며, 생태학적 먹이사슬을 통하여 인체에 축척되는 큰 문제점이 있다. 임상증상으로는 식욕부진, 언어장애, 사산, 손발톱의 변색, 빈혈, 구토, 안질 등의 중독증상이 있다.

4. 소음 및 진동

1) 소음

(1) 소음의 정의

소음이란, 물리적인 면에서는 불규칙적이고 비주기적이며 고주파음역의 특성을 나타내는 음이다. 또한 개인의 입장에서는 원치 않는 소리라고 할 수 있다.

소음의 발생원은 인공소음과 자연소음으로 크게 분류할 수 있다. 인공소음은 자동차·기차 등에 의한 교통소음, 이동행상 등의 가두소음, 공사장에서 나는 건축소음, 항공기 소음 및 기계소음 등이며 자연소음은 폭풍, 천둥, 호우 등에 의한 것이다. 이들 소음은 사람에게 정신적인 면과 심리적인 면에 나쁜 영향을 끼치므로 잠행성 오염물(insidious pollutant)이라고도 한다.

일상생활에서 소음문제가 갖는 심각성은 환경관련 민원 통계에서도 드러난다. 갈수록 심각한 사회문제로 대두되고 있는 층간소음은 2002년부터 분쟁조정 대상으로 포함되기 시작했는데, 2012년부터 수도권을 시작으로 층간소음 상담·조정을 위한 전문기관인 층간소음이웃사이센터를 설치하여 운영하고 있다.

표 11-12. 환경분쟁 원인별 분쟁조정건수, 2000~2019

(단위 : 건)

연도	소음 및 진동	대기오염	수질오염	일조	기타
2000	79	12	4	0	0
2001	140	17	10	0	1
2002	256	32	5	0	4
2003	316	19	10	0	4
2004	365	17	11	5	4
2005	338	19	8	6	13
2006	352	25	9	1	9
2007	335	21	8	15	8
2008	329	21	5	22	6
2009	385	18	4	21	12
2010	274	9	9	12	17
2011	280	19	4	6	12
2012	344	27	7	17	14
2013	287	26	8	19	17
2014	487	28	5	18	22
2015	406	15	5	13	24
2016	310	16	2	25	13
2017	334	3	1	18	13
2018	462	6	6	16	30
2019	432	13	0	40	27

주) 1) 중앙환경분쟁위원회와 지방환경분쟁위원회의 조정건수를 합산한 값임.
2) 기타에는 토양오염, 추락위험, 기름유출, 생태계, 해양오염, 입지선정, 통풍방해·조망 등이 포함됨.

[자료] 통계청, 한국의 사회동향, 2021.

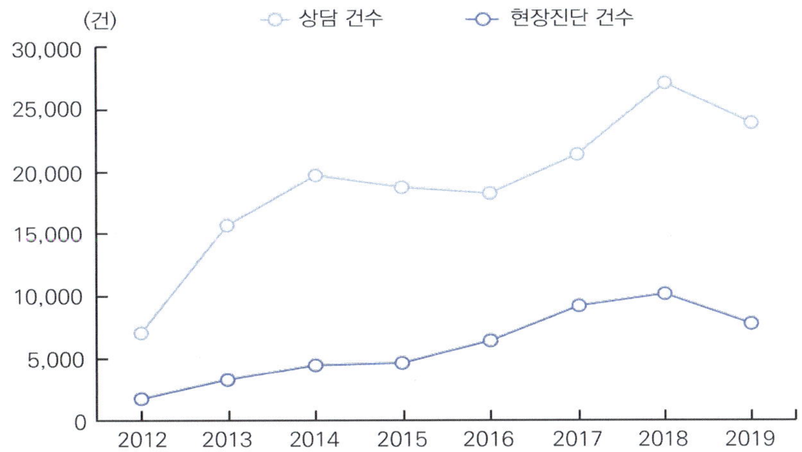

주) 1) 상담 건수는 층간소음이웃사이센터에 콜센터 및 온라인으로 접수된 상담 건수임(중복신청 및 층감소음과 무관한 문의 제외).
2) 현장진단 건수는 전화상담 후 방문상담 및 소음 측정을 요청한 건수임.
[자료] 한국환경공단, 층간소음 이웃사이센터 2019년 민원통계현황, 2020.

그림 11-13. 층간소음 상담 건수 및 현장진단 건수

우리나라에서는 모든 국민이 정온한 환경에서 생활할 수 있게 함을 목적으로 1990년 8월 1일 소음 · 진동규제법을 제정 · 공포하였다. 이후 2010년 7월 1일 법률의 제명을 소음 · 진동관리법으로 변경하여 소음 · 진동이 관리의 대상임을 명확하게 하고 환경부장관 또는 시 · 도지사가 소음지도를 작성할 수 있는 법적 근거를 마련하였다.

(2) 음의 특성

음은 음의 높낮이(세기), 음의 크기 및 음색으로 구성된다. 음의 낮고 높음은 음이 갖는 주파수(frequency)에 의해서, 음의 크기는 공기입자가 진동할 때 그 변위량의 크기(진폭)로 설명되는 음압(sound pressure, P)에 의해 결정된다.

인간의 가청주파수의 범위는 일반적으로 20~20,000Hz이다.

음의 물리적 · 감각적 척도

- 데시벨(decibel, dB) : 음의 강도(음압)를 나타내는 물리적인 단위로써 음파의 방향에 수직한 단위면적을 단위시간에 통과하는 음의 에너지량을 말한다.
- 폰(phon) : 음의 감각량에 대한 상대적인 척도로써 물리적 음의 강도에 대해 사람이 직접 느끼는 음의 세기를 소리의 크기로 나타낸 것이다. 주파수 1,000Hz를 기준으로 나타낸 dB이다.

■ 손(sone) : 음의 감각량에 대한 절대적인 척도로써 음의 크기가 2배가 되면 귀로 듣는 크기도 2배가 되도록 만든 척도이다. 1,000Hz의 순음이 40dB일 경우에 1 sone이다.

(3) 소음의 피해

소음의 수준이 높고 지속시간이 길수록, 저주파보다는 고주파 성분이 많을 때, 지속적이고 꾸준한 소음보다는 일정하게 반복되는 소음과 충격음에 의한 영향이 더 크다.

소음의 발생으로 인한 인체에 대한 피해는 생리적 영향(맥박증가, 혈압상승, 근육긴장, 부신호르몬의 이상분비, 타액과 위액분비 억제 등), 심리적 영향(불쾌감, 수면방해, 사고 및 집중력방해 등)과 직업성 난청이나 청력장애를 유발한다.

소음성 난청(Noise induced Hearing Loss, NHL)

일시적 난청의 발생기전은 어느 정도 큰 소리를 들은 직후 귀의 내이에 있는 달팽이관내 신경세포가 손상입어서 생긴다. 이것은 소음 폭로 후 단시간 내에 일어나는 신경세포의 가역적인 피로현상으로 일시성 청력손실(Temporary Threshold Shift, TTS)이라고 한다. 그러나 일시적 청력손실이 반복되고 불완전 회복상태가 계속되면 축적효과 때문에 영구적 청력손실(Permanent Threshold Shift, PTS)이 발생한다. 이러한 영구적 청력변화를 소음성 난청이라고 하며, 주로 3000~6000Hz의 주파수의 청력에 크게 장애를 받는다. 특히, 4000Hz를 중심으로 한 고주파 영역에 오랜 기간 노출되었을 때 달팽이관내 신경세포의 비가역적 손상을 일으키게 되는데 이를 C5-dip 현상이라고 한다.

(4) 소음방지 대책

① 소음원 대책

음원의 충격을 줄이고 마찰을 감소시키며 평형을 유지하고 진동을 제거하는 것이다. 공장소음의 경우 소음발생이 적은 기계의 사용 및 소음기의 부착 등의 대책이 필요하며, 건설장소음은 무음 해머의 사용이나 방음시설 등의 대책이 필요하다. 교통소음은 소음기의 부착, 경적사용의 제한, 속도의 제한 등이 필요하다.

② 소음의 확산방지 대책

음의 확산을 차단시키려면 음원을 밀폐 또는 차단한다. 공장단지의 입지 선택의 경우 주거지역과의 단절이나 차음벽의 설치 및 소음 발생시설의 이전 등의 조치가 필요하다. 그리고 소음에 대한 법적기준의 제정 및 철저한 이행이 필요하다.

③ **소음에 대한 국민의식 제고**

감각공해인 소음의 근원적 저감은 국민 모두가 소음발생을 억제하는 것인데 이를 위해 교육 · 홍보의 확대를 통한 성숙한 시민의식의 고취가 주요한 과제이다.

2) 진동

(1) 진동의 정의

진동이란, 기계 · 기구의 사용으로 인한 강한 흔들림을 의미하며, 주로 지반을 통하여 건축물에 전파되어 건물 내에 2차 소음을 발생시키는 것이 보통이다.

진동은 자연적인 발생과 인위적인 발생으로 구분할 수 있는데, 공해에서 언급되는 진동은 인위적인 발생의 진동을 말한다.

진동의 종류는 생체에 작용하는 방식에 따라 전신진동과 국소진동으로 구분한다. 전신진동은 지지 구조물을 통해서 전신에 전파되는 진동이며 교통차량, 선박, 항공기를 타거나 기중기, 분쇄기 등을 운전할 때 다리 등을 통해서 전신에 퍼진다. 국소진동은 국소적으로 손과 발 등 특정 부위에 전파되는 진동이고 착암기, 연마기, 자동식 톱 등의 진동공구를 사용할 때에 일어난다.

(2) 진동에 의한 장애

① **전신진동에 의한 장애**

전신진동(whole body vibration)은 진동수와 가속도에 따라 느끼는 감각이 다르다.

진동수 3Hz 이하이면 신체도 함께 움직이고 이로 인하여 멀미 때와 같은 동요감을 느낀다. 진동수가 4~12Hz로 증가됨에 따라 압박감과 통증감을 받게 되며, 심하면 공포감과 오한을 느낀다. 또한 신체는 파동적인 힘에 개별적으로 반응하게 되어 고관절, 견관절 및 복부장기가 공명하여 부하된 진동에 대한 반응이 증폭된다.

진동의 작용 방향 또는 사람의 위치에 따라 신체 부위에 대한 공명의 양과 공명주기에 영향을 준다. 전신 특히 상체는 5Hz에 공명현상을 나타내고, 20~30Hz에서는 두개골이 공명하기 시작하여 시력 및 청력장애를 초래한다. 견부도 20~30Hz진동에 공명하고, 60~90Hz에서도 비슷한 장애가 생기지만 이때에는 진동에 의하여 안구가 공명하게 된다.

전신진동의 영향이나 장애는 자율신경, 특히 순환기에 크게 나타난다. 말초혈관이 수축되고 혈압상승, 심장박동수 증가를 보이며 발한, 피부 전기저항의 저하도 나타난다. 산소 소비량은 전신진동으로 증가되고 폐환기도 촉진된다. 내분기계에도 영향을 미쳐 요중 17-ketosteroid의 배설이 감소하며, 위장(분비 및 운동)장애, 내장하수증(Visceroptosis), 척추 이상은 비교적 특징적인 장애로 꼽힌다.

② 국소진동에 의한 장애

국소진동(local vibration)은 주로 수지, 손에 나타난다.

㉠ 레이노드병(Raynaud's disease)

자동톱, 공기해머, 전동식 연마기를 사용할 때에 발생하는 현상으로 손가락에 있는 말초혈관운동의 장애로 인하여 혈액순환이 저해되어 감각마비 및 창백, 동통을 느끼게 되는 것이며, Dead fingers 또는 White fingers syndrome(수지백색증)라고 부른다.

특히 한랭환경에서 이러한 현상은 더욱 악화되며, 발생요인은 공구의 사용법, 진동수, 진폭, 폭로 시간, 개인의 감수성 등이 관계된다.

㉡ 뼈 및 관절의 장애

심한 진동을 받으면 뼈, 관절, 근육, 인대 등 연부조직에 병변이 나타난다. 손목뼈(carpal bone)에서의 탈석회화 작용, 손목관절, 주관절 및 견관절의 관절면이 거칠어지는데, 이 변화는 주관절에서 가장 빈발한다.

(3) 진동의 대책

① 발생원에 대한 대책

동일 생산품을 만들 때 진동이 작은 기계나 작업 방법으로 교체하여 진동원을 제거하는 것이 좋다. 기계에서 발생하는 진동력은 보수, 개선 등을 통하여 감소시키고 가진력(vibrating force)의 지향성도 고려하여야 한다.

② 전파경로 대책

진동원 위치를 멀리하여 거리 감쇄를 크게 하거나 진동의 전파경로를 차단하기 위하여 수진점 근방에 방지구를 파거나 완충물을 두어 진동의 충격을 적게 한다.

③ 진동공구에 대한 대책

공구의 진동이 손잡이로 전파되는 것을 방지하는 대책이 흔히 쓰인다. 또 체인톱과 같이 발동기가 부착되어 있는 것을 전동기로 바꿈으로써 진동을 줄일 수 있다.

④ 작업자에 대한 대책

진동공구를 기계적으로 지지하여 주어야 하며, 공구의 손잡이를 너무 세게 잡지 말도록 주의시켜야 한다.

난방시설이 되어 있지 않은 작업장이나 14℃ 이하의 겨울철 옥외작업장에서는 보온대책이 필요하다. 또한 진동공구를 사용하는 경우 1일 2시간을 초과하지 않도록 하여야 한다.

(4) 생활소음 · 진동의 배출기준

우리나라는 소음 · 진동으로 인한 피해를 방지하고 이를 적절하게 관리하여 모든 국민이 정온한 환경에서 생활할 수 있도록 생활소음 · 진동의 배출기준을 소음 · 진동관리법에서 정하고 있다.

생활소음 · 진동의 규제기준(개정 2019. 12. 31)

1. 생활소음 규제기준

[단위 : dB(A)]

<table>
<tr><th rowspan="1">대상 지역</th><th colspan="2">시간대별
소음원</th><th>아침, 저녁
(05:00~07:00,
18:00~22:00)</th><th>주간
(07:00~18:00)</th><th>야간
(22:00~05:00)</th></tr>
<tr><td rowspan="7">가. 주거지역, 녹지지역, 관리지역 중 취락지구 · 주거개발진흥지구 및 관광 · 휴양개발진흥지구, 자연환경보전지역, 그 밖의 지역에 있는 학교 · 종합병원 · 공공도서관</td><td rowspan="2">확성기</td><td>옥외설치</td><td>60이하</td><td>65 이하</td><td>60 이하</td></tr>
<tr><td>옥내에서 옥외로 소음이 나오는 경우</td><td>50 이하</td><td>55 이하</td><td>45 이하</td></tr>
<tr><td colspan="2">공장</td><td>50 이하</td><td>55 이하</td><td>45 이하</td></tr>
<tr><td rowspan="2">사업장</td><td>동일 건물</td><td>45 이하</td><td>50 이하</td><td>40 이하</td></tr>
<tr><td>기타</td><td>50 이하</td><td>55 이하</td><td>45 이하</td></tr>
<tr><td colspan="2">공사장</td><td>60 이하</td><td>65 이하</td><td>50 이하</td></tr>
<tr style="display:none"></tr>
<tr><td rowspan="6">나. 그 밖의 지역</td><td rowspan="2">확성기</td><td>옥외설치</td><td>65 이하</td><td>70 이하</td><td>60 이하</td></tr>
<tr><td>옥내에서 옥외로 소음이 나오는 경우</td><td>60 이하</td><td>65 이하</td><td>55 이하</td></tr>
<tr><td colspan="2">공장</td><td>60 이하</td><td>65 이하</td><td>55 이하</td></tr>
<tr><td rowspan="2">사업장</td><td>동일 건물</td><td>50 이하</td><td>55 이하</td><td>45 이하</td></tr>
<tr><td>기타</td><td>60 이하</td><td>65 이하</td><td>55 이하</td></tr>
<tr><td colspan="2">공사장</td><td>65 이하</td><td>70 이하</td><td>50 이하</td></tr>
</table>

[비고]

1. 소음의 측정 및 평가기준은 환경분야 시험 · 검사 등에 관한 법률 제6조제1항제2호에 해당하는 분야에 따른 환경오염공정시험기준에서 정하는 바에 따른다.
2. 대상 지역의 구분은 국토의 계획 및 이용에 관한 법률에 따른다.
3. 규제기준치는 생활소음의 영향이 미치는 대상 지역을 기준으로 하여 적용한다.
4. 공사장 소음규제기준은 주간의 경우 특정공사 사전신고 대상 기계 · 장비를 사용하는 작업시간이 1일 3시간 이하일 때는 +10dB을, 3시간 초과 6시간 이하일 때는 +5dB을 규제기준치에 보정한다.
5. 발파소음의 경우 주간에만 규제기준치(광산의 경우 사업장 규제기준)에 +10dB을 보정한다.
6. 삭제〈2019. 12. 31.〉
7. 공사장의 규제기준 중 다음 지역은 공휴일에만 -5㏈을 규제기준치에 보정한다.
   가. 주거지역
   나. 의료법에 따른 종합병원, 초 · 중등교육법 및 고등교육법에 따른 학교, 도서관법에 따른 공공도서관의 부지경계로부터 직선거리 50m 이내의 지역
8. "동일 건물"이란 건축법 제2조에 따른 건축물로서 지붕과 기둥 또는 벽이 일체로 되어 있는 건물을 말하며, 동일 건물에 대한 생활소음 규제기준은 다음 각 목에 해당하는 영업을 행하는 사업장에만 적용한다.
   가. 체육시설의 설치 · 이용에 관한 법률 제10조제1항제2호에 따른 체력단련장업, 체육도장업, 무도학원업, 무도장업, 골프연습장업 및 야구장업
   나. 학원의 설립 · 운영 및 과외교습에 관한 법률 제2조에 따른 학원 및 교습소 중 음악교습을 위한 학원 및 교습소
   다. 식품위생법 시행령 제21조제8호다목 및 라목에 따른 단란주점영업 및 유흥주점영업
   라. 음악산업진흥에 관한 법률 제2조제13호에 따른 노래연습장업
   마. 다중이용업소 안전관리에 관한 특별법 시행규칙 제2조제3호에 따른 콜라텍업

2. 생활진동 규제기준

[단위 : ㏈(V)]

시간대별 / 대상 지역	주간 (06:00~22:00)	심야 (22:00~06:00)
가. 주거지역, 녹지지역, 관리지역 중 취락지구 · 주거개발진흥지구 및 관광 · 휴양개발진흥지구, 자연환경보전지역, 그 밖의 지역에 소재한 학교 · 종합병원 · 공공도서관	65 이하	60 이하
나. 그 밖의 지역	70 이하	65 이하

[비고]

1. 진동의 측정 및 평가기준은 환경분야 시험 · 검사 등에 관한 법률 제6조제1항제2호에 해당하는 분야에 대한 환경오염공정시험기준에서 정하는 바에 따른다.
2. 대상 지역의 구분은 국토의 계획 및 이용에 관한 법률에 따른다.
3. 규제기준치는 생활진동의 영향이 미치는 대상 지역을 기준으로 하여 적용한다.
4. 공사장의 진동 규제기준은 주간의 경우 특정공사 사전신고 대상 기계 · 장비를 사용하는 작업시간이 1일 2시간 이하일 때는 +10dB을, 2시간 초과 4시간 이하일 때는 +5dB을 규제기준치에 보정한다.
5. 발파진동의 경우 주간에만 규제기준치에 +10㏈을 보정한다.

12장 | 산업보건

개관

근로자의 건강은 근로자 자신뿐만 아니라 생산증가 및 기업의 발전과 직결된다. 산업보건은 노동력을 보존하여 기업의 손실을 방지하고, 근로자의 건강과 안전을 관리하는 인도적인 견지에서 매우 중요한 공중보건학적인 과제이다. 따라서 이 장에서는 산업보건의 개념과 중요성을 인식하고 문제해결을 위한 접근방법을 학습한다.

학습목표

1. 산업보건의 개념과 중요성을 설명할 수 있어야 한다.
2. 근로자의 적정배치를 위한 조치를 기술할 수 있어야 한다.
3. 부녀노동과 연소노동 및 이에 대한 우리나라의 근로기준을 설명할 수 있어야 한다.
4. 산업피로의 발생요인과 증상 및 대책을 설명할 수 있어야 한다.
5. 재해지표의 종류와 각각의 지표를 이해하고 응용할 수 있어야 한다.
6. 직업병의 종류와 문제의 해결을 위한 접근방법을 기술할 수 있어야 한다.

주요용어

에너지 대사율 / 부녀노동 / 연소노동 / 산업피로 / Heinrich 법칙 / 건수율 / 도수율 / 강도율 / 직업병 / 열경련 / 열허탈증 / 열쇠약증 / 열사병 / 동상 / 참호족 / 침수족 / 잠함병 / 산소결핍증 / VDT 증후군 / 진폐증 / 규폐증 / 석면폐증 / 연중독 / 대치 / 격리

1. 산업보건의 개념

1) 산업보건의 정의 및 목적

고대 인류의 노동은 기본적인 의식주를 해결하는 범위 내에서의 개별적인 노동이었던 것에 비하여, 오늘날에는 보다 편리하고 안락한 생활을 위한 집단적 노동 형태를 산업의 기초로 하기 때문에 노동과 산업은 분리될 수 없는 밀접한 관계를 갖게 되었다.

국제노동기구(ILO)와 세계보건기구(WHO) 공동위원회(1955)는 산업보건이란, "모든 직업의 근로자들이 신체적, 정신적, 사회적으로 최상의 안녕 상태를 유지 · 증진하기 위하여 작업조건으로 인한 질병을 예방하고, 건강에 유해한 작업조건으로부터 근로자들을 보호하며, 그들을 정서적으로나 생리적으로 알맞은 작업조건에서 일하도록 배치하는 것 즉, 작업이 사람에게 적합하고 또한 각 개인을 그 직무에 적합하도록 하는 것"이라고 정의하였다.

> "The promotion and maintenance of the highest degree of physical, mental and social wellbeing of workers in all occupations, the prevention of disease amongst workers caused by their working conditions, the protection of workers in their employment adapted to his physiological equipment, and to summarize, the adaption of work to man and of each man to his job."

따라서 산업보건이란 근로환경과 근로방법, 근로조건을 합리적으로 관리하여 근로자들이 건강한 심신으로 높은 작업능률을 유지하면서 지속적으로 근로에 임할 수 있도록 연구하는 과학이고, 기술이라 할 수 있다.

산업보건의 최종적인 목표는 근로자에게 쾌적한 작업환경을 제공하여 유쾌한 상태로 작업에 임하게 하고 육체적, 정신적 건강을 유지 · 증진시킴으로써 근로자의 행복을 추구하고 나아가 노동생산성을 향상시키는 데 있다.

2) 산업보건의 중요성

산업보건의 중요성이 인식된 것은, 첫째로 산업사회가 노동집약적 산업사회에서 기술집약적 산업사회로 변천되어감에 따라 인간자원 관리에 대한 필요성이 증대되었기 때문이고, 둘째로 최소의 근로시간과 최소의 노력으로 최대의 생산을 올릴 수 있도록 하는 데는 인간관리를 통한 기업의 합리화가 최선임을 인식하였기 때문이다. 근로자의 건강은 근로자 자신뿐만 아니라 생산증가 및 기업의 발전과 직결되기 때문에 인간자원 즉, 인간노동력을 보전하여 기업의 손실을 방지하고 근로자의 건강과 안전을 관리하는 인도적 견지에서 그 중요성이 인정된다.

3) 산업보건의 역사

기원전 4세기 Hippocrates는 연중독과 광부들의 연관성을 관찰하여 직업이 인간의 건강이나 질병에 심각한 영향을 미친다고 하였다. 이후 로마시대 Galen은 연중독의 증세를 상세하게 관찰 · 보고하였다.

중세기 문예부흥시대의 Georgius Agricola(1494~1555)는 광부들의 호흡기 질환 특히 천식증과 소모성 증세에 대해 지금의 진폐증에 관한 과학적 설명을 한 바 있으며, Sameul Stockhausen은 광산과 제련과정에 있어서 수은과 연중독에 관한 보고서를, 1533년 Paracelsus는 광산병에 관하여 관찰한 바 있다.

근대적 학문으로서 산업보건의 시조는 Bernardino Ramazzini(1633~1714)이다. 그는 전 생애에 걸쳐 당시 수공업이었던 각종 작업장을 찾아다니며 이들에게 발생하는 특이한 질병을 조사하고 '근로자의 질병(De Morbis Artificum Diatriba)'이라는 저서를 통해 직업과 직업병과의 관계에 관한 과학적 체계를 수립하였다.

우리나라는 1953년 국제노동기구의 결의와 권고를 받아 근로기준법을 제정하여 근로조건의 기준을 정하였고, 근로자의 업무상의 재해를 신속하고 공정하게 보상하고 재해근로자의 재활 및 사회 복귀를 촉진하기 위하여 1963년 산업재해보상보험법을 제정하였다.

이후 1981년 산업안전 · 보건에 관한 기준을 확립하고, 그 책임의 소재를 명확하게 하여 산업재해를 예방하고 쾌적한 작업환경을 조성함으로써 근로자의 안전과 보건을 유지 · 증진함을 목적으로 산업안전보건법을 제정하였다.

1987년에는 한국산업안전공단을 설립하여 사업장의 안전과 보건업무에 기술적인 자문과 지원을 하고 있다. 그리고 1992년에는 산업보건연구원을 설립하여 직업병의 예방을 위한 각종 연구 활동과 정도관리(산업위생실험실, 특수건강진단실험실 등)를 담당하게 하고 있다.

우리나라의 산업보건행정은 1948년 사회부내에 노동국이 설치되면서 시작되었다.

노동국이 1953년 노동청으로 독립되었고, 1980년 노동부로 승격되어 운영되다가 2010년 기존의 노사관계업무와 함께 일자리문제 등 종합적인 고용정책의 총괄부서로서의 역할을 분명히 하기 위하여 고용노동부로 명칭이 변경되었다.

4) 산업보건의 관련 분야

산업의 다양성 그리고 그 인접 학문의 다양화 등으로 인하여 산업의학, 산업위생학, 인간공학, 산업간호학 등 여러 분야의 학문이 산업보건과 관련되어 있다.

산업보건의 기본과제

- 작업환경정비
- 근로자 영양관리
- 직업병관리와 공업중독 대책
- 보호구 문제
- 근로자 보건관리
- 여성과 유(소)년 근로자 보호
- 산업피로와 산업심리, 산업재해 대책
- 산업의 합리화

2. 노동과 건강

1) 근로자와 작업

(1) 근로자의 적정 배치

근로자의 적재적소 배치는 근로의욕과 생산성에 직접적인 영향을 미치므로 다음과 같은 검사 결과를 종합하여 근로자를 적재적소에 배치하여야 한다.

- **신체계측** : 신장, 체중, 가슴둘레, 앉은 키 등
- **신체기능검사** : 악력, 배근력, 심폐기능, 시력, 색맹, 청력, 평행감각 등
- **건강진단** : 결핵, 고혈압, 간질 등
- **정신적 적성검사** : 지능검사, 성격검사, 직업 적성검사 등

(2) 작업동작 및 근로시간의 고려

작업동작은 근로자의 건강뿐만 아니라 생산성에도 지대한 영향을 주기 때문에 작업자세나 작업동작의 안정성·능률성을 충분히 고려하여야 한다. 그리고 근로자들의 통근시간을 포함한 근로시간과 근로자의 생활시간(몸차림, 식사, 집안일 보기, 휴식, 교양, 오락, 수면 등)의 배분이 합리적인지를 시간연구(time study)를 통해 검토하여 작업시간을 합리적으로 배분하여야 한다.

(3) 근로강도에 따른 작업의 적정화

오래 지속된 작업은 피로를 느끼게 하고 지나치면 근로자의 작업능률 감소와 건강을 위협하는 결과까지도 초래한다. 육체적 작업강도의 지표로써 에너지 대사율(Relative Metabolic Rate, RMR)이 사용된다.

에너지 대사율은 각종 자세나 동작으로 소비한 열량을 기초대사량으로 나눈 것으로 개인의 체격이 크고 작음에 관계없이 자세와 동작의 육체적 부담의 정도를 나타내며, 소비 열량의 산출에 이용한다.

$$\cdot \text{RMR} = \frac{\text{작업 시 소비에너지 - 동 시간의 안정시 소비에너지}}{\text{기초대사량}} = \frac{\text{근로(작업)대사량}}{\text{기초대사량}}$$

※ 단, 안정 시 소비에너지는 기초대사량의 1.2배로 계산한다.

노동의 강도에 따라 에너지 대사율이 다르기 때문에 근로강도에 따른 작업의 적정 관리가 이루어져야 한다.

표 12-1. 에너지 대사율(RMR)에 따른 근로강도의 분류

구 분	근로강도	실동률 (%)	주작업의 RMR	근무시간 중의 RMR	근무시간중의 소비열량(㎉)*	1일 소비열량 (㎉)*
A	경노동	80 이상	0~1	0~0.8	920 이하 720 이하	2,200 이하 1,970 이하
의자에 앉아 하는 손작업(2,200㎉)						
B	중등노동	80~76	1~2	0.8~1.5	920~1,250 2,200~2,550	720~1020 1,920~2,200
지적 작업, 6시간 무휴 가능한 작업(2,500㎉)						
C	강노동	76~67	2~4	1.5~2.7	1,250~1,750 2,550~3,050	1,020~1,420 2,200~2,600
전형적인 지속작업(3,000㎉)						
D	중노동	67~50	4~7	2.7~3.5	1,750~2,170 3,050~3,500	1,420~2,920 2,620~2,920
휴식이 필요한 작업(3,500㎉)						
E	격노동	50 이하	7 이상	3.5 이상	2,170 이상 3,500 이상	1,777 이상 2,977 이상

* 상단숫자(㎉)는 남자, 하단숫자는 여자의 소비열량

2) 근로와 영양

(1) 작업의 종류에 따른 영양관리

근로의 강도에 따라 영양소의 양은 달라진다. 필요한 영양소가 제대로 공급될 때 건강상태는 좋아지며, 노동생산성 역시 증가한다.

작업의 종류에 따라 고려하여야 할 영양소는 다음과 같다.

㉠ 근육작업자의 에너지 공급은 탄수화물을 위주로 하고 일부는 지방질로 보충해야 한다. 또한 근육의 에너지 공급을 원활히 하기 위하여 비타민 B_1을 공급해 주어야 한다.

㉡ 고온작업에서는 식염 및 비타민 A, B, C가 필요하다.

㉢ 저온작업에는 지방질과 비타민 A, B, C, D가 필요하다.

㉣ 심한노동에서는 비타민류와 Ca 강화식품(강화미, 된장, 간장, 우유)이 필요하다.

㉤ 소음작업에서는 비타민 B_1이 필요하다.

(2) 작업강도에 따른 영양관리

작업강도에 따라 열량구성, 영양관리, 위생관리를 고려해야 한다.

표 12-2. 남·여별 근로강도에 따른 영양소 요구량

	열량 (㎉)	단백질 (g)	칼슘 (g)	철 (mg)	식염 (g)	A (IU)	B_1 (mg)	B_2 (mg)	niacin (mg)	C (mg)	D (IU)
경 노동	2,200 (1,700)	80 (6.5)	0.6 (0.6)	10 (10)	15 (15)	2,000 (2,000)	1.1 (0.9)	1.1 (0.9)	11 (9)	65 (60)	400 (400)
중등 노동	2,500 (2,000)	85 (70)	0.6 (0.6)	10 (10)	15 (15)	2,000 (2,000)	1.3 (1.1)	1.3 (1.1)	13 (11)	65 (60)	400 (400)
강 노동	2,800 (2,000)	90 (75)	0.6 (0.6)	10 (10)	20 (20)	2,000 (2,000)	1.5 (1.2)	1.5 (1.2)	15 (12)	65 (60)	400 (400)
중 노동	3,100 (2,000)	95 (80)	0.6 (0.6)	10 (10)	20 (20)	2,000 (2,000)	1.8 (1.4)	1.8 (1.4)	18 (14)	65 (60)	400 (400)
격 노동	3,450 -	100 -	0.6 -	10 -	20 -	2,000 -	2.0 -	2.0 -	20 -	65 -	400 -

주) 연령 : 21~30세, ( ) : 여자

① 열량구성

일반적으로 산업장에서 성인 남자의 하루 식사의 경우 열량은 2,500kcal, 단백질 77g, 식품량은 1,277g(쌀 300g, 기타 곡류 120g, 감자 10g, 설탕 20g, 녹황색 야채 150g, 기타 야채 300g, 간장 30g, 식염 15g)이 적당하다.

② **영양관리**

양, 질, 맛, 기호, 계절변화 등에 맞도록 관리한다.

③ **위생관리**

식품의 위생적 관리를 비롯해서 조리상의 환경, 식당의 청결, 종업원의 건강관리를 철저히 하여 수인성 질병이나 식중독의 발생을 예방하여야 한다.

3) 산업피로

산업피로(industrial fatigue)는 정신적·육체적 노동 부하에 반응하는 생체의 태도이다. 작업에 수반되는 피로는 생산성의 저하뿐만 아니라 재해와 질병의 원인이 된다.

최근에는 작업이 근육노동에서 점차 정신노동으로 전환됨에 따라 생리적 영역보다 심리적 영역의 연구가 더 중요시되고 있다.

(1) 산업피로의 발생요인

산업피로의 원인이 되는 인자는 작업조건의 불량에 기인하는 작업적 인자, 근로자의 신체적 조건, 심리적 갈등으로 발생되는 피로인자 등이 있다.

① **작업적 인자**

작업시간의 연장, 휴식시간 및 휴일의 부족, 주·야 근무의 연속, 과도한 작업강도, 작업조건(자세, 속도, 운반방법 등)의 불량, 작업환경(조도, 소음, 환기, 기온, 습도 등)의 불량 등이 있다.

② **신체적 인자**

약한 체력(연소자와 고령자), 체력 저하(수면부족, 과음, 여성의 생리현상, 임신 등), 신체적 결함, 불건강(고혈압, 심장병, 결핵, 당뇨 등) 등이 있다.

③ **심리적 인자**

작업의욕의 저하, 흥미상실, 작업불만, 구속감, 인간관계의 마찰, 과중한 책임감, 각종 불안(임금, 내우, 승진 등), 가정불화, 성격 부적응 등이 있다.

(2) 산업피로의 종류

산업피로의 분류는 정신적 피로와 육체적 피로, 국소피로와 전신피로 그리고 보통피로, 과로, 곤비(困憊)로 나누어 볼 수 있다.

보통피로는 하루 잠을 잘 자고 나면 완전히 회복할 정도의 것을 말하는데, 이 정도는 정상적인 생리적 범위라고 볼 수 있다.

피로 자체는 질병이 아니라 원래 가역적인 생체변화로써 합목적적으로는 건강의 장애에 대한 경고반응이라고도 할 수 있다.

과로는 생리적 기능체계 간의 균형이 파괴되어 수면을 포함한 휴식에 의해서도 피로상태가 회복되지 않는 상태를 말하고, 곤비는 과로상태가 축적된 상태이다. 즉, 곤비는 단기간의 휴식으로 회복될 수 없는 병적 상태라고 볼 수 있다.

(3) 산업피로의 증상

자각적인 증상은 심계항진, 이상발한, 오심, 두통, 현기증, 근육통, 위장장애, 수면장애 등이 있고 타각적으로는 작업능률의 저하, 동작 저하, 반응기능 저하, 표정의 결핍 등이 있다.

피로의 판정은 대상이 되는 산업피로의 성질과 그 원인에 따라 조사내용이나 검사 항목이 다르다.

피로의 측정은 크게 주관적 측정과 객관적 측정으로 구분된다. 주관적 측정은 그 정확성을 기하기는 곤란하지만 근로자 자신에게는 매우 의미 있는 것이라 할 수 있다.

객관적 측정은 기능변화를 측정하는 것으로 생리적 기능검사, 심리검사 등의 방법이 있다.

(4) 산업피로의 대책

근로자의 산업피로를 최소화하기 위해서는 작업조건의 개선과 합리적 인사관리 및 근로자의 작업관리가 중요하다.

작업조건의 불량으로 발생할 수 있는 단일 또는 복합인자의 제거를 위해서는 ㉠ 작업방법의 합리화, ㉡ 작업시간, 작업밀도, 휴식시간의 적정 배분, ㉢ 작업시간과 교대의 적정화, ㉣ 여가, 휴일, 레크리에이션의 이용, ㉤ 작업환경의 안정화와 위생적 관리 등이 고려되어 운영되어야 한다.

근로자 관리 대책으로는 ㉠ 적정배치(신체적, 정신적 특성에 따라), ㉡ 피로회복대책(휴식, 휴양, 오락 등), ㉢ 휴게실, 오락실, 입욕실 운영 및 음료의 공급 등의 대책이 필요하다.

그 밖에 근로자 간의 인간관계를 원만하게 하기 위한 근로분위기 조정, 정신보건관리, 주거의 안정, 체력의 충실을 위한 관리 등도 산업피로를 최소화하는데 필요하다.

3. 여성과 연소근로자 보호

1) 연소 노동과 건강

연소자는 신체 · 정신의 발육과정이기 때문에 직업병 및 공업중독에 감수성이 크다. 따라서 이 시기의 중노동은 성장발육을 저해하고 추리력, 통찰력, 신경작용, 운동조절능력 등을 저하시킬 수 있다. 또한 성년에 비하여 노동에 의한 피로가 빨리 오고, 체중이 감소되며, 질병에 잘 이환되기 때문에 취업 최저연령 · 보호연령 · 유해위험 근로제한, 취급물의 중량 제한 등의 조치가 필요하다.

2) 부녀 노동과 건강

여성은 체능 차이뿐만 아니라 주기적 생리현상이 작업능률에 영향을 준다. 특히 기혼여성은 가사, 육아, 직장의 3중 부담을 지고 있기 때문에 여성근로자에 대한 실질적인 보호대책이 필요하다.

고용에 있어서 남 · 녀의 평등한 기회 및 대우를 보장하고, 모성을 보호하며, 직업능력을 개발함으로써 근로여성의 복지증진을 목적으로 제정된 남녀고용평등과 일 · 가정 양립 지원에 관한 법률[1987. 12. 4. 제정]에서는 노동부장관으로 하여금 근로여성복지기본계획을 수립하도록 하고 있다. 또한 사업주는 근로자의 모집 · 채용 · 교육 · 배치 · 승진 · 정년 · 퇴직 및 해고에 있어서 여성인 것을 이유로 남성과 차별대우할 수 없도록 하고, 특히 근로여성의 혼인 · 임신 또는 출산을 퇴직사유로 예정하는 근로계약을 체결할 수 없도록 하였다.

여성 근로자의 보호대책

- 여성 직종에 맞는 적정 배치를 한다.
- 주작업의 근로강도는 RMR 2.0 이하로 한다.
- 중량물 취급 작업은 16세 이하는 5kg, 16~18세는 8kg, 18세 이상은 20kg으로 중량을 제한한다.
- 서서하는 작업은 시간조건과 휴식시간을 조정한다.
- 고 · 저온작업에서는 작업조건과 냉 · 난방을 고려한다.
- 공업독물 취급자는 유 · 조 · 사산의 우려가 있으므로 이에 대한 고려가 필요하다.
- 생리, 산전, 산후 휴가 등의 고려가 필요하다.

3) 우리나라의 근로기준

(1) 최저 연령과 취직인허증

15세 미만인 사람(초·중등교육법에 따른 중학교에 재학 중인 18세 미만인 자를 포함)은 근로자로 사용하지 못한다.

다만, 고용노동부장관이 발급한 취직인허증을 지닌 사람은 근로자로 사용할 수 있다. 이 경우 취직인허증은 본인의 신청에 따라 의무교육에 지장이 없는 경우에는 직종을 지정하여서만 발행할 수 있다.

고용노동부장관은 거짓이나 그 밖의 부정한 방법으로 취직인허증을 발급받은 사람에게는 그 인허를 취소하여야 한다.

취직인허증의 발급

- 취직인허증을 받을 수 있는 자는 13세 이상 15세 미만인 자로 한다. 다만, 예술공연 참가를 위한 경우에는 13세 미만인 자도 취직인허증을 받을 수 있다.
- 취직인허증을 받으려는 자는 고용노동부령으로 정하는 바에 따라 고용노동부장관에게 신청하여야 한다.
- 신청은 학교장(의무교육 대상자와 재학 중인 자 로 한정한다) 및 친권자 또는 후견인의 서명을 받아 사용자가 될 자와 연명으로 하여야 한다. (근로기준법 시행령 제35조)

(2) 근로계약

친권자나 후견인은 미성년자의 근로계약을 대리할 수 없으며, 친권자, 후견인 또는 고용노동부장관은 근로계약이 미성년자에게 불리하다고 인정되는 경우에는 이를 해지할 수 있다.

또한 사용자는 18세 미만인 사람과 근로계약을 체결하는 경우에는 근로조건을 서면 또는 전자문서로 명시하여 교부하여야 하며, 미성년자는 독자적으로 임금을 청구할 수 있다.

(3) 사용금지

사용자는 임신 중이거나 산후 1년이 지나지 아니한 여성과 18세 미만자를 도덕상 또는 보건상 유해·위험한 사업에 사용하지 못한다.

또한 임산부가 아닌 18세 이상의 여성이라도 임신 또는 출산에 관한 기능에 유해·위험한 사업에 사용하지 못한다.

표 12-3. 임산부 등의 사용금지 직종

구 분	사용금지 직종
임신 중인 여성	1. 산업안전기준에 관한 규칙 제59조와 제60조에서 규정한 둥근톱으로써 지름 25센티미터 이상, 같은 규칙 제61조와 제62조에서 규정하는 띠톱으로써 풀리(Pulley)의 지름 75센티미터 이상의 기계를 사용하여 목재를 가공하는 업무 2. 산업안전기준에 관한 규칙 제5편제3장과 제4장에 따른 정전작업, 활선작업 및 활선 근접작업 3. 산업안전기준에 관한 규칙 제6편제2장제3절에서 규정한 통나무비계의 설치 또는 해체업무와 제6편제5장에 따른 건물 해체작업(지상에서 작업을 보조하는 업무를 제외한다) 4. 산업안전기준에 관한 규칙 제6편제3장제3절에서 규정하는 터널작업, 같은 규칙 제439조에 따른 추락위험이 있는 장소에서의 작업, 같은 규칙 제452조에 따른 붕괴 또는 낙하의 위험이 있는 장소에서의 작업 5. 산업보건기준에 관한 규칙 제58조제4호에 따른 진동작업 6. 산업보건기준에 관한 규칙 제69조제2호 및 제3호에 따른 고압작업 및 잠수작업 7. 산업보건기준에 관한 규칙 제108조에 따른 고열작업이나 한랭작업 8. 원자력법 제97조에 따른 방사선 작업 종사자 등의 피폭선량이 선량한도를 초과하는 원자력 및 방사선 관련 업무 9. 납, 수은, 크롬, 비소, 황린, 불소(불화수소산), 염소(산), 시안화수소(시안산), 2-브로모프로판, 아닐린, 수산화칼륨, 페놀, 에틸렌글리콜모노메틸에테르, 에틸렌글리콜모노에틸에테르, 에틸렌글리콜모노에틸에테르 아세테이트, 염화비닐, 벤젠 등 유해물질을 취급하는 업무 10. 사이토메갈로바이러스(Cytomegalovirus)·B형간염 바이러스 등 병원체로 인하여 오염될 우려가 짙은 업무. 다만, 의사·간호사·방사선기사 등으로서 면허증을 소지한 자 또는 양성 중에 있는 자를 제외한다. 11. 신체를 심하게 펴거나 굽힌다든지 또는 지속적으로 쭈그려야 하거나 앞으로 구부린 채 있어야 하는 업무 12. 연속작업에 있어서는 5킬로그램 이상, 단속작업에 있어서는 10킬로그램 이상의 중량물을 취급하는 업무 13. 그 밖에 고용노동부장관이 산업안전보건법 제7조에 따른 산업안전보건정책심의위원회(이하 "정책심의위원회"라 한다. 이 표에서 같다)의 심의를 거쳐 지정하여 고시하는 업무
산후 1년이 지나지 아니한 여성	1. 납, 비소를 취급하는 업무. 다만, 모유 수유를 하지 아니하는 여성으로서 본인이 취업 의사를 사업주에게 서면으로 제출한 경우에는 그러하지 아니한다. 2. 2-브로모프로판을 취급하거나 노출될 수 있는 업무 3. 그 밖에 고용노동부장관이 정책심의위원회의 심의를 거쳐 지정하여 고시하는 업무
임산부가 아닌 18세 이상인 여자	1. 2-브로모프로판을 취급하거나 노출될 수 있는 업무. 다만, 의학적으로 임신할 가능성이 전혀 없는 여성인 경우에는 그러하지 아니하다. 2. 그 밖에 고용노동부장관이 정책심의위원회의 심의를 거쳐 지정하여 고시하는 업무
18세 미만인 자	1. 산업보건기준에 관한 규칙 제69조제2호 및 제3호에 따른 고압작업 및 잠수작업 2. 건설기계관리법, 도로교통법 등에서 18세 미만인 자에 대하여 운전·조종면허 취득을 제한하고 있는 직종 또는 업종의 운전·조종업무 3. 청소년보호법 등 다른 법률에서 18세 미만 청소년의 고용이나 출입을 금지하고 있는 직종이나 업종 4. 교도소 또는 정신병원에서의 업무 5. 소각 또는 도살의 업무 6. 유류(주유업무를 제외한다)·양조의 업무 7. 2-브로모프로판을 취급하거나 노출될 수 있는 업무 8. 그 밖에 고용노동부장관이 정책심의위원회의 심의를 거쳐 지정하여 고시하는 업무

(4) 근로시간

1주 간의 근로시간은 휴게시간을 제외하고 40시간을 초과할 수 없으며, 1일의 근로시간은 휴게시간을 제외하고 8시간을 초과할 수 없다. 근로시간을 산정하는 경우 작업을 위하여 근로자가 사용자의 지휘·감독 아래에 있는 대기시간 등은 근로시간으로 본다. 그리고 당사자 간에 합의하면 1주간에 12시간을 한도로 근로시간을 연장할 수 있다.

15세 이상 18세 미만인 사람의 근로시간은 1일에 7시간, 1주에 35시간을 초과하지 못한다. 다만, 당사자 사이의 합의에 따라 1일에 1시간, 1주에 5시간을 한도로 연장할 수 있다. 또한 사용자는 산후 1년이 지나지 아니한 여성에 대하여는 단체협약이 있는 경우라도 1일에 2시간, 1주에 6시간, 1년에 150시간을 초과하는 시간외 근로를 시키지 못한다.

(5) 휴게 및 휴일

사용자는 근로시간이 4시간인 경우에는 30분 이상, 8시간인 경우에는 1시간 이상의 휴게시간을 근로시간 도중에 주어야 하며, 휴게시간은 근로자가 자유롭게 이용할 수 있다. 또한 사용자는 근로자에게 1주에 평균 1회 이상의 유급휴일을 보장하여야 한다.

(6) 야간근로와 휴일근로의 제한

사용자는 18세 이상의 여성을 오후 10시부터 오전 6시까지의 시간 및 휴일에 근로시키려면 그 근로자의 동의를 받아야 한다. 또한 사용자는 임산부와 18세 미만자를 오후 10시부터 오전 6시까지의 시간 및 휴일에 근로시키지 못한다. 다만, 18세 미만자의 동의가 있는 경우, 산후 1년이 지나지 아니한 여성의 동의가 있는 경우, 임신 중의 여성이 명시적으로 청구하는 경우로서 고용노동부장관의 인가를 받으면 그러하지 아니하다.

(7) 모성보호

① 생리휴가

사용자는 여성근로자가 청구하면 월 1일의 생리휴가를 주어야 한다.

② 임산부 보호

- 사용자는 임신 중의 여성에게 산전과 산후를 통하여 90일(한 번에 둘 이상 자녀를 임신한 경우에는 120일)의 출산전후휴가를 주어야 한다. 이 경우 휴가기간의 배정은 산후에 45일(한 번에 둘 이상 자녀를 임신한 경우에는 60

일) 이상이 되어야 한다. 이 경우 최초 60일(한 번에 둘 이상 자녀를 임신한 경우에는 75일)은 유급으로 한다.

- 사용자는 임신 중인 여성 근로자가 유산의 경험 등 대통령령으로 정하는 사유로 휴가를 청구하는 경우 출산 전 어느 때 라도 휴가를 나누어 사용할 수 있도록 하여야 한다. 이 경우 출산 후의 휴가 기간은 연속하여 45일(한 번에 둘 이상 자녀를 임신한 경우에는 60일) 이상이 되어야 한다.
- 사용자는 임신 중인 여성이 유산 또는 사산한 경우, 근로자가 청구하면 유산·사산 휴가를 주어야 한다. 다만, 인공 임신중절 수술은 제외한다.
- 사용자는 임신 후 12주 이내 또는 36주 이후에 있는 여성 근로자가 1일 2시간의 근로시간 단축을 신청하는 경우 이를 허용하여야 한다. 다만, 1일 근로시간이 8시간 미만인 근로자에 대하여는 1일 근로시간이 6시간이 되도록 근로시간 단축을 허용할 수 있으며, 사용자는 근로시간 단축을 이유로 해당 근로자의 임금을 삭감하여서는 아니 된다.
- 사용자는 임신 중의 여성근로자에게 시간외근로를 하게 하여서는 안 되며, 그 근로자의 요구가 있는 경우에는 쉬운 종류의 근로로 전환하여야 한다.

③ **육아시간**

생후 1년 미만의 유아를 가진 여성근로자가 청구하면 1일 2회 각각 30분 이상의 유급 수유시간을 주어야 한다.

4. 산업재해

1) 산입재해의 개념

불안전한 물리적 상태, 환경 또는 인간의 불안전한 행동 등에 의해서 우발적으로 발생되는 사건을 사고(accident)라고 하고, 이러한 사고의 결과로 인한 인명의 상해나 재산상의 손해를 재해라고 하며, 그중에서 특히 인위적 환경인 생산현장에서 우발적으로 발생하는 사고 및 제품의 결함이나 물질의 유출로 인하여 인적·물리적 손해를 당하게 되는 것을 산업재해(industrial accident)라 한다.

Heinrich(1959)는 330건의 재해를 관찰한 결과 산업재해의 결과로 일어나는 상해와 재산피해와의 관계가 주요재해(사망을 포함한 중상해사고), 경미재해(경상해사고)와 유사재해(무상해사고)의 비가 1 : 29 : 300이라고 하였다.

2) 우리나라 산업재해 발생현황

각종 산업재해는 귀중한 인명의 손실과 근로자 및 그 가족의 불행뿐만 아니라 경제적인 손실, 생산의욕의 감퇴 그리고 사회적 불안조성 등 많은 문제를 야기한다. 우리나라는 중대재해를 예방하고 시민과 종사자의 생명과 신체를 보호함을 목적으로 2021년 1월 26일 중대재해 처벌 등에 관한 법률을 제정하였다.

(1) 발생현황

산업재해보상보험법 적용사업장에 종사하는 근로자 중에서 4일 이상 요양을 요하는 재해자는 사망 2,062명, 부상 91,237명 등 이었고, 재해율은 0.57%이었다. 산업재해로 인한 직접손실액(산재보상금 지급액), 직 · 간접손실을 포함한 경제적 손실 추정액 그리고 근로손실일수는 증가 추세에 있다.

표 12-4. 산업재해 현황 비교표

연 도	적 용 사업장수 (개소)	대 상 근로자수 (명)	요양재해자수(명)[1]				요양 재해 율[3] (%)	신체장해자수(명)			경제적손실추정액 (단위 : 백만원)			근로 손실 일수[5] (일)
			계	사망[2]	부상	업무상 질 병 요양자 수		계	사고 장해자 수	업무상 질 병 장해자 수	계	산 재 보상금	간 접 손실액[4]	
2019년	2,680,874	18,725,160	109,242	2,020	92,932	14,030	0.58	37,450	30,257	7,193	27,646,799	5,529,360	22,117,440	54,544,623
2020년	2,719,308	18,974,513	108,379	2,062	91,237	14,816	0.57	37,426	29,813	7,613	29,984,095	5,996,819	23,987,276	55,343,490
증감[6]	38,434	249,353	-863	42	-1,695	786	-0.01	-24	-444	420	2,337,296	467,459	1,869,836	798,867
(%)	(1.43%)	(1.33%)	(-0.79%)	(2.08%)	(-1.82%)	(5.60%)		(-0.06%)	(-1.47%)	(5.84%)	(8.45%)	(8.45%)	(8.45%)	(1.46%)

[참고] 1) 재해자수에는 '18.1.1.부터 확대 적용된 산업재해보상보험법상의 통상 출퇴근 재해는 제외
2) 사망자수는 재해당시의 사망자수에 요양 중 사망자수를 포함한 것임.
3) $\text{요양재해율(\%)} = \frac{\text{요양재해자수}}{\text{근로자수}} \times 100$
4) 간접손실액 : 하인리히 방식에 의하여 직접손실액(산재보상금 지급액)의 4배로 계상
5) 근로손실일수 : 신체장해자의 등급별 손실일수+사망자 손실일수+부상자 · 업무상 질병요양자의 요양일수
6) $\text{증감(\%)} = \frac{\text{2020년도}}{\text{2019년도}} \times 100 - 100$
7) 산업재해로 인한 근로손실일수는 2020년도 노사분규로 인한 근로손실일수 554천일의 99.9배
[자료] 고용노동부, 2020 산업재해 현황분석, 2021.

(2) 산업별 발생현황

산업별 분포로는 기타의 사업이 전체 재해의 37.44%로 가장 높고, 다음은 제조업이 26.61%, 건설업이 24.73%, 운수 · 창고 · 통신업이 6.69% 순으로 나타났다.

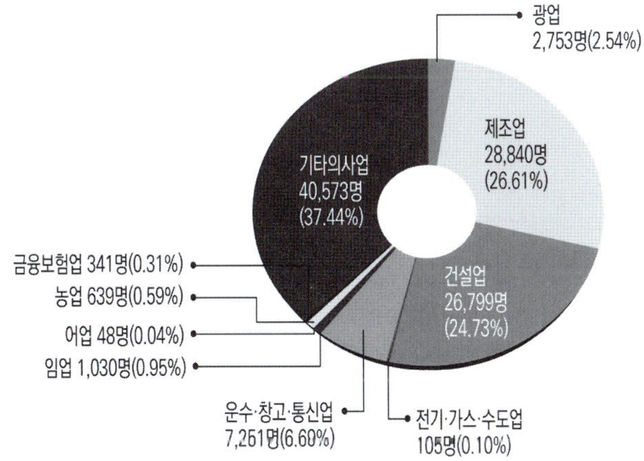

[자료] 고용노동부, 2020 산업재해 현황분석, 2021.

그림 12-1. 산업별 요양재해자 분포도

(3) 재해유형별 발생현황

재해유형별 분포로는 넘어짐(22.4%)이 전체 재해에서 가장 높고, 떨어짐(15.2%), 끼임(13.9%), 절단 · 베임 · 찔림(11.4%), 부딪힘(8.0%) 순으로 많이 발생하였다. 증감률은 교통사고, 넘어짐 재해에서 가장 많이 증가하였고, 떨어짐, 부딪힘, 깔림 · 뒤집힘 재해에서 가장 많이 감소하였다.

○ 재해자

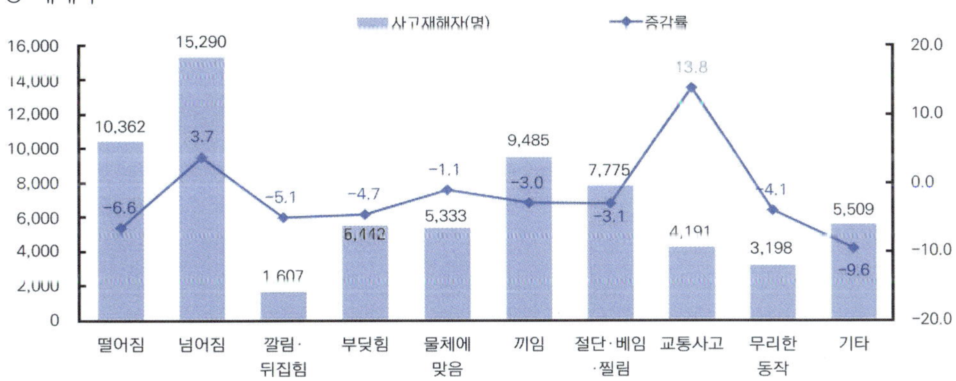

※ 기타는 무너짐, 감전, 폭발·파열, 화재, 이상온도접촉, 빠짐·익사, 화학물질누출, 체육행사 등임
[자료] 고용노동부, 2020. 9월말 산업재해 발생현황, 2020.

그림 12-2. 재해 유형별 재해자 발생 현황

사망재해자는 떨어짐이 전체 재해에서 가장 높고 증감률은 화재·폭발·파열, 물체에 맞음, 무너짐, 교통사고 재해에서 가장 많이 증가하였으며 끼임, 떨어짐, 깔림·뒤집힘, 넘어짐, 부딪힘 재해에서 감소하였다.

○ 사망자

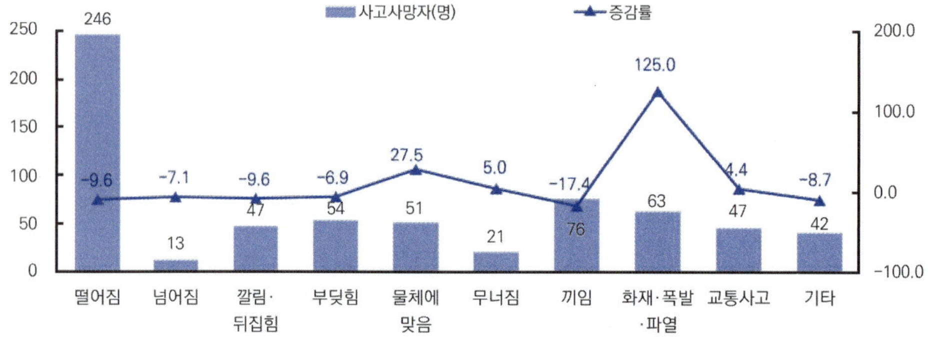

※ 기타는 절단·베임·찔림, 감전, 이상온도접촉, 빠짐·익사, 화학물질 누출, 산소결핍, 동물상해 등임
[자료] 고용노동부, 2020. 9월말 산업재해 발생현황, 2020.

그림 12-3. 재해 유형별 사망자 발생 현황

3) 재해발생의 요인 및 재해지표

(1) 재해발생 요인

산업재해는 여러 가지 원인이 복합적으로 작용하여 발생하는 것이 보통이나 크게 환경적 요인과 인적 요인으로 나눌 수 있다.

① 환경적 요인

시설물의 미비와 불량, 작업환경의 불량, 재료 및 취급품의 불량, 작업장의 정리·정돈의 태만, 부적절하거나 부적합한 공구 사용, 노동시간의 과대, 휴식시간의 부족 등이 있다.

② 인적요인

관리상 원인과 생리적, 심리적 원인 등으로 구분된다.

㉠ 관리상 원인

작업지식 부족, 작업 미숙, 인원의 부족 또는 과잉, 작업진행의 혼란, 연락 불충분, 작업방법 불량, 작업속도의 부적절 기타 돌발 사고에 대처 불철저 등이 있다.

㉡ 생리적 원인

건강이상, 체력부족, 신체적 결함, 피로, 수면부족, 여성 생리 및 임신, 음주, 약물복용, 질병 등이 있다.

ⓒ 심리적 원인

정신력 부족, 정신상의 결함, 심로(心勞), 규칙 및 명령 불이행, 부주의, 행동의 무리 및 불안전, 착오, 무기력, 경솔, 불만, 갈등 등이 있다.

(2) 재해지표

산업재해의 정도를 분석하고 그 예방대책을 위한 지료로 이용되는 재해지표는 건수율, 도수율, 강도율, 재해율(천일율)이 있다.

① 건수율(incidence or spell base rate)

재해발생의 개괄적인 지표로써 조사기간 동안 산업체 근로자 1,000명당 재해 발생건수를 표시하는 것이다. 산업재해 발생상황을 총체적으로 파악하는 데 적합하나 작업시간이 고려되지 않은 것이 결점이다.

$$\bullet\ \text{건수율} = \frac{\text{재해건수}}{\text{평균실근로자수}} \times 1,000$$

② 도수율(frequency rate)

근로자의 근로시간은 재해의 입장에서 보면 재해발생의 위험에 노출되는 시간이다. 도수율은 재해발생 빈도를 파악하기 위한 표준지표로써 국내·외 상호비교를 위해 국제노동기구에서 정한 척도이다. 100만 근로시간당 재해발생건수 즉, 연근로시간을 기준으로 했을 때 발생한 재해건수가 얼마나 되는지를 100만 단위로 나타낸 것이다.

$$\bullet\ \text{도수율} = \frac{\text{재해건수}}{\text{연근로시간}} \times 1,000,000$$

③ 강도율(severity rate, intensity rate)

산업재해가 발생했을 경우 경상재해, 중상재해, 또는 사망재해에 따라 재해로 인한 피해는 다르다. 이와 같이 재해의 정도를 나타내는 지표가 강도율이다. 강도율의 산출에 사용되는 근로손실의 양은 근로손실일수로 나타내며, 단위로 하는 작업량에는 1,000 근로시간이 사용된다. 따라서 강도율은 1,000 근로시간 중에 재해로 인해 발생 된 근로손실일수의 비율이 얼마인가로 나타낸다.

이때 사망 또는 폐질(total disability)의 경우에는 근로손실일수를 7,500일로 계산한다.

$$\cdot \text{강도율} = \frac{\text{근로손실일수}}{\text{연근로시간}} \times 1{,}000$$

※ 근로손실일수 : 신체장해자의 등급별 손실일수+사망자 손실일수+부상자 · 업무상 질병자의 요양일수

④ **재해율(연천일율)**

산업재해의 발생빈도와 재해강도를 나타내는 재해통계의 지표이다. 근로자 100(1,000)명당 발생하는 재해자수의 비율이다. 일반적으로 도수율, 강도율, 연천인율 등을 총칭한다.

$$\cdot \text{재해율} = \frac{\text{재해자수}}{\text{근로자수}} \times 100 \qquad \cdot \text{연천일율} = \frac{\text{재해자수}}{\text{근로자수}} \times 1{,}000$$

3) 재해분류 및 예방대책

(1) 재해분류

재해정도별 분류는 ① 사망 또는 영구폐질, ② 중상(휴업 14일 이상), ③ 중등상(휴업 8~13일), ④ 경상(휴업 3~7일), ⑤ 미상(휴업 1~2일), ⑥ 불휴재해(휴업일 없음)로 구분된다.

상해명별 분류는 절단상, 화상, 열상, 탕상, 동상, 절상, 열상, 자상, 찰과상, 골절, 탈구, 염좌, 좌상, 파쇄상 등으로 분류한다.

상해부위별 분류는 두부, 경부, 흉부, 요부, 팔, 손, 대퇴부, 발 등으로 구분한다.

(2) 예방대책

예방대책은 조직의 안전관리나 안전훈련의 영향을 크게 받는다. 미국의 전국안전회의에서는 산업재해의 발생이 적은 사업장의 특징으로 첫째, 경영자의 주도력, 둘째, 책임의 할당, 셋째, 안전한 작업조건, 넷째, 안전훈련, 다섯째, 재해기록제도, 여섯째, 의료구급제도 일곱째, 근로자의 책임을 들고 있으며, 특히 경영자의 주도력이 가장 중요하고 재해기록제도는 모든 재해예방대책의 기본이 되는 것이라고 지적하였다.

5. 직업병

그 직종이 가지고 있는 특정한 요인으로 그 직종에 종사하는 사람에게만 발생하는 질환을 '직업병(occupational disease)'이라 하며, 원인적 연관성 여부가 불확실한 것을 '직업관련성 질환(occupational related disease)'이라고 한다.

📖 직업병의 특성

- 열악한 작업환경에 장기간 노출된 후에 발생한다.
- 폭로시작과 첫 증상이 나타나기까지 긴 시간적 차이가 있다.
- 인체에 대한 영향이 확인되지 않은 신물질이 많다.
- 임상적 또는 병리적 소견이 일반 질병과 구분하기 힘들다.
- 많은 직업성 요인이 비직업성 요인에 상승작용을 일으킨다.
- 임상의사가 관심이 적어 이를 간과하거나 직업력을 소홀이 한다.
- 보상과 관련된다.

표 12-5. 업무상질병자 비교표

구 분	총 계	직업병							작업관련성 질병				
		소 계	진 폐	난 청	금속 및 중금속 중독	유기 화합물 중독	기타 화학물질 중독	기 타	소 계	뇌·심혈관 질환	신체 부담 작업	요 통	기 타
2019년	15,195	4,035	1,467	1,986	9	19	128	426	11,160	1,460	4,988	4,276	436
2020년	15,996	4,784	1,288	2,711	16	15	104	650	11,212	1,167	5,252	4,177	616
증 감	801	749	-179	725	7	-4	-24	224	52	-293	264	-99	180
(%)	5.27	18.56	-12.20	36.51	77.78	-21.05	-18.7	52.58	0.47	-20.07	5.29	-2.32	41.28

※ 업무상질병자는 근로복지공단에서 요양이 승인된 자이며, 산재보상 인정범위가 확대됨에 따라 예방목적에 적합한 통계를 산출하기 위하여 '99년부터 업무상 질병을 아래와 같이 직업병과 작업관련성 질병으로 구분

- ○ 직업병 : 작업환경 중 유해인자와 관련성이 뚜렷한 질병(진폐, 난청, 금속 및 중금속중독, 유기화합물중독, 기타 화학물질 중독 등)
- ○ 직업병 기타 : 물리적인자, 이상기압, 세균·바이러스 등
- ○ 작업관련성 질병 : 업무적 요인과 개인질병 등 업무외적 요인이 복합적으로 적용하여 발생하는 질병(뇌·심혈관질환, 신체부담작업, 요통 등)
- ○ 작업관련성 질병 기타 : 과로, 스트레스, 간질환, 정신질환 등으로 인한 질환 등

[자료] 고용노동부, 2020 산업재해 현황분석, 2021.

1) 물리적 인자에 의한 건강장애

(1) 이상 기온에 의한 장애

① 고온 폭로에 의한 건강장애

고열환경에서 장시간 작업을 하면 체온조절기능에 장해가 생기거나 지나친 발한에 의한 탈수와 염분부족 등이 생겨 신체기능에 임상적 증상을 보이게 되는데 이를 '열중증'이라고도 한다.

㉠ 열경련(Heat cramp)

지나친 발한에 의한 체내 수분 및 염분의 소실이 직접적인 발생 원인이 된다. 주요 증상은 과하게 사용된 수의근의 통증성 경련, 이명, 구기, 현기증, 맥박상승, 동공산대, 혈중 NaCl 감소 등이 있으나 체온, 혈압의 상승은 없다.

바람이 잘 통하는 곳에서 작업복을 벗겨 체열방출을 촉진시킴으로써 더 이상 지나친 발한이 없도록 하고, 생리적 식염수 1~2L를 정맥주사하거나 경증인 때는 0.1%의 식염수를 경구투여하여 수분과 염분을 보충한다.

㉡ 열탈진(Heat exhaustion)

고온환경에서 염분과 수분의 적절한 보충 없이 오랫동안 격렬한 육체노동을 하게 되면, 발한에 의한 탈수와 말초혈관 혈액순환의 부전으로 혈관신경의 조절장애, 심박출량 감소로 인한 순환부전, 저혈압 등이 원인이다.

전신권태, 두통, 구기, 현기증, 이명 등의 전구증상이 있고 탈력감이 있으며 땀을 많이 흘린다. 이완기에는 혈압의 하강이 현저하다.

시원한 환경에서 안정시키고 강심제, 포도당 및 생리적 식염수 주사와 따뜻한 차를 마시도록 하는 것이 좋다.

㉢ 열사병(Heat stroke, 울열증)

고온다습한 환경에서 격심한 육체노동을 하거나 실외에서 태양복사열이 머리부분에 직접 조사된 경우 생기는 중추성 체온조절 기능장애이다. 땀의 증발에 의한 체온방산이 장애되어 체내의 열이 축적되고 뇌막혈관의 충혈과 뇌의 온도가 상승한다.

전구증상은 두통, 어지러움, 구역질, 경련, 시력장애 등이 있으며, 심하면 헛소리를 하고 의식을 잃게 된다. 체온은 40℃ 이상으로 맥박은 빠르고 혈압은 낮아지며, 피부는 건조하여 땀이 나지 않는 것이 특징이다. 가장 치명적인 열중증으로 치료를 하지 않으면 100% 사망한다.

얼음물에 담구거나 찬물로 몸을 닦고 선풍기를 사용하여 증발냉각을 시도하는 등 신속한 체온발산이 가장 중요하다. 수액 요법 등 보존적인 요법을 실시하고, 어느 정도 회복될 때까지 절대 안정하며 휴식을 취해야 한다.

ⓔ 열쇠약증(Heat prostration)

고온작업 시 비타민 B_1의 결핍에 의한 만성적 열중증이다. 전신권태, 식욕부진, 위장장애, 불면증, 빈혈 등의 증상이 있고 점차 몸이 수척해진다. 영양공급, 비타민 B_1 공급, 휴식 등의 관리가 필요하다.

② **저온 폭로에 의한 건강장애**

저온물체 취급업무나 한랭한 장소(영하 10℃ 이하)에서의 작업에서는 증발, 복사, 대류에 의한 체열손실 등이 신체조절기능에 영향을 미쳐 전신 체온저하, 참호족 및 침수족과 동상이 발생할 수 있다.

㉠ 전신 체온저하(General hypothermia)

상시산의 한냉한 온도에 폭로와 체열상실에 따라 발생하는 급성 중증장애로써 급격한 혈관확장이 일어나고, 체열상실도 급속하게 이루어져 심부온도가 37℃로부터 26.7℃ 이하로 떨어지는 것을 말한다.

첫 증상은 심한 떨림과 냉감각이 생기고, 심박동이 불규칙하고 느려지며, 혈압은 낮아진다. 체온이 35~32.2℃에 이르면 신경학적 억제증상으로 운동실조(Ataxic), 자극에 대한 반응도 저하와 언어이상 등이 온다. 임계직장온도인 30℃ 이하가 되면 신체 각 기관의 기능이 급격히 떨어지고 부정맥, 혼수, 사망에 이르게 된다.

㉡ 참호족(Trench foot), 침수족(Immersion foot)

직접 동결상태에 이르지 않더라도 한냉에 계속해서 장기간 폭로되고, 동시에 지속적으로 습기나 물에 잠기게 되면 나타나는 현상을 말한다. 참호족은 동결온도 또는 찬공기에 오래 접하거나 물에 잠겨서 생긴다. 침수족의 발생시간은 참호족에 비해 길지만 임상증상과 증후는 동일하다. 부종, 저림, 소양감, 심한 통증이 오며 점차 수포, 표층 피부의 괴사 및 궤양이 형성되기도 한다.

㉢ 동상(Frostbite)

심한 추위에 노출되면 피부의 연조직이 얼어버리고 그 부위에 혈액공급이 없어지게 된다. 피부의 빙점은 -10℃이지만 풍속이 늘면 체열방산이 커져서 빠르게 동상이 발생할 수 있는데, 기류가 1m/초 이상이면 체표 체감온도는 약 3℃가 하강한다. 특히 동상은 혈관이 적은 코, 볼, 귀, 사지 부분에 잘 발생하며, 손상받는 정도는 노출된 추위의 온도와 얼어 있던 시간과 직접적인 관계가 있다.

- 1도 동상 : 발적, 부종 출현
- 2도 동상 : 수포형성에 의한 삼출성 염증상태
- 3도 동상 : 피부와 피하조직 등 국소 조직의 괴사상태
- 4도 동상 : 괴사 및 조직의 손실이 가장 심각한 상태

(2) 이상 기압에 의한 건강장애

이상 기압의 문제는 대부분 고기압의 건강장애가 문제되고 있다. 이는 고기압 상태에서 인체가 받는 장애와 감압과정에서 받는 장애로 구분된다.

① 고압환경과 건강장애

㉠ 질소(N_2)

질소의 지방용해도는 물에 비하여 5배나 높으며, 혈액<물<지방 순서로써 보통 1기압이 증가할 때마다 10L의 질소가 체내에 유입되어 체외로 배출되지 않기 때문에 잠함병의 원인이 된다.

잠함병(Caisson disease) 또는 감압병(Decompression sickness)은 이상 고압환경(1.4~1.6기압 이상)에서의 작업으로 질소성분이 체조직이나 지방조직에 들어가 질소기포가 형성되어 체외로 배출되지 않음으로써 발생한다.

잠함병의 4대 증상은 ㉠ 피부소양감과 사지관절통, ㉡ 척추마비 · 반신불수, ㉢ 내이(內耳)와 미로(迷路)의 장애, ㉣ 뇌내 혈액순환 장애 및 호흡기계 장애이다.

잠함병의 치료는 1기압 감압에 20분 이상 서서히 감압하며, 감압 말기에 순수한 공기를 공급하고 상압 내로 천천히 옮긴다. 비만자, 순환기 장애자, 고령자의 취업을 금지 또는 제한시키고, 고지방성 음식과 음주를 금한다.

㉡ 산소(O_2)

산소분압이 2기압까지는 조직내 소모로 큰 지장이 없으나 2기압이 넘으면 산소중독(oxygen poisoning)증세가 나타난다. 손가락과 발가락의 작열통, 시력장애, 환청, 근육경련(특히 안면), 오심 등을 나타내며, 나중에는 전간경련(癲癎痙攣)을 일으킨다.

㉢ 이산화탄소(CO_2)

이산화탄소는 산소의 독성과 질소의 마취작용을 증강시킨다. 고압환경의 이산화탄소 농도는 3%를 초과해서는 아니 된다.

② 저산소 환경과 건강장애

고공비행을 하거나 높은 산에 오를 때 또는 산소탱크를 청소할 때 산소결핍증(hypoxia)을 초래할 수 있다. 귀속의 고실내압이 외압보다 커져서 고막이 외이도

쪽으로 밀리므로 통증이나 항공성 중이염, 난청 등을 호소하기도 한다. 뇌가 가장 예민하게 영향을 받으므로 어지럼증이나 근력의 저하를 가져올 수 있고, 작업장에서와 같이 고압산소에 노출될 경우는 순간적으로 의식불명이나 사망에 이를 수도 있다.

(3) 전리방사선과 건강장애

산업장과 의료기관에서 전리 방사선의 이용이 증가함에 따라 폭로 위험 또한 크게 증가하고 있다.

① 전리방사선이 인체에 미치는 영향

전리방사선[14]에 대한 신체조직의 감수성은 일반적으로 증식력이나 재생기전이 왕성할수록, 세포핵 분열이 영속할수록, 형태의 기능이 미완성일수록 감수성은 크다. 그러므로 가장 영향을 받기 쉬운 조직은 골수와 림프조직 등의 조혈기와 생식선 등이며 신경조직, 골, 근육 등은 감수성이 낮다.

피폭방법에는 체외피폭, 표면오염 및 체내피폭의 3종류가 있으며, 가장 흔한 피폭은 체외피폭으로 X선 장치와 γ선 조사기 등을 사용할 때에 조사를 받는 것이다.

전리방사선이 인체에 미치는 영향은 투과력, 전리작용, 피폭방법, 피폭선량 및 조직의 감수성에 따라 다르다. 투과력은 X선과 γ선 $>\beta>\alpha$ 순으로 크며, 전리작용은 투과력과 반대이다. 방사선 장해는 피부에 대한 작용으로 발적, 탈모, 피부각화 등을 초래하며, 혈액 및 조혈기관에 대한 장애로는 빈혈, 백혈구 감소증, 면역감소 등이 있다. 악성 암을 초래할 때는 백혈병, 피부암 및 골육종을 발생시키고 유전적 장애로 유전자에 미치는 장애는 정신적 장애, 기형, 난청, 실명 등의 변이가 가능하고 기타 장애로는 백내장, 불임증을 일으킨다.

표 12-6. 방사선의 생물학적 영향

영 향	장 애	
신체적 영향	조기 영향	· 전신장애 · 조혈기관장애 · 소화기관장애 · 중추신경장애
	만성적 영향	· 악성종양 · 백내장 · 생식능력 저하 · 수명단축
유전적 영향	유전자 돌연변이, 염색체 이상	· 각종 유전병

14) 물질을 통과할 때 이온화를 일으키는 X선, α선, β선, γ선, 양성자 또는 중성자 등의 방사선을 전리방사선이라고 한다. 비전리방사선은 전리능력이 결여되어 있거나 약한 방사선으로 자외선, 가시광선, 적외선이 있다.

② 전리방사선에 대한 대책

허용기준을 준수하고 조사기간을 단축하며, 방사선 이용장소에는 반드시 차폐물을 설치하도록 하여야 한다. 또한 방사선 취급자는 film badge, 포켓 선량계 등을 휴대하여 피폭량을 산정하도록 하고 신체이상 유·무를 확인하기 위하여 혈구산정방법에 의한 검사가 필요하다.

(4) 작업 형태와 건강장애

① VDT 증후군(Visual Display Terminal Syndrom)

컴퓨터를 장시간 사용함으로써 발생하는 증상과 증후를 말한다. VDT 작업의 인체에 미치는 부담요인은 CRT 화면의 문제, 작업환경, 작업공간, 작업의 난이도, 작업시간, 작업환경, 작업편성 등이 영향을 미친다.

VDT 증후군의 주된 증상 4가지는 ㉠ 눈의 피로(안정피로), ㉡ 근육계 손상(경견완증후군), ㉢ 정신신경계 증상, ㉣ 피부증상(발진)이며, 임신·출산의 이상이 보고된 바 있는데 이것이 VDT에서 방출되는 전리방사선이 직접적 원인이라는 증거는 없으나 유해파에 대한 논쟁은 계속되고 있는 상태이다.

VDT증후군에 대한 예방대책은 아른거림이 적고, 무광택인 CRT 등을 사용하고 조명에 있어서는 빛이 화면에 비치지 않도록 하며, 키보드상의 조도는 300~500 Lux로 하고 서류에는 보조 조명을 사용하는 것이 좋다. 그리고 눈이나 손가락의 위치나 높이가 적절하여야 하며, 의자의 높이는 조절이 가능하여야 한다. 작업은 1회 연속작업을 1시간 이내로 하여야 한다.

② 직업성 경견완장애

장시간 일정한 자세로 상지인 어깨팔목을 반복하여 과도하게 사용함으로써 발생하는 직업성 건강장애이다. 목(頸), 어깨(肩), 팔(腕)을 한자로 표현하여 경견완증후군(頸肩腕症候群)이라고 한다.

컴퓨터의 키보드 입력, 전화교환, 금전등록기 취급 등 단순 반복작업을 하는 것이면 어디에서나 발생한다는 것이 알려졌다. 예방대책에는 작업시간의 적절화, 인체공학적인 작업환경 조성 등이 필요하다.

③ 직업성 요통

노동 중에서 요통의 발생이 높은 직종은 건설업, 운수업, 기계 기구관계, 광업, 금속제조의 순이며, 요통이 많이 발생하는 직업은 남자에게서는 노동자, 사무직, 농부 등이고 여자는 주부, 농부, 사무직 등이다.

예방대책으로는 무거운 물건 등을 들 때에는 주의를 하며, 작업 시에 올바른 자세를 갖도록 하는 것이 좋다.

2) 진폐증(Pneumoconiosis)

진폐증은 분진흡입에 의하여 폐에 특유한 생체반응을 일으킨 상태를 말한다. 진폐증을 일으키는 먼지는 일반적으로 7㎛ 이하이면 흡입이 가능한데, 이 중에서 0.5~5㎛ 정도의 먼지는 폐포에 축적되므로 가장 문제가 된다.

분진의 종류에 따라 규폐, 석면폐, 탄폐 등으로 구분할 수 있다. 진폐증 발생에 관여하는 인자로는 분진에 폭로된 기간, 분진의 화학적 조성, 입자의 크기, 분진의 농도, 개인의 감수성 등이 있다.

표 12-7. 진폐증을 유발하는 먼지의 종류

비활성 먼지	섬유화 먼지	유기성 먼지
흑연폐증	규폐증	인쇄공천식
철폐증	석면폐증	농부폐증
칼슘폐증	베릴륨폐증	사탕수수폐증
주석폐증	활석폐증	면폐증

(1) 규폐증(Silicosis)

유리규산(SiO_2) 분진의 흡입으로 폐에 만성섬유증식증을 일으키는 질환이다. 유리규산은 결정형(규석, 석영), 미세결정형 및 무정형(규조토, 석영유리)의 3종이 있으며, 결정형이 제일 문제가 된다. 납중독, 벤젠중독과 함께 3대 직업병의 하나이다.

규폐증은 결절 형성이 극심하지 않는 한 일반적으로 자각증상이 없다. 주 증상은 호흡곤란, 기침, 흉통 등이고, 규폐가 진행되면 폐활량, 흉위의 확장가의 감소가 일어나며, 말기에는 폐결핵의 합병증인 규폐성 폐결핵이 나타날 수 있다.

(2) 석면폐증(Asbestosis)

석면(asbestos)은 자연계에서 산출되는 섬유상 규산염 광물을 총칭한다. 열, 마찰, 화학약품 등에 강한 물질이기 때문에 건축자재(82%), 브레이크라이닝 등 자동차용품(11%), 섬유제품(5%), 기타(2%) 등에 주로 사용된다.

석면분진의 일반적인 크기는 1~5㎛로 머리카락 크기의 1/5,000 정도이며, 흡입된 석면섬유가 세소기관지(細小氣管支)에 박혀 그 부위의 섬유증식이 생긴다. 석면폐증은 흉부가 아위는 것이 규폐증과 다르고, 객담에 석면소체가 배출되는데 심하면 호흡곤란, 기침, 객담, 흉통을 호소하며 체중감소가 초기에 나타나지만 대체로 규폐증과 비슷한 증세가 나타난다.

3) 공업중독 총론

중독학(Toxicology)이란, 화살독에 묻히는 독물을 가리키는 희랍어에서 유래된 것으로 생체에 대한 유해물질의 장해작용을 연구하는 학문이다.

매독의 치료제로 수은을 사용하였던 Paracelsus(1493~1541)은 인체에 수은을 투여하는 것에 대한 비난에 대응하여 "독성이 없는 물질은 없다. 모든 물질은 독성을 가지고 있다. 다만, 독성의 유무는 용량에 의하여 결정될 따름이다."라고 하였는데, 이 원칙은 실험중독학에 의하여 입증되었고 산업보건에 있어서 요지가 되는 부분이다.

현재 산업장에서 취급하는 유해물질의 수는 헤아릴 수 없을 만큼 많으며, 그에 따른 피해도 많다.

(1) 유해물질의 인체침입 경로

산업장의 유해물질은 적어도 호흡기계, 소화기계, 경피 침입의 세 가지 경로를 통하여 인체 내에 들어간다.

① 호흡기계 침입

유해물질이 호흡기계로 침입하게 되면 폐포에서 모세혈관에 흡수되어 전신으로 퍼지게 되기 때문에 호흡기계 침입은 전신적 장애를 가장 빨리 그리고 심하게 독성을 나타내는 경로이다.

② 소화기계 침입

입으로 들어가는 유해물질의 양은 그리 많지 않다. 손가락에 묻었던 유해물질이 간접적으로 담배나 음식물 등과 함께 입으로 들어간다.

소화기로 흡수된 것은 간을 통하여 그 일부가 담즙으로 배설되어 소화기로 되돌아오고 일부는 림프, 혈액으로 운반되어 전신에 퍼진다.

③ 경피 침입

피부를 통한 침입은 유기화합물, DDT, PCB, 유기인제 등의 지용성 물질이 가능하며, 전신장애를 일으킬 수도 있는데 피부장애만 일으키는 종류가 많다. 그 증상은 발적으로 그치는 것(As 분진), 수포형성이나 궤양을 일으키는 것(Cr 분진), 만성 습진을 일으키는 것이 있다.

(2) 유해물질의 흡수, 분포 및 배설

유해물질이 장기의 세포막을 통과해 혈류 내로 침입하여 혈장단백, 간과 신장, 지방조직, 골 및 중추신경계에 분포되어 장해를 일으킨다.

배설은 보통 신장을 거쳐 소변으로 배설되거나 장을 통한 분변으로 배설된다. 금속성 물질은 소변으로 배설되는 것이 대변으로 배설되는 것의 5~10배인데, 소변 중의 배설량은 혈중 농도의 약 10배이므로, 혈중농도도 추정할 수 있다.

- 분해산물이 소변으로 직접 배설되는 것 : 유기인제
- 장기에 축적된 것이 서서히 혈중으로 동원되어 소변 중에 배설되는 것 : Pb, Cd, Bi, Hg
- 타액선으로 분비되어 황화물을 만들어 치은에 금속연을 만드는 것 : Pb, Mn, Bi, As
- 젖으로 분비되어 유아에 중독을 일으키게 하는 것 : Pb

(3) 공업중독의 종류

① 납(연) 중독

납(lead, Pb)은 자동차 휘발유 첨가제, 페인트, 전선 피복제, 축전기 제조원료 등 광범위하게 사용되며, 호흡기계와 경구를 통하여 인체 내로 침입한다. 경구침입은 작업자의 손을 통하여 침입되고, 호흡기계 침입은 분진이나 증기로 침입되는데 폐포에 흡입된 경우는 중독증상이 빠르고 위험하다.

납중독은 증상의 발현은 더디고, 정도도 경하여 조기발견이 어렵기 때문에 '조용한 질병(silent disease)'이라고도 한다.

납중독의 4대 징후는 ㉠ 연빈혈, ㉡ 치은연(치은과 치아가 만나는 부분에 1~2mm의 암청색선이 생기는 것을 말하는데 이는 황화수소와 납이온이 반응하여 황화납이 치은에 침착된 것이다), ㉢ 염기성 과립적혈구수의 증가, ㉣ 소변에서의 coproporphyrin 검출이다.

소변검사는 납중독의 조기진단에 유용하다. 초기증상은 권태, 체중감소, 빈혈, 식욕감퇴, 변비와 적혈구수의 감소, 헤모글로빈(Hb)량의 저하 등이 나타나지만, 중독이 더 진행되면 연산통(lead colic), 관절통, 신경 및 근육계통의 마비가 나타난다.

② 수은중독

수은(mercury, Hg)은 상온에서 액체상태를 이루고 있는 유일한 금속이다. 따라서 상온에서도 증발하므로 흡입되거나 물질과 함께 쉽게 섭취된다.

수은중독의 우려가 있는 직업에는 수은광산의 갱내작업, 수은의 정련·증류작업, 정류기 등의 수은봉입작업, 수은을 전극으로 하여 전해하는 작업 등이다.

일반적으로는 피로감, 기억력 감퇴, 두통, 구토, 복통, 구내염, 설사 등의 자각증상이 있다.

급성중독 시에는 혈성의 구토, 소화기 점막의 부식, 궤양, 구내염과 치은염을 일으킬 수 있다. 수은에 의한 구내염은 금속성 입맛이 나고 잇몸이 붓고 출혈과 압통이 있고, 잇몸에 황화수은의 청회색 침전물이 침착하며, 치조농양으로 치아의 뿌리가 삭아서 마침내 빠진다. 또한 중추신경계의 장애가 나타나서 불면증과 홍독성 흥분을 일으킨다.

만성중독은 뇌조직에 침범하여 나중에는 청력, 시력, 언어장애 및 보행장애까지 일어나며 모체를 통해 태아에게도 중독증상이 나타나게 된다.

③ 크롬중독

크롬(chromium, Cr) 증기 또는 크롬 분진 흡입으로 발생되는 공업중독으로써 금속 크롬은 무해하나 산화물 및 그 염이 유해하다.

도금, 피혁제조, 색소, 방부제, 약품제조업 및 기타 공업에서 발생하는 분진 및 흄으로 인체에 흡수된다.

호흡기계로 흡입되면 위장관에 출혈을 유발하거나 간의 괴사 등을 가져온다. 만성중독은 점막 등에 크롬이 침착하여 궤양을 유발한다. 특히 비중격 부위의 점막에 크롬이 침착하면 처음에는 궤양을 유발하고 점차 진행되면 천공이 생긴다. 또한 비염, 인두염, 기관지염을 일으키며 피부궤양, 접촉성 피부염을 유발한다. 크롬산이나 크롬에어로졸에 노출되면 천식반응이 나타날 수 있고, 특히 6가 크롬은 발암물질로 폐암의 원인이 된다.

④ 카드뮴중독

카드뮴(cadmium, Cd)의 흄 또는 화합물을 호흡기를 통하여 흡입하거나 소화기를 통해서 섭취함으로써 일어난다. 중독 우려가 있는 작업은 카드뮴 정련가공, 도금작업, 합금제조, 합성수지, 도료, 비료제조 등이며, 산업장뿐만 아니라 도시의 대기 또는 하천수를 오염시켜 공해질환인 itai-itai병을 일으키기도 한다.

체내에 흡수된 카드뮴은 혈액을 거쳐 그 2/3는 간과 신장으로 이동하고, 나머지는 혈액을 통하여 다른 장기로 이동하는데, 체내에 축적된 것 중 50~70%는 간과 신장에 축적된다. 만성중독의 3대증상은 ㉠ 폐기종, ㉡ 신장애, ㉢ 단백뇨이다.

⑤ 벤젠중독 및 그 유도체의 중독

Tar 염색의 원료로써 쓰이는 외에 유기화합물로 널리 쓰여지는데 독성이 강하다. 주로 흡입에 의한 중독을 일으키는데 급성중독은 주로 신경계에 장애를 일으키고, 만성중독은 혈관, 혈액, 간장에 중독을 일으키며, 피부에 접촉되면 직업성 피부장애의 원인이 되기도 한다. 즉, 급성중독으로는 두통, 이명, 현기증, 오심, 구토, 근육마비, 의식상실이 있고, 피부에 접촉하면 홍반, 괴사, 각질증식 등의 변화를 나타내며, 알레르기 반응을 일으키기도 한다.

벤젠은 방향족 탄화수소 중에서 유일하게 만성중독 증세를 나타내는데, 조혈장애가 특징적이며 백혈병도 일으킨 사례가 있다.

⑥ PCB

PCB(polychlorinated biphenyl)는 방향족 염화탄화수소에 속하는 화학물질의 총칭으로 그 절연성 때문에 변압기와 절연용액에 다양하게 이용된다. PCB는 생태계에서 분해되지 않아 환경오염과 더불어 인체조직에서의 축적이 문제가 되고 있다. PCB 폭로 시에는 주로 피부에 홍반, 부종 및 비후 등의 이상이 온다.

4) 작업환경관리의 기본원리

유해 작업환경의 개선은 직업병 예방의 가장 근본적인 방법이다. 작업환경 관리의 기본원리는 대치, 격리 및 환기이다.

(1) 대치(substitution, 치환)

물질의 변경, 공정의 변경 및 시설의 변경 등의 방법이 있다. 이 방법은 환경 개선의 근본적인 방법이지만 기술적인 어려움이 따른다.

물질의 변경은 가장 흔히 사용하는 대책으로 유사한 화학구조를 갖고 있거나 독성이 적은 것으로 물질을 변경하는 것이다.

공정의 변경은 상품을 생산할 때 필요한 설비나 기기의 변경이 있거나 생산 방법에 구조적인 문제가 있어 이를 바꾸는 것을 의미한다.

시설의 변경은 위험시설을 줄이기 위해 공정변경이 도움이 안 되는 경우 사용하고 있는 시설이나 기구를 바꾸는 것으로 비교적 비용이 적게 들고 짧은 시간 내에 성과를 얻을 수 있어서 산업장에서 자주 이용된다.

(2) 격리(isolation)

격리란, 작업자와 유해인자 사이에 방호벽(barrier)이 놓여 있는 상태를 뜻하는 것으로 이 방호벽은 물체일 수도 있고, 거리일 수도 있으며, 시간일 수도 있다. 격리 대상은 저장물질, 시설, 공정 및 작업자에 대하여 실시한다. 방사선 동위원소를 취급할 때의 격리와 밀폐, 원격장치는 대표적인 예이다.

(3) 환기(ventilation)

작업자의 호흡기 위치로부터 오염된 공기를 포착하여 신선한 공기로 바꾸기 위해서나 또는 쾌적한 온열상태를 유지하기 위해서 사용된다.

환기에는 국소환기와 전체환기가 있다. 국소환기는 발생원 가까이에서 유해물질을 빨아들여 밖으로 배출시키는 것이다. 전체환기는 유해물질을 희석하는 데 쓰이기 때문에 희석환기라고도 하며 주로 고온과 다습을 조절하고 분진, 냄새, 유해공기를 희석하는 데 이용된다.

(4) 작업환경의 정비

적절한 작업장의 넓이, 보행이 편한 바닥, 재료 및 제품의 안전한 관리, 정리·정돈 등 재해예방을 위한 작업환경을 정비하는 것이다.

13장 | 식품위생

개관

안전하고 영양가 있는 식품을 공급하는 것이 식품정책의 기본이며, 가장 중요한 목표이다. 인간이 섭식하는 식품에는 많은 종류의 미생물이 서식할 수 있다. 따라서 이 장에서는 식품을 통해 감염될 수 있는 감염병과 식중독의 병원체, 감염경로, 증상 및 예방대책을 구체적으로 학습한다.

학습목표

1. 식품위생의 정의와 일반적인 관리방안을 제시할 수 있어야 한다.
2. 식품을 통해 감염될 수 있는 감염병을 구체적으로 설명할 수 있어야 한다.
3. 식중독의 정의와 분류를 할 수 있어야 한다.
4. 식중독의 병원체, 감염경로, 증상 및 예방대책을 구체적으로 설명할 수 있어야 한다.
5. 자연독 식중독의 유해한 독성물질을 기술할 수 있어야 한다.
6. 식품첨가물의 종류와 특성을 설명할 수 있어야 한다.
7. 식품의 위생적 보존방법을 기술할 수 있어야 한다.

주요용어

Salmonella 식중독 / 장염비브리오 식중독 / 대장균 식중독 / 포도상구균 식중독 / Botulinus 식중독 / 동물성 자연독 / 식물성 자연독 / 아플라독소 중독 / 황변미 중독 / 화학성 식중독 / 식품첨가물 / 물리적 보존법 /화학적 보존법 / HACCP

1. 식품위생의 의의와 정의

1) 식품위생의 의의

식품은 의약으로 섭취하는 것은 제외한 모든 음식물로써 사람이 삶을 유지하기 위하여 매일 섭취해야만 하는 에너지원인 동시에 영양소 공급원이다.

그러나 식품에 아무리 많은 영양소가 내포되어 있다 하더라도 안전성이 없다면 가치가 없다.

과거에는 주변의 자연환경에서 얻은 식품을 그대로 이용하였으나 오늘날 우리의 식생활이 판매원료나 시판식품에 크게 의존하게 되면서 원료생산에서부터 최종소비까지의 유통과정이 연장될수록 식품의 변질 및 오염의 위험성은 더욱 증가하고 있다.

따라서 안전하고 영양가 있는 식품을 공급하는 것이 식품정책의 기본이며, 가장 중요한 목표라고 할 수 있다.

2) 식품위생의 정의

식품위생이란 식품, 식품첨가물, 기구 또는 용기 · 포장을 대상으로 하는 음식에 관한 위생을 말한다(식품위생법 제2조).

세계보건기구 환경위생전문위원회에 의하면 식품위생은 식품 그 자체뿐만 아니라 식품의 생육, 생산, 제조, 유통 그리고 최종적으로 사람에게 섭취될 때까지의 모든 단계에서 안전성, 완전무결성 및 건전성을 확보하기 위한 모든 필요한 수단을 말한다고 하고 있다.

> "Food hygiene means all measures necessary for ensuring the safety, wholesomeness, and soundness of food at all stages from its growth, production or manufacture until its final consumption."

식품의 안정성(safety)은 인체에 유해한 물질이 있어서는 안 된다는 것이고, 완전무결성(wholesomeness)은 영양소를 골고루 함유하고 있어야 한다는 것이며, 건전성(soundness)은 통상 식용으로 사용하는 원료를 이용해야 한다는 것으로써 이는 식품위생 관리의 3대 접근요소라고 할 수 있다.

3) 식품안전 관리

우리나라는 식품으로 인한 위생상의 위해를 방지하고, 식품영양의 질적 향상을 도모하며, 식품에 관한 올바른 정보를 제공하여 국민보건의 증진에 이바지함을 목적으로 1962년 식품위생법을 제정하였다.

식품안전 관리는 1998년에 신설된 식품의약품안정청에서 관리하였으나 2013년 정부조직법 개편으로 승격된 식품의약품안전처에서 식품위생 정책을 담당하고, 흔히 보건분야의 3대 악으로 일컬어지는 부정식품 및 첨가물, 부정의약품 및 부정유독물의 제조나 무면허 의료행위 등의 범죄에 대하여 보건범죄 단속에 관한 특별조치법으로 가중처벌을 행함으로써 이의 근절을 위해 노력하고 있다.

표 13-1. 식품별 관리 소관 부처

식품종류	소관부처	관련법률
식품(축산물위생 포함) 및 건강기능식품	식품의약품안전처	식품위생법 건강기능식품에 관한 법률 식품안전기본법 어린이 식생활안전관리 특별법 축산물위생관리법
농축수산물 등	농림축산식품부	농수산물 품질관리법 식품산업진흥법 농수산물 원산지표시에 관한 법률 인삼산업법 등
먹는물	환경부	먹는물관리법

2. 식품과 질병

인간이 섭식하는 식품에는 많은 종류의 미생물이 서식할 수 있다. 이들 미생물의 대부분은 조리과정에서 제거되고, 섭식되었다 하더라도 대부분 위액의 위산에 의해서 사멸되며, 위산에 저항성이 있는 미생물들도 장내 세균들에 의해서 제거되거나 자연 배설된다. 그러나 일부 병원성 세균이나 식중독 원인균 등은 질병발생의 원인이 된다.

1) 경구감염병

식품을 통해서 경구적으로 인간에게 감염될 수 있는 감염병은 주로 소화기계 감염병이다. 주로 식품이 매개체이지만 식품 외에도 물이나 불결한 식기 또는 손으로부터 직접 감염될 수도 있다.

경구감염병 중 병원체가 세균인 것으로는 장티푸스, 콜레라, 세균성이질, 파라티푸스 등이 대표적이며, 바이러스에 의한 감염병으로는 A형간염, 폴리오, 감염성 설사증 등이 있다. 그 밖에 연쇄상구균과 디프테리아 등도 음식물을 통해 경구감염을 일으킨다. 경구감염병은 계절적으로 하절기에 빈발하며, 지역별로도 감염병의 종류에 따라서 그 특성이 다르다.

2) 인수공통감염병

오랜 옛날부터 인류는 동물을 식품으로 이용해 왔으며, 축산물과 이들의 가공품의 수요는 오늘날 더욱 증가하고 있다.

인수공통감염병(zoonoses)은 사람과 동물 간에 상호 전파되는 병원체에 의하여 발생되는 감염병을 뜻하며, 병원체에 이환되거나 병원체가 들어있는 고기 등을 섭취 또는 이 동물들과 접촉함으로써 감염된다.

인수공통감염병에는 결핵(Tuberculosis), 탄저(Anthrax), 브루셀라증(Brucellosis, 파상열), 야토병(Tularemia), 돈단독(Swine erysipelas), 공수병(Rabies), 광우병(Bovine Spongiform Encephalopathy, BSE) 등이 있다.

3) 기생충감염병

기생충감염병의 가장 중요한 감염양식은 식품을 통한 경구감염이며, 기생충의 종류에 따라 감염경로가 달라서 식물성 식품을 경유하는 것과 동물성 식품을 경유하는 것이 있다.

주로 채소를 통해 감염되는 기생충감염병으로는 회충증, 편충증, 요충증, 동양모양선충증, 구충증 등이 있다. 그러나 구충증의 경우 인체의 감염경로는 경구감염과 경피감염의 두 가지 경로가 있다.

한편 동물성 식품을 통하여 감염되는 기생충감염병으로는 폐흡충증, 간흡충증, 아니사키스증, 무구조충증, 유구조충증 등이 있다.

동물성 식품으로 인한 기생충질병을 예방하기 위해서는 중간숙주에 해당하는 식품의 생식을 금해야 한다.

3. 식중독

식중독(food poisoning)이란 식품 섭취로 인하여 인체에 유해한 미생물 또는 유독물질에 의하여 발생하였거나 발생한 것으로 판단되는 감염성 질환 또는 독소형 질환을 말한다(식품위생법 제2조).

- 식중독
  - 세균성
    - 감염형 : Salmonella, 장염Vibrio, 병원성 대장균 등
    - 독소형 : Botulinus균, 포도상구균
    - 기 타 : 장구균, Campylobacter, allergy성 식중독
  - 자연독
    - 식물성 : 버섯독, 감자, 맥각균 등
    - 동물성 : 복어독, 조개류 등
  - 화학물질 : 불량첨가물, 유해금속, 포장재 등의 용출물 등
  - 곰팡이독 : Aflatoxin, 황변미독 등

그림 13-1. 식중독의 분류

1) 세균성 식중독

식중독 가운데 가장 발생빈도가 높다. 세균성 식중독은 감염형 식중독(infectious type)과 독소형 식중독(toxic type)이 있다.

세균성 식중독에는 소화기계 감염병은 제외되는데, 이 둘은 경구적 침입이라는 공통점이 있으나 다음과 같은 차이점이 있다

표 13-2. 세균성 식중독과 소화기계 감염병의 차이점

구 분	세균성 식중독	소화기계 감염병
감염원	식품	물 또는 식품
식품의 역할	증식매체	운반매체
감염양식	다량의 세균이나 독소 섭취로 발병한다.	비교적 소량의 균으로 발병한다.
2차 감염	거의 없다.	많다.
잠복기	짧다.	길다.
면 역	면역이 획득되지 않는다.	대부분 면역을 획득한다.

(1) 감염형 식중독

음식물을 섭취할 때 들어온 병원균이 장내를 감염시켜 발생하는 식중독을 말한다. 감염형 식중독을 일으키는 세균은 식품에서 증식하여 사람이 식품을 섭취할 때 인체로 들어오게 되는데 소장 내에서 더욱 증식한 뒤 중독증상을 일으킨다.

① Salmonella 식중독

Salmonella는 1885년 Salmon과 Smith에 의하여 돼지콜레라의 원인균으로 처음 분리되었고, 1888년 독일의 Gartner가 Bacillus enteritidis라고 명명하였으며, 1890년부터 Salmonella라고 부르게 되었다.

㉠ 원인균

Salmonella. Salmonella속에는 사람에게만 병원성을 갖는 것, 사람과 동물에 병원성을 갖는 것, 동물에만 병원성을 갖는 것이 있으며, 식중독을 나타내는 것으로 Salmonella균은 동물계에 널리 분포되어 있으며 다소의 예외는 있으나 보통 그 크기가 2~3×0.6μm, 아포가 없는 Gram 음성 간균으로서 편모가 있어 운동성이 있다. 호기성 또는 통성 혐기성이며, 보통의 배지에서 잘 자라고, 24~28시간 정도에서 직경 2~3 mm의 대장균과 유사한 콜로니를 만든다. 생육온도는 37℃, 최적 pH는 7~8이다. 우리나라에서도 약 30여 종이 알려져 있다. 대표적인 것으로 장염균(*S. enteritidis*), 쥐티푸스균(*S. typhymurium*), 돈콜레라균(*S. choleraesuis*) 등이 있다.

㉡ 감염경로

주로 6~9월에 많이 발생하고, 직접 오염원으로는 보균자인 사람 외에 닭, 돼지, 쥐, 개, 고양이 등이며, 하수도나 하천수 오염도 간접 오염원의 역할을 한다.

이 균의 감염경로는 보균동물의 고기나 난(卵)을 섭취하여 직접 감염되거나 쥐와 파리, 바퀴 등의 곤충에 의해 매개되기도 하고, 보균자인 식품취급자에 의해 감염되는 경우가 있다. 원인식품으로는 주로 육류나 계란이 많으며, 유제품, 두부 등의 장기저장식품도 기인된다.

㉢ 증상

잠복기는 12~48(평균 20시간)시간이고, 경과가 짧아서 대부분의 증세는 2~5일이면 없어지며, 늦어도 1주일 이내에 회복한다. 증상은 환자의 연령, 건강상태, 섭취균량에 따라 다르다. 일반적으로 전신권태, 두통, 식욕감퇴, 복통, 설사 등의 여러 증상이 일어난다. 다른 식중독과 달리 특이적 증상은 급격한 발열(38~40℃)이다. 발병률은 75% 정도이고, 치명률은 1~3%이다.

② 장염비브리오 식중독

1950년 일본 오사카에서 건어포를 섭취하고 일어난 중독사건에서 발견되었으며, 원인물질의 규명과정에서 새로운 균종으로 분리되었다. 우리나라는 1969년 6월 경북 안동에서 물치라는 생선을 먹고 273명의 환자가 발생한 바 있다. 수온이 17℃ 이상으로 상승하면 해수에서 검출된다.

㉠ 원인균

장염비브리오균(*Vibrio parahaemolyticus*). 음성 무아포의 혐기성(피산소성) 간균이다. 이 균은 보통의 배지에서는 거의 증식하지 않으나 해수의 식염농도와 같은 3~5% 전후의 식염을 함유하는 배지에서는 왕성하게 발육하므로 호염균(好鹽菌)이라고도 한다. 이러한 성질 때문에 이 균은 해수 및 어패류와 밀접한 관련성이 있다

㉡ 감염경로

원인식품으로는 어패류가 많으며, 회나 초밥 등의 생식이나 가공품에 의한 것도 많다. 그 밖에 도시락 등의 복합조리식품도 원인식품이 되는데 이는 오염된 어패류로부터 조리기구, 행주, 손 등을 거쳐 2차 오염이 된 것이다.

㉢ 증상

잠복기는 8~20시간(평균 12시간)이며, 증상은 복통, 설사로 시작하여 구토, 두통, 권태감 등을 호소하는 전형적인 급성위장염을 일으킨다.

발열은 37.5~38.5℃정도이고 고열은 없다. 설사는 대부분 1일 수회 정도이나 중증인 경우에는 점액변과 점혈변을 배설하는 경우도 있다. 발병률은 30~95% 정도이고, 치명률은 0.5% 이내이다.

③ 병원성 대장균 식중독(Pathogenic E. coli)

일반적으로 사람이나 동물의 대장상재균은 병원성이 없으며, 장의 구조를 튼튼히 하고 비타민 A, B_1, B_2, K, 니코틴산 등을 합성하는 등 여러 가지 유익한 작용을 한다. 그러나 그중에는 일반 대장균과는 달리 영유아에게 전염성 설사증이나 성인에게 급성장염을 일으키는 형이 있는데 이를 병원성 대장균이라 한다.

㉠ 원인균

E. coli O-157 : H7, O26, O111 등. 병원성 대장균과 일반 대장균은 형태와 생화학적 성상에서는 차이가 없으나, 혈청학적으로 항원성의 차이가 있다.

병원성 대장균은 인체 내에서 *verotoxin*을 생성하여 식중독을 일으키는 장출혈성대장균(*Enterohemorrhagic E.coli* ; EHEC), *enterotoxin*을 생성하는 장

독소원성대장균(*Enterotoxigenic E. coli* ; ETEC), 대장점막의 상피세포를 침입하여 조직 내 감염을 일으키는 장침투성대장균(*Enteroinvasive E. coli* ; EIEC) 그리고 성인에게 급성위장염을 일으키는 장병원성대장균(*Enteropathogenic E. coli* ; EPEC) 등 4가지 주요 균으로 분류한다.

㉡ 감염경로

병원성 대장균은 가축, 반려동물, 건강보균자 뿐만 아니라 자연환경에 널리 존재하기 때문에 여러 경로를 통해 식품에 오염될 수 있다.

주요 오염원은 완전히 조리되지 않은 쇠고기 분쇄육, 샌드위치 등이다. 또한 소독되지 않은 물을 음용한 경우나 오염된 호수에서 수영할 때 감염된 경우도 있다. 사람에게서 사람으로 감염될 수 있는데, 특히 위생상태나 손을 씻는 습관이 부적당할 때 감염된 환자의 변으로부터 다른 사람에게 전달될 수 있다.

㉢ 증상

소량의 균으로도 발병이 가능하며 잠복기는 균의 형태에 따라 다르지만 위장염의 경우 12~24시간, 이질형의 경우 12~72시간 정도이나 일반적으로 영유아는 성인에 비하여 잠복기가 짧고 증상이 심하게 나타난다.

감염되면 주로 영·유아에게서 혈변과 심한 복통 등 식중독의 일반적 증상을 나타내며 발열은 없거나 작다.

대부분 특별한 치료 없이 5~10일 내에 회복되나 감염자의 약 8%는 고혈압, 발작, 실명, 마비 등의 합병증을 보인다. 또한 2~7%가 혈전성혈소판감소증 또는 용혈성요독증후군을 일으키며 심한 경우 심부전증으로 발전한다.

④ **노로바이러스감염증**

노로바이러스의 감염에 의한 급성위장관염으로 식품매개 집단식중독의 가장 주요한 원인체로서 보고되고 있다. 다른 감염성 식중독에 비해 발생 건수는 적지만 전파력이 매우 높아 대규모 환자 발생을 보인다.

㉠ 원인균

Norovirus. 크기가 27~40㎚인 구형의 바이러스로 외피가 없는 정 20면체 바이러스이다. 연중 발생이 가능하나 과거 winter vomiting disease라 불린 것처럼 저온에 강하기 때문에 10월~11월에 증가하고 다음해 1월에 최고 정점에 이르며 5월과 6월에는 발생이 감소한다.

㉡ 감염경로

감염자의 대변 혹은 구토물이 있는 바이러스가 음식, 물을 오염시키거나 혹은 감염자의 손이나 접촉한 물건 등이 오염되어 이를 먹거나, 마시거나, 접촉함으로서 바이러스가 입(경구)으로 들어오게 된다. 소량의 바이러스만 있어도 쉽게 감염될 수 있을 정도로 쉽게 전파되고, 전염성은 증상의 발현기에 가장 심하다.

㉢ 증상

24~48시간의 잠복기를 거친 뒤에 갑자기 오심, 구토, 설사의 증상이 발생한다. 증상은 24-60시간 동안 지속될 수 있으나 대개 48시간 이상 지속되지는 않아 빠르게 회복된다. 소아에서는 구토가 흔하고 성인에서는 설사가 흔하게 나타난다. 두통, 발열, 오한 및 근육통과 같은 전반적인 신체증상이 동반되는 경우가 많다.

(2) 독소형 식중독

독소형은 세균이 이미 식품을 오염시켜 이열성 균체 외독소를 함유케 된 음식물을 섭취했을 때 발생하는 식중독이다.

① 포도상구균 식중독

동남아시아, 인도, 아프리카 등 열대지역에서 설사의 원인균으로 자주 발생하고, 여행자들에게 자주 발생되기 때문에 여행자설사병이라고 불리워지기도 하는 식중독 중에서 가장 발생률이 높은 독소형 식중독이다.

㉠ 원인균

황색포도알균(*Staphylococcus aureus*). 황색포도알균이 식품 중에 증식하여 그 대사산물로 생산된 장관독소(*enterotoxin*)를 경구 섭취하여 일어난다.

이 균은 자연계에 널리 분포하며 저항성이 강하기 때문에 피부, 비강점막과 장관 내 등 거의 모든 조직이나 기관에 침투하며 감염, 괴사 또는 화농성 염증을 유발한다. 독소는 내열성이 강하여 100℃에서 30분간 끓여도 파괴되지 않기 때문에 일반 조리과정에서 파괴할 수 없으며, 저온(5℃ 이하)에서 저장하면 독소의 생성을 억제할 수 있다.

㉡ 감염경로

미량의 균으로는 감염이 성립되지 않지만 몸에 의한 감염이 많다. 원인식품은 감염된 우유, 치즈 등의 유제품과 햄, 식육 등 식육가공품, 어육가공품 등의 단백질 식품과 김밥, 도시락, 빵, 떡 등의 탄수화물 식품이다.

오염된 유제품 음용과 유방염이 있는 젖소로부터 감염되며 조리하는 사람의 여드름, 종양, 상처 등을 통해 감염되는 경우도 많다. 사람과 사람 사이에는 전파되지 않는다.

㉢ 증상

잠복기가 1~5시간(평균 3시간) 정도로 식중독 중 가장 짧다. 급성 위장염이 주 증상으로 처음에는 타액분비 증가, 오심, 구토, 설사, 복통을 일으키며, 설사의 양상은 수양성이지만 경우에 따라 혈액이나 점액이 섞여 나온다.

발열은 38℃ 이하로 거의 없으며, 심한 설사와 구토로 인한 탈수증상을 일으킨다. 사망률은 극히 낮거나 없는 편이고 24~48시간 이내에 회복된다.

② **Botulinus 식중독**

1735년에 소세지 중독에 의한 신경마비 증상이 기록되어 있으며, 1800년 독일의 Kerner가 botuilsm이라는 용어을 최초로 사용하였다. 국내에서는 2001년 처음으로 소시지를 섭취한 일가족 3명이 발견되었으며, 이후 지속적으로 의심환자가 발생하고 있다.

㉠ 원인균

Clostridium botulism. 이 균이 생성하는 독소는 신경독소(*neutrotoxin*)이다. 독소의 열저항은 비교적 약하여 80℃에서 30분간, 100℃에서 10분간 가열하면 무독화된다.

㉡ 감염경로

오염된 햄, 통조림, 소시지, 과일, 야채, 육류, 어육 등이 원인식품이며, 사람간 전파는 보고되지 않는다.

일반적으로 부적절한 보존, 염장처리, 혹은 캔처리 된 음식에서 생성된다. 특히 병조림, 통조림, 소시지 등은 내부가 혐기성(피산소성) 상태이므로 이 균이 쉽게 발아 증식하여 식중독을 일으킨다. 이 균이 증식한 통조림의 경우 가스가 차서 부풀어 있고 뚜껑을 열면 악취가 나는 것이 특징이다.

㉢ 증상

잠복기는 보통 12~36시간이며 짧을수록 중증이다. 발열은 없으나 메스꺼움, 구토, 복통, 설사 등 소화기 증상과 시력저하, 복시(diplopia), 두통, 동공확대, 발성장애, 연하곤란, 복부팽만 및 호흡곤란 등을 주 증상으로 하는 신경친화적 식중독이다. 치명률은 약 25%로써 세균성 식중독 중 가장 높다.

2) 자연독 식중독

특정 동·식물의 일부기관 내에 사람에게 유해한 독성물질이 함유되어 있고, 이를 오용함으로써 식중독이 발생한다. 이러한 동·식물성 독성물질의 생성은 계절적 지배를 받으며, 감수성 있는 개체 차이에 따라서 좌우된다.

(1) 동물성 자연독

① 복어 중독

tetrodotoxin($C_{11}H_{17}O_8N_3$)이 원인독소이며 복어의 알, 난소, 고환, 간, 장 및 피부 등에 다량 함유되어 있다. 5~6월 산란기에 독성이 가장 강하고, 내열성이 강하여 100℃에서 4시간 가열해도 파괴되지 않지만, 알칼리에는 약하기 때문에 4% NaOH에서 20분 후면 무독하다.

중독증상은 대개 섭취 후 30분에서 5시간 이내에 나타나는데 먼저 구순 및 혀의 자극마비, 사지의 운동마비, 안구운동장애 및 동공확대가 일어나고, 혈압강화, 중추신경 및 말초신경마비, 호흡근 마비, 청색증 등이 나타난다. 사망 직전까지 의식이 또렷하다는 것이 특징이며, 사망률은 30~70%로 매우 높다.

② 조개, 홍합 중독

섭조개, 홍합, 대합조개 등의 간장에는 독성물질인 *saxitoxin*을 함유되어 있다. 이들 독소는 1889년 Brieger에 의하여 아민의 일종인 *mytilotoxin*이라 하였으나 이후 Rappoport에 의해 *saxitoxin*이라 명명되었다.

내열성이 강하여 100℃에서 30분간 가열해도 분해되지 않으며 중독증상은 식후 30분~3시간의 잠복기를 거쳐 입술, 혀, 등의 마비를 시작으로 보행곤란, 언어장애, 두통, 오심, 구토 등을 일으키고 심하면 호흡중추를 마비시킨다.

*saxitoxin*에 의한 중독은 복어 중독과 비슷하게 말초신경의 마비증상을 나타내므로 일명 마비성 조개 중독(paralytic shellfish poisoning, PSP)이라고 한다.

③ 바지락과 굴, 고동 중독

*venerupin*이란 유독성분이 원인이다. 내열성이 강하여 100℃에서 3시간 이상 가열해도 파괴되지 않으며 식후 12~48시간 후에 발증한다.

중독증상으로써 먼저 권태감, 오한, 구토 변비 및 두통증세를 나타내고 적색 또는 암갈색의 피하출혈반점이 반드시 나타난다. 중증일 때에는 의식혼란, 불안상태가 지속되고, 치아출혈, 토혈, 혈변을 동반하며, 10시간~7일 이내에 사망한다.

(2) 식물성 자연독

① 독버섯 중독

버섯의 종류는 5,000~6,000종 가량 있지만 그중에서 식용버섯은 불과 100여 종이 있다. 독버섯에 의한 식중독은 동식물에 의한 식중독 발생 중 수위를 차지하고 있으며, 사망자 수도 타 식중독에 비하여 큰 비중을 차지하고 있다. 대체로 우리나라에서는 여름 장마철을 지난 다음 9~10월경에 발생하는 비율이 많다.

독버섯의 독력은 버섯의 종류, 발생 시기, 기후에 따라 차이가 있으며 주요 유독성분은 *muscarine, muscaridine, choline, amanitatoxin, neurine* 및 *phaline* 등의 있다. 중독증상은 버섯 중에 함유된 독성분에 따라 다르게 나타나며, 중독증상의 발현이 빠른 것일수록 독력이 강하다.

② 감자 중독

감자의 발아부위나 녹색으로 변색된 부분에는 *solanine*($C_{45}H_{73}NO_{15}$)이란 독성분이 0.1% 이상 농축되어 있어 이것을 섭취하면 수 시간 이내에 복통, 두통, 현기증, 용혈작용 및 운동중추의 마비작용 등을 일으키게 된다.

감자의 껍질을 발아부위까지 제거하거나 *solanine*은 이열성이므로 가열로써 파괴하여야 한다.

③ 맥각 중독

보리가 개화할 무렵 특히 우기 때 보리에 기생하는 맥각균에 의해서 생성되는 *ergotoxin*에 기인되는 중독증이다. 오용에 의해 *ergotoxin*이 인체 내에 0.5% 축적되면 위장장애나 신경증상을 나타내고 특히, 임신부인 경우에는 조산이나 유산을 한다. 이 중독은 만성중독의 위험성이 농후하며, 이로 인한 사망률은 7% 정도이다.

④ 청매 중독

설익은 매실 속에는 *amygdaline*이라는 배당체가 함유되어 있다. 이것이 효소에 의해 분해되어 청산이 되어 중독증의 원인이 된다. 생체에 흡수된 청산은 중추신경 자극과 어지러움증을 동시에 일으키고 혈액 중 산화, 환원작용을 억제하여 사망하게 된다.

⑤ 목화씨 중독

목화씨에는 *gossypol*($C_{10}H_{24}O_2(OH)_6$)이라는 독성물질이 함유되어 있다. 선실유나 유분에는 0.7~1.5% 가량의 *gossypol*을 함유하고 있으므로 이로 인한 중독증의 발생이 간혹 있을 수 있다.

⑥ 독미나리 중독

잘못 오용되면 그 독성분인 *cicutoxin*에 의해 중독증상을 나타낸다. 소량의 섭취로 위통과 구토 및 경련을 일으키며, 치사량이 강하다.

3) 곰팡이 독소에 의한 식중독

곰팡이가 생산하는 2차 대사산물로써 사람이나 가축에게 질병이나 이상 생리작용을 유발하는 물질을 총칭한다.

① 아플라독소 중독

아플라톡신(*aflatoxin*)은 *Aspergillus flavus*와 *Aspergillus parasiticus* 같은 *Aspergillus* 속의 곰팡이가 만드는 독소이다. 아플라톡신의 다양한 변형체가 발견되었으며 그 중 아플라톡신 B1(AFB 1)이 가장 독성이 높은 것으로 알려졌다. AFB 1은 국제암연구소가 지정한 가장 높은 등급(Group 1)의 발암성 물질이다. 급성 또는 만성 감염을 일으킬 수 있고 가축의 경우 알이나 젖, 고기에 변형된 형태로 잔류되어 섭취하는 사람에게 장기적인 영향을 끼칠 수 있다.

이 곰팡이는 땅콩, 옥수수, 콩, 쌀 및 보리와 같은 모든 곡류를 오염시켜 아플라톡신을 산출하게 하여 중독의 원인이 되고 있다. 예방책으로 저상 중의 오염방지는 물론이고, 오염된 곡식의 섭취를 금하거나 섭취하기 전에 1시간 이상 가열하는 것이다.

② 황변미 중독

쌀은 수분을 14~15% 이상 함유하면 곰팡이의 생육에 알맞은 상태가 된다. 독소를 생산하는 곰팡이에 오염되어 변질된 쌀은 황색 또는 적홍색을 나타내기 때문에 황변미(Yellow rice)이라 하며, 황변미는 모두 *Penicillium* 속의 곰팡이가 기생한 것이다. 특히 우리나라를 포함한 동아시아에서는 건조한 기후 때문에 저장 곡류의 수분함량을 조절하는 데 어려움이 있어 황변미 발생이 많다. 경련, 마비, 호흡장애, 간세포 변성 및 간경변과 간암, 급만성 신장염 등의 중독증상을 나타낸다.

4) 화학성 식중독

최근 산업의 급속한 발전과 더불어 식품의 대량생산이 가능해지면서 식품의 제조·가공을 용이하게 하고 보존성 증대, 상품 또는 영양가 향상을 위하여 여러 가지 하학약품이 식품첨가물로 이용되고 있다.

유해한 화학물질이나 금속이온이 식품에 혼입되어 섭취함으로써 체내에 이상현상을 일으키는 것을 화학성 식중독(chemical food poisoning)이라 하며, 이는 세균성 식중독이나 자연독에 의한 식중독과는 달리 거의 계절성이 없을 뿐만 아니라 식품의 종류에 따른 특이성이 적다.

이러한 화학물질에 의한 식중독을 원인별로 분류하면 다음과 같다.

(1) 고의 또는 오용에 의한 중독

유해 · 유독물질에 대한 위생적인 지식의 결여, 일시적인 착각이나 실수 또는 식품가공 공정상의 과실로 인한 유해물질 내지는 유해금속의 혼입을 비롯하여 농약, 살충 및 설사제 등의 오용 등으로 식품이 오염되어 중독증상이 나타난다.

(2) 기구, 용기, 포장에 의한 중독

음식물의 조리나 보존에 필요한 기구는 대체로 금속성인 것이 많다. 구리, 아연, 납 또는 이들의 합금으로 된 용기나 합성수지제품에서 용출된 가해성 금속이 인체에 유해한 원인이 되는 경우가 많다.

(3) 식품첨가물에 의한 중독

식품의 상품적 가치 향상을 비롯한 식욕증진과 식품보존 및 영양강화 등의 다양한 목적으로 식품에 첨가되는 화학적 합성물을 식품첨가물이라 한다.

우리나라의 식품위생법 제2조 제2항에는 "식품의 제조, 가공 또는 보존함에 있어서 식품에 첨가, 혼합, 침윤, 기타의 방법으로 식품에 사용되는 물질"이라고 정의하고 있다. 따라서 식품첨가물은 식량 이외의 물질인 동시에 비영양물질에 해당되고, 식생활과 직접적인 관계가 없는 화학물질 내지는 약품이라고 할 수 있다.

표 13-3. 식품첨가물의 종류와 용도

목 적	종 류	용 도
식품의 가치향상	감미료 착색제 조미료 표백제 착향료 발색제	단맛을 주어 식품의 맛을 좋게 한다. 색을 나타내거나 선명하게 한다. 식품의 맛을 좋게 한다. 적당하지 않은 색을 제거한다. 좋은 향을 추가하고 나쁜 향을 제거한다. 색을 보존하거나 발색시킨다.
식품의 변질방지	보존료(방부제) 살균제 산화방지제	부패 및 변질을 방지한다. 세균 등을 살균하여 소독한다. 산화변질현상을 방지한다.
식품가공력의 향상	유화제 결착제 호 료	물과 기름성분을 균질화한다. 햄 등의 탄력성을 향상시킨다. 식품의 점도를 증가시킨다.
영양강화	강화제	영양성분을 추가한다.

4. 식품의 변질과 보존

1) 식품의 변질

식품의 변질(spoilage)이란, 식품을 자연조건에 방치할 경우 그 본래의 성질을 잃게 되어 외관, 기능적 및 내용적으로 적당치 않은 상태로 되는 것을 말한다.

식품의 변질이 항상 나쁜 것만은 아니다. 의도적으로 바람직한 방향으로 식품의 질을 변화시킨 변질은 좋은 것이다. 예를 들어, 우유로부터 치즈와 요구르트의 제조, 과일즙으로부터 와인 생산, 곡물로부터 술의 발효, 홍어를 발효시켜 만든 삭힌 홍어 등은 식품의 변질이지만 바람직한 변질로서 일반적으로 '발효'라고 한다. 그러나 나쁜 방향으로 변질될 경우에는 단백질은 부패, 지방은 산패, 단백질과 지방 이외에 탄수화물 등의 성분은 변패라고 한다.

미생물의 증식과 발육에 관계되는 것으로는 온도, 습도, 영양분, pH 등이 가장 중요한 요소이다.

식품의 변질

- **발효(fermentation)** : 탄수화물이 미생물의 작용을 받아 유기산과 알코올 등을 생성하는 것으로 그 변화가 인체에 유익한 경우를 말한다. 발효반응과 부패반응은 비슷한 과정에 의해 진행되지만 분해 결과, 우리의 생활에 유용하게 사용되는 물질이 만들어지면 발효라 하고 악취가 나거나 유해한 물질이 만들어지면 부패라고 한다. 간장, 된장, 김치, 요구르트 등은 모두 발효를 이용해 만든 식품이다.
- **부패(putrefaction)** : 식품 중에 질소를 함유한 유기화합물인 단백질이 미생물에 의해 분해되어 아미노산이 되고, 다시 아민(amine)이나 암모니아(ammonia) 등이 생성되어 익취를 내거나 유해물질을 생성하여 먹을 수 없게 된 것이다.
- **산패(rancidity)** : 단백질이 상한 것을 부패라고 하듯이 지방이 상한 것을 산패라고 하는데, 유지를 공기 속에 오래 방치해 두었을 때 산성이 되어 불쾌한 냄새가 나고, 맛이 나빠지거나 빛깔이 변하는 것이다. 산패는 식품 등에 대한 영향이 크며, 특히 유지를 많이 함유하는 식품은 이것 때문에 맛을 잃고, 비타민·아미노산 등의 영양소도 파괴되며, 심할 때는 독성을 가진다.
- **변패(deterrioration)** : 단백질, 지방 이외의 성분을 가진 식품이 변질되는 현상 을 말한다. 그러나 부패나 변패가 동시에 일어나는 경우가 많아 이를 엄격히 구별하기 어렵다. 단지 식품위생상 주도적 역할을 하는 성분에 따라 구별하는데 육류, 어패류, 계란, 두류 등이 변질했을 때 부패라고 하고 주류, 과실류 등이 변질했을 때 변패라고 한다.

2) 식품의 보존

식품의 저장 기간을 연장하고 품질을 유지하기 위한 수단은 건조, 냉동, 냉장, 가열, 이온화 방사선 처리, 통조림 , 훈증, 발효, 절임(당, 소금, 식초 따위), 보존료 사용 등 여러 가지 방법이 있다.

(1) 물리적 보존법

① 건조법(탈수법)

미생물의 생육에 필요한 수분을 식품으로부터 제거시켜 수분활성을 낮추고, 삼투압을 증가시켜 미생물의 생육을 저지시키는 것으로 일광건조법과 인공건조법 등이 있으며 과실류, 어류, 곡류, 육류 등의 보존에 이용되고 있다.

일반적으로 미생물은 수분 함유량이 15% 이하에서는 번식하지 못한다.

② 냉동 · 냉장법

식품을 저온에 유지시킴으로써 미생물의 대사와 증식을 억제하여 식품의 가치를 유지 · 연장할 수 있다. 냉동은 0℃ 이하로 식품을 빙결하여 보존하는 것을 말하며, 냉장법은 0~10℃의 범위 내에서 식품을 보존하는 방법을 말한다.

③ 가열법

끓이거나 삶는 방법에 의하여 식품에 부착된 미생물을 사멸시키고 조직 중의 각종 효소를 불활성화시켜서 식품의 변질을 방지하는 방법이다.

가열법의 종류

- 저온살균법(pasteurization) : 60℃ 전후에서 저온에서 30분간 가열하여 아포를 형성하지 않는 세균을 사멸하는 방법이다. 고온처리가 부적합한 우유(63℃에서 30분간), 포도주(55℃에서 10분간), 건조과실(72℃에서 30분간), 아이스크림 원료(80℃에서 30분간) 등에 적합하다.
- 고온살균법(high temperature sterilization) : 72℃에서 15초간 유지한 후 급 냉각시키는 방법으로 처리과정이 연속으로 이루어져 다량 살균이 가능하다.
- 초고온순간살균법(ultra high temperature sterilization) : 영양물질의 파괴를 줄이고 멸균처리기간을 단축시키기 위하여 우유의 경우 135℃에서 2초간 가열하여 살균한다.

④ 밀봉법

식품을 외부의 공기와 차단시켜 산화 또는 흡수를 방지함으로써 장기간 보존하는 방법이다. 건조한 식품, 특히 곡식류는 흡습성이 있어 공기 중에 방치하면 수일 내에 12~14% 정도 습기를 흡수하므로 적절하게 밀봉해야 변질을 억제할 수 있다.

⑤ 통조림법

캔 속의 가스를 제거하고 밀봉 후 다시 가열 처리함으로써 효소의 활성화와 세균의 발육을 억제하는 방법이다.

⑥ 조사살균법

자외선과 방사선이 사용되는 이 방법은 살균 중 발열이 적으므로 식품을 그대로 살균할 수가 있어 냉온살균법 또는 무열살균법이라 하기도 한다.

자외선 살균법은 식품표면의 세균을 살균시키지만 내부에 있는 세균에 대한 살균효과는 없다. 따라서 기구, 식품의 표면 등에 한한다.

살균력 있는 방사선으로는 X선, α선, β선, γ선 등이 있지만 ^{60}Co의 γ선에 의한 멸균만이 실용화되어 있다. 식품을 다량으로 장기 보존할 때 이용된다.

(2) 화학적 보전법

① 절임법

식품을 소금이나 설탕 또는 산성 pH에 저장하는 방법이다. 미생물의 발육을 억제할 뿐이며 살균력이 없고, 호염균·호당균 등 절임상태에 적응하는 균들이 있으므로 절대적인 보존방법은 아니다.

절임법의 종류

- **염장(salting)** : 식품에 소금을 넣으면 삼투압이 높아져서 식품이 탈수되어 건조상태가 되고 미생물도 원형질의 분리를 일으키므로 미생물의 생육이 억제된다. 보통 10~20%의 소금 농도를 유지한다.
- **당장(sugaring)** : 식품을 설탕 또는 전화당으로 저장하는 방법으로 일반적으로 40~50%의 농도로 사용한다.
- **산장(pickling)** : pH가 낮은 초산, 젖산을 이용하여 식품을 저장하는 방법으로, 세균은 pH 4.9 이하가 되면 생육하지 못하고 효모는 pH 3.1에서 생육이 저지된다.

② 보존료 첨가법

보존료는 화학적 변화에 의한 식품의 부패를 방지·지연시키는 여러 가지 화학첨가물이며, 이는 식품위생법에 의하여 사용용도와 사용 식품량에 맞도록 사용하여야 한다. 보존료는 첫째, 인체에 대해 독성이 없고 둘째, 미량으로써 효과가 있어야 하며, 셋째, 무색 · 무미 · 무취해야 하고 넷째, 식품에 어떤 변화가 없어야 하며, 다섯째, 사용방법이 간편하고 가격이 저렴해야 한다.

5. 식품의 안정성

오늘날 수많은 농수산 원료와 식품이 생산, 유통, 판매되고 있으며, 동시에 다양한 식품이 수입 · 수출되고 있다. 그러나 이러한 원료와 식품들의 위생적인 안전성은 사람의 건강과 생명에 직결되는 요소인데도 안전성이 확보되지 않아 인적 · 물적 · 경제적인 큰 피해를 주는 경우가 아직도 빈번히 발생하고 있다.

식품의 안정성을 평가하는 데에는 식품에 들어있는 유해성분에 의한 위험률의 측정과 사회 · 경제적 측면에서 그런 위험을 받아들일 것인가를 결정하는 두 가지 요소가 필요하다. 통상적인 제품검사는 전수검사가 아닌 일부의 최종 제품 중 시료를 채취하여 검사하기 때문에 전체 제품의 안정성을 확보한다고 말하기 어렵다. 이러한 문제점을 해결하고 식품의 안전성을 확보하기 위해 도입된 대표적인 예방적 위생관리체계가 HACCP다.

1) HACCP란?

HACCP(Hazard Analysis and Critical Control Point)는 위해요소분석(Hazard Analysis, HA)과 중요관리점(Critical Control Point, CCP)의 영문 약자로써 '식품안전관리인증기준'이라 한다.

위해요소분석(HA)은 위해 가능성이 있는 요소를 찾아 분석 · 평가하는 것이고, 중요관리점(CCP)은 해당 위해요소를 방지 · 제거하고 안전성을 확보하기 위하여 중점적으로 다루어야 할 관리점을 설정하여 사전에 예방하는 수단과 절차를 의미한다. 다시 말해 HACCP에 의한 관리방식은 최종 제품만을 점검하는 종전의 방법과는 달리 "식품의 원재료부터 제조, 가공, 보존, 유통, 조리 단계를 거쳐 최종 소비자가 섭취하기 전까지의 각 단계에서 발생할 우려가 있는 위해요소를 규명하고, 이를 중점적으로 관리하기 위한 중요관리점을 결정하여 자율적 · 체계적 · 효율적인 관리로 식품의 안정성을 확보하기 위한 과학적인 위생관리체계"라고 할 수 있다.

2) HACCP의 역사

1960년대 초 미국에서 우주인을 위한 식품을 개발하기 위해 처음 고안되었고, 1989년 미국 식품미생물기준자문회의에서 HACCP의 7가지 원칙을 제시하였으며, 1993년 세계식량농업기구(Food and Agriculture Organization, FAO)와 세계보건기구(WHO)의 국제식품규격위원회가 HACCP의 적용을 위한 지침을 제시하여 전 세계적으로 활용되고 있다.

우리나라에서는 1995년 12월에 개정된 식품위생법에 HACCP 도입을 위한 법적 근거를 마련하였고, 1996년 12월에는 식품위해요소 중점관리기준을 확정하여 고시하였으며, 1996년 식품가공제품을 시작으로 1997년 어육가공품, 1999년 냉동식품 그리고 2000년부터는 강제적용을 배제하고 식품 전반에 자율적으로 확대 적용하고 있다.

3) HACCP의 7가지 원칙(실시단계)

(1) 위해분석(Hazard Analysis)

인체의 건강을 위해 할 우려가 있는 생물학적, 화학적, 물리적 인자를 분석 및 평가하는 것으로 생산, 어획, 채취 단계에서부터 원재료의 보존, 처리, 제조, 가공, 조리를 거쳐 제품의 보존, 유통단계를 지나 최종적으로 소비할 때까지 각 단계에서 발생할 가능성이 있는 잠재적, 실제적 위해의 확인과 위해도 평가

(2) 중요 관리점(Critical Control Point, CCP) 설정

각 단계에서의 존재하거나 발생할 수 있는 잠재적, 실제적 위해를 제거하거나 기준치 이하로 감소시킬 수 있는 관리점을 설정

(3) 허용한계 기준 설정

각 중요 관리점에서 위해를 관리하기 위하여 적용하는 각 위해에 대한 기준치로 가열처리 식품의 경우 식품위생 안전 확보에 필요한 열처리 온도 및 시간, 그리고 건조식품의 경우 위해요소 발생 저지에 필요한 수분활성의 정도 등이 포함될 수 있음

(4) 모니터링 방법의 설정

중요 관리점에서 허용한계 기준 부합을 위한 운영 조건이 적절히 이행되고 있는지를 감시하는 방법을 구체적으로 설정

(5) 시정 조치의 설정

중요 관리점에서 허용한계 기준이 준수되지 않았을 경우에 취하여야 할 시정조치에 대한 이행계획을 설정

(6) 검증 방법의 설정

HACCP 시스템이 효과적으로 운용되고 있는지를 확인하기 위하여 HACCP 계획 및 각종 측정 장비 등의 정확성 등을 검증하는 방법을 설정

(7) 기록 유지(Record Keeping)

HACCP 시스템 이행 기록을 문서화 하는 단계로서 HACCP 계획의 수립 및 이행에서 발생한 각종 기록은 반드시 문서화 하여 일정 기간 유지

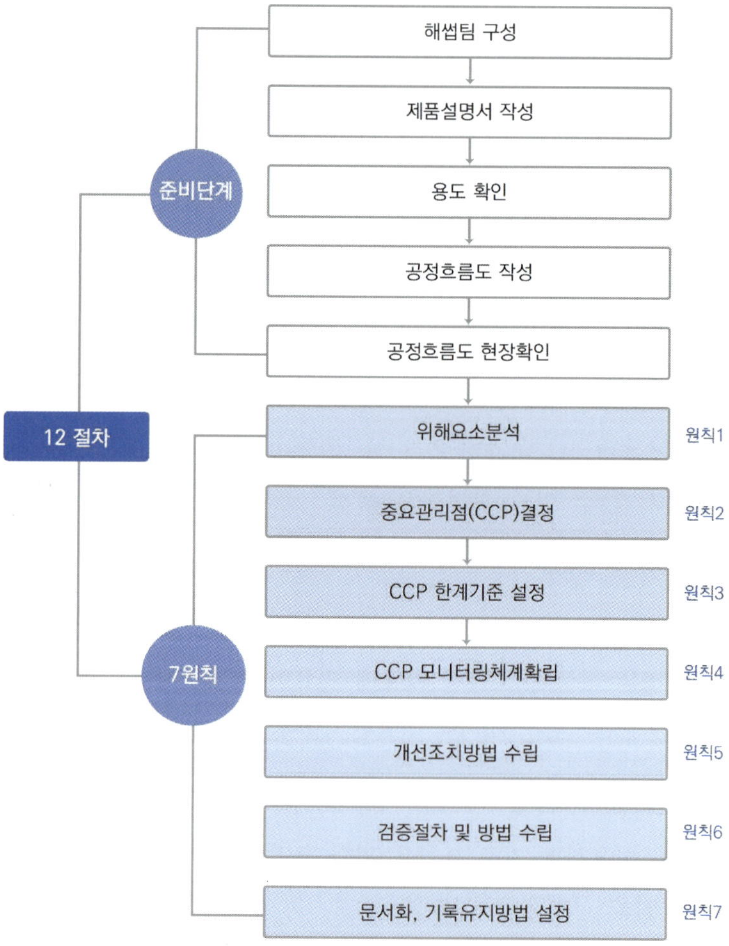

그림 13-2. HACCP의 7원칙 12절차

4) HACCP의 장점

국제적으로 인정되는 방법이므로 선진국 대부분이 자신의 나라에 수입되는 식품에 대해 HACCP의 적용 및 인증을 기본요건으로 하고 있다.

HACCP의 도입을 통해 식품업체는 자율적인 위생관리체계를 구축하고 위해의 발생을 사전에 관리하여 효율성을 높일 수 있게 됨으로써 위생적이고 안전한 식품을 제조, 판매하게 되고, 이에 따라 신뢰성을 높일 수 있다. 이는 장기적으로는 제품의 불량률이나 반품, 폐기량의 감소와 각종 비용의 감소효과도 있다. 또한 소비자측면에서는 HACCP 표기가 된 식품을 안심하고 선택할 수 있다.

IV

보건관리 및 보건사업

14 보건행정
15 사회보장 및 의료보장
16 보건교육
17 학교보건
18 인구와 보건
19 모자보건
20 가족계획
21 보건영양
22 노인보건
23 정신보건
24 생물테러
25 보건통계

14장 | 보건행정

개관

오늘날 보건행정은 현대국가가 복지국가를 지향함에 따라 보건조직이 발전되고 그 기능이 확장되는 등 빠르게 발전되고 있다. 따라서 이 장에서는 현대 보건행정의 특성을 열거하고, 우리나라 보건행정의 특성과 국제보건관계기구에 대하여 구체적으로 학습한다.

학습목표

1. 보건행정의 특성을 열거할 수 있어야 한다.
2. 우리나라 보건행정의 발달과정을 기술할 수 있어야 한다.
3. 보건행정의 원리를 설명할 수 있어야 한다.
4. 보건의료 부문에 정부가 개입하는 이유를 설명할 수 있어야 한다.
5. 우리나라 보건의료조직의 특성을 설명할 수 있어야 한다.
6. 국제보건관계기구들을 기술할 수 있어야 한다.

주요용어

POSDCORB / 계획예산제도 / PERT / OR / 세계분식 / MBO / 영기준예산 / 공식조직과 비공식조직 / 계층제의 원리 / 명령통일의 원리 / 통솔범위의 적정화 / 분업(전문화)의 원리 / 조정의 원리 / 제생원 / 전의감 / 혜민서 / 전형사 / 활인서 / 보건후생부 / 보건소 / 세계보건기구 / 유엔아동기금 / 식량 및 농업기구 / 국제노동기구

1. 보건행정의 개념

1) 보건행정의 정의

보건행정은 현대국가가 복지국가를 지향함에 따라 그 기능이 확장되는 등 빠른 성장과 변화로 거듭나고 있는 학문분야이다.

행정법적 시각에서 바라본 보건행정은 보건, 의무, 약무업무의 기술적 내용을 가지는 관계법규를 집행하는 것으로써 국가와 개인 간의 통치관계를 파악하여 객관적으로 타당한 법 원리에 의거하여 수행하는 것이다.

행정학적 시각에서 보건행정은 질병의 예방, 수명의 연장 및 신체적 효율의 증진이라는 공중보건의 목적을 달성하기 위하여 보건이란 내용과 행정이라는 형식이 상호 결합한 기술행정활동을 일컫는다.

따라서 보건행정이란 공중보건의 목적을 달성하기 위하여 공공의 책임 하에 수행하는 집단적 협동행위라고 할 수 있다.

2) 보건행정의 특성

보건행정이 추구하는 기본적 방향 또는 궁극적 가치로써 향후 나아가야 할 방향을 결정해주는 실천규범은 다음과 같다.

(1) 공익성과 사회성

보건의료는 건강권 실현이라는 공익을 목적으로 하는 점에서 기본적으로 공공성을 바탕으로 한다. 즉, 공공복지와 집단적 건강을 추구하기 때문에 이익을 추구하는 사행정과 목적이 다르다. 또한 행정행위가 사회구성원인 지역사회 주민의 건강향상에 있으므로 사회적 성격을 띠고 있다.

(2) 봉사성

행정국가의 개념이 복지국가의 개념으로 변화됨에 따라 공공행정은 과거의 소극적 규제행정의 테두리를 벗어나 사회정의에 입각하여 국민건강에 직접 개입하여 간섭하게 되었다. 따라서 보건행정은 국민에게 적극적으로 봉사하는 봉사행정이다.

(3) 교육성 및 조장성

보건행정은 지역사회 또는 국가의 책임하에 주로 교육을 통해 시행된다. 또한 지역사회 주민의 자발적 참여를 강조하는 조장행정 또는 교도행정의 성격을 갖는다.

(4) 과학성 및 기술성

실천적 이용도가 높은 자연과학적 지식과 사회과학적 지식이 방법상 이용되고 있으며, 공공업무의 관리 · 집행에 있어서 전체적으로 기술성을 띄고 있다. 따라서 보건행정은 과학행정인 동시에 기술행정이다.

(5) 합리성 및 합법성

보건행정은 최소의 비용과 노력으로 최대의 목표달성을 기하려는 합리성을 추구한다. 또한 모든 행정절차는 자의적인 해석이나 활동에 의한 것이 아니라 반드시 법에 근거해야 한다.

3) 보건행정의 범위

보건행정의 범위는 각국의 역사적 배경과 정치이념, 지리적 차이에 따라 다르다. 전통적 범위는 환경위생을 중심으로 한 지역사회 보건봉사와 수혜자에 대한 예방의학적 봉사였으나 근래에는 치료의학적 봉사를 포함하여 그 범위가 점차 확대되어 가고 있다.

세계보건기구와 미국공중보건협회가 정한 보건행정의 범위는 표 14-1과 같다.

18세기 이전
① 惡疫의 求療奉仕
② 환경위생봉사

→

19세기
① 환경위생을 중심으로 한 예방의학적 봉사
② 특정 사회적 질환의 치료의학적 봉사

→

20세기 이후
① 예방의학적 봉사
② 치료의학적 봉사
③ 사회적 봉사

그림 14-1. 보건행정의 변천과정

표 14-1. 보건행정의 범위

세계보건기구(WHO)	미국공중보건협회(APHA)
· 보건관련 통계의 수집 · 분석 · 보존	· 보건자료의 수집과 분석
· 공중에 대한 보건교육	· 보건교육과 홍보
· 환경위생	· 감독과 통제
· 감염병 관리	· 환경위생서비스
· 모자보건	· 개인보건서비스 제공
· 의료	· 보건시설의 운영
· 보건간호	· 보건사업과 자원 간의 조정

2. 우리나라의 보건행정사

우리나라 보건행정사와 관련된 최초의 언급은 고조선의 단군신화에서 찾을 수 있다. '고기'라는 책에 환운천왕이 내려와 인명과 질병 등 오사를 주로 해서 인간의 일을 다스렸다는 기록이 있다. 이는 신화적 성격을 띠고는 있지만 질병이 매우 중요한 사실이었음과 그에 대한 배려를 알 수 있다.

1) 삼국시대 및 통일신라시대(935년 이전)

고구려에는 시의(侍醫)라는 의료제도가 있었으며, 구료제도인 진대법이 있었다. 백제에는 약부(藥部), 의박사(醫博士), 채약사(採藥師), 주금사(呪噤師) 등이 있었다. 약부는 의약에 관한 일체의 업무를 관리하였던 기관이고, 의박사는 의학을 채약사는 주로 약초를 다루었을 것으로 추측된다. 신라의 의료제도에 관해서는 문헌이 없으나 대체로 고구려나 백제와 유사했을 것으로 추측되고 있다.

통일신라는 비교적 잘 짜여진 의료제도를 갖추고 있었는데 약전(藥典), 공봉의사(供奉醫師), 내공봉의사(內供奉醫師), 의관(醫官), 승의(僧衣), 국의(國醫) 등이 있었다. 약전은 당시의 의료행정을 담당하였으며, 내공봉의사는 왕실의 진료를 맡은 시의였다.

2) 고려시대(936~1391)

왕실의 의약과 질병의 치료를 관장하였던 태의감(太醫監)이 있었으며, 궁내에 어약을 담당하는 상약국(尙藥局)이 있었다. 의학교육은 중앙과 서경에 의학원(醫學院)을 지방에는 의학박사를 두어 교육하였다. 광종 14년 제위보(濟危寶)를 설치하여 빈민의 구호 및 질병 치료사업을 담당하였는데 이와 유사한 구제기관으로는 동서대비원(東西大悲院), 예종 7년에 설치한 혜민국(惠民局)이 있었다.

3) 조선시대(1392~1910)

중앙의료기관으로 제생원(濟生院), 전의감(典醫監), 내의원(內醫院), 혜민서(惠民署), 활인서(活人署) 등이 있었다. 제생원은 일반 백성의 질병 치료와 구호사업, 의녀양성, 향약재 수납, 향약에 관한 의학서 편찬 등의 의료사업을 수행한 기관이었다. 내약방(內藥房)을 확대하여 개칭한 내의원은 왕실의 의약을 맡은 관청으로 갑오개혁 이후에도 유일하게 존속한 의료기관이었다. 전의감에서는 일반의료행정 및 의과고시를 혜민서에서는 서민의 구료사업을 담당하였고, 활인서에서는 감염병 환자의 치료 및 구호를 담당하였다.

선조 때 허준이 집필한 동의보감은 한의학을 집대성한 것으로 한의학사에 큰 업적으로 남아있다.

조선말 실학사상의 도입과 더불어 서양의학의 일부가 소개되었으나 실용화되지 못하였다. 지석영이 우두법의 보급에 노력하였으며, 1899년(광무 3년)에 우두법이 지방 종두세칙으로 공포됨으로써 전국적으로 확대 · 시행되었다.

선교사에 의한 본격적인 보건의료사업의 시작은 1884년 Horace Allen에 의해서이며, 그의 건의로 1885년(고종 22년) 한국 최초의 서양식 국립의료기관인 광혜원(개원 12일 만에 제중원으로 개칭)이 설립되었다.

1894년 갑오경장의 행정관제 개혁 때 내부아문에 근대적 의미의 보건행정기관인 위생국을 두어 감염병 예방사무, 의약, 우두 등의 사무를 관장하게 하였다.

4) 일제강점기(1910~1945)

일제하의 보건의료제도는 식민지 지배수단의 하나로 사용되어 감시와 단속 일변도의 강압적인 정책이 수행되었다.

일본은 조선을 강점하자 곧 대한제국 최고의 보건의료기구인 내부 지방국 위생과를 폐지하고 경무총감부 산하에 경찰국 위생과를 두어 공중위생업무, 의사 등의 면허업무, 병원 및 의약품 관리 업무를 수행하도록 하였다. 3 · 1 운동 이후 헌병경찰인 경무총감부는 보통경찰인 경무국으로 개편되었으며, 중앙집권적인 위생사무는 각 도의 경찰부로 이첩되었다.

5) 미군정 및 과도정부시대(1945~1948)

해방 후 미국의 보건의료제도가 도입되면서 우리나라의 보건행정은 새로운 진기를 맞았다. 1945년 군정법령 1호에 의거 위생국을 설치하여 일제강점기 경찰관서에서 담당하던 위생업무가 일반행정부서인 위생국으로 이관되었다.

그 후 위생국을 보건후생국으로 개편하였다. 1946년 군정법령 18호에 의거 보건후생국을 보건후생부로 개칭하고 그 산하에 예방의학국, 위생국, 총무국, 법제재무국, 의무국, 간호사업국, 통계국, 수의국, 약무국 등 총 15개국 47개과를 두었다. 이는 당시 미군정청 부서 중 조직이나 인력 측면에서 다른 행정부서에 비해 보건행정부서가 가장 방대했던 시기였다.

6) 대한민국 정부수립 이후(1948. 8. 15 이후)

대한민국 정부수립 이후 보건후생부를 폐지하고 1948년 사회부(1948~1949)를 신설하여 사회부 안에 보건국, 노동국, 후생국, 부녀국, 주택국의 5국을 두었다. 1949년 국민보건, 위생, 의정, 방역 및 약정에 관한 사항을 분장하기 위해 1949년 사회부의 보건국이 보건부(1949~1955)로 독립되었다.

1955년 보건부와 사회부를 통합하여 보건사회부(1955~1994)로 개편했으며, 1994년 12월 정부조직법 개정에 따라 보건복지부(1994~2008)로 명칭이 변경되었다.

2008년 여성가족부의 일부 업무를 가져와 보건복지가족부(2008~2010)로 명칭 변경되었으나. 2010년 보건복지가족부의 청소년 · 가족 기능을 여성부로 이관하여 종합적인 가족정책 기능을 수행할 수 있도록 여성부를 여성가족부로 확대 개편하고, 보건복지가족부는 보건복지정책 기능을 중심으로 재편하여 보건복지부(2010~)로 명칭을 변경하였다.

3. 보건행정의 관리과정

전통적 관리론에 따르면 관리는 조직의 목표를 달성하기 위하여 공적조직 내에서 행해지는 과정의 상호작용으로 이해되고 있다.

관리기능을 최초로 제시한 Fayol은 관리과정을 계획, 조직, 지휘, 조정, 통제로 설명하였다. 한편 Gulick은 이를 더욱 세분화하여 'POSDCoRB'라고 표현하였는데 이는 기획(planning), 조직(organizing), 인사(staffing), 지휘(directing), 조정(coordinating), 보고(reporting), 예산(budgeting)을 의미한다.

1) 기획(planning)

최적수단으로 목표를 달성하거나 문제를 해결하기 위하여 장래의 활동에 관한 일련의 결정을 준비하는 계속적 · 동태적 관리과정을 의미한다.

(1) 기획과정

① 문제의 인지와 목표의 설정

의사결정을 해야 할 필요성을 인식하고 문제를 정의하는 것이다. 문제점이 명확하게 밝혀지면 문제해결을 위한 목표를 설정한다. 목표는 추상적이 아니라 구체적·양적으로 제시되어야 하고, 명확하게 표현되어야 하며, 제한된 인적·물적 자원에 비추어 실현가능한 것이어야 한다.

② 자료의 수집과 분석

과거와 현재에 대한 정보를 수집하고 분석하여 미래에 대한 추정을 한다. 정확하고 충분한 자료가 수집되고 분석될 때 목표달성과 문제를 해결할 수 있는 최선의 대안이 강구될 수 있다.

③ 대안의 탐색과 평가

실현가능성 있는 최선의 방안을 도출하도록 노력하고, 과거의 경험이나 선례에 따르기보다는 창의적이고 쇄신적인 방안을 찾도록 노력해야 한다. 그리고 대안의 평가는 목표와 가장 관련성이 있는 요인을 중심으로 고려해야 하고, 양적 요인에 치중함으로써 보다 중요한 질적 요인을 과소평가하지 않도록 해야 하며, 가용자원·예산 등이 고려되어야 한다.

④ 대안의 선택

기획과정의 마지막 단계로써 목표를 최대로 달성할 수 있는 최종안을 선택한다.

(2) 기획방법

① 계획예산제도(Planning Programming Budgeting System, PPBS)

계획예산제도는 장기적인 계획을 세우고(Planning), 목표 달성을 위해 사업을 구조화하고(Programming), 이에 따라 예산을 편성하는(Budgeting) 과정을 거친다. 이 과정에서 비용편익분석, 체계분석, 게임 이론, 시뮬레이션 등의 분석 기법을 통해 합리적이고 체계적인 예산편성을 꾀한다.

예산편성 과정이 고위층에서 일어나기 때문에 의사결정 절차를 일원화할 수 있고, 과학적인 분석 기법을 통해 합리적인 예산편성을 꾀할 수 있다는 장점이 있으나 다원화된 사회에서는 예산을 둘러싼 의견대립 등으로 적용이 어렵고, 대중적인 이해를 얻기 쉽지 않기 때문에 실현 가능성이 낮다.

② 사업평가 및 검열기술(Performance Evaluation Review Technique, PERT)

1957년 미국 해군이 우주시대 계획에 관한 과학적 관리방법개발에 착수한 것이 시초이다. 일정 기간에 어떤 목표를 달성해야 하는 계획에서 많은 활동을 조정하면서 보다 빠르고 경비를 덜 들이면서도 요구하는 정도를 달성해야 할 때 복잡한 공사 또는 생산계획을 하나하나의 공정마다 풀어헤쳐서 작업의 수준이나 진행상황의 낭비를 점검하는 시스템을 만들어 관리하는 작업망 체제모형이다. 이러한 방법은 대규모의 복잡한 일과성 프로젝트에 사용된다.

③ 운영연구(Operation Research, OR)

제2차 세계대전 당시 군사작전상의 문제에 대해 계량적 기법을 이용하여 최적의 해답을 얻기 위하여 고안한 방법으로써 해당 환경 아래서 살아있는 생물체와 같이 체계, 사업, 봉사, 집행, 운영 등의 전부 또는 일부를 조사·연구하는 것이다.

④ 체계분석(System Analysis, SA)

의사결정자가 당면하고 있는 문제를 전체적인 관점에서 파악하여 문제해결을 위한 여러 대안을 모색하며, 가능한 분석적 틀을 통하여 이러한 대안의 결과를 비교하여 의사결정권자의 전문적 판단과 직관을 도와주는 방법이다.

체제분석은 운영연구(OR)와 유사하나 계량분석에만 의존하지 않고 불확정 요인이나 질적 요인을 포함하여 계량적 측정과 논리적 사고를 병행한다.

⑤ 영기준예산(Zero-Base Budgeting, ZBB)

행정기관의 모든 활동에 전회계년도의 예산을 고려하지 않는 영기준을 적용하여 계속사업이나 신규사업을 막론하고 그 능률성·효과성과 사업의 계속·축소·확대 여부를 평가하고 사업의 우선순위를 결정하여 예산을 편성하는 제도이다.

목표관리(Management By Objective, MBO)

조직의 상부층과 하부층이 공동으로 협의하여 공통된 목표를 설정하고, 기대되는 결과에 따라서 각 개인의 책임영역을 확정하며, 이를 기준으로 각 개인 및 부서의 목표달성에 대한 기여도를 측정·평가하는 상·하 간의 참여적 관리과정이다.

- **참여적 관리** : 목표설정부터 환류과정에 아르기까지 모든 조직구성원이 상·하 계층에 관계없이 공동으로 참여한다.
- **결과지향적 목표의 설정** : 목표는 추상성을 띤 목표가 아니라 미리 결과를 예정한 구체적인 목표이어야 한다.
- **조직운영에 있어서 구성요소간의 상호의존성** : 목표달성을 위하여 조직의 구성요소들이 서로 독립적이고 무관한 입장이 아니라 상호의존적인 입장에서 활동하여야 한다.
- **인간의 행위는 합리적이라는 가정** : 인간관에 있어서 Y이론의 입장을 취한다. 즉, 조직구성원들은 목표달성에 자발적으로 협조하고 합리적으로 행동한다는 것이다.
- **최종결과를 평가하여 목표와 대비시키는 환류과정의 강조** : 환류과정에서 중요한 것은 정확한 측정도구에 의한 결과의 정확한 평가이다. 쇄신적 관리의 계속성을 위하여 환류과정이 강조된다.

2) 조직(organizing)

조직이란 특정한 목표를 달성하기 위해서 만들어진 사회적 단위 혹은 인간의 집합체이다. 기획에 의해서 수립된 공동의 목표를 달성하기 위해서는 조직 내 모든 직무가 명확히 설계되고 유지되어야 한다.

(1) 조직의 유형

① 계선조직과 참모조직

㉠ 계선조직

상하 명령복종관계를 가진 수직적 · 계층적 구조를 가진 조직으로써 권한과 책임을 등급화한 피라미드 형태를 띠고 있다. 계선조직은 법령을 집행하고 정책을 결정하며 국민에게 직접 봉사하는 기관으로써 조직의 목표달성에 직접적으로 기여한다.

계선조직의 특성

- 명령 · 지휘계통이 최고관리자를 정점으로 수직적이고 단순화되어 있기 때문에 강력한 통제력을 발휘할 수 있다.
- 각자의 임무 및 책임한계가 명확하여 업무상 혼란을 야기할 우려가 적고, 책임전가를 막을 수 있다.
- 신속한 결정을 내릴 수 있으며, 일관된 정책을 수행할 수 있다.
- 조직이 단순하여 관리비용이 적게 든다.

㉡ 참모조직

참모 또는 막료조직이란 계선조직이 목표달성을 원활하게 할 수 있도록 지원하는 조직으로 부차적 · 측면적 조직이다. 직접적인 명령 · 집행 · 결정권을 가지고 있지 않으며, 자문 · 권고 · 협의 · 조정, 정보의 수집 · 분석, 기획 · 통제, 연구 등의 기능을 수행한다.

참모조직의 특성

- 조직에 융통성이 있다.
- 전문적인 지식 · 경험을 활용할 수 있게 됨으로써 보다 합리적인 지시와 명령을 내릴 수 있다.
- 기관장의 능력을 보완하는 역할을 하며 지휘 · 감독의 범위를 넓혀준다.
- 수평적인 업무의 조정과 협조를 가능케 한다.

② **공식적 조직과 비공식적 조직**

㉠ **공식적 조직**

계층제를 통하여 일정한 목표를 달성하려는 조직으로써 법률, 규칙이나 직제에 의하여 형성된 계획된 조직구조이다.

㉡ **비공식적 조직**

구성원 상호간에 접촉이나 친근성으로 말미암아 자연발생적으로 형성되는 조직으로써 사실상 존재하는 현실적 인간 상호관계나 인간의 욕구를 기반으로 하며, 공식조직에 비하여 신축성을 가진 조직이다.

표 14-2. 공식조직과 비공식조직의 특징

공식조직	비공식조직
▪ 인위적 · 합리적 조직 ▪ 제도적으로 명문화된 조직 ▪ 목표를 향하여 전체가 통합 ▪ 능률의 논리와 과학적 합리성 ▪ 외면적 조직 ▪ 전체적 질서 강조 ▪ 전체 조직인이 구성원	▪ 자연발생적 · 비합리적 조직 ▪ 현실적 인간관계에 의한 조직 ▪ 목표가 구성원의 욕구에 따라 다양 ▪ 내면적 조직 ▪ 부분적 질서 강조 ▪ 일부 조직인이 구성원

③ **특별조직**

전통적인 관료제가 갖는 문제점을 해결하기 위한 새로운 형태의 조직구조가 특별조직(adhocracy)이다. 특별조직은 해결해야 할 문제를 중심으로 다양한 전문적 기술이나 지식을 가진 사람들로 구성된 집단이며, 변화가 심하고 적응력이 강한 임시적 체제이다.

㉠ **매트릭스조직(matrix organization)**

특정 사업이나 프로젝트가 하나의 조직단위에 국한되지 않고 여러 조직단위에 걸쳐 관련되어 있을 때 관련된 단위들로부터 대표자를 뽑아 새로 만든 행렬조직이다. 그러므로 이 조직은 명령통일의 원칙을 깨뜨리고 이중적인 명령체제가 있게 되며, 기능조직 관리자와 프로젝트 관리자 간에 권한이 분담되는 조직이다.

매트릭스조직은 인적 자원을 최대한 활용할 수 있고, 자아실현욕구를 충족시켜 새로운 아이디어를 개발할 수 있는 장점이 있다. 그러나 양 구조 간에 갈등이 유발될 수 있고, 조직관리 상의 객관성 · 예측가능성을 확보하기 어렵다.

ⓛ 프로젝트팀(project team)

특정사업을 추진하거나 과제를 해결하기 위해 전문가나 관계요원으로 구성되는 임시적·동태적 조직이다. 단시일 내에 과업을 강력히 추진할 수 있고, 문제해결에 적합한 조직이다. 이 조직은 구성원이 행정계층에 구애받지 않아 대등한 관계에 있고 상·하 구별이 없으며, 횡적인 협력관계가 중요시된다.

ⓒ 태스크포스팀(task force team)

태스크포스는 기동부대를 의미하는 군사용어로써 특수한 임무를 수행하기 위하여 편성되는 임시조직인 전문가조직이다. 태스크포스팀은 프로젝트팀과 유사하지만 보다 대규모의 공식조직이며, 업무내용이 변경될 수 있고, 정규부서 소속을 일시 이탈하는 점 등에 차이가 있다.

(2) 조직의 원리

① 계층제(hierarchy)의 원리

권한, 책임 및 의무의 정도에 따라 공식조직을 형성하는 구성원들 간에 상·하의 등급을 설정하여 각 계층 간에 권한과 책임을 배분하고 명령계통과 지휘, 감독체계를 확립하는 역할의 수직적 분담체계이다.

② 명령통일(unity of command)의 원리

어떤 구성원도 오직 한 사람의 상관으로부터 명령을 받아야 한다는 것이다. 조직 내에서 두 사람 이상으로부터 명령과 지시를 받을 때에는 혼란과 갈등을 일으키기 때문에 명령을 내리는 사람도 한 사람이고 보고를 받고 책임을 지는 사람도 한 사람이어야 한다는 것이다.

③ 통솔범위(span of attention)의 적정화

인간의 역량과 능력으로 통솔할 수 있는 범위와 한계를 말한다. 이 개념은 주의력의 범위에는 심리적·생리적 한계가 있다는 것에 근거를 두고 있다. 따라서 한 사람의 상관 또는 감독자가 부하를 효과적으로 통솔하기 위해서는 그 부하의 수가 한정되어야 한다는 것이다.

통솔범위는 상부로 갈수록 좁아지고 하부로 갈수록 넓어진다.

④ 전문화(specialization)의 원리

전문화 또는 분업이란 업무를 성질별로 분류하여 조직구성원에게 한정된 활동에 대해서만 책임을 지고 수행하도록 하여 능률의 향상을 기대하고자 하는 것이다.

⑤ **조정(coordinating)의 원리**

업무수행에서 중복성과 낭비를 배제하고 혼선을 방지하여 조직구성원의 행동통일을 기하도록 집단적 노력을 질서 정연하게 통합하여 가는 과정을 말한다. 효과적인 조정을 하기 위해서는 의사소통이 촉진되어야 한다.

3) 인사(staffing)

인적자원을 효율적으로 활용하기 위한 행정관리의 중추적인 기능이다. 유능한 인재를 조직에 유치하여 인간적 가치를 존중하면서 능력발전을 계속적으로 도모하고, 근무의욕을 고취시켜 개인의 목적과 조직의 목적의 균형 · 조화를 실현하여 조직의 활력을 최고도로 발휘시키는 것이다.

4) 지휘(directing)

지휘는 일정한 목적을 보다 효과적으로 실현하기 위하여 집단행동의 전체를 통솔하는 것을 말한다.

지휘는 인간을 다루는 것이기 때문에 조직 내의 관리자와 피관리자 사이에서 일어나는 인간 상호간의 관계에 대한 이해가 절실하게 요청된다. 지휘기능을 원만히 수행하기 위해서는 의사소통기술이 필요하며, 지휘과정에서 발생될 수 있는 갈등의 관리가 중요하다.

5) 조정(coordinating)

조직구성원들이 함께 조화를 이루며 일하도록 조직원 또는 부서간 협의, 통제, 행동통일을 거쳐야 한다.

6) 보고(reporting)

보건사업의 효율적 관리를 위해서는 보고내용이 정확하고 성실하게 이루어져야 한다. 이러한 보고활동은 무엇보다 체계화된 지휘체계 안에서 운영되어야 하고, 보고과정에서 정보가 변질되지 않도록 관리되어야 한다.

7) 예산(budgeting)

사업수행의 원동력은 예산이라 할 수 있으므로 예산의 적절한 계획과 확보, 효율적인 관리 등은 사업의 성패와 절대적인 관계가 있다.

4. 보건행정조직

우리나라의 보건의료행정의 주관부서는 보건복지부이나 보건의료사업은 주로 행정안전부 행정체계를 통해 운영되고 있다.

1) 보건복지부와 그 소속기관

우리나라의 보건행정체계는 이원적인 구조를 이루고 있다. 즉, 보건복지부의 고유 업무가 행정안전부의 일선 행정기관을 통해서 이루어지며, 보건복지부는 업무상 감독권을 보유하고 있을 뿐이다. 즉, 보건복지부는 보건행정 일선기관에 대한 인사권, 예산권이 없으며, 중앙정부의 보건정책 결정기관으로서 하부기관에 대한 기술적인 지원만 하고 있는 실정이다.

보건복지부는 국립병원을 직접 관할하고 있으나, 국립병원 중에서 경찰병원은 행정안전부, 국립대학병원은 교육부, 보훈병원은 국가보훈처가 각각 관장하고 있다.

시 · 도립병원은 각 시 · 도가 관장함으로서 행정안전부의 통제를 받는다.

이 밖에도 기획재정부에서는 보건기획, 보건예산을 총괄하고, 고용노동부에서는 산업재해, 산업안전 및 산업보건업무 등을 관장하고 있으며, 환경부에서는 환경보건과 관련된 업무를 관장하고 있다.

그리고 국방부는 공중보건의와 관련하여 보건복지부와 연관을 맺고 있다. 이와 같이 복잡하고 다원화된 보건의료 행정조직으로 말미암아 보건복지부의 보건행정은 행정안전부와 교육부, 그리고 기획재정부의 견제를 받게 되며, 보건복지부는 이들 중앙기관과의 연계관계를 도외시할 수 없는 입장에 있어 보건의료 정책상 어려운 점이 많다.

보건복지부 소속기관으로는 ① 질병관리청, ② 국립재활원, ③ 국립정신건강센터, ④ 국립망향의동산관리원, ⑤ 국립재활원, ⑥ 오송생명과학단지지원센터, ⑦ 국립소록도병원 등이 있으며, 질병관리청 국립검역소는 항구와 공항에 13개소(인천공항, 부산, 인천, 군산, 목포, 여수, 마산, 김해, 평택, 울산, 포항, 동해, 제주)를 두고 있고, 11개 검역지소가 있다.

보건복지부 산하 공공기관으로는 ① 국민건강관리공단, ② 건강보험심사평가원, ③ 국민연금공단, ④ 국립중앙의료원, ⑤ 한국보건산업진흥원, ⑥ 국립암센터, ⑦ 대한적십자사 등이 있으며 대한의학협회를 비롯해서 대한보건협회 등 많은 유관기관이 있다.

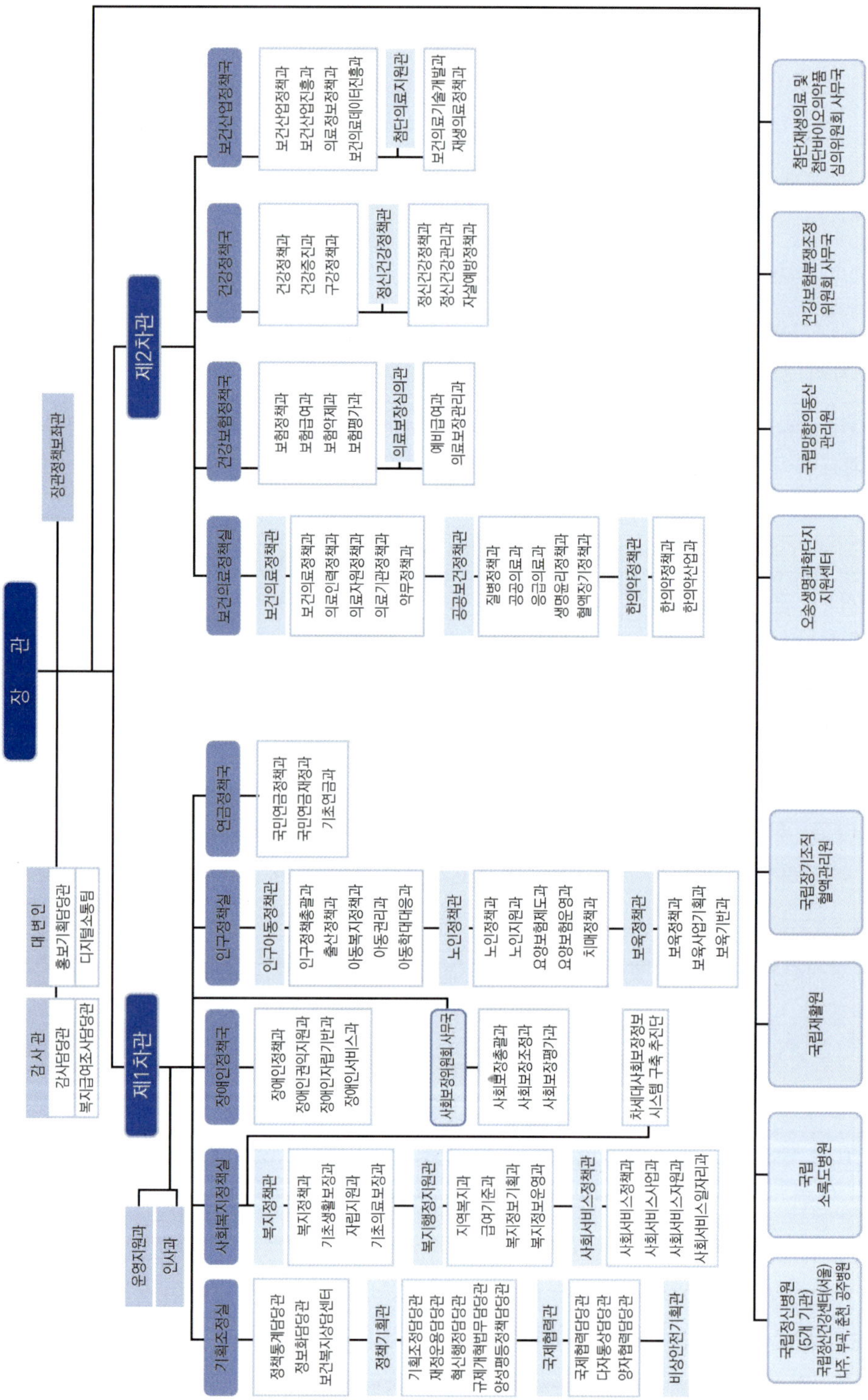

그림 14-2 보건복지부 기구표

표 14-3. 보건복지부 부서별 업무

구분	주요 기능
대변인	보도자료 배포 및 언론관계 총괄, 홍보계획 수립, 온라인홍보 및 주요정책 홍보기획
감사관	본부·소속기관·공공기관 및 법인 행정감사, 기강감사, 직무감찰, 공무원범죄처분, 진정 및 비리사항 조사, 비리사항 요인 분석, 장관특명사항 조사처리, 복지급여 부적정 수급 조사 등
기획조정실	정책기획, 세입·세출, 법률·규제업무, 성과·조직업무, 국제협력, 비상안전, 통계업무 및 정보화업무 총괄
정책기획관	각종 정책 및 계획의 총괄·조정, 주요정책현안과제의 발굴, 세입·세출예산 기금 편성 및 배정·집행, 재정운용계획 수립·종합 및 조정, 성과·정원 및 조직관리, 법률·규제개혁, 양성평등정책 등
국제협력관	보건복지 분야 국제협력 강화 및 다자·통상협력, 양자협력의 추진 등
비상안전기획관	재난안전, 국가위기관리, 정부연습, 국가동원자원관리, 국가지도통신망관리 등
사회복지정책실	사회복지정책, 지역복지정책, 사회복지전달체계, 사회서비스정책 총괄
복지정책관	사회복지정책, 국민기초생활보장, 사회통합을 위한 정책 분석·개발, 의료급여, 자활지원 등
복지행정지원관	지역사회보장계획 수립, 사회복지전달체계, 사회보장정보시스템 구축, 사회보장급여 선정·지원 기준의 조정 및 표준화
사회서비스정책관	사회서비스 정책 수립·조정, 지역사회서비스 투자사업, 전자 바우처 시스템 구축·운영, 민간복지자원 육성, 나눔문화 확산 등
장애인정책국	장애인복지정책, 장애인권익보장, 장애인재활지원, 장애인연금, 장애인활동지원제도 운영 등
인구정책실	인구정책, 아동정책, 노인복지정책 및 보육정책 총괄
인구아동정책관	저출산고령사회기본계획 및 시행계획 수립 및 관리, 저출산고령사회 정책개발 및 관리, 인구 관련 정책의 총괄 조정, 아동복지정책 수립 등
노인정책관	노인보건복지정책 종합계획 수립, 노인일자리 및 사회활동 지원, 노인복지시설 운영지원, 노인학대예방, 장사제도 운영, 노인요양 보장 종합계획 수립, 노인요양보험제도 운영, 고령친화산업육성, 치매정책 등
보육정책관	중장기 및 연도별 보육계획 수립·조정, 어린이집 확충 및 운영지원, 보육통합시스템 운영 등
연금정책국	국민연금제도·기금 운영, 국민연금공단 관리, 기초연금제도 운영 등
사회보장위원회 사무국	사회보장 기본법령, 사회보장제도의 신설·변경에 관한 협의·조정, 사회보장제도 평가계획 수립·시행 등
보건의료정책실	보건의료정책, 공공의료정책, 한의약정책 총괄
보건의료정책관	보건의료·의약품정책 수립, 보건의료자원관리 등
공공보건정책관	질병관리 정책수립·조정, 질환자 지원, 암 관련 정책수립·관리, 응급의료정책, 공공보건의료정책, 생명윤리 및 안전 정책 수립 등
한의약정책관	한의약정책 수립, 한의약공공보건사업, 한의약산업 육성 등
건강보험정책국	건강보험정책, 산하단체관리(공단, 심평원), 건강보험보상, 의약품 약가 재평가, 요양기관 현지조사, 건강보험 사후관리 등
의료보장심의관	비급여의 급여화 추진계획 수립·시행, 공·사의료보험 개선정책 등
건강정책국	건강관리정책, 금연 및 건강검진, 구강건강정책 등
정신건강정책관	정신건강정책 및 정신건강증진시설 관리, 자살예방정책 등
보건산업정책국	보건의료산업정책 수립, 보건의료정보화 추진, 첨복단지 중장기 발전 계획 수립, 보건의료 빅데이터 정책, 의료기기 및 화장품 산업 육성
첨단의료지원관	보건의료연구개발사업 추진, 첨단재생의료 활성화 등

> **📖 보건사업이 중앙정부의 책임 하에 수행되어야 하는 이유**
>
> 보건사업은 중앙정부의 책임 하에 수행하는 경우와 지방자치단체의 책임 하에 수행하는 경우로 나누어 볼 수 있다. 보건사업은 지역사회가 기본 사업수행 단위이지만 중앙정부의 책임 하에 수행되어야 하는 경우는 다음과 같다.
>
> - 감염병 관리처럼 지역단위로는 불가능하거나 효율성이 떨어지는 보건사업이 있다.
> - 지침이나 법적규제만으로는 목적을 달성할 수 없는 보건사업이 많다.
> - 보건사업의 일관성을 유지하며, 업무의 중첩을 피한다.
> - 정부 각 부처의 조직이나 기술, 인력의 협력 없이는 불가능한 보건사업이 있기 때문이다.
>
> ※ 그러나 당해 지역사회의 특성에 맞는 사업을 선택하여 수행할 수 없는 단점이 있다.

2) 지방행정조직

(1) 시 · 도, 시 · 군 · 구 보건행정조직

지방행정조직은 각 지방자체단체에 따라 약간의 차이가 있다. 따라서 보건복지 관련 부서의 명칭도 다양하다. 시 · 도 보건행정조직은 보건복지부와 시 · 군 · 구 보건행정조직을 연결하는 기능과 시 · 군 · 구 보건행정조직을 지휘 · 감독한다.

(2) 보건소

1차 공공보건의료기관으로써 지역의 보건의료를 총괄하는 보건행정의 최일선 조직이고, 사업수행기관이다. 실질적인 의미에서 지역사회 주민이 느끼는 공공보건사업의 대부분이 보건소를 통해서 이루어지므로 보건행정에 있어서 보건소가 차지하고 있는 비중은 매우 크다고 할 수 있다.

① 보건소의 역사

보건소 활동의 효시는 1879년 William Rathborne이 보건간호사업과 가정방문사업을 계획한 후, 1882년 영국의 Liverpool시를 18개 구로 나누어 방문간호원 1명을 배치하고 모자보건상담과 보건지도를 시작한 것이라 할 수 있다. 그 후 영국의 Phillp은 1887년 Edinburgh에 건강상담소를 설치하여 결핵관리와 영 · 유아 사망에 대한 사업을 하였다. 현대적 의미의 보건소 개념은 1920년 영국의 도우슨위원회(Dawson Committee)에 의하여 제창되었다. 이 위원회는 경제적 효율성과 더불어 일반주민과 의료전문직이 만족할 수 있는 조직을 만들어 가난한 사람뿐만 아니라 일반 지역주민에게 예방보건사업과 치료사업을 종합적으로 제공하고자 하였다.

우리나라 보건소의 효시는 1946년 10월 미군정 당시 서울에 설치된 시범보건소이다.

1956년 12월 "6·25 사변의 참화와 국민보건 상 여러 가지 질병이 창궐하여 전국에 산재하고 있는 500여 보건진료소를 보건소로 승격 정리하고, 외국 원조가 점차 감소일로에 있음을 감안하여 제반 경비를 자체 조달할 수 있는 법적 근거를 마련하기 위해 보건소법을 최초로 제정하였다. 이후 1962년 보건소의 설치, 운영, 감독을 말단 지방자치단체로 하여금 담당하게 하고 그 사업의 일원화를 기하기 위해 보건소법을 전부 개정하고 시 · 군 · 구에 189개의 보건소를 설치하였다.

그리고 국민소득수준의 향상, 질병 및 인구구조의 변화 등에 따라 그동안 감염병 관리와 가족계획사업 위주로 운영되어 온 보건소를 지역주민의 중추적 건강관리기관으로 육성하기 위하여 1995년 12월 29일 보건소법을 지역보건법으로 전면 개정하였다. 지역보건법은 같은 해 제정된 국민건강증진법과 함께 지방보건행정의 근간을 이루고 있다.

② 보건소의 설치와 업무

보건소는 지역주민의 건강을 증진하고 질병을 예방 · 관리하기 위하여 시 · 군 · 구에 1개소의 보건소(보건의료원을 포함한다)를 설치한다. 다만, 시 · 군 · 구의 인구가 30만 명을 초과하는 등 지역주민의 보건의료를 위하여 특별히 필요하다고 인정되는 경우에는 대통령령으로 정하는 기준에 따라 해당 지방자치단체의 조례로 보건소를 추가로 설치할 수 있다. 그리고 동일한 시 · 군 · 구에 2개 이상의 보건소가 설치되어 있는 경우 해당 지방자치단체의 조례로 정하는 바에 따라 업무를 총괄하는 보건소를 지정하여 운영할 수 있다.

보건소의 업무

보건소는 해당 지방자치단체의 관할구역에서 다음 각 호의 기능 및 업무를 수행한다.

1. 건강 친화적인 지역사회 여건의 조성
2. 지역보건의료정책의 기획, 조사 · 연구 및 평가
3. 보건의료인 및 보건의료기본법 제3조 제4호에 따른 보건의료기관 등에 대한 지도 · 관리 · 육성과 국민보건 향상을 위한 지도 · 관리
4. 보건의료 관련기관 · 단체, 학교, 직장 등과의 협력체계 구축
5. 지역주민의 건강증진 및 질병예방 · 관리를 위한 다음 각 목의 지역보건의료서비스의 제공
   가. 국민건강증진 · 구강건강 · 영양관리사업 및 보건교육
   나. 감염병의 예방 및 관리
   다. 모성과 영유아의 건강유지 · 증진

라. 여성·노인·장애인 등 보건의료 취약계층의 건강유지·증진
마. 정신건강증진 및 생명존중에 관한 사항
바. 지역주민에 대한 진료, 건강검진 및 만성질환 등의 질병관리에 관한 사항
사. 가정 및 사회복지시설 등을 방문하여 행하는 보건의료 및 건강관리사업
아. 난임의 예방 및 관리 (지역보건법 제11조)

③ 기타 공공보건의료기관

보건소의 업무수행을 위하여 필요하다고 인정하는 경우 보건지소를 읍·면(보건소가 설치된 읍·면은 제외한다)마다 1개씩 설치할 수 있다. 다만, 지역주민의 보건의료를 위하여 특별히 필요하다고 인정되는 경우에는 필요한 지역에 보건지소를 설치·운영하거나 여러 개의 보건지소를 통합하여 설치·운영할 수 있다.

그리고 1980년에는 농어촌 등 보건의료를 위한 특별조치법이 제정되면서 의사가 없는 무의촌 지역에 보건진료소를 설치하여 보건진료전담공무원(24주의 직무교육을 받은 간호사)으로 하여금 경미한 의료 행위를 할 수 있도록 하였다.

2013년부터는 도시 보건지소 확충 대신 지역주민, 지역사회 내 보건의료 관련 유관 기관과의 연계 협력을 통한 질병 예방 및 건강생활 실천을 중점적으로 추진하는 건강생활지원센터 확충 사업을 추진하고 있다. 건강생활지원센터는 지역의 건강 문제를 발견 및 해결하는 지역사회건강증진 거점기관으로 진료를 하지는 않고, 지역 민간의료 자원과 연계 협력하여, 주민참여를 통해 지역사회에 필요한 건강증진사업을 발굴하여 수행한다.

표 14-4. 보건소 등 설치기준

구 분	설 치 근 거	설 치 기 준
보 건 소	지역보건법 제10조 동법시행령 제8조	시·군·구별 1개소 (필요할 경우 시장·군수·구청장은 추가 설치)
보 건 지 소	지역보건법 제13조 동법시행령 제10조	읍·면별 1개소 (필요할 경우 시장·군수·구청장은 추가 및 통합 설치·운영)
건강생활 지원센터	지역보건법 제14조 동법시행령 제11조	읍·면·동별 1개소 (보건소 설치 읍·면·동 제외)
보건진료소	농어촌 등 보건의료를 위한 특별조치법 제15조	동·리(里)단위의 오·벽지에 설치

주) 2020년 12월 말 현재 보건소는 256개소, 보건지소는 1,338개소, 건강생활지원센터는 71개소, 보건진료소는 1,900개소 등 총 3,565개소의 지역보건의료기관이 설치·운영되고 있다.

5. 국제보건조직

보건문제는 한 국가만의 노력으로 해결할 수 없는 것들이 많으므로 국제적인 협력과 지원이 필요하다. 따라서 이념이나 사상을 초월한 상호협력이 필요하게 되어 일찍이 다양한 형태의 국제기구들이 발족되었다.

보건분야의 주요 국제기구에는 세계보건기구(WHO), 유엔에이즈기구(UNAIDS), 유엔개발계획(UNDP), 유엔인구기금(UNFPA), 경제협력개발기구(OECD) 보건위원회(HC)·개발원조위원회(DAC), 아시아태평양경제협력체(APEC) 등이 있으며, 활발한 논의를 진행하고 있는 주요 회의체로는 G20, 동남아시아국가연합+한중일(ASEAN+3) 등이 있다.

복지 분야 주요 국제기구로는 경제협력개발기구 고용노동사회국(OECD DELSA), 유엔 경제사회이사회(UN ECOSOC) 및 산하 사회개발위원회(UN CSD), 동남아시아국가연합+한중일(ASEAN+3) 사회개발, 아시아·태평양 경제사회이사회(ESCAP), 유엔아동기금(UNICEF) 등이 있다.

1) 세계보건기구(WHO)

1946년 San Francisco 회의에서 국제보건기구의 필요성이 인정되어 그 해 New York에서 61개국의 대표가 참석한 국제보건회의 의결에 의하여 세계보건기구 헌장이 서명되었다. 그리고 1948년 4월 7일 국제연합의 경제사회이사회 전문기관의 하나로 세계보건기구가 정식으로 발족되었으며, 이 날을 기념하기 위하여 '세계보건의 날'이 정해졌다.

우리나라는 1949년 세계보건기구에 가입한 이래 지난 수십 년간 세계보건기구와 다양한 협력 사업을 통해 전 세계와 우리 국민의 건강수준을 크게 향상시켜왔다. 특히 우리나라는 세계보건기구의 지원을 받는 국가에서 지원을 하는 국가로 전환한 성공적인 사례로 세계 각국의 주목을 받고 있다. 매년 세계보건총회(5월, 스위스 제네바), 서태평양지역회의(9월~10월, 서태평양 지역 국가) 및 집행이사회(1월, 5월 스위스 제네바)에 참가하여 보건의료 발전 동향을 파악하고 세계보건기구 정책과 사업 방향 설정에 적극 참여하고 있다.

세계보건기구의 본부는 스위스 제네바에 있으며, 세계를 6개 지역으로 나누고 지역사무소를 두어 운영하고 있다. 우리나라는 서태평양 지역사무소에 속해 있다.

📖 세계보건기구의 지역사무소와 본부

- 동지중해지역 : 본부는 이집트의 알렉산드리아
- 동남아시아지역 : 본부는 인도의 뉴델리
- 서태평양지역 : 본부는 필리핀의 마닐라
- 남북아메리카지역 : 본부는 미국의 워싱톤 D.C
- 유럽지역 : 본부는 덴마크의 코펜하겐
- 아프리카지역 : 본부는 콩고의 브라자빌

세계보건기구의 목적과 관련하여 헌장 제1조는 "전 인류가 가능한 한 최고수준의 건강을 달성하도록 하는 데 있다."라고 규정하고 있다. 세계보건기구는 이러한 목적을 달성하기 위하여 다음과 기능을 수행한다.

① 국제보건사업에 대한 지휘와 조정
② UN, 전문기관, 정부보건행정기관, 전문가 그룹과의 효과적인 협력 관계 유지
③ 보건의료서비스 강화를 위한 정부의 요청 시 지원
④ 정부의 요청 시 필요한 적절한 기술 지원
⑤ UN 요청에 따른 특수집단의 보건의료서비스나 시설 지원
⑥ 역학, 통계 등 필요한 행정적, 기술적 서비스 지원
⑦ 유행병, 풍토병 등을 제거하기 위한 작업
⑧ 우발적인 손상방지를 위한 협력 및 증진
⑨ 건강증진을 위한 과학적이고 전문적인 집단과의 협력 강화
⑩ 국제보건문제에 대해 회의, 합의, 규제, 권고 행사 및 세계보건기구 목표와 부합하는 임무 부여
⑪ 모자보건 및 복지증진
⑫ 정신보건 영역의 활동 강화
⑬ 보건분야 연구수행 및 촉진
⑭ 보건의료 관련 전문직종 분야의 교육훈련 기준 개선
⑮ 보건의료에 영향을 주는 전문기관과의 협력 연구 및 보고
⑯ 보건분야의 정보, 상담 원조 제공
⑰ 보건문제를 모든 국민에게 알리고자 하는 개발도상국가 지원
⑱ 질병, 사망원인, 공중보건사업의 전문용어 개정 및 확립
⑲ 필요 시 진단 절차 표준화 마련
⑳ 식품, 생물학, 의약품 및 유사생산물에 대한 국제표준 개발 및 확립

㉑ 세계보건기구 조직의 목표 달성을 위한 모든 필요한 조치

이러한 주요 기능을 요약해 보면 국제적인 보건사업의 지휘 및 조정, 회원국에 대한 기술 지원 및 자료 공급, 전문가 파견에 의한 기술 자문활동 등이라 할 수 있다.

2) 유엔아동기금(UNICEF)

1946년 12월 제2차 세계대전으로 인해 기아와 질병에 지친 아동을 구제하기 위한 긴급원조계획으로 유엔아동긴급구호기금이라는 명칭으로 발족하였다. 이후 1953년 국제연합 상설기관이 되어 유엔아동기금(United Nations International Children's Emergency Fund)의 명칭으로 변경되었고 본부는 뉴욕에 있다.

유엔아동기금의 설립정신은 국적이나 이념, 종교 등의 차별 없이 어린이를 구호한다는 '차별 없는 구호'이다. 초창기에는 전쟁피해 지역 아동에 대한 영양보충 및 식량 공급이 목적이었으나 점차 그 영역을 넓혀 모든 개발도상국 어린이들을 위하여 보건, 에이즈, 식수와 위생, 영양, 교육, 어린이 보호, 사회통합 등의 사업을 펼치고 있다.

우리나라는 1950년 3월에 정식으로 가입하였고, 1988년 집행이사국이 되었으며, 1994년 1월 한국 유니세프 대표사무소가 유니세프 한국위원회로 바뀌어 지원을 하는 국가가 되었다.

표 14-5. 보건복지분야 주요 국제기구 현황

기 구 명	설 립 목 적	협력사업 형태	활 동 내 역
세계보건기구 (WHO)	전 인류의 건강달성	· 연구 · 자문사업 · 세미나 및 회의 · 국외 훈련사업 · 국내장학사업	· 국제보건사업 지도, 조정, 권고, 연구 및 평가 · 보건의료발전 협력사업 공동 수행 · 감염병예방, 건강증진, 취약계층 건강증진
유엔경제사회이사회 (UNECOSOC)	빈곤, 자연재해 관리, 취약계층 보호 등 경제사회개발을 통해 조화로운 지구촌 건설	· 경제사회현안 토의 · 정책권고 · 연구사업	· 유엔체제 및 유엔회원국에 대한 정책적 권고사항 제시 · 경제, 사회, 문화, 교육, 보건에 관한 연구 보고
유엔개발계획 (UNDP)	개발도상국의 경제 · 사회개발 지원	· 조사 · 평가사업 · 양성 · 훈련사업 · 기술협력	· 개발도상국의 경제적 · 사회적 개발을 촉진하기 위한 기술원조

유엔인구기금 (UNFPA)	인구 및 가족계획	· 기술훈련사업 · 자문과 지원 · 물자 지원	· 임신의 자유와 출산의 안전 그리고 아동 및 청소년의 잠재력 개발을 위한 활동자금 제공
유엔아동기금 (UNICEF)	아동의 보건 및 복지향상	· 연구사업 지원 · 세미나 및 회의 개최 지원	· 아동의 보건·복지향상을 위한 원조사업 전개 · 개발도상국 모자보건사업, 사회개발사업 원조
유엔마약 통제계획 (UNDCP)	효과적인 국제사회의 마약관리	· 마약퇴치사업 소요 비용 충당과 배정 · 마약퇴치 기술 개발	· 마약에 관한 국제협력의 이행을 감시 · UN마약남용 통제기금을 통합하여 세계적인 마약남용을 방지
경제협력 개발기구 (OECD)	회원국의 경제성장 촉진, 개도국 원조, 세계무역의 확대	· 연구사업 · 정보교환 · 정책권고	· 모든 경제, 사회, 복지 문제를 망라하는 포괄적 경제협약 · 회원국간 경제·산업정책에 대한 정보교류와 공동연구 및 정책협조
아시아·태평양 경제사회위원회 (ESCAP)	아태지역의 기본감소, 노령화, 인구문제, 자연재해 등 경제사회개발 협력	· 기술훈련사업 · 세미나, 워크숍 · 국제기구 협력사업	· 경제재건 발전을 위한 협력 촉진 · 경제적·기술적 문제의 조사·연구사업의 실시 및 원조 · 경제문제에 대하여 유엔경제사회이사회를 보좌
아시아·태평양 경제협력체 (APEC)	무역·투자자유화 및 경제·기술 협력 강화로 지역 공동번영 추구	· 각 분야별 실무회의 · 각료회의·정상회의를 통한 협력방안 강구	· 무역·투자 자유화, 인간 능력 배양 · 경제기술협력, 거시 및 금융이슈 등을 위한 협력 촉진 및 이행방안 마련 · 경제위기 대치를 위해 회원경제의 사회안전망 능력 배양

15장 | 사회보장 및 의료보장

개관

사회보장은 구성원에게 각종 사고와 위험이 발생했을 때 이를 사회적으로 보호하기 위한 대응체계이다. 오늘날 전통적 가족제도가 해체되고 산업구조가 변화됨에 따라 사회구성원의 연대의식을 제고하고 사회적 안정을 유지하기 위한 사회보장제도의 필요성은 더욱 증가하고 있다. 따라서 이 장에서는 복지사회를 실현하기 위한 사회보장의 유형을 기술하고, 우리나라 의료보장제도의 특징에 대하여 구체적으로 학습한다.

학습목표

1. 사회보장의 정의와 발달과정을 기술할 수 있어야 한다.
2. 사회보험과 공공부조의 차이점을 설명할 수 있어야 한다.
3. 보건의료의 사회 · 경제적 특성을 기술할 수 있어야 한다.
4. 의료보장의 개념과 의료보장제도가 등장하게 된 배경을 설명할 수 있어야 한다.
5. 의료보수지불방식의 종류와 각각의 장 · 단점을 설명할 수 있어야 한다.
6. 우리나라 건강보험제도의 변화추이를 설명할 수 있어야 한다.
7. 우리나라 건강보험의 관리운영체계와 급여내용, 보험료의 부과 및 징수제도를 설명할 수 있어야 한다.

주요용어

사회보장 / 사회보험 / 공공부조 / 소비자 무지 / NHS / NHI / 건강보험 / 역선택 / 외부효과 / 직접서비스형 건강보험 / 의료보수지불방식 / 본인부담금 제도 / 의료급여

1. 사회보장

1) 사회보장의 개념

사회보장(social security)은 사회구성원에게 각종 사고와 위험이 발생했을 때 이를 사회적으로 보호하기 위한 대응체계를 의미한다.

사회보장의 어원을 살펴보면, security는 라틴어 'securus'에서 유래한 것으로 se는 without의 뜻으로 무엇에서 '해방시킨다, 없게 한다.'라는 의미를 지니고 있으며, cure는 걱정, 근심이라는 의미를 지니고 있다. 따라서 사회보장은 사회적으로 근심, 걱정을 제거한다는 의미가 된다. 즉, 질병이나 분만, 실업, 폐질, 직업상의 상해, 노령 및 사망으로 인한 소득의 상실이나 감소 등으로 인한 경제적 곤궁에서 유래하는 근심과 불안을 제거함으로써 최저생활의 보장, 국민경제의 안정, 소득재분배 효과, 사회통합의 실현을 도모하자는 것이다.

1995년 12월에 제정된 사회보장기본법은 사회보장을 "질병, 장애, 노령, 실업, 사망 등의 사회적 위험으로부터 모든 국민을 보호하고 빈곤을 해소하며 국민 생활의 질을 향상시키기 위하여 제공되는 사회보험, 공공부조, 사회복지서비스 및 관련복지제도를 말한다."고 정의하고 있다.

2) 사회보장의 필요성

(1) 전통적 가족제도의 해체

급격한 도시화, 산업화는 기존의 대가족제도와 전통적인 상부상조의 붕괴와 퇴보를 가져왔다. 이러한 사조로 인하여 가족의 연대감이나 책임감이 상대적으로 약화되어 사적 생활보장기능을 이제는 국가나 사회가 대신하게 되었다.

(2) 산업구조의 변화

산업이 발달함에 따라 산업구조가 1차 산업에서 2 · 3차 산업으로 변화되었다. 1차 산업은 실업자가 적고, 세대주가 상병이나 사망으로 일을 못하게 되어도 가족 누군가가 대신 일할 수 있다. 그러나 2 · 3차 산업에서는 가족이 본인을 대신할 수 없기 때문에 실직 등으로 인한 수입 중단은 가족생계의 위협으로 직결된다.

(3) 사회적 통합의 필요성 대두

사회보장은 현대 자본주의 체제의 역사적 소산이다. 기본적 욕구에 충족하지 못한 불만계층이 많아지면, 이는 집단행동으로 발전하여 사회적 안정이 깨어지게 된다. 따라서 사회구성원의 연대의식을 재고하고 사회적 안정을 유지하기 위하여 사회보장제도가 필요하다.

(4) 생존권 실현

사회보장제도의 기본이념이 국민의 생존권 보장에 있다는 것은 이론의 여지가 없다. 국민의 최저한도 생활을 보장하기 위하여 국가는 필요한 조치를 다할 책임이 있다.

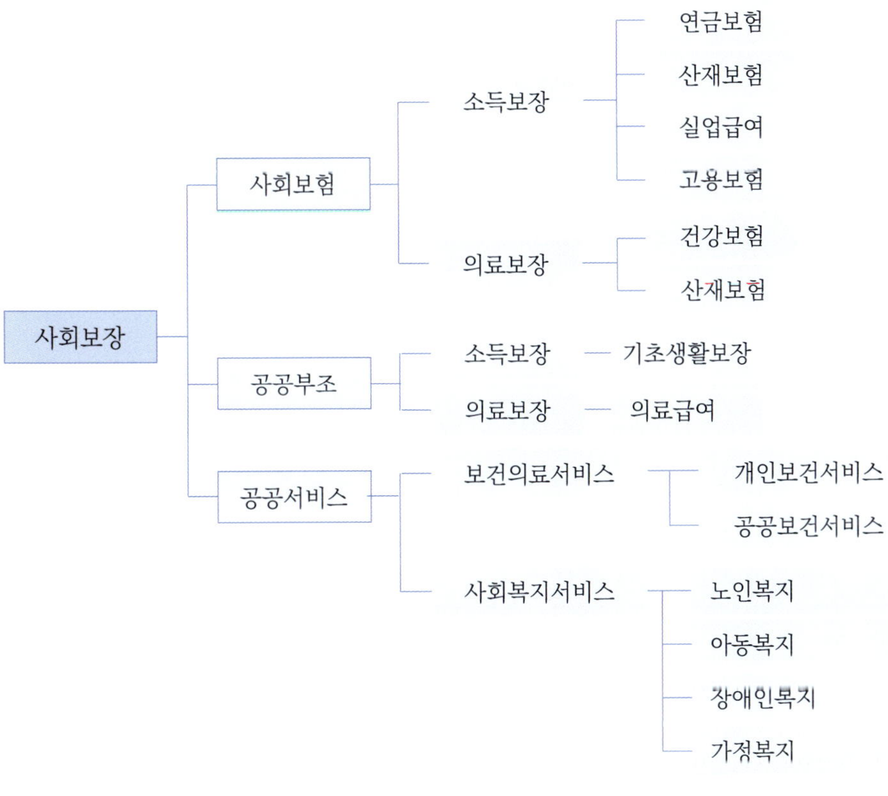

그림 15-1. 사회보장 체계

3) 사회보장제도의 발달

산업화 과정에서 급증한 임금노동자들은 열악한 노동조건에 시달리고 실업으로 인한 빈곤과 질병 등 생활위험에 대처할 능력이 없었다. 이러한 시대적 상황에서 확산된 노동운동과 사회주의 사상은 계층 간의 갈등을 심화시켜 사회불안의 주요 요인으로 작용하게 되었다.

이에 독일의 F. Bismarck는 1883년 노동자들을 대상으로 질병보험법, 1884년 산업재해보험법, 1889년 노령 및 폐질보험법을 실시하였는데 이를 사회보험 방식에 의한 사회보장의 효시로 볼 수 있다.

사회보장이라는 용어는 미국의 F.D. Roosevelt 대통령이 1934년 의회에서 New Deal정책을 설명하면서 최초로 사용되었으며, 최초의 사회보장법(Social Security Act)은 1935년 미국에서 제정되었다.

사회보장이라는 용어가 널리 알려지게 된 계기는 국제노동기구의 '사회보장의 길(Approaches to Social Security)'과 영국의 '비버리지(Beveridge) 보고서' 등이라 할 수 있다.

4) 관련용어

사회보험(social insurance), 공공부조(public assistance)를 비롯하여 사회복지(social welfare), 사회복지서비스(social welfare services), 사회사업(social work), 사회서비스(social service), 사회정책(social policy), 사회개발(social development) 등 사회보장과 관련된 용어가 많다.

(1) 사회보험

사회보험은 국가가 국민에게 발생하는 사회적 위험을 보험의 원리와 방식으로 대처함으로써 국민의 건강과 소득을 보장하기 위해서 만든 사회 · 경제제도이다.

표 15-1. 사보험과 사회보험의 특성

구 분	사보험(민간보험)	사회보험
목 적	개인의 필요에 따른 보장	최저생계보장, 기본적 의료보장
가입방법	임의가입	강제가입
보험료	위험의 정도에 따른 부과	소득수준에 따른 차등 부과
보험료 징수	사적계약에 의한 징수	법률에 의한 강제징수
부양성	없 음	국가 또는 사회 부양성
수급권	계약적 수습권	법적 수습권
급여수준	차등급여(기여비례보상)	균등급여
보험사고 대상	주로 물보험	주로 인보험
성 격	개인보험	집단보험
인플레이션 대책	취약함	가능함

사회보험에서 다루는 내용은 업무상의 재해, 상병, 출산, 폐질, 사망, 노령 및 실업 등이 있으며, 이러한 것들이 몇 가지 부문으로 나누어져 관리되고 있다. 즉, 업무상의 재해에 대해서는 산업재해보상보험, 상병과 출산에 대해서는 건강보험 또는 질병보험, 폐질·사망·노령 등에 대해서는 연금보험, 실업에 대해서는 실업보험제도가 있다.

우리나라에서 실시하고 있는 4대 사회보험은 건강보험, 산재보험, 고용보험, 국민연금이다.

표 15-2. 우리나라 사회보험 제도 도입 현황

구 분	건강보험	국민연금	고용보험	산재보험
관장부처	보건복지부		고용노동부	
운영주체	국민건강보험공단	국민연금공단	고용노동부 근로복지공단	근로복지공단
근 거 법	국민건강보험법	국민연금법	고용보험법	산업재해보상보험법
보장내용	의료보장/건강증진	소득보장	실업급여/고용안정 및 직업능력 개발	산업재해보상/재활
도입시기	1977. 7. 1	1988. 1. 1	1995. 7. 1	1964. 7. 1

국민연금

소득활동을 하는 사람이 소득활동기에 보험료를 납부하였다가 나이가 들거나, 갑작스런 사고나 질병으로 사망 또는 장애를 입어 소득활동이 중단된 경우, 본인이나 유족에게 연금을 지급함으로써 안정된 생활을 할 수 있도록 해주는 소득보장제도이다. 국민연금제도는 사회보험원리에 따라 가입이 강제되고 보험료율과 연금지급에 대한 내용이 법률로 정해지며 국가의 책임으로 운영된다는 점에서 민간보험과는 구분된다. 이러한 국민연금제도는 1988년 1월 1일 도입 시 상시 10인 이상의 근로자를 사용하는 사업장에 대하여 실시한 후 1992년 1월부터는 5인 이상으로 확대되고, 1995년 7월부터는 농어촌지역 주민에게까지 확대하였으며, 1999년 4월부터는 도시지역 주민에게까지 확대함으로써 전국민 연금시대가 개막되었다.

(2) 공공부조

공공부조는 자력으로 생계를 영위할 수 없는 자들의 생활을 그들이 자력으로 생활할 수 있을 때까지 국가가 재정자금으로 보호하여 주는 일종의 구빈제도이다.

자본주의 사회의 모순이 심화됨에 따라 그 구조적 산물로써 빈곤이 발생할 수밖에 없다는 역사적 인과관계를 인정하여 국가의 책임하에 최저한의 생활보장을 하는 경제적 보호로 볼 수 있다.

이와 같은 공공부조는 빈자의 생활보호기능에 그 의의를 두고 있는데 생활보호는 최저한의 수준에 그쳐야 한다. 이를 국가최저(national minimum) 또는 사회최저(social minimum)의 원칙이라고 부른다.

(3) 사회보험과 공공부조의 유사점과 차이점

사회보험과 공공부조의 유사점은 양자 모두 그 대상인 국민의 경제생활 보호를 목적으로 하고, 소득보장과 의료보장을 중심으로 하며, 현금급여 또는 현물급여의 방식을 취한다.

이들의 차이점은 첫째, 사회보험은 보험료를 지불할 능력이 있는 전국민을 대상으로 하는 데 비하여 공공부조는 원칙적으로 보험료를 지불할 능력이 없는 한정적인 국민 계층을 그 대상으로 한다.

둘째, 보장범위에서 사회보험은 의료, 질병, 실업, 노동재해, 노령, 폐질 등을 개별적으로 제도화하여 보장하는 것이 일반적이나 공공부조에 있어서는 원칙적으로 이들을 종합하여 하나의 제도로 하고 있다.

셋째, 공공부조는 조세를 통하여 재정을 확보하고 납세자의 부담에 의하여 비납세자의 생활을 보호하는 반면, 사회보험은 보험료를 갹출하여 재정을 확보하고 보험료 납입자에 한하여 사고 발생 시 급여를 한다.

넷째, 사회보험이 자격요건을 구비한 사람들에게 하나의 권리 또는 반대급부로써 그 급부를 지급함에 비하여 공공부조는 원칙적으로 그 필요성이 입증된 사람들에 한하여 지급하되, 그 지급한도는 최저의 필요범위에 한정된다.

5) 우리나라의 사회보장제도

우리나라의 사회보장제도는 고구려의 진대법, 고려의 의창, 조선의 상평창과 활인서에서 나타나듯이 주로 구빈제도에서 시작되었다고 볼 수 있다.

사회보장제도에 관한 법령들은 1960년대에 들어와 제정되기 시작하였는데 1961년에 생활보호법, 군사원호보상법, 아동복리법이 그리고 1963년에 사회보장에 관한 법률, 산업재해보상보험법, 의료보험법, 군인연금법이 제정되었다.

본격적인 사회보장제도는 제4차 경제개발 5개년 계획에서 사회개발이 강조되면서부터라고 볼 수 있다. 그 일환으로 1977년 1월 의료보호사업이 시작되고, 같은 해 7월부터 500인 이상을 고용하는 사업장에 대하여 당연적용(강제적용)으로 의료보험이 실시되었다. 1963년에 제정된 사회보장에 관한 법률은 1995년 12월에 사회보장기본법이 제정됨에 따라 폐지되었다.

2. 의료보장의 유형

1) 국민보건서비스(national health services, NHS)

국민의 의료문제는 국가가 책임져야 한다는 관점에서 정부의 일반조세로 재원을 마련하여 모든 국민에게 무상으로 의료를 제공하는 국가의 직접적 의료관장방식이다. 이 경우 의료기관의 상당부분이 사회화 내지 국유화되어 있다.

일명 조세방식, 비버리지방식이라고도 하며, 비버리지가 제안한 이래 영국, 스웨덴, 캐나다, 이탈리아 등이 이와 같은 방식을 취하고 있다.

국민보건서비스방식을 채택하고 있는 나라에서는 소득수준에 관계없이 모든 국민에게 포괄적이고 균등한 의료를 보장한다. 관리주체가 정부이므로 의료공급이 공공화되어 의료비 증가에 대한 통제가 강하고, 조세제도를 통한 재원조달로 비교적 소득재분배효과가 강하다는 장점이 있다. 반면에 의료의 사회화를 초래하여 상대적으로 의료의 질이 낮고, 조세에 의한 의료비 재원조달에 많은 어려움을 겪고 있어 정부의 과다한 복지비용 부담이 문제가 되고 있으며, 의료수요자 측의 비용의식부족, 장기간 진료대기문제 등 부작용이 나타나고 있어 이에 대한 제도개혁의 필요성이 증기되고 있다.

2) 국민건강보험(national health insurance, NHI)

의료비에 대한 국민의 자기 책임의식을 견지하되 이를 사회화하여 정부기관이 아닌 보험자가 보험료를 재원으로 의료를 보장하는 방식으로 정부는 후견적 지원과 감독을 행하게 된다.

비스마르크가 창시하여 일명 비스마르크방식이라고도 하며 독일, 프랑스, 네덜란드, 일본, 대만, 우리나라 등이 이와 같은 방식을 취하고 있다.

국민건강보험 방식을 취하고 있는 나라에서는 조합원이 대표 의결기구를 통해 보험운영에 관한 의사결정에 참여함으로써 제도운영의 민주성을 기할 수 있고, 국민의 비용의식이 강하게 작용하며, 상대적으로 양질의 의료를 제공할 수 있다는 장점이 있으나 소득유형 등이 서로 다른 구성원에 대한 단일 보험료 부과기준 적용의 어려움, 의료비 증가에 대한 억제기능이 취약하여 보험재정 안정을 위한 노력이 필요하다.

3) 민간건강보험제도(consumer sovereignty model)

민간건강보험은 공적보험의 보완적 역할을 담당하고 있다. 특히, 미국에서는 공적의료보장의 대상이 노령자 등 특정인에 한정되어 있어 대부분의 의료보장을 생명보험회사나 손해보험회사 등 영리보험회사와 지역주민의 의료보장을 목적으로 하는 Blue Cross, Blue Shield 등 비영리단체, 그리고 HMO, PPO 등의 민간건강보험에 의존하고 있다.

의료보장제도가 발달되어 있는 유럽에서도 민간건강보험의 역할이 크며, 이는 국가에 따라 그 비중이 약간씩 다르다.

표 15-3. 국민건강보험과 국민보건서비스의 비교

구 분	국민보건서비스	국민건강보험
기본철학	· 의료비에 대한 국가책임 · 국민의 정부의존 심화	· 의료비에 대한 국민의 자기책임 · 국민의 정부의존 최소화
적용대상	전국민 일괄적용(집단구분 없음)	임금소득자와 비임금소득자 등으로 구분(의료보호대상자 제외)
재원	· 조세	보험료, 일부 국고 지원
의료보수 산정방법	· 봉급제 · 인두제	요양취급기관과의 계약을 통한 행위별 수가제 등
관리기구	정부기관(가입자의 경영 참여 배제)	보험자(조합자율주의 원칙)
보험료 형평성	· 소득재분배 효과 · 조세체계가 선진화되지 않은 국가에서는 소득 역진효과	· 보험자간 보험료 부과의 형평성 부족 · 보험자간 재정 불균형
급여내용	· 예방중심적	· 치료중심적
의료기관	공공의료기관중심 (의료의 사회화 전제)	민간의료기관중심 (의료의 사회화 배제)
의료서비스 질	· 의료의 질저하 초래 · 민간보험 가입 증가로 이중 부담 초래	· 상대적으로 양질의 의료제공 · 의료기술발전에 긍정적 효과
의료비 억제 기능	강함	취약
시행국가	영국, 스웨덴, 캐나다, 이탈리아	독일, 프랑스, 네덜란드, 일본, 대만

3. 건강보험

1) 건강보험의 의의

개인의 경우 질병발생이 예측불가능하나 집단의 경우는 위험률의 계산이 가능하다. 의료보험(medical care cost insurance)은 불확실한 위험의 발생으로 인한 경제적 어려움을 덜어주기 위하여 보험의 원리와 방식을 도입하여 기여금을 부과하고, 보험료를 갹출하며, 보험사고 발생 시 보험급여를 함으로써 과중한 의료비 부담을 경감하고, 의료이용의 접근성을 제고하여 균등한 의료혜택을 도모하기 위한 제도이다.

최근에는 의료보험이 단순히 의료비용을 보장하는 데 그치는 것이 아니라 예방 및 건강증진까지도 포함해야한다는 취지에서 보다 적극적 의미를 가진 건강보험(health insurance)이라는 용어로 바뀌어 사용되는 추세이다.

건강보험의 특징

- **가입의 강제성** : 법률이 정하는 일정한 요건에 해당되면 누구나 의무적으로 가입하여야 한다.
- **보험료의 차등부과** : 보험료의 산정은 소득에 비례해서 다르게 책정된다.
- **급여수준의 형평성** : 자격이나 부담의 차등에 관계없이 급여수준은 균등하다.
- **수익자부담 원칙** : 소요재원은 이해 당사자인 수익자부담을 원칙으로 하며, 수익자의 범위에는 간접적 당사자인 국가나 노사도 포함된다.
- **단기보험** : 건강보험은 1 회계 연도를 기준으로 사업 지출을 예상하고 그에 합당한 재원을 갹출, 조달한다. 지급조건과 지급액도 보험료 납입기간과 상관이 없으며, 지급기간이 단기이다.
- **적정급여의 원칙** : 급여수준은 최고나 최저를 배제한 필수적인 최적의 급여가 제공되며, 치료목적이 아니거나 일상생활에 지장이 없는 질환에 대하여는 급여하지 않는다.

2) 건강보험의 유형

운영형태를 기준으로 현금급여형, 직접서비스형, 변이형 건강보험으로 구분할 수 있다. 건강보험의 운영형태는 의료보장제도의 유형을 결정짓는 가장 중요한 요건이 된다.

(1) 현금급여형 건강보험(cash reimbursement type)

보험자와 피보험자간의 쌍방계약 관계로써 맺어지는 형태의 보험이다. 피보험자는 자유의사에 따라 의료기관을 이용하고 진료비를 지불한 후 영수증을 보험자에게 제출하면 약정한 비율의 보험급여를 보험자로부터 상환받게 된다. 이러한 환불절차 때문에 현금배상형 또는 상환형 건강보험이라고 불리기도 하며, 대표적인 나라는 프랑스이다.

이 유형은 피보험자간의 의료기관 선택권을 최대로 보장할 수 있는 형태의 보험이다. 그러나 보험자와 의료기관을 연결하는 장치가 없어서 건강보험을 통한 의료체계의 개선효과가 적으며, 소득수준이 낮은 주민들에게는 일시에 목돈을 준비해야 하는 불편이 따른다.

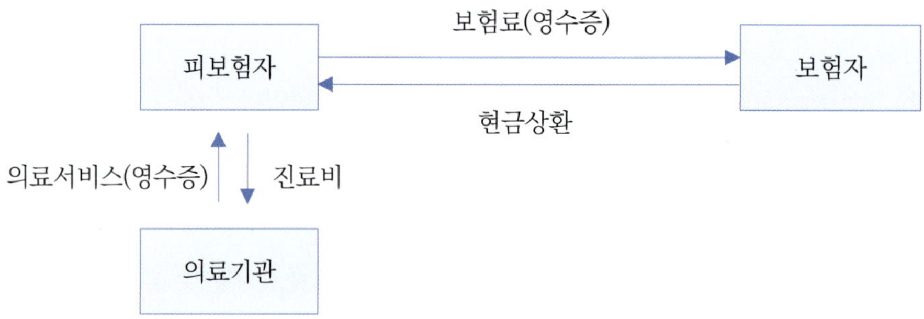

그림 15-2. 현금급여형 건강보험

(2) 직접서비스형 건강보험(direct service type)

보험자와 피보험자 이외에 의료기관이 참여하는 제3자 참여방식(third payment type)이다. 피보험자는 소득에 근거하여 보험료를 납부하고 보험사고가 발생하여 요양기관을 이용할 때, 진료비를 부담하지 않거나 일부만 부담하고 의료기관이 본인부담금을 제외한 나머지 부분을 보험자에게 청구하면 보험자는 이를 심사한 후 지급하는 방식이다.

이 유형은 진료비의 심사에 대한 보험자와 의료기관의 충돌이 잦으며, 의료기관 자유선택권이 제한당할 소지가 크다. 또한 과잉진료 및 부당청구의 문제가 생길 수 있고, 의료서비스 구매력을 증가시켜 국민의료비를 앙등시키는 주요 원인이 되기도 한다.

그러나 보험자가 보건의료서비스의 질과 양과 비용에 대한 견제력을 가지도록 함으로써 의료체계를 바람직한 방향으로 유도할 수 있는 장점이 있다.

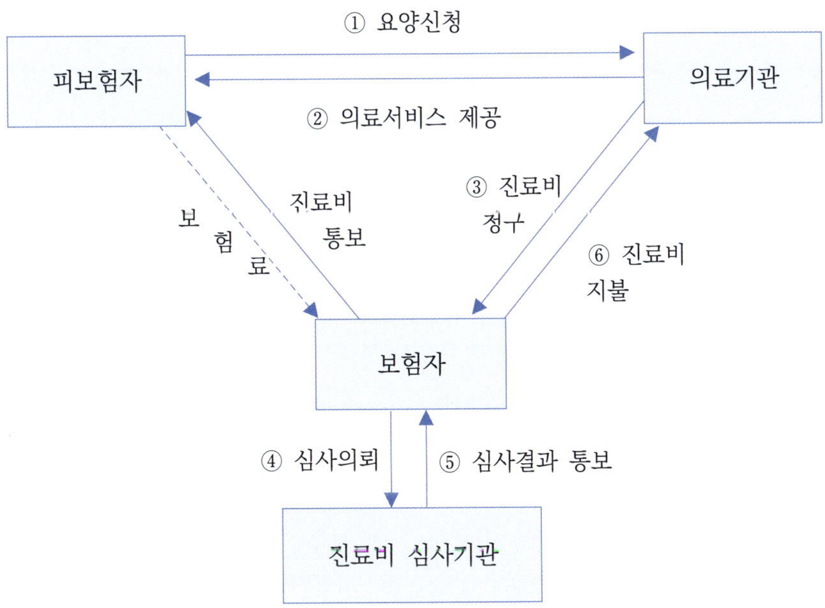

그림 15-3. 직접서비스형 건강보험

(3) 변이형 건강보험

보험자가 의료기관을 직접 소유함으로써 의료공급과 경영관리를 하나로 연결시키는 유형이다.

이 유형은 보험자가 의료기관의 경영에 직접 참여함으로써 의료비를 절감하는 효과가 있으며, 행정절차가 간편하다는 장점이 있으나 피보험자들의 의료기관 선택권 제한과 제공된 의료서비스 양의 최소화가 문제될 수 있다.

미국의 HMO나 남미에서 흔히 볼 수 있으며, 우리나라의 경우 보건기관(보건의료원, 보건소, 보건지소, 보건진료소, 모자보건센터 등)의 의료기관 활용이 그 예이다.

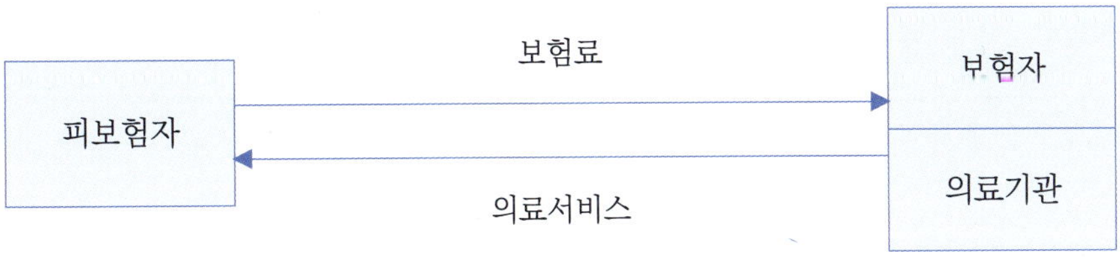

그림 15-4. 변이형 건강보험

3) 의료보수지불방식

(1) 굴신제(sliding scale of fee)

의료비를 정확한 원가계산에 근거하지 않고 환자의 지불능력에 따라 의사 또는 의료기관이 임의대로 결정하는 것이다. 즉, 보수수준이 일정하지 않고 여유 있는 환자에게는 넉넉히 받고 그렇지 않은 경우 저렴하게 또는 무료로 진료한다.

(2) 진료행위별수가제(fee for service)

의료재료나 의약품은 별도로 하고 진료행위의 내역 즉, 진료내용과 진료의 양에 의해 의료보수가 결정되는 방식으로 점수제 또는 성과불제라고도 한다.

의료행위별로 세분화된 지불방식이기 때문에 일반의보다는 전문의 보수지불에 더욱 적합하고, 양질의 의료가 제공되며, 의료연구의 개발동기가 원천적으로 부여된다. 하지만 진료비가 진료의 양에 비례하기 때문에 과잉진료를 하거나 임의로 진료 양을 증가시킬 수 있는 유인동기가 내재되어 있다. 그 밖에도 의료서비스 공급형태의 왜곡, 수가관리의 어려움, 의료기관의 경영 효율화 유인장치 미비 등의 문제점이 있다.

📖 상대가치수가제(resources-based relative value scale)

- **도입배경** : 종전의 의료보험수가체계는 계량화할 수 없는 의사의 진료행위 중 기술위주의 서비스에 대한 수가가 상대적으로 낮게 책정되어 있으며, 진료행위별 수가가 원가의 상대적 높낮이를 제대로 반영하지 못하여 수가 항목 간의 균형성을 유지하지 못하고 있다는 비판이 제기되어 왔다. 또한 수가 항목 분류체계 역시 의료보험 도입 당시 설정된 분류체계를 중심으로 의학기술의 급속한 발달에 부응할 수 있는 행위분류의 개발이 미흡하여 실제 의료기관에서 행해지는 진료행위를 적절히 반영하지 못함으로써 많은 행위가 준용, 지침사례 등의 편법으로 적용되어 오는 등 많은 문제점을 지니고 있었다. 따라서 이러한 수가체계의 문제점을 개선하기 위하여 1997년 시작된 상대가치점수 개발 연구를 바탕으로 2001년부터 해당 의료 행위의 자원 투입량을 기준으로 상대가치를 부여하는 상대가치점수체계를 도입하였다.
- **산출방법** : 미국 하버드 대학의 Hsiao 교수가 투입자원에 근거하여 개발한 행위별수가 산정 모형인 '자원기준상대가치체계'를 우리나라 사정에 맞게 다시 고안한 것으로써 의료행위를 분류할 때 의료서비스 난이도를 고려하여 상대가치에 그 환산지수를 곱하여 수가를 산정하는 방식이다.
  - 의료행위분류 → 상대가치(의사업무량 + 진료비용) × 환산지수 = 수가

> 의사업무 상대가치는 업무량 시간과 업무량 강도를 합한 것이다. 업무량 시간은 의료행위를 수행하는 데 실제로 소요되는 시간이며, 업무량 강도는 육체적 노력, 정신적 노력, 스트레스의 세 가지요소이다. 진료비용 상대가치는 총비용에서 의사의 인건비, 약품비, 직접 보상되는 재료비를 제외한 부분이다. 환산지수는 산출된 상대가치를 화폐단위로 전환한 것으로 점수당 단가를 말한다.

(3) 포괄수가제(case payment)

상병별로 하루당 또는 진단명당 미리 책정된 의료비용을 지급하는 방식이다. 조기치료로 인해 진료원가가 절감되고 이것은 의료비 증가를 억제하는 장점이 있으나 의료서비스의 질적 저하를 초래하고 의료기관이 중증환자를 기피하는 단점이 있다. 그리고 같은 상병이라도 환자의 인적 속성이나 질병의 경중에 따라 진료기간 등이 차이가 있기 때문에 이 방식을 독립적으로 사용하기에는 어려움이 있다.

우리나라는 1997년부터 질병군별(Diagnosis Related Groups, DRG) 포괄수가제도 시범사업을 시작하고, 2002년부터 8개 질병군에 대하여 요양기관이 선택적으로 참여하는 방식으로 실시하였다.

2003년 9월 이후에는 정상분만을 제외하고 7개 질병군(수정체수술, 편도선수술, 항문수술, 탈장수술, 맹장수술, 자궁수술, 제왕절개수술)에 선택적으로 적용하였으나, 2012년 7월부터는 병원·의원급에 이를 당연 적용하였으며, 2013년 7월부터는 종합병원급 이상 모든 의료기관을 대상으로 확대 적용하였다.

(4) 인두제(capitation)

지역주민과 의사간의 합의에 의하여 환자 수에 관계없이 등록된 환자 또는 주민의 수에 따라 1인당 진료수가를 정하여 적용하는 방식으로 1차 의료에 적합하다.

의료서비스의 양과는 관계없이 사전에 결정된 정액의 수가로 진료비가 결정되기 때문에 과잉진료의 문제나 의료비 증가의 우려가 적으며, 예방서비스를 더 많이 제공할 수 있다는 장점이 있다. 반면에 환자가 자유로이 의료기관을 선택할 수 없으며, 원가절감에 따른 의료서비스의 질적 저하, 과소진료 등이 문제가 된다.

(5) 봉급제(salary)

서비스의 양이나 진료내용과 관계없이 기간에 따라 고용기관에서 보상을 받는 것으로 의사와 환자 간에 진료비를 주고받는 관계는 성립하지 않는다. 의료보장의 유형이 국민보건서비스(NHS)인 국가나 사회주의 국가에서 대부분 이 방법을 채택하고 있다. 불필요한 경쟁이 필요없고 과잉진료나 진료비용 산정에 부정이 없으나, 관료적 통제 하에 있기 때문에 승진 등에 경쟁이 치열하다는 단점이 있다.

(6) 총액(괄)계약제(negotiation settlement)

의료비 지불자측과 의료공급자간에 진료보수총액에 대해 사전에 도급계약을 체결하여 시행하는 방식이며, 정부는 양자 간의 이견을 조정하는 역할을 한다.

총의료비의 억제가 가능하고 과잉진료 문제는 의료인 단체에 의한 자율적인 통제가 가능하나 매년 재계약을 하여야 하며, 계약체결시 합일점을 찾기가 어려운 단점이 있다.

4) 본인일부부담금

본인일부부담금(cost sharing system)은 보험방식으로 조달되는 재원에 한계가 있으므로 본인에게 의료비용의 일부를 부담하게 함으로써 수진 남용을 방지하고, 진료비 지불증가를 억제하여 재정의 안정성을 도모하는 데 그 목적이 있다.

그러나 저소득층의 경우 필수적인 의료이용을 제약할 수 있으며, 적기에 진료를 받지 못하게 되는 단점이 있다.

(1) 정액제(copayment)

의료의 양과 질을 불문하고 일정액을 환자가 부담하기 때문에 소득 역진적이다. 그러나 진료를 받기 전에 비용을 미리 알 수 있고, 계산이 용이하며, 환자 대기시간이 짧아지는 장점이 있다.

또한 본인이 지불할 비용이 부담을 느낄 수 있는 수준이면 불필요한 의료이용을 억제할 수 있다.

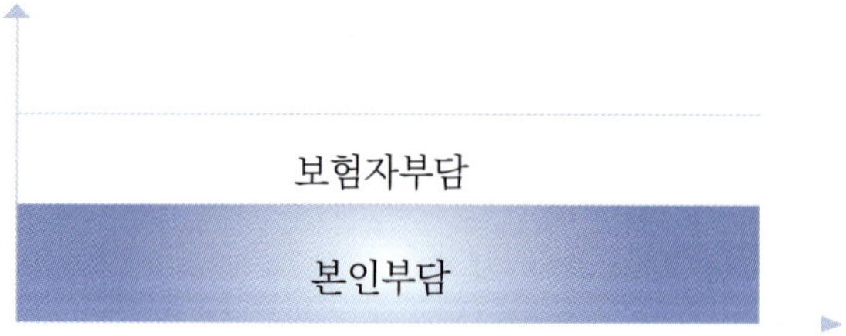

그림 15-5. 정액제

(2) 정률제(coinsurance)

환자와 보험자가 일정한 비율로 의료비를 공동부담하는 제도이다. 소비자의 도덕적 위해를 방지하고 보험재정의 안정을 도모하기 위하여 보험자가 의료비용의 일정비율을 지불해주고 나머지 부분을 소비자가 부담하게 하는 방식이다.

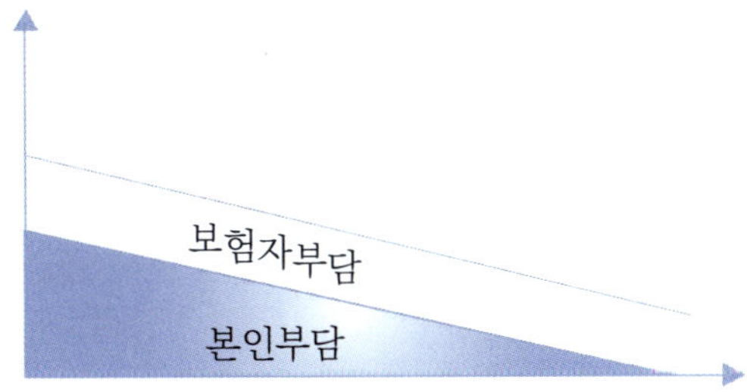

그림 15-6. 정률제

(3) 일정액 공제제(deductibles)

의료비를 일정 한도액까지 본인이 전액 부담하게 하고 그 이상에 해당하는 의료비만 급여의 대상으로 인정하는 것이다. 소액 의료비용을 본인이 전액 부담하기 때문에 의료남용 등 도덕적 해이를 해결할 수 있다.

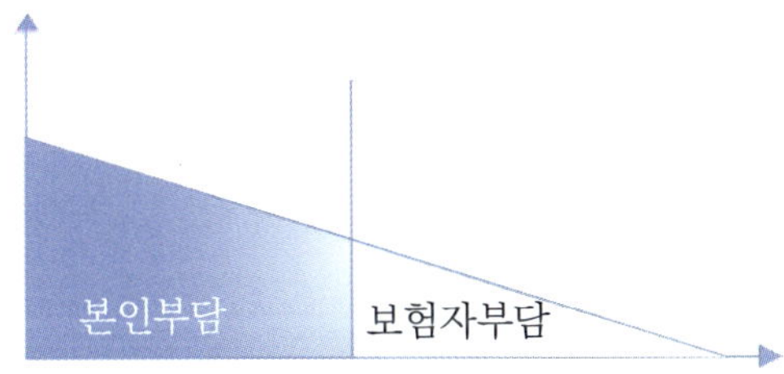

그림 15-7. 일정액 공제제

(4) 급여상한제(limit)

소수의 장기 입원환자나 중증환자의 엄청난 의료비를 다수의 보험가입자가 모두 부담하는 문제점을 해결하기 위한 제도이다. 보험급여의 최고액을 정하여 최고액에 못 미치는 비용에 대해서는 보험의 혜택을 받게 하고 최고액을 초과하는 의료비용은 서비스이용자가 전액 부담하게 하거나 진료일수를 제한함으로써 의료비를 억제하는 방법이다.

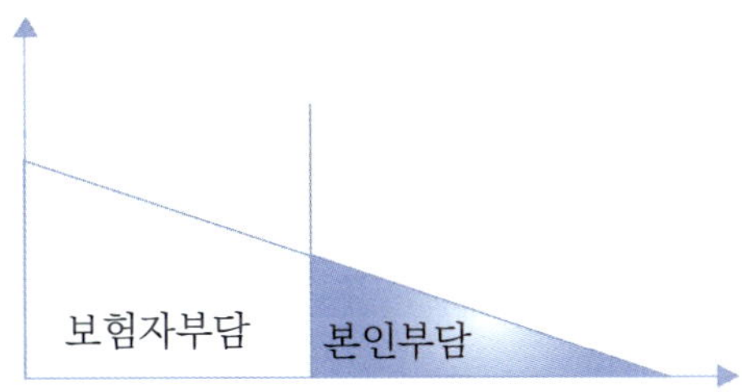

그림 15-8. 급여상한제

(5) 정액수혜제(indemnity)

의료서비스 건당 일정액만 보험자가 부담하고 나머지 금액은 전액 소비자가 부담하는 제도이다. 따라서 소비자는 보험자가 부담하는 금액의 범위 안에서 의료를 이용하려고 하고 의료공급자 또한 그 가격에 맞추어 꼭 필요한 의료서비스만을 제공하려고 한다.

4) 우리나라의 건강보험

(1) 역사

우리나라 건강보험제도는 사회보장제도라는 장기적인 종합계획과 국민적 요구에 의해서 마련된 것이 아니라 사회정의를 구현해야 한다는 정책목표에 이끌려 충분한 사전준비 없이 출범하게 되었다.

1963년에 제정된 의료보험법은 강제적용 방식이 아닌 임의가입을 택하였기 때문에 폭넓은 위험분산 효과를 기대할 수 없었고, 질병의 위험이 높은 사람들이 가입하는 '역 선택(reverse selection)' 현상이 발생하여 조합의 보험재정의 위기를 초래하였다. 그 밖에도 기업의 낮은 부담능력 수준과 재정난, 근로자와 사용자 양측의 연대의식의 부족, 근로자의 저임금, 사회 전반적인 인식부족 등 많은 문제를 가지고 있었다.

이에 1976년 12월 의료보험법을 전면 개정하고, 1977년부터 경제 · 사회적 여건상 적용 가능한 근로자나 공무원 등 일정한 직업을 가진 계층부터 우선적으로 사회보험방식의 의료보험사업을 적용하였다.

이후 1989년 7월부터 도시지역 자영자를 대상으로 의료보험을 실시함으로써 의료보험을 실시한 지 12년 만에 전 국민에 대한 의료보험이 실시되게 되었다.

표 15-4. 우리나라 건강보험의 연혁

연 도	주 요 내 용
1963. 12. 16.	의료보험법 제정(300인 이상 사업장 조합 임의설립)
1976. 12. 22.	의료보험법 전문개정
1977. 1.	생활보호대상자 등에 대하여 의료보호 실시
1977. 7.	500인 이상 사업장 근로자를 대상으로 직장의료보험 실시(최초 강제적용)
1979. 1.	공무원 및 사립학교교직원 의료보험 실시
1979. 7.	300인 이상 사업장 의료보험 실시(26개 지구공동조합 신설)

1981. 7.	지역의료보험 1차 시범사업 실시(홍천, 옥구, 군위)
1981. 1.	100인 이상 사업장 의료보험 실시
1981. 12.	직종조합 발족(문화예술인, 이·미용)
1982. 7.	지역의료보험 2차 시범사업 실시(강화, 보은, 목포)
1982. 12.	16인 이상 사업장 당연적용 및 5인 이상 사업장 임의적용
1984. 5.	의약분업 시범사업 실시(목포)
1984. 12.	한방의료보험 시범사업 실시(청주시, 청원군)
1987. 2.	한방의료보험 전국 확대
1988. 7.	5인 이상 사업장까지 직장의보 확대 실시
1988. 1.	농어민을 대상으로 농어촌 지역의보 실시
1989. 7.	도시 자영민을 대상으로 도시지역의보 실시 (제도 도입 후 12년 만에 전국민 의료보험 실현)
1989. 10.	약국의료보험 전면 시행
1995. 8.	의료보험법 개정(10차) - 95년부터 요양급여기간 연장(연간 180일 → 210일) - 65세 이상, 등록장애인, 국가유공자등 요양급여기간제한 폐지
1998. 10.	국민의료보험관리공단 설립(227개 지역조합과 공·교 공단 1차 조직 통합)
1998. 12.	국민건강보험법 제정
2000. 3	보험자직영병원 개원
2000. 7.	의료보험조직 완전 통합(국민의료보험관리공단 및 139개 직장조합 통합) - 국민건강보험공단 및 건강보험심사평가원 업무 개시
2002. 1.	'국민건강보험재정건전화특별법' 제정·시행 - 건강보험정책심의위원회 설치 - 보험재정에 대한 정부지원율 명시
2003. 7.	직장/지역 가입자 재정통합 운영
2004. 7.	본인부담상한제 실시
2007. 1.	'국민건강보험재정건전화특별법' 만료('06. 12. 31)에 따른 해당 법령 국민건강보험법에 삽입 시행
2008. 7. 1.	노인장기요양보험 실시
2011. 1. 1.	4대 사회보험 통합징수 실시
2019. 7. 16	외국인 및 재외국민 건강보험 지역가입 당연적용 실시
2020. 11.	분리과세 주택임대·금융 소득에 대한 보험료 신규 부과 실시
2021. 3 1.	외국인 유학생 건강보험 당연적용 실시

(2) 적용 현황

1989년 7월 1일부터 전국민건강보험이 실시되어 모든 국민이 건강보험과 의료급여에 의하여 의료보장을 받고 있다. 2020년 말 현재 전국민의 97.1%인 5,135만 명이 국민건강 보험제도의 적용을 받고 있으며, 나머지 2.9%인 153만 명이 기초생활보장 대상자 등으로 의료급여제도에 편입되어 있다.

건강보험의 가입자는 직장가입자와 지역가입자로 구분되며, 모든 사업장의 근로자 및 사용자와 공무원 및 교직원은 직장가입자가 되며, 직장가입자 및 그 피부양자를 제외한 농어촌 주민, 도시자영업자 등은 지역가입자가 된다.

표 15-5. 의료보장 적용 현황

(2020. 12. 31 기준, 단위 : 만 명, %)

구 분		적용인구	구성비
계		5,287	100.0
건강보험	소 계	5,135	97.1
	직 장	3,715	72.3
	지 역	1,420	27.7
의료급여		153	2.9

[자료] 보건복지부, 보건복지백서, 2021.

(3) 보험급여의 종류 및 범위

보험급여의 원인이 되는 것을 보험사고라고 하고 이 보험사고에 대하여 급여하는 것을 보험급여라고 한다. 보험급여는 보험 재정 때문에 보험급여의 제한, 본인일부부담금의 부과, 비급여부문 등 일정한 제한이 있다.

급여형태는 법적근거를 기준으로 법정급여(요양급여, 요양비, 건강검진 등)와 부가급여(임신·출산 진료비, 장제비, 상병수당 등)가 있으며, 형태별로 의료서비스 그 자체를 보장하는 현물급여와 의료비상환제도인 현금급여가 있다.

우리나라는 현물급여를 원칙으로 하되 현금급여를 병행하고 있다.

① 요양급여

가입자 및 피부양자의 질병·부상·출산 등에 대하여 ㉠ 진찰·검사, ㉡ 약제·치료재료의 지급, ㉢ 처치·수술 기타의 치료, ㉣ 예방·재활, ㉤ 입원, ㉥ 간호, ㉦ 이송 급여를 한다.

표 15-6. 보험급여 체계

('20. 12. 기준)

요양급여비용 총액의 20%(단, 식대는 50%), 신생아 및 자연분만 : 면제, 15세 이하 아동 : 5%

기관 종별	소재지	환자 구분	외래 본인부담액
상급 종합병원	모든 지역	일반 환자	진찰료총액+(요양급여비용총액-진찰료총액)×60/100 * 임신부는 요양급여비용총액의 40/100 * 1세미만은 요양급여비용총액의 20/100
		의약분업 예외환자	진찰료총액+(요양급여비용총액-약가총액-진찰료총액)×60/100+약가총액×30/100 * 임신부는 (요양급여비용 총액-약가총액)×40/100+약가총액×30/100 * 1세미만은 (요양급여비용 총액-약가총액)×20/100+약가총액×21/100
종합병원	동 지역	일반 환자	요양급여비용총액×50/100 * 임신부는 30/100 * 1세미만은 15/100
		의약분업 예외환자	(요양급여비용총액-약가총액)×50/100+약가총액×30/100 * 임신부는 (요양급여비용 총액-약가총액)×30/100+약가총액×30/100 * 1세미만은 (요양급여비용 총액-약가총액)×15/100+약가총액×21/100
	읍·면 지역	일반 환자	요양급여비용총액×45/100 * 임신부는 30/100 * 1세미만은 15/100
		의약분업 예외환자	(요양급여비용총액-약가총액)×45/100+약가총액×30/100 * 임신부는 (요양급여비용 총액-약가총액)×30/100+약가총액×30/100 * 1세미만은 (요양급여비용 총액-약가총액)×15/100+약가총액×21/100
병원, 치과병원, 한방병원, 요양병원	동 지역	일반 환자	요양급여비용총액×40/100 * 임신부는 20/100 * 1세미만은 10/100
		의약분업 예외환자	(요양급여비용총액-약가총액)×40/100+약가총액×30/100 * 임신부는 (요양급여비용 총액-약가총액)×20/100+약가총액×30/100 * 1세미만은 (요양급여비용 총액-약가총액)×10/100+약가총액×21/100
	읍·면 지역	일반 환자	요양급여비용총액×35/100 * 임신부는 20/100 * 1세미만은 10/100
		의약분업 예외환자	(요양급여비용총액-약가총액)×35/100+약가총액×30/100 * 임신부는 (요양급여비용 총액-약가총액)×20/100+약가총액×30/100 * 1세미만은 (요양급여비용 총액-약가총액)×10/100+약가총액×21/100
의원, 치과의원, 한의원, 보건의료원	모든 지역	일반 환자	요양급여비용총액×30/100 * 임신부는 10/100 * 1세미만은 5/100 * 65세 이상은 요양급여비용총액이 보건복지부령이 정하는 금액을 초과하지 아니하면 보건복지부령으로 정하는 금액
		의약분업 예외환자	(요양급여비용총액-약가총액)×30/100+약가총액×30/100 * 임신부는 (요양급여비용 총액-약가총액)×10/100+약가총액×30/100 * 1세미만은 (요양급여비용 총액-약가총액)×5/100+약가총액×21/100 * 65세 이상은 요양급여비용총액이 보건복지부령이 정하는 금액을 초과하지 아니하면 보건복지부령으로 정하는 금액
보건소, 보건지소, 보건진료소	모든 지역		요양급여비용 총액×30/100 * 요양급여비용총액이 보건복지부령이 정하는 금액을 초과하지 아니하면 보건복지부령으로 정하는 금액

* 본인일부부담금 산정특례에 관한 기준 [별표6]의 환자(경증질환자)가 상급종합병원에서 외래 재진진료 받는 경우, 요양급여비용 총액의 100분의 100 적용(2020. 10. 8. ~)

* 본인일부부담금 산정특례
암, 심장질환, 중증화상 환자 : 입원 및 외래 5%, 뇌혈관질환, 중증외상 환자 : 입원 5%
희귀질환, 중증난치질환, 중증치매 환자 : 입원 및 외래 10%

* 본인부담액(비급여 제외)이 연간 상한액을 초과하는 경우 초과 비용을 공단 부담

[자료] 보건복지부, 보건복지백서, 2021.

② **요양비**

가입자 또는 피부양자가 긴급 기타 부득이한 사유로 인하여 요양기관과 유사한 기능을 수행하는 기관에서 질병 · 부상 · 출산 등에 대하여 요양을 받거나 요양기관외의 장소에서 출산을 한 때에는 그 요양급여에 상당하는 금액을 보건복지부령이 정하는 바에 의하여 그 가입자 또는 피부양자에게 요양비로 지급한다.

③ **임신 · 출산 진료비**

임신이 확진된 임신부들의 본인부담금을 경감하여 출산의욕을 고취하고 건강한 태아를 분만하도록 진료비를 임신한 가입자 또는 피부양자에게 지원하는 것이다. 임신한 가입자 또는 피부양자가 지정된 요양기관에서 받는 임신과 출산에 관련된 진료에 드는 비용으로 하고, 그 지급액은 하나의 태아를 임신한 경우 50만원, 둘 이상의 태아를 임신한 경우는 90만원의 범위에서 임신한 가입자 또는 피부양자가 실제 부담한 금액으로 한다.

④ **건강검진**

질병의 조기발견과 그에 따른 요양급여를 하기 위하여 일반건강검진, 암검진 및 영 · 유아건강검진으로 구분하여 건강검진을 실시한다.

일반건강검진은 직장가입자, 세대주인 지역가입자, 40세 이상인 지역가입자 및 40세 이상인 피부양자가 대상이고, 암검진은 암의 종류별 검진주기와 연령 기준 등에 해당하는 사람이 대상이며, 영유아건강검진은 6세 미만의 가입자 및 피부양자이다.

건강검진은 2년마다 1회 이상 실시하되, 사무직에 종사하지 아니하는 직장가입자에 대해서는 1년에 1회 실시한다. 다만, 암검진은 암의 종류별 검진주기와 연령 기준에 따르며, 영유아건강검진은 영유아의 나이 등을 고려하여 보건복지부장관이 정하여 고시하는 바에 따라 검진주기와 검진횟수를 다르게 할 수 있다.

(4) 관리운영 체계

국민건강보험은 보건복지부, 국민건강보험공단, 건강보험심사평가원에 의하여 관리 · 운영되고 있다.

보건복지부는 건강보험사업의 관장자로서 관련 정책을 결정하고 업무 전반을 총괄하며, 국민건강보험공단은 보험자로서 가입자의 자격관리, 보험료 부과 · 징수 및 보험급여비용 지급 등의 업무를 수행한다. 건강보험심사평가원은 요양기관으로부터 청구된 요양급여 비용을 심사하고 요양급여의 적정성을 평가한다.

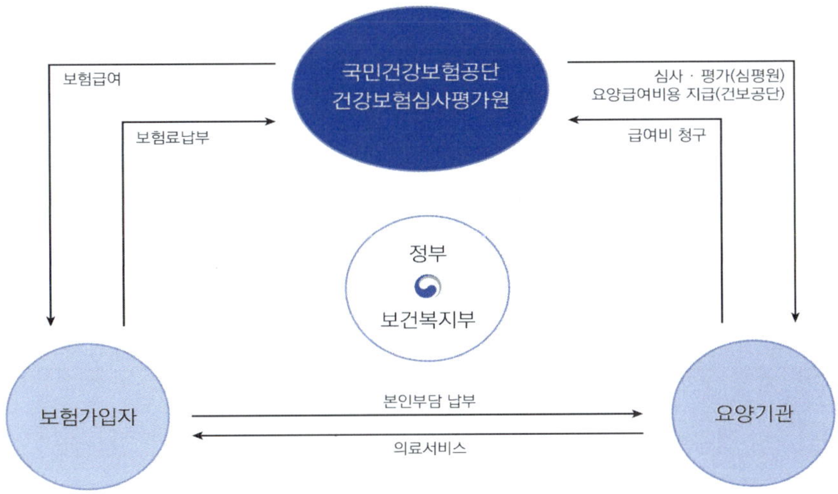

그림 15-9. 국민건강보험 관리운영 체계

📖 건강보험심사평가원

기존 의료보험연합회는 비용을 지급하는 보험자의 입장에서 보험급여 비용을 심사했기 때문에 비용을 청구하는 입장인 의료계에서는 공정하고 효율적인 심사를 위해 심사기관의 독립을 주장했다. 이러한 논의를 배경으로 2000년 7월 1일 국민건강보험법의 시행에 맞춰 보험자로부터 독립되어 중립적인 심사기능을 담당할 새로운 공법인인 건강보험심사평가원이 출범하게 되었다. 건강보험심사평가원은 국민건강보험법 제63조의 규정에 의하여 요양급여비용 심사 및 요양급여 적정성 평가, 심사 및 평가기준 개발 및 그와 관련된 조사연구 · 국제협력, 요양급여대상여부확인, 급여비용의 심사 또는 의료의 적정성 평가에 관하여 위탁받은 업무, 기타 보건복지부장관이 필요하다고 인정한 업무 등의 기능을 수행한다.

📖 국민건강보험공단

국민건강보험공단은 국민건강보험법 제14조의 규정에서 정한 가입자 및 피부양자의 자격관리, 보험료의 부과 · 징수, 보험급여비용의 지급 및 사후관리, 건강증진 및 예방사업, 건강보험에 관한 교육훈련 및 홍보와 조사연구 · 국제협력, 기타 건강보험과 관련하여 보건복지부장관이 필요하다고 인정하는 업무 등의 업무를 수행한다.

(5) 재원조달 체계

사회보험방식에 의하여 운영되고 있는 우리나라 건강보험은 가입자 및 사용자로부터 징수한 보험료와 국고 및 건강증진기금 등 정부지원금을 그 재원으로 하고 있다.

보험료는 임금근로자가 대상인 직장가입자의 경우에는 소득비례정률제가 적용되고 있으며, 농·어민과 도시자영자 등 지역가입자의 경우에는 대상범위가 광범위할 뿐 아니라, 소득의 형태가 다양하고 정확한 소득파악에 어려움이 있어 소득비례 정률제 대신 보험료 부과 점수(소득, 재산, 생활수준 등의 등급별 점수의 합)에 점수당 단가를 곱하여 산정한 금액을 적용하고 있다. 즉, 직장가입자의 경우 근로자가 일정 기간 동안 지급받은 보수를 기준으로 산정한 보수월액에 보험료율을 적용하여 산정한 금액을 가입자와 사용자가 각각 1/2씩 부담하고 있으며, 직장가입자의 보험료는 사업장별로 부과되며, 사용주가 보험료를 납부할 책임을 진다.

지역가입자의 경우에는 소득·재산, 생활수준 등 부과요소별 점수를 합산하여 산출한 보험료부과점수에 점수 당 단가를 곱하여 산정한다. 이렇게 산정된 보험료는 세대단위로 부과되며, 그 가입자가 속한 세대의 지역가입자 전원이 연대하여 납부할 책임을 진다. 6회 이상 보험료를 체납한 경우에는 보험급여가 제한될 수 있으며, 체납 후 진료를 받은 경우에는 공단부담금을 환수하는 등의 제재 수단이 가해질 수 있다.

표 15-7. 재원조달 체계

(2020. 12. 31기준)

구 분		직장가입자	지역가입자
재 원 조 달	보험료	· 표준보수월액의 6.67% · 사용자, 근로자가 각 50%씩 · 사용자가 원천징수하여 납부 · 사립학교 교직원은 본인 50%, 학교경영자 30%, 정부가 20% 부담	· 소득 · 재산에 따라 등급별 적용점수를 합산한 보험료부과점수에 점수당 단가(195.8)를 곱한 금액 · 세대주가 자진납부 또는 보험자가 방문 징수
	정부지원	해당 연도 보험료 예상수입액의 14%	
	건강증진기금	해당 연도 보험료 예상수입액의 6%(단, 담배부담금 예상수입액의 65% 이내)	

주) '21년 보험료는 보수월액의 6.86% 및 부과 점수당 단가 201.5원
[자료] 보건복지부, 보건복지백서, 2021.

(6) 급여의 제한

보험급여를 받을 수 있는 자가 ㉠ 고의 또는 중대한 과실로 인한 범죄행위에 기인하거나 고의로 사고를 발생시킨 때, ㉡ 고의 또는 중대한 과실로 공단이나 요양기관의 요양에 관한 지시에 따르지 아니한 때, ㉢ 고의 또는 중대한 과실로 문서 그 밖의 물건의 제출을 거부하거나 질문 또는 진단을 기피한 때, ㉣ 업무 또는 공무로

생긴 질병 · 부상 · 재해로 다른 법령에 의한 보험급여나 보상 또는 보상을 받게 되는 경우에는 보험급여를 하지 아니한다.

또한 국민건강보험공단은 가입자가 대통령령으로 정하는 기간(1개월) 이상 보험료를 체납한 경우 그 체납한 보험료를 완납할 때까지 그 가입자 및 피부양자에 대하여 보험급여를 실시하지 아니할 수 있다. 다만, 보험료의 체납기간에 관계없이 월별 보험료의 총체납횟수가 6회 미만인 경우에는 그러하지 아니하다.

(7) 급여의 정지

보험급여를 받을 수 있는 자가 ㉠ 국외에 체류하는 경우, ㉡ 현역병, 전환복무된 사람 및 군간부후보생, ㉢ 교도소 기타 이에 준하는 시설에 수용되어 있는 때에는 그 기간에는 보험급여를 하지 아니한다.

4. 의료급여

질병은 소득상실과 함께 빈곤으로 추락하는 가장 중요한 요인으로 지목되고 있기 때문에 대부분의 선진국에서는 의료문제를 기본권 보장의 핵심으로 간주하고 있다.

의료급여는 자력으로 의료문제를 해결할 수 없는 생활무능력자 및 일정수준 이하의 저소득층을 대상으로 국가재정자금으로 의료서비스를 제공하는 공공부조 방식의 의료시혜확대 방안이다.

1) 발진과정

1961년 제정된 생활보호법에 근거를 둔 무료진료의 제공을 시초로 1977년 1월 4일에 의료보호에 관한 규칙을 보건사회부령으로 제정 · 시행하다가 1979년 1월 1일부터는 의료보호법에 따라 의료보호사업이 시행되었다.

그 후 2000년 10월 국민기초생활보장 제도가 도입되고, 2001년 5월 의료보호법이 의료급여법으로 전면 개편됨에 따라 의료급여는 생계, 주거, 교육급여와 함께 국민의 권리로서 보장받게 되었다. 이는 보호대상자에서 수급권자로서의 법적지위를 보장한 것으로써 의료는 사회 · 경제적 이유로 차별받지 아니하는 국민의 권리임을 명확히 한 것이다.

2) 수급권자 선정기준 및 유형

국민기초생활보장법에 의한 수급권자와 이재민, 의사상자, 국가유공자 및 중요무형문화재 보유자 등 타법에 의한 대상자 및 법령상 일정한 조건을 갖춘 행려환자를 의료급여 수급권자로 선정한다. 의료급여 수급권자 중 국민기초생활보장법에 의한 수급자는 1종 및 2종 수급권자로 구분하여 본인부담금에 차등을 두고 있다.

1종과 2종을 구분하는 근거는 근로능력의 유무인데 기초생활보장수급자 중 근로능력이 없는 자는 1종, 근로능력이 있는 자는 2종이 된다.

표 15-8. 의료급여 종별 대상자 및 선정기준

구분	수 급 권 자
1종	· 국민기초생활보장법에 의한 수급자 중 근로능력이 없는 자로만 구성된 세대의 구성원 · 국민기초생활보장법 이외의 타법에 의한 수급권자 이재민, 의상자 및 의사자의 유족, 국내 입양된 18세 미만 아동, 국가유공자 및 그 유족·가족, 중요무형문화재 보유자 및 그 가족, 새터민(북한이탈주민)과 그 가족, 5·18 민주화운동 관련자 및 그 유족·가족, 노숙인 등 · 행려환자
2종	· 국민기초생활보장법에 의한 수급자 중 근로능력이 있는 자를 포함한 세대의 구성원

[자료] 보건복지부, 보건복지백서, 2021.

3) 의료급여 수준과 본인부담금

의료급여는 수급권자에게 국가 재정으로 질병이나 부상, 출산 등에 대한 진찰, 검사, 약제·치료 재료의 지급, 처치·수술과 그 밖의 치료, 예방·재활, 입원, 간호, 이송, 기타 의료 목적 달성을 위한 조치를 제공한다.

국가는 법령에서 정한 수급권자의 법정본인부담금을 제외한 금액의 전액을 지원하는데, 법정본인부담금은 수급권자의 종별(1종·2종) 구분에 따라 차등 적용된다.

이와 함께 수급권자들의 부담을 완화하여 건강보험의 보장성을 높이는 방안으로 지급금제도, 본인부담보상제, 본인부담상한제 등을 운영하고 있다.

지급금제도는 2종 수급권자에 한해서 적용되며, 진료비의 15%를 부담하는 2종 수급권자가 최저생계비 이하의 계층임을 고려하여 입원 진료 시 본인부담금이 20만 원 이상인 경우 20만 원 초과분은 의료급여기금에서 지급해 주고 무이자로 분할 상환하는 제도이다. 이를 통해 수급권자들의 국가에 대한 의타심을 배제하고 자활

의지를 고취시키도록 하고 있다.

본인부담보상제는 일정 기간 동안 본인부담금이 법령에서 정한 금액을 초과하는 경우 초과 금액의 50%를 되돌려 주는 제도이다. 1종 수급권자는 매 30일간 2만 원, 2종 수급권자는 매 30일간 20만 원 초과 여부가 적용 기준이 된다.

본인부담상한제는 일정 기간 동안 본인부담금이 법령에서 정한 금액을 초과할 경우 초과 금액의 전부를 되돌려 주는 제도로, 1종 수급권자는 매 30일간 5만 원, 2종 수급권자는 연간 80만 원을 초과할 경우 초과금의 전액을 사후에 보상한다.

표 15-9. 의료급여 진료비 부담기준

구 분		본 인 부 담 금
1종	외 래	· 보건소 · 보건지소 및 보건진료소에서 진료하는 경우 : 없음 · 1차 의료급여기관(1,000원), 2차 의료급여기관(1,500원), 3차 의료급여기관(2,000원) · PET, MRI, CT 등 : 급여비용의 5%
	입 원	· 무료
	약 국	· 500원
2종	외 래	· 보건소 · 보건지소 및 보건진료소에서 진료하는 경우 : 없음 · 1차 의료급여기관(1,000원), 2차 및 3차 의료급여기관(급여비용의 15%) · PET, MRI, CT 등 : 급여비용의 15%
	입 원	· 의료급여기관의 입원 진료 : 10%
	약 국	· 500원

[자료] 보건복지부, 보건복지백서, 2021.

4) 진료체계

의료급여 수급권자는 제1차 의료급여기관→제2차 의료급여기관→제3차 의료급여기관에서 단계적으로 진료를 받을 수 있다. 제1차 의료급여기관은 의원급 의료기관, 보건소 · 보건의료원 및 보건지소, 약국이 포함되며, 제2차 의료급여기관은 시 · 도지사가 개설 허가한 의료기관이다. 아울러, 제3차 의료급여기관은 상급종합병원이다.

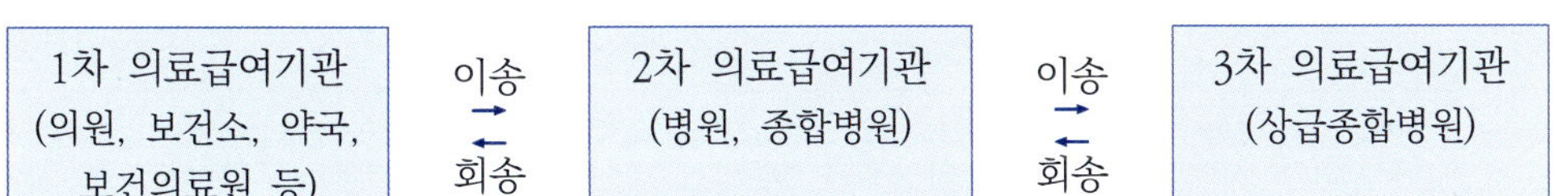

그림 15-10. 의료급여 진료 절차 체계도

5) 수가체계

의료급여 수가수준은 건강보험행위별 수가를 준용하여 산정(단, 정신질환 및 혈액투석 외래 수가는 건강보험과 달리 정액수가로 운영함에 따라 차이 있음)하고, 식대와 요양기관 종별 가산율에 다소 차이를 두고 있다.

표 15-10. 의료급여의 요양기관 종별 가산율

(단위 : %)

구분	3차 의료급여기관	종합병원	병원	의원
의료급여 가산율	22	18	15	11
건강보험 가산율	30	25	20	15

[자료] 보건복지부, 보건복지백서, 2021.

6) 관리 운영 체계

의료급여 사업기관인 보건복지부와 지방자치단체, 건강보험공단, 건강보험심사평가원으로 나누어 의료급여 수급권자가 원활한 의료급여를 받을 수 있도록 각각의 역할을 부여하고 있다.

보건복지부는 의료급여 주요 정책 개발 · 결정 및 의료급여사업의 총괄적인 조정 및 지도 · 감독 업무를 수행하고, 시 · 도는 의료급여기금의 관리 · 운영 및 보장기관에 대한 지도 · 감독 업무를 담당하며, 보장기관인 시 · 군 · 구는 수급권자의 자격선정과 관리업무를 수행한다. 이외에 건강보험심사평가원은 진료비 심사 및 급여 적정성 평가를, 국민건강보험공단은 진료비 지급업무, 수급권자 자격 및 개인별 급여내역의 전산관리 등을 각각 위탁받아 업무를 수행하고 있다.

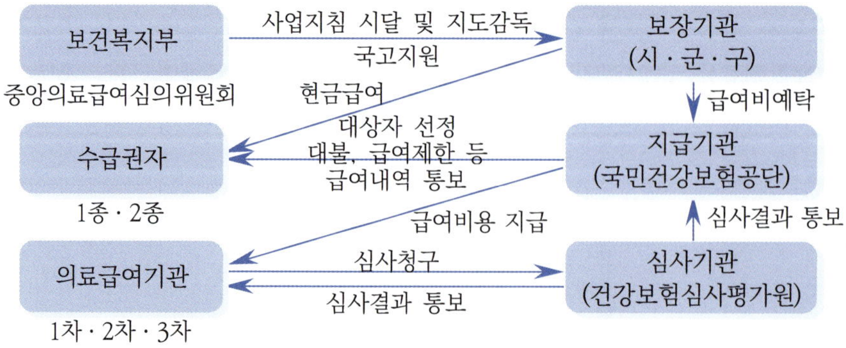

그림 15-11. 의료급여 관리운영체계

7) 기금 운용 및 관리

의료급여비용의 지급을 충당하기 위해 시·도에 일반회계와 구분하여 의료급여기금을 설치하고 있다. 의료급여기금은 국고보조금과 지방자치단체 출연금, 대불상환금, 부당이득금, 과징금, 기금의 결산상 잉여금 및 그 밖의 수입금으로 조성된다.

표 15-11. 의료급여기금의 국고보조금 및 지방비출연금

(단위 : %)

구 분	서울특별시		광 역 시		도		
	시	자치구	시	자치구	도	시	군
지방비	50	없음	20	없음	14~16	6	4
국 비	50		80		80		
합 계	100		100		100		

[자료] 보건복지부, 보건복지백서, 2020

국고보조금의 비율은 서울은 50%, 기타 지역은 80%를 적용하고 특별시 및 광역시의 자치구는 부담 비율이 없고 시는 6%, 군은 4%를 부담하고 있다.

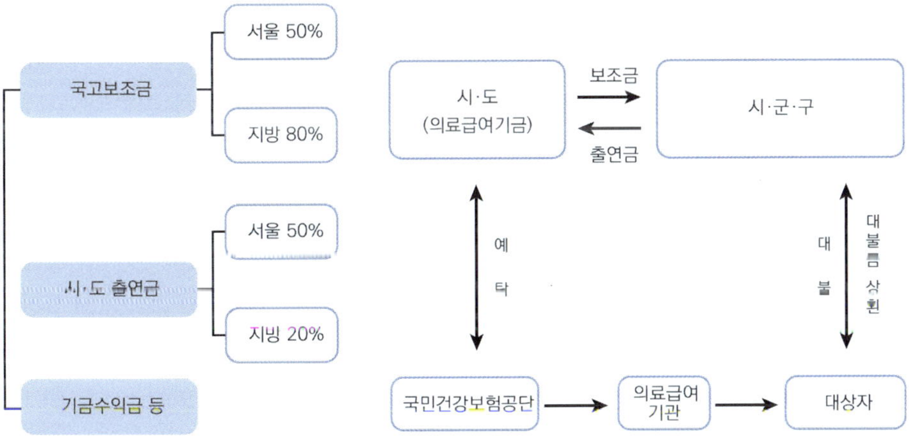

그림 15-12. 기금 조성 및 운용 체계

16장 | 보건교육

개관

보건교육은 교육이라는 형식과 방법으로 건강을 달성하기 위한 태도와 행동의 변화과정이며, 가장 효과적인 보건사업 접근방법이라 할 수 있다. 따라서 이 장에서는 보건교육의 유형과 내용 및 계획과 추진원칙, 보건교육 방법에 대하여 구체적으로 학습한다.

학습목표

1. 보건교육의 정의와 중요성을 설명할 수 있어야 한다.
2. 보건교육의 목적을 제시할 수 있어야 한다.
3. 보건교육의 계획과 추진원칙을 설명할 수 있어야 한다.
4. 보건교육의 유형을 교육주체, 교육제공자, 교육대상자로 분류하여 기술할 수 있어야 한다.
5. 보건교육의 계획과 추진의 지침이 되는 원칙을 기술할 수 있어야 한다.
6. 보건교육 방법을 구체적으로 설명할 수 있어야 한다.
7. 보건교육의 평가원칙과 평가내용을 제시할 수 있어야 한다.

주요용어

보건교육사 / 지역사회 보건교육 / 학교보건교육 / 산업보건교육 / 강의 / 환자보건교육 / 심포지엄 / 패널토의 / 분단토의 / 세미나 / 워크숍 / 최종평가 / Brainstorming / 역할극 / 사회극 / 모의실험극 / 진단평가 / 형성평가

1. 보건교육의 개념

1) 보건교육의 정의

보건교육은 교육이라는 형식과 방법으로 건강을 달성하기 위한 태도와 행동의 변화과정이다. 즉, 보건은 목표와 방향을, 교육은 형식과 방법을 의미한다.

우리나라의 국민건강증진법은 보건교육을 "개인 또는 집단으로 하여금 건강에 유익한 행위를 자발적으로 수행하도록 하는 교육"이라고 정의하고 있다. 즉, 보건교육은 단순히 건강에 관한 지식의 전달에 그치는 것이 아니라 한 걸음 더 나아가 개인 · 집단 또는 지역사회에 영향을 줄 수 있어야 함을 강조하고 있다.

최근에는 건강증진행위 지도, 의사결정 보조, 보건인력의 능력 향상 지원, 범사회적 보건운동 지원 등의 다양한 역할을 수행하기 위하여 세계보건기구는 HES(Health education specialist), 미국은 CHES(Certified health education specialist)와 같은 보건교육전문가를 육성하여 실무현장에 적극적으로 배치하고 있는 추세이다.

우리나라에서도 사전예방적 건강증진사업을 성공적으로 추진하고, 주민들의 의식행태 수준을 높여 건강생활을 습관화하도록 하며, 보다 체계적이고 효율적인 보건교육사업을 계획 · 수행 · 평가할 수 있도록 국민건강증진법을 개정하여 2010년부터 보건교육사 국가자격제도를 시행하고 있다.

2) 보건교육의 중요성

지역사회 주민의 질병 예방, 수명 연장, 신체적 · 정신적 효율을 증진이라는 공중보건의 목적을 달성하기 위해 고려하고 해결해야 할 문제가 많지만 그중에서도 가장 중요한 것은 보건교육이라고 할 수 있다.

미네소타 대학의 G. Anderson은 공중보건의 목적을 달성하기 위한 3 요소(보건서비스, 법규에 의한 규제, 보건교육) 중 보건교육이 가장 중요하고 절대적이라고 주장하였다.

즉, 필수불가결한 보건서비스도 국민들의 이해와 협조 더 나아가 적극적인 참여 없이는 이루어질 수 없고, 아무리 좋은 법률과 규제를 정한다고 하더라도 그것을 지키고 실천하지 않는다면 필요 없게 된다는 것이다.

한마디로 보건교육은 국민보건의 바탕이 되는 것이고, 조직적인 사회교육인 동시에 문화운동이라 할 수 있으며, 가장 효과적인 보건사업 접근방법이라 할 수 있다.

3) 보건교육의 목적

세계보건기구가 주최하는 제1차 보건교육전문위원회에서 제시한 보건교육의 기본목적은 다음과 같다.

첫째, 지역사회 구성원의 건강이 지역사회의 발전에 중요한 열쇠임을 인식시킨다.

둘째, 지역사회 구성원이 지기 스스로 자신의 건강을 관리할 능력을 갖도록 돕는다.

셋째, 자신들이 속한 지역사회 건강문제를 인식하고 자신들이 해결할 수 있는 문제는 스스로 해결하려는 노력을 통하여 지역사회 건강을 자율적으로 유지·증진하도록 하는 힘을 갖게 하는 데 보건교육의 최종목적이 있다.

2. 보건교육의 유형과 내용

1) 보건교육의 유형

보건교육은 지역사회 보건교육, 학교보건교육, 산업보건교육, 환자보건교육으로 나눌 수 있으며, 보건교육의 유형에 따라 교육의 주체, 대상자, 제공자 등이 각기 상이하다.

학교보건교육, 산업보건교육, 환자보건교육은 교육대상이 학생 및 교직원, 산업체 근로자, 환자 및 가족으로 국한되어 있으나 지역사회 보건교육은 대상이 지역사회 주민으로 넓은 의미로 보면 모든 유형의 보건교육을 포괄한다고 볼 수 있다.

표 16-1. 보건교육의 유형

구 분	지역사회 보건교육	학교보건교육	산업보건교육	환자보건교육
교육주체	보건소, 시·군·구청 관련기관 및 단체	학 교	직 장	보건소, 병·의원 등 의료기관
교육제공자	전문보건의료인	교 사	전문보건의료인	의료인
교육대상자	지역사회주민	학 생	산업체 근로자	환자 및 가족
교육내용	건강검진, 예방접종, 보건의료이용, 건강생활 실천, 건강관리행위 등	개인위생, 영양, 금연, 절주, 스트레스, 성, 따돌림 등	산업재해예방, 직업병, 안전교육 등	처방순응교육, 가족교육, 의료인교육 등

2) 보건교육의 내용

보건교육의 내용은 교육대상에 따라 다르게 설정될 수 있다.

학교보건교육은 신체의 성장 및 발달, 영양, 안전사고, 응급처치, 질병예방, 환경보건 등이다.

지역사회 주민 대상 보건교육 내용으로는 건강검진, 예방접종, 모자보건, 가족계획, 노인보건, 청소년 성교육, 급성질환 관리, 만성질환 관리, 건강관리행위 등이다.

우리나라 국민건강증진법에 의하면 국가 및 지방자치단체는 모든 국민이 올바른 보건의료의 이용과 건강한 생활습관을 실천할 수 있도록 그 대상이 되는 개인 또는 집단의 특성 · 건강상태 · 건강의식 수준 등에 따라 적절한 보건교육을 실시하도록 하고 있으며 금연 · 절주 등 건강생활의 실천에 관한 사항, 만성퇴행성질환 등 질병의 예방에 관한 사항, 영양 및 식생활에 관한 사항, 구강건강에 관한 사항, 공중위생에 관한 사항, 건강증진을 위한 체육활동에 관한 사항, 그 밖에 건강증진사업에 관한 사항을 보건교육 내용으로 규정하고 있다.

3. 보건교육의 계획 및 준비과정

1) 보건교육의 계획

보건사업의 성공 여부는 무엇보다도 보건교육 대상자들의 보건욕구와 건강문제의 실상을 사전에 정확히 파악하는 일이 가장 중요하다.

이를 기초로 하여 계획이 수립되어야 하며 계획에는 목표, 실시 시기, 교육방법, 교육담당자의 확보, 소요예산 및 평가 등에 관한 사항을 포함시켜야 한다.

📖 보건교육의 계획과 추진의 원칙(세계보건기구의 보건교육전문위원회에서 권장)

첫째, 보건교육은 전체 보건사업의 일부로써 처음부터 계획되어야 하며, 사전 지역사회 진단이 필요하다.

둘째, 보건교육 계획에 주민들이 참여하여야 한다.

셋째, 지역사회의 인재와 자원에 관한 실태파악을 하며, 지도자를 발견한다. 그리고 지역 개업의 및 공공기관의 협조를 얻도록 한다.

넷째, 보건교육은 뚜렷한 목표가 있어야 하며 그 목표달성을 위하여 구체적인 계획이 서야 한다.
다섯째, 시범사업으로부터 시작하여 점차 확대한다.
여섯째, 모든 보건요원은 보건교육을 위한 팀의 일원으로서 역할을 하여야 한다. 또한 보건교육전문가는 보건교육사업을 보다 효율적으로 수행하기 위한 역할을 하여야 한다.
일곱째, 보건교육에도 예산의 뒷받침이 있어야 한다. 그리고 이 예산은 사업의 우선 순위에 따라 사용되어야 한다. 그리고 효과적인 보건사업을 위하여 적절한 평가가 따라야 한다.

2) 보건교육의 실시를 위한 준비과정

보건교육을 효율적으로 수행하기 위해서는 교육내용, 교육매체 등을 고려해야 한다.

첫째, 교육대상의 유형, 인원 수, 교육정도, 생활수준, 흥미, 욕구 등의 예비지식을 갖추어야 한다.
둘째, 교육장소의 크기, 시청각 기자재 설치가능성 등의 사전조사가 필요하다.
셋째, 교육효과를 높이기 위한 매체의 선정과 사용방법, 매체에 대한 피교육자의 흥미 등을 고려하여야 한다.
넷째, 교육순서를 미리 정하고 교육내용은 피교육자가 관심과 흥미를 가질 수 있는 내용이어야 한다.

4. 보건교육의 방법

올바른 교육방법을 선택하기 위해서는 교육방법의 선정 시 고려할 점과 각종 교육방법의 장·단점 및 교육방법의 변화 경향을 교육자가 이해하고 있어야 한다.

오늘날 보건교육방법의 추이는 지식교육 접근 위주에서 현장실습의 통합접근 경향으로 변화되고 있다. 즉, 지식이나 사실의 암기 중심에서 실기 중심으로, 문제에 대한 이해 중심에서 문제해결 실습중심으로, 교실학습 중심에서 현장학습 중심으로 변화되고 있다.

보건교육방법은 대상을 중심으로 한 교육 방법, 매체를 중심으로 한 교육 방법, 과정을 중심으로 한 교육 방법 등이 있다.

표 16-2. 교육자 측면에서 본 보건교육방법

분 류	교육방법
일방적 교육방법	일반강의, 영화, TV 및 라디오 방송, 신문논설, 신문광고
왕래식 교육방법	집단토의, 협의회, 좌담회, 강습회
절충식 교육방법	브레인스토밍, 심포지엄, 패널토의, 분단토의, 사례연구, 세미나, 역할극, 사회극, 모의실험극

표 16-3. 대상자 수에 따른 보건교육방법

분 류	교육방법
개인 접촉방법	면접, 가정방문, 상담, 진찰, 예방접종, 전화, 편지 등
집단 접촉방법	강의, 좌담회형식의 모임, 집단토론, 반상회, 어머니회, 견학 등
대중 접촉방법	라디오, TV, 신문, 인터넷, 전시, 포스터 등

1) 개인 접촉방법

당면한 보건문제가 개별적인 것이거나 집단적인 교육을 실시하기 어려운 계층을 대상으로 1 : 1로 보건교육이 이루어지는 것이다. 개인 접촉방법은 의사와 환자, 보건요원과 지역사회 주민 등의 사이에서 면접, 가정방문, 상담, 진찰, 예방접종, 전화, 편지 등의 방법으로 일상생활에서 광범위하게 실시되어진다.

보건소 등을 방문한 대상자나 산업체 의무실에 찾아온 근로자 및 병원 외래나 병실에서 맞이하는 환자나 가족을 대상으로 건강에 관한 지식, 올바른 건강습관을 교육하는 것이 여기에 속한다.

이 방법은 보건교육가와 학습자간의 상호작용, 지속적인 피드백, 동기유발 등으로 태도나 행동수정이 용이하기 때문에 노인층이나 저소득층 등에 가장 효과적인 방법이라고 할 수 있지만 많은 시간과 노력, 경비가 소요된다는 점에서 비경제적인 방법이다.

2) 집단 접촉방법

일정한 인원만을 대상으로 하는 보건교육방법이다. 개인 접촉방법에 비하여 효과는 떨어지나 비교적 적은 비용으로 짧은 시간에 많은 사람들에게 교육할 수 있는 이점이 있다.

① **강의(lecture)**

강의, 연설 등에 의해서 이루어지는 일방적인 의사전달방법이다. 강사의 능력이 그 효과를 좌우하는데 대부분 교육내용에 관해서 대상자가 기본지식이 없을 때 많이 이용되며, 교육대상자의 적극적인 참여 없이도 이루어질 수 있다.

단시간에 많은 양의 교육내용이 전달되고, 비용과 시간이 절약되며 또한 새로운 교육을 시키고자 할 때 문자, 어구 또는 문장 등을 자유롭게 해석하여 전달할 수 있고, 대상자의 교육준비시간이 짧다는 장점이 있다.

반면에 많은 양의 지식과 정보가 전달되므로 대상자가 쉽게 교육내용을 잊어버리고, 수동적인 참여로 인하여 대상자의 태도변화나 문제해결능력의 향상이 용이하지 않으며, 대상자들의 학습 진행 정도를 파악하기 어렵고 또한 대상자들의 개인차를 고려할 수가 없어 대상자 모두를 만족시키지 못한다는 단점이 있다. 따라서 교육효과 측면에서는 기대치가 매우 낮다.

② **심포지엄**(symposium)

동일한 주제에 대해 전문적인 지식과 경험을 가진 몇 사람의 전문가가 의견을 발표한 후 발표된 내용을 중심으로 사회자가 토의시간을 마련하고 비판과 질문을 하게 하여 문제해결에 임하고자 하는 방법이다.

이 방법은 다양한 지식과 경험을 들을 수 있고 강연자가 계속 바뀌므로 흥미로울 수 있다는 장점이 있으나 청중의 참여가 제한적이고, 주제에 대해 어느 정도의 지식을 가지고 있어야 하는 단점이 있다.

③ **패널토의**(panel discussion)

배심토의 혹은 단상토론이라고도 하며, 어떤 주제에 대해 대립되거나 다양한 견해를 가진 소수의 배심원들이 좌장의 안내에 따라 처음부터 토의를 진행하는 방법이다.

정해진 시간(약 2~3분) 안에 의견 개진을 간략하게 한 후 배심원간 의견교환이 진행된다. 일반 참여자들도 질문과 발언권이 주어지기 때문에 질의-응답을 통해 청중의 참여를 촉진한다.

패널토의가 성공적으로 이루어지기 위해서는 배심원들은 사전에 토의계획을 면밀히 해야 한다. 각자 토의내용이 중복되지 않도록 해야 하고, 한 주제에 대해 다양한 측면에서 다루어야 하며, 토의진행 시 나타날 수 있는 논제와 예상문제 등을 미리 예측하면서 토의를 전개해야 한다.

④ **분단토의**(buzz session)

집단의 규모가 클 때 먼저 소집단으로 나누어 먼저 토의하게 한 후 다시 전체토론을 하는 방법이다.

토의과정이 벌집을 쑤셔놓은 것처럼 시끄럽고, 6명으로 구성된 6개의 집단이 각각의 목표를 가지고 6분가량 토의하기 때문에 '6 · 6토의법' 또는 '와글와글 학습'이라고 한다.

그룹의 인원수가 적기 때문에 심리적 긴장감이 적고, 많은 사람의 발언을 기대할 수 있으며, 참가자 전원이 문제를 이해하는 데 참여할 수 있다는 장점이 있는 반면 그룹 사이에 분열이 생길 수 있으며, 그룹의 의견에 구속을 받기 때문에 전체회의에서 개인의 올바른 의견이 나오기 어렵다는 단점이 있다.

⑤ **세미나(seminar)**

참가자 모두가 주제에 권위 있는 전문가나 연구가들로 사전에 준비한 의견을 가지고 질의응답과 토론을 하여 새로운 아이디어를 창출하는 집단 의사결정과정이다. 따라서 특정 주제에 관해 전문적인 연수나 훈련을 목적으로 개최한다.

⑥ **워크숍(workshop)**

'일터'나 '작업장'을 뜻하는 말이었으나, 지금은 연구협의회를 뜻하는 교육용어로 사용된다. 세미나와 비슷하지만 세미나보다 규모가 작은 전문가적 소집단 활동이다. 기본적인 사실이나 정보에 대해 이미 이해하고 있는 상태에서 문제해결 중심으로 심층 분석과 대응방안을 토론한다.

새로운 사실이나 정보를 전달하고 이에 관해 토론하는 세미나와 이 점이 다르다.

⑦ **브레인스토밍(brainstorming)**

특별한 문제를 해결하기 위한 단체의 협동적 토의방법으로 번개처럼 날아오는 기발한 생각을 잘 포착해 낸다는 뜻을 내포하고 있다.

갑자기 떠오르는 생각을 종이에 기록하거나 말로 표현해 본 후 글로 기록하거나 기록된 문장을 정리 · 정돈하면서 생각을 논리화하는 방법이다.

어떤 문제를 중심으로 가능한 모든 면의 검토를 넓게 전개하여 해결책을 강구함으로써 재미있고 어떤 문제든지 토론의 대상으로 삼을 수 있다는 장점이 있는 반면 시간낭비로 끝날 수 있기 때문에 토론을 성공적으로 끌기 위해서는 고도의 기술이 필요하다.

⑧ **역할극(role playing)**

대상자들이 직접 실제상황 중의 한 인물로 등장하여 연기를 하면서 그 사람의 입장이나 처지를 이해하고 건강문제나 상황을 분석하며, 해결방안을 모색하면서 이를 통해 학습목표에 흥미 있게 도달할 수 있는 방법이다.

역할극에 직접 참여하는 사람이나 객관적으로 보기만 하는 사람 모두에게 가치 있는 학습기회가 된다.

⑨ **사회극**(sociodrama)

역할극이 각 개인에 의해서 연출되는 반면에 사회극은 단체에 의해서 의사가 표시되는 방법이다.

어떤 주제에 대해 참가자들이 자발적으로 행위화하는 방법으로 사람들의 사고와 감정을 표현하고, 문제를 해결하며, 가치를 명료화하도록 한다. 여러 가지 문제들을 탐색함으로써 그들 자신과 다른 사람들을 더 잘 이해하도록 다른 사람의 입장이 되어본다.

⑩ **모의실험극**(simulation)

실제와 유사한 인위적인 모의상황을 제공하여 학습자에게 안전하고 빠르게 현실을 경험하게 해주는 것이다.

학습자의 참여 조장이 용이하나 시간과 비용이 많이 소요되며, 학습자가 교육목적을 인지하지 못하여 흥미거리로 끝날 위험성이 있다.

3) 대중 접촉방법

특정집단이 아닌 무제한의 대중을 대상으로 하는 교육방법으로써 라디오, TV, 신문, 인터넷, 전시, 포스터 등의 방법이 이용된다. 이 방법은 적은 비용으로 많은 수의 사람들을 대상으로 실시할 수 있으나 개인 접촉방법이나 집단 접촉방법만큼의 효과를 기대할 수 없다.

대중매체를 보건교육에 활용할 때에 교육내용이 일단 대중에게 보급되면 전국에 확산되므로 특히 신중을 기하여야 한다. 대중 접촉방법의 장점은 다음과 같다.

㉠ 불특정 다수의 사람에게 많은 정보를 빨리 전달할 수 있다.
㉡ 사람을 끌어들이는 효과가 커 사회적 여론 조성이나 동기유발을 잘 시킨다.
㉢ 특정한 내용이 시각적으로 전달될 수 있다.
㉣ 반복적으로 정보를 내보내므로 지식축적이 용이하다.
㉤ 광범위한 파급효과를 갖는다.
㉥ 정보의 전달량과 전달시간을 고려할 때 대단히 경제적이다.

한편 대중 접촉방법의 단점은 다음과 같다.

㉠ 태도와 행동을 즉시 유도할 수 있는 설득력이 약하다.
㉡ 교육자-피교육자 간에 인간적인 관계형성을 저해한다.
㉢ 정보에 대한 선택성이 높기 때문에 이를 기피함으로써 생기는 손실이 크다.

㉣ 사회 · 경제 수준에 따라 정보전달이 달라질 수 있다. 즉, 사회 · 경제 수준이 높은 주민에게는 정보전달이 용이하나 낮은 주민에게는 외면될 수 있다.
㉤ 정보량이 많을수록 주민은 회피하는 경향이 있다.
㉥ 매체와 기구를 구입 · 유지 · 갱신하는 데 비용이 많이 든다.

이러한 대중 접촉방법은 그 특성상 소규모로 활용하기는 어렵고, 국민 전체에 해당하는 문제를 해결하기 위하여 또는 문제에 대한 여론을 조성하기 위하여 이용하기에 편리하다.

5. 보건교육의 평가

1) 평가의 목적

평가는 그 자체가 목적이 아니고 태도와 행위 변화를 위한 수단이며, 계획단계부터 활동이 완료될 때까지 전체 보건교육 활동과정의 일부분으로써 지속적으로 수행되어야 한다. 평가의 목적은 사전에 설정된 학습목표에 도달하지 못한 이유들을 구체적으로 분석하고 미비점을 보완하여 효율적인 교육을 수행하는 기초자료로써 활용하는 데 있다.

보건교육의 평가원칙

- 평가는 명확한 목적 아래 시행되어야 한다.
- 평가는 기획에 관련된 사람, 사업에 참여한 사람, 평가에 의하여 영향을 받게 될 사람들에 의하여 행해져야 한다.
- 평가는 계속하여 시행되어야 하며, 측정하는 기준이 명시되어야 한다.
- 평가는 그 결과들이 사업의 진보와 성장을 위하여 반영되어야 한다.
- 평가는 가능한 객관적이어야 하며, 장점과 단점을 지적하여야 한다.
- 평가 결과보고서는 누구든지 알 수 있게 쉽게 사용되도록 마련되어야 한다.
- 평가는 진단평가, 형성평가, 최종평가가 수행되어야 한다.

2) 평가의 유형

평가유형은 평가를 통해 얻는 정보를 어떻게 이용할 것인가에 따라 달라진다.

표 16-4. 시기별 평가의 종류

평 가	계획평가	진행평가	결과평가
유 형	진단평가 사전평가	형성평가 과정평가	최종평가 영향평가 효율평가(산출/투입)

① **진단평가**(pre-test evaluation)

교육이 시작되기 전에 교육대상자들이 교육에 대한 이해도의 사전 측정목적이나, 교육계획 수립 시에 무엇을 교육할 것인가를 알아보기 위해 시도된다. 진단평가를 통해 교육대상자의 지식수준, 태도, 흥미, 동기 등을 파악할 수 있다.

② **형성평가**(formative evaluation)

교육과정 중에 시행 중인 교육을 개선하기 위한 정보를 얻기 위해 실시하고, 지식이나 태도, 기술, 행위가 변화되었는지 확인하기 위하여 실시한다.

③ **최종평가**(summative evaluation)

교육 후 목표 도달 여부를 확인하고, 현재학습자의 성취결과가 미래에 어떤 변화를 가져올지를 예측하게 하거나 현재의 교육성과로 자격을 주고자 할 때 활용하는 평가방법이다.

17장 | 학교보건

개관 학교보건은 학교보건봉사와 건강한 환경조성 및 학교보건교육, 학교급식 및 보건에 관한 지역사회와의 연계 등을 포함한 제반 활동을 통해 학생과 교직원의 신체적 · 정신적 · 사회적 기능수준을 향상시켜 안녕상태에 이르도록 하는 포괄적인 건강사업으로써 가장 효과적이며, 지속력이 있는 보건사업이라 할 수 있다. 따라서 이 장에서는 학교보건사업의 범위와 과정, 학교보건인력의 구성과 직무 그리고 학교보건에 관련된 법규 등을 소개하고, 학교보건사업에 대하여 구체적으로 익습힌다.

학습목표

1. 학교보건교육의 의의와 필요성을 설명할 수 있어야 한다.
2. 학교보건관련법규를 이해하고 설명할 수 있어야 한다.
3. 학교보건사업의 범위와 학교보건 교육과정을 기술할 수 있어야 한다.
4. 학교보건인력의 구성과 직무를 구체적으로 설명할 수 있어야 한다.

주요용어 교육기본법 / 초 · 중등교육법 / 학교보건법 / 학교환경위생정화구역 / 절대정화구역 / 상대정화구역 / 학교신체검사규칙 / 학교급식법 / 체격검사 / 체질검사 / 체력검사 / 건강평가 / 학교보건인력 / 보건교사

1. 학교보건의 개념

1) 학교보건의 의의와 중요성

학교보건(school health)은 학교보건봉사와 건강한 환경조성 및 학교보건교육, 학교급식 및 보건에 관한 지역사회와의 연계 등을 포함한 제반 활동을 통해 학생과 교직원의 신체적 · 정신적 · 사회적 기능수준을 향상시켜 안녕상태에 이르도록 하는 포괄적인 건강사업이다.

학교보건이 공중보건학적으로 중요한 이유

첫째, 학교는 교육적 측면에서 지역사회의 중심체 역할을 하고 있으며, 고정된 장소에 집단을 이루고 있어 보건사업 수행이 용이하다.

둘째, 학생인구가 총 인구의 1/4 이상이며, 학령기는 배우려는 의지가 있기 때문에 호적기이다.

셋째, 학령기 때 배우고 익힌 건강에 관한 지식은 그 영향력이 오랫동안 지속된다.

넷째, 학교보건사업의 효과는 학생을 통해 가족 및 지역사회에까지 간접적 보건교육이 이루어질 수 있다.

따라서 학교보건은 가장 효과적이며, 지속력이 있는 보건사업이라 할 수 있다.

2) 학교보건의 역사

(1) 서양

학교보건의 역사는 아동의 신체적 건강에 대한 활동으로부터 시작되었다. 병리학자 Rudolf Virchow(1821~1902)는 아동보건의 증진을 위한 중요한 활동으로써 학생에 대한 신체검사의 필요성을 최초로 강조했기에 그를 학교보건의 시조라고 한다.

미국의 Benjamin Thompson이 구상했던 학교급식의 무상제공은 1865~1909년에 이르는 동안 독일에서 시작되어 보급되었으며, 이후 영국과 미국 New York에서도 함께 실시됨으로써 학교급식은 학교보건의 첫 번째 사업이 되었다.

독일에서는 1833년 교의제도가 채택되었고, 19세기 말부터 근대의학, 특히 실험위생학이 발달되어 이를 기초로 한 학교위생이 추진되었다.

(2) 우리나라

우리나라의 경우 일제강점기에는 학교위생에 치중하였고, 광복 후 새교육제도가 전면적으로 실시됨에 따라 1949년 교육법 제89조에 각급 학교에서의 학교보건사업 실시와 양호시설 설비에 대한 규정을 만들어 학교보건사업의 필요성을 공표한 바 있다.

이에 1951년 신체검사규칙을 제정하고, 1956년 양호교사를 배치하기 시작하였다. 1967년에 학교의 보건관리와 환경위생정화에 필요한 사항을 규정하여 학생 및 교직원의 건강을 보호·증진하게 함으로써 학교교육의 능률화를 기함을 목적으로 '학교보건법'이 제정·공포되었다.

오늘날에는 교육 및 사회·경제적 발전과 함께 학교보건의 개념도 확장되어 학교주변의 교육환경 보호와 학교급식까지 학교보건 사업의 일환으로 실시하고 있다.

2. 학교보건사업의 범위

학교보건사업은 크게 보건봉사 또는 건강관리, 보건교육과 상담, 환경관리, 지역사회와 연계의 영역으로 구분할 수 있다.

1) 보건봉사(건강관리)

(1) 건강검사

건강검사(health screening)란 신체의 발달상황 및 능력, 정신건강 상태, 생활습관, 질병의 유무 등에 대하여 조사하거나 검사하는 것을 말한다.

건강검사는 건강감시, 건강평가, 신체검사라는 용어와 같이 사용된다.

학생과 교직원에 대한 건강검사는 학교의 장이 하여야 한다. 다만 교직원에 대한 건강검사는 국민건강보험법에 따른 건강검진으로 갈음할 수 있다.

건강검사는 신체의 발달상황, 신체의 능력, 건강조사, 정신건강 상태 검사 및 건강검진으로 구분한다.

신체의 발달상황, 신체의 능력, 건강조사 및 정신건강 상태 검사는 해당 학교의 장이 실시하고, 건강검진은 건강검진기본법에 따라 지정된 검진기관에서 실시한다. 다만 건강검진을 실시하는 학생에 대한 신체의 발달상황에 대한 검사는 검진기관에서 실시할 수 있다.

🕮 건강검사의 검사항목(학교건강검사규칙)

1. 신체의 발달상황에 대한 검사항목(제4조)

신체의 발달상황에 대한 검사는 매학년도 제1학기 말까지 실시해야 하고, 필요한 경우 추가로 실시할 수 있으며, 신체의 발달상황은 키(㎝)와 몸무게(㎏)와 비만도를 측정한다. 비만도는 학생의 키와 몸무게를 이용하여 계산된 체질량지수(BMI, Body Mass Index: ㎏/㎡)를 성별·나이별 체질량지수 백분위수 도표에 대비하여 판정한다.

2. 건강조사의 검사항목(제4조의2)

건강조사는 매학년도 제1학기 말까지 실시해야 하고, 필요한 경우 추가로 실시할 수 있으며, 조사항목은 예방접종 및 병력, 식생활 및 비만, 위생관리, 신체활동, 학교생활 및 가정생활, 텔레비전·인터넷 및 음란물의 이용, 안전의식, 학교폭력, 흡연·음주 및 약물의 사용, 성 의식, 사회성 및 정신건강, 건강상담이다.

3. 정신건강 상태 검사항목(제4조의3)

정신건강 상태 검사는 설문조사 등의 방법으로 한다. 이 경우 설문조사 등의 시행과 그 결과 처리는 교육정보시스템을 통하여 할 수 있다. 학교의 장은 정신건강 상태 검사를 실시하는 경우에는 검사와 관련한 구체적인 내용을 학부모에게 미리 알려야 한다.

4. 건강검진 검사항목(제5조)

척추, 눈·귀, 콧병·목병·피부병, 구강, 병리검사(소변, 혈액, 결핵, 혈압), 허리둘레 등에 대하여 검사 또는 진단하여야 한다.

5. 신체능력검사의 대상 및 방법(제7조)

㉠ 대상 : 학교의 장은 다음 각 호의 학생을 대상으로 신체능력검사를 실시한다. 다만, 심장 질환 등으로 인한 신체허약자와 지체부자유자는 그 대상에서 제외할 수 있다.
- 초등학교 제5학년 및 제6학년 학생
- 중학교 및 고등학교 학생

㉡ 방법 : 신체능력검사는 체력요소를 평가하여 신체의 능력등급을 판정하는 필수평가와 신체활동에 대한 인식정도 등 필수평가에 대한 심층평가를 하는 선택평가로 구분한다.
- 필수평가의 검사항목 : 심폐지구력(왕복오래달리기, 오래달리기-걷기, 스텝검사), 유연성(앉아윗몸앞으로굽히기, 종합유연성검사), 근력·근지구력(팔굽혀펴기(남), 무릎대고팔굽혀펴기(여), 윗몸말아올리기, 악력), 순발력(50미터달리기, 제자리멀리뛰기), 비만(체질량지수(BMI))
- 선택평가의 검사항목 : 심폐지구력정밀평가, 비만평가, 자기신체평가, 자세평가

※ 필수평가는 체력요소별로 1개의 검사항목을 선택하여 매 학년 초에 실시하는 것을 원칙으로 하되, 선택평가는 학교의 장이 해당 학교의 여건을 고려하여 검사항목, 검사주기 등을 자율적으로 결정하여 실시할 수 있다.

(2) 예방사업

과거에는 예방접종과 응급처치가 주된 예방사업으로 제공되어 왔으나 최근에는 교통사고, 중독사고, 익수사고, 화재, 성폭행 등에 대한 안전의식과 행위에 대한 교육의 중요성이 부각되고 있다.

① 등교 중지

학교의 장은 건강검사의 결과나 의사의 진단 결과 감염병에 감염되었거나 감염된 것으로 의심되거나 감염될 우려가 있는 학생 또는 교직원에 대하여 등교를 중지시킬 수 있다.

또한 교육부장관은 감염병으로 인하여 재난 및 안전관리 기본법에 따른 주의 이상의 위기경보가 발령되는 경우 검역관리지역 또는 중점검역관리지역에 체류하거나 그 지역을 경유한 사람으로서 검역감염병의 감염이 우려되는 사람, 감염병 발생지역에 거주하는 사람 또는 그 지역에 출입하는 사람으로서 감염병에 감염되었을 것으로 의심되는 사람, 자가 또는 시설에 격리된 사람의 가족 또는 그 동거인, 그 밖에 학교 내 감염병의 차단과 확산 방지 등을 위하여 등교 중지가 필요하다고 인정되는 학생 또는 교직원에 대하여 질병관리청장과 협의하여 등교를 중지시킬 것을 학교의 장에게 명할 수 있다. 이 경우 해당 학교의 관할청을 경유하여야 하며, 명을 받은 학교의 장은 해당 학생 또는 교직원에 대하여 지체 없이 등교를 중지시켜야 한다.

② 예방접종

초등학교와 중학교의 장은 학생이 새로 입학한 날부터 90일 이내에 시장·군수 또는 구청장에게 예방접종증명서를 발급받아 예방접종을 모두 받았는지를 검사한 후 이를 교육정보시스템에 기록하여야 한다. 또한 검사결과 예방접종을 모두 받지 못한 입학생에게는 필요한 예방접종을 받도록 지도하여야 하며, 필요하면 관할 보건소장에게 예방접종 지원 등의 협조를 요청할 수 있다.

시장·군수 또는 구청장이 학교의 학생 또는 교직원에게 감염병의 필수 또는 임시 예방접종을 할 때에는 그 학교의 학교의사 또는 보건교사(간호사 면허를 가진 보건교사로 한정)를 접종요원으로 위촉하여 그들로 하여금 접종하게 할 수 있다. 이 경우 보건교사에 대하여는 의료법 제27조 무면허 의료행위금지 조항을 적용하지 아니한다.

③ 감시체계

학교감염병 감시체계는 2001년부터 2015년까지 일부 초·중·고등학교를 표본으로 지정하여 학생들에 흔한 감염병(감기/인플루엔자, 수두, 뇌막염, 유행성이하선염, 결막염, 폐렴, 홍역 등)을 학교 보건교사가 신고하는 체계로 운영되었다. 2016년부터는 교육부의 NEIS(교육행정정보망)에 보고되는 감염병 자료를 이용하여 교육부와 공동으로 분석 · 활용하는 체계로 개선하였다. 감시 결과는 학생 빈발 감염병인 유행성각결막염, 유행성이하선염, 수두, 수족구병, 인플루엔자발생현황을 주단위로 분석하여 교육부 학생건강정보센터에 게재하고 있다.

(3) 치료사업

학교의 장은 건강검사의 결과 질병에 감염되었거나 감염될 우려가 있는 학생에 대하여 질병의 치료 및 예방에 필요한 조치를 하여야 하며, 정신건강 상태를 검사한 결과 필요하면 학생 정신건강 증진을 위하여 필요한 조치를 하여야 한다.

학생 정신건강 증진을 위한 조치 내용

- 학생 · 학부모 · 교직원에 대한 정신건강 증진 및 이해 교육
- 해당 학생에 대한 상담 및 관리
- 해당 학생에 대한 전문상담기관 또는 의료기관 연계
- 그 밖에 학생 정신건강 증진을 위하여 필요한 조치 (학교보건법 제11조)

(4) 건강증진

만성질환과 각종 사고 예방을 위한 건강증진사업이 확대되어야 한다. 생활양식의 개선은 의식의 강화, 행동의 변화, 바람직한 건강습관을 지지하는 환경조성과 결합되어 강화될 수 있다. 전통적인 보건교육은 학생들의 건강행위의 향상에 미흡하였다. 앞으로는 지식적인 수준에서 더 나아가 학생 자신의 건강에 대한 의사결정, 실천적인 적용능력과 보건의료소비자로서 보건의료서비스에 대한 접근과 이용에 대한 능력을 개발시키는 교육이 중요하다. 이를 위하여 교육감은 학생의 신체 및 정신건강증진을 위한 학생건강증진계획을 수립 · 시행하여야 하며, 학교의 장은 건강검사의 결과를 평가하여 이를 바탕으로 학생건강증진계획을 수립 · 시행하여야 한다.

2) 보건교육과 상담

학교보건교육은 학생들의 안녕과 건강을 증진하기 위한 지식과 태도와 기술을 교육하는 계획된 프로그램을 말한다.

교육부장관은 유치원 및 초 · 중등학교의 모든 학생들을 대상으로 심폐소생술 등 응급처치에 관한 교육을 포함한 보건교육을 체계적으로 실시하여야 한다. 이 경우

보건교육의 실시 시간, 도서 등 그 운영에 필요한 사항은 교육부장관이 정한다. 또한 유치원의 장 및 초·중등학교의 장은 매년 교직원을 대상으로 심폐소생술 등 응급처치에 관한 교육을 실시하여야 한다.

학교보건교육의 효과 진작을 위한 방법

- 합리적인 학교보건계획을 세운다.
- 흥미를 유발시킨다.
- 전문용어는 사용하지 않는다.
- 어려운 공식이나 이론은 피한다.
- 적절한 예를 든다.
- 문제의식을 일깨운다.
- 적절한 평가와 테스트 그리고 훈련을 한다.

3) 환경관리

교사 안에서의 환경위생 및 식품위생을 적절히 유지·관리해야 하며, 교외환경은 학교환경위생정화구역을 정하고, 정화구역 안에서 금지행위와 금지시설을 정하여야 한다.

(1) 교내환경

학교의 장은 학교시설에서의 환기·채광·조명·온도·습도의 조절과 유해중금속 등 유해물질의 예방 및 관리, 상하수도·화장실의 설치 및 관리, 오염공기·석면·폐기물·소음·휘발성유기화합물·세균·먼지 등의 예방 및 처리 등 환경위생과 식기·식품·먹는 물의 관리 등 식품위생을 적절히 유지·관리하여야 한다.

① 학교의 환경위생

환기, 채광, 조명, 온·습도의 조절기준과 환기설비의 구조 및 설치 기준

1. 환기

가. 환기의 조절기준
환기용 창 등을 수시로 개방하거나 기계식 환기설비를 수시로 가동하여 1인당 환기량이 시간당 21.6세제곱미터 이상이 되도록 할 것

나. 환기설비의 구조 및 설치기준(환기설비의 구조 및 설치기준을 두는 경우에 한한다)
1) 환기설비는 교사 안에서의 공기의 질의 유지기준을 충족할 수 있도록 충분한 외부공기를 유입하고 내부공기를 배출할 수 있는 용량으로 설치할 것

2) 교사의 환기설비에 대한 용량의 기준은 환기의 조절기준에 적합한 용량으로 할 것
3) 교사 안으로 들어오는 공기의 분포를 균등하게 하여 실내공기의 순환이 골고루 이루어지도록 할 것
4) 중앙관리방식의 환기설비를 계획할 경우 환기닥트는 공기를 오염시키지 아니하는 재료로 만들 것

2. 채광(자연조명)

가. 직사광선을 포함하지 아니하는 천공광에 의한 옥외 수평조도와 실내조도와의 비가 평균 5퍼센트 이상으로 하되, 최소 2퍼센트 미만이 되지 아니하도록 할 것
나. 최대조도와 최소조도의 비율이 10대 1을 넘지 아니하도록 할 것
다. 교실 바깥의 반사물로부터 눈부심이 발생되지 아니하도록 할 것

3. 조도(인공조명)

가. 교실의 조명도는 책상면을 기준으로 300럭스 이상이 되도록 할 것
나. 최대조도와 최소조도의 비율이 3대 1을 넘지 아니하도록 할 것
다. 인공조명에 의한 눈부심이 발생되지 아니하도록 할 것

4. 실내온도 및 습도

가. 실내온도는 섭씨 18도 이상 28도 이하로 하되, 난방온도는 섭씨 18도 이상 20도 이하, 냉방온도는 섭씨 26도 이상 28도 이하로 할 것
나. 비교습도는 30퍼센트 이상 80퍼센트 이하로 할 것 (학교보건법 시행규칙 별표2)

상하수도, 화장실의 설치 및 관리기준

1. 상 · 하수도의 설치 및 관리기준

수도법 및 하수도법의 관련규정에 의하여 설치 · 관리할 것

2. 화장실의 설치 및 관리기준

가. 화장실의 설치기준
- 남자용과 여자용으로 구분하여 설치하되, 필요한 면적과 변기수를 확보할 것
- 대변기 및 소변기는 수세식으로 할 것(상 · 하수도시설의 미비 또는 수질오염 등의 이유로 인하여 수세식화장실을 설치하기 어려운 경우에는 제외한다)
- 출입구는 남자용과 여자용이 구분되도록 따로 설치할 것
- 대변기의 칸막이 안에는 소지품을 두거나 옷을 걸 수 있는 설비를 할 것
- 화장실 안에는 손 씻는 시설과 소독시설 등을 갖출 것

나. 화장실의 유지 · 관리기준
- 항상 청결이 유지되도록 청소하고 위생적으로 관리할 것
- 악취의 발산과 해로운 벌레의 발생 · 번식을 방지하도록 내부 및 외부를 4월부터 9월까지는 주 3회 이상, 10월부터 다음해 3월까지는 주 1회 이상 소독을 실시할 것 (학교보건법 시행규칙 별표3)

교육부장관은 대기오염에 효과적으로 대응하기 위하여 환경부장관과의 협의를 거쳐 실외수업에 대한 점검 및 조치, 실내 공기질 관리를 위한 조치사항 등의 내용이 포함된 대기오염대응매뉴얼을 작성·배포하여야 한다.

학교의 장은 대기오염대응매뉴얼에 따라 학생 및 교직원의 세부 행동요령을 수립하고 학생 및 교직원에게 세부 행동요령에 관한 교육을 실시하여야 한다.

📖 공기 질 등의 유지·관리기준

1. 유지기준

오염물질 항목	기준(이하)	적용 시설	비고
가. 미세먼지	35㎍/㎥	교사 및 급식시설	직경 2.5㎛ 이하 먼지
	75㎍/㎥	교사 및 급식시설	직경 10㎛ 이하 먼지
	150㎍/㎥	체육관 및 강당	직경 10㎛ 이하 먼지
나. 이산화탄소	1,000ppm	교사 및 급식시설	해당 교사 및 급식시설이 기계 환기장치를 이용하여 주된 환기를 하는 경우 1,500ppm이하
다. 폼알데하이드	80㎍/㎥	교사, 기숙사(건축 후 3년이 지나지 않은 기숙사로 한정한다) 및 급식시설	건축에는 증축 및 개축 포함
라. 총부유세균	800CFU/㎥	교사 및 급식시설	
마. 낙하세균	10CFU/실	보건실 및 급식시설	
바. 일산화탄소	10ppm	개별 난방 교실 및 도로변 교실	난방 교실은 직접 연소 방식의 난방 교실로 한정
사. 이산화질소	0.05ppm	개별 난방 교실 및 도로변 교실	난방 교실은 직접 연소 방식의 난방 교실로 한정
아. 라돈	148Bq/㎥	기숙사(건축 후 3년이 지나지 않은 기숙사로 한정한다), 1층 및 지하의 교사	건축에는 증축 및 개축 포함
자. 총휘발성유기화합물	400㎍/㎥	건축한 때부터 3년이 경과되지 아니한 학교	건축에는 증축 및 개축 포함
차. 석면	0.01개/cc	석면안전관리법 제22조제1항 후단에 따른 석면건축물에 해당하는 학교	
카. 오존	0.06ppm	교무실 및 행정실	적용 시설 내에 오존을 발생시키는 사무기기(복사기 등)가 있는 경우로 한정
타. 진드기	100마리/㎡	보건실	
파. 벤젠	30㎍/㎥	건축 후 3년이 지나지 않은 기숙사	건축에는 증축 및 개축 포함

하. 톨루엔	1,000㎍/㎥	건축 후 3년이 지나지 않은 기숙사	건축에는 증축 및 개축 포함
거. 에틸벤젠	360㎍/㎥	건축 후 3년이 지나지 않은 기숙사	건축에는 증축 및 개축 포함
너. 자일렌	700㎍/㎥	건축 후 3년이 지나지 않은 기숙사	건축에는 증축 및 개축 포함
더. 스티렌	300㎍/㎥	건축 후 3년이 지나지 않은 기숙사	건축에는 증축 및 개축 포함

2. 관리기준

대상 시설	중점관리기준
가. 신축 학교	1) 실내공기질 관리법 제11조제1항에 따라 오염물질 방출 건축자재를 사용하지 않을 것 2) 교사 안에서의 원활한 환기를 위하여 환기시설을 설치할 것 3) 책상·의자 및 상판 등 학교의 비품은 「산업표준화법」 제15조에 따라 한국산업표준 인증을 받은 제품을 사용할 것 4) 교사 안에서의 폼알데하이드 및 휘발성유기화합물이 유지기준에 적합하도록 필요한 조치를 강구하고 사용할 것
나. 개교 후 3년 이내인 학교	폼알데하이드 및 휘발성유기화합물 등이 유지기준에 적합하도록 중점적으로 관리할 것
다. 개교 후 10년 이상 경과한 학교	1) 미세먼지 및 부유세균이 유지기준에 적합하도록 중점 관리할 것 2) 기존 시설을 개수 또는 보수하는 경우 「실내공기질 관리법」 제11조제1항에 따라 오염물질 방출 건축자재를 사용하지 않을 것 3) 책상·의자 및 상판 등 학교의 비품은 「산업표준화법」 제15조에 따라 한국산업표준 인증을 받은 제품을 사용할 것
라. 석면안전관리법 제22조제1항 후단에 따른 석면건축물에 해당하는 학교	석면이 유지기준에 적합하도록 중점적으로 관리할 것
마. 개별 난방(직접 연소 방식의 난방으로 한정한다) 교실 및 도로변 교실	일산화탄소 및 이산화질소가 유지기준에 적합하도록 중점적으로 관리할 것
바. 급식시설	미세먼지, 이산화탄소, 폼알데하이드, 총부유세균 및 낙하세균이 유지기준에 적합하도록 중점적으로 관리할 것
사. 보건실	낙하세균과 진드기가 유지기준에 적합하도록 중점적으로 관리할 것

📖 폐기물 및 소음의 예방 및 처리기준

1. 폐기물의 예방 및 처리기준

가. 교지 및 교사는 청결히 유지하도록 하며, 폐기물의 재활용 조치 등 폐기물의 발생을 예방하거나 감량화에 노력할 것

나. 학교 내에는 폐기물관리법 시행규칙 제20조의2의 규정에 의한 폐기물소각시설을 설치·운영하지 아니하도록 할 것
다. 폐기물을 배출할 때에는 그 종류 및 성상에 따라 분리하여 배출할 것

2. 소음의 기준
교사내의 소음은 55dB(A) 이하로 할 것 (학교보건법 시행규칙 별표4)

② 학교의 식품위생

식기·식품·먹는 물의 관리 등 식품위생에 관한 사항

1. 식기·식품의 관리기준
가. 식품 등을 취급하는 재료보관실·조리실 등의 내부는 항상 청결하게 관리할 것
나. 식품 등의 원료 및 제품 중 부패·변질이 되기 쉬운 것은 냉동·냉장시설에 보관·관리할 것
다. 식품 등의 보관·운반·진열 시에는 식품 등의 기준 및 규격이 정하고 있는 보존 및 보관기준에 적합하도록 관리하여야 하고, 이 경우 냉동·냉장시설 및 운반시설은 항상 정상적으로 작동시킬 것
라. 식품 등의 제조·조리·가공 등에 직접 종사하는 자는 위생복·위생모를 착용하는 등 개인위생을 철저히 할 것
마. 식품 등의 제조·조리·가공에 직접 사용되는 기계·기구 및 음식기는 사용 후에 세척·살균하는 등 항상 청결하게 유지·관리할 것
바. 유통기한이 경과된 식품 등을 제공하거나 제공할 목적으로 진열·보관하지 아니할 것

2. 먹는 물의 관리기준
가. 급수시설 설치
- 상수도 또는 마을상수도에 의하여 먹는물을 공급하는 경우에는 저수조를 경유하지 아니하고 직접 수도꼭지에 연결하여 공급할 것(다만, 직접 수도꼭지에 연결하기가 곤란한 경우에는 제외한다)
- 지하수 등에 의하여 먹는물을 공급하는 경우에는 저수조 등의 시설을 경유할 것

나. 급수시설관리
- 급수시설·설비는 항상 위생적으로 관리하여야 하며, 급수시설에서 사용 중인 저수조는 수도법에 따른 청소 및 위생상태 점검을 실시하고, 외부인이 출입할 수 없도록 잠금장치 등의 조치를 할 것
- 지하수 등을 먹는물로 사용하는 경우에는 원수의 수질 안정성 확보를 위하여 필요시 정수 또는 소독 등의 조치를 할 것
- 급수설비 및 급수관은 수도법에 따라 소독 등 위생조치, 수질검사 및 세척 등 조치

> 를 실시할 것
> 다. 먹는 물의 공급 등
> 학생 및 교직원에게 공급하는 먹는물은 먹는물 관리법에 의한 수질기준에 적합한 물을 제공할 것
> 라. 수질검사
> · 저수조를 사용하는 학교의 경우 수도법에 따라 수질검사를 실시할 것
> · 지하수는 먹는물 수질기준 및 검사 등에 관한 규칙에 따라 수질검사를 실시하여야 한다.
> ※ 학교의 장은 학교의 규모 및 급수시설의 노후도 등을 고려하여 급수시설의 청소 및 위생상태 점검주기와 수질검사주기를 단축할 수 있다.
> (학교보건법 시행규칙 별표5)

(2) 교외환경

교외환경이란 학교 및 학교 주변의 모든 요소를 말한다. 안전한 교육환경을 조성하여 학생의 건강권과 학습권을 보장하기 위해서는 교육행정기관과 학교 및 지자체, 국가가 유기적으로 협력하여야 한다.

① 교육환경보호구역의 설정

교육감은 학교경계 또는 학교설립예정지 경계로부터 직선거리 200미터의 범위 안의 지역을 교육환경보호구역으로 설정·고시하여야 한다.

② 교육환경보호구역의 종류

㉠ 절대보호구역 : 학교출입문으로부터 직선거리로 50미터까지인 지역(학교설립예정지의 경우 학교경계로부터 직선거리 50미터까지인 지역)

㉡ 상대보호구역 : 학교경계 등으로부터 직선거리로 200미터까지인 지역 중 절대보호구역을 제외한 지역

> **📖 교육환경보호구역에서의 금지행위**
>
> 누구든지 학생의 보건·위생, 안전, 학습과 교육환경 보호를 위하여 교육환경보호구역에서는 다음 각 호의 어느 하나에 해당하는 행위 및 시설을 하여서는 아니 된다. 다만, 상대보호구역에서는 14부터 29까지에 규정된 행위 및 시설 중 교육감이나 교육감이 위임한 자가 지역위원회의 심의를 거쳐 학습과 교육환경에 나쁜 영향을 주지 아니한다고 인정하는 행위 및 시설은 제외한다.
>
> 1. 대기환경보전법에 따른 배출허용기준을 초과하여 대기오염물질을 배출하는 시설

2. 물환경보전법에 따른 배출허용기준을 초과하여 수질오염물질을 배출하는 시설과 폐수종말처리시설
3. 가축분뇨의 관리 및 이용에 관한 법률에 따른 배출시설, 처리시설 및 공공처리시설
4. 하수도법에 따른 분뇨처리시설
5. 악취방지법에 따른 배출허용기준을 초과하여 악취를 배출하는 시설
6. 소음 · 진동관리법에 따른 배출허용기준을 초과하여 소음 · 진동을 배출하는 시설
7. 폐기물관리법에 따른 폐기물처리시설
8. 가축전염병 예방법에 따른 가축 사체, 오염물건 및 수입금지 물건의 소각 · 매몰지
9. 장사 등에 관한 법률에 따른 화장시설 · 봉안시설 및 자연장지
10. 축산물 위생관리법에 따른 도축업 시설
11. 축산법에 따른 가축시장
12. 영화 및 비디오물의 진흥에 관한 법률의 제한상영관
13. 청소년 보호법에 해당하는 업소와 여성가족부장관이 고시한 영업에 해당하는 업소
14. 고압가스 안전관리법에 따른 고압가스, 도시가스사업법에 따른 도시가스 또는 액화석유가스의 안전관리 및 사업법에 따른 액화석유가스의 제조, 충전 및 저장하는 시설
15. 폐기물관리법에 따른 폐기물을 수집 · 보관 · 처분하는 장소
16. 총포 · 도검 · 화약류 등의 안전관리에 관한 법률에 따른 총포 또는 화약류의 제조소 및 저장소
17. 감염병의 예방 및 관리에 관한 법률에 따른 격리소 · 요양소 또는 진료소
18. 담배사업법에 의한 지정소매인, 그 밖에 담배를 판매하는 자가 설치하는 담배자동판매기
19. 게임산업진흥에 관한 법률에 따른 게임제공업, 인터넷컴퓨터게임시설제공업 및 복합유통게임제공업
20. 게임산업진흥에 관한 법률에 따라 제공되는 게임물 시설
21. 체육시설의 설치 · 이용에 관한 법률에 따른 체육시설 중 당구장, 무도학원 및 무도장
22. 한국마사회법에 따른 경마장 및 장외발매소, 경륜 · 경정법에 따른 경주장 및 장외매장
23. 사행행위 등 규제 및 처벌 특례법에 따른 사행행위영업
24. 음악산업진흥에 관한 법률에 따른 노래연습장업
25. 영화 및 비디오물의 진흥에 관한 법률에 따른 비디오물감상실업 및 복합영상물제공업의 시설
26. 식품위생법에 따른 식품접객업 중 단란주점영업 및 유흥주점영업
27. 공중위생관리법에 따른 숙박업 및 관광진흥법에 따른 호텔업
28. 청소년 보호법 제2조제5호나목6)에 해당하는 업소
29. 화학물질관리법에 따른 사고대비물질의 취급시설 중 대통령령으로 정하는 수량 이상으로 취급하는 시설 (교육환경 보호에 관한 법률 제9조)

3. 학교보건인력

1) 학교보건인력의 구성과 직무

학교보건 전담인력은 보건교사이지만 포괄적인 보건사업으로써 그 목적을 달성하려면 학교는 물론 지역사회 보건의료전문가를 포함한 인적 네트워킹이 요구된다.

보건교사의 직무

가. 학교보건계획의 수립
나. 학교 환경위생의 유지 · 관리 및 개선에 관한 사항
다. 학생과 교직원에 대한 건강진단의 준비와 실시에 관한 협조
라. 각종 질병의 예방처치 및 보건지도
마. 학생과 교직원의 건강관찰과 학교의사의 건강상담, 건강평가 등의 실시에 관한 협조
바. 신체가 허약한 학생에 대한 보건지도
사. 보건지도를 위한 학생가정 방문
아. 교사의 보건교육 협조와 필요시의 보건교육
자. 보건실의 시설 · 설비 및 약품 등의 관리
차. 보건교육자료의 수집 · 관리
카. 학생건강기록부의 관리
타. 다음의 의료행위(간호사 면허를 가진 사람만 해당한다)
 1) 외상 등 흔히 볼 수 있는 환자의 치료
 2) 응급을 요하는 자에 대한 응급처치
 3) 부상과 질병의 악화를 방지하기 위한 처치
 4) 건강진단결과 발견된 질병자의 요양지도 및 관리
 5) 1)부터 4)까지의 의료행위에 따르는 의약품 투여
파. 그 밖에 학교의 보건관리

학교의사의 직무

가. 학교보건계획의 수립에 관한 자문
나. 학교 환경위생의 유지관리 및 개선에 관한 자문
다. 학생 및 교직원의 건강진단과 건강평가
라. 각종 질병의 예방처치 및 보건지도
마. 학생 및 교직원의 건강상담
바. 그 밖에 학교보건관리에 관한 지도

학교약사의 직무

가. 학교보건계획의 수립에 관한 자문
나. 학교환경위생의 유지관리 및 개선에 관한 자문
다. 학교에서 사용하는 의약품 및 독 · 극물의 관리에 관한 자문
라. 학교에서 사용하는 의약품 및 독 · 극물의 실험 · 검사
마. 그 밖에 학교보건관리에 관한 지도 (학교보건법 시행령 제23조)

2) 학교보건인력의 배치기준

학교에는 학교의사, 학교약사와 보건교사를 둔다.

㉠ 18학급 이상의 초등학교에는 학교의사 1명, 학교약사 1명 및 보건교사 1명을 두고, 18학급 미만의 초등학교에는 학교의사 또는 학교약사 중 1명을 두고, 보건교사 1명을 둘 수 있다.

㉡ 9학급 이상인 중학교와 고등학교에는 학교의사 1명, 학교약사 1명 및 보건교사 1명을 두고, 9학급 미만인 중학교와 고등학교에는 학교의사 또는 학교약사 중 1명과 보건교사 1명을 둔다.

㉢ 대학(3개 이상의 단과대학을 두는 대학에서는 단과대학), 사범대학, 교육대학, 전문대학에는 학교의사 1명 및 학교약사 1명을 둔다.

㉣ 고등기술학교, 공민학교, 고등공민학교, 특수학교, 유치원 및 각종학교에는 ㉠부터 ㉢까지에 규정된 해당 학교에 준하여 학교의사, 학교약사 및 보건교사를 둔다.

4. 학교급식

1) 국가 및 지방자치단체의 책무

국가와 지방자치단체는 양질의 학교급식이 안전하게 제공될 수 있도록 행정적 · 재정적으로 지원하여야 하며, 영양교육을 통한 학생의 올바른 식생활 관리능력 배양과 전통 식문화의 계승 · 발전을 위하여 필요한 시책을 강구하여야 한다. 이를 위하여 교육감은 매년 학교급식에 관한 계획을 수립 · 시행하여야 한다.

2) 학교급식의 운영방식

학교의 장은 학교급식을 직접 관리 · 운영하되, 학교운영위원회의 심의를 거쳐 일정한 요건을 갖춘 자에게 학교급식에 관한 업무를 위탁하여 이를 행하게 할 수 있다. 다만, 식재료의 선정 및 구매 · 검수에 관한 업무는 학교급식 여건상 불가피한 경우를 제외하고는 위탁하지 아니한다.

3) 전담직원의 배치 및 직무

학교급식을 위한 시설과 설비를 갖춘 학교는 영양교사와 조리사를 둔다. 다만, 유치원에 두는 영양교사의 배치기준 등에 관하여 필요한 사항은 대통령령으로 정한다. 또한 교육감은 학교급식에 관한 업무를 전담하게하기 위하여 그 소속하에 학교급식에 관한 전문지식이 있는 직원을 둘 수 있다.

영양교사의 직무

가. 식단 작성, 식재료의 선정 및 검수
나. 위생 · 안전 · 작업관리 및 검식
다. 식생활 지도, 정보제공 및 영양상담
라. 조리실 종사자의 지도 · 감독
마. 그 밖에 학교급식에 관한 사항 (학교급식법 시행령 제8조)

18장 | 인구와 보건

개관

인구는 정치, 경제, 사회, 문화의 모든 영역과 직 · 간접으로 긴밀한 관련이 있다. 따라서 인구의 규모, 분포, 구성 또는 이를 결정하는 출생, 이동 등에 변화를 가져오기 위한 각종 대책이 필요하다. 따라서 이 장에서는 인구이론과 인구조사 등을 소개하고 출생, 사망, 이동의 인구학적 의미를 설명하며, 오늘날 우리나라가 당면한 인구문제와 이의 대응방안에 대하여 구체적으로 학습한다.

학습목표

1. 인구의 전통적인 개념과 현대적인 개념을 상호 구분하여 설명할 수 있어야 한다.
2. 인구이론의 내용과 성별, 연령별에 따른 인구구성을 설명할 수 있 어야 한다.
3. 인구피라미드의 종류와 특성을 설명할 수 있어야 한다.
4. 인구의 변천과정을 설명할 수 있어야 한다.
5. 인구조사의 의의와 종류를 서술할 수 있어야 한다.
6. 우리나라의 인구구조의 특성과 인구정책의 종류를 설명할 수 있어야 한다.
7. 우리나라가 당면한 인구문제를 설명할 수 있어야 한다.

주요용어

맬더스주의 / 신맬더스주의 / 적정인구 / 안정인구 / 성비 / 부양비 / 노령화지수 / 인구피라미드 / 재생산율 / 국세조사 / 인구동태 / 생명표 / 3P와 3M complex / 인구의 질적 역도태

1. 인구와 인구론

1) 인구의 정의

인구는 어원상으로 라틴어의 Populatio(민중)에서 유래된 것으로써 특정기간에 특정지역 내에 생존하고 있는 인간집단으로 정의할 수 있다. 따라서 인구는 시공공동체의 개념이며, 이와 관련된 용어로는 인종, 국민, 민족이 있다. 인종은 인간의 집단을 생물학적 · 혈연적 중심의 유전 공동체의 개념으로 본 것이고, 국민은 법적 중심으로 국적 공동체로 본 개념이며, 민족은 문화적 정서의 공유에 따른 문화 공동체의 개념에서 본 것이다.

인구의 종류

인구는 폐쇄인구, 안정인구, 정지인구 등으로 분류할 수 있다

- **폐쇄인구** : 인구의 사회적 증감이 없고 단지 자연적 · 생물학적인 출생과 사망에 의해 형성되는 인구
- **안정인구** : 폐쇄인구가 일정한 출생률과 연령별 사망률을 유지할 때 어떤 일정한 인구 구성을 유지하면서 증가 또는 감소하는 인구
- **정지인구** : 안정인구에서 자연증가율이 0인, 즉 인구의 증감이 없는 가상적 인구를 말한다. 안정인구에서는 출생률과 사망률이 일정한 수준을 유지하므로 인구가 증가 또는 감소하지만 정지인구에서는 출생률과 사망률이 동일하기 때문에 인구의 증감이 없다.

2) 인구이론

John Graunt는 런던 시민의 사망표와 교회 세례기록을 30년간 관찰하여 1665년 '사망표에 의한 자연적 · 정치적 제 관찰(The nature and political observation made upon the bills of mortality)'이라는 인구학 최초의 논문을 발표하였다. 이 논문에서 처음으로 출생과 사망, 질병발생에 대한 수량적 분석을 실시함과 동시에 인구성장 및 변화와 관련된 현상을 실증적 자료를 이용하여 분석하였으므로 그를 인구학의 시조라고 한다.

(1) 맬더스주의

인구론을 학문으로 체계화시킨 것은 18세기말 영국의 고전경제학자 Thomas R.

Malthus(1766~1834)에 의해서이다.

그는 저서 '인구원리론(An essay on the principle of population)'에서 "인간의 생존을 위해 식량은 필수적이고, 남 · 여 간의 생식활동은 필연적이다."라는 두 가지 원리에 근거하여 인간의 생식력과 토지의 생산력을 비교할 때 인구는 기하급수적으로 늘고 식량은 산술급수적으로 증가하여 인구압력이 크게 작용할 것이며, 결국 식량부족이나 기근, 질병 및 전쟁 등 인구문제가 발생될 것이기 때문에 인구억제가 필요하다는 이론을 전개하였다.

이를 '맬더스주의(Malthusianism)'라고 하며, 그의 이론은 다음과 같이 요약할 수 있다.

맬더스주의의 기본원리

- **규제의 원리** : 인구는 반드시 생존자료(식량)에 의하여 제한된다.
- **증식의 원리** : 인구는 특별한 방해요인이 없는 한 생존자료가 증가하면 인구도 증가한다.
- **파동의 원리** : 인구는 증식과 규제의 상호작용에 의하여 균형에서 불균형으로 다시 균형회복으로 부단한 파동을 주기적으로 되풀이한다.

따라서 Malthus는 인구를 생존자료와 동일한 수준으로 유지하기 위한 인구규제 방법으로 도덕적 억제(만혼, 성적 순결, 금욕 등)를 통하여 출산을 의식적으로 회피하고자 하였으나 적극적인 억제방법인 피임법을 사용하는 것은 종교적 이유로 반대하였다.

(2) 신맬더스주의

만혼과 성적 순결의 강조는 현실적으로 실행하기 어렵고, 역기능으로 성범죄, 매음 등의 각종 사회범죄가 발생하였다. 또한 맬더스주의는 과잉인구를 식량만을 중심으로 생각하였으며, 식량의 구매력 유 · 무를 무시하고 자급능력만을 중시했다는 결함을 가지고 있었다.

이에 영국의 Francis place(1771~1854)는 맬더스의 인구이론을 지지하면서도 인구규제방법으로 피임법을 중시하고 산아제한 또는 수태조절의 필요성을 주장하였다. 이를 '신맬더스주의(Neo-Malthusianism)'라고 한다.

(3) 적정인구론

Malthus가 자국의 식량생산에만 국한하여 인구 억제를 주장한 것에 반해 E. Cannon(1861~1935)은 인구와 자원과의 관련성에 근거하여 인구의 과잉을 식량에만 국한할 것이 아니라 생활수준에 둠으로써 주어진 여건 속에서 최대의 생산성을 유지하여 최고의 생활수준을 유지할 수 있도록 인구를 조절해야 한다고 주장하고, 이를 '적정인구(optimum population)'라 하였다.

이 개념은 플라톤에 의해 처음 제시되었고, E. Cannon에 의해 처음으로 이론화되어 1920~1930년대에 많은 주목을 받았다.

(4) 안정인구론

1925년 미국의 Alfred J. Lotka가 발표한 이론으로 인구이동이 없는 폐쇄인구(closed population)에서 어느 지역인구의 성별, 각 연령별 사망률과 가임여성의 연령별 출생률이 변하지 않고 오랫동안 지속되면, 인구규모는 변하지만 인구구조는 변하지 않고 일정한 인구분포를 유지하는 '안정인구(stable population)'가 된다는 것이다. 이 이론은 현대 인구분석학의 기초이론이 되고 있다.

2. 인구의 구성

인구의 구성은 성, 연령, 인종, 직업, 사회계층, 교육정도 등으로 다양하게 분류할 수 있다.

1) 성별 구성

인구구성에 있어서 흔히 상용되는 성비(sex ratio)는 남·여별 구성비를 의미하는데 이는 여자 100명에 대한 남자의 수를 말한다.

즉, 성비 = (남자인구 수 / 여자인구 수) × 100이다.

성비에는 1차, 2차, 3차 성비가 있다. 1차 성비는 태아의 성비를 말하고, 2차 성비는 출생 시의 성비이며, 3차 성비는 현재 인구의 성비를 말한다.

출생 시 성비는 여아 100에 대하여 남아 105 전후이지만 영아사망률은 여아보다 남아가 많아서 30세 전후가 되면 남·여 성비가 비슷하게 되며, 노년기에는 여자가 많다.

성비에서 문제가 되는 것은 의학의 발달로 태아의 성감별이 가능해짐에 따라 인위적으로 성비를 조절하여 자연의 법칙을 왜곡하는 현상이다.

2) 연령별 구성

연령별 인구구성은 14세 이하의 유(소)년인구, 15~64세까지의 생산연령인구, 65세 이후의 노년인구로 분류할 수 있다.

인구의 연령구조는 사회·경제적으로 큰 의미가 있으며, 연령구조와 경제적인 영향을 평가하기 위한 지수로는 부양비, 노령화지수가 있다.

부양비(dependency ratio)는 경제활동연령에 대한 비경제활동연령 인구의 백분율로 총부양비는 유(소)년부양비와 노년부양비의 합으로 산출된다.

생산연령인구(15~64세) 100명에 대한 유소년인구(0~14세)의 비를 유(소)년부양비(youth dependency ratio), 생산연령인구(15~64세) 100명에 대한 고령인구(65세 이상)의 비를 노년부양비(old dependency ratio)라 한다.

노년부양비는 고령인구에 대한 생산가능인구의 경제적 부담을 나타내는 지표로서 사회의 고령화 추세를 파악하고 이에 대한 정책기초 및 노후생활 안정대책과 젊은 세대의 부담 완화 방안 마련을 위한 자료로 활용된다. 우리나라는 도시가 농촌보다 부양비가 낮은데 이는 도시에 생산연령인구가 많기 때문이다. 일반적으로 선진국에서는 개발도상국보다 부양비가 낮으나 노년부양비는 높다.

노령화지수(aging Index)는 유(소)년인구 100명에 대한 고령인구의 비로써 고령화 정도를 나타내는 지표이다.

- (총)부양비 = $\dfrac{\text{0~14세 인구+65세 이상 인구}}{\text{15~64세 인구}} \times 100$

- 노년부양비 = $\dfrac{\text{65세 이상 인구}}{\text{15~64세 인구}} \times 100$

- 유(소)년부양비 = $\dfrac{\text{0~14세 인구}}{\text{15~64세 인구}} \times 100$

- 노령화지수 = $\dfrac{\text{65세 이상 인구}}{\text{0~14세 인구}} \times 100$

3) 인구피라미드

인구의 구성 중 성별 및 연령별 구성을 결합하여 그림으로 표시한 것이다. 여자는 우측에 남자는 좌측에 연령에 따라 표시한다. 이러한 인구피라미드에는 기본적으로 피라미드형, 종형, 항아리형이 있으며, 생산연령인구의 유입·유출에 따라 별형, 기타형이 있다.

우리나라는 현재 출생률과 사망률이 함께 감소하는 종형의 인구구조이며, 2028년 정점에 도달한 후 인구증가율이 감소되는 항아리형으로 인구구조가 변화될 전망이다.

① **피라미드형(pyramid form)**

출생률과 사망률이 모두 높은 후진국형 인구구조이며, 14세 이하의 인구가 65세 이상 인구의 2배 이상이다. 인구가 증가할 잠재력을 가장 많아 인구증가형이라고도 한다.

② **종형(bell form)**

저출생, 저사망하여 인구정지형이라고도 하며, 가장 이상적인 인구구조이다. 14세 이하의 인구가 65세 이상 인구의 2배 정도가 된다.

③ **항아리형(pot form)**

출생률이 사망률보다 낮아 인구가 감소하는 인구구조이며, 평균수명이 높은 선진국에서 볼 수 있다. 14세 이하의 인구가 65세 이상의 2배 이하이다.

④ **별형(star form)**

성형(星型), 도시형, 유입형(accessive form)이라고도 하며, 생산연령인구가 많이 유입되는 도시지역의 인구구성으로 생산연령인구가 전체 인구의 50% 이상이다.

⑤ **기타형(guitar form)**

유출형(recessive form), 호로형(gourd type)이라고도 한다. 별형과는 반대로 생산연령인구가 다수 유출되는 농촌에서 볼 수 있는 인구구조이며, 생산연령인구가 전체 인구의 50% 미만이다.

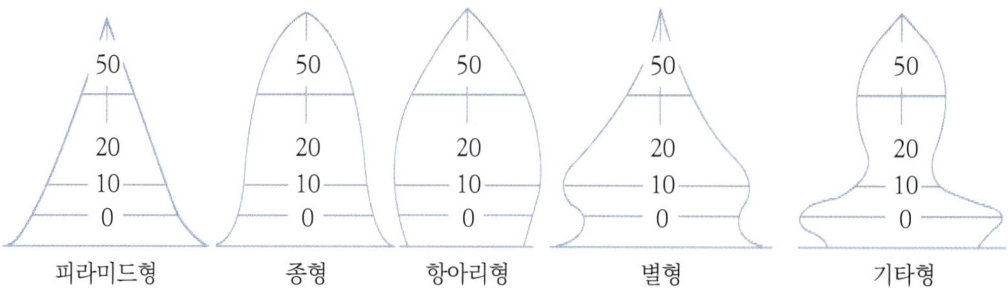

그림 18-1. **인구피라미드의 유형**

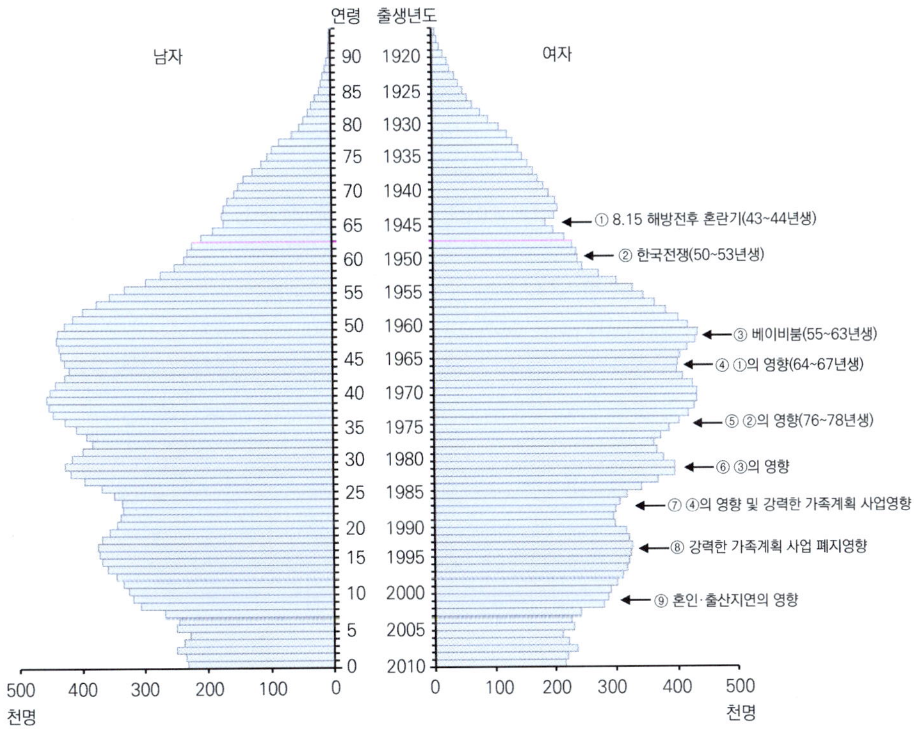

그림 18-2. 우리나라 인구피라미드

3. 인구의 변화

인구 현상은 해당 사회의 정치, 경제 및 사회문화적 현상을 반영하거나 상호작용하며 밀접한 관계를 유지한다. 변화는 일정 지역 내에서 일정 기간에 일어난 출생과 사망 및 이동에 의해 결정되는데 이들 3 요소를 인구변수라고 한다.

1) 인구증가

인구의 크기는 출생과 사망의 차이에 의한 자연증가(출생 - 사망)와 선입과 선출의 자이에서 오는 사회증가(전입 - 전출)에 의해 결정된다.

- 인구증가율 = (자연증가 수 + 사회증가 수) / 연앙인구 × 100
- 연간인구증가율 = (연말인구 - 연초인구) / 연초인구 × 100
- 인구증가지수(동태지수(vital index)) = 출생 수/사망 수의 비 또는 조출생률과 조사망률의 비

> **📖 인구의 재생산율**
>
> 현재의 출산력과 사망현상이 그대로 지속된다고 가정할 때 다음 세대의 인구를 양적으로 비교하는 데 이용되는 통계로써 재생산율이 사용된다. 인구의 재생산율은 총재생산율과 순재생산율이 있다.
>
> - 총재생산율(gross reproduction rate, GRR) : 현재의 출생력이 계속된다는 가정 하에 한 여자가 가임기간 동안에 출산한 딸의 총수이다. 즉, 한 여성이 일생동안 몇 명의 여아를 낳는가를 나타내는 것이다.
> - 순재생산율(net reproduction rate, NRR) : 총재생산율은 가임여성 모두가 재생산에 참여한다는 가정 하에 계산된다. 그러나 여자가 가임연령에 도달하기 전에 사망하는 여성도 있으므로 각 연령에서의 사망률을 고려하여 계산하는 재생산통계가 순재생산율이다. 이는 일생동안 낳은 여아 수 중 가임연령에 도달한 생존 여아 수만을 나타낸 것이다. 따라서 순재생산율(NRR)이 1이면 대체출산력 수준이라고 말하며, 이 수준이 계속하여 일정 기간이 지날 경우 인구의 증가나 감소가 이루어지지 않는 정지인구 상태에 돌입하였다는 의미를 갖는다. 즉, 순재생산율이 1.0이면 인구의 증감이 없고, 1.0 이하이면 축소 재생산이라 하는데 이는 현재의 재생산력이 다음 세대에 인구를 감소시키는 것을 의미한다. 1.0 이상이면 확대 재생산이라 하는데 이는 한 여자가 다음 세대에 남기는 여자 수가 하나 이상이므로 다음 세대에 인구가 증가하는 것을 뜻한다.

2) 인구변화 이론

인구변화는 농경사회에서부터 기계문명이 고도로 발달된 현대사회로의 변천과정에 따라 몇 가지 단계를 거친다.

(1) Notestein과 Thompson의 분류

① 제1단계(잠재적 성장단계 : 고출생, 고사망)

산업혁명 이전의 시기로 공업화되지 못한 후진국에서 흔히 볼 수 있는 다산다사형으로 인구증가가 예견되는 단계이다.

② 제2단계(과도기적 성장단계 : 고출생, 저사망)

다산소사형, 경제발전과 생활수준의 향상으로 인하여 사망률은 감소하지만 출생률은 그대로 지속되어 높은 인구증가율을 보인다.

③ 제3단계(인구감소 단계 : 저출생, 저사망)

소산소사형, 인구의 급속한 성장을 거친 후 인구가 현상을 유지하거나 또는 감소기의 상태로 접어든 단계이다.

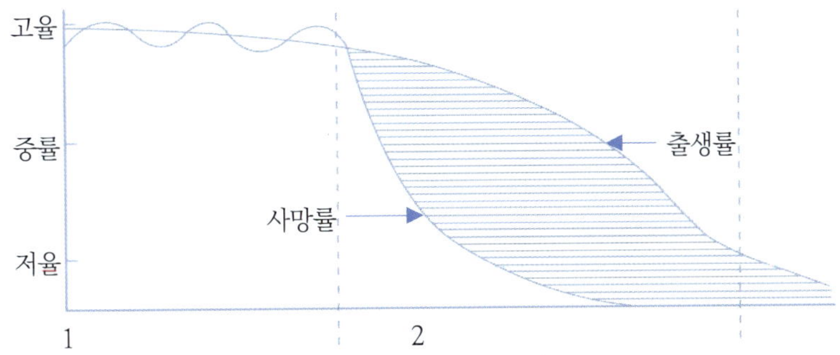

그림 18-3. 인구변천의 3단계

(2) C. P. Blacker의 분류

① **제1단계(고위정지기, high stationary stage)**

고출생률과 고사망률인 인구정지형으로 인구증가 잠재력이 큰 후진국형 인구형태이다.

② **제2단계(초기확장기, early expending stage)**

고출생률과 저사망률인 인구증가형으로 경제개발 초기국가들의 인구형태이다.

③ **제3단계(후기확장기, late expending stage)**

저출생률과 저사망률의 경향을 나타내는 인구성장둔화형으로 산업사회로의 이행과 핵가족화의 경향이 있는 국가들의 인구형태이다.

④ **제4단계(저위정지기, low stationary stage)**

출생률과 사망률이 최저에 달하는 인구성장이 정지한 인구형태이다.

⑤ **제5단계(감퇴기, diminishing stage)**

출생률이 사망률보다 낮아져서 인구가 감소하는 인구형태이다.

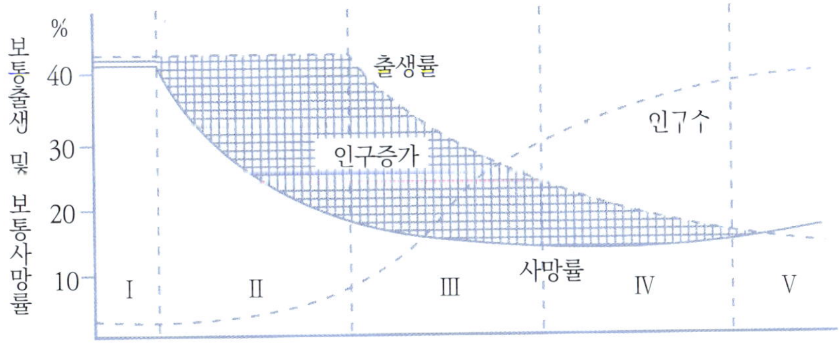

그림 18-4. 인구변천의 5단계

4. 인구현황

1) 인구조사

전통사회에서의 인구에 대한 기본개념은 인구를 생산도구로써의 가치와 집단의 크기에 따른 힘의 가치에 절대적인 비중을 두었기 때문에 인구규모를 가능한 증대시키기 위한 노력이 경주되었다. 인구조사 또한 조세의 징수, 병역, 사역을 목적으로 이루어졌으나 현대사회에서는 국가발전과 사회개발을 목적으로 인구조사가 실시되고 있다.

(1) 인구정태(state of population)

인구정태란 어느 특정한 조사시점에서 정지된 상태의 인구의 양상을 말하는 것이다. 여기서 산출되는 통계를 정태통계라 한다. 즉, 인구의 크기, 분포, 밀도, 구성에 관한 자료를 산출하는 것으로 국세조사는 정태통계의 좋은 예이다.

📖 국세조사(national census)

국가 영토내의 사람과 거처 전체(완전성(universality))를 대상으로 일시에(simultaneity), 각각 개별적(individual enumeration)으로, 일정한 주기(periodicity)를 갖고 실시하는 국가 기본 통계조사이다. 영어명인 센서스는 라틴어 켄세레(censere) 즉, 고대 로마에서 시민의 권리와 의무를 확정하기 위하여 실시한 인구 및 재산의 등록에서 유래한다. 과학적인 방법을 이용한 최초의 국세조사는 1749년 스웨덴에서 최초로 시행되었으며, 근대적 의미의 국세조사는 1790년 미국에서 시행되었다. 우리나라의 경우 고조선시대에 호구조사가 있었던 것으로 믿어지나 근대적 의미의 국세조사는 1925년 일제강점기에 실시한 간이국세조사가 처음이다. 오늘날에는 '인구주택총조사'가 5년마다 실시되고 있으며, 인구조사 기준은 1년의 중앙일인 7월 1일 자정을 기하여 연앙인구(중앙인구)를 파악하는 것이 원칙이지만 실제 조사에 어려움이 있어 1980년부터 11월 1일 자정을 기준으로 기획재정부 통계청에서 주관하고 있다.

(2) 인구동태(movement of population)

인구동태란 일정지역 내의 인구상태가 어느 일정한 기간에 있어서 출생, 사망, 전입, 전출, 이민, 혼인, 이혼 등으로 시시각각 변화하는 것을 말한다. 즉, 인구정태통계는 어떤 시점에서의 통계값이며, 인구동태통계는 인구의 변동을 일정 기간 동안 관찰한 것이다. 인구동태에 관한 주요 통계로는 출생률, 사망률, 혼인율, 이혼율 등이 있다.

표 18-1. 인구정태와 인구동태

구 분	인구정태	인구통태
조사시기	시점조사	기간조사
통계치	인구의 크기, 분포, 밀도, 자연적(성별, 연령별 등)·사회적(국적별, 학력별 등)·경제적(직업별, 산업별 등) 구성 등	출생률, 사망률, 혼인율, 이혼율, 전·출입률 등
활용	각종 지표산출의 기초자료	인구 관련 사상의 변화파악

2) 생명표(life table)

인구집단에 있어서 출생과 사망에 의한 생명현상을 나타내는 방법이다. 현재의 사망수준이 그대로 지속된다는 가정 하에 어떤 출생집단이 생존할 수 있는 수명이 어떻게 되는가를 시계열적으로 관찰하는 것이다.

보건의료정책 수립, 보험료율·인명피해 보상비 산정, 장래인구추계 작성, 국가간 보건수준의 비교에 널리 이용되며 생존수, 사망수, 생존율, 사망률, 사력, 평균여명의 6종의 기초함수로 성립된다.

① **생존수**(number of survivers : lx)

일정한 출생수가 어느 연령에 도달했을 때까지 생존할 것으로 기대되는 수를 생존수라 하고, 동시에 출생한 자가 절반($1/2 \times lx$)으로 되는 때를 반감기라 한다.

② **사망수**(number of deaths : dx)

x세의 사람 중 x+1세에 도달하지 못하고 사망한 자의 수를 x세에서의 사망수라 하며, 이를 수식으로 표시하면 $dx = lx - lx+1$이 된다.

③ **생존율**(probability of surviving . px)

x세의 사람 중 x+1세에 도달할 수 있는 자의 율을 x세에서의 생존율이라 하며, 생존율은 x세의 사람이 1년간 생존하는 확률이라고 할 수 있는데 수식으로 표현하면 $px = lx+1 / lx$이다.

④ **사망률**(probability of dying : qx)

x세의 사람 중 x+1세에 도달하지 못하고 사망하는 율을 x세에서의 사망률이라고 하며, 수식으로 표시하면 $qx = qx/lx = lx - lx+1 \ / lx$가 성립된다.

기 초 자 료	인　구 : 주민등록연앙인구 사망자수 : 사망신고자료
사망신고자료 보정	지연신고, 영아사망 보정
연령별 사망률 ($_nm_x$)산출	$_nm_x = \frac{_nD_x}{_nP_x}$ $_nD_x$: $(x,x+n)$세 사이의 사망자수 $_nP_x$: $(x,x+n)$세 사이의 인구 주민등록연령보정계수를 적용하여 인구 및 사망자의 연령왜곡 보정
연령별 사망확률 ($_nq_x$)산출	$q_x{}' = \frac{m_x}{1+\frac{1}{2}m_x}$ q_x 는 greville 9차항 보정계수를 적용하여 보정
연령별 사망자수 ($_nd_x$)산출	$_nd_x = l_x \times {_nq_x}$
연령별 생존자수 (l_x)산출	$l_x = l_{x-n} - {_nd_{x-n}}$
생존확률 ($_nP_x$) 산출	$_nP_x = \frac{l_{x+n}}{l_x}$
연령별 정지인구 ($_nL_x$)	$_nL_x = n \times (\frac{l_x + l_{x+n}}{2})$ $L_{100+} = \sum_{x=100}^{\infty} l_x$ $_1L_0 = f_0 \times l_0 + (1-f_0) \times l_1$ $f_0 = \frac{t\text{년도0세사망자중}t-1\text{년도출생아수}}{t\text{년도0세사망자수추정치}}$
연령이후의 정지인구 (총생존년수)(T_x)	$T_x = \sum_{x}^{\infty} {_nL_x}$
기대여명(e_x^0) 산출	$e_x^0 = \frac{T_x}{l_x}$

그림 18-5. 생명표 작성방법

⑤ **평균여명**(expectation of life : ex)

x세의 생존자수가 x세 이후 생존할 수 있는 연수의 평균을 x세에서의 평균여명이라고 한다. 즉, 평균여명이란 x세에 도달한 자가 앞으로 평균 몇 년을 더 살 수 있는가의 기대치이다. 또한 평균수명이란 x=0 즉, 0세의 평균여명이다.

⑥ **사력**(μx)

x세에 도달한 자가 그 순간에 사망할 수 있는 확률이 1년간 계속된다고 가정한 것이다.

5. 인구문제와 인구정책

1) 인구증가와 보건

보통 인구문제는 인구의 폭발적인 성장과 인구의 불균등한 분포로 집약된다. 양적 증가의 문제점은 인간-토지 비의 파괴로써 인구압력을 받게 되어 사회적 긴장을 초래하게 된다는 것이다.

인구의 양적인 증가와 관련하여 인류의 생존에 위협이 된다는 점을 3P(인구(population), 공해(pollution), 빈곤(poverty)) 현상이라고 표현하기도 하고, 식량에 역점을 두어 '3M complex(기아(malnutrition), 질병(morbidity), 사망(mortality))'의 문제로 제시되기도 한다.

📖 인구증가가 야기할 수 있는 양적·질적 문제점

- 경제발전의 둔화
- 환경오염의 증가
- 빈곤, 기아문제
- 공중보건의 악화
- 완전고용문제
- 식량, 에너지 기타 자원부족
- 정치적·사회적 불안
- 열악한 소질자의 증가와 질적 역도태

인구의 질적인 문제는 인구구조나 분포, 인구의 교육수준이나 건강수준 등과 관련하여 제기되는 문제로써 인구의 생물학적인 역도태 현상, 연령별·성별·사회계급 구성 등 질적 불균형 문제를 들 수 있다.

산아제한에 의한 출산억제가 실시될 경우 사회·경제적으로 상류층에서 이를 수용하기 쉽다. 이 현상이 장기간 계속될 경우 사회계층간의 출산력의 차이로 인구의 자질이 저하된다. Lenz는 이를 '인구의 역도태 현상'이라고 하였다.

2) 인구정책

인구는 정치, 경제, 사회, 문화의 모든 영역과 직·간접으로 긴밀한 관련이 있다. 따라서 인구의 규모, 분포, 구성 또는 이를 결정하는 출생, 이동 등에 변화를 가져오기 위한 각종 대책이 필요하다.

인구정책에는 인구조정정책과 인구대응정책으로 구분할 수 있다. 개발도상국에서는 인구조정정책이 인구정책의 거의 전부를 이루고 있다. 인구조정정책은 양적조정정책과 질적조정정책으로 나누어 볼 수 있다.

인구의 양적조정정책에 관련되는 직접적인 조정대상은 출생률로써 가족계획사업을 통하여 달성하는 방법을 각국이 공히 채택하고 있다.

질적조정정책은 인구의 성별, 연령별 구조 등의 불균형을 결혼 및 출산을 통하여 이루려는 우생학적 정책과 결부되어 있다.

인구대응정책은 인구변동의 결과로 야기되는 식량, 주택, 고용, 교육, 도시문제 등의 제반문제를 해결하기 위한 정책을 말한다.

우리나라는 인구구조가 출생률이 사망률보다 낮아져서 인구가 감소하는 인구형태로 변화됨에 따라 정책의 방향도 출산과 양육에 유리한 환경조성, 고령사회 삶의 질 향상 기반 구축, 저출산·고령사회 성장동력 확보 등 양적조정정책에서 질적조정정책으로 전환되고 있다.

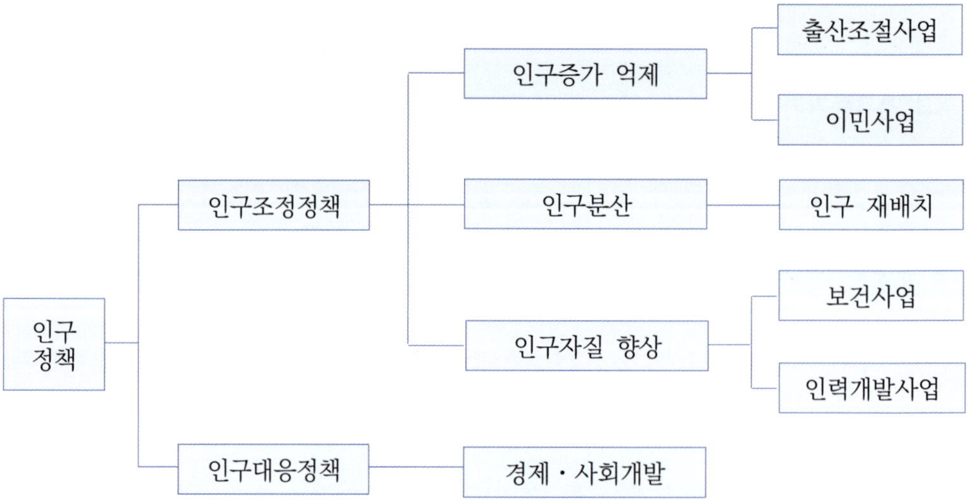

그림 18-6. 인구정책의 분류

19장 | 모자보건

개관

한 개인의 성장 · 발육 및 건강의 향후 특성을 결정하는 요인은 모체 및 영 · 유아 시기의 건강에 따라 크게 좌우된다. 그러므로 모자보건사업은 국가가 최우선적으로 수행해야 하는 공적 보건사업으로써 국민건강의 육성을 위한 기초가 된다고 할 수 있다. 따라서 이 장에서는 모자보건사업의 구체적 대상과 내용, 평가지표를 소개하고 영 · 유아의 주요 질환과 관리방안에 대하여 구체적으로 학습한다.

학습목표

1. 모자보건의 정의와 중요성을 설명할 수 있어야 한다.
2. 모자보건사업의 구체적 대상과 내용을 기술할 수 있어야 한다.
3. 모자보건사업의 수행결과를 평가할 수 있는 지표를 제시할 수 있어야 한다.
4. 모성보건의 구체적 내용을 기술할 수 있어야 한다.
5. 모성사망의 주요 원인을 구체적으로 설명할 수 있어야 한다.
6. 영 · 유아의 주요 질환과 관리방안을 제시할 수 있어야 한다.
7. 예방접종의 의의와 구체적인 접종방법을 기술할 수 있어야 한다.

주요용어

산전관리 / 분만관리 / 산욕관리 / 산욕기 감염 / 분만 후 출혈 / 분만 후 혈관종 / 임신중독증 / 자궁외 임신 / 산욕열 / 조산아 / 과숙아 / 선천성 기형 / 예방접종

1. 모자보건의 개념

1) 모자보건의 정의와 중요성

한 개인의 성장 · 발육 및 건강의 향후 특성을 결정하는 요인은 모체 및 영 · 유아기의 건강에 따라 크게 좌우된다는 것은 이미 주지의 사실이다. 건강한 모성이 건강한 자녀를 낳을 수 있으며, 건강한 어머니가 건강한 아기를 기를 수 있기 때문에 모성과 영 · 유아는 건강관리상 분리해서 생각할 수 없다.

세계보건기구 모자보건 전문분과위원회(1952)는 "모성보건이란, 모성의 건강유지와 육아에 대한 기술을 터득하여 정상 분만과 정상적 자녀를 갖도록 하며, 예측가능한 사고나 질환, 기형을 예방하는 사업이다."라고 정의하였다. 따라서 모자보건사업은 국가가 책임을 지고 최우선적으로 수행해야 하는 공적 보건사업으로써 임신부와 영 · 유아의 신체적, 정신적, 사회적 건강을 유지하고, 나아가 이것을 증진시키기 위하여 실시되는 조직적이고 지속적인 봉사를 말하며, 이는 국민건강의 육성을 위한 기초가 된다고 할 수 있다.

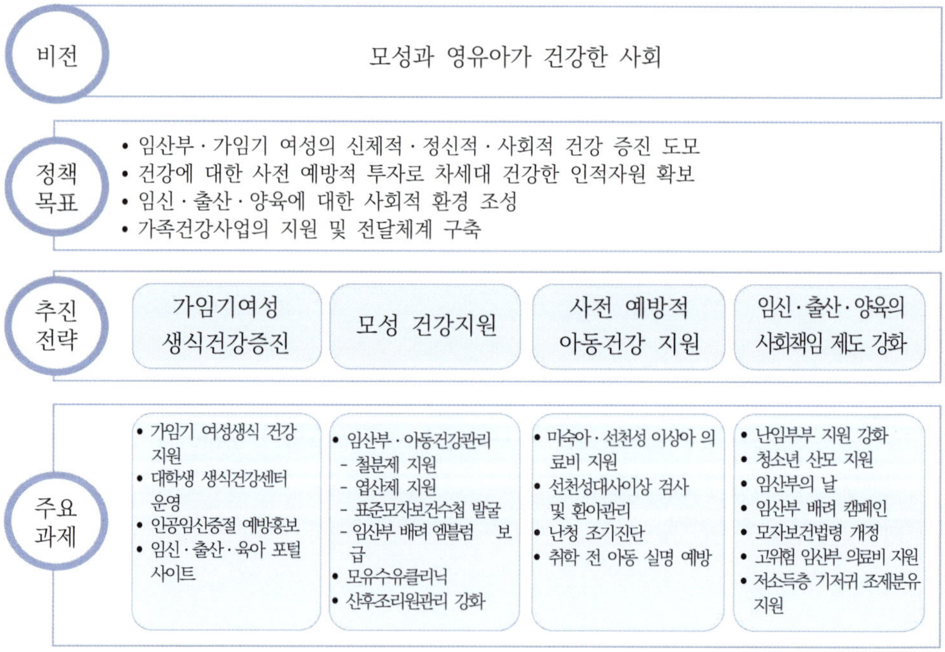

그림 19-1. 여성과 어린이 건강증진 체계

2) 모자보건사업의 목표

여성의 경제활동 증가와 만혼 및 고령출산이 늘면서 가임기 여성의 생식건강 및 영유아 건강증진에 한 필요성이 커지게 되었다.

모자보건사업은 모성과 영 · 유아에게 전문적인 보건의료서비스 및 그와 관련된 정보를 제공하고, 모성의 건강관리와 임신 · 출산 · 양육 지원을 통하여 이들이 신체적 · 정신적 · 사회적으로 건강을 유지하게 하는 사업을 말한다.

📖 모자보건사업의 목표(세계보건기구 모자보건 전문분과위원회(1952)

첫째, 모든 임산부들로 하여금 건강을 유지 · 증진하게 하고, 영 · 유아 보건에 대한 지식을 습득시키며, 정상 분만 및 건강한 어린이를 출산토록 한다.

둘째, 모든 어린이로 하여금 가정 내의 건전한 환경에서 사랑과 보호를 받으며 성장하게 하고, 적당한 영양과 건강지도 및 효과적인 의료봉사를 제공해 주며, 올바른 생활태도를 길러준다.

3) 모자보건사업의 대상

모자보건의 대상은 모성인구와 아동인구이다.

모성이란, 임산부와 가임기 여성을 말한다. 임산부는 임신 중이거나 분만 후 6개월 미만인 여성을 말하고, 가임기는 광의로는 제2차 성징이 나타나는 생식기부터 폐경기 즉, 생산연령층인 15~49세까지를 말하며, 협의로는 임신, 분만, 수유기의 20~40세를 말한다.

자녀라 함은 광의로는 0세부터 14세까지의 소아인구를 말하며, 협의로는 미취학아동을 말한다

모자보건사업의 수행결과를 평가할 수 있는 지표는 모성사망률과 모성사망비, 출생전후기사망률, 주산기사망률, 신생아 및 영아사망률 등이 있다.

2. 모성보건

모성보건(모성보건사업의 3대 목적)은 산전관리, 분만관리 및 산욕관리로 구분할 수 있다.

1) 산전관리

모성사망 원인의 대부분은 예방가능하거나 조기발견에 의한 처치로 감소시킬 수 있다. 정기적인 산전관리를 통하여 산모는 육체적 · 정신적인 건강을 유지하고, 임신 중의 부작용을 최소화시키며, 분만의 불안과 태아의 건강에 대한 불안을 감소시킬 수 있다. 태아의 측면에서도 저체중아, 사산, 신생아 사망 등의 발생을 감소시키고, 신생아의 건강을 유지할 수 있다.

산전관리는 건강력 조사, 진찰 및 검사, 영양관리, 일상생활의 주의 등을 들 수 있다.

우리나라 모자보건법이 정한 임산부 정기 건강진단 실시기준은 표 19-1과 같다. 임산부가 장애인인 경우, 만 35세 이상인 경우, 다태아를 임신한 경우 또는 의사가 고위험 임신으로 판단한 경우에는 특별자치시장 · 특별자치도지사 또는 시장 · 군수 · 구청장이 건강진단 횟수를 넘어 건강진단을 실시할 수 있다.

표 19-1. 정기 건강진단 실시기준

구 분	실시 기준
임신 28주까지	4주마다 1회
임신 29주에서 36주까지	2주마다 1회
임신 37주 이후	1주마다 1회

특별자치시장 · 특별자치도지사 또는 시장 · 군수 · 구청장은 임산부가 장애인복지법에 따른 장애인인 경우, 만 35세 이상인 경우, 다태아를 임신한 경우 또는 의사가 고위험 임신으로 판단한 경우에는 위의 건강진단 횟수를 넘어 건강진단을 실시할 수 있다.

① 분만예정일 및 건강력 조사

최종 월경을 아는 경우, 분만 예정달은 최종 월경달수에서 3을 빼거나 9를 더한 숫자이며, 분만 예정일은 최종 월경 첫 날수에 7을 더한 숫자가 추정 분만예정일이다. 또한 과거의 병력에 대하여는 유전적 질환, 결핵, 심장, 신장 · 복부수술 여부 및 성매개감염병 등을 점검한다.

② 진찰 및 검사

매월 체중, 혈압을 측정하고 부종 여부, 태아심음, 태아위치 등을 진찰한다. 소변검사, 혈액검사 등을 하여 단백뇨, 당뇨, 매독, 풍진, 기형아 검사 등을 실시한다.

③ **영양관리**

임부는 태아와 자신의 건강 및 수유를 위해서 적절한 음식을 섭취하는 것이 중요하다. 특히 무기질과 비타민이 풍부한 음식 특히, 칼슘, 철분이 많이 함유되어 있는 음식을 먹고, 편식이나 짜고 매운 자극이 심한 음식을 금하는 것이 좋다.

칼슘이 부족하면 어머니의 치아나 뼈에 이상을 초래할 수 있으며, 모체의 영양결핍은 태아의 영양결핍을 초래하게 된다.

영양부족일 경우 유산, 사산, 신생아 사망과 태아기능 부전증의 비율이 높아진다.

임신·수유기에는 열량이 더 소모되기 때문에 충분한 열량을 공급하여야 한다. 예를 들어 연령이 19~29세 여성의 에너지 필요추정량은 1일 2,100㎉이나 임신 3분기는 450㎉가 더 필요하고, 수유기에는 320㎉ 정도의 열량이 더 공급되어야 한다.

표 19-2. 식품패키지별 식품제공량(1인 1일 환산치)

식품명	식품패키지 1 (영아, 0개월~6개월 미만)	식품패키지 2 (영아, 6개월~12개월 미만)	식품패키지 3 (유아, 만 1세 ~ 만 6세미만)	식품패키지 4 (임신-수유부[1])	식품패키지 5 (출산부)	식품패키지 6 (완전모유 수유부)
조제분유[2]	필요량의 1/2까지	필요량의 1/2까지				
감 자		25g	25g	50g	50g	50g
달 걀[3]		50g(노른자)[4]	50g	50g	50g	50g
당 근		18g	18g	35g	35g	35g
쌀		45g	45g	90g	90g	90g
우 유			400㎖	400㎖	200㎖	400㎖
검정콩			10g	15g	15g	15g
김			3g	3g	3g	3g
미 역				2.5g	2.5g	2.5g
닭가슴살통조림[5]						27~30g
귤/오렌지주스						귤 중 1개 주스 200㎖

주) 1) 혼합수유부의 경우 출산 후 7개월째부터 보충식품은 우유만 제공
2) 모유수유를 우선적으로 권장하며, 필요량에 따라 제품에 표기된 권장 섭취량의 1/2까지 제공
3) 달걀 50g은 달걀 1개를 계산하여 공급
4) 전란을 지급하되, 영아는 노른자만 익도록 교육
5) 닭가슴살통조림의 경우, 닭가슴살을 진공(팩)으로 포장하여 제공 가능
※ 닭가슴살, 두부, 호상 요구르트 등 냉장이 필요한 제품을 제공하기 위해서는 반드시 냉장배송 체계가 확보되어야 하며, 식품에 대한 안전 관리는 해당 지역에서 담당하여야 함
※ 또한, 식품 배송 즉시 유통기한과 식품의 상태를 확인하여야 함
[자료] 보건복지부, 보건복지백서, 2021.

④ **예방접종**

임신 중 예방접종은 되도록 피하는 것이 좋다. 그러나 태아에게 영향을 미치지 않거나 접종을 하는 것이 더욱 효율적이라고 판단되는 경우에는 접종을 하기도 한다.

일반적으로 생바이러스 백신은 기형아의 원인이거나 태아에게 영향을 주기 때문에 금기이다. 그러나 생백신이라고 해서 모두 금기시하는 것은 아니다. 해를 끼칠 가능성이 거의 없거나 질병의 위험도가 예방접종으로 인한 위험보다 훨씬 웃도는 경우에는 예방접종이 가능하기도 한다.

권하지는 않지만 접종이 가능한 경우는 인플루엔자, 폴리오, B형간염, 콜레라, 장티푸스, 황열, 파상풍, 디프테리아, 광견병이고, 금해야 할 예방접종은 수두, 일본뇌염, 두창, A형간염이며, 특히 MMR은 절대 금해야 한다.

⑤ **일상생활의 주의점**

신체를 청결히 하고 의복은 너무 끼는 것을 입지 않도록 한다. 휴식과 수면은 충분히 하고 정신적으로 안정을 취한다.

임신 3개월 전과 8개월 이후에는 여행이나 심한 운동은 삼가며, 약물 등은 의사의 지시에 따라야 한다.

성생활은 임신 초 6주와 8개월 이후부터 산욕기까지 금한다. 임산부의 유방관리는 임신 4개월부터 유두를 온수로 닦고 마사지한다.

술 · 담배를 금해야 하며, 정신적으로 안정된 생활을 해야 한다.

2) 분만관리

분만(delivery)이란, 자궁 내에 있던 태아와 그 부속물이 산도를 지나 모체 밖으로 배출되는 현상을 말한다. 여기에는 출생과 유산, 사산이 포함된다.

🕮 반드시 의료기관에서 분만하여야 하는 경우

다음에 해당하는 임산부는 반드시 의료기관에서 분만을 하여야 한다.

- 초산부
- 30세 이상의 고령 임신부
- 4회 이상 분만의 경산부
- 내과적 합병증(심장병, 당뇨병, 고혈압 등)을 가진 임신부
- 산과적 합병증(후기 임신중독증, 분만 후 출혈경력이 있는 경우 등)이 병발된 임신부
- 사산 및 신생아 사망경험 임신부

임신초기 대략 20주 이전에 태아가 자체적으로 생존능력를 가지기 전에 사망할 경우를 유산(abortion)이라 칭하고, 20주 이상의 주 수에서 사망한 태아를 분만하는 경우 사산(stillbirth)이라 한다.

이상분만의 원인으로는 산도(birth canal)의 이상으로 골산도, 연산도의 이상, 골반 및 관절의 이상, 태아 및 태아 부속물의 이상으로 태아의 위치 이상이나 태아의 자세 및 태아의 크기 등이 원인일 때, 태반의 이상, 난막의 이상 등이 있다.

3) 산후관리(산욕관리)

(1) 일반적 산후관리

임신 및 분만에 의해 생긴 모체의 해부학적, 기능적 변화가 임신 이전의 상태로 회복될 때까지의 기간을 산욕기(puerperium)라 한다. 대개 분만 후부터 6~8주 정도의 기간이다.

분만 후 1시간 동안은 가장 중요한 시기이다. 이때 산후출혈 가능성이 잘 일어나는 시기이므로 세심하게 관찰하여야 한다.

분만 직후 곧 잠을 자게 하여 피로가 회복되게 하며, 빠른 시간 내에 소변을 보도록 해야 한다.

분만 2~3일 후부터 내분비작용의 변화로 모유가 분비되기 시작하는데 이때 처음 분비되는 모유를 초유라고 한다. 초유에 들어 있는 항체는 각종 감염성 질환으로 인한 신생아 사망 예방은 물론 균형 있는 영양소를 제공하기 때문에 모유수유는 신생아의 건강한 성장과 산모의 건강증진에 필요한 요소이다.

초유는 약 일주일 정도 분비되며, 일반 모유보다 더 진하고 노란색을 띤다. 1일 1회 이상 유방을 따뜻한 물로 깨끗하게 씻고 유두는 비누칠을 하지 않는다. 수유 시에는 양쪽을 교대로 먹이고 처음에는 5분씩 수유 후 점차 시간을 늘린다.

📖 모유 수유의 장점

- 아기와 어머니의 연대감이 강해진다.
- 항체를 지니고 있어 각종 감염으로부터 보호할 수 있다.
- 배란을 억제하여 임신을 예방하는 효과가 있다.
- 모유는 항상 신선하고 완전 무균상태이며, 소화가 잘되고 먹이기에 적당한 온도이다.
- 경제적이고 시간이 절약된다.
- 모체의 자궁수축을 도와준다.

(2) 분만 후 합병증

① 산욕기 감염

세균이 외부로부터 들어오거나 또는 정상적으로 생식기관에 있던 것이 자궁내로 들어가 발생한다. 분만 후 첫 24시간 이후부터 10일 내지 21일 사이에 38℃ 이상의 발열이 2일 이상 지속되는 경우이다. 증상은 감염부위와 분포정도에 따라 다르다. 자궁내막염(Endometritis), 자궁주위염(Parametritis)이 흔하다.

② 분만 후 출혈

자궁이완, 열상, 태반조직의 잔류, 자궁파열, 응고장애 등에 의해 혈액 500㎖ 또는 그 이상의 손실이 있을 때를 말하며, 분만 1시간 후에 가장 흔하다.

③ 분만 후 혈관종

외부생식기를 덮고 있는 피부 아래 결합조직, 질점막 아래 또는 광범위한 인대에 혈액이 모여 있는 상태이다. 압박감과 통증을 호소하고, 피부색 변화와 함께 단단하고 가득찬 느낌, 혈압저하, 빈맥 등이 주요 증상이다. 만질 때 통증이 있다.

④ 분만 후 우울증

산후 우울감(Postpartum blues)은 분만 후 2~4일, 산후 우울증(Postpartum depression)은 산후 4주 후쯤에 나타난다. 새로운 부모 역할, 책임 부과, 피로, 출산에 대한 흥분에 의한 적응과 관련해 나타난다. 과장되고 지속적인 불안정, 감정변화, 비효과적인 대처기전, 불면증, 배우자에 대한 적대감, 죄의식, 활동에 대한 관심결여, 신생아에 대한 부적절한 대처 등이 주요 증상이다. 심하면 산후 정신병(Psychosis)으로 발전한다.

3. 모성사망

모성사망은 임신기간 또는 부위와 관계없이, 우연 또는 우발적인 원인으로 인하지 않고, 임신 또는 그 관리에 관련되거나, 그것에 의해 악화된 어떤 원인으로 인하여 임신 중 또는 분만 후 42일 이내에 발생한 사망에 국한된다. 따라서 임신 중 감염병 감염, 중독 등 사고에 의한 사망은 포함되지 않는다.

모성사망의 주요 원인은 진통 및 분만의 합병증, 주로 산후기에 관련된 합병증 등 직접산과적 사망이 전체 모성사망의 대부분을 차지하고 있다.

표 19-3. 사망원인별 모성사망자 수 및 구성비(2018~2019)

(단위 : 명, %)

사 망 원 인	2018년		2019년		전년대비	
	사망자 수	구성비	사망자 수	구성비	증감	증감율
전 체	37	100.0	30	100.0	-7	-18.9
직접 산과적 원인	**23**	**62.2**	**26**	**86.7**	**3**	**13.0**
- 주로 산후기에 관련된 합병증	8	21.6	11	36.7	3	37.5
- 진통 및 분만의 합병증	7	18.9	10	33.3	3	42.9
- 임신, 출산 및 산후기의 부종, 단백뇨 및 고혈압성 장애	3	8.1	2	6.7	-1	-33.3
- 태아와 양막강 및 가능한 분만 문제와 관련된 산모관리	2	5.4	1	3.3	-1	-50.0
- 유산된 임신	1	2.7	1	3.3	0	-
- 주로 임신과 관련된 기타 모성장애	1	2.7	0	0.0	-1	-100.0
- 달리 분류되지 않은 기타 산과적 병태(직접 산과적 원인)	1	2.7	1	3.3	0	-
간접 산과적 원인	**14**	**37.8**	**4**	**13.3**	**-10**	**-71.4**
- 달리 분류되지 않은 기타 산과적 병태(간접 산과적 원인)	14	37.8	4	13.3	-10	-71.4

[자료] 통계청, 사망원인 통계결과, 2020

모의 연령별 모성사망비는 25~29세가 7.9명으로 가장 낮고, 40세 이상이 28.9명으로 가장 높다. OECD 국가 간 모성사망비 비교 시 OECD 평균 9.0명에 비해 한국은 11.8명으로 다소 높은 수준이다.

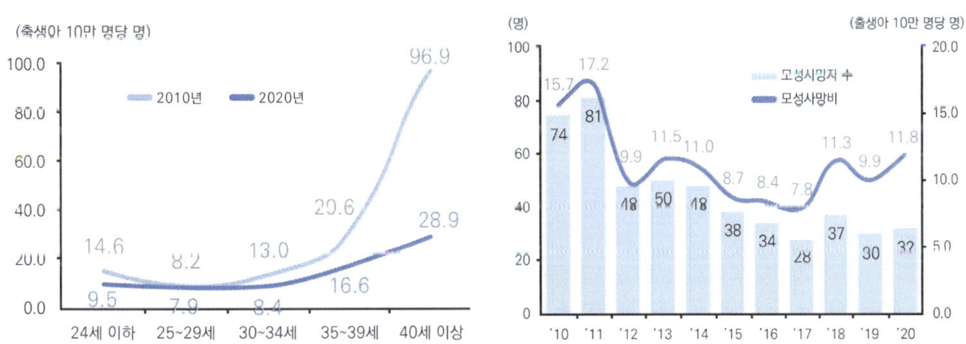

[자료] 통계청, 사망원인 통계결과, 2021.

그림 19-2. 모의 연령별 모성사망비와 모성사망자 수 및 모성사망비

1) 임신중독증(Toxemia)

임신 후반기 특히 8개월 이후에 다발하며, 임산부 사망의 주요 원인이다. 아직까지 임신중독증의 발생기전은 명확하게 밝혀지지 않았으며, 일반적으로 비정상적인 태반형성으로 인한 내막세포의 기능부전이 주된 원인으로 알려져 있다.

주 증상은 부종, 단백뇨, 고혈압이며, 이를 임신중독증의 3대 증상이라 한다.

임신중독증의 예방적 조치

첫째, 정기적인 건강진단을 받는다.
둘째, 단백질 및 비타민 공급을 충분히 한다.
셋째, 적당한 휴식과 겨울철의 보온을 한다.
넷째, 식염 · 당질 · 지방질의 과다 섭취를 금한다.

2) 출혈(Hemorrhage)

출혈은 임신 전반기(임신 5개월 전) 출혈, 후반기(임신 6개월 후) 출혈과 산욕기 출혈 등이 있는데 전반기 출혈은 자궁 외 임신, 유산에 의하는 경우가 있으며, 후반기 출혈은 전치태반, 태반조기 박리, 자궁파열, 경관파열, 회음열상 등에 의한 경우가 있다.

3) 자궁외 임신(Ectopic pregnancy)

자궁 내 점막조직 이외의 부위에 성립되는 임신으로 95%가 난관에서 발생하며, 난소나 복강 내 임신이 되는 경우도 있다. 증상은 하복통, 무월경 내지 자연월경출혈 등이다. 많은 경우 이전에 임균성 및 결핵성 난관염과 인공유산 후의 염증 또는 산욕열을 앓았다든지 습관성 유산이 나 장기간 재임신이 안되었던 사람에게서 많이 발생한다.

4) 산욕열(Puerperal fever)

출산이나 유산을 한 뒤 여성 생식기관의 감염으로 인해 첫 10일 동안 38℃ 이상 되는 열을 산욕열이라 하며, 산욕기 이상으로 가장 많이 나타난다.

산욕열을 일으키는 균은 주로 화농성 연쇄상구균, 포도상구균, 혐기성(피산소성) 연쇄상구균들이며, 이들은 출산시간이 길고 출산 시 손상이 컸던 경우와 미숙한 기계식 분만으로 인해 괴사된 조직들에서 번식한다.

4. 영 · 유아 보건

1) 영 · 유아의 특성

영 · 유아는 신생아에서 유아기까지의 기간을 말한다. 우리나라 모자보건법에서는 출생 후 28일 미만을 신생아라 하고, 1년 미만 즉, 0세 인구를 영아라 하며, 영 · 유아는 출생 후 6년 미만인 사람이라고 정의하고 있다.

이 시기의 성장발육은 출생 후 어느 때보다도 신체적, 정신적으로 급격히 이루어진다. 또한 질병에 대한 저항력이 매우 적은데, 이는 성인은 선천 및 후천적으로 얻은 면역이 함께 작용하지만 영아는 선천적인 면역만이 작용하기 때문이다.

- 영 · 유아
  - 신생아
    - Ⅰ기 : 생후 24시간 미만
    - Ⅱ기 : 24시간~7일 미만(생후 7일 미만 : 초생아)
    - Ⅲ기 : 7일~28일 미만
  - 후기신생아기 : 1개월~12개월 미만
  - 영아 : 1세 미만
  - 유아 : 6세 미만

그림 19-3. 영 · 유아의 분류

2) 영 · 유아의 보건문제

(1) 발육이상

① 조산아

발육이상으로 태어날 당시의 임신기간이나 태아의 체중에 따라 정상범위에 못 미치는 경우를 조산아 또는 미숙아(premature infant)라고 한다.

조산아의 원인은 불분명한 경우가 많으나 주로 임신중독, 다태임신, 선천기형, 성매개감염병, 모체의 질병이나 과로가 원인이 될 수 있다.

조산아는 체온조절장애, 호흡장애, 소화장애, 조혈능력부족, 질병과 독성에 대한 높은 감수성 등의 육체적 결함을 지니고 있다. 따라서 조산아의 관리는 체온보호, 감염병 감염방지, 영양보급 및 호흡관리가 가장 중요하며, 이를 조산아의 4대 관리라 한다.

② **과숙아**

과숙아(postmature infant)는 임신기간 42주 이후의 출생아와 태아체중이 4.5kg 이상인 경우로써 자궁에 있는 기간이 길어져 산소부족증이나 난산을 초래할 수 있으며, 중추신경계의 장애가 발생할 수 있다.

일반적으로 유전적 요인과 열량의 과다섭취, 산모의 운동부족 및 호르몬 분비의 이상 등에 기인한다.

세계보건기구의 분만 분류

1. 임신기간에 따른 분만 분류

28주에서 38주 미만의 출생아 : 조산아
38주에서 42주 미만의 출생아 : 정상기간 출생아
42주 이후의 출생아 : 과숙아, 과기산

2. 몸무게에 따른 분만 분류

2.5kg 미만 : 조산아, 미숙아(저출생 체중아, low birth weight infant)
2.5kg에서 4.5kg 미만의 출생아 : 정상출생
4.5kg 이상 : 과숙아

(2) 선천성 기형

선천성 기형(congenital abnormality)이란, 모체의 영양 부족이나 임신 중의 질병 등으로 인하여 분만 전부터 신생아에 나타나는 신체의 표면이나 체내에 나타나는 해부학적인 형태의 이상을 말한다.

신생아 사망의 거의 50%는 선천성 기형에 의하며, 신생아의 중증질환의 최대 원인이다.

선천성 기형의 원인은 대체로 유전인자와 환경인자에 의해서 발생된다.

유전인자에 의한 선천성 기형은 염색체 이상과 유전인자의 돌연변이에 원인이 있다.

환경인자에 의한 기형은 배아기 동안에 기관이 형성되는데 어떤 요소 또는 기형 유발인자에 의해 기관형성에 문제가 발생하게 된다. 배아의 발육은 기관형성기 동안 가장 장애받기가 쉬워서 기형 유발인자에 의한 선천성 기형의 대부분이 이 기간 동안에 발생한다.

임신초기의 풍진감염, 임신 중 방사능의 과도 조사, 약품의 오용 등은 기형 유발인자로 작용하여 기형아를 출산하는 원인이 된다.

3) 영 · 유아 보건대책

(1) 정기건강진단

영 · 유아의 건강증진을 도모하고 건강한 미래 인적자본으로 성장하도록 하기 위하여 영양관리, 선천성 대사 이상 검사, 위생관리 및 예방접종 실시, 조산아, 기형아 등에 대한 특별한 의학적 관리대책이 필요하다.

표 19-4. 영 · 유아 및 미숙아동의 정기건강진단 실시기준

구 분	모자보건법(시행규칙 별표1)
영 · 유아	가. 신생아 : 수시 나. 영유아 (1) 출생 후 1년 이내 : 1개월 마다 1회 (2) 출생 후 1년 초과 5년 이내 : 6개월 마다 1회
미숙아동	가. 분만의료기관 퇴원 후 7일 이내에 1회 나. 1차 건강진단 시 건강문제가 있는 경우에는 최소 1주에 2회 다. 발견된 건강문제가 없는 경우에는 영유아 기준에 의함

(2) 예방접종

영 · 유아의 건강관리에서 가장 기본적인 사항은 예방접종이다. 예방접종은 의학의 발달에 따라 접종방법과 종류가 달라진다.

예방접종은 필수예방접종과 임시예방접종이 있다. 필수예방접종은 특별자치도지사 또는 시장 · 군수 · 구청장이 관할 보건소를 통하여 실시한다.

그리고 보건소에서 시행이 어렵거나 보건소를 이용하기 불편한 주민 등에 대한 예방접종업무는 종합병원, 병원, 요양병원(의사가 의료행위를 하는 곳만 해당) 또는 의원 등에서 특별자치도지사 또는 시장 · 군수 · 구청장이 지정하는 의료기관에 위탁할 수 있다.

📖 필수예방접종 대상감염병

디프테리아, 폴리오, 백일해, 홍역, 파상풍, 결핵, B형간염, 유행성이하선염, 풍진, 수두, 일본뇌염, b형헤모필루스인플루엔자, 폐렴구균, 인플루엔자, A형간염, 사람유두종바이러스 감염증, 그 밖에 보건복지부장관이 감염병의 예방을 위하여 필요하다고 인정하여 지정하는 감염병

(감염병의 예방 및 관리에 관한 법률 제24조)

임시예방접종은 보건복지부장관이 감염병 예방을 위하여 특별자치도지사 또는 시장 · 군수 · 구청장에게 예방접종을 실시할 것을 요청한 경우나 특별자치도지사 또는 시장 · 군수 · 구청장이 감염병 예방을 위하여 예방접종이 필요하다고 인정하는 경우 보건소를 통하여 임시로 예방접종을 시행한다.

표 19-5. 표준예방접종 일정표

	대상 전염병	백신종류 및 방법	0개월	1개월	2개월	4개월	6개월	12개월	18개월	15개월	24개월	36개월	만4세	만6세	만11세	만12세
국가예방접종	결핵	BCG(피내용)	1회													
	B형간염	HepB	1차	2차			3차									
	디프테리아 파상풍 백일해	DTaP			1차	2차	3차		추4차				추5차			
		TD/Tdap													추6차	
	폴리오	IPV			1차	2차	3차						추4차			
	b형헤모필루스인플루엔자	PRP-T/HbOC			1차	2차	3차	추4차								
	폐렴구균	PCV(단백결합)			1차	2차	3차	추4차								
		PPSV(다당질)								고위험군에 한하여 접종						
	홍역 유행성이하선염 풍진	MMR						1차					2차			
	수두	Var						1회								
	A형간염	HepA						1~2차								
	일본뇌염	JE(사백신)						1~3차						추4차		추5차
		JE(생백신)						1~2차								
	인플루엔자	Flu(사백신)					매년접종									
		Flu(생백신)									매년접종					
기타 예방접종	결핵	BCG(경피용)	1회													
	로타바이러스	RV1(로타릭스)			1차	2차										
		RV5(로타텍)			1차	2차	3차									
	사람유두종 바이러스	HPV4(가다실)/HPV2(서바릭스)													1~3차	

20장 | 가족계획

개관

가족계획은 우생학적으로 우수하고 건강한 자녀의 출산을 계획적으로 조절하여 건강한 아이를 분만하고자 하는 출산계획 또는 산아계획이다. 즉, 부양능력에 가장 알맞은 수의 자녀를, 적절한 터울로, 알맞은 때에 출산하자는 의미를 함축하고 있다. 따라서 이 장에서는 가족계획의 필요성과 구체적인 내용을 소개하고 피임의 기전과 종류에 대하여 구체적으로 학습한다.

학습목표

1. 가족계획의 정의와 역사를 설명할 수 있어야 한다.
2. 가족계획의 필요성을 설명할 수 있어야 한다.
3. 가족계획의 내용을 열거할 수 있어야 한다.
4. 우리나라 가족계획사업의 변천과정을 기술할 수 있어야 한다.
5. 피임의 기전과 종류를 설명할 수 있어야 한다.
6. 피임의 조건을 설명할 수 있어야 한다.
7. 가족계획방법과 각 방법의 장 · 단점을 설명할 수 있어야 한다.

주요용어

산아제한 / 국제가족계획연맹 / 자궁내 피임장치 / 경구피임제 / 콘돔 / 다이아프램 / 살정제 / 월경주기법 / 기초체온법 / 인공유산 / 자궁경관점액법 / 성교중단법 / 자연피임법 / 자궁경 캡 / 정관결찰술 / 난관결찰술

1. 가족계획의 개념

1) 가족계획의 정의

가족계획(family planning)은 부양능력에 가장 알맞은 수의 자녀를, 적절한 터울로, 알맞은 때에 출산하자는 의미를 함축하고 있다.

진정한 의미의 가족계획은 우생학적으로 우수하고 건강한 자녀의 출산을 계획적으로 조절하여 건강한 아이를 분만하고자 하는 출산계획 또는 산아계획이다. 따라서 가족계획의 범주 속에는 산아제한이나 피임뿐만 아니라 결혼, 임신, 출산, 육아, 모자보건, 불임문제의 해결을 포함하고 있다. 즉, 산아제한이나 수태조절은 가족계획을 달성하기 위한 하나의 방법이며 수단일 뿐이다.

가족계획의 필요성

첫째, 모자보건수준의 향상을 위해 필요하다. 어머니가 가장 건강할 때 자녀 출산을 계획함으로써 어머니와 자녀의 건강을 유지할 수 있기 때문이다.

둘째, 자녀의 양육 능력 조절을 위해 필요하다. 터울과 출산시기 및 자녀 수를 고려한 적정 가족 수를 계획함으로써 가족 모두 건강하고 행복할 수 있기 때문이다.

셋째, 생활양식 개선 및 경제생활 향상을 위해 필요하다. 반복되는 임신과 많은 자녀 수는 어머니와 자녀의 건강에 장애요인이 될 뿐만 아니라 자녀 양육 및 교육의무의 부담을 가중시켜 결국 가족 전체의 삶의 질 개선에 저해요인으로 작용한다.

넷째, 도덕 · 윤리적 입장에서 필요하다. 원하지 않는 반복임신의 대부분이 인공임신중절에 의해 처리되므로 이를 사전에 예방하여 윤리적인 문제 발생을 차단할 필요가 있다.

다섯째, 여성의 인권존중이라는 입장에서 필요하다. 반복되는 임신 · 출산 · 육아는 여성의 자기개발과 사회참여를 저지하는 장애요인으로 작용한다.

여섯째, 인구의 폭발적인 증가는 아무리 급속한 산업의 발달이라 할지라도 따라갈 수 없다. 특히 우리나라와 같이 자원이 부족하여 무역에만 의존하고 있는 경우에는 인구조절을 위한 적절한 가족계획사업이 필요하다.

따라서 우리나라의 경제개발 초기단계에서 가족계획을 통한 인구정책은 가장 역점을 두었던 보건사업이었다.

2) 가족계획의 역사

그리스의 스파르타에서는 우수한 전투력 확보를 위한 강병책의 일환으로 허약한 영아를 살해하였던 일은 잘 알려져 있는 사실이다. 동양에서는 남존여비의 사상으로 노동력이 약한 여아 살해의 관습이 있었다.

Malthus의 인구론이 제창되던 당시는 엄격한 종교적 윤리관에 지배를 받았었기 때문에 인구조절 방법은 결혼을 억제하는 것이 유일한 해결책이었다.

산업혁명으로 인한 노동력의 수요 증대, 농업의 기술 발달 및 무역의 발전으로 식량자원의 문제가 해소되면서 인구는 계속하여 증가하여 왔다. 이에 대한 해결책으로 대두된 것이 피임과 인공유산이었다.

이와는 다른 측면에서 즉, 인구증가에 대한 대책으로써 출생률의 억제라는 측면이 아니라 임신과 인공유산으로 인한 비극적인 생활에서 여성들을 구제하기 위한 인도주의적인 여성운동으로써 가족계획운동이 태동하게 되었다.

수태조절의 창시자인 미국 보건간호사인 Margarett Sanger(1883~1966)는 "여성은 반복되는 임신, 출산, 육아로 인해 자신의 삶을 영위하지 못하고 있으며, 여성을 이 고통으로부터 구해내는 것은 여성 개인의 행복뿐만 아니라 행복한 가정의 원동력이다."라고 주장하고 1914년 산아제한연맹을 창설하였으며, 1916년 최초로 산아제한진료소를 개설하였다. 한편 영국의 Marie Stopes는 여성들이 성에 관한 지식의 부족으로 발생되는 불행한 임신과 인공유산으로 받는 고통을 구제하기 위해 임신의 조절과 성교육의 필요성을 강조하는 국제적인 가족계획운동을 일으켰다. 1946년 스웨덴 성교육자인 Ottensen Jensen의 알선으로 이제까지 여러 나라에서 법률적인 제재의 역경 속에서 어려운 활동을 벌여왔던 산아제한 운동을 결집하여 23개국 대표가 모여 국제가족계획위원회를 런던시에 설립하였다. 이 위원회는 1952년 인도의 Bombey에서 '국제가족계획연맹(International Planned Parenthood Federation, IPPF)'으로 정식 발족하여 가족계획사업이 정착하게 되었다. 우리나라는 1961년 정회원국으로 가입하였다.

3) 우리나라의 가족계획사업

가족계획사업이란 가족의 건강과 가정복지의 증진을 위하여 수태조절에 관한 전문적인 의료봉사 · 계몽 또는 교육을 하는 사업을 말한다.

(1) 역사적 배경

1950년대 이후 급격한 인구증가 현상에 따라 본격적으로 가족계획사업이 전개되었다. 가족계획사업이 처음 시도된 것은 1950년대 중반 미국인 선교사 George C. Worth에 의해 대구에서 선교사업과 더불어 시작되었다. 1957년 이영춘 박사에 의해 모자보건관리를 포함한 가족계획운동이 전개되었고, 1958년 대한어머니회가 발족되면서 가족계획계몽운동을 사업의 일부로 채택하였다. 1961년 4월 민간 가족계획운동기관인 대한가족계획협회가 창설되었으며, 1961년 5·16군사정변 이후 국가재건최고회의에서 가족계획을 국가시책으로 채택할 것을 결의하여 1962년 경제개발계획의 일환으로 정부의 보건조직망을 통해 추진되었다.

즉, 우리나라 가족계획사업은 정치적으로 볼 때 과잉인구가 주는 압력을 제거하여 경제성장을 계속 추진시킨다는 기본방침 아래 다른 보건사업과는 별도로 출산조절에 역점을 두고 추진되었다.

(2) 가족계획사업의 전개

① 제1기(알맞은 수의 자녀 갖기 운동기, 1951~1965)

한국동란 이후 급격히 증가하는 출산력을 억제하고 인구증가율을 떨어뜨리기 위해서 정부는 1962년도에 최초로 가족계획사업비를 주관부처인 보건사회부에 배정하고, 민간단체인 대한가족계획협회에도 지원금을 주어 본격적인 정부주도의 가족계획사업을 실시하였다. 보건소법(현 지역보건법)에 가족계획지도·계몽교육을 보건소의 업무로 규정하였고, 각 보건소에 가족계획업무를 담당하는 간호원과 조산원을 훈련 배치하였으며, 해외이주법을 제정하여 이민사업도 착수하였다. 이 시기의 표어는 "알맞게 낳아 훌륭하게 기르자", "덮어 놓고 낳다보면 거지꼴 못 면한다", "많이 낳아 고생말고 적게 낳아 잘 키우자"였고, 이상적인 자녀 수는 3.9명(1965), 15~44세 유배우 부인의 피임실천율은 16%(1965), 합계출산율은 5.4명(1965)이었다.

② 제2기(세 자녀 갖기 운동기, 1966~1970)

"3자녀를 3년 터울로, 어머니 나이 35세 이전에 단산한다."는 소위 3, 3, 35로 대변되는 이 시기의 가족계획사업은 구체적으로 자녀의 수를 셋으로 제한하기 위한 최초의 시도라는 특징을 가지고 있으며, 초창기의 진료소 중심형태의 피임서비스적 사업접근방법에서 차차 요원중심 그리고 가족계획 어머니회를 중심으로 한 접근방법으로 전환되는 과정이었다. 홍보 전략도 그에 따라 단순한 피임지식을 제공하는 계몽위주에서 개인의 동기형성에 주안을 두게 되었다. 이때부터 피임약이 보급되어 지역사회 주민들의 자발적인 가족계획실천을 위한 기반이 되었다. 이 시기의 이상적인 자녀 수는 3.9명(1968), 15~44세 유배우 부인의 피임실천율은 20%(1967), 합계출산율은 4.3명(1970)이었다.

③ 제3기(두 자녀 갖기 운동기, 1971~1976)

출산력을 더 떨어뜨리기 위해서는 전통적으로 남아선호사상이 불식되지 않고는 힘들다는 점에 의견이 일치함에 따라 가족계획표어도 "딸·아들 구별 말고 둘만 낳아 잘 기르자"라는 표현으로 바꾸어 자녀 수를 세 자녀에서 두 자녀로 감소시키고, 남아와 여아의 차별을 없애서 장기적으로 인구성장을 억제하려는 노력을 하였다. 한편 이 시기의 이상 자녀 수는 2.8명(1976), 15~44세 유배우 부인의 피임 실천율은 44%(1976), 합계출산율은 3.6명(1974)이었다.

④ 제4기(가족계획 생활화기, 1977~1981)

가족계획이나 피임에 관한 홍보 및 교육은 그것이 한 가정의 부부생활이라는 지극히 사적인 내용을 담고 있기 때문에 금기성이 강하다. 따라서 이 시기에 들어서면서 사업전략은 개별접촉을 통한 피임지식 제공과 실천 유도에서 집단을 대상으로 한 학교인구교육, 예비군교육 및 각종 훈련기관의 교육을 통하여 보다 공개적으로 추진하게 되었다. 나아가서 각종 방송매체와 대중적인 인쇄매체를 이용하여 전체적인 사회분위기를 조성하여 가족계획을 생활화하게 되었다. 이 시기의 표어는 "하루 앞선 가족계획 10년 앞선 생활계획", "잘 키운 딸 하나 열 아들 안 부럽다"이었고, 이상 자녀 수는 2.7명(1978), 15~44세 유배우 부인의 피임실천율은 55%(1979), 합계출산율은 2.8명(1980)이었다.

⑤ 제5기(한 자녀 갖기 운동기, 1982~1990)

워낙 국토가 좁고 부존자원이 없는 우리나라의 실정 때문에 출산력 수준을 더 낮추어야 한다는 인식이 강했다. 따라서 정책목표도 두 자녀 가정에서 한 자녀 가정으로 하향 조정되어야 했다. 이에 따라 1983년부터 조심스럽게 시작된 우리나라의 한 자녀 낳기 운동은 정부차원에서는 정책적으로 뒷받침만 하고 주도적인 역할은 학계와 민간단체에서 담당하고 있다. 이 시기의 표어는 "하나씩만 낳아도 삼천리는 초만원"이었고, 이상 자녀 수는 2.0명(1988), 15~44세 유배우 부인의 피임실천율은 77%(1988), 합계출산율은 1.6명(1988)이었다.

⑥ 제6기(저출산, 저사망 인구전환기, 1991~1995)

이 때의 표어는 "적게 낳아 엄마건강, 잘 키워서 아기건강", "사랑으로 가족계획 이웃 간에 오누이"였고, 이상 자녀수는 2.1명(1991), 15~44세 유배우 부인의 피임실천율은 79%(1991), 합계출산율은 1.6명(1991)이었다.

⑦ 저출산 · 고령화기(2000년 이후~)

우리나라 출산율은 1997년 외환위기 이후 급격히 낮아지기 시작하여 2005년에는 1.08명까지 하락하였다. 이는 현재 인구수준을 유지하기에도 턱없이 낮은 수준이다. 보건복지부 추계에 따르면 건강한 복지사회를 유지하기 위해 필요한 우리나라의 적정인구는 4,600~5,100만 명 수준으로 이를 유지하기 위한 적정

합계출산율은 1.8~2.4명이다. 이대로라면 2020년부터는 총 인구 수가 감소하고 2050년이 되면 전체 노동력의 절반은 50세 이상으로 구성된다. 우리는 '예고된 위기'를 향해 달려가고 있는 것이다.

새로마지 플랜과 브릿지 플랜

우리나라는 저출산 · 고령화 문제에 본격 대응하기 위하여 2005년 저출산 · 고령사회 기본법에 근거한 대통령직속의 저출산 · 고령사회위원회가 출범하고, 같은 해 12월 관계 부처와 전문가로 구성된 저출산 · 고령사회기본계획 실무추진단을 설치하였으며, 2006년 8월 새로마지플랜 2010이라는 제1차 저출산 · 고령사회기본계획을 수립했다.

'새로마지'는 '새롭고 희망찬 출산에서부터 노후생활의 마지막까지 아름답고 행복하게 사는 사회'라는 의미와 '미래와 행복이 가득한 사회를 새로 맞이한다.'는 의지를 동시에 표현하고 있다. 즉, 저출산 · 고령사회에 대응한 전반적 사회개혁을 추진하여 지속발전가능사회를 실현하자는 것이다. 제1차('06~'10)기본계획에서는 출산 · 양육에 유리한 환경조성 및 고령사회 대응 기반을 구축하였고, 제2차('11~'15)기본계획에서는 출산율의 점진적 회복 및 고령사회 대응 체계를 공고화하였다. 제3차('16~'20)기본계획에서는 저출산 추세 반전 및 고령사회의 성공적 적응에 초점을 두고 있다.

2015년으로 제2차 기본계획이 완료되면서 2015년 12월 향후 5년간 추진할 (2016~2020) '제3차 저출산 · 고령사회기본계획(브릿지 플랜 2020)'을 수립하였다. 3차 기본계획은 장기 목표로 가는 교두보가 된다는 의미에서 브릿지 플랜 2020이라고 한다. 이는 저출산·고령화 극복을 위한 그간의 미시적이고 현상적인 접근에서 벗어나 종합적이고 구조적인 접근을 시도한 것이다. 저출산 대응을 위해 종전 기혼가구 보육 부담 경감에서 일자리, 주거 등 만혼 · 비혼책으로 전환하고, 제도 · 비용지원 위주에서 실천 · 사회 인식 변화 중심으로 접근하였다. 고령사회 대응은 소득 · 건강보장 제도의 성숙에 따라 사각지대 해소와 급여 수준 제고에 중점을 두고, 고령사회 전환에 따른 생산인구 감소 등에 대응하도록 고용 · 산업 등 구조 개편에 주력하였다. 또한 저출산 · 고령사회 대응은 사회 전반의 인식과 문화가 바뀌어야 하므로 정부 정책만으로는 한계가 있어 민간 · 지역과의 협조 체계를 구축해 20~30년을 내다보는 장기적 접근을 모색한 것이다.

2. 가족계획의 내용

가족계획은 각 가정의 모자보건 증진, 가정경제 향상, 자녀교육수준 증대, 문화생활 향상 등 미시적 측면에서 가정행복을 유지하기 위한 수단이 될 뿐 아니라 거시적 측면에서도 일국의 적정인구 규모 및 구조의 유지를 통한 경제성장의 촉진, 국민생활수준의 향상 등 국가발전에도 기여할 수 있다.

성공적인 가족계획은 다음의 몇 가지를 고려해야 한다.

1) 초산연령의 결정

모체 건강상 바람직한 출산연령은 20~30세로써 초산은 20대 초반에 하고 마지막 출산을 30세 이전에 하는 것이 바람직하다.

20세 이전은 분만의 안정성이 낮아 사산 및 미숙아 분만율이 높고, 인공유산의 빈도가 높아지므로 이에 따른 부작용 및 사망률이 현저히 높다.

30세 이후는 산도의 신축성이 불충분하여 유산의 위험성이 크며, 35세 이후는 제왕절개술의 가능성이 높아지고 임신중독증, 유산, 미숙아 분만율이 20대의 약 2배 이상이 된다고 보고되고 있다. 또한 30대에 초산을 하면 단산의 시기가 늦어지고 여성생식기 질환의 이환율이 높다.

2) 출산간격

임신 중에는 쉽게 신체에 이상이 올 수 있고, 모체에 잠재해 있던 질병이 임신으로 악화될 수 있으며, 그 결과 태아에게 영향을 줄 수 있다.

원만한 모자보건의 유지 및 향상을 위하여 자녀의 터울은 임신기간 9개월, 수유기간 6개월, 모체의 휴식 및 회복기간 최소 12개월로 약 3년간을 유지하는 것이 바람직하다. 짧은 임신간격 및 출산간격일수록 모성 및 영·유아사망률이 현저히 높고, 자녀에 대한 부모의 관심이 소홀하게 되어 질병발생과 가정사고가 빈번하여지며, 성장 및 발육이 지연되고 지능발달이 더디게 된다.

3) 출산횟수

자녀의 수는 부모의 능력, 건강, 가정환경, 양육능력에 따라 결정되어져야 하겠지만 지나치게 많은 수의 자녀출산은 미숙아 분만율이나 난산율이 높아지고 출산 시 손상이나 감염으로 인하여 고생하는 예가 허다하며 자녀들은 영양부족, 성장 및 발육의 지연, 질병 이환율이 높아지게 된다. 또한 임신간격이 짧고 최종 출산 시 모성의 연령이 많을수록 부작용이 급격히 증가된다.

4) 출산기간 및 단산연령

생리적으로 건강한 출산기간은 20대의 10년간이 좋으며, 늦어도 35세까지는 출산을 끝내는 것이 바람직하다.

> **📖 35세 이전에 단산해야 할 이유**
>
> - 아기를 너무 늦게 낳으면 부모와 자녀 사이의 연령차가 너무 많아지고 부모가 노년까지 자녀를 키우고 교육시키는 부담이 크다.
> - 35세 이후의 여성에게는 여성생식기 질환의 발생률이 높다.
> - 모성사망률의 빈도가 35세 이후의 임산부에게 많다. 뿐만 아니라 태아사망률 및 영·유아 사망률에 미치는 영향도 크다.
> - 30대 후반기 임산부는 분만 시 회음 또는 자궁경관열상, 제왕절개수술이 요구되며, 당뇨병 등 다루기 힘든 질병의 발생이 빈번하다.
> - 소위 몽고리즘, 언청이 등의 선천적인 이상이나 기형이 많이 발생되며, 미숙아나 허약아 출생빈도 또한 높다.

5) 원치 않은 임신과 인공유산

인공유산이란, 임신 3개월까지의 소파수술, 임신중기의 중절수술 등에 의하여 모체로부터 생명이 있는 태아를 인공적 시술로써 모체 밖으로 배출시키는 수술이다. 인공유산은 모체의 건강을 손상시키고 다음 임신 시 자연유산, 조산의 원인이 되기 쉬우며 때로는 불임의 원인이 될 수 있다.

모든 여성은 가능한 한 원치 않는 임신을 예방하여야 하며, 불가피한 경우에 최후의 수단으로써 인공유산 수술을 받아야 한다.

3. 가족계획의 방법

1) 피임의 정의

산아제한은 불임수술 및 낙태를 포함하여 출산방지를 총칭하는 광범위한 개념의 용어로써 피임과 동의어로 사용되기도 한다.

그러나 피임은 임신 자체를 예방하는 최선의 방법이며, 낙태는 임신의 예방에 실패한 뒤 임신된 태아나 배아를 인위적으로 제거하여 출산을 막는 것이므로 엄격한 의미에서 구분할 필요가 있다.

표 20-1. 피임의 기전과 종류

기　　　전	종　　류
배란 억제	경구피임제
정자의 질 내 침입 방지	콘돔, 성교중단(질외사정)
질 내에 사정을 피하는 방법	금욕, 성교중단(질외사정)
배란시기를 피함	월경주기법, 기초체온법
수정란 착상 방지	자궁내 피임장치, 다이아프램
성교 직후에 질 내에 약품용액을 주입하는 방법	질세척
화학물질로 정자를 파괴하거나 비활성화시키는 방법	살정제
정관 및 난관의 절단 결찰	정관결찰술, 난관결찰술

2) 피임법의 조건

피임방법에는 각기 장·단점이 있다. 따라서 건강상태, 생활양식, 성생활의 양상, 경제적인 여건, 성에 대한 지식 등 제반 여건에 맞추어 여러 가지 방법 중에서 한 가지 또는 몇 가지 방법을 동시에 사용함으로써 그 효과를 높일 수 있다.

📖 피임방법의 이상적인 조건

- 효과성(effectiveness) : 효과가 확실해야 한다.
- 안정성(safety) : 사용하는 동안 부작용이 없어야 하며, 피임에 실패하여 임신이 되었을 경우 태아에게 해가 없어야 한다.
- 간편성(simplicity) : 구하기가 용이하고 사용이 간편해야 한다.
- 복원성(reversibility) : 피임영향이 일시적이어서 피임중단 후 임신을 원하면 언제든지 가능해야 한다.
- 경제성(economical efficiency) : 경제적이어야 한다.
- 수용성(acceptability) : 편안한 심리로 사용할 수 있어야 한다.

3) 피임방법

표 20-2. 피임효과의 지속정도에 따른 분류

일시적 피임법	자궁내 피임장치, 경구피임약, 콘돔, 다이아프램, 살정제, 성교중단법(질외사정법), 자연피임법, 자궁경 캡
영구적 피임법	정관결찰술, 난관결찰술

(1) 일시적 피임법

① 콘돔(condom)

콘돔은 16세기경 피임의 목적보다는 성매개감염병 예방을 위하여 생선이나 동물의 내장을 이용하다가 1870년대에 와서 오늘날과 같은 콘돔이 대량 보급되었다. 콘돔은 사정된 정액이 질 속이나 질구 부근에 침입하는 것을 막아서 임신을 예방하고, 음경의 피부와 질의 점막이 접촉하는 것을 차단하므로 접촉에 의한 감염예방에 효과적이다.

㉠ 장점

- 사용이 간편하고 비용이 적게 든다.
- 휴대, 보관 및 처분이 용이하다.
- 건강상 무해하며, 부작용이 없다.
- 의사의 처방, 검사 또는 진단이 없이 사용할 수 있다.
- 사용 후 효과를 즉시 확인할 수 있다.
- 성매개감염병 예방에 효과적이다.

㉡ 단점

- 오래되어 낡았거나 불량한 콘돔의 경우 피임 실패율이 높아진다.
- 장기 사용 시 외상으로 인하여 질염을 일으킬 수 있다.
- 1회만 사용하여야 한다.
- 접촉감 및 성감이 둔하다.

② 경구피임제(oral pill)

경구피임제는 난소에서 배란작용을 억제하는 것이다. 월경 주기 동안의 난포자극호르몬은 난포의 성숙을 자극하여 배란을 일어나게 하고 배란이 되면 난자를 방출한 난포가 황체로 변하면서 황체호르몬의 분비가 시작되며, 자궁은 임신에 대한 준비를 하게 된다. 따라서 난포자극호르몬의 분비를 억제하면 배란이 억제되며, 난포자극호르몬의 분비 억제는 혈중의 난포호르몬 수준을 계속 높은 수준으로 유지하면 가능하다는 것이 바로 경구피임제의 기본 원리이다.

㉠ 장점

- 피임의 효과가 우수하다.
- 월경주기가 조절된다.
- 성생활과 무관하게 사용할 수 있다.
- 월경량이 감소하고, 월경통이 없어지며, 월경전 긴장증상이 감소한다.

- 자궁체암이나 난소암의 발생가능성이 적어진다.

ⓛ 단점

- 월경 기간이 짧아지고 출혈량이 적다.
- 우울증 또는 흥분 등이 일어나는 수 있다.
- 배란시의 배란통이 없어진다.
- 월경기간 사이에 출혈이 있을 수 있다.
- 질의 효모균 감염의 가능성이 높다.
- 유즙이 분비되는 유루증이 일어나기도 한다.
- 때때로 오심과 구토가 일어나고 불쾌한 증상이 나타난다.
- 체중의 변화가 심하다.

③ **자연적인 산아조절법**

자연적인 산아조절법의 기초는 월경주기 중에 변화하고 외부로 나타나는 체온, 질의 분비물 및 월경 등의 현상을 산아조질의 목적에 이용하는 데 있다.

일반적으로 두 월경기간 중간쯤에 보통 약 1주일 동안의 가임기간이 매 월경주기마다 반복되고 있다. 이러한 생리 현상에 근거를 두고 산아조절의 목적으로 가임기간을 알기 위해 배란일을 계산하는 방법으로 최초로 고안된 것이 1930년대의 일본인 의사 오기노의 월경주기법이다. 그리고 이 방식의 계산 오차를 줄이고 신빙성을 높이기 위해서 월경기간 중에 변화하는 체온을 측정하여 이용하는 방법을 기초체온법이라고 한다.

또한 위의 두 가지 방법의 단점을 보완하기 위한 방법으로 월경기간 중, 특히 가임기간 중에 변화하는 자궁경관의 점액 및 질의 분비물의 변화 양상을 관찰하여 산아조절에 이용하게 되었는데 이것을 자궁경관점액법이라고 한다.

그러나 이 같은 자연적인 산아조절법은 고노의 지식과 상당한 노력이 필요하기 때문에 불완전한 배란일의 추측으로 인한 피임 실패의 우려가 매우 높다.

(2) 영구적 피임법(sterilization, 불임술)

① **정관결찰술(정관절단술, vasectomy)**

정관부위를 절단 결찰하여 고환에서 만들어지는 정자의 통로를 폐쇄시키는 방법으로 비교적 조작이 간단하고 안전한 수술이다. 보통은 국소마취하에 양측의 음낭에 소절개를 가하여 양측정관을 노출하여 결찰 절단한다. 수술 후는 정소로부터 정자가 정액중으로 이행하지 않기 때문에, 수회의 사정 후에는 불임증으로 된다.

② **난관결찰술**(ligation of uterine tube)

여성에게 행해지는 영구피임법으로 배꼽 밑 1cm 이내로 피부를 절개하고 복강경이라는 특수한 기구를 넣어 난관의 일부를 폐쇄시킴으로써 수정을 방지하는 수술인 복강경 난관불임술과 2~3cm 정도 절개하고 난관을 노출하여 결찰하고 절개부위를 봉합하는 미니 난관수술이 있다.

21장 | 보건영양

개관 영양섭취는 건강생활의 증진과 질병예방에 결정적인 요소가 되며 질병으로부터의 회복, 재활 그리고 문화생활을 향상하는 데 있어서도 중요한 요소이다. 그러나 현대사회에서는 에너지 과잉섭취, 식사의 불균형, 일부 영양소의 과다섭취 등 다양한 문제가 제기되고 있다. 따라서 이 장에서는 각종 영양소의 주요 기능, 영양상태의 판정을 위한 방법, 영양섭취 기준의 내용 등 영양과 건강과의 관계에 대하여 구체적으로 학습한다.

학습목표

1. 영양과 건강과의 관계를 설명할 수 있어야 한다.
2. 각종 영양소의 주요 기능을 설명할 수 있어야 한다.
3. 각종 식품에 함유된 영양소를 열거할 수 있어야 한다.
4. 우리의 식생활 변천과정을 설명할 수 있어야 한다.
5. 한국인을 위한 각종 영양소별 권장량을 열거할 수 있어야 한다.
6. 영양상태의 판정을 위한 방법들을 설명할 수 있어야 한다.
7. 영양섭취 기준의 의의와 내용을 설명할 수 있어야 한다.

주요용어 열량소 / 조절소 / 필수아미노산 / 비타민 결핍증 / 기초대사량 / 휴식대사량 / 활동대사량 / 에너지 소모량 / 적응대사량 / Broca 지수 / 체질량지수 / Kaup 지수 / 영양섭취 기준 / Röhrer 지수

1. 보건영양의 개념

인간이 건강한 생활을 유지하기 위해서 충분한 영양을 섭취하고 적절한 식생활을 영위해야 한다는 것은 당연한 사실이다. 충분한 영양섭취는 건강생활의 증진과 질병예방에 결정적인 요소가 되며 질병으로부터의 회복, 재활 그리고 문화생활을 향상하는 데 있어서도 중요한 요소이다.

세계보건기구에서는 영양을 "생명체가 생명을 유지하고 성장 · 발육하기 위하여 외부로부터 여러 가지 음식물을 섭취하여 건강한 체조직을 구성하고 에너지를 발생시켜 생명현상을 유지하는 과정이다"라고 정의하였다. 따라서 보건영양은 인간집단의 영양상태를 향상시켜 궁극적으로 건강을 유지하고 증진시키기 위한 공중보건의 한 분야로써 개인의 기호, 경제상황, 자연조건, 문화, 관습 등 여러 가지 요소들이 복합적으로 상호작용하는 인간집단의 행위로 이해하여야 한다.

우리나라는 체계적인 국가영양정책을 추진하고자 2010년 3월 국민영양관리법을 제정하고, 국민 식생활에 대한 과학적인 조사 · 연구를 바탕으로 국민의 영양개선과 건강증진정책방향을 제시하는 국민영양관리기본계획을 5년 주기로 수립하여 시행하고 있다.

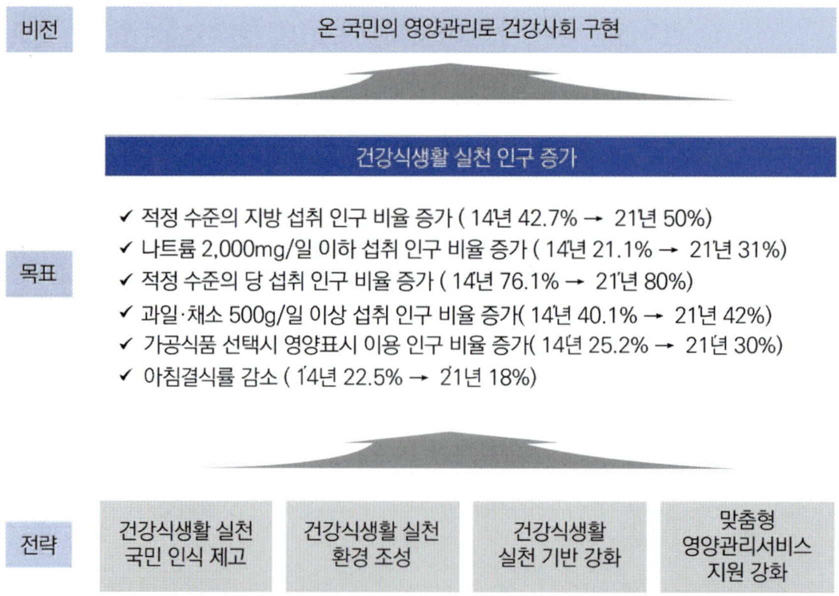

그림 21-1. 제2차 국민영양관리기본계획('17~'21) 비전 및 추진전략

[자료] 보건복지부, 보건복지백서, 2021.

2. 영양소

1) 영양소의 종류 및 작용

(1) 영양소의 종류

영양소는 식품을 구성하고 있는 물질 중 인체에 에너지를 공급하고, 성장 및 다양한 생리기능을 하며, 건강을 유지하는 데 필요한 성분을 말한다. 우리 몸에 꼭 필요한 단백질, 탄수화물, 지방을 3대 영양소라고 하고, 비타민과 무기질을 포함하여 5대 영양소라고 하며, 여기에 물을 포함하여 6대 영양소라고 한다.

(2) 영양소의 구분

영양소는 체내에서의 기능에 따라 크게 열량소, 구성소와 조절소로 나눌 수 있다. 열량소는 생체 내에서 산화·연소하여 활동에 필요한 에너지를 공급해주는 영양소로써 단백질, 탄수화물, 지방 등이 있으며, 구성소는 신체조직을 구성하고 오래된 조직을 새로운 조직으로 만들어 주는 데 필요한 영양소로 단백질, 지방, 무기질 등이 해당된다. 조절소는 인체가 정상상태를 유지하도록 대사과정이나 효소, 호르몬 생성 등 생리기능 조절에 관여하는 영양소로써 비타민, 무기질, 물이 해당된다.

(3) 영양소의 3대 작용

영양소는 인체의 조직 구성, 인체의 열량공급 작용, 인체의 생리기능 조절작용을 하며 이를 영양소의 3대 작용이라고 한다.

① 인체의 열량공급 작용

영양소는 인체가 활동할 수 있는 원동력이 되는 에너지를 공급하며, 정상체온을 유지하도록 돕는다. 이 에너지의 직접적인 공급원은 탄수화물과 지방, 단백질이며, 무기질과 비타민류는 에너지 발생을 간접적으로 돕는다.

체내에서 단백질과 탄수화물은 1g당 4kcal의 열량을 발생하고, 지방은 1g당 9kcal의 열을 발생시킨다. 즉, 단백질 : 탄수화물 : 지방 1g당 열량비는 4 : 4 : 9이다.

② 인체의 조직 구성

단백질을 주축으로 무기질과 물이 직접 관여하며, 비타민류는 간접적으로 관여한다. 골격 및 치아와 같은 견고한 조직은 주성분이 무기질이고, 근육, 피부, 연골 등의 조직은 단백질에 의하여 구성되며, 혈액은 단백질, 무기질, 기타 각종 영양소에 의하여 구성된다.

물은 체중의 약 65%를 차지하여 조직 구성요소 중 가장 큰 비중을 차지하며, 단백질 16%, 지방 14%, 무기질 5% 순이다.

③ 인체의 생리기능 조절작용

물은 영양소의 흡수, 운반과 배설, 체온조절, 체액의 삼투압 조절 등 중요한 생리적 작용을 한다. 요오드는 갑상선 기능유지에 관여하고, 무기질은 소량이지만 근육조직 및 골격의 형성, 체액의 생리작용에 관계하므로 생명유지에 절대적으로 필요한 영양소이다.

표 21-1. 인체를 구성하는 영양소의 비율

영양소	비 율	영양소	비율
수분	65	무기질	
단백질	16	칼슘	1.8
지방	14	인	1.0
탄수화물	1.0	칼륨	0.35
		황	0.25
		나트륨	0.15
		염소	0.15
		마그네슘	0.05
		철	0.004

2) 열량소의 작용

(1) 단백질(protein)

단백질은 인체의 정상적인 성장 및 유지에 필요한 아미노산과 질소화합물을 공급하는 영양적 기능을 하는 동시에 1g당 4kcal를 생성하는 에너지 급원으로 사용된다. 단백질은 여러 아미노산이 펩타이드 결합으로 이루어진 형태의 복합분자로, 탄소, 산소, 수소와 더불어 질소를 함유하며 일부는 황, 철, 인 등을 함유하기도 한다.

아미노산은 생체 내에서 합성이 불가능하여 외부로부터 섭취 공급되어야 하는 9종의 필수아미노산과 체내 합성이 용이한 5종의 비필수아미노산으로 구분되며, 정상적 상황에서 체내 합성이 충족되더라도 특정 생리상태에서 그 합성이 제한되는 7종의 조건적 필수아미노산으로 분류되며, 이 중 하나라도 결핍되면 단백질 결핍증이 일어난다.

단백질 결핍증은 저개발국가나 저소득층 아동들에게서 흔히 나타나는데, 생애주기별로 볼 때 특히 성장기, 임신기와 수유기에는 부가적인 단백질 섭취가 요구된다. 성장기에 단백질 섭취가 충분히 이루어지지 않으면 성장지연 및 뇌기능 감퇴, 성숙의 지연 등이 나타난다. 노인의 경우 만성질환이나 외상이 있고 활동이 부족한 사람이 단백질을 불충분하게 섭취할 경우 근육감소증이 빨리 진행되며, 이는 각종 장애와 사망의 원인이 된다.

단백질 부족에 의한 영양장애

- Kwashiorkor : 가나의 말로 '동생이 태어남에 따라 첫째 아이가 걸리는 질병'이라는 뜻이다. 이는 식생활이 탄수화물 위주로 단백질이 부족한 음식물을 장기간 섭취함으로써 발생하는 영양장애이다. 주로 이유기 이후 1~4세에 잘 발생하며 소화·흡수 장애, 빈혈, 무감각, 성장부진, 제중감소, 실병에 대한 저항력 감소, 무기력함, 환경에 대한 부석응, 머리카락의 변화, 비늘모양의 피부, 지방간, 근육량 감소, 배와 다리의 심한 부종 등을 보인다.
- Marasmus : 그리스어로 '소모하다'라는 뜻이다. 단백질과 에너지 결핍이 주된 원인인 영아기 신체소모증이다. 심한 성장장애를 초래하고, 피하지방 소실로 뼈와 피부 밖에 남지 않게 되며, 얼굴은 주름지고 나이 들어 보인다. 또한 복수로 인하여 배가 볼록하게 나오는 증상을 나타난다.

(2) 탄수화물(carbohydrate, 당질)

탄수화물을 많이 함유한 곡류와 감자류, 채소류, 과일류 같은 식물성 식품은 보통 가장 값이 싸고 쉽게 구할 수 있어서 주식으로 삼는 나라가 많으며, 생명을 유지하고 활동하는 데 필요한 열량의 대부분을 탄수화물을 섭취하여 얻고 있다. 즉, 탄수화물은 1g당 4kcal의 에너지를 내는 중요한 에너지원이고, DNA와 RNA의 구성성분이며, 소장에서 소화·흡수되지 않은 올리고당, 일부의 전분과 식이섬유는 대장에서 체내 유익균의 생장을 증가시키는 작용을 한다. 또한 인체의 뇌와 적혈구는 포도당을 주요 에너지원으로 사용한다.

저탄수화물 식사를 하면 혈액 내 인슐린 농도가 감소하고 글루카곤 농도가 증가하게 되어 체내대사가 변화된다. 즉, 인체는 체내에 축적된 단백질을 사용하여 당질을 생합성하고, 포도당을 대신하는 대체 에너지원으로 케톤체를 합성하여 에너지원으로 사용한다. 그러나 이런 상태가 장기간 지속되면, 체단백이 감소되고 케톤체가 증가하여 케토시스를 유발할 위험이 높아진다. 반대로 탄수화물 섭취량, 특히 정제된 형태의 탄수화물인 당류의 섭취가 증가하면, 비만 위험이 높아지고 혈액 내 중성 지방량이 증가되어 당뇨병, 고지혈증, 대사증후군의 위험이 커진다.

(3) 지방(lipid, 지질)

지방은 탄수화물과 같이 탄소(C), 수소(H), 산소(O)로 구성되어 있으나 산소의 비율이 낮아서 탄수화물보다 더 농축된 형태의 열량식품으로 열량이 단백질이나 탄수화물의 2배 이상인 고열량 영양소(1g당 9㎉의 열량)이다.

지방은 인체에 에너지를 제공할 뿐만 아니라 세포막의 구성성분이 되고, 지용성 비타민의 흡수를 도와준다.

필수지방산인 리놀레산(n-6 지방산)과 리놀렌산(n-3 지방산)은 반드시 식품을 통해 섭취되어야 한다. 이들은 체내 필요에 따라 다른 지방산으로 전환되어 면역작용이나 다양한 화학적 메신저로 작용한다.

필수지방산이 결핍되면 피부에 염증이 생기고 피부가 벗겨지며 위장에 문제가 생기고 면역기능이 손상될 수 있으며, 특히 성장기에는 성장지연이 나타난다. 반면, 지방은 고열량 영양소이기 때문에 과다하게 섭취할 경우 비만의 위험이 높아질 수 있고, 특히 포화지방산이나 트랜스지방산, 콜레스테롤의 과다섭취는 뇌·심혈관계 질환, 이상지질혈증, 당뇨병, 고혈압 등의 위험을 증가시킬 수 있다.

3) 조절소의 작용

(1) 무기질(mineral)

자연계에 존재하는 물질 중 탄소를 함유하는 물질을 유기질이라 하고, 탄소를 함유하고 있지 않은 물질을 무기질이라 한다. 무기질은 인체의 구성성분 중 약 4%를 차지하며, 체내에서 합성되지 못하기 때문에 반드시 식품을 통해 섭취되어야 한다.

① 나트륨(Na, 식염)

나트륨은 세포막 전압을 유지하는 중요한 인자로서, 삼투압 유지와 수분 평형에 관여하며, 산염기의 균형 조절 및 신경 자극 전달에도 중요한 역할을 한다.

음식에는 보통 식염의 형식으로 섭취되어 소변으로 배설되지만, 식염의 섭취가 없으면 즉시 신장에서 나트륨 배설이 정지되어 설사, 발한, 탈수 등에 의해 열중증이 발생하고, 탈력감이 생기는 등 일시적 결핍증세가 올 수 있다.

반면 나트륨의 과잉섭취로 인한 증상은 비특이적이며, 오심, 근무력증과 섬유속성 연축, 기면과 혼수 등 정신 상태의 변화를 포함한다. 또한 장기적인 과잉섭취는 혈압상승, 뇌졸중, 심근경색, 심부전 등의 심장질환 및 신장질환의 발병과 진행을 촉진한다.

자연식품 중 우유, 치즈, 조개류, 육류 등이 좋은 급원이며, 간장, 된장, 김치 등을 비롯한 염장식품, 절인 콩류, 조미료 등도 많이 함유하고 있다.

② 칼슘(Ca)

체내에 가장 많이 함유되어 있는 무기질이며, 체중의 약 1.5~2.2%를 차지한다. 체내 칼슘의 99% 이상이 뼈와 치아를 구성하며, 1% 미만은 근육과 혈액, 체액에 존재하면서 근육의 수축과 이완작용, 신경전달물질의 방출 촉진, 체액의 약알칼리성 유지, 혈액응고, 장내 비타민 B_{12}의 흡수과정을 돕는 등 신체의 기능을 유지하는 중요한 생리적 조절작용을 한다.

혈액 내 칼슘감소는 저칼슘혈증(Hypocalcemia)을 일으키며 경련, 근육수축, 신경흥분이 나타난다.

성장기에 칼슘이 결핍되면 뼈의 석회화가 감소되므로 조그만 사고에도 뼈가 쉽게 부러지고, 구루병(Rickets), 골연화증(Osteomalacia)이 나타난다.

급원식품은 멸치, 미꾸라지, 치즈, 깨, 김, 대두, 깻잎, 미역, 우유, 두부 등에 많이 함유되어 있다.

③ 칼륨(K)

칼슘, 인 다음으로 체내에 많이 존재하고, 나트륨의 2배 정도이다. 보통 성인의 체내에는 약 135~250g 정도 존재하며, 이 중 95%가 세포내액에 양이온의 상태로 존재한다.

주요 생리적 기능은 나트륨과 함께 체액의 삼투압과 수분유지에 관여하고 산, 알칼리의 평형에 영양을 미치며, 당질과 단백질 대사 그리고 근육의 수축·이완 작용에 관여한다.

칼륨은 콩류, 곡류, 과일, 채소, 육류 등 모든 동·식물 식품 내에 널리 분포되어 있으므로 칼륨부족은 매우 드물지만 결핍 시 식욕부진, 불규칙한 맥박, 근육경련, 정신착란 등의 증상을 보인다.

④ 인(P)

신체 내 모든 조직에 존재하는 무기질로 체중의 0.8~1.2%를 차지한다. 체내에 존재하는 인의 대부분은 칼슘과 결합한 인산칼슘 형태로 골격과 치아조직에 함유되어 뼈와 치아를 튼튼하게 한다. 또한 세포막을 구성하는 인지질과 혈장 및 신경계의 구성성분이고, 지방, 탄수화물 및 에너지 대사에 관여하며, 유전과 단백질합성에 필수적인 핵산의 구성성분이다.

인 부족 증상으로는 식욕저하, 근무력증, 뼈의 통증, 운동실조, 골연화증, 구루병, 빈혈, 면역력 약화, 감각이상, 혼돈 등이 있으며 심하면 사망에까지 이르게 된다. 우유, 치즈, 노른자, 수육, 어육, 곡류, 콩 등에 많이 함유되어 있다.

⑤ **요오드(I)**

요오드는 갑상선호르몬의 구성성분이다. 따라서 체내 요오드 총량 중 75% 가량이 갑상선에 있다.

음식을 통해 섭취된 요오드는 위와 소장 상부에서 대부분 흡수되어 갑상선과 신장으로 이동한다. 갑상선에 흡수된 요오드는 갑상선호르몬 합성에 필요한 정도만 선택적으로 농축되고, 나머지는 대부분 소변으로 배설된다. 이를 근거로 소변으로 배설된 요오드를 측정하여 요오드 필요량을 추정할 수 있다.

요오드가 부족하면 갑상선기능저하증이나 인지기능장애가 나타날 수 있고, 과다하면 갑상선염, 갑상선종, 갑상선기능항진증이 나타날 수 있다.

해산물과 해안지역의 토양에서 자란 농작물에 많이 함유되어 있다.

⑥ **마그네슘(Mg)**

성인의 체내에는 약 20~35g의 마그네슘이 함유되어 있으며, 그중 60%가 골격과 치아의 구성성분이다. 나머지는 주로 근육과 간과 같은 연조직에 분포되어 있으며, 혈액에 양이온 상태로 1.4~2.4㎎ /100㎖ 존재한다.

포도당과 단백질 대사, 아미노산 대사, ATP(adenosine triphosphate) 합성 등에 결정적인 역할을 하고, 단백질 합성의 여러 단계에 관여한다. 또한 칼슘, 칼륨, 나트륨과 함께 신경자극전달과 근육의 수축 이완작용을 조절하는 작용을 한다.

즉, 칼슘은 근육을 긴장시키고 신경을 흥분시키는 반면 마그네슘은 근육을 이완시키고 신경을 안정시키는 서로 상반되는 작용을 한다.

결핍증상은 불규칙한 심장박동, 발작, 근육약화, 불안, 정신착란 등이며, 이들을 신경성 근육경련이라 한다. 마그네슘은 엽록소의 구성성분이므로 식물성 식품이 좋은 급원이다.

⑦ **철(Fe)**

폐를 통해서 들어온 산소를 세포까지 전달해 주는 헤모글로빈 생성에 필수적이고, 혈액 내에 있는 미네랄중 양이 가장 많으며, 어린이 성장에 중요할 뿐 아니라 질병에 대한 저항력을 길러준다. 철 결핍성 빈혈은 전 세계적으로 흔한 영양결핍증이지만, 철이 부족하면 철 결핍성 빈혈 이외에도 어린이의 운동실조, 발달장애,

인지능력 손상과 임신부의 임신성 빈혈, 조산, 미숙아, 사산 위험 등이 발생한다. 반면, 철을 과잉섭취하면 간, 췌장, 심장 등에 부정적인 영향을 줄 뿐 아니라, 감염에 대한 저항력 약화, 소화불량, 변비 등이 올 수 있다. 과다 섭취로 인해 철분이 침착되어 혈색소증이 나타날 수 있으며, 이것이 철분 대사이상의 원인이 되어, 피부가 청동색으로 변하고 간경변증, 당뇨, 심장이상 등이 나타날 수 있다.

육류, 가금류, 동물의 내장 및 어패류 등에 함유된 철은 흡수율이 높기 때문에 우수한 식품이며 말린 콩, 견과류, 녹색채소 등도 철의 함량이 높다.

표 21-2. 무기질의 작용과 결핍증

종 류	작 용	결핍증	함유식품
칼슘 (calcium)	99%가 골격과 치아구성, 혈액응고 관여, 심근 수축력, 장에서 흡수시 비타민 D 흡수	골다공증 (Osteoporosis), 구루병(Rickets)	탈지분유, 우유, 치즈, 멸치, 참깨, 뱅어포, 사골, 새우젓, 강낭콩, 호두, 양배추
인 (phosphorus)	골격과 신경형성, 체액의 산-염기 균형유지, Ca, Mg과 결합, 열량 대사 관여, 당질 흡수를 도움	부갑상선기능저하증 (Hypoparathyroidism)	치즈, 난황, 콩류, 간, 녹두, 우유, 견과류
철 (iron)	70%가 혈색소(hemoglobin)의 구성, 근육의 헤모글로빈(myoglobin) 흡수 시 비타민C 필요	철결필성 빈혈(Iron defficiency anemia) : 영아, 학령전 아동, 임산부	간, 육류, 난황, 굴, 팥, 복숭아, 살구
마그네슘 (magnesium)	60%가 골격, 치아구성, 효소 생산, 신경의 자극 전달, 근육 수축작용	경련, 언어장애	호두, 고기, 우유, 녹색야채, 콩류, 코코아
나트륨 (sodium)	세포외액 구성, 체액의 삼투압 조절, 근육수축, 과량 섭취 시 고혈압	소화액의 분비저하	우유, 계란, 해조류, 생선
칼륨 (potassium)	97% 세포내액, 구성, 단백질 합성 관여	근육의 흥분성 저하, 신장장애, 당뇨성 산증 (Diabetic acidosis)	감자, 단호박, 우유 및 유제품, 바나나, 오렌지, 육류, 두류
요오드 (iodine)	에너지 대사시 필요한 갑상선 호르몬의 성분인 티록신(thyroxine) 형성	지방병성 갑상샘종 (Endemic goiter)	해초, 생선, 간유, 새우, 조개, 굴
불소 (fluorine)	치아 골격형성 : 칼슘염 충치예방 : 법랑질 보호 과잉 : 반상치(Mottled teeth)	충치(Dental caries)	해조류, 고등어, 연어, 불소가 첨가된 식수, 차

(2) 비타민(vitamin)

비타민은 동물의 정상적인 발육과 영양을 유지하는 데에 미량으로 중요한 작용을 하는 유기 화합물이다. 탄수화물, 단백질, 지방과는 달리 체내에서 에너지원으로 사용되지 않으며, 생물체 구성물질로도 작용하지 않는다.

체내에서는 생성되지 않아 반드시 음식물에서 섭취해야 하는데 부족하면 비타민 결핍 질환에 걸릴 수 있다. 인간에게 꼭 필요한 비타민은 현재 13가지이며, 수용성 비타민과 지용성비타민으로 구분된다.

비타민 B류의 것과 C가 수용성비타민에 속하는데, 수용성비타민은 본래 물에 녹는 성질인 것으로 소변과 땀으로 쉽게 배설되며, 결핍증세가 빠르게 나타난다.

지용성비타민은 지방성용매에 녹는 것으로 수용성비타민보다 열에 강하고, 체내에 저장되어 쉽게 배설되지 않으며, 결핍증세가 느리게 나타난다.

지용성비타민에는 비타민 A, D, E, K가 있으며, 지용성비타민은 담즙산염에 의해 장에서 흡수되며 림프계에 의해 신체의 각 부위로 전달된다. 인체는 수용성비타민보다 지용성비타민을 더 많이 저장하고 있다. 비타민 A와 D는 간에, 비타민 E는 체지방과 생식기관에 저장된다. 비타민 K는 비교적 미량만이 저장된다.

① 비타민 A

정상적인 성장과 발달, 생식, 상피세포의 분화, 세포분열, 정상적인 면역반응에 중요한 역할을 하는 필수적인 지용성비타민이다.

비타민 A에는 생체 활성을 갖는 세 가지 종류의 물질이 있는데 이들은 레티놀(retinol), 시각색소로 작용하는 레티날(retinal), 세포 분화를 조절하는 세포내 신호전달물질인 레티노산(retinoic acid)이다. 이 세 가지 형태는 단 하나의 작용기만 서로 다를 뿐 동일한 화학구조를 갖고 있으며, 동물성 식품으로 섭취된다. 비타민 A 는 이와 같은 형태 이외에도 녹황색 채소 및 과일과 같은 식물성 식품에 존재하는 비타민 A 전구체인 카로티노이드의 형태로도 섭취할 수 있다.

비타민 A가 부족하면 야맹증과 안구건조증이 나타날 수 있고 심한 경우 사망에 이를 수 있다. 또한 비타민 A는 피부기능을 정상으로 유지하는 데 필수적이므로 결핍 시 모낭각화증과 같은 피부의 이상증세를 나타낸다.

그리고 비타민 A를 과다하게 섭취하면 독성을 유발할 수 있으며, 급성 증상에는 오심, 현기증, 무력감, 가려움증 등이 있고, 만성증상에는 두통, 탈모증, 피부건조, 골관절 통증 그리고 간독성 등을 들 수 있다. 또한 대표적인 기형에는 사산, 기형, 출산아의 학습장애가 포함된다.

📖 야맹증(night blindness)

광각(光覺)이 감쇠하거나 암순응의 속도가 지연되어 저녁에 어두워지면 물체가 잘 보이지 않는 상태를 말하며, 이는 선천성과 후천성으로 대별된다. 선천성 야맹에는 주간에는 이상이 없는 선천성 정재성 야맹과 정재성 오구치병이 있는데, 모두 유전성이다. 후천성 야맹에는 특발성과 증후성이 있다. 특발성 야맹은 비타민 A의 부족에 의하여 간상세포 내의 시홍(視紅)의 재합성이 방해되어 암순응이 지연되는 상태이다. 증후성 야맹은 일반적으로 맥락망막질환에서 볼 수 있지만, 시신경염이나 녹내장에서도 암순응이 장애되며, 광학적으로 동공의 수축, 또는 백내장 등으로 입사광선의 양이 적어지거나 하여 일어난다.

② 비타민 B

비타민 B는 B_1, B_2, Niacin, B_5, B_6, B_7, B_9, B_{12} 총 8종으로 분류된다. B_1(티아민)은 인체 내 탄수화물의 이용을 촉진하고, 뇌와 신경계 근육의 기능을 보조하며, 조효소가 되어 에너지 대사과정에 참여하기도 한다. 결핍 시 초기 증상으로 식욕부진, 체중감소, 두통, 구토, 피로, 무기력, 심혈관 이상, 기억상실과 같은 증상이 나타나며 결핍이 지속될 경우 각기병이 올 수 있다.

B_2(리보플라빈)는 거의 모든 식품에 광범위하게 분포되어 있다. 그중에서도 동물의 간, 고기, 알, 생선 등의 동물성 식품 및 유제품에 많이 들어있으며 그 외에 녹색채소, 콩, 곡류 등에도 많이 들어있다. 결핍 시 주로 구강에서 구각염, 구순염, 설염 등이 나타나고, 코, 입 주위 안면이나 음낭, 외음부 등 연하고 약한 피부에 지루성 피부염이 발생하기도 하며 피로, 빈혈, 각막의 충혈, 빛에 대한 과민증을 유발한다.

Niacin이 부족하면 피부염, 구토, 설사, 우울증, 무관심, 두통, 피로, 기억상실을 나타내는 펠라그라(Pellagra)가 생긴다. 과잉증으로는 홍조, 오심, 구토, 소양증 등이 있고, 더 심하면 간독성, 포도당 내성, 소화관 장애, 시각적 문제까지 나타날 수 있다.

B_6는 음식으로 섭취하기 때문에 결핍은 아주 드물다. 하지만 거식증 등으로 음식 섭취가 불안정하거나 알코올 중독으로 영양의 심각한 불균형이 초래하면 이들이 결핍하게 되고 나타나는 결핍증상은 피부염, 구내염, 구순염, 간질성 혼수, 설염, 우울증, 뇌피계의 이상 등을 들 수 있다.

B_{12}는 적혈구의 생성과 성숙, 신경계의 정상적인 기능, DNA 합성에 필요한 매우 중요한 영양소이다. 주요급원이 육류, 가금류, 해산물, 달걀, 우유 및 유제품 등 동물성 식품이기 때문에 채식주의자가 결핍되기 쉬운 비타민이다.

비타민 B_{12}가 부족하면 악성빈혈, 위장질환, 식욕저하, 무력감, 신경계 질환 등이 나타난다.

최근에는 노인에서의 인지기능 저하, 우울감, 기분의 변화, 퇴행성 신경질환 등도 비타민 B_{12}의 결핍과 관련성이 있다고 알려졌다.

📖 비타민 B 부족에 의한 영양장애

- **각기병(Beriberi)** : thiamine이 결핍되어 나타나는 증상으로 팔, 다리에 신경염이 생겨 통증이 심하고 붓는 부종이 나타나는 질환이다. 이 병에 걸리면 신경조직, 특히 팔과 다리의 신경이 약해지고 근육이 허약해지며 심하면 심장병이나 경련이 나타나고 몸이 붓는다.
- **펠라그라(Pellagra)** : niacin 결핍에 의해 일어나는 질병으로 동물성 단백질을 별로 섭취하지 않고 옥수수를 주식으로 하는 지방에서 많이 발생한다. 햇빛 노출 부위에 홍갈색 발진이 생기고 겉이 두꺼워지며 색소침착이 일어나는 피부염이 발생하고, 소화기계 증상으로 선홍색 혀, 구토, 수양성 설사 등이 있으며, 신경계 증상은 두통, 무기력, 우울, 지남력 장애, 기억력 감소, 치매 등이 있다

③ 비타민 C

비타민 C는 인체의 정상적인 생리적 기능을 위하여 반드시 필요하다. 티로신(tyrosine), 엽산(folic acid), 트립토판(tryptophan)의 합성과 대사를 도와주고, 글리신(glycine), 프롤린(proline), 카테콜아민(catecholamine)의 수산화(hydroxylation) 반응에도 관여한다.

또한, 콜레스테롤을 담즙산으로 전환시키는 것을 촉진시킴으로써 혈중 콜레스테롤 농도를 낮추고, 위에서의 철분 흡수율을 증가시키기도 한다. 게다가 체내의 활성산소종(reactive oxygen species)을 제거하는 환원제로서의 역할을 하는 중요한 생리학적 산화방지제로써 잘 알려져 있는데, 비타민 E의 라디칼(radicals)을 환원시키는 것처럼 다른 항산화 영양소를 재생할 수 있다.

비타민 C는 또한 상처 치유에 중요한 역할을 하는 결합조직의 필수 성분인 콜라겐의 생합성에도 필요하며, 면역기능에도 관여하는데, 인체가 감염이 되었을 때 T 세포의 분화를 촉진시키고, B 세포에서 면역글로불린을 만드는 것을 도와 염증반응을 조절할 수 있도록 한다.

비타민 C의 섭취가 부족하게 되면, 대표적 질환인 괴혈병을 비롯하여, 빈혈, 감염, 상처 치유 지연, 모세혈관 출혈, 근육 퇴화, 신경장애 등이 발생할 수 있다.

주요 급원은 과일과 채소이며, 그 함량은 종류에 따라 매우 다르다. 비타민 C는 가공과 조리과정에서 약 40%가 쉽게 손실되며 철, 구리, 산소와 접촉 시 매우

불안정하기 때문에 급원식품 취급에 주의를 기울어야 한다.

④ **비타민** D

식품으로부터의 섭취 이외에도 자외선 작용 하에서 피부에서도 생산되는 유일한 비타민이다. 중요한 생리적 기능은 비타민 D 의존성 단백질 작용을 통해 장관이나 간에서 칼슘과 인의 흡수를 촉진하여 골격의 무기질화를 위해 필요한 혈중 칼슘과 인 농도를 유지하는 기능이다.

혈중 칼슘 농도의 항상성 유지는 신경근 접합부의 기능, 혈관 확장, 신경전도, 호르몬 분비 등에도 필수적이다. 따라서 결핍 시에는 골격의 무기질화 장애로 인하여 소아에서는 골격형성에 이상이 생기거나 형태가 변형되어 머리, 관절, 흉곽이 커지고 다리가 굽는 구루병이 성인에서는 골연화증 및 골다공증의 위험을 높이며, 노인 등 취약 인구에서 낙상 및 신체기능 약화의 위험인자가 된다. 이와 같은 근골격계에 대한 전형적인 효과 외에도 최근에는 암, 심혈관계 질환, 고혈압, 당뇨, 대사증후군 등에 대한 보호효과와 같은 비전형적인 작용과 관련되었을 가능성이 있는 것으로 알려지고 있다.

비타민 D 영양상태를 개선하기 위해서는 실외활동 등으로 햇빛으로부터의 비타민 D 합성을 증가시키는 한편, 비타민 D 함유식품(청어, 갈치, 황새치, 홍연어, 고등어, 정어리, 참치 등의 생선과 육류의 간, 계란, 치즈, 버섯류 등)의 꾸준하고 적극적인 섭취가 요구된다.

⑤ **비타민** E

주요 생리적 기능은 항산화 작용과 신체 내의 모든 세포의 세포막을 정상적으로 유지하는 것이다.

체내에서 재생되어 사용되므로 정확한 요구량을 결정하기 어려우며, 비타민 E가 부족할 때 나타나는 주요 건강문제로는 근육과 신경의 공조가 제대로 일어나지 않아 발생하는 운동실조(Ataxia), 골격근증(Skeletal myopathy), 색소침착망막증(Pigmented retinopathy) 등을 들 수 있다.

주요 급원식품으로는 대두, 해바라기씨, 아몬드, 잣, 참깨 등의 두류 및 견과·종실류와 이들로부터 얻은 식물성 기름 또는 마가린, 마요네즈와 같은 가공식품 등을 들 수 있다. 채소류에는 말린 붉은 고추에 비타민 E가 함유되어 있으며, 곡류인 멥쌀에도 소량 함유되어 있다.

⑥ **비타민** K

비타민 K의 가장 주요한 기능은 간에서 혈액응고에 필요한 인자 합성에 관여한다는 것이다. 또한 칼슘 대사에 관여하여 골밀도를 증가시키며, 칼슘균형 향상에 영향을 준다.

비타민 K는 장내 박테리아로부터 합성이 가능하고, 한국인이 주로 섭취하는 식품에 널리 분포하므로 정상적인 식사를 하는 성인의 경우 비타민 K의 결핍은 흔하지 않다. 그러나 약물 복용, 지방흡수불량, 간질환이 있는 경우 결핍증이 나타날 수 있고, 특히 항생제를 장기 복용하는 경우 장내 미생물에 의해 합성되는 메나퀴논(menaquinone)의 양이 줄어들 수 있다.

비타민 K가 결핍되면 혈액응고가 지연되어 쉽게 멍이 들거나, 코피, 잇몸 출혈, 혈뇨, 혈변, 생리혈 증가 등의 증상이 나타날 수 있으며, 결핍증이 장기화될 경우 뼈의 약화, 골절, 골다공증 발생위험이 증가하며, 출혈 경향 증가, 혈액 응고의 결함 등이 나타날 수 있다.

케일, 양배추, 상추 등 녹색채소에 많이 함유되어 있고 과일, 곡류, 우유 및 유제품에는 거의 들어 있지 않다.

표 21-3. 비타민의 작용과 결핍증

종 류		작 용	결핍증	함유식품
지용성 비타민	비타민 A (레티놀, retinol)	정상성장, 발달촉진 : 골격, 치아형성, 상피조직(epithelial tissue), 세포유지, 눈(망막)의 건강유지, 어두움의 적응	야맹증(Nyctalopia), 안구건조증(Xerophthalmia), 각막연화증(Keratomalacia), 모낭각화증(Keratosis follicularis)	간, 난항, 전지분유, 마가린, 호박, 녹황색채소(당근, 시금치, 열무, 상추), 고구마, 김
	비타민 D (콜레칼시페롤, calciferol)	정상성장, 발달관여 : 골격, 치아 칼슘과 인의 흡수와 대사 관계. 과잉시 : 고칼슘혈증(hypercalcemia)	영유아 : 구루병(Rickets) 성인 : 골연화증(Osteomalacia)	비타민 D 강화 우유, 간, 난황, 참치
	비타민 E (토코페롤, tocopherol)	강한 항산화제(antioxidant) : 비타민 A의 흡수 촉진, 용혈(hemolysis)시 적혈구 보호	영유아 : 대적혈구성 빈혈(Macrocytic anemia)로 적혈구 생존기간 감소 신생아 : 용혈성 빈혈(Hemolytic anemia)	콩, 옥수수, 녹색야채, 난황, 호두, 식용유

	비타민 K (필로퀴논, phylloquinone)	혈액응고 기전에 관여하는 prothrombin합성, 혈액의 정상적인 응고	혈액응고장애, 출혈성 질환(혈뇨, 혈변, 월경 양 과잉 등)	간, 토마토, 녹색야채, 양배추
수용성 비타민	비타민 B_1 (티아민, thiamin)	정상식용상태, 소화기능유지 탄수화물 대사반응 작용	각기병(Beriberi), 다발성 신경염 (Polyneuritis), 손발저림, 부종, 변비, 식욕감퇴, 소화불량,	돼기고기, 간, 곡류(보리, 현미), 감자, 호두
	비타민 B_2 (리보플라빈, riboflavin)	단백질 에너지 대사관여, 구강, 코, 귀의 열상 방지	구내염(Stomatitis), 설염, 피부염, 수명(Photophobia), 각막충혈증(Corneal vascularization), 저항력 저하	우유, 녹색야채, 곡류, 빵, 계란, 소간, 탈지분유
	niacin (니아신)	탄수화물, 아미노산, 대사관여, 지방합성, 조직호흡에 작용	펠라그라(Pellagra), 피부염(Dermatitis), 설염(Glossitis), 치매(Dementia), 설사(Diarrhea), 구내염(Stomatitis)	육류, 간, 생선(고등어, 멸치), 계란, 땅콩, 곡류
	비타민 B_6 (피리독신, pyridoxine), 피리독살(pyridoxal), 피리독사민(pyridoxamine)	필수지방산으로부터 불포화지방산의 합성과 분해의 조효소작용, 저혈색소 빈혈(Hypochromic anemia)의 예방, 지루성 피부염(Seborreic dermatitis)의 예방	피부염, 구내염, 구순염, 간질성 혼수, 설염, 우울증, 뇌파계의 이상	돼지고기, 난황, 우유, 보리, 옥수수
	pantothenic acid (펜토텐산)	당질, 지방, 단백질 대사 관여	피부각화 (Cornification), 피부낙설 (Desquamation), 탈모증(Alopecia)	계란, 간, 쇠고기, 탈지유, 고구마
	biotin (비오틴)	지방산과 아미노산의 합성 분해 작용	피부발진, 탈모증, 경련, 신경계 장애, 성장장애	간, 땅콩, 난황, 토마토, 바나나, 딸기

folic acid (폴라신, folacin)	핵산의 합성, 지방대사, 적혈구의 정상성장 관여	악성빈혈 (Pernicious anemia)	녹색야채, 간, 곡류
비타민 B_{12} (코발라민, cobalamin)	핵산, 핵단백의 합성, 적혈구 형성 : 조혈기능	악성빈혈 신경장애(마비나 감각이상, 집중력상실, 치매)	간, 신장, 우유, 육류, 계란
비타민 C (아스코르브산, ascorbic acid)	아미노산 대사, 철흡수를 도움, 치아, 골격형성 관여, 모세혈관 벽의 보호, 교원질(collagen) 합성관여, 스테로이드(steroid)	괴혈병(Scurvy), 피부염, 빈혈, 질병에 대한 저항력 감소	과일(귤, 딸기, 파인애플, 토마토, 레몬), 야채 (풋고추, 시금치, 열무, 미나리, 양배추)

3. 에너지대사

생물은 생명활동을 위해 에너지의 공급을 필요로 하며, 그 에너지는 환경으로부터 얻고 있다.

대부분의 식물은 대기 속에서 광합성을 통해 태양의 광에너지를 화학에너지로 바꾸고 당과 그 밖의 식물체를 구성하고 있는 복잡한 화합물을 직접 만들어내지만, 동물들은 근본적으로 생명유지에 필요한 물질을 합성할 수 없으므로 식물이나 다른 동물이 가지고 있는 고분자 유기화합물을 섭식하고 분해시켜 이것에서 생성되는 에너지로 생명활동을 유지한다. 섭취한 먹이는 소화와 흡수의 과정을 거쳐 생체에 이용될 수 있는 단순한 화합물로 분해되고, 이러한 저분자물질들은 다시 복잡한 화학반응을 거쳐 필요한 에너지를 생산해내고 세포의 구성요소들을 합성·조립하는데 사용된다.

이와 같은 생명과정에 필요한 에너지를 공급하고 새로운 유기물질을 합성하는데 관련된 화학과정을 에너지대사라고 한다.

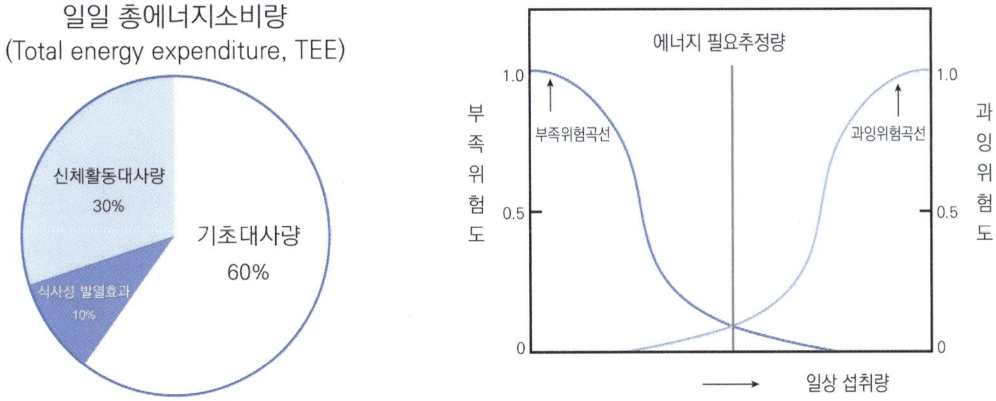

[자료] 보건복지부&한국영양학회, 2020 한국인 영양소 섭취기준, 2020.

그림 21-2. 인체 소비에너지 구성(예시)와 에너지필요추정량의 결정

1) 에너지소비량의 구성

체내에서 하루 동안 소비되는 에너지는 기초대사량 또는 휴식대사량, 신체활동대사량 그리고 식사성 발열효과로 구성된다.

식품을 통해 섭취하는 에너지와 소비하는 에너지 사이에 균형을 이루면 성장, 발달, 생리활성 및 건강유지 등의 긍정적인 효과를 준다. 그러나 필요량보다 초과하여 에너지를 섭취하면 에너지 출납의 균형이 깨져 에너지 소비 후에 남은 여분의 에너지는 체지방으로 전환·축적되어 비만을 초래한다.

(1) 기초대사량(Basal energy expenditure, BEE)

인체의 기본적인 생리적 기능을 유지하는데 소비되는 최소한의 에너지를 말하며, 하루 총에너지소비량(TEE)의 60~75%를 차지한다.

기초대사량는 12~14시간동안 시사 및 활동이 거의 이루어지지 않은 이른 아침의 각성상태에서의 대사량이므로 기상 직후 바로 측성해야 하는 어려움이 있기에 임상현장에서의 이용은 거의 불가능하다. 따라서 식후 4~6시간이 경과된 후 휴식을 취하고 있는 상태에서 측정한 휴식대사량(Resting energy expenditure, REE)이 기초대사량을 대신하여 이용되고 있다.

(2) 신체활동대사량(Physical activity energy expenditure, PAEE)

생명을 유지하기 위한 기본대사 외에 노동이나 운동을 할 때 근육의 수축, 이완에 필요한 에너지를 말한다. 성별과 연령 및 체격이 유사한 경우, 에너지소비량의 차이는 주로 신체활동대사량에 의한 것이라고 할 수 있다.

신체활동대사량은 운동에 의한 활동대사량 및 운동 이외의 활동대사량으로 나눌 수 있다. 예를 들어 일반 성인이 운동을 목적으로 빠른 속도로 걷는 경우, 한 시간에 약 200~300kcal(체중에 따라 차이는 있지만)를 소비할 수 있다. 따라서 하루 총에너지소비량에서 운동이 차지하는 에너지소비량의 비율은 평균 10% 미만이고, 1주일에 3번 정도 운동한다고 가정했을 때, 하루 평균 5% 미만으로 보여진다. 그러나 자세의 유지, 가사활동, 통근 및 일터에서의 신체활동 등과 같은 여러 가지의 신체활동을 포함하는 운동 이외의 활동대사량은 운동보다 더 많은 에너지를 소비하므로 하루 총에너지소비량의 20~30%를 차지한다고 알려져 있다.

(3) 식사성 발열효과(Thermic effect of food, TEF)

식사성 발열효과 혹은 식품 이용을 위한 에너지 소모량은 식품섭취에 따른 영양소의 소화와 흡수, 이동, 대사, 저장 및 이 과정에서의 자율신경계 활동 증진 등에 따른 에너지소비량이다. 식사성 발열효과는 영양소별로 차이를 보이는데 지방은 0~5%에 불과하며, 탄수화물은 5~10%, 단백질은 20~30%로 가장 높다. 지방은 흡수, 분해 및 저장 과정이 비교적 쉽게 이루어지는 반면, 단백질은 다른 영양소에 비해 소화, 흡수, 대사과정이 복잡하기 때문이다.

일반적으로 식품이 체내에서 이용되는 데 사용되는 에너지량은 약 10% 정도이다.

📖 세계보건기구 총에너지소비량 산출 방식

총에너지소비량(TEE) = 기초(휴식)대사량(REE) × 활동계수(Physical activity level, PAL)
(예 : 활동계수가 1.3이면, 일상생활에서 휴식대사량의 1.3배에 달하는 강도의 신체활동을 수행함)

4. 영양상태 판정

영양상태의 판단은 주관적인 판단과 객관적인 판단으로 나누어 볼 수 있다. 주관적인 판단 대상은 식욕, 수면, 피로도, 내구력, 저항력, 권태감, 정신상태 등을 들 수 있으며, 객관적 판단으로는 신체를 형태면에서 보는 방법과 기능면에서 보는 방법이 있다.

1) 형태면에서 보는 방법

신장, 체중, 흉위, 앉은키 등의 신체계측치를 기준치와 비교하여 판정하거나 이들의 조합에 의한 계측 방법이 쓰이고 있다. 신장에 따른 체중의 계산지수는 어린이에게는 영양상태를, 어른에게는 주로 비만도를 나타내는 지표로 쓰인다.

(1) Broca 지수

비만증 판정에 가장 흔하게 사용되는 방법으로 키와 체중을 기초로 하여 표준체중에 비해 실제로 측정한 체중이 어느 정도인가를 나타낸다.

㉠ 표준체중을 구한다.

- 표준체중(kg) = [신장(㎝) - 100] × 0.9

㉡ 비만도(obesity index)를 구한다.

- $$비만도(\%) = \frac{현재체중(kg)}{표준체중(kg)} \times 100$$

㉢ 비만도에 따른 비만의 정도를 평가한다.

산출된 값이 표준체중에서 -10%~+10% 차이가 나면 정상체중, 표준체중에서 -10% 넘게 차이 나면 저체중, +11%에서 +20%이면 과체중, +21%에서+30%이면 경도비만, +30%에서 +50%는 중등도비만, +50%에서 +80%는 고도비만, +80% 초과는 초고도비만으로 분류한다.

(2) 체질량지수(Body mass index, BMI)

캐나다 보건성에서 제시한 지수이며 Quetelet's index라고도 한다. 체중(kg)을 신장(m)의 제곱으로 나눈 비율로써 키와 몸무게를 고려하여 표준체중을 결정하는 것이다. 어린이는 신장의 영향을 많이 받게 되어 적당하지 않으나 성인은 신장의 영향을 적게 받고 계산하기 쉬워 건강조사나 임상검사에서 성인의 비만도 판정에 가장 적합한 지표로 쓰이고 있다.

세계보건기구 진단기준에 의하면 체질량지수가 18.5 미만이면 저체중, 18.5 이상 25 미만은 정상, 25이상 30 미만은 과체중, 30 이상은 비만(국내에서는 BMI 25 이상)으로 본다.

- $$체질량지수(BMI) = \frac{체중(kg)}{신장(m)^2}$$

- 비만율(Obesity Rate) = $\dfrac{\text{체질량지수(BMI) 25 이상인 사람 수}}{\text{만 19세 이상 대상자 수}} \times 100$

(3) Kaup 지수

영 · 유아(5세 미만의 어린이 특히 2세 미만)부터 학령 전반기까지의 영양판정에 사용되며, 15 이하는 마른아이, 15~18은 정상, 18~20은 약간 과체중, 20 이상을 비만으로 판정한다.

- Kaup 지수 = $\dfrac{\text{체중(kg)}}{\text{신장(㎝)}^2} \times 10^4$

(4) Röhrer 지수

학령기 이후의 소아를 중심으로 신체충실도를 판정하는 기준이다. 키에 따라 다소 판정에 차이가 있다. 신장 110~129㎝는 180 이상, 신장 130~149㎝는 170 이상, 신장 150㎝ 이상은 160 이상을 비만으로 판정한다.

- Röhrer 지수 = $\dfrac{\text{체중(kg)}}{\text{신장(㎝)}^3} \times 10^7$

(5) 허리/엉덩이 둘레비(Waist to hip ratio, WHR)

허리와 엉덩이의 둘레를 측정하여 비만도를 판정하는 방법으로 체중은 물론, 지방이 어느 곳에 침착되어 있는가를 이용하여 판정하는 방법이다. 줄자를 이용하여 허리둘레(배꼽위 2㎝), 엉덩이둘레(둔부의 최대 돌출 부위)를 측정한다.

남자는 0.95 이상, 여자는 0.85 이상이면 비만으로 판정하며, 대사적으로 이상이 생길 가능성이 높다.

- W/H ratio = $\dfrac{\text{허리둘레(cm)}}{\text{엉덩이둘레(cm)}}$

(6) 체지방 측정방법

caliper라는 간단한 기구를 사용하여 피하지방 두께를 측정하거나 체지방 성분에 따라 전기저항이 다르므로 전극을 이용하여 체지방을 측정하기도 한다. 그리고 지방조직의 밀도가 다른 조직에 비해 낮다는 원리를 이용하여 물속에서 체중을 측정하여 체지방량을 산출하는 수중체중측정법이 있다.

2) 기능면에서 보는 방법

최근에는 영양상태나 질병상태의 판정을 위해서 생화학적 검사방법이 많이 쓰이는데 혈액검사, 소변검사 등 미량 정량검사와 간이 정량법이 발전됨에 따라서 임상검사나 집단검사에 응용되고 있다.

5. 국민영양개선

1) 국민영양개선의 중요성

영양개선을 통해서 전국민의 질병을 예방하고 건강을 증진시키며, 국민들의 체력을 향상시킴으로써 그게는 국가의 경제력에 기여할 수 있다. 또한 왕성한 창조력과 노동력을 증진시켜 높은 생산성을 보장하는 기초가 된다.

📖 우리나라 국민영양의 문제점

- 지역 간 · 계층 간의 영양상태 불균형
- 국민영양개선 지도를 위한 행정체계와 각종 기초자료의 미비
- 국민들의 영양에 관한 인식 부족
- 장래 국민 자질향상을 위한 조기 영양관리 및 지도 기능의 미약

2) 영양섭취 기준(dietary reference intakes, DRIs)

영양권장량(recommended dietary allowances, RDA)은 1941년 2차 대전에 참전할 군인들에게 필수영양소가 부족하지 않은 식사를 공급하기 위하여 미국에서 처음 만들어졌다. 이 당시에는 주요 식생활 문제가 영양섭취 부족이었으므로 하한선인 최소섭취기준을 제시하는 것이 목적이었다. 그러나 현대사회의 식생활 문제는 식습관 및 보충제 섭취여부에 따라 에너지 과잉섭취, 식사의 불균형, 일부 영양소의 과다섭취 등 다양한 형태로 제기되고 있다.

이에 따라 영양평가나 식사계획에 있어서 보다 다양하게 사용할 수 있는 새로운 개념의 영양섭취기준(DRIs)이 필요하게 되었다.

우리나라에서도 만성질환과 영양소 과다섭취에 대한 우려가 높아진 현실을 감안하

여 2005년 11월에 영양권장량에서 영양소 섭취기준(dietary reference intakes for koreans, KDRIs)으로 패러다임을 전환하였다.

2020 한국인 영양소 섭취기준에는 안전하고 충분한 영양을 확보하는 기준치(평균필요량, 권장섭취량, 충분섭취량, 상한섭취량)와 식사와 관련된 만성질환 위험감소를 고려한 기준치(에너지적정비율, 만성질환위험감소섭취량)를 제시하고 있다.

(1) 평균필요량(estimated average requirement, EAR)

건강한 사람들의 일일 영양소 필요량의 중앙값으로부터 산출한 수치이다.

(2) 권장섭취량(recommended intake, RNI)

인구집단의 약 97~98%에 해당하는 사람들의 영양소 필요량을 충족시키는 섭취수준으로, 평균필요량에 표준편차 또는 변이계수의 2배를 더하여 산출한다.

(3) 충분섭취량(adequate intake, AI)

영양소의 필요량을 추정하기 위한 과학적 근거가 부족할 경우, 대상 인구집단의 건강을 유지하는 데 충분한 양을 설정한 수치이다. 충분섭취량은 실험연구 또는 관찰연구에서 확인된 건강한 사람들의 영양소 섭취량 중앙값을 기준으로 정한다.

(4) 상한섭취량(tolerabe upper intake level, UL)

인체에 유해한 영향이 나타나지 않는 최대 영양소 섭취수준이므로, 과량을 섭취할 때 유해영향이 나타날 수 있다는 과학적 근거가 있을 때 설정할 수 있다.

- 상한섭취량 = 최대무해용량 또는 최저유해용량/불확실계수

(5) 에너지적정비율

에너지를 공급하는 영양소에 대한 에너지 섭취비율이 건강과 관련성이 있다는 과학적 근거가 있기 때문에, 탄수화물, 지질, 단백질의 에너지적정비율을 설정하고 있다. 에너지적정비율은 각 영양소를 통해 섭취하는 에너지의 양이 전체 에너지 섭취량에서 차지하는 비율의 적정범위로 제시한다.

(6) 만성질환 위험감소를 위한 섭취량(Chronic Disease Risk Reduction intake, CDRR)

건강한 인구집단에서 만성질환의 위험을 감소시킬 수 있는 영양소의 최저 수준의 섭취량이다. 이는 그 기준치 이하를 목표로 섭취량을 감소시키라는 의미가 아니라 그 기준치보다 높게 섭취할 경우 전반적으로 섭취량을 줄이면 만성질환에 대한 위험

을 감소시킬 수 있다는 근거를 중심으로 도출된 섭취기준을 의미한다.

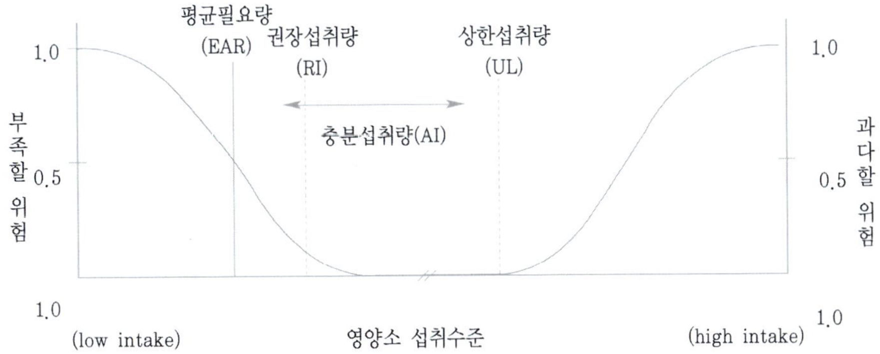

그림 21-3. 영양소 섭취기준의 종류

22장 | 노인보건

개관

일거리의 부재와 소득감소, 만성질환의 증가, 가정과 사회에서의 역할상실, 소외감과 고독감 등 노인들이 당면하고 있는 공통적인 문제로 인한 사회적인 파급효과는 매우 심각하다. 우리나라는 이미 2000년을 기점으로 고령화사회에 2017년에는 고령사회에 진입하였으며, 2025년에는 초고령사회에 진입할 것으로 전망되어 필연적으로 이에 대비한 노인복지정책의 변화가 요구되고 있다. 따라서 이 장에서는 고령화사회의 문제점을 살펴보고 노인의 건강관리 방안에 대하여 구체적으로 학습한다.

학습목표

1. 노인보건의 정의와 중요성을 기술할 수 있어야 한다.
2. 고령화사회의 문제점을 구체적으로 열거할 수 있어야 한다.
3. 노인의 발달과업을 설명할 수 있어야 한다.
4. 노인의 일상적인 건강관리 방안을 제시할 수 있어야 한다.
5. 노인장기요양보험제도의 의의를 설명할 수 있어야 한다.
6. 기초노령연금제도를 설명할 수 있어야 한다.

주요용어

노인학 / 고령화사회 / 고령사회 / 초고령사회 / 노인부양비 / 노령화지수 / 노인의 발달과업 / 기초노령연금제도 / 노인장기요양보험제도 / 노화현상 / 저출산 · 고령사회 기본법 / 요양보호사 / 경로연금

1. 노인보건의 개념

노인들은 자연적 노화 이외에 각종 만성질환과 치매, 정신질환에 의한 생활장애를 겪고 있다. 이러한 보건문제는 비단 노인뿐만 아니라 가족과 사회구성원 모두에게 중요한 문제가 아닐 수 없다.

노인보건이란 노년에 대한 사항들 중에서 주로 보건에 관한 문제를 다룬다. 최근 노인학과 노인의학이 관심을 끌고 있는데 노인학(Gerontology)은 노인에 관한 생체학적, 정신적, 의학적, 사회적 및 경제적 인자에 대하여 연구하는 학문이며, 노인의학(Geriatric medicine)은 노인의 질병에 대한 임상적 · 예방적 · 치료적 및 사회적 측면을 다루는 일반의학의 한 분야이다.

우리나라는 노인의 질환을 예방 또는 조기발견하고 적절한 치료 · 요양으로 심신의 건강을 유지하고 노후의 생활안정을 위하여 필요한 조치를 강구함으로써 노인의 보건복지증진에 기여함을 목적으로 1981년 노인복지법을 제정하고, 노인에 대한 사회적 관심과 공경의식을 높이기 위하여 매년 10월 2일을 '노인의 날' 그리고 매년 10월을 '경로의 달'로 정하였으며, 치매의 예방과 치료에 관한 사회적 인식을 제고하기 위하여 매년 9월 21일을 '치매극복의 날'로 정하고 있다.

노인보건의 기본이념

- 노인은 후손의 양육과 국가 및 사회의 발전에 기여하여 온 자로서 존경받으며, 건전하고 안정된 생활을 보장받는다.
- 노인은 그 능력에 따라 적당한 일에 종사하고 사회적 활동에 참여할 기회를 보장 받는다.
- 노인은 노령에 따르는 심신의 변화를 자각하여 항상 심신의 건강을 유지하고 그 지식과 경험을 활용하여 사회의 발전에 기여하도록 노력하여야 한다. (노인복지법 제2조)

2. 노인 및 노년기의 문제

노인문제는 빈곤, 질병, 무위, 소외의 4고(苦)로 표현된다. 즉, 일거리의 부재와 소득감소, 만성질환의 증가, 가정과 사회에서의 역할상실, 소외감과 고독감은 노인들이 당면하고 있는 공통적인 문제이다. 이는 필연적으로 노인복지정책의 변화를 요구한다.

1) 배경

최근 들어 노인보건이 중요하게 대두된 배경을 살펴보면 다음과 같다.

첫째, 노인인구가 평균수명의 연장으로 현저하게 증가하고 있다.

둘째, 급격한 사회구조의 변화로 인해 노인 부양문제가 개별 가정이 감당해야 할 수준을 넘어 사회적 문제로 부각되고 있다.

셋째, 노화에 관하여 노화의 기전이나 유전적 조절 등에 관한 관심이 고조되고 있다.

넷째, 노인인구 증가에 따라 질병과 장애의 유병률과 발병률이 급격히 증가하였다.

다섯째, 노인성 질환은 단기치료로 끝나는 것이 아니기 때문에 국민의료비 관점에서 볼 때 노인의료비의 상대적 비중이 현저하게 증가하고 있다.

2) 노인의 건강

연령이 증가함에 따라 신체적·정신적으로 제 기능이 쇠약해져서 신체 내의 평형을 잃게 되는 노화현상이 나타난다.

노화현상은 항상성의 부조화를 야기하며, 소모능력과 새로운 생산능력의 균형을 유지하기가 어렵고 기능저하로 인해 결국 장애를 동반한 노인병(geriatric disease)을 일으키기 쉽다.

(1) 활동상태

노인은 일상생활을 스스로 해결하지 못해서 누군가의 도움을 필요로 하는 경우가 많다. 노인의 활동상태를 평가하는 중요한 지표로는 식사, 배설, 목욕, 옷 갈아입기, 보행 등 일상생활의 기본적인 동작을 평가하는 일상생활 수행능력[15](ADL)이 있다.

또한 이보다 상위수준의 건강상태 측정지표로써 일상생활 수행능력보다 복잡한 응용동작을 측정, 노인의 사회환경에 대한 적응도를 평가할 수 있는 도구적 일상생활 수행능력[16](IADL)이 있다.

---

15) 일상생활 수행능력(activities of daily living, ADL)은 옷 입기, 세수, 머리감기, 목욕 또는 샤워하기, 차려 놓은 음식 먹기, 누웠다 일어나 방 밖으로 나가기, 화장실 출입과 대소변 후 닦고 옷 입기, 대소변 조절하기 등 가장 기본적인 7개 항목으로 노인의 활동상태를 평가하는 지표이다.

16) 도구적 일상생활 수행능력(instrumental activities of daily living, IADL)은 ADL과 마찬가지로 노인이 자립적으로 생활을 유지하기 위해 필요한 기능상태를 평가하기 위한 문항이다. 문항은 몸단장, 집안일, 식사준비,

삶의 질 향상을 위해서는 일상생활에서 ADL을 유지하는 것이 중요하다. 노인의 ADL이나 IADL은 1994년 이후 많이 감소하였으나 2017년 다시 증가 추세를 보이고 있다.

표 22-1. 노인의 일상생활수행능력 항목별 분포

연도별 노인의 기능상태 제한 현황

(단위: %)

연도	기능제한 없음	IADL만 제한 경험	ADL도 제한 경험	계
1994	49.7	17.4	32.8	100.0
1998	52.7	32.8	31.7	100.0
2004	80.7	12.4	6.9	100.0
2008	81.6	10.4	8.0	100.0
2011	85.1	7.7	7.2	100.0
2014	81.8	11.3	6.9	100.0
2017	74.7	16.6	8.7	100.0

ADL 항목별 기능상태 (2017)

(단위: %)

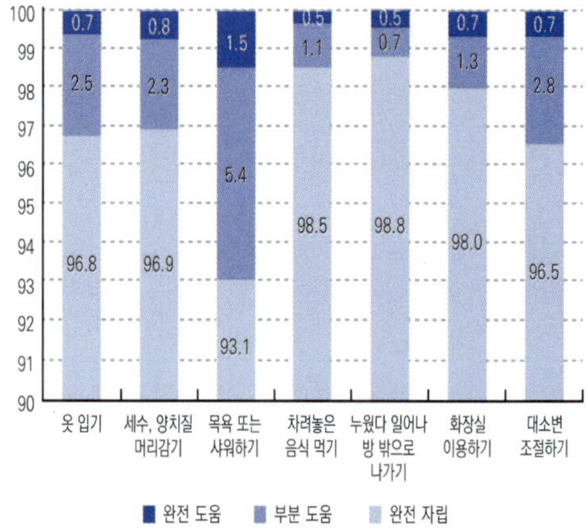

[자료] 보건복지부, 통계로 보는 사회보장, 2020.

표 22-2. 노인의 기능상태 제한 현황

(단위: %)

구분		전체	연령별					지역별		성별	
			65~69세	70~74세	75~79세	80~84세	85세 이상	동	읍면	남자	여자
기능제한 없음		74.7	89.4	83.1	70.8	56.1	32.6	75.6	72.7	83.6	68.1
IADL만 제한		16.6	7.6	12.1	20.3	29.2	35.4	15.8	18.3	10.4	21.2
ADL도 제한 경험		8.7	3.0	4.8	8.9	14.7	32.0	8.6	9.0	6.1	10.7
IADL	완전 자립	75.4	89.9	84.1	71.9	56.7	32.7	76.2	73.7	83.7	69.3
	1~2개 도움	9.6	4.9	8.1	12.6	15.5	15.7	8.5	12.1	5.1	13.0
	3~4개 도움	5.6	2.9	3.6	7.2	9.8	11.7	5.7	5.4	4.1	6.8
	5~6개 도움	4.3	1.5	2.5	4.0	9.4	13.7	4.7	3.7	3.3	5.1
	7~8개 도움	2.4	0.3	0.8	1.8	4.6	13.0	2.4	2.4	1.6	3.0
	9~10개 도움	2.6	0.6	0.9	2.5	4.0	13.2	2.5	2.8	2.2	2.8
계		100.0	100.0	100.0	100.0	100.0	100.0	100.0	100.0	100.0	100.0

[자료] 보건복지부, 통계로 보는 사회보장, 2020.

빨래, 제시간에 정해진 양의 약 챙겨먹기, 금전 관리, 근거리 외출하기, 물건 구매 결정·돈 지불·거스름돈 받기, 전화 걸고 받기, 교통수단 이용하기 등 10개 항목으로 구성된다.

우리나라의 경우 노인의 장애율은 여성이 남성에 비해 높고 연령이 증가할수록, 월 가구소득이 낮을수록 장애율도 높아지는 경향이 있다.

또한 결혼상태별로 비교해보면 고연령층이 많은 무배우 노인에게서 일상생활 수행능력이 저하된 비율이 높게 나타나고, 교육수준은 학력이 높을수록 일상생활 수행능력 완전 자립의 비율이 높으며, 가구소득별로는 소득이 높을수록 완전 자립비율이 높게 나타난다.

(2) 질병상태

노인의 건강상태는 질병의 유무로 알 수 있다. 노년기에는 질병에 걸리기 쉽고, 여러 가지 질병을 함께 갖기 쉬우며, 완전히 치료되지 않는 만성질환을 가지는 경우가 많아 요양에 장기간이 소요된다.

우리나라의 경우 노인의 84.0%가 1개 이상의 만성질환을 앓고 있으며, 3개 이상 만성질환을 가지고 있는 노인의 비율도 27.8%에 이르러 '유병장수시대'가 되고 있는 실정이다.

(단위: %)

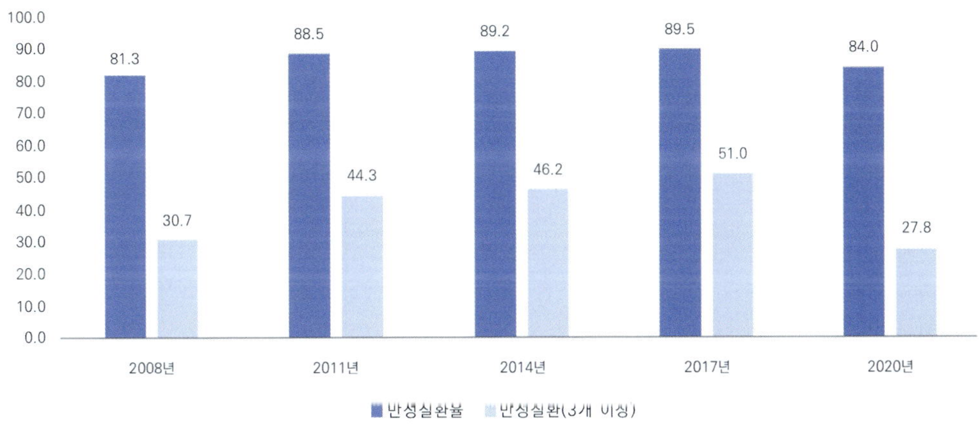

[자료] 보건복지부, 노인실태조사, 2020.

그림 22-1. 65세 이상 노인의 만성질환율 변화

만성질환의 유병률을 살펴보면 고혈압이 56.8%로 가장 높고, 다음은 당뇨병 24.2%, 고지혈증 17.1%, 골관절염 또는 류마티즘 관절염 16.5%, 요통 및 좌골신경통 10.0%로 나타났다.

만성질병 종류별 치료율은 유병률이 높았던 고혈압, 당뇨병, 고지혈증 , 골관절염 또는 류마티즘 관절염의 치료율은 모두 90% 이상, 요통 및 좌골신경통은 80% 이상의 치료율을 보이고 요실금과 노인성난청의 치료율이 가장 낮게 나타났다.

표 22-3. 노인인구의 성별 만성질환 종류별 유병률(의사 진단) 및 현 치료율

(단위: %)본인응답자를 대상으로 한 분석결과임.

특성	전체		남자		여자		2017년도 유병률
	유병률	치료율	유병률	치료율	유병률	치료율	
고혈압	56.8	98.7	57.0	99.0	56.6	98.5	59.0
뇌졸중(중풍, 뇌경색)	4.3	96.5	4.8	96.8	3.8	96.2	7.1
고지혈증(이상지질혈증)	17.1	96.9	13.5	96.1	19.9	97.3	29.5
협심증, 심근경색증	4.4	96.9	4.8	97.3	4.2	96.6	7.0
기타 심장질환	4.5	98.2	4.2	99.0	4.8	97.7	6.6
당뇨병	24.2	99.0	23.9	99.4	24.4	98.7	23.2
갑상선 질환	3.3	97.3	1.3	97.2	4.9	97.3	3.3
골관절염 또는 류머티즘 관절염	16.5	91.1	7.4	87.3	23.3	92.1	33.1
골다공증	8.5	90.1	1.7	87.4	13.7	90.3	13.0
요통, 좌골신경통	10.0	82.1	4.3	82.5	14.3	82.0	24.1
만성기관지염, 폐기종(CO포인트D)	1.5	91.8	2.2	94.2	0.9	87.7	1.5
천식	2.0	94.3	2.4	93.3	1.7	95.4	3.1
폐결핵, 결핵	0.1	82.9	0.2	74.9	0.1	100.0	0.3
백내장	5.3	74.1	6.0	76.8	4.8	71.5	7.1
녹내장	1.1	81.1	1.2	86.7	1.0	76.2	2.4
만성중이염	0.7	98.1	1.0	100.0	0.5	95.3	0.4
암(악성신생물)	1.8	88.5	2.4	90.2	1.4	86.3	3.8
위·십이지장궤양	5.0	93.6	4.9	95.8	5.0	92.0	9.1
간염	0.4	84.1	0.4	75.7	0.3	94.1	0.8
간경변	0.3	90.1	0.6	87.1	0.1	100.0	0.5
만성신장질환	1.1	95.1	1.4	91.8	0.9	98.8	1.9
전립선비대증	4.1	96.2	9.3	96.2	0.1	100.0	8.9
요실금	3.9	43.7	0.5	43.7	6.5	43.7	2.5
빈혈	1.8	75.9	0.7	77.0	2.5	75.6	2.1
피부병	0.9	84.3	1.1	91.0	0.7	76.3	1.9
우울증	1.5	81.3	0.8	90.7	2.1	78.4	3.0
치매	2.1	93.8	1.9	95.2	2.2	93.0	1.5
골절, 탈골 및 사고 후유증	1.5	87.0	1.1	86.7	1.8	87.1	1.7
불면증	2.0	78.9	1.1	78.3	2.6	79.1	3.5
파킨슨	0.6	100.0	0.7	100.0	0.4	100.0	1.0
노인성 난청	2.5	53.9	2.6	59.6	2.4	49.2	-
기타	1.6	94.4	1.8	93.8	1.4	95.1	-

[자료] 보건복지부, 노인실태조사 보고서. 2021.

3. 노인인구의 현황 및 전망

1) 우리나라 노인인구의 특성

전 세계적으로 인구구조에서 노인인구의 절대 수와 상대적 비율이 증가하는 특징을 보이고 있다.

UN은 전체 인구 중 65세 이상 인구가 차지하는 비중에 따라 고령화사회(aging society, 7%~13%), 고령사회(aged society, 14%~19%), 초고령사회(super-aged society, 20% 이상)로 분류하고 있다.

우리나라 노년인구는 2000년을 기점으로 총 인구의 7%를 상회하여 본격적인 고령화사회(aging society)에 돌입하였고, 2017년에는 14%를 넘어 고령사회(aged society)에 진입하였으며, 2025년에는 20.3%에 이르는 초고령사회로 진입할 것으로 예측된다.

이 같은 인구의 고령화 현상은 의학 및 과학기술의 발달과 출생률 및 사망률의 저하, 생활수준의 개선과 관련되어 있으며, 우리나라의 경우 전체인구의 14.6%에 해당하는 베이비붐 세대(1955~1963년 생)가 한꺼번에 노인인구로 전환되는 것이 결정적인 원인이 되고 있다.

표 22-4. 65세 이상 노인인구 추이

	2000 (고령화)	2010	2018 (고령)	2020	2026 (초고령)	2050
총 인구(천 명)	47,008	49,220	49,934	49,956	49,771	42,348
65세 이상(천 명)	3,395	5,354	7,162	7,821	10,357	15,793
구성비(%)	7.2	10.9	14.3	15.7	20.8	37.3

[자료] 통계청, 장래인구 특별추계, 2018.

특히 노년인구 비율이 7%에서 14%에 도달하는 데 걸리는 소요기간이 선진국의 경우 24~115년 걸린 데 비하여 우리나라는 17년에 불과하여 노인인구의 증가속도가 세계적으로 유례를 찾아볼 수 없을 정도로 급속하게 진행되고 있다.

현재의 추세가 지속될 경우 우리나라는 2050년이면 노인인구의 비율이 일본을 제치고 세계 최고령 국가가 될 전망이다.

표 22-5. 주요 국가들의 인구고령화 속도

노령인구 / 국 가	도달년도			증가소요년수	
	고령화사회 7%	고령사회 14%	초고령사회 20%	7% → 14%	14% → 20%
프 랑 스	1864	1979	2018	115	39
노르웨이	1885	1977	2024	92	47
스 웨 덴	1887	1972	2014	85	42
호 주	1939	2012	2028	73	16
미 국	1942	2015	2036	73	21
캐 나 다	1945	2010	2024	65	14
이탈리아	1927	1988	2006	61	18
영 국	1929	1976	2026	47	50
독 일	1932	1972	2009	40	37
일 본	1970	1994	2006	24	12
한 국	2000	2017	2026	17	9

[자료] 보건복지부, 보건복지백서, 2018.

노년기의 부양과 관련된 태도는 노인들의 거주형태의 변화와 밀접한 관련성을 갖고 있다. 또한 기대수명의 연장과 이혼에 의한 가족 해체 등으로 가족분화가 늘면서 2012년 노인 가구 수는 2000년에 비해 약 2배 증가하였으며, 2019년 혼자 사는 노인 가구 수는 전체 노인 가구 중 21.3%를 차지하고 있다.

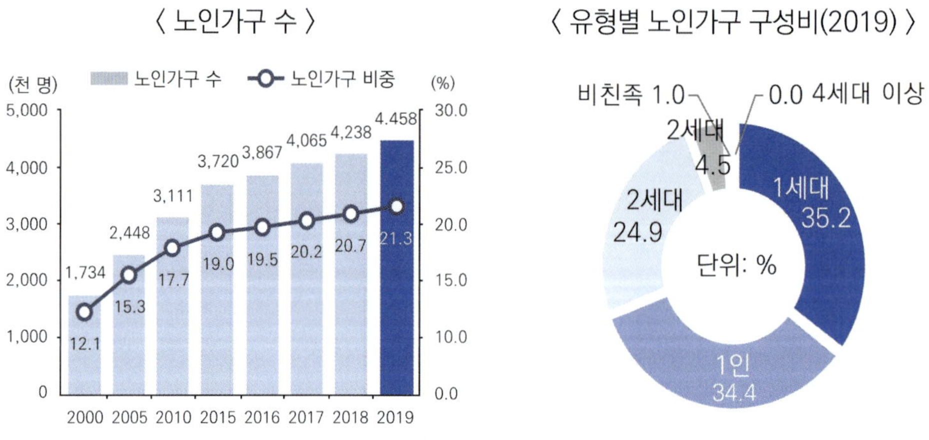

[자료] 통계청, 한국의 사회지표, 2021.

그림 22-2. 노부모의 동거가족

노인가구의 비율이 늘어나는 반면, 노인부양 의식은 급격히 약화되어 노인부양이 '사회적 책임'이라는 인식이 확대되고 있다. 통계청 사회조사의 2002년과 2020년 노부모 부양책임에 대한 태도를 비교해 보면, 노부모 돌봄이 가족책임이라는 견해는 70.7%에서 22.0%로 크게 감소하였고, 가족과 정부 · 사회의 공동책임이라는 견해가 18.2%에서 61.6%로 크게 증가하였다.

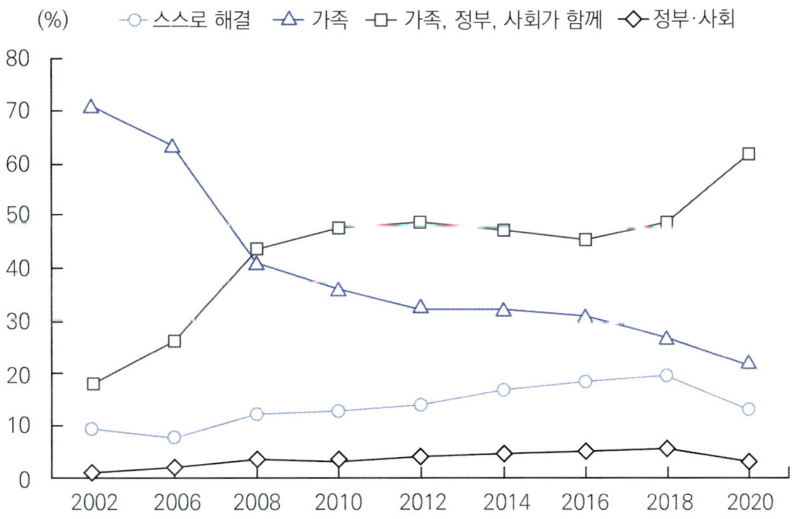

주) 1) 2002~2010년은 만 15세 이상, 2012년부터는 만 13세 이상 인구를 대상으로 함.
2) 설문문항은 '부모님의 노후 생계는 주로 누가 돌보아야 한다고 생각합니까?'라고 질문되었음.
3) 통계치는 해당 응답범주에 대한 응답률임.
[자료] 통계청, 사회조사, 각 연도.

그림 22-3. 부모 노후 돌봄 주체에 대한 인식

고령화 사회로 진입하는 현 시점에서 노인관련 문제는 더 이상 개인의 문제가 아니고 사회적인 문제로 대두되고 있다. 그중 노인학대는 그 심각성에 의해 더욱 관심을 기울여야 하지만 노인학대의 대부분은 가정 내에서 발생하고, 이를 가족 내의 문제로만 여김에 따라 외부노출을 꺼리고 학대사실을 인정하지 않은 은폐성이 매우 강하게 나타난다.

2020년 한 해 동안 전국 지역노인보호전문기관을 통해 신고 된 전체신고 건수는 16,973건으로 전년 대비 5.6% 증가(16,071건 → 16,973건) 하였다. 이중 일반사례는 10,714건(63.1%)으로 전년 대비 1.1% 감소하였으나 학대사례는 6,259건(36.9%)으로 전년 대비 19.4% 증가하였다.

표 22-5. 연도별 전체 신고접수 건수 및 비율

(단위: 건, %)

구분		2005년	2006년	2007년	2008년	2009년	2010년	2011년	2012년	2013년	2014년	2015년	2016년	2017년	2018년	2019년	2020년
일반사례		1,511	1,722	2,418	2,885	3,485	4,435	5,162	5,916	6,642	7,037	8,087	7,729	8,687	10,294	10,828	10,714
		42.6	43.1	51.1	54.9	56.6	59.1	60.0	63.3	65.4	66.6	67.9	64.4	65.3	66.5	67.4	63.1
증감률		-	14.0	40.4	19.3	20.8	27.3	16.4	14.6	12.3	5.9	14.9	-4.4	12.4	18.5	5.2	-1.1
학대사례		2,038	2,274	2,312	2,369	2,674	3,068	3,441	3,424	3,520	3,532	3,818	4,280	4,622	5,188	5,243	6,259
		57.4	56.9	48.9	45.1	43.4	40.9	40.0	36.7	34.6	33.4	32.1	35.6	34.7	33.5	32.6	36.9
증감률		-	11.6	1.7	2.5	12.9	14.7	12.2	-0.5	2.8	0.3	8.1	12.1	8.0	12.2	1.1	19.4
전체사례		3,549	3,996	4,730	5,254	6,159	7,503	8,603	9,340	10,162	10,569	11,905	12,009	13.309	15,482	16,071	16,973
		100	100	100	100	100	100	100	100	100	100	100	100	100	100	100	100
증감률		-	12.6	18.4	11.1	17.2	21.8	14.7	8.6	8.8	4.0	12.6	0.9	10.8	16.3	3.8	5.6

주) 노인학대라 함은 노인에 대하여 신체적·정신적·정서적·성적폭력 및 경제적 착취 또는 가혹행위를 하거나 유기 또는 방임을 하는 것을 말함(노인복지법 제1조의2 제4호)
[자료] 보건복지부, 2020 노인 학대 현황 보고서, 2021.

2020년 학대 유형 건수는 총 9,803건이며 정서적 학대 4,188건(42.7%), 신체적 학대 3,917건(40.0%), 방임 760건(7.8%), 경제적 학대 431건(4.4%), 성적학대 231건(2.4%), 자기방임 223건(2.3%), 유기 53건(0.5%) 순으로 나타났다.

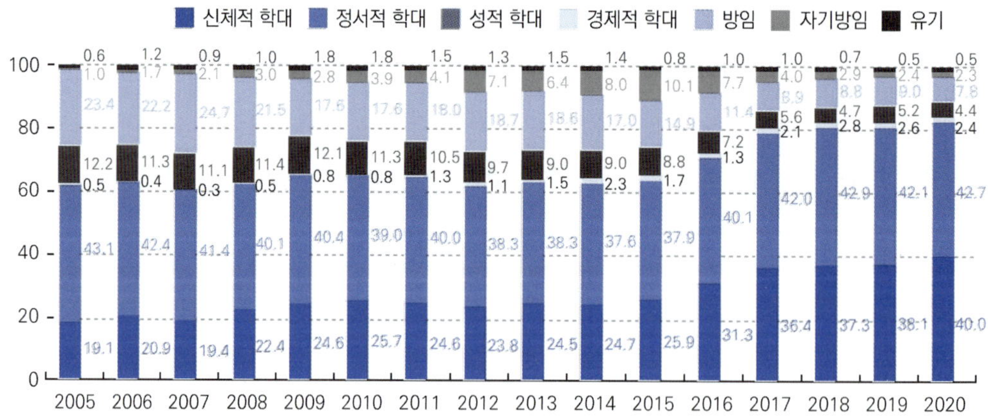

주) 학대유형은 노인복지법 제1조의2제4호에 근거하여 신체적 학대, 정서적 학대, 성적 학대, 경제적 학대, 방임, 자기방임 등으로 분류한다.
[자료] 보건복지부, 2020 노인 학대 현황 보고서, 2021.

그림 22-4. 연도별 학대유형 비율 추이

또한 우리나라 노인자살은 OECD 국가와 비교하여 볼 때 매우 심각한 문제이다. 한국의 65~74세 노인자살률인 10만 명당 63.1명은 상대적으로 자살률이 높은 헝가리(36.1명), 스위스(29.9명), 일본(29.1명)과 비교해도 압도적으로 높은 수치이다. 이는 75세 이상의 노인들 사이에서 더욱 두드러진다. 75세 이상 노인들의 자살률은 10만 명당 108.8명으로 프랑스의 33.5명, 헝가리의 41.8명, 스위스의 52.7명에 비해 매우 높다.

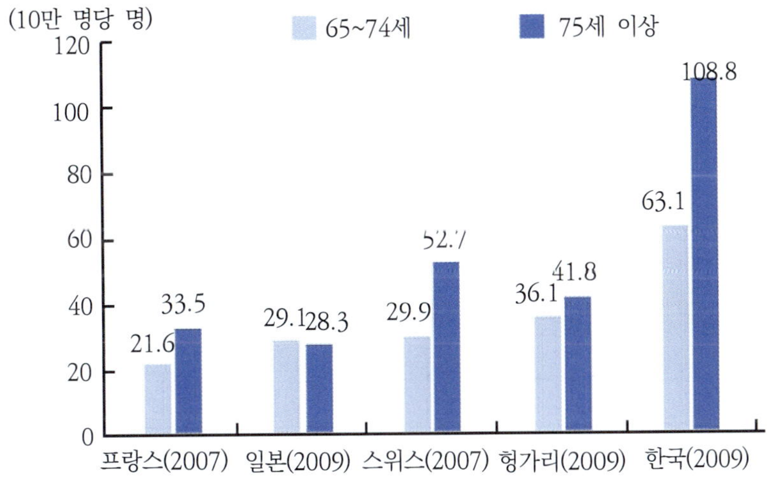

[자료] WHO Health Topics.

그림 22-5. 주요 OECD 국가의 노인자살률

2) 고령화에 따른 문제점

급속한 고령화는 생산가능인구의 감소, 노인 부양비율의 증가, 노인의료비 · 연금 등 공적부담 증가, 세입기반 약화로 인한 재정수지 악화, 노인부양 부담증가에 따른 세대 간 갈등 첨예화 등의 정치 · 경제 · 사회 · 문화 전반에 걸쳐 심각한 문제가 되고 있다.

또한 고령화 진전에 따른 인구구조의 변화는 소비 및 투자, 경상수지, 재정수지 등 수요측면과 노동공급, 생산성 등 공급측면에 동시에 영향을 미침으로써 1인당 실질 GDP에 부정적 결과(경제성장 둔화)를 초래할 전망이다.

따라서 고령화 문제로 인한 경제성장 둔화를 보완하기 위해서는 단편적인 개혁은 실효성이 없으며, 노동 · 의료 · 연금 시장 등을 포괄하는 개혁방안을 수립하여 체계적 · 단계적으로 추진할 필요가 있다.

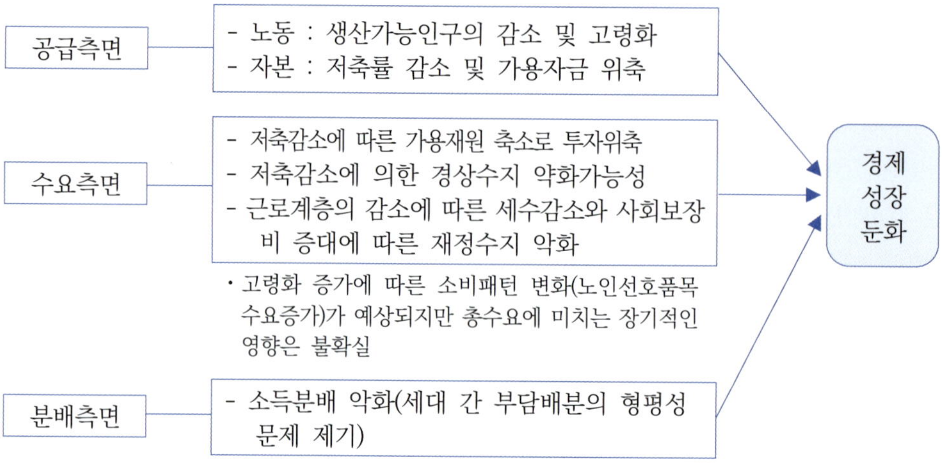

그림 22-6. 고령화가 경제에 미치는 영향

4. 노인의 발달과업

인간의 생애는 각각의 시기에 따라 달성하여야 할 과업이 있다. 학습해야 할 것에서부터 적응하여야 할 것, 해결하여야 할 여러 가지 문제가 있는데, 이러한 것들을 총칭해서 발달과업이라 한다. 노년기는 인간의 생애주기 중 마지막 단계로서 육체의 쇠퇴와 사회적인 연결의 감소, 경제적 기반의 상실이 일어나는 시기이다.

Evelyn Duvall은 노인에서 중요한 2가지 발달과업을 들고 있다. 하나는 은퇴 후에도 의의가 있는 인생을 발견하고 유지해 가는 것이며, 다른 하나는 육체적인 건강과 힘의 저하에도 불구하고 적응해 가는 것이라고 하였다.

R. J. Havighurst는 미국사회를 배경으로 노년기의 과제에 대해 다음의 6가지 구체적인 사항을 들었다.

첫째, 체력 및 건강의 쇠퇴에 적응해 가는 것
둘째, 은퇴 및 수입의 감소에 적응하는 것
셋째, 배우자의 죽음에 적응해 가는 것
넷째, 동년대의 사람들과 친밀한 관계를 만들어 가는 것
다섯째, 사회적 및 시민적인 의무를 기하는 일
여섯째, 만족한 주거환경을 정비하는 것

노인의 발달과업 과정 중의 하나가 죽음에 대한 현실적인 수용이다. 대부분의 사

람은 죽음에 관해서 이야기하거나 생각하는 것을 꺼려한다. 그러나 인간은 인생의 단계에서 생과 죽음에 대한 의미 있는 철학을 발전시킬 필요가 있다.

배우자를 상실한 사람들의 대부분은 격한 후회, 고독감, 욕구불만 등의 감정을 체험하게 된다. 혼자된다고 하는 것은 수입의 변화, 친구의 상실, 사교생활의 감소, 새로운 책임의 부여라는 많은 변화에 적응하는 것이다. 따라서 부부는 죽음에 대한 현실을 서로 이야기하여 어느 한쪽의 죽음에 대비하여 현실적인 계획을 세울 수 있어야 한다.

5. 노년기의 건강관리

건강한 노년기를 보내기 위해서는 환경조건을 일정하게 유지하고 식사, 배설, 수면 등의 일상생활 활동을 규칙적이고 적절히 행하며, 정신적으로 충실한 생활을 하는 것이 중요하다.

노화현상의 일반적인 특징

- 보편성(universal) : 장기에 따라 차이가 있으나 생체 내의 모든 장기에 발생한다.
- 내인성(intrinsic) : 연령의 증가에 따라 반드시 발생하며 외부환경과 관계없이 발생한다.
- 점진성(progressive) : 서서히 진행되는 기능 저하를 수반한다.
- 쇠퇴성 (deleterious) : 여러 가지 질병 합병을 초래하여 궁극적으로 죽음을 초래한다.

(1) 식사

노인은 대사기능이 저하하고 운동량이 감소하기 때문에 영양소요량은 적다. 영양섭취가 부족하면 곧 영양장애를 가져오고, 과식은 비만을 초래하며, 당뇨병 등 성인병의 요인이 되므로 피하도록 한다.

단백질은 신체조직을 형성하는 데 사용되므로 노인의 경우는 1일 65~70g, 체중 1kg당 1.0~1.5g이 필요하다. 세 끼에 걸쳐서 골고루 섭취하는 것이 좋으며, 저녁 식사에 치우쳐 많이 섭취하면 단백질의 특이동적 작용으로 신경이 흥분하여 불면을 초래할 수 있다. 지방의 소화력은 젊은 사람의 1/2 이하 정도로 감소하므로 기름진 음식을 많이 섭취하는 것은 바람직하지 않다. 조리 시에는 동맥경화를 예방하는 의미에서 동물성 유지보다도 불포화지방산을 많이 포함한 식물성 기름을 사용하도록 한다. 칼슘의 양은 체중 1kg당 1일 약 10mg의 섭취가 적당하며, 골다공증의 예방을 위해 매일 일정량을 섭취하도록 한다.

(2) 배설

장의 운동기능이 저하하고 섭취 식사량의 감소와 더불어 소화가 잘되는 음식을 먹기 때문에 대변의 양이 줄어든다. 또한 전신운동이 줄어들어 복근력도 약해지며, 항문괄약근이 완화되기 쉽고 힘도 약해진다. 남성에서는 전립선의 비대로 배뇨장애가 오기 쉬우며, 방광벽이 위축되어 작아지게 된다.

배뇨통이나 잔뇨감이 없는 기분 좋은 배뇨나 타인의 도움을 빌리지 않고 자기 힘만으로 배설을 원활하게 행해지는 것은 노인의 생활이나 삶을 적극적으로 한다. 반대로 배설상의 문제는 고민과 열등감, 불안을 가져다준다.

규칙적인 배설을 위해 매일 정해진 시간에 화장실에 가는 습관을 들이고 낮 동안에 적당하게 몸을 움직여 장의 연동운동을 촉진한다.

변비를 예방하기 위하여 섬유질이 많은 식품을 섭취하도록 하며, 야간의 배뇨횟수를 줄이기 위해 저녁부터는 수분섭취를 피한다.

(3) 수면

노년기의 수면은 일반적으로 얕고 짧은 경향이 있다. 낮 동안 활동량이 적고 낮잠 등으로 인하여 야간에 숙면이 잘 안 된다. 또한 야간빈뇨 등으로 수면이 중단되기 쉽다. 낮 시간은 되도록 자지 않도록 하고 몸을 움직여서 가볍게 피로를 느끼는 것이 야간에 깊은 수면을 취하도록 한다. 취침 전의 목욕은 혈액순환을 촉진하여 몸이 따뜻하게 되고, 야간의 소변 양도 감소시키는 작용을 한다.

(4) 운동

노년기의 신체적 동작은 예비력이 부족하기 때문에 급격한 변화를 피하고, 운동은 피로하지 않을 정도로 매일 규칙적으로 행하는 것이 바람직하다. 실외에서 운동을 할 때에는 겨울과 여름에 특히 바깥 날씨에 주의한다. 겨울에는 하루 중에서 따뜻한 시간에 실시하고, 여름에는 아침과 저녁의 서늘한 때를 이용한다.

(5) 주거

각 방의 온도 차이는 적은 것이 바람직하고, 심한 기온의 변동은 피하여야 한다. 밀폐된 실내 난방은 일산화탄소 중독의 위험이 많기 때문에 잦은 환기가 필요하다. 의자생활이 바람직하고, 계단의 경사가 심한 2층 생활은 피하며 방, 화장실, 욕실 등은 높낮이가 작은 것이 좋다. 화장실은 서양식 좌변기가 좋으며, 장시간의 배변은 혈압상승을 가져오므로 주의한다.

(6) 성

우리나라에서는 노인이 성을 멀리하고 부정하는 것을 미덕으로 여겨 왔다. 노년기를 성이 없는 기간으로 생각하게 된 것은 남존여비라는 숙명적인 문화에서 탈출하지 못한 탓이며 또한 노년기 여성의 성혐오, 성에 대한 불결감, 죄악감 그리고 자녀들의 반응 등을 무비판적으로 받아들이고 있는 현실 때문이다.

노년기 우울증의 상당한 부분이 성과 밀접하게 관련되어 있다고 한다. 정신건강의 측면에서 노인의 건강한 '성의 복권'은 심각하게 고려되어야 한다.

6. 노인보건복지

우리나라는 기초노령연금과 노인장기요양보험제도의 도입, 노인일자리의 확대 등 기본적인 노인보건복지정책의 틀을 지속적으로 갖추어 왔다.

표 22-7. 주요 노인보건복지사업

구 분	지원 서비스
노후 소득보장	국민연금 개선 기초연금 지급 맞춤형 노인일자리 제공
건강보장	노인장기요양보험 보장성 확대 및 서비스·품질 제고 치매 검진 및 치료·관리 노인 건강 운동 노인 안검진 및 개안 수술 노인 무릎관절수술 지원
사회참여 확대	노인 자원봉사 활성화 노인 여가 활동 지원 등
사회서비스 제공 등	노인맞춤돌봄서비스 응급안전안심서비스 노인학대 상담 서비스 장사 인프라 확충 및 품위 있는 장사문화 창출 등

[자료] 보건복지부, 보건복지백서, 2021.

향후 노인들이 사회의 일원으로 삶을 주도하며 당당한 노년을 누릴 수 있도록 안전 · 안부 확인, 돌봄서비스 제공 및 노후 소득보장, 건강보장, 사회 참여 확대 등 다양한 정책이 추진되어야 할 것이다.

1) 노인장기요양보험제도

노인의 간병수발을 가족이 담당하던 시기에는 수발비용을 가족 간 상호노력으로 해결하여 왔지만 수발가족이 없거나 부족한 경우에는 간병인에게 의존할 수밖에 없으며, 이에 소요되는 간병비용은 노인 개개인이나 가족이 부담하게 되었다.

또한 더 이상의 급성치료가 필요하지 않음에도 간병수발을 목적으로 장기간 입원하는 경우(소위, '사회적 입원현상')가 점차 늘어가고 있는 추세이며, 이는 건강보험 재정의 지출을 확대시키는 요인으로 작용한다.

이에 우리나라는 고령이나 노인성 질병 등의 사유로 일상생활을 혼자서 수행하기 어려운 노인 등에게 제공하는 신체활동 또는 가사활동 지원 등의 장기요양급여에 관한 사항을 규정하여 노후의 건강증진 및 생활안정을 도모하고 그 가족의 부담을 덜어주기 위하여 2007년 4월 27일 노인장기요양보험법을 제정하였다.

노인장기요양보험 제도의 적용대상은 전국민이며, 장기요양 신청대상자는 65세 이상 노인과 65세 미만이라도 노인성질환(치매, 중풍, 파킨슨병 등)을 가진 국민으로 6개월 이상 혼자 일상생활이 어려운 자로서 장기요양등급판정위원회에서 등급판정을 받은 국민이다.

노인장기요양보험에 필요한 재원은 장기요양보험료, 국가지원, 본인일부부담으로 구성된다.

급여종류는 재가급여와 시설급여 그리고 특별현금급여가 있다. 재가급여는 요양보호사, 간호사 등이 수급자의 가정을 방문하여 신체활동 및 가사활동 등을 지원하는 서비스로 방문요양, 방문목욕, 방문간호, 주야간보호, 단기보호 기타 재가급여(복지용구) 서비스가 있다.

시설급여는 수급자가 노인요양시설 등에 장기간 동안 입소하여 신체활동지원 등의 서비스를 제공받는다. 이외에도 특별현금급여인 가족요양비 등이 포함된다. 특별현금급여인 가족요양비는 도서·벽지 등 방문요양기관이 현저히 부족한 지역에 거주하거나, 천재지변이나 그 밖에 이와 유사한 사유로 인하여 장기요양기관에서 장기요양급여를 이용하기 어려운 자, 신체·정신 또는 성격 등 대통령령으로 정하는 사유로 인하여 가족 등으로부터 장기요양을 받아야 하는 수급자에게 현금으로 지급하는 것을 말한다.

표 22-8. 장기요양급여의 종류

구 분	종 류	내 용
재가 급여	방문요양	장기요양요원이 수급자의 가정 등을 방문하여 신체활동 및 가사활동 등을 지원하는 장기요양급여
	방문목욕	장기요양요원이 목욕설비를 갖춘 장비를 이용하여 수급자의 가정 등을 방문하여 목욕을 제공하는 장기요양급여
	방문간호	장기요양요원인 간호사 등이 방문간호지시서에 따라 수급자의 가정 등을 방문하여 간호, 진료의 보조, 요양에 관한 상담 또는 구강위생 등을 제공하는 장기요양급여
	주·야간보호	수급자를 하루 중 일정한 시간 동안 장기요양기관에 보호하여 신체활동 지원 및 심신기능의 유지·향상을 위한 교육·훈련 등을 제공하는 장기요양급여
	단기보호	수급자를 일정 기간 동안 장기요양기관에 보호하여 신체활동 지원 및 심신기능의 유지·향상을 위한 교육·훈련 등을 제공하는 장기요양급여
	기타재가급여	수급자의 일상생활·신체활동 지원에 필요한 용구를 제공하거나 가정을 방문하여 재활에 관한 지원 등을 제공하는 장기요양급여
시설 급여	장기요양기관이 운영하는 노인의료복지시설(노인전문병원은 제외한다) 등에 장기간 동안 입소하여 신체활동 지원 및 심신기능의 유지·향상을 위한 교육·훈련 등을 제공하는 장기요양급여	
특별 현금 급여	가족요양비	가족장기요양급여
	특례요양비	특례장기요양급여
	요양병원간병비	요양병원장기요양급여

2) 노인돌봄종합서비스

노인돌봄종합서비스는 혼자 힘으로 일상생활을 영위하기 어려운 노인에게 가사·활동 지원 또는 주간보호서비스를 제공하여 안정된 노후생활 보장 및 가족의 사회·경제적 활동 기반을 조성할 목적으로 2007년부터 시행되고 있다.

만 65세 이상의 노인(단기가사의 경우 독거노인 또는 고령(만 75세 이상) 부부노인가구) 중 가구 소득, 건강 상태 등을 고려하여 돌봄서비스가 필요한 노인들을 대상으로 서비스를 제공하며, 소득 수준과 이용 시간에 따른 차별적 본인부담금과 지방정부지원금이 전자바우처 형식으로 사회보장정보원에 예치·지불·관리되고 있다.

제공되는 서비스유형은 방문서비스, 주간보호서비스, 단기가사서비스가 있으며, 사회서비스 이용 및 이용권 관리에 관한 법률에 따라 시·군·구에 등록한 제공기관에서 서비스가 제공된다.

표 22-9. 노인돌봄종합서비스 유형별 내용

<table>
<tr><th>유형</th><th>대상자</th><th>서비스 내용</th><th>비고</th></tr>
<tr><td>방문
서비스</td><td rowspan="2">• 연령: 만 65세 이상
• 건강 기준: 노인장기요양등급 외 A, B
• 소득 기준: 가구 소득이 기준 중위 소득 160% 이하
※ 시·군·구청장 인정자
• 건강 기준: 장애 1~3등급 또는 중증질환자
• 소득 기준: 차상위 계층 이하</td><td>식사, 세면 도움, 옷 갈아 입히기, 신체 기능의 유지·증진, 화장실 이용 도움, 외출 동행, 생필품 구매, 청소·세탁 등</td><td>목욕보조서비스는 보호자가 동의하는 경우에만 가능

의료인이 행하는 의료·조산·간호 등의 의료서비스 제공은 불가</td></tr>
<tr><td>주간보호
서비스</td><td>심신기능회복서비스(여가, 물리치료·작업치료·언어치료 등의 기능 훈련), 급식 및 목욕, 노인 가족에 대한 교육 및 상담 등</td><td></td></tr>
<tr><td>단기가사
서비스</td><td>• 연령: 만65세 이상 독거노인 또는 고령(부부 모두 만75세 이상)의 부부노인 가구
• 건강 기준: 최근 2개월 이내 골절(관절증, 척추병증 포함) 진단 또는 중증질환 수술자로 최근 2개월 이내 의사진단서(소견서) 또는 입퇴원확인서, 수술확인서 중 1개 제출
• 소득 기준: 가구 소득이 기준 중위소득 160% 이하</td><td>식사 도움, 옷 갈아 입히기, 외출 동행, 취사, 생활필수품 구매, 청소, 세탁 등</td><td></td></tr>
</table>

[자료] 보건복지부, 보건복지백서, 2020.

3) 기초노령연금제도

노년기에 경험하게 되는 가장 큰 어려움 중의 하나가 빈곤이다. 실질적으로 은퇴하는 연령과 연금수급연령을 의미하는 공식적인 은퇴 연령 간에 상당한 시차가 있는 사회에서는 노년기 빈곤의 위험에 대비한 제도 마련이 보다 절실히 요구된다. 그러나 우리나라는 아직 공적인 노후소득보장제도가 충분히 정립되어 있지 못한 것이 사실이다. 그 결과 미래 세대뿐만 아니라 현 세대의 노인들 대부분이 공적인 노후소득보장제도의 사각지대에 놓여 있으며, 그들 중 상당수가 빈곤 상태에 놓여있다. 이러한 문제의식 하에 국민연금과 관련된 일련의 논의가 제도적 사각지대를 해소하는 방향으로 진행되면서 기초노령연금제도의 도입 논의가 등장하기 시작하였다.

즉, 기초노령연금제도는 국민연금제도의 개선 및 보완이라는 맥락 속에서 가장 잘 이해될 수 있을 것이다.

기초노령연금제도는 2007년 4월에 도입되었다. 70세 이상 노인으로서 전체 노인 중 생활이 어려운 소득인정액 하위 60%에 해당하는 노인을 대상으로 2008년부터 지급되었으며, 2008년 7월부터는 65세 이상으로, 2009년 1월부터는 지급대상을 65세 이상 노인 중 소득인정액 하위 70%까지 지급대상을 점차 확대하여 왔다.

4) 노인 맞춤형 일자리 지원 확대

노인일자리사업은 일을 통한 사회참여의 기회를 제공함과 동시에 노인에게 경제적 자립 기반 마련을 지원하여 활력 있는 노후생활을 누릴 수 있는 제도적 기반을 마련하기 위한 것이다.

노인의 취업활동을 위해서는 노인 적합 직종에 대한 노인채용의 의무화와 취업 및 재취업 확대를 위한 교육·훈련기회의 확충 그리고 정년의 연장 및 계속고용제도의 정착화가 이루어져야 한다.

표 22-10. 노인 일자리 및 사회활동 지원사업 유형 및 내용

구 분	종 류	내 용	지원	대상
사회서비스형		노인의 경력과 활동역량을 활용하여 사회적 도움이 필요한 영역(지역사회 돌봄, 안전 관련 등)에 서비스를 제공하는 일자리	월 59.4만 원 급여/10개월 ※ 수당 별도	만 65세 이상
공공형	공익활동	지역사회 공익 증진을 위한 프로그램 (老老케어, 취약계층 지원, 공공시설 봉사, 경륜전수 활동 등)	월 27만 원 활동비/11개월	기초연금 수급자
	재능나눔	노인의 재능(자격, 경력)을 활용한 상담안내, 학습지도 등	월 10만 원 활동비/6개월	만 65세 이상
민간 노인 일자리	시장형 사업단	소규모 매장 전문 직종 사업단 등 공동 운영하여 수익창출(실버카페, 반찬가게, 지역영농 사업 등)	연267만원 사업비	만 60세 이상
	취업 알선형	교육수료자 또는 업무능력보유자를 수요처로 연계(기사, 간병인, 경비원, 지역일손 도우미 등)	연5만원(일부 15만원) 사업비	
	시니어 인턴십	기업인턴(3개월) 후 계속고용 유도 목적 인건비 지원	월 최대 37만 원/ 최대 6개월	
	고령자 친화기업	노인 적합업종 분야 내 노인다수고용기업 설립 또는 우수고용기업 지원	최대 3억원 사업비	

[자료] 보건복지부, 보건복지백서, 2021.

5) 경로효친 및 효 문화의 확산

매년 5월 8일을 어버이날로 정하여 어버이 은혜에 감사하고 웃어른을 공경하는 기풍을 조성하고 있으며, 1997년부터 어버이날과는 별도로 매년 10월 2일을 '노인의 날', 10월을 '경로의 달'로 정하여 노인에 대한 사회적 관심 제고와 경로효친사상을 계승·발전시켜 나가고 있다.

또한 2007년 8월 3일 효행 장려 및 지원에 관한 법률을 제정하여 효행장려 및 지원을 보다 적극적으로 추진할 수 있는 기반을 구축하였다.

6) 노인복지시설 확충

전통적인 가정의 노인부양기능이 약화됨에 따라 이제 노인부양은 가족에만 맡겨 둘 수 없으며, 국가와 지역사회가 이들을 보호·지원해야 한다. 따라서 시설에서의 보호가 필수적인 노인을 위한 노인복지시설이 운영되어야 할 것이며, 경제적 능력, 건강 정도 기타 욕구에 따라 자유로운 선택이 가능하도록 이용시설을 다양하게 설치해야 한다.

노인복지시설의 경우 노인장기요양보험제도 도입으로 주거 및 의료복지시설의 무료·실비·유료의 구분을 없애고 노인주거복지시설의 노인공동생활가정과 노인의료복지시설의 노인요양공동생활 가정을 신설하여 2008년부터 시행되고 있다.

현행 노인복지법이 정하고 있는 노인복지시설은 노인주거복지시설, 노인의료복지시설, 노인여가복지시설, 재가노인복지시설, 노인보호전문기관이 있다.

표 22-11. 노인복지시설의 종류(노인복지법 제31조)

<table>
<tr><th>종 류</th><th>시 설</th><th>설 치 목 적</th><th>입 소(이용) 대 상 자</th><th>설 치</th></tr>
<tr><td rowspan="2">노인주거복지시설</td><td>양로시설</td><td>노인을 입소시켜 급식과 그 밖에 일상생활에 필요한 편의를 제공</td><td rowspan="2">○ 다음 각 호의 어느 하나에 해당하는 자로서 일상생활에 지장이 없는 자
가. 「국민기초생활보장법」 제2조에 따른 수급권자(이하 "기초수급권자"라 한다)로서 65세 이상의 자
나. 부양의무자로부터 적절한 부양을 받지 못하는 65세이상의 자
다. 본인 및 본인과 생계를 같이 하고 있는 부양의무자의 월소득을 합산한 금액을 가구원 수로 나누어 얻은 1인당 월평균 소득액이 통계청장이 통계법 제17조제3항에 따라 고시하는 전년도의 도시근로자가구 월평균 소득을 전년도의 평균 가구원수로 나누어 얻은 1인당 월평균 소득액 이하인 자(이하 "실비보호대상자"라 한다)로서 65세 이상의 자
라. 입소자로부터 입소비용의 전부를 수납하여 운영하는 양로시설 또는 노인공동생활가정의 경우는</td><td rowspan="2">시장·군수·구청장에 신고</td></tr>
<tr><td>노인공동생활가정</td><td>노인들에게 가정과 같은 주거여건과 급식, 그 밖에 일상생활에 필요한 편의를 제공</td></tr>
</table>

			60세이상의 자	
	노인 복지주택	노인에게 주거시설을 분양 또는 임대하여 주거의 편의·생활지도·상담 및 안전관리등 일상생활에 필요한 편의를 제공	단독취사등 독립된 주거생활을 하는데 지장이 없는 60세 이상의 자	〃
노인의료 복지시설	노인요양 시설	치매·중풍 등 노인성 질환 등으로 심신에 상당한 장애가 발생하여 도움을 필요로 하는 노인을 입소시켜 급식·요양과 그 밖에 일상생활에 필요한 편의를 제공	○ 노인성질환 등으로 다음 각 호의 어느 하나에 해당하는 자 가. 「노인장기요양보험법」 제15조에 따른 장기요양급여수급자 나. 기초수급권자로서 65세 이상의 자 다. 부양의무자로부터 적절한 부양을 받지 못하는 65세 이상의 자 라. 입소자로부터 입소비용의 전부를 수납하여 운영하는 노인요양시설 또는 노인요양공동생활가정의 경우는 60세 이상의 자	〃
	노인요양 공동생활 가정	치매·중풍 등 노인성 질환 등으로 심신에 상당한 장애가 발생하여 도움을 필요로 하는 노인에게 가정과 같은 주거여건과 급식·요양, 그 밖에 일상생활에 필요한 편의를 제공		
노인여가 복지시설	노인 복지관	노인의 교양·취미생활 및 사회참여활동 등에 대한 각종 정보와 서비스를 제공하고, 건강증진 및 질병예방과 소득보장·재가복지, 그 밖에 노인의 복지증진에 필요한 서비스를 제공	60세 이상의 자	시장·군수·구청장에 신고
	경로당	지역노인들이 자율적으로 친목도모·취미활동·공동작업장 운영 및 각종 정보교환과 기타 여가활동을 할 수 있도록 하는 장소를 제공	65세 이상의 자	〃
	노인교실	노인들에 대하여 사회활동 참여욕구를 충족시키기 위하여 건전한 취미생활·노인건강유지·소득보장 기타 일상생활과 관련한 학습프로그램을 제공	60세 이상의 자	〃
재가노인 복지시설	방문요양 서비스	가정에서 일상생활을 영위하고 있는 노인으로서 신체적·정신적 장애로 어려움을 겪고 있는 노인에게 필요한 각종 편의를 제공하여 지역사회안에서 건전하고 안정된 노후를 영위하도록 하는 서비스	○ 장기요양수급자나 심신이 허약하거나 장애가 있는 65세 이상의 자(이용자로부터 이용비용의 전부를 수납받아 운영하는 시설의 경우에는 60세 이상의 자로 한다)로서 다음 각 호에 해당하는 자 가. 방문요양서비스 : 가정에서 요양이 필요한 자 나. 주·야간보호서비스 : 주간 또는 야간 동안의 보호가 필요한 자 다. 단기보호서비스 : 단기간의 보호가 필요한 자 라. 방문 목욕서비스 : 가정에서의 목욕이 필요한 자 마. 방문간호서비스 : 가정에서 간호가 필요한 자 바. 복지용구지원서비스 : 복지용구가 필요한 사람 사. 재가노인지원서비스 : 가목부터 바목까지의 서비스 이외의 서비스로서 상담·교육 및 각종서비스가 필요한 자	〃
	주·야간 보호 서비스	부득이한 사유로 가족의 보호를 받을 수 없는 심신이 허약한 노인과 장애노인을 주간 또는 야간 동안 보호시설에 입소시켜 필요한 각종 편의를 제공하여 이들의 생활안정과 심신기능의 유지·향상을 도모하고, 그 가족의 신체적·정신적 부담을 덜어주기 위한 서비스		
	단기보호 서비스	부득이한 사유로 가족의 보호를 받을 수 없어 일시적으로 보호가 필요한 심신이 허약한 노인과 장애노인을 보호시설에 단기간 입소시켜 보호함으로써 노인 및 노인가정의 복지증진을 도모하기 위한 서비스		
	방문목욕 서비스	목욕장비를 갖추고 재가노인을 방문하여 목욕을 제공하는 서비스		
	방문간호 서비스	간호사 등이 의사, 한의사 또는 치과의사의 지시서(이하 "방문간호 지시서"라 한다)에 따라 수급자의 가정 등을 방문하여 간호, 진료의 보조, 요양에 관한 상담 또는 구강위생 등을 제공하는 서비스		

	재가노인 지원서비스	그 밖에 재가노인에게 제공하는 서비스로서 상담·교육 및 각종 서비스		
	복지용구 지원서비스	수급자의 일상생활·신체활동 지원 및 인지기능의 유지 · 향상에 필요한 용구를 제공하는 서비스		
노인보호 전문기관	노인보호 전문기관	시·도지사가 노인보호전문기관을 지정·운영, 노인학대 신고, 상담, 보호, 예방 및 홍보, 24시간 신고·상담용 긴급전화(1577-1389) 운영	노인학대행위자에 대한 상담 및 교육 학대받은 노인의 발견·상담·보호 등 노인학대 예방 및 방지를 위한 홍보	시·도지사 지정
노인일자리지원기관	노인일자리지원기관	지역사회 등에서 노인일자리의 개발·지원, 창업·육성 및 노인에 의한 재화의 생산·판매 등을 직접 담당하는 노인일자리전담기관 운영	60세 이상	시도 및 시군구 신고
학대피해노인 전용쉼터	학대피해노인 전용쉼터	노인학대로 피해를 입은 노인을 일정 기간 보호하고 심신치유 프로그램 제공	학대피해노인이 입소를 희망하는 경우 지역노인보호전문기관의장의 입소요청에 학대피해노인이 동의하는 경우	시·도지사 지정

23장 | 정신보건

개관

정신장애는 다양하고 복잡하게 얽힌 환경적이거나 심리적인 요소들이 상호작용하여 발병하게 된다. 고로 전인적인 치료, 재활, 사회통합을 위하여 지역사회 환경을 보다 지지적인 환경으로 변화시킴으로써 정신질환자가 독립적인 사회인으로서 기능을 할 수 있도록 하는 노력이 필요하다. 따라서 이 장에서는 정신보건의 개념과 목표 그리고 주요 정신질환의 발병 원인 및 정신장애가 가족과 사회에 미치는 영향 등을 살펴보고, 우리사회가 당면한 문제점을 파악하여 이의 대처방안에 대하여 학습한다.

학습목표

1. 정신보건의 개념과 목표를 설명할 수 있어야 한다.
2. 주요 정신질환의 발병 원인을 요약할 수 있어야 한다.
3. 심리사회적 발달과정의 각각의 단계를 열거하고, 그 특성을 설명 할 수 있어야 한다.
4. 정신장애가 가족과 사회에 미치는 영향을 설명할 수 있어야 한다.
5. 지역사회 정신보건에 대해 설명할 수 있어야 한다.
6. 스트레스의 개념을 이해하고, 이의 대처방안을 강구할 수 있어야 한다.

주요용어

정신건강증진법 / 스트레스원 / 역기능적 스트레스 / 순기능적 스트레스 / 일반적응증후군 / 정신질환 / 정신지체 / 정신분열증 / 조울병 / 기질성 정신병 / 인격장애 / 오이디푸스 콤플레스 / Kübler-Ross의 죽음의 적응 단계 / 지역사회 정신보건

1. 정신보건의 의의

1) 정신보건의 개념

과학기술의 발달은 오히려 인간을 위협하기에 이르렀고 생활수준의 향상에 의한 편리는 인간 소외를 가중시켰으며, 산업화는 비인간화를 부채질하고 있다.

미국정신위생위원회에 의하면 "정신보건이란 단지 정신적 질병에 걸려 있지 않은 상태만이 아니라 만족스러운 인간관계와 그것을 유지해 나갈 수 있는 능력을 말하며, 이것은 모든 종류의 개인적, 사회적 적응을 포함하여 어떠한 환경에도 대처해 나갈 수 있는 건전하고 균형 있는 통일된 성격의 발달을 의미한다."라고 하였다.

흔히 정신보건을 정신위생과 혼용되어 사용되고 있다. 그러나 엄밀히 말하면 정신보건은 하나의 목표가 나름대로 달성된 이상적인 상태를 지칭하는 반면, 정신위생은 정신보건을 위한 실천적 수단을 보다 강조한다. 즉, 인간이 바라고 원하는 방향이 정신보건이라면, 이를 유지하기 위한 적극적인 실천자세가 정신위생이다.

기본이념

① 모든 국민은 정신질환으로부터 보호받을 권리를 가진다.
② 모든 정신질환자는 인간으로서의 존엄과 가치를 보장받고, 최적의 치료를 받을 권리를 가진다.
③ 모든 정신질환자는 정신질환이 있다는 이유로 부당한 차별대우를 받지 아니한다.
④ 미성년자인 정신질환자는 특별히 치료, 보호 및 교육을 받을 권리를 가진다.
⑤ 정신질환자에 대해서는 입원 또는 입소가 최소화되도록 지역사회 중심의 치료가 우선적으로 고려되어야 하며, 정신건강증진시설에 자신의 의지에 따른 입원 또는 입소가 권장되어야 한다.
⑥ 정신건강증진시설에 입원 등을 하고 있는 모든 사람은 가능한 한 자유로운 환경을 누릴 권리와 다른 사람들과 자유로이 의견교환을 할 수 있는 권리를 가진다.
⑦ 정신질환자는 원칙적으로 자신의 신체와 재산에 관한 사항에 대하여 스스로 판단하고 결정할 권리를 가진다. 특히 주거지, 의료행위에 대한 동의나 거부, 타인과의 교류, 복지서비스의 이용 여부와 복지서비스 종류의 선택 등을 스스로 결정할 수 있도록 자기결정권을 존중받는다.
⑧ 정신질환자는 자신에게 법률적·사실적 영향을 미치는 사안에 대하여 스스로 이해하여 자신의 자유로운 의사를 표현할 수 있도록 필요한 도움을 받을 권리를 가진다.
⑨ 정신질환자는 자신과 관련된 정책의 결정과정에 참여할 권리를 가진다.

(정신건강증진 및 정신질환자 복지서비스 지원에 관한 법률 제2조)

2) 정신보건의 역사

18세기 말 이전까지 대부분의 정신질환자들은 주술적 치료의 대상이거나 길거리를 방황하고 범죄에 연루되거나 감염병을 옮기고 다니는 관리의 대상이었다. 따라서 이들은 주로 집안에 감금되거나 시설에 보호된다 하더라도 의학적 치료가 이루어지지 않는 감옥, 빈민구호소 등에 격리되었다.

19세기 이후 비로소 정신질환자에 대한 의학적 치료가 시작되었다. 프랑스의 Philp Pinel과 영국의 William Tuke를 중심으로 한 도덕적 치료운동은 정신질환자를 쇠사슬로부터 해방시켰고(1차 혁명), 미국의 Dorothea Dix가 정신질환자에 대한 치료적 환경을 주장하며 정신병원 운동을 일으켜 그 결과로 약 30여개의 주립병원이 설치되었다. 이때까지 정신병원이 정신질환자에게 유일한 치료적 환경을 제공해 주는 곳이었다.

Sigmund Freud(1856~1939)는 자유연상과 꿈을 분석함으로써 무의식 속에 억압된 갈등을 해결하도록 돕는 정신분석 치료법을 소개하였다(2차 혁명).

이후 1950년대 말부터 향정신성의약품의 발견되어 증상의 대부분이 조절되면서 감금되어 있을 필요가 없게 되었다(3차 혁명).

1960년대 미국 사회 전체를 지배하던 인도주의 운동은 정신질환에 대한 국가적 책임과 맞물려 정신질환자에 대한 새로운 접근방법을 모색하게 하였다. 지역사회 정신보건은 이러한 사회적 흐름에 의해 형성될 수 있었던 하나의 이념으로써 '탈시설화(deinstitutionalization)'라는 새로운 정책적 시도를 하게 되었다. 즉, 정신질환자는 더 이상 감금과 격리되는 존재가 아니며 그들에게 친근한 환경에서 치료와 보호를 받을 것을 강조하게 되어 거의 일생동안 수용되어 있었던 만성정신질환자들이 지역사회로 돌아오기 시작하였고 이들의 재활과 사회복귀를 위한 다양한 프로그램들이 개발되었다.

이 같은 지역사회 정신보건의 효시는 1946년 미국에서 정신보건법을 제정하여 각 주마다 기관을 선정하고, 지역사회 기반으로 정신건강서비스를 제공토록 한 것이다(4차 혁명).

우리나라의 정신보건정책은 1990년대 초반까지 중증 정신질환자를 정신의료기관 또는 시설에 격리하여 치료하는 데 치중해 왔다.

1995년 12월 정신보건법의 제정으로 장기 입원 중심의 정신건강서비스 제공 체계에서 지역사회 정신건강 증진사업을 활성화하는 방향으로 정책 전환을 시도하였다.

2001년부터 5년 주기로 전국 규모의 정신질환 실태조사를 실시하여 정신건강정책의 기초자료를 수집하고, 2008년 정신보건법을 개정하여 정신질환자 인권 보호

제도를 강화하고, 퇴원 및 처우 개선 심사청구제도를 개선하는 등 정신건강 증진서비스 향상을 위한 제도적 기반을 마련하였다.

2016년 2월 관계부처 협동으로 국민 정신건강의 증진, 중증 정신질환자의 지역사회 통합, 중독으로 인한 사회적 폐해 최소화 및 자살률 감소를 주요 내용으로 하는 5년 단위 정신건강 종합대책(2016~2020)을 수립 · 발표하였다.

또한, 1995년 법 제정 이후 21년 만에 정신건강증진 및 정신질환자 복지서비스 지원에 관한 법으로 전부 개정하여 정신질환자 등의 비자의 입원제도를 대폭 개선하고, 정신질환의 조기발견과 치료, 정신질환자 지역사회 복귀를 지원하는 제도 마련에 박차를 기하였다.

2. 정신장애의 원인

정신장애는 한 가지의 원인으로 일어나는 경우는 드물며, 유전적이거나 선천적 또는 기질 등의 요소와 그 밖에 다양하고 복잡하게 얽힌 환경적이거나 심리적인 요소들이 상호작용하여 발병하게 된다.

1) 내적 원인

(1) 유전

유전은 개인의 체질을 결정함으로써 개체가 환경과 상호작용하는 양상을 결정한다. 정신분열증, 양극성 장애, 공황장애, 알코올중독증, 정신지체, 간질 등은 유전적 경향이 있다고 알려져 있는 정신과 영역의 질환이다. 하지만 이들은 유전 하나로만 발병이 결정되지는 않는데, 이는 병이 유전되기보다 그 병에 걸릴 소질이 유전되는 경우가 많기 때문이다.

(2) 체질

개개인의 신체적 특성은 인격기능의 기본인 행동방식을 결정짓는 데 중요한 역할을 한다. 체형과 정신질환과의 연구는 오래전 Hippocrates와 Galen에 의해 언급되어 왔으며, Kretschmer는 체형을 비만형, 투사형, 세장형, 부전형으로 나누고 비만형은 조울증이, 나머지 3가지는 정신분열증이 많다고 하였다.

(3) 연령

정신장애는 어린이에게는 드물고 청소년기를 계기로 급격히 늘어났다가 이후 나이에 비례해서 일정한 정도로 늘어나는 경향을 보인다.

정신장애는 종류별로 나이에 따라 호발하는 경향이 있는데, 대개 청소년기, 갱년기, 노년기가 정신장애가 호발되는 위기의 시기이다.

(4) 성

성별에 따라 정신장애의 빈도에 차이가 있다. 남자는 진행마비, 알코올성 정신장애, 외상성 정신장애, 간질과 동맥경화증과 관련된 정신장애가 많으며, 여자에게는 주로 우울증, 망상성 장애 그리고 신체질환과 관련된 정신장애가 많다.

2) 외적 원인

(1) 기질적 원인

첫째, 여러 가지 물리적 · 생리적 원인 등 신체적 이상에 의해 기인된다. 뇌외상, 뇌막염, 뇌염, 뇌종양 등의 뇌기능의 장애로 정신장애가 나타날 수 있다.

둘째, 만성적인 음주의 결과가 정신장애를 일으키게 되는데, 이는 비타민 결핍증을 포함하여 간, 뇌, 심장 등에 생물학적 변화를 가져오며, 음주에 의한 심리적 효과로써 죄의식이 생기고, 공격적 언행을 하게 되며 사고력의 감퇴, 도덕적 황폐화, 부정과 자기혐오의 심리반응을 일으키게 된다.

셋째, 시각과 청각의 선천적 결함이나 선천적 기형, 장애는 부모나 당사자에게 여러 가지 문제를 일으킨다. 부모는 수치심, 우울, 분노, 당황과 죄책감 등을 가지게 된다. 당사자는 주위에서 거부되고, 자신과 타인의 비교를 통해 열등감을 가지게 되며, 공격적이거나 바람직하지 못한 방어기제가 발날되기 쉽나.

넷째, 성장기에 있어 산소, 영양, 수분, 지각적 자극과 같은 기본적인 신체적 욕구가 심하게 또는 장기간에 걸쳐 충족되지 못할 경우 이러한 욕구들의 바탈은 기질성 정신장애를 일으키거나 심인성 장애를 유발시킬 수 있다.

(2) 심리적 원인

개인의 본능적 충동과 그와 관련된 감정은 정신장애의 원인이 된다. 그리고 대인관계 특히 어린시절의 가족관계는 장래의 정신건강에 가장 큰 영향을 미친다. 그 밖에 생물학적 본능적 충동과 사회 · 문화적 요구 사이의 갈등, 사랑의 상실, 자존심의 상실, 의존의 상실, 죽음, 이별 등은 여러 가지 정신장애를 일으킬 수 있다.

(3) 사회 · 문화적 원인

첫째, 가족적 요인을 들 수 있다. 가족은 대인관계의 최초이자 기본적 단위로 가족의 임신, 정신적 · 신체적 질병, 가족의 사망, 기형아나 질병이 있는 자녀의 출생, 이사나 이민과 같은 생활상의 변화, 별거나 이혼 등의 가족위기가 있을 때 정신장애의 증가가 있게 된다.

둘째, 사회적 요인으로 사회적 불안정과 도시화, 사회적 지위와 경제적 조건, 직업 및 작업량 등은 정신장애의 발현과 관계가 있다.

셋째, 문화적 요인으로 심인성 정신장애, 특히 신경증적 장애는 그 나라의 풍습이나 민속에 따라 여러 가지로 표현된다. 상대적 도덕관념은 각 개인이 그가 소속하는 사회에서 죄책감, 수치, 조소를 어떻게 받아들이고 인식하느냐와 밀접한 관련이 있다.

3) 스트레스(Stress)

(1) 스트레스의 정의

스트레스는 신체가 어떤 외부자극에 대해서 보이는 비특이적 반응이다. 스트레스를 경험하게 되면 우리의 신체는 생리적으로 원래의 상태로 되돌아가기 위하여 스트레스와 정면으로 투쟁을 하거나 스트레스로부터 도망을 치게 된다.

즉, 스트레스는 스트레스 요인에 대처하여 평온한 상태(homeostasis)를 유지하기 위한 생리적 반응, 즉 '전투 아니면 도피(fight or flight)'의 과정이다.

(2) 스트레스원의 종류

매일 살아가면서 경험하는 사소한 일부터 큰 충격을 안겨 주는 삶의 주요한 사건까지 인간의 스트레스 요인은 매우 다양하다.

스트레스에 적절히 대처하려면 먼저 스트레스를 유발하는 다양한 스트레스원(stressor)을 아는 것이 필요하다.

스트레스원(stressor)는 유기체에게 스트레스를 주는 외부자극이다. 건강이나 작업에 해로운 영향을 주는 것을 역기능적 스트레스(distress)라 하고, 반면에 고무적이고 유익한 효과를 나타내는 것은 순기능적 스트레스(eustress)라고 한다.

스트레스 수준이 지나치게 낮거나 지나치게 높으면 건강에 부정적 영향을 끼치게 되어 역기능적 스트레스로 작용할 가능성이 높아지고, 어느 정도 적정수준을 유지하면 건강이나 작업에 긍정적 영향을 끼치게 되어 순기능적 스트레스로 작용한다.

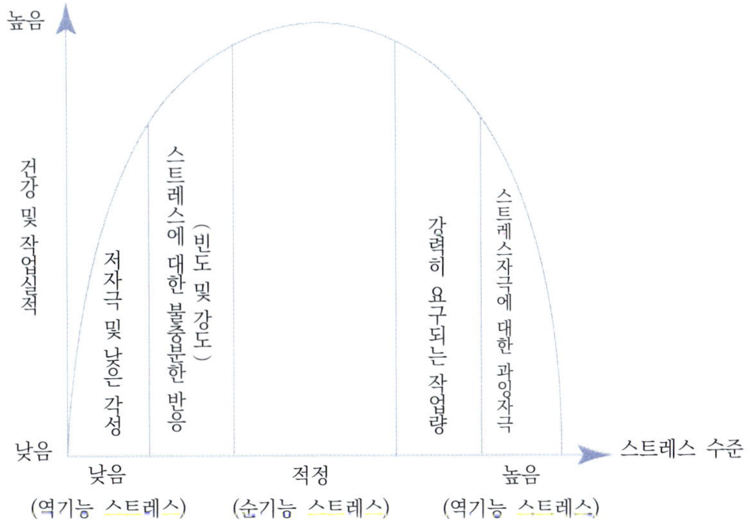

그림 23-1. Yerkes-Dodson 곡선

(3) 스트레스의 생리적 영향

1920년대 중반, Hans Selye가 '일반적응증후군(general adaptation syndrome : GAS)'이라는 개념을 발표하였다.

스트레스의 결과가 신체부위에 영향을 준다는 뜻에서 일반적(general)이라 불렀고, 스트레스의 원인으로부터 신체를 적응 또는 대처시키기 위해 세련된 방어수단을 동원한다는 의미에서 적응(adaptation)이라 불렀으며, 그리고 일련의 반응이 일어난다는 의미에서 증후군(syndrome)라 불렀다.

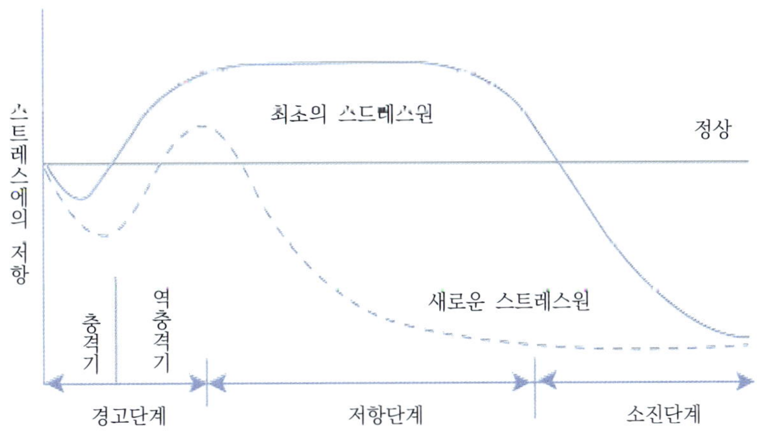

그림 23-2. 일반적응증후군

표 23-1. 스트레스에 의한 증후

1. 생리적		
① 단기 : 심장박동, GSR(galvanic skin response), 호흡, 두통		
② 장기 : 위궤양, 혈압, 심장마비		
③ 불특정 : 아드레날린, 노아드레날린, 흉선 기능저하, 임파선 기능저하, 소화산분비, ACTH분비		
2. 심리적 반응(정서적/인지적)		
전투 또는 도피	무관심, 체념, 싫증	퇴행
고착	투사	거부
환상	매사에 싫증	망각
사람의 오판경향	믿는 사람에 대한 불확실감	자신의 조직 능력 저하
의무·역할에 대한 내적혼란	불만족	사태에 대한 대처능력 저하
좁은 시야	우유부단(의사결정)	불안정
하찮은 일에 집착	꾸물댐	감정적
속으로 끙끙거림	표현할 수 없는 불만족	
3. 행동적		
① 개인적 결과		
식욕상실	체중의 갑작스런 증감	갑작스런 변화(용모, 외상)
급속한 안면변화(누르스름한, 불그스레한)		갑작스런 변화(머리형)
호흡곤란	갑작스런 음주습관 변화	갑작스런 흡연습관 변화
② 조직의 결과		
업무실적 저하(양/질)	직무관여도 감소	책임감 상실
조직에 대한 관심 부족	동료에 대한 관심부족	창의력 상실
결근	재해사고	

경고단계(alarm stage)는 다시 두 가지 하위단계로 세분된다. 첫째는 충격기(shock phase)로써, 유해자극에 대한 최초의 즉각적인 반응단계를 말한다. 이 기간에는 심계항진, 근육긴장도의 감소, 체온감소, 혈압감소 등과 같은 여러 가지 대표적 증후가 나타난다.

둘째는 역충격기(countershock phase)로써 방어계획의 일종인 반동반응이 일어나는데, 이 기간 동안에는 부신피질이 확대되어 부신피질호르몬의 체내의 무기질 수준을 조절하여 뉴런의 흥분전도를 강화시키거나, 체내의 단백질과 지방질을 포도당으로 전환시켜 긴급상황에 대처하도록 해준다.

그러나 유기체는 계속해서 경계단계에만 머물 수는 없다. 왜냐하면 유해자극이 매우 강해서 생명을 유지할 수 없게 되면 이 경계단계에서 죽어버리게 되기 때문이다. 유기체가 생존하기 위해서는 두 번째 단계인 저항단계(resistance stage)를 거쳐야만 한다. 저항단계는 유기체가 스트레스의 최대한으로 적응하는 상태로써 이 기간 동안에 증상의 소멸 및 발전이 결정되는데, 이 단계는 경계단계와는 매우 다른 특징을 지닌다. 경계단계에서는 부신피질에서 혈액 속에 분비물을 방출시켜 이미 이전에 저장되어 있던 지방질을 소비하지만, 저항단계에서는 다량의 분비물을 피질에 쌓아 놓는다. 또한 경계반응에서는 혈액농축, 저염소혈증, 이화작용 등의 현상이 일어나지만 저항단계에서는 혈액희석과 염소혈증, 동화작용 등의 현상이 일어나게 된다.

그러나 계속해서 유해자극에 노출되면 어렵게 획득한 적응력은 다시 기능을 잃게 되어 제3단계인 소진단계(exhaustion stage)에 들어가게 되는데, 유기체의 적응력은 제한되어 있기 때문에 동일 스트레스 요인에 계속 노출되면 사용가능한 에너지를 모두 써 버리기 때문에 신체의 조직체계는 탈진해 버린다.

3. 주요 정신질환

1) 조현병(調絃病, Schizophrenia)

일반적인 증상으로 외부 현실을 제대로 인식하지 못하여 부조화된 환각, 망상, 환영, 환청 등을 경험하고 대인 관계에서 지나친 긴장감 혹은 타인의 시각에 대한 무관심, 기이한 행동을 보인다. 이로 인해 사회활동과 가족관계를 악화시키는 대표적인 정신질환이다.

조현병의 과거 명칭인 정신분열증의 어감이 부정적 편견을 가져왔었기 때문에 언어 순화 차원에서 조현병으로 개칭하였다.

주요 원인으로는 신경전달물질의 균형이상, 대뇌의 구조 및 기능이상, 유전적 소인, 비이상적인 신경증식, 환경적·사회문화적인 요인 등으로 알려져 있다.

주 증상은 사고장애로써 망상, 사고의 두절, 사고연상의 장애 등이 나타나고, 정동장애로써 불합리한 감정표현, 비현실적인 감정, 기괴한 감정반응, 무감동 등을 나타낸다. 환각이나 환청, 환시 등을 경험하고, 현실과의 접촉을 피하며, 판단능력을 상실한다.

2) 조울병(Manic depressive illness)

조증기(manic phase)와 우울기(depressive phase)가 교대로 나타나든가 또는 한 가지 증상이 반복적으로 나타난다.

조증기에는 기분이 들뜨고 과대망상을 하며, 쉬지 않고 많은 활동을 한다. 그러나 결과가 생산적이지 못하고 자신이나 사회에 손해되는 경우가 많다. 우울기에는 반대로 무력감, 자기비하, 절망감으로 의욕을 잃고 삶을 포기하기도 한다. 주기적으로 발병하기 때문에 계속적인 병원치료를 필요로 한다. 발병원인은 복합적인데, 양친 중 어느 한쪽이 조울병환자일 경우 자녀의 30% 전후에서 발병되며, 양친이 모두 증상을 가지고 있을 경우 60% 가까이 발병한다고 보고된 바 있다.

3) 기질성 정신병(Organic brain system)

뇌에 충격을 받았거나 뇌세포의 기능장애로 야기되는 정신과 질환이다. 노인 인구의 증가로 노인성 정신병의 증가 추세가 뚜렷하다.

이 부류에 포함되는 정신병으로는 노인성 정신병, 동맥경화성 정신병, 감염성 정신병, 뇌외상에 의한 정신병, 각종 중독물질에 의한 정신병 등이 포함된다. 증상으로는 기억력, 사고력, 주의력, 지각력 같은 인식기능의 손상이 나타난다.

4) 인격장애(Personality disorder)

타인에 대한 불신과 의심이 강하고 책임전가를 잘하며, 타인에 대해 무관심하고, 사회적 관계형성 능력에 결함을 보인다.

특히 반사회적 인격장애를 가지고 있는 경우는 가정과 사회에 큰 불편과 물의를 일으키며, 타인의 권익을 침해하는 행동을 반복한다.

4. 인격발달과 정신보건

인간은 시간의 흐름 속에서 생물학적, 심리학적, 사회·문화적 세 가지 요소가 상호작용하는 가운데 일생을 보낸다.

1) 영 · 유아기(출생 후~3세)

출생 후 신생아는 울거나 매달리는 등의 애착행동을 보인다. 신생아에게 제일 중요한 것은 모성과 긴밀한 애착을 형성하는 것으로 타인과 공감을 하고 친밀하고 신뢰 있는 상호관계를 형성하는 등의 기본적인 신뢰와 불신이 형성되는 단계이다.

수유, 배설의 훈련, 식사의 태도와 습관, 친구와의 놀이, 장난감을 가지고 노는 습관 등 어린이의 환경을 정확하게 관찰하여 일상생활에서 발생하는 문제점을 사전에 제거해주도록 하며 충분한 수면, 충분한 수유, 마음껏 놀 수 있는 환경의 제공 등으로 욕구불만이 없도록 도와주어야 한다.

Erikson의 8단계설에 의하면 2세 전후의 항문기 때의 경험에 의해 자율성이 발전하거나 수치, 의심 등이 생겨난다고 한다.

2) 초기 아동기(3~6세)

남근기 또는 오이디푸스 시기(Oedipal period)라고 한다. 성에 대한 호기심, 노출행동이 나타나는 시기이다. 이 시기가 지나면 동성의 부모를 동일시함으로써 자신의 갈등을 해결한다. 부모의 역할, 힘센 어른이나 의사의 역할, 괴물의 역할 등 역할놀이를 함으로써 권위자에 익숙해지고 극복하려는 심리가 내재되어 있다. Erikson에 의하면 이때 진취성을 획득하게 되나 실패하면 죄책감에 빠지게 된다.

📖 오이디푸스 콤플렉스(Oedipus complex)

오이디푸스 콤플렉스는 남아가 부친을 증오하고 모친에 대해서 품는 무의식적인 성적 애착을 의미하며, S. Freud가 정신분석학에서 사용한 용어이다. Freud는 이러한 경향은 남근기(Phallic Phase)에서 뚜렷하게 나타나며 잠재기(latency period)에는 억압된다고 한다. "아버지처럼 자유롭게 어머니를 사랑하고 싶다"는 원망은 "아버지와 같이 되고 싶다"는 선망으로 변하여 부친과의 동일시(identification)가 이루어지며 여기에서 초자아(super ego)가 형성된다. 한편, 여아가 부친에 대하여 성적 애착을 가지며 모친에 대하여 증오심을 가지는 성향을 엘렉트라 콤플렉스(Electra complex)라고 한다.

3) 학동기(7~11세)

어린이의 관심이 가정에서 학교나 친구에게로 옮겨간다. 오이디푸스 시기에 비해서 성에 대한 집착이 떨어진다.

성역할이 뚜렷해져서 소년은 남자다워지고, 소녀는 여자다워지며 동성친구끼리

어울린다. 학업, 특기교육, 친구와 협동관계가 어린이의 심리에 중요한 영향을 미친다. Erikson에 의하면 이때 근면성을 획득하거나 실패하면 열등감을 갖게 된다.

4) 사춘기

생물학적 특징으로는 2차 성징의 발달과 성욕증진이 나타난다. 또한 사고능력이 발달하는데 추상적이고 가설적, 연역적 사고, 조합적 사고, 둘 이상 명제간의 논리적 관계를 따질 수 있는 능력이 발달한다. 부모로부터의 심리적 독립은 인생 전 시기에 걸친 과정이다. 그러나 이때는 자율의 문제가 특별히 대두된다. 옷차림, 머리모양, 학업, 친구관계, 식습관, 이성교제 등의 여러 면에서 부모와 자식 간에 의견대립이 생긴다.

이 시기에 자기 정체감의 확립이 이루어지는데, 가정과 가정 밖에서 경험한 가치관, 도덕관, 인생관들이 갈등, 방황, 통합의 과정을 통해 자기 고유의 주체의식으로 확립된다. Erikson에 의하면 주체성과 역할혼란의 시기이다.

5) 청년기

인생의 방향을 정하는 배우자 선택과 직업선정의 중요한 결정이 이때 이루어진다. 심리적으로 편안하고 성적으로 만족할 수 있는 이성관계를 유지한다. 배우자, 상대방과 의견충돌 내지 불만이 있을 때에 상대방과의 관계를 깨지 않으면서 대화를 통해 자기 의견을 주장하여 서로가 만족할 수 있는 관계로 이끌어가는 능력이 필요하다.

Erikson에 의하면 청년시기에 이런 일이 잘 진행되면 친밀성을 획득하게 되고, 실패하면 고립을 자초하게 된다.

부모의 역할을 하는 것이 이 시기의 과제이다. 자식을 기르는 동안 자신의 어린 시절의 기억과 갈등들이 되살아난다. 따라서 이때 과거의 상처와 좌절을 수정하고 보상하는 기회가 된다.

6) 중년기

중년기가 되면 신체적 청춘은 상실되어 가지만 인격적, 사회적으로 더욱 원숙해지고, 지도자로서의 역할이 무거워지며, 생산활동에 중추적 역할을 담당하게 된다.

여성의 경우 폐경기가 오면서 내분비기관의 변화와 더불어 심리적 불안, 우울이 수반되기도 한다. 남성에서는 폐경기에 해당되는 구체적인 신체변화는 없으나 감정적으로 우울과 불안이 오기 쉽다.

Erikson에 의하면 직업적, 가정적으로 성공하면 생산성(generativity)을 획득하게 되나 실패하면 정체(stagnation)가 온다.

7) 노년기

노년기에는 체력과 사고력이 점차 감소하면서 신체질환에 걸릴 가능성이 많아진다. 퇴직, 은퇴 그리고 수입의 감소가 불안을 야기시킬 수 있으며, 자신이 쓸모없는 사람이라고 자책 또는 자기비하를 하기도 한다.

가까운 사람과 사별을 하게 되면 죽음을 가까이 느끼고 위기를 맞게 된다. 죽음을 앞두고 자기가 살아온 일생을 평가하게 되는데, 풍요롭고 떳떳하게 살아왔다고 느끼면 만족스런 노년이 될 수 있으나 반대로 부정적으로 평가하게 되면 우울증에 빠진다. 모든 사람은 결국 죽음의 불가피성을 받아들여야만 한다.

이로써 Erikson이 말한 완성감이 유지되며 그렇지 않으면 절망감이 남게 된다.

📖 Elisabeth Kübler-Ross의 죽음을 받아들이는 5단계

① **부정(denial)** : 자신의 병이 치유될 수 없다는 사실을 통고받은 환자는 자신의 병이 죽음으로 귀결될 것이라는 현실을 부정하는 반응을 보인다. "나에게는 그러한 일이 일어날 수 없다", "믿을 수 없다", "오진일 거야" 등의 표현이 그 예이다. 또한 더 나은 진단과 치료를 기대하면서 여러 병원을 찾게 되며, 치료를 거부하기도 한다.

② **분노(anger)** : 왜 자신에게 이러한 일이 일어나게 되었는지에 대해 분노를 표현하는 단계이다. 이러한 분노의 대상은 자기 자신을 포함하여 가족, 병원의 직원이나 의사, 신에게까지 나타날 수 있어 주변 사람들이 매우 힘든 시기이다.

③ **협상(bargaining)** : 자신의 죽음을 미루고 싶어 하는 심리상태로 선한 행동을 하거나, 신에게 특별한 헌신을 맹세하기도 한다. 환자는 때로는 비합리적이고 미성숙한 환상에 빠지는 경우도 있다.

④ **우울(depression)** : 더 이상 자신의 병을 부인하지 못하게 되고, 증상은 더욱 악화되어 쇠약해진다. 극도의 상실감과 우울증에 빠지게 되는 단계이다. 남아있는 가족에 대한 걱정, 자신의 삶에 대한 회한 등이 환자를 괴롭힌다.

⑤ **수용(acceptance)** : 이 시기의 환자들은 대개 지치고 쇠약해지며, 감정 반응이 무디어진다. 환자는 물론 그 가족에게도 도움과 지지가 필요한 시기이다. 환자가 소중히 생각하는 사람과 함께 있도록 해주며, 자신이 가치 있는 존재였음을 알도록 해주어야 한다.

5. 정신보건사업

그간 정신질환자에 대한 복지대책은 주로 가족이 일차적인 보호자로서 그 역할을 담당해왔으며, 국가는 국·공립 정신병원을 설치하고 사회복지법인인 정신요양원에 재정적 지원을 하는 정도에 머물러 온 것이 사실이다.

이와 같은 국가의 정신질환자에 대한 소극적인 복지대책으로 인하여 일반 의료영역과 마찬가지로 정신보건영역에서도 민간이 불완전하게 주도하는 서비스전달체계가 먼저 발전하게 되었고, 정신보건자원이 지역과 계층에 따라 공평하게 분배되지 못하는 결과를 낳게 되었다. 또한 정신질환의 특성상 정신보건서비스는 치료서비스 이외에도 전국민을 대상으로 하는 예방서비스와 만성정신질환자를 위한 재활 및 사회복귀서비스가 필수적임에도 불구하고 이루어지지 않았다.

그러나 최근 들어 정신보건의 패러다임이 기존의 입원치료와 수용보호로부터 지역사회내의 보호로 전환되고 있으며, 이를 추진하기 위한 다양한 시설과 프로그램이 새롭게 시도되고 있다. 이러한 변화를 이끌어가는 이념과 실천의 바탕에 바로 지역사회 정신보건사업이 위치한다.

1) 지역사회 정신보건사업

(1) 개념

지역사회 정신보건이란, 정신보건이라는 이름으로 지역사회에서 행해지는 모든 활동을 의미하며, 기존의 전통적인 정신보건관련 사업과는 다음과 같은 차이가 있다.

첫째, 정신질환자 관리의 중심이 되는 장소가 수용소나 병원 같은 시설이 아닌 지역사회이고, 둘째, 지역사회 정신보건의 대상이 개인보다는 지역사회 전체주민이 되며, 치료적 서비스와는 별도로 질병의 예방과 건강증진에 그 중요성을 둔다.

(2) 목적과 예방의 수준

지역사회 정신보건은 정신질환자의 전인적인 치료, 재활, 사회통합을 위하여 지역사회 환경을 보다 지지적인 환경으로 변화시킴으로써 정신질환자가 독립적인 사회인으로서 기능을 할 수 있도록 하는 데 그 목적이 있다.

① 1차 예방

새로운 정신장애 발생사례를 감소시키는 것으로 예방의학적 방법과 개인습관의 변화, 생활방식의 변화, 집단조정, 가족 및 지역사회 지원체계의 발전 등이 포함된 사회 · 심리적 방법이 있다.

② **2차 예방**

정신장애의 조기진단 및 신속한 치료를 목적으로 한다. 효과적인 조기조정을 통해 장애의 기간을 줄이고, 조기에 치료함으로써 질환으로부터 올 수 있는 위험, 합병증, 유병기간 등을 감소시킨다.

③ **3차 예방**

정신장애로 인해 갖게 되는 정신적 결함이나 사회적 장애를 줄이는 데 목적이 있다. 영구적인 무능력자가 되지 않도록 새로운 사회적 역할을 발전시켜주고 환자 개개인의 잔존기능 수준을 최대한 활용할 수 있도록 재활을 위한 능동적 프로그램을 실시한다.

📖 지역사회 정신보건의 원칙

① 지역주민에 대한 책임(responsibility to population)
② 환자가정에 가까운 곳에서 치료(treatment close to the patient's home)
③ 포괄적인 서비스(comprehensive service)
④ 다 학제적인 팀접근(multidisciplinary team approach)
⑤ 치료의 지속성(continuity care)
⑥ 지역사회 주민참여(consumer participation)
⑦ 정신보건사업의 평가 연구(program evaluation and research)
⑧ 예방(prevention)
⑨ 정신보건 자문(mental health consultation)
⑩ 보건의료와 사회복지서비스의 연결(linkage to health and human service)

2) 우리나라의 정신보건사업

(1) 정신건강복지센터 확충 및 운영 지원

지역사회 내에서 정신질환자의 조기발견, 상담, 치료, 재활서비스 제공 및 사회복귀 촉진을 위해 보건소, 병원, 대학 등이 연계한 통합 정신건강증진서비스 제공체계 구축을 위한 중추적 역할을 담당한 기관이 정신건강복지센터이다.

1998년에 처음으로 정신건강복지센터 4개소에 대한 국비 지원이 이루어진 이후, 2020년 현재 시 · 도 단위에 16개소, 시 · 군 · 구 단위에 244개소 등 전국 260개소의 정신건강복지센터가 설치·운영되고 있다.

각 시·군·구에 설치된 기초정신건강복지센터에서는 지역사회 내 정신건강증진 사업의 기획 및 자원조정뿐만 아니라 정신질환자 발견·등록·진료의뢰, 정신질환 예방 교육·홍보 등의 사업을 수행하고 있다.

(2) 정신재활시설 확충 및 운영 지원

정신재활시설은 정신질환자에게 지역사회에서의 재활 및 사회복귀를 돕는 다양한 프로그램 즉, 일상생활 적응훈련, 직업훈련 등을 실시하거나 지역사회 내에서의 주거공간을 제공하고 있다.

2019년 12월 말 현재 349개소 시설에서 4,627명의 이용자와 1,941명의 입소자가 다양한 재활훈련프로그램을 제공받고 있다.

(3) 정신건강전문요원이 양성 및 관리

지역사회중심의 정신보건사업을 수행하기 위해서는 지역사회에서 정신질환자를 관리할 전문요원의 확보가 필수적이다.

이러한 필요성에 따라 1997년 3월 정신보건전문요원제도(개정 법 시행에 따라 '정신보건전문요원'이 '정신건강전문요원'으로 명칭이 변경)가 도입된 이래로 정신건강전문요원을 양성하는 수련기관은 2020년 12월 말 현재 287개 기관, 396개 과정으로 수련생 정원은 1,441명이며, 2020년 12월 말까지 배출된 정신건강전문요원은 총 17,252명이다(정신건강간호사 8,790명, 정신건강임상심리사 3,142명, 정신건강사회복지사 5,320명).

이들 정신건강전문요원은 정신의료기관, 정신건강복지센터, 국공립기관, 정신재활시설, 학교, 정부기관, 정신요양시설 순으로 근무하며 정신건강 증진업무를 수행하고 있다.

(4) 정신건강증진시설의 확충 및 치료환경 개선

정신건강증진시설이란 정신의료기관, 정신재활시설 및 정신요양시설을 말한다.

정신의료기관은 주로 정신질환자를 치료할 목적으로 설치된 의료기관이다.

정신의료기관의 시설·장비보다 전문의료진에 의해 치료가 좌우되는 정신과의 특성을 반영하여 1998년 6월 정신보건법 시행 규칙을 개정하여 정신과 전문의 인력 기준을 입원환자 70인당 1인에서 60인당 1인으로 강화하였다. 또한 장기 입원을 지양하고 지역사회 중심의 정신질환자 치료·재활 체계를 지원하기 위해 1999년에는 낮 병동 수가를 신설하였으며, 2008년 10월부터 의료급여 정신과 수가를 인력 기준 확보 수준에 따라 차등화하고, 입원 기간별 감소율도 확대하였다.

정신재활시설이란 정신질환자 또는 정신건강상 문제가 있는 사람 중 정신질환자 등의 사회적응을 위한 각종 훈련과 생활지도를 하는 시설을 말한다.

정신요양시설은 가족의 보호가 어려운 만성정신질환자를 입소시켜 요양·보호함으로써 이들의 삶의 질 향상 및 사회복귀 도모를 목적으로 2019년 12월 말 현재, 전국 59개 정신요양시설에 9,252명의 정신질환자가 입소해 있다.

정신요양시설은 입소자의 진료, 투약, 건강관리 및 요양보호 등 건강관리 서비스뿐만 아니라 작업치료 및 사회복귀훈련을 통한 지역사회 복귀지원 서비스도 제공하고 있다.

또한, 정신요양시설의 부정적인 이미지 개선과 시설의 개방화를 유도하기 위해 1999년부터 지역별로 합동 문화·체육행사를 실시하여 지역주민과의 교류를 촉진하고 정신질환자가족 모임도 적극 추진하고 있다.

표 23-2. 정신보건 관련시설 현황

(단위 : 개소, 병상 (명))

구분	기관수	인원수 (병상수)	주요기능
정신의료기관	1,892	65,069 (병상수)	· 정신질환자 진료
정신건강 복지센터	260	75,437 (2020년 말 등록인원)	· 일반인 및 경증 정신질환자 대상 -지역사회 내 정신질환 예방, 정신질환자 발견·상담(아동·청소년, 자살예방, 정신건강 증진 사업 수행) -중증 정신질환자 사례관리 및 사회복귀 지원 -정신보건시설 간 연계체계 구축 등 지역사회정신보건사업 기획·조성 ※ 기초정신건강복지센터 244개소 ※ 광역정신건강복지센터 16개소
중독관리 통합지원센터	50	7,467	알코올중독자 관리·상담사업, 음주피해예방 및 교육사업 등
정신요양시설	59	13,146(정원) 9,019(현원)	만성정신질환자 요양보호 및 작업치료, 사회복귀훈련 등의 서비스 제공
정신재활시설	349	6,426(정원) 6,568(현원)	정신질환자의 지역사회 복귀를 위한 사회적응훈련·작업훈련 등 제공

[자료] 보건복지부, 보건복지백서, 2021.

(5) 정신질환자의 인권보호

과거 정신보건법의 강제입원으로 인한 인권침해가 빈번하였고, 2016년 9월 정신보건법 제24조 '보호의무자에 의한 입원'(비자의 입원)에 대해 재판관 9인 전원 일치로 헌법불합치 결정이 되기도 하였다. 이러한 배경 하에 정신보건법을 1995년 제정된 지 21년 만인 2016년 5월 29일 정신건강증진 및 정신질환자 복지서비스 지원에 관한 법률로 변경하였다.

개정법에서는 정신의료기관 비자의 입원 요건과 절차를 개선하여 불필요한 입원을 방지하고 환자의 인권침해를 최소화하고자 하였다. 기존 정신보건법에 따른 보호의무자에 의한 입원제도는 보호의무자 2인과 전문의 1인의 동의만으로 본인 의사와 무관한 입원을 허용하여 재산 다툼이나 가족 간의 갈등에 악용되는 등 인권침해 요소가 있었으며, 헌법재판소에서 동 조항에 대해 헌법불합치 결정을 내리는 등 개선의 필요성이 제기되었다. 따라서 보호의무자에 의한 입원 시 전문의 2인의 진단을 받도록 하고, 입원적합성심사위원회를 설치하는 등 헌법재판소에서 지적한 위헌 요소를 해소하고 국제 기준에 부합할 수 있도록 강제입원제도를 개선하였다. 또한 경증정신질환을 가진 사람을 불합리한 사회적 차별로부터 보호하기 위해 정신질환자의 범위를 기능상 장애가 있는 사람으로 한정하였으며, 정신질환자의 고용 및 직업재활지원, 평생교육, 가족에 대한 정보 제공 등 복지서비스 지원 근거를 마련하였다. 특히 지역사회 거주 등 통합을 지원하기 위한 복지서비스 근거를 신설해 정신질환자의 사회복귀를 지원할 수 있는 기반을 마련하였다.

(6) 기타 서비스의 연계

일반적으로 정신장애인들은 실업의 상태이고, 미혼이며, 잔여증상과 기능장애로 고통 받고 있다. 또한 제한된 사회관계 속에서 가족 내 적응에도 어려움이 있으며, 재정적으로는 의존상태에 있다. 가족 또한 보호에 따른 부담으로 힘겨워하고 빈곤을 경험하고 있는 것은 주지의 사실이다.

정신장애의 이러한 특성상 정신장애인은 의료서비스뿐만 아니라 생활상의 기본적인 욕구 충족을 위해 취업장소 제공, 물질적 자원 제공, 재활서비스, 사회적 지지 그리고 거주서비스 등과 같은 다양한 서비스 제공이 필요하다.

24장 | 생물테러

개관 생물테러는 잠재적으로 사회 붕괴를 의도하고 인명을 살상을 하거나 질병발생을 목적으로 하는 행위로써 치명률이 높고, 전파가 쉬운 감염병을 이용하여 통상 대량환자 발생을 목표로 하기 때문에 조기 발견과 신속한 대응이 가장 중요하다. 따라서 이 장에서는 생물테러의 특성과 유형을 살펴보고, 위기경보 수준에 따른 대응방안에 대하여 학습한다.

학습목표

1. 생물무기의 특성을 설명할 수 있어야 한다.
2. 생물테러에 대한 역학적 단서를 요약할 수 있어야 한다.
3. 생물테러의 유형을 분류할 수 있어야 한다.
4. 국가 생물테러 대응 체계를 설명할 수 있어야 한다.
5. 위기경보 수준에 따른 단계별 대응체계를 설명할 수 있어야 한다.
6. 생물테러 병원체 및 질병의 특성을 요약할 수 있어야 한다.

주요용어 생물무기 / 공개 테러 / 은밀한 테러 / 테러리스트직 집근 / 생물테러감염병 / 생물테러사건대책본부 / 생물테러대책반 / 위기경보 수준 / 두창 / 탄저 / 페스트 / 보툴리눔 독소증 / 바이러스성 출혈열 / 야토병 / 리신

1. 생물테러의 개념

1) 생물테러의 정의

생물테러는 잠재적으로 사회 붕괴를 의도하고 생물병원체 등을 사용하여 인명을 살상하거나 사람, 동물 혹은 식물에 질병을 일으키는 것을 목적으로 하는 행위를 말한다.

이 같은 생물테러 행위는 통상 대량의 환자 발생을 목표로 하고 있으나 화학테러 및 방사능테러 등과 달리 질병 잠복기로 인해 초기 감지가 매우 어려운 특징이 있다.

또한 생물테러로 이용되는 감염병들은 치명률이 높고 전파가 쉬운 특징을 가지고 있기 때문에 조기 발견과 신속한 대응이 가장 중요하다. 아울러 생물테러 가능성에 대비하여 관련 법령 및 지침 개정, 생물테러 감시체계 구축·운영, 필수 비축물자 확보·관리, 보건의료인 및 초동대응요원 교육·훈련, 생물테러 환자관리 및 두창, 탄저 등 고위험병원체에 대한 탐지/진단, 백신 개발, 기반 연구 등을 통해 생물테러 대비 및 대응능력을 더욱 강화해야 한다.

생물무기의 특징

① **값싼 비용** : 생물무기는 다른 무기들에 비하여 비용이 적게 든다. 예를 들어 도심 1㎢를 파괴하는데 드는 비용은 일반적인 폭탄을 이용한 비행기 폭격의 경우 2000$, 핵무기 사용시는 800$, 화학무기를 사용하는 경우에는 600$ 정도의 비용이 든다고 한다. 그런데 생물무기는 1$ 정도의 비용으로도 가능하다고 한다.

② **생산의 용이성** : 핵무기 생산시설은 그 시설비용만 해도 수백만 $의 비용을 들여야 하나 생물무기의 경우 구입이 용이한 한두 종류 장비의 구비만으로도 대량의 생물병원체를 생산할 수 있다. 또한 기존 제약회사의 시설이나 양조장 한 구석에서 쉽게 생산할 수 있다.

③ **은닉, 운반의 용이성** : 생물무기의 경우 적은 양의 생물병원체로도 많은 수의 사람들에게 해를 미칠 수 있으므로 소량의 병원체를 은닉하여 운반하는 것만으로도 커다란 효과를 낼 수 있다.

④ **테러 방지 및 발생 시 대처의 어려움** : 생물병원체의 경우 위와 같은 이유로 테러의 사전방지가 어려우며, 정확한 감염원, 전파경로의 차단방법 등을 찾지 못하면 관리가 불가능하여 지속적인 전파가 가능하므로 단시간의 위협을 넘어 장기적 위협요인으로 지속적 위협이 될 수 있다.

2) 생물테러의 역사적 기원 및 발생 현황

전쟁에서 생물무기를 사용한 것은 오랜 역사 기록으로 남아 있다. 가장 이른 기록은 B.C. 6세기 경 아시리아인들은 적의 우물에 호밀 맥각을 넣어 오염시켜 맥각중독증을 일으켰고, 비슷한 시기에 아테네의 솔론 군대는 크리샤를 점령할 당시 크리스마스로즈라는 식물 뿌리의 가루를 식수에 넣어 적의 설사병을 유도했다는 기록이 있다.

코끼리를 이끌고 험준한 알프스산맥을 넘어 세계 전쟁사에 한 획을 그은 한니발 군대는 B.C. 184년 페르가몬의 유메네스왕과의 해전에서 적군함의 선창에 독뱀으로 가득 찬 항아리를 던졌다.

생물테러의 역사에서 가장 유명한 이야기는 1346년 타르타르 군대가 크림반도의 카파를 점령할 당시 흑사병에 걸려 죽은 주검을 투척기를 이용해 성안으로 던져 적군에 역질이 돌도록 한 사례다. 두창을 사용한 경우도 있다. 스페인의 탐험가이며 정복자인 피사로는 1532년 남미 페루 잉카제국 원주민에게 두창바이러스에 오염된 옷을 선물했다. 또한 1767년 영국군은 프랑스편인 카릴론 요새의 인디언을 공격했을 때 영국 장군 제프리 앰허스트경은 인디언 추장에게 두창환자의 분비물이 묻어 있던 담요를 선물했다.

20세기 들어와서 독일과 일본 등에서 생물무기 개발 연구와 실제 전쟁에서의 사용은 더욱 가열됐다. 독일 첩보기관이 1차대전 때 미국에서 프랑스로 보내는 말과 가축에게 비저병을 접종시킨 증거가 드러난 바 있다. 당시 독일군은 탄저균과 콜레라균으로 연합군을 공격한 사실이 있으며 2차대전 때에도 나치정권은 1936년부터 본격적인 생물학전 연구를 벌였다.

같은 시기 일본은 만주지방에 있는 하얼빈 근교에 731부대라는 특수세균전부대를 세워 중국, 한국 등의 전쟁포로 등을 대상으로 각종 탄저균과 페스트균 등 생물무기 실험을 한 것으로 드러났다.

이렇듯 생물무기는 1972년 맺어져 1975년 발효된 생물무기금지협약에도 불구하고 21세기형 무기로 각광 받고 있다. 1978년 소련은 아프가니스탄, 캄보디아, 라오스 등지에서 진균독소인 트리코테센을 사용해 1만여명의 사상자를 냈다.

최근 들어서는 국가나 시민들을 위협하기 위해 극단적 종교에 빠진 광신도나 백인우월주의자 등이 생물무기를 사용하거나 사용하려던 사건이 자주 일어나고 있다. 미국에서 벌어지고 있는 우편을 이용한 탄저균 테러, 일본의 옴진리교에 의한 일본 도쿄 지하철에서의 사린가스테러는 생물테러 위협의 가장 대표적인 사례로 꼽을 수 있다.

표 24-1. 생물테러 발생사례

사례	병원체	동기/목적	이데올로기	대상	유포경로	결과
Weather underground (1970)	협박으로 Ft. Detrick에서 병원체를 구하려함	일시적으로 미국 도시 기능을 마비시켜 정부의 무능을 입증	미 제국주의와 베트남전에 반대하는 혁명 운동	미국 도시 인구	화학/생물무기를 도시상수에 유포할 계획이라는 소문	U.S. Costom에 의해 누출(밀고)되었다고 하나 진위가 불명
R.I.S.E. (1992)	장티푸스, 디프테리아, 이질, 수막염균을 포함한 미생물 병원체	자연의 파괴를 막기위해 인류를 말살하고 선택된 소수로 문명 재시작	범인은 eco-terrorist와 60년대 약물문화에 영향을 받은 대학생	초기에는 전세계 인구, 나중에는 시카고 주위의 다섯 개 주 영역	공기분사, 도시상수 오염등의 계획	약물집단 발각시 계획 실패, 두 명의 주동자가 쿠바로 도피
Red Army Faction (1986)	파리의 은신처에서 보톨리늄 독소 배양	서독 관료와 기업가들에 대항할 목적	마르크스 혁명 이데올로기	특정 타겟 불명	불명	나중에 독일정부(BKA) 로부터 배척당했다고 함(잘못된 정보일 가능성이 큼)
Rajneeshee Cult (1984)	S. typhimurium	유권자들을 무력화시켜 선거에서 이기고 지역 정치권을 획득할 목적	강력한 주도자에 의해 선도된 인디언 종교문화	달라스, 와스코 카운티, 오레곤의 거주자들	주로 식당의 샐러드바를 오염시키는 등의 여러 방법	조직이 붕괴되고 밀고자가 생겨 계획 폭로
Minnesota Patriots Council (1991)	우편주문한 피마자씨에서 추출한 리신	개인적 복수심으로 연방 정부에 위해	반정부적 tax-protesters : 우익애국자 운동	IRS 관리, U.S. 부사령관, 지역 법집행관	DMSO, aloe vera, 건조 분무 등을 통해 경피 침투시킬 계획	FBI 정보원에 의해 발각, 4명의 주동자 체포
Sverdlovsk, city of Soviet (Ekaterinburg) (1979)	탄저	발생 당시에는 오염된 고기가 원인이었다고 구 소련 정부는 주장하였으나 사실은 구 소련군 생물무기 시설에서의 과실로 방출	구 소련군에서 전쟁시를 대비한 공격용 생물무기를 만들고자 했던 프로그램	의도된 목표대상 없음	구 소련군 생물무기 시설에서의 공기 전파 형식으로 누출되었으나 방출 방식이나 방출의 원인이 된 작업 내용에 대해서는 알려진 바 없음	해당 군 시설이 위치한 지역을 따라 환자가 집단적으로 발생, 94명의 발병자 중 적어도 64명이 사망하였고 해당 지역의 가축들도 탄저병으로 사망
Aum Shinrikyo (1995)	탄저균, 보툴리눔 독소, Q열, 에볼라바이러스, 그 외 사린가스 등 화학무기	묵시록적 교리의 입증, 반대파 제거, 불리한 법정 판정에 반발, 일본의 정부를 장악	일본에서 신정주의를 이룩하려는 신세기 종말론자들	시민, 반대자들, 진리교에 적대적인 판사와 조사하는 경찰	에어로졸 형태로 최소 10건 이상	화학무기로는 20명 이상 살해, 1000명 이상 피해를 입었으나 생물무기는 모두 실패
Larry Wayne Harris(1988)	페스트, 탄저(백신 스트레인) 등 여러 다른 세균	미국에 이라크의 생물무기 위험을 경고하고 미국 내에 백인들만의 분리된 영토를 창설	기독교 정체성과 백인 우월주의	우익애국자 단체를 대신하여 연방정부에 대해 막연히 위협	농약 공중 살포 등의 방법으로 살포	생물 테러에 관해 널리 공포, 관리들을 위협할 때 체포

남아프리카 CBW의 공격용 프로그램 (1970년대)	Infrtility Toxin (불임 독)	남아프리카 내 흑인 인종의 말살을 위한 정치적 목적	흑인에 대한 인종 차별주의	ANC 정치지도자, 그들의 지지자와 흑인 거주 지역에 사는 사람들	목표 대상자의 옷에 독을 묻히거나 초콜릿, 담배 등에 숨겨 섭취하도록 함	-
남아프리카 CBW의 공격용 프로그램 (1979년대 후반)	콜레라, 탄저	정부 반군의 소탕	독립국 형성을 막으려는 정치 전쟁	로데시아 지역 정부 반군 (현 Zimbabwe 독립군)	콜레라의 경우 남아프리카 일부 마을의 수원에 살포, 탄저의 경우에는 게릴라 전에 참가한 반군에게 사용할 목적으로 로데시아 군인들에게 제공	로데시아 지역에 탄저병이 수천명에서 발병하였으며, 이 중 82명이 사망
Gulf War	탄저, 볼툴리눔 독소, 아플라톡신	전쟁 무기로 사용	-	전쟁에 참가한 군인 살상	-	탄저나 보툴리늄 독소 폭로에 의한 장기적 건강위해는 발견되지 않았으나 아플라톡신은 저농도 폭로 후에도 간암 발생률의 증가

3) 생물테러에 대한 역학적 단서

생물테러 발생에 대한 역학적 단서로는 다음과 같은 것을 들 수 있다.

(1) 평상적이지 않은 발생 양상

① 비슷한 임상증세의 급성환자가 대규모로 발생하는 설명되지 않는 유행

② 시간이나 유형별로 특이성이 없이 급격히 발생하는 유행성 질환

③ 설명되지 않는 지리적, 계절적 환자의 분포(예 : 여름철의 인플루엔자 발생, 비토착화지역에서의 아토병의 발생)

④ 병원체의 유전적, 분자양상이 기존 병원체와 다를 경우

⑤ 해당 질환이 발생 지역에서는 드문 질환이거나, 정상적인 유행시기가 아니거나 정상적 숙주가 없는 상태에서는 전파가 안 되는 상태일 때

⑥ 사람에게 질병이 발생하거나 혹은 사망하기 전에 설명되지 않은 동물 사망이 관찰되는 경우

⑦ 의심스런 전파양상 또는 통상적이 아닌 전파경로를 통해 발병

⑧ 의심되는 매개 물질 노출과 환자 발생에 연관성이 관찰될 때

(2) 시간적 분포

① 단기간 내에 증가와 감소를 보이는 유행곡선

② 건강인에서 수 시간 내지는 수일 내에 급격히 질병 발생 증가
③ 여러 다른 질환들의 동시다발적 유행

(3) 지역적 분포

① 단일장소에서 환자발생이 밀집된 경우
② 기대 이상의 대규모 유행이 발생한 경우(특히 고립된 인구들에서)
③ 동시에 여러 곳에서 유행이 발생한 경우
④ 야외에 있던 사람에 비해서 공기정화기나 밀폐된 환기시설이 있는 실내에 있던 사람들의 발병률이 낮은 경우
⑤ 원인체가 실내에 살포되었을 경우 노출된 지역에서 높은 발병률이 나타나거나 야외에 살포되었을 경우
⑥ 밀폐된 건물 내에서 발병률이 낮은 경우
⑦ 대상 지역에서 존재하지 않는 이례적인 미생물의 균주(strain)나 변종, 항균성 내성 유형으로 분류될 때
⑧ 평상시에 발생하지 않던 지역에서 비슷한 질병이 집단적으로 나타날 때
⑨ 서로 다른 지역 그리고 다른 시간에 비슷한 분자생물학적 특성을 갖는 병원체가 동시에 발견될 때

(4) 증상의 특징

① 처치를 요하는 사람들 중 특히 고열, 호흡기계, 소화기계 불편 호소자들의 특이적 증가
② 비교적 드물고 생물무기적 잠재성이 있는 질환(pulmonary anthrax, plague, tularemia)을 보이는 환자
③ 동일 환자가 여러 질병을 갖는 경우
④ 임상적 증세가 기존에 경험해 오던 질병들과 다를 경우
⑤ 평상시에는 발견되지 않는 임상 증상 혹은 질병이 나타나는 경우
⑥ 평상시보다 대상 질병의 위중도가 높이 나타나는 경우

(5) 질병의 위중도(severity)

① 치사율로 볼 때 이례적으로 더 위중한 환자가 많고 호흡기증상을 가지고 치료에도 효과가 없는 경우
② 대규모의 급격히 치명적인 환례 발생
③ 주어진 병원체로 야기될 만한 증상 이상의 위중도

(6) 테러에 대한 간접적인 증거

① 생물테러 행동의 직접적 증거
② 테러수행자나 정보기관에 의한 선언
③ 테러리스트들의 생물학적 병원체 살포의 공언
④ 사용된 기기의 증거나 개봉 흔적 등이 분명해서 병원체 유포에의 직접적 증거가 있는 경우

2. 생물테러의 유형

1) 생물테러의 유형

생물테러는 테러의 동기나 대상 그리고 병원체 살포 방법 등 다양한 기준으로 분류할 수 있다.

(1) 공개 테러, 은밀한 테러, 테러위협

① 공개테러

공개테러의 경우에는 주로 수사기관 혹은 응급의료기관에 연락하는 경우가 대부분이다. 따라서 응급구조사 혹은 경찰이 먼저 대응을 하게 되고, 보건의료전문가는 나중에 참여하게 되는데, 최대한 빠른 시간 내에 보건의료전문가가 참여하여 지침에 따라 환자, 감염자, 접촉자, 접촉 위험자 등으로 구분하고 이들에 대하여 치료, 격리 및 대피 등의 조치를 체계적으로 실시하여야 한다.

② 은밀한 테러

공개테러의 경우에는 원인을 알 수 있는 경우가 많기 때문에 즉각적으로 대책을 수립할 수 있지만, 은밀한 테러의 경우에는 발견에서부터 시작하여 원인 병원체를 발견하기가 어렵기 때문에 보다 강화된 감시체계와 원인 규명을 위한 보다 전문성 있는 역학조사가 필요하다.

은밀한 테러를 발견하는 사람은 일선 의료기관의 방역 담당자 혹은 1차 의료인이다. 은밀한 테러가 인지되면 지체 없이 정밀한 역학조사를 시행하여 원인을 밝히는 것이 신속한 대처의 시작이 된다.

③ 테러 위협

테러 위협의 경우에도 공개 테러와 동일하게 접근하게 되는데, 이때 속임 장난인 경우가 있으므로 역학조사를 통하여 병원체와 위험도를 확인하는 것이 필요하다.

(2) 병원체 살포 방법에 따른 분류

① 공기 살포

특정 지역 혹은 건물에 공기 살포하는 경우가 있는데, 이 경우는 상대적으로 적은 지역에 짧은 기간 내에 많은 사람을 감염시킬 수 있다.

공개 테러와 은밀한 테러 모두 사용될 수 있으며, 이 경우 병원체의 감염력과 노출된 집단의 규모, 대상 집단의 집단 면역의 정도에 따라 그 영향은 크게 달라질 수 있다.

② 식수 및 식품을 매개체로 이용하는 살포

역시 공개 테러와 은밀한 테러 모두에 사용될 수 있으며, 전통적으로 테러 위협에 많이 사용되었던 방법이다. 근래 식품 유통의 전국적 혹은 전 세계적인 양상이 있으므로 이 경우는 테러가 일어난 뒤 장기간에 걸쳐 넓은 지역에서 불특정 다수에게서 발생할 수 있다.

③ 가축 및 야생동물을 이용한 테러

인수공통감염병을 일으키는 병원체를 이용하게 되는데 이 병원체들은 발견하기가 어렵고 관리도 어렵다. 가축의 경우에 있어서는 사회 · 경제적 영향이 크기 때문에 축산 및 수의(獸醫) 분야에서의 노력이 함께 필요하다. 야생동물에 대한 테러는 발견과 관리가 더욱 어렵다는 점에 주목하여야 한다.

(3) 공격형태에 따른 분류

① 전략적 차원의 공격형태

대규모 인구집단이나 지역을 대상으로 하며, 기근이나 경제적 붕괴를 이끌 목적으로 농작물이나 가축을 직접 공격하는 것이다.

② 전술적 차원의 공격형태

전략적 차원에 비하여 비교적 직접적인 위해를 가하는 것이다. 생물병원체의 잠복기에 의하여 제한받고, 미국 오레곤주의 샐러드 바 오염 사건과 같이 고정된 범위에 효과적이다.

③ 테러리스트적 접근

불특정 대상을 병들게 할 목적으로 진행되는 생물테러이다. 이 경우 생물무기의 특성상 운반 및 살포는 쉽고 생물테러 자체에 대한 감지는 어렵기 때문에 가장 심각한 문제로 지적되고 있다.

3. 생물테러 대비 감시 및 대응

생물테러에 대한 대응역량을 사전에 강화하고, 생물테러 발생 시에 이를 조기 인지하여 신속·정확하게 대응함으로써 인명피해를 최소화할 수 있는 실질적인 국가 생물테러 대응체계가 구축되어야 한다.

📖 생물학적 무기 사용 시 예상되는 심리적 반응

① 공포(horror)	⑧ 분노(anger)
② 공황(panic)	⑨ 세균과 바이러스에 대한 마술적 사고
③ 보이지 않는 병원체에 대한 공포	⑩ 테러집단이나 정부에 대한 분노
④ 감염에 대한 공포	⑪ 증상 발생에의 귀속
⑤ 전가(scapegoating)	⑫ 편집증
⑥ 사회적 고립	⑬ 도덕성의 와해
⑦ 사회제도에 대한 신뢰의 상실	

1) 생물테러 대응체계

생물작용제의 경우 병원체 특성상 병원체를 살포하더라도 임상증상이 발현되기까지 잠복기가 존재하여 초기 감지가 어렵고, 전파·운송 및 은닉이 쉬워 조기 인지·진단과 신속·정확한 대응이 중요하다.

우리나라는 생물테러로 인한 공중보건위기상황 발생 시 신속하게 대응하기 위해 관련 법령 및 지침 개정, 생물테러 감시체계 구축·운영, 비축물자 확보·관리, 보건의료인과 초동대응요원 교육·훈련, 생물테러 환자관리, 두창·탄저 등 고위험병원체에 대한 탐지·진단, 백신 개발 및 연구 등을 수행하고 있다.

(1) 국가 생물테러 대응 조직 체계

2001년 미국의 탄저테러 이후 "생물테러"가 현실화되어 우리나라에서는 2001년 11월 정부차원의 생물테러 종합대책을 수립하고 2003년 12월 생물테러 사건발생 시 신속히 대응하기 위하여 보건복지부에 생물테러사건대책본부를 설치하고, 질병관리청에는 생물테러대응본부를 두며, 각 지방자치단체에는 생물테러 대책반을 구성·운영하도록 하는 생물테러 대응체계를 구축하고 있다.

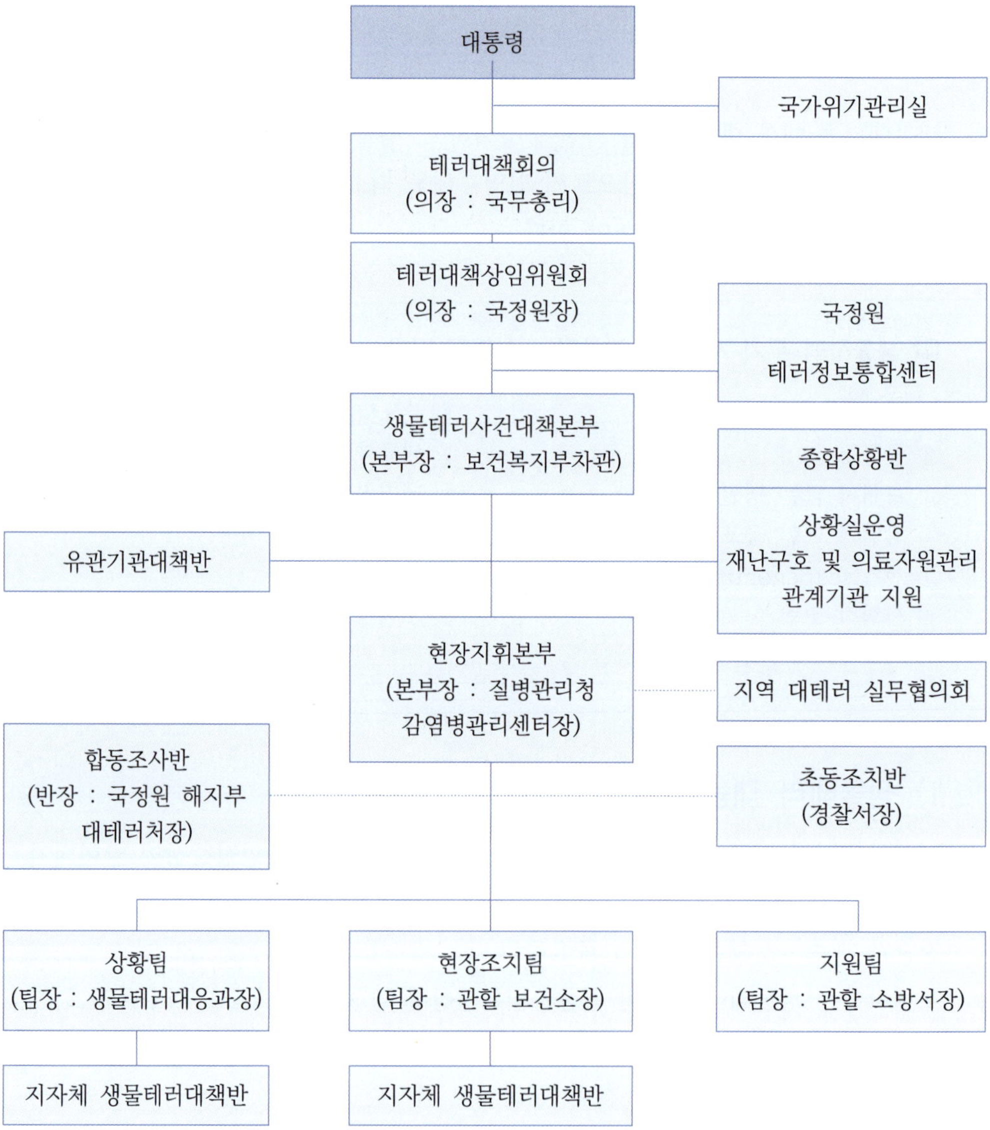

그림 24-1. 정부 합동 생물테러사건대책본부 조직도

보건복지부 생물테러사건대책본부는 보건의료대책반, 대외협력·홍보반, 저소득층생활안정지원반을 구성·운영한다.

질병관리청과 지방자치단체에서는 각각 대책팀/검역지원팀/감시팀/역학조사팀/생물안전관리팀/미생물탐지팀의 6개 팀과 대책팀/역학조사팀/감시팀/미생물탐지팀의 4개 팀으로 이루어진 생물테러대책반이 구성되고 현장지휘본부를 지원한다.

표 24-2. 생물테러사건대응본부와 생물테러대책반의 팀별 편성 및 임무

종류	구분	임무
질병관리청 생물테러사건 대응본부	대책팀	· 생물테러 종합추진계획 수립 및 상황점검, 생물테러 대응체계 강화 · 필수 비축물자 점검 · 생물테러 국내 발생 시나리오 예측 · 강화된 이중감시체계 운영 · 생물테러 초동요원 및 의료진 교육 훈련 · 다중이용시설(역사, 정부청사, 백화점, 호텔, 우정사업본부 등) 대상 테러방지대책 수립·시행 · 언론보도 및 안전대책홍보
	검역지원팀	· 검역구역(CIQ)등 유관기관 비상연락체계 유지 · 공항만 생물테러 대비 및 대응태세 검역강화 조치
	감시팀	· 웹보고 감시체계 일일보고 · 자료분석 및 정보 관리
	역학조사팀	· 유사시 폭로자 및 환자 역학조사 실시
	미생물 탐지팀	· 생물테러 가능 고위험병원체 진단 및 검사 · 실험실네트워크 운영 · 실험실네트워크 등급별 검사프로토콜 제공·교육
	생물안전관리팀	· 생물테러감염병 병원체 안전관리 · 생물테러감염병 의심검체 취급 밀폐연구시설 안전관리
지방자치단체 생물테러 대책반	대책팀	· 생물테러 종합추진 상황 점검 · 생물테러 대비 경계강화 점검 · 교육·홍보
	역학조사팀/ 감시팀	· 유사시 폭로자 및 환자 역학조사 실시 · 비축물자 확보 및 관리·점검 · 이중감시체계 운영 · 자료분석 및 정보 관리
	미생물 탐지팀	· 생물테러 가능 고위험병원체 진단·검사 · 실험실네트워크 운영

[자료] 질병관리청, 질병관리백서, 2017.

(2) 위기경보 수준

생물테러 상황의 심각성 및 시급성, 확산 가능성, 전개속도, 지속기간, 파급효과, 국내

외 여론, 정부의 대응능력 등을 복합적으로 고려하여 생물테러 위기경보는 관심(Blue), 주의(Yellow), 경계(Orange) 및 심각(Red) 4단계 수준으로 구분되어 있다.

표 24-3. 생물테러 위기경보 단계별 대응 조치표

단 계	판단기준	대응조치
관 심 (Blue)	· 우리나라 대상 테러위협 첩보 입수 · 우리 국민이 참가하는 국제 행사에 테러위협 인지 · 국제테러단체의 활동 증가로 국제테러 빈발	· 테러 징후감시활동 · 상황전파 · 비상연락망 점검 상시유지 · 보건기관 대상 생물테러 대비·대응 교육·훈련 실시
주 의 (Yellow)	· 감시체계 운영결과 이상 징후 발생 · 국제테러조직의 공개 테러위협 및 징후 포착 · 외국에서 발생한 테러로 우리 국민의 피해 · 발생 · 국가 중요행사 개최 7일전(D-7)	· 생물테러대책반 구성·운영 · 비축물자 보관·배송체계 점검 · 생물테러병원체 안전관리 강화 · 실험실 진단체계 점검
경 계 (Orange)	· 국내 생물테러감염병 환자 확진(테러의심 정황) · 생물테러 병원체 및 독소 다중탐지키트9(이하 '다중탐지키트'라 칭함) 검사 결과 양성 판정 · 국내에서 생물테러 병원체의 도난 사건 발생 · 국제테러조직의 우리나라 테러위협, 국내 잠입 및 활동 징후 포착 · 국가 중요행사 개최 3일전(D-3)	· 생물테러대책반 지속 운영 · 일일보고체계 가동 · 국가지정입원치료병상 운영 점검 · 생물테러위험시설 안전관리 강화
심 각 (Red)	· 우리나라 대상 명백하고 중대한 테러첩보 입수 · 국내 테러로 인한 생물테러감염병 확진환자 발생 · 백색가루 등 환경검체 실험실 양성판정 · 국내 생물테러사건 발생 및 테러기도 사건 적발 · 국가 중요행사 관련 테러첩보 입수	· 생물테러대응지원본부 구성·운영 · 공항만 검역강화 · 생물테러병원체 및 특수연구 시설 관리 강화 · 물자 및 병상 동원 등

[자료] 질병관리청, 2021년도 생물테러 대비 및 대응지침, 2021.

2) 생물테러 의심사건 발생 시 대응 체계

생물테러 의심사건(백색가루 발견 등) 발생 시 신고자는 경찰(112) 또는 소방(119)으로 신고하며, 최초 접수받은 경찰(112) 또는 소방(119)은 6하 원칙에 의해 상황을 접수하고 현장정보 파악 후 초동대응기관(관할 소방서, 보건소)에 이를 전파한다. 보건소(국립검역소)로 최초 접수된 경우에는 초동대응기관 및 시 · 도 질병관리청 종합상황실로 전파한다.

생물테러 의심사건(백색가루 등) 발생 시에는 보건 · 검역(검역구역에서 발생 시

국립검역소가 보건소 역할 수행), 경찰, 소방으로 구성된 초동조치팀이 출동하여 초기 대응을 하며 노출자 대량 발생 등 필요시 군 지원을 요청한다.

표 24-4. 의심스러운 우편물 발견 시 확인 및 식별 요령

구 분	상세 내용
확인 필요사항	▪ 우편물 전달 경로 ▪ 수취인 주소, 발송인 주소, 소인, 개봉여부, 위협문구 등 ▪ 노출자에 대한 조사(접촉 여부, 증상 발현 여부) ▪ 테러가능성에 대한 정황 조사: 기관이나 수취인의 상징성 등
식별요령	▪ 우편물 겉면의 기재내용이 부실한 경우 - 수취인 주소·성명이 불분명, 직책만 기재, 발송인 주소 누락 등 ▪ 수취인이 주요 기관 또는 주요 인사로 되어있는 경우 ▪ 겉면에 '친전', '본인개봉 요망' 등이 표시된 경우 ▪ 우표를 과도하게 붙였거나, 테이프를 불필요하게 많이 붙인 경우 ▪ 외국으로부터 온 예기치 못한 우편물 ▪ 위협적인 문구가 적혀있거나, 봉투 안에 가루가 있는 것 같은 우편물 ▪ 기타 이상한 냄새가 나는 우편물

[자료] 질병관리청, 2021년도 생물테러 대비 및 대응지침, 2021.

🕮 의심스러운 우편물 발견 시 행동대응 요령

▪ 의심우편물 발견 시
- 우편물을 열거나 옮기지 말고 그대로 두고 즉시 경찰에 신고할 것
- 냄새를 맡거나 맨손으로 만지지 말 것
- 우편물 발견 장소에 있던 사람들을 안전한 곳으로 대피시키고 현장을 통제할 것

▪ 의심우편물 개봉 시
- 내용물을 건드리지 않도록 우편물을 덮거나 덮어둘 것(옷이나 담요 등을 덮어 확산 지연)
- 창문이나 문을 닫고 현장을 밀폐시킨 후 우편물 개봉장소에서 즉시 이동할 것
- 노출된 사람은 격리하고, 치료를 받게 할 것
- 건물 내 냉난방장치, 공기환기장치를 끌 것
- 눈, 코 등 신체 다른 부위를 만지지 말 것
- 의심물질이 묻었을 경우 신속히 옷 등을 벗고 흐르는 물에 씻기(물품은 비닐 팩에 담아 보관)
- 우편물과 접촉한 사람이나 우편물이 개봉된 공간에 있었던 사람들의 명단을 작성할 것

경찰은 현장에 있는 주민·차량을 통제하고 현장 보존 및 치안을 위해 경찰통제선을 설치하며, 생물테러에 대한 정황조사(위협평가)를 실시한다.

소방은 환경검체 채취 및 구조·이송, 환경제독을 담당하며, 지원요청이 있을 시 폭로자 제독(decontamination)에 협조한다.

보건소는 생물테러 병원체의 신속한 탐지를 위해 생물테러 병원체 및 독소 다중 탐지 키트를 이용해 현장검사를 실시하고, 폭로자 제독, 폭로자 파악 및 추후관리, 임상검체 채취 및 역학조사, 검체의뢰서 작성 및 이송, 항생제 투약(질병관리청과 협의 후) 등을 실시한다.

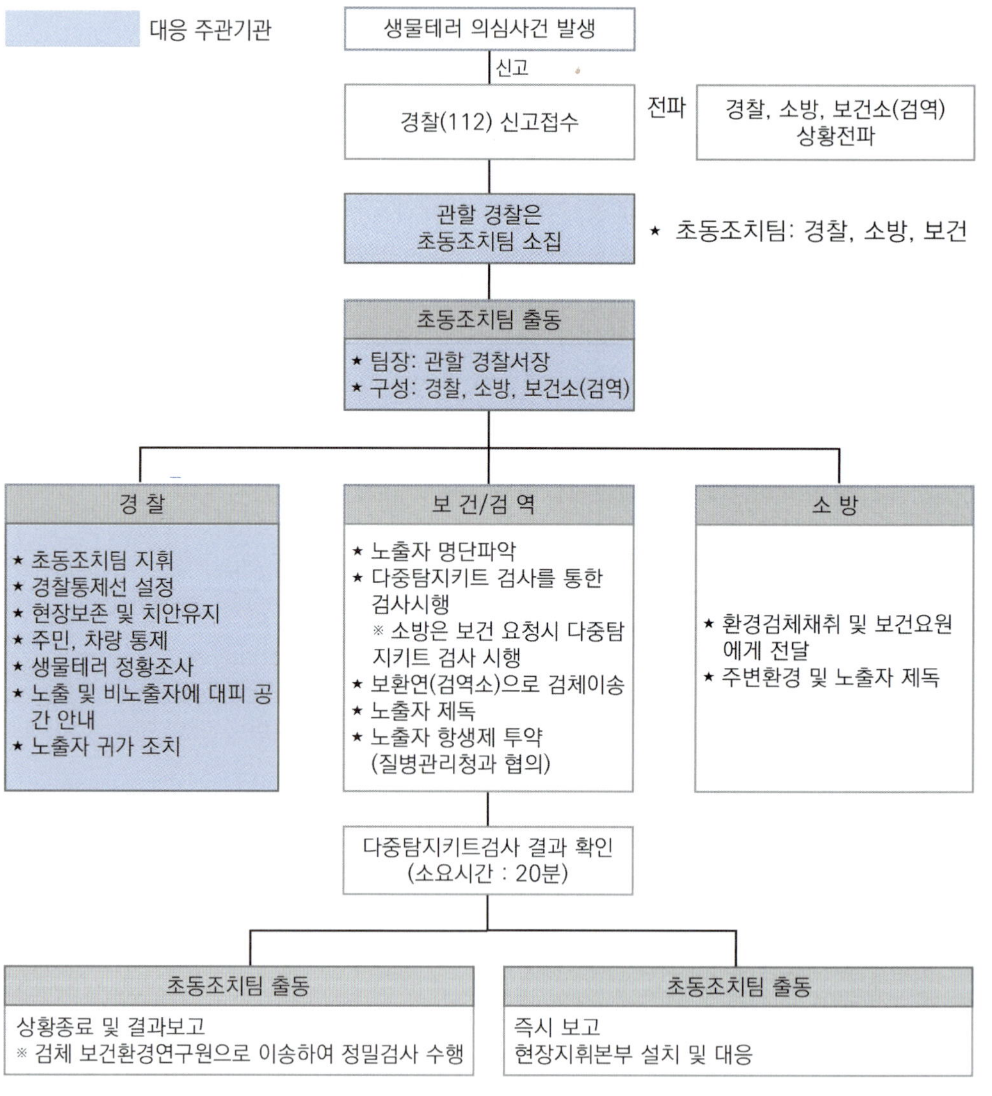

[자료] 질병관리청, 2021년도 생물테러 대비 및 대응지침, 2021.

그림 24-2. 생물테러 의심사건 신고 시 조치

표 24-5. 초동대응기관별 대응절차

시 점	초동대응 기관	대응조치
사건신고 접수	경찰/소방	• 사건발생에 따른 신고 접수(6하원칙에 따른 상황접수) • 경찰 또는 소방 상황 접수 시 초동대응기관에 즉시 전파
신고접수 ~ 1시간이내	경찰 (주관기관) 소방·보건 (협조기관)	• 초동조치팀 구성 및 즉시 출동 ※ 초동조치팀장 : 관할 경찰서장 ※ 보건의 경우 신고접수 1시간 이내 도착(상황에 따라 예외 적용) ※ (도서 산간지역 및 응소 불가지역은 최단시간 내 도착) ※ 필요시, 군 지원 요청
	보건/ 검역 (협조기관)	• 상황접수 및 전파 - 전파체계: 보건소→시·도→질병관리청 종합상황실→질병관리청 • 현장 대응인력은 질병대응센터 담당자와 실시간 상황 공유 • 상황보고서 작성하여 질병대응센터로 송부 ※보건소(검역소)에 접수된 경우, 타 초동대응기관에 전파 ※검역구역에서 발생 시 검역소가 보건소 역할 수행 ※질병관리청 종합상황실 연락처: 043-719-7878/ Fax: 043-719-7873
(신고접수 ~ 2시간이내) 사건현장 도착	경 찰	• 경찰통제선(PL) 및 다중탐지키트 양성 이후 준위험지역(Warm), 안전지역(Cold)에 2, 3차 통제선 설정 • 노출 및 비노출자에 대피공간 안내 • 현장 보존 및 치안 유지 • 현장에 있는 주민·차량 통제 • 생물테러 정황조사 실시
	소 방	• 노출자 구조·구급 • 보건 요청 시 환경검체에 대한 다중탐지키트 탐지 • 환경검체 채취 후, 3중용기에 밀봉하여 보건기관에 전달 ※서울의 경우, 보건환경연구원으로 직접 이송 • 다중탐지키트 양성 이후 위험지역에 1차 통제선(Hot Zone) 설정 • 환경제독 및 보건과 함께 노출자 제독(필요시 군에 요청)
	보건(검역)	• 다중탐지키트 검사 ※ 질병관리청 및 질병대응센터로 검사결과(양/음성 여부) 즉시 전파, 신고접수 2시간 이내에 완료(상황에 따라 예외 적용) • 노출자 파악 및 제독(소독) • 소방에게 받은 환경검체를 보건환경연구원에 전달
(신고접수 ~ 6시간이내) 후속조치	보건(검역)	• 검체의뢰서 작성 후, 보건환경연구원에 검사요청관련 공문발송
	보건환경 연구원	• 질병관리청 및 시·도로 검사결과 공문발송
	시·도	• 질병관리청 종합상황실로 발생경위, 조치내용 등 상황보고 • 신고접수 6시간 이내 완료(상황에 따라 예외 적용함)

[자료] 질병관리청, 2021년도 생물테러 대비 및 대응지침, 2021.

3) 생물테러 감시

(1) 응급실증후군감시체계 운영

어떤 질병이 생물테러 감염병으로 확진되기 전에 환자의 임상적 상태, 증상 혹은 증후에 근거하여 응급실을 대상으로 지속적으로 감시하는 체계이다. 동 감시체계의 목적은 생물테러 감염병이 의심되는 증후군에 대한 감시를 통하여 생물테러 감염병 유행을 조기에 인지하여 신속하게 대처하기 위함이다.

동 감시체계 지정 기준 및 절차는 중앙 · 권역 · 지역응급의료센터 및 응급의료기관 중 시 · 도지사의 추천을 받아 질병관리청장이 감시 의료기관을 지정하는 것으로 되어 있다. 대규모 국가행사 개최 전후 그리고 파리테러 등과 같은 사건에 의해 국내 테러경보가 상향되는 기간에는 감시를 강화하기 위해 의료기관을 추가 지정 · 운영하고 있다.

(2) 감염전문가 네트워크 운영

생물테러 감염병 환자를 조기에 임상적으로 진단하고, 적절하게 대응하기 위해 감염전문가 네트워크를 구축 · 운영하고 있다. 동 네트워크 지정기준 및 절차는 의료기관 중 감염관리실과 감염학 전문의가 있는 병원을 대상으로 질병관리청장이 시 · 도지사의 추천을 받아 감시의료기관으로 지정하는 것으로 되어 있으며, 전국 53개 감시의료기관을 운영 중에 있다. 의료기관에서 생물테러 의심환자 발견 시에는 역학조사반이 현장에 출동하여 역학조사를 시행하고 환자관리, 접촉자 / 공동 폭로자 관리, 주변환경관리 및 교육 · 홍보를 실시한다.

(3) 실험실 진단

생물테러감염병은 대부분 드문 발생으로 일반적인 진단 · 감시체계에서는 쉽게 접하지 못하지만 생물테러 의심사건 발생 시 원인병원체를 신속히 규명해야 한다.

질병관리청에서는 2002년부터 생물테러감염병 의심환자 및 환경 검체에 대한 병원체 감시와 원인병원체를 조기에 감지하여 효과적으로 대응하기 위해 전국 공중보건실험실과 의료기관 검사실을 단계별로 연계하여 구축한 생물테러대응 실험실 네트워크를 운영하고 있으며 국내 고위험병원체 검사기술 선진화 및 관련정보 공유를 위하여 2013년 미 CDC 주관 국제 실험실네트워크에 가입 후 회원국으로 참여하며 숙련도 평가 및 정보 환류 등의 업무를 수행하고 있다.

국내 실험실네트워크 운영 강화를 위해 질병관리청은 원인병원체의 조기 진단을 위해 등급별 검사실프로토콜을 제공하고 병원체 진단시약 배포 및 진단법을 교육

매년 실시하고 생물테러 병원체 확인진단 및 생물테러병원체 살포 의심 지역이나 관내 탄저발생 우려지역에 대한 환경감시 실적을 보고받아 분석하고 있다.

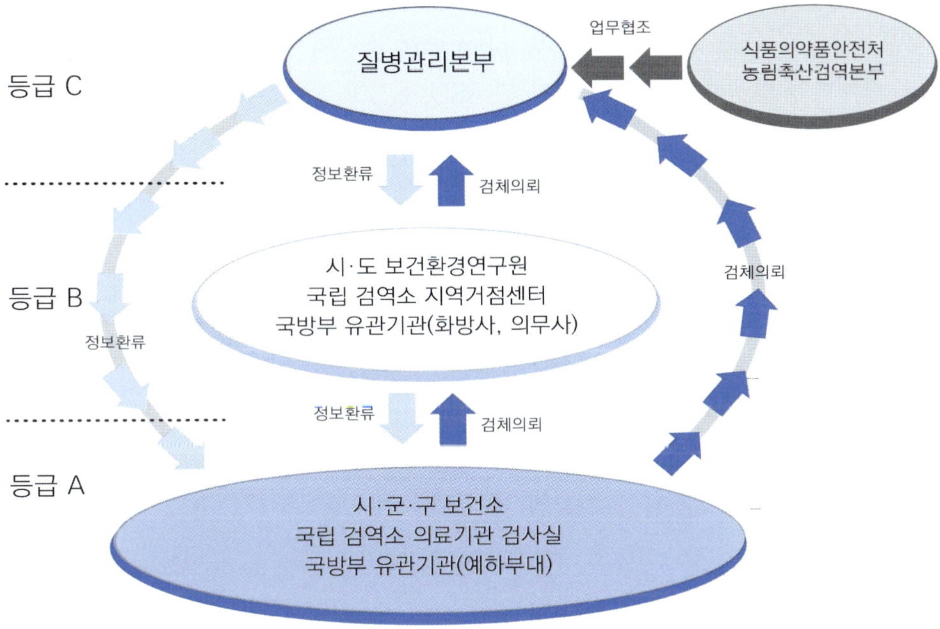

[자료] 질병관리청, 질병관리백서, 2021.

그림 24-3. 생물테러 대응 실험실 네트워크 체계

4. 주요 생물테러 감염병

1) 탄저(Anthrax)

초식동물의 질환으로 사람이나 육식동물은 기회 숙주이다. 남아메리카, 중앙아시아, 동유럽, 아프리카 등의 농업지역에서 풍토병으로 발생하나, 우리나라에서는 1952~1968년 사이에 4번의 집단 발생에서 85명의 환자가 발생한 후 보고가 없다가 1992년 이후 산발적으로 발생하였으며, 2000년 8월 법정감염병으로 지정된 이후 부터는 발생보고가 없다.

(1) 생물무기로서의 탄저병

생물학적 무기로 사용되어진 것은 약 80년 전으로 추정된다. 1916년 1차 세계대전에서 연합군에게 탄저균에 감염된 가축이 보내졌고, 감염된 루마니아 양을 러시아에 보낸 일이 있다. 1945년 이란에서 대유행하여 백만 마리의 양이 죽었으며, 1979년 4월 Swerdlovsk, Russia, BW plant에서 소량의 탄저균 발생으로 호흡기 증상의 탄저병이 발생하여 79명의 환자 중 68명이 사망 혹은 치명적 후유증을 남겼다. 이후 1992년 옐친에 의해 생물무기 생산 공장의 사고가 원인이었다는 사실이 확인되었다. 2001년에는 9.11 테러 이후 미국 전역에 우편물을 통한 탄저테러가 발생하여 22명이 감염되고, 5명이 사망하였다.

(2) 역학

① 병원체

Bacillus anthracis. 아포형성(spore forming), 그람 양성 간균이다. 건조, 열, 자외선, 감마선, 기타 많은 소독제에 저항력이 있으며, 어떤 형태의 토양에서도 탄저포자는 수십 년 동안 잠복할 수 있다.

② 전파양식

다양한 경로를 통해 발생하고 예후도 다르다. 잠복기는 1일~8주이며 이는 폭로량과 폭로경로에 따라 다르나 보통 피부노출 시에는 1~12일, 흡입 시에는 1~43일 그리고 섭취 시에는 1~6일이다. 피부감염은 감염동물이 죽었을 때 사체와 접촉하여 발생하지만, 파리가 매개되는 경우도 있으며, 오염된 털, 모피나 모피 제품을 통해서도 가능하다. 오염된 토양을 통한 감염, 양모나 모피를 다루는 공장 등에서 생성된 아포 에어로졸을 흡입해 발생하고, 인후감염이나 장감염은 오염된 고기를 먹어서 발생한다.

(3) 임상적 특징

감염경로에 따라 폐탄저, 피부탄저, 장탄저로 나뉜다. 가장 흔한 피부탄저는 항생제로 대부분 치료 가능하나 수막염(탄저 환자의 5%에서 발생) 흡입에 의한 전신성 감염은 증상발현 후에 100%에 가까운 치명률을 보이며, 장탄저의 치명률도 100%에 가깝다.

- 피부탄저 : 피부상처를 통한 감염부위에 벌레에 물린 듯한 구진이 나타난다. 1일 내지 2일이 지나면 지름 1cm 내지 3cm 크기의 둥근 수포성 궤양이 형성된 후 중앙부위에 괴사성 가피가 형성되고, 부종과 소양감을 동반하며, 1주 내지 2주가 지나면 병변이 건조되어 가피는 떨어지고 흉터가 남는다. 전신증상으

로 발열, 피로감, 두통이 동반될 수 있다.

- 폐탄저 : 초기에는 미열, 마른기침, 피로감 등 가벼운 상기도염의 증세를 보이며, B. anthracis가 종격동으로 침입하면 출혈성 괴사와 부종을 유발하여 종격동 확장, 호흡곤란, 고열, 빈맥, 마른기침, 토혈 등이 동반되고 패혈성 쇼크로 급속히 진행되어 사망한다.
- 장탄저 : 초기에는 구역, 구토, 식욕부진, 발진 등 비특이적 증상이 있은 후 토혈, 복통, 혈변 등의 증상이 나타나고, 패혈증으로 진행된다.

(4) 환자 및 접촉자 관리

감염된 환자로부터 공기전파는 일어나지 않기 때문에 환자나 의사환자를 격리할 필요가 없으나 피부병변은 감염성이 있을 수 있으므로 직접적인 피부접촉은 피해야 한다.

(5) 예방 및 치료

탄저에 대한 국내 유효 백신이 없다. 아포는 장기간에 걸쳐 감염성을 가지기 때문에 감염동물 사체는 소각하여야 하며, 오염 가능성이 있는 작업장은 배출기 설치 또는 작업복 착용 등 철저한 감염관리가 필요하다. 특히 폐탄저는 급격히 진행되므로 의심되는 경우는 확진검사 결과를 기다리지 말고 조기에 항생제를 투여해야 한다.

2) 두창(Small pox)

천연두, 마마라고도 하며, 발열, 수포, 농포성의 병적인 피부 변화를 특징으로 하는 급성 질환이다. 전염력이 매우 강하여 많은 사망자를 내기도 했으나 19세기 이후 영국 의사 Jenner가 창시한 종두가 보급되고부터 참화는 격감하였다.

1967년 이래 세계보건기구에 의해 추진된 근절계획 실천으로 1979년 10월 26일을 기하여 이의 박멸이 공식 선언되었고, 현재까지 자연적인 질병발생은 보고된 바 없으며, 우리나라의 경우도 1961년 이후 환자발생이 없다.

(1) 생물무기로서의 두창

1756년부터 1767년까지 있었던 영국군과 북미 원주민(인디안)과의 전쟁에서 영국군이 두창 바이러스를 생물무기로 이용한 예가 첫 사례이다. 영국군은 당시 의도적으로 두창 환자가 쓰던 담요를 원주민에게 선물로 주어 두창을 만연시키고 그중 50% 이상을 사망하게 하였다.

두창의 생물무기로서의 중요성을 다시 불러일으킨 문제는 1979년 천연두의 세계적 박멸이라는 세계보건기구의 선포였다. 세계보건기구전문위원회는 전 세계에 산재한 보관용 바이러스를 파괴하거나 모두 세계보건기구 Reference Laboratories로 선정된 미국 아틀란타 소재 전염병 통제소나 소련의 Institute for Virus Preparations in Moscow로 이송하도록 권장하였다. 1984년까지 모든 국가는 세계보건기구의 권장사항을 따르도록 하였고, 이후 1996년 세계보건기구 Executive Board와 세계보건기구 의회 간의 토론 끝에 최종 시한을 1999년 6월 30일로 확정하였다. 그러나 그 후 몇 나라가 시한을 임의로 지정한 것에 불복, 세계보건기구 의회 결정은 후퇴할 가능성이 있는 상태이다.

이러한 국제 분위기로 볼 때 두창이 발생할 경우 다른 어떤 감염병보다 파괴력이 훨씬 클 것으로 예상된다. 그 이유는 과거 20여 년간 천연두 예방접종이 중지되었기 때문에 지구상에 많은 비면역자들이 분포되어 있고, 치료약이 없으며, 비축하고 있는 백신이 매우 한정되어 있기 때문이다.

(2) 역학

① 병원체

Variola virus. DNA virus, genus orthopoxviruses의 일종으로 벽돌-모양 virion, 200nm 반경 크기이며 낮은 온도, 건조한 상태에서 극히 안정상태로 존재할 수 있다. 1970년, 독일 병원에서 극히 소량의 바이러스에 의하여 감염된 경우에도 한 번의 사건으로 10~20배의 이차 감염이 발생하였다. 사람에서 사람으로 전염되는 2차 전파가 유행에 가장 중요한 원인이다.

② 전파양식

감염된 환자의 입, 코, 인후 점막에 있는 바이러스가 기침 등에 의해 주위에 있는 사람에게 옮겨져 감염을 일으킨다. 오염된 옷이나 침구류 등에 의한 전파도 가능하며 빌딩, 버스, 기차 등 제한적 밀폐된 공간에서는 비말핵이나 에어로졸을 통해 전파될 수도 있다. 발열 시작부터 감염성이 있으며, 발열 후 2~3일째에 가장 높다.

(3) 임상적 특징

노출 시점으로부터 발진의 출현 사이의 기간은 7~17일(평균 12일) 노출과 발열 및 전염성이 나타나기까지의 기간은 보통 10~14일이다.

갑작스런 고열, 허약감, 오한이 두통 및 허리통증과 함께 나타나며 때때로 심한 복통과 섬망이 전구기에 나타나고, 반점구진상 발진이 구강, 인두, 안면, 팔 등에 나타난 후 몸통과 다리로 퍼져나가며, 1일 내지 2일 이내에 수포로 바뀐 다음 농포로 바뀐다. 농포는 둥글고 팽윤되어 있으며, 피부에 깊게 박혀 있는데 8일 내지 9일 경에 딱지가 생긴다. 회복되면서 딱지가 떨어진 자리에 서서히 깊은 흉터가 남는다. 대두창(variola major) 환자의 30% 정도가 사망하며, 소두창(variola minor) 환자는 1%에서 2% 이내가 사망한다.

(4) 환자 및 접촉자 관리

의사환자 및 확진환자는 헤파필터 환기장치가 된 음압 격리 병동에서 진단 즉시 격리치료를 받아야 한다. 환자는 감염성이 높은 호흡기 비말의 생산을 최소화하기 위해 수술용 마스크를 착용해야 하고 절대로 격리장소를 떠나서는 아니 된다.

격리기간은 모든 가피가 피부 병소에서 떨어질 때까지(보통 3주, 환자에서 떨어진 가피가 상온에서 약 30일까지도 감염성이 있음)이다.

(5) 예방 및 치료

두창에 대한 특별한 치료는 없으며, 증상에 따라 대증치료한다. 예방접종은 생백신을 피하접종한다.

3) 보툴리눔독소증(Botulism)

식품매개 등으로 전 세계에서 발생 가능하다. 대칭적이며, 신체의 하부로 진행하는 이완성 신경마비가 특징적인 법정감염병(제1급) 및 생물테러감염병이다. 공중으로 살포한 독소일 경우 호흡을 통해 흡입되어 중독을 일으키거나 식품과 용수를 오염시켜 장관성 보툴리눔 중독을 일으키게 된다.

(1) 역학

① 병원체

*Clostridium botulinum*이 생산하는 독소(A, B, E, F). 보툴리누스균은 아포형 그람 음성 간균으로 아포상태에서 감염을 일으키지는 않으나 일정한 조건에서 아포가 활성화 증식하여 독소를 생성하고 이 독소에 의해 질환이 야기 된다.

② 잠복기

증상 발현끼지는 섭취한 독소가 독소작용부위까지 도달하는 시간에 따라서 날라지며, 노출된 독소의 양과 독소형에 영향을 받는다. 자연 발생 예에서 증상의 시작은 독소섭취 후 2시간에서 8일 사이에 일어난다. 비말형태의 보툴리눔 독소에 노출된 후에는 증상발현이 보다 빠를 것으로 생각되며 노출 후 1시간 이내에 증상이 나타날 가능성이 있다. 식품매개 보툴리눔독소증은 12시간~36시간(빠른 경우 2시간~8시간), 흡입에 의한 보툴리눔독소증은 12시간~72시간(노출량에 따라 노출 후 1시간 이내도 증상 발생 가능), 상처에 의한 보툴리눔독소증은 4일~14일이다.

③ **전파양식**

사람에서 사람으로의 전파는 일어나지 않으며, 일부 환자의 대변에서 독소가 발견되나 일반적인 감염예방 주의사항으로도 독소의 섭취를 막을 수 있다.

- 식품매개 보툴리눔독소증 : 이미 형성되어 있는 독소의 섭취에 의해 발생한다. 집에서 직접 저장한 육류, 어류 및 야채 등과 연관되어 저장 전에 오염된 음식은 혐기성(피산소성) 조건에서 균이 증식한 후 독소가 생성되는데 이 독소를 섭취한 후 중독이 일어난다.
- 외상성 보툴리눔독소증 : 수상(受傷) 후 C. Botulinum이 오염되어 있는 흙 등으로 상처가 오염되었을 때, 주사를 맞을 때 또는 세균에 오염된 약제의 비경구 투여로도 발생할 수 있다.
- 장내정착성 보툴리눔독소증 : 생후 6개월 이하의 영유아가 C. botulinum 포자로 오염된 음식을 섭취한 후 이 포자가 장내에서 발아, 정착하여 독소를 생성할 때 발생하는 형태이다.
- 흡인형 보툴리눔독소증 : 자연상태에서는 발생하지 않지만 고의적으로 독소를 비말 형태로 살포할 경우 발생할 수 있다.

(2) 임상적 특징

잠복기는 노출된 독소의 양과 노출경로에 따라 상이하다. 식품매개 보툴리눔독소증은 12~36시간(빠른 경우 2~8시간), 흡인형 보툴리눔독소증의 경우 12~72시간(노출량에 따라 노출 후 1시간 이내도 증상 발생 가능), 상처에 의한 보툴리눔독소증은 평균 7.5일(4~14일)이다. C. botulinum 독소의 치사량은 독소의 독소형과 체내유입경로에 따라 성인에서 1㎍ 이하일 수 있다. 중증도 환자에서 치료를 시행하지 않는 경우 치명률은 100%에 이를 수 있지만 지지적 요법과 항독소를 사용하면 치명률을 많이 감소시킬 수 있다.

- 신경계 증상
  - 갑자기 발열이 없는 하행성 마비를 보이는 경우
  - 아래로 내려가는 양측성 근력저하 및 마비 형태
  - 뇌신경 마비 증상 : 복시, 안검하수, 안면근육 근력 저하, 연하곤란 및 발음곤란 등 발열은 없으며 감각도 소실되지 않는다.

- 자율신경계 증상 : 구갈, 동공 고정이나 산대 외에 심혈관계와 위장관계, 비뇨기계에서 자율신경계 이상증상
- 호흡근 마비 : 치명적인 결과를 낳을 수 있으며, 만약 증상발현이 매우 빠른 경우 갑작스런 호흡근마비가 발생하기 전에 다른 증상이 없을 수도 있다.

■ 소화기계 증상
- 오심과 구토 : 변비 후 설사
- 음식매개 보툴리눔독소증에서만 나타난다.
- 섭취한 독소가 곧장 신경학적 증상을 일으킬 수 있으므로 소화기계 증상이 없더라도 보툴리눔독소증을 의심해야 한다.

(3) 환자 및 접촉자 관리

이용가능한 병실을 이용하며 격리는 필요하지 않고, 환자의 간호 시에도 일반적인 주의사항만 준수하면 되며, 예방적 항생제 투여는 해당 없다.

(4) 예방 및 치료

예방접종 또는 예방적 화학요법이 없다.

■ 장내정착형(유아 보툴리눔독소증) : serum sickness 또는 아나필락시스의 위험이 있으므로 항독소 치료 시행 여부는 반드시 각 사례별로 따져봐야 하나 독소에 한 번 노출되는 식품매개 보툴리눔독소증과는 달리 계속적으로 독소가 장내로 배출되는 장내정착형 보툴리눔독소증에서는 항독소 사용이 대개 권장되지 않는다.

■ 외상성 보툴리눔독소증 : 항독소 투여 이외에도 상처의 괴사 조직을 제거하고 페니실린을 투여한다.

■ 성인(식품매개형, 창상매개형, 비말형) : 독소 검사를 위해 채혈하고 검사 결과에 상관없이 삼가 항독소(trivalent equine antitoxin)를 정주한다. 호흡부전이 있는 경우는 중환자실에서 기계호흡 치료를 시행한다.

4) 페스드(Pest, Plague)

1347~1351년 사이 중세유럽에 대유행을 일으켜 유럽인구의 1/3이 사망하였다. 그 후에도 3세기에 걸쳐 만연하였고 그때마다 다수의 인명을 앗아가 경제, 예술, 정치, 종교 등 생활의 모든 면에 큰 영향을 미쳤다. 사람 간 전파도 일어날 수 있으며, 감염성 비말을 통하여 전파가 가능한 인수공통감염병이다.

(1) 역학

① 병원체

Yersinia. 11개의 종이 있는데 그중에서 *Y. pestis*, *Y. pseudotuberculosis*, *Y. enterocolitica* 3종이 사람과 관련된 질환을 일으킨다. 일반적으로 햇빛이나 소독제에 취약한 것으로 알려져 있다.

② 전파양식

페스트는 원래 쥐벼룩에 의해 야생 설치류에서 전파되는 전염병으로, 감염된 쥐벼룩에 물려 감염되며, 감염된 동물을 취급하면서 체액이나 조직에 접촉하여 발생하거나 호흡기 페스트 환자가 배출하는 감염성 호흡기 비말을 통해 감염될 수 있다. 잠복기는 1~7일이나 폐페스트는 1~4일로 상대적으로 짧다.

(2) 임상적 특징

림프선에 병변을 일으키는 림프절 페스트와 패혈증을 일으키는 패혈증 페스트, 폐렴을 일으키는 호흡기 페스트 등으로 분류된다.

- 호흡기 페스트(Pneumonic plaque) : 일차 호흡기 감염이나 림프절 또는 패혈증 페스트의 합병증으로 발생한다. 심한 두통, 피로, 발열, 구토와 현저한 쇠약감으로 시작되어, 수액성 혈담과 함께 기침, 호흡곤란 발생한다.
- 림프절 페스트(Bubonic plaque) : 자연 발생 페스트에서 가장 흔한 임상증상으로, 감염된 벼룩에게 물려 발병한다. 염증에 의해 커진 림프절의(Buboes) 심한 통증과 종창, 현저한 압통이 특징이다. 합병증으로는 패혈증, 폐렴, 수막염 등이 있다.
- 패혈증 페스트(Septicemic plaque) : 림프절 페스트나 호흡기 페스트가 적절히 치료되지 않을 때 나타날 수 있으며, 뚜렷한 일차 질환의 증거 없이 생기기도 한다. 임상적으로 다른 그람음성 패혈증과 구별되지 않고, 패혈성 쇼크(shock)나 범발성 혈관내 응고증을 일으킨다.
- 페스트 수막염(Plaque menigitis) : 드물지만 일차 병변이 적절히 치료되지 않을 경우 합병증으로 생길 수 있으며, 다른 화농성 수막염과 동일한 증상과 징후를 나타난다.
- 인두 페스트(Pharyngeal plaque) : 매우 드물지만 균의 섭취나 흡입으로 생길 수 있으며 전경부 림프절염과 귀밑 부분이 부으면서 편도가 붓고 염증이 생긴다.

(3) 환자 및 접촉자 관리

호흡기 페스트가 의심되거나 확진된 환자는 철저한 격리치료를 해야 하며, 감염성 호흡기 비말을 최소화하기 위해 외과적 마스크를 착용해야 한다. 격리기간은 치료 시작 후 72시간 동안이며, 배양 검사에서 양성인 경우에는 임상적 호전이 있을 때까지 격리한다.

(4) 예방 및 치료

가장 중요한 것은 구서삭업을 철저히 하는 것이다. 백신은 예방효과가 불충분하여서 일반인에게는 사용하지 않고 페스트균에 노출위험성이 많은 실험실 요원과 페스트 감염 위험 직업에 종사하는 자에게 권장된다.

5) 바이러스성 출혈열(Viral hemorrhagic fever)

여러 종류의 RNA바이러스에 의해 발생하는 다양한 질병이다. 치사율은 5%에서 20% 혹은 그 이상이다. 특히 아프리카에서 에볼라의 발발은 발병자들의 심한 쇠약감과 독성이 두드러지며, 50~90%까지의 특히 높은 치사율을 보인다. 이러한 맹독성 바이러스들은 공기 전염이 가능하고 높은 치사율 때문에 생물학적 무기로 이용할 가능성이 매우 높다.

(1) 역학

① **병원체**

㉠ 에볼라 바이러스와 마버그 바이러스 등이 속하는 *Filoviridae*, ㉡ 라사열 바이러스, 아르헨티나 및 볼리비아 출혈열 바이러스를 포함하는 *Arenaviridae*, ㉢ *Bunyaviridae*에 속하는 *Hantavirus* 속의 여러 바이러스, *Nairovirus* 속의 콩고-크리미안 출혈열 바이러스와 *Phlebovirus* 속의 리프트 계곡열 ㉣ *Flaviviridae*의 황열 바이러스, 뎅기 출혈열 바이러스 등이 있다.

② **전파양식**

바이러스에 감염된 들쥐의 분비물과 접촉, 흡입 또는 분비물에 오염된 음식 섭취 등 다양한 전파 경로를 가진다.

(2) 임상적 특징

표적이 되는 장기는 혈관계이며, 주요 증상은 혈관의 손상이나 혈관 투과성의 변화 때문에 생긴다. 흔한 증상은 발열, 근육통, 쇠약감 등이고 결막의 충혈, 경도의 저혈압, 홍조 및 점상출혈 등의 징후를 보인다.

전형적인 증세는 쇼크, 범발성 점막 출혈이며, 때때로 신경계, 조혈계 또는 호흡기계의 침범을 보이기도 한다. 높은 AST 상승은 라사열의 중한 정도와 관련이 있고, 황달은 황열에서 나쁜 예후를 나타내는 징후이다. 간의 침범도 흔하기는 하지만 황달이나 간 기능 부전과 같은 임상 소견을 보이는 경우는 리프트계곡열, 콩고크리미아 출혈열, 마버그 출혈열, 에볼라 출혈열 및 황열 뿐이다.

신경학적 증세나 혈소판 감소증은 아르헨티나 출혈열 및 볼리비아 출혈열에서 흔하다. Kyanasur Forest 질환과 Omsk 출혈열은 폐 침범과 동시에 중추신경계 발현을 보이는 이상성의 질환들이다. 크리미아콩고 출혈열은 다량의 출혈과 병원내 전파가 특징적이며, 리프트계곡열에서는 각막염을 흔히 볼 수 있다.

신부전증은 심혈관계의 기능저하에 비례하여 나타나나 한타바이러스에 의한 신증후군출혈열(hemorrhagic fever with renal syndrome, HFRS)은 예외인데, 신증후군출혈열은 신장기능의 장애로 발생하는 질소혈증이 주요 증상이다.

(3) 환자 및 접촉자 관리

1인실에 격리하여 치료해야 한다. 기침, 설사, 출혈하는 환자는 음압 병실에 입원시킨다. 환자 사망 시 시체와의 접촉을 최소화하고, 즉시 화장 또는 매장할 수 있도록 새지 않는 물건으로 사체를 밀봉해야 한다.

(4) 예방 및 치료

일반적 원칙에 입각하여 혈역학적, 혈액, 폐, 신경학적 증세에 대해 보존적 치료를 하고 중환자의 경우 집중치료를 한다.

6) 야토병(Tularemia)

야토균 감염에 의한 인수공통질환이다. 특히 토끼류와 설치류가 야토균에 감수성이 높아 대유행이 발생할 경우 집단폐사가 발생한다. 사람은 다양한 경로로 감염되며, 우리나라는 제1급 법정감염병 및 생물테러감염병으로 지정하여 관리하고 있다.

(1) 역학

① 병원체

야토균(*Franciella tularensis*). 물이나 토양, 동물의 사체나 가죽에서 수 주간 생존이 가능하며 냉동상태의 토끼고기에서는 수년 간 생존이 가능하다. 영하의 기온에서도 수 개월간 저항성이 있지만 일반적인 열처리 및 소독을 통해 쉽게 사멸된다.

② **전파양식**

사람에서 사람으로 전파된 예는 없다. 야토균에 감염된 동물 사체를 피부나 점막으로 직접접촉을 하거나 야토균 매개충(이, 사슴등애, 진드기, 벼룩 등)에 물려 감염된다. 야토균에 감염된 음식물이나 식수, 비말을 통해 발생할 수 있으며, 비말을 통해 감염된 경우에는 장티푸스형이나 폐렴형 야토병이 유발 가능하다.

(2) 임상적 특징

잠복기는 감염량과 병원성에 따라 다르게 나타나며, 약 3~5일(최대 14일까지도 가능)이다.

- 장티푸스성 야토병 : 주로 에어로졸 상태를 흡입하여 발병하나 피부 내나 소화기를 통한 침입으로도 발생한다. 발열, 전신쇠약, 체중감소는 있으나, 림프선병증은 없다. 호흡기 증상, 흉골하 불쾌감, 가래 없는 기침 유발이 가능하다. 방사선학적 소견으로 폐렴과 종격동 림프설 비대가 가상 흔하게 나타난다.
- 궤양 림프절형 야토병 : 감염된 동물의 피나 조직액이 피부와 점막에 노출되어 발병한다. 발열, 오한, 두통, 전신피로, 피부궤양, 통증이 있는 국소 림프선병증이 있다. 피부병변은 대개 손가락이나 손에 있다.
- 림프절성 야토병 : 발열과 압통성 림프선병증은 있으나 피부궤양이 없다.
- 안 림프절형 야토병 : 감염체가 에어로졸, 오염된 손, 감염된 조직액이 튀어서 결막에 접촉되면 감염된다. 편측성으로 통증이 있고 농이 있는 결막염과 경부 림프선병증이 발생한다. 결막부종, 눈주위 부종, 결막의 소결절이나 궤양이 일부 나타난다.
- 구인두성 야토병 : 인두에만 국한되어 궤양 림프절성 형태가 나타난다. 급성 삼출성 또는 막성 인두 편도염과 경부 림프선병증이 발생한다.
- 폐렴형 야토병 : 병원체를 흡입하여 발생하거나, 다른 곳에 생긴 야토병이 폐로 파급되어 발생한다. 급격히 진행하며, 치사율이 높은 비전형 폐렴이다. 장티푸스형의 30~80%에서, 궤양 림프절형의 10~15%에서 폐렴형 야토병이 발생한다.

(3) 환자 및 접촉자 관리

환자의 격리는 필요 없고, 사람 간 전파는 보고된 바가 없다.

(4) 예방 및 치료

장티푸스형 · 폐렴형 야토병은 치료하지 않으면 치사율이 30% 이상이나 치료를 제대로 받은 경우 치사율은 1~3% 정도이다. 야외활동 시 피부노출을 삼가고, 곤충기피제를 도포한다. 동물사체를 다룰 때는 보호장비를 착용하며, 음식물은 충분히 익혀서 취식하고 식수는 안전한 식수원에서 생산되거나 정제된 물을 이용해야 한다.

7) 리신(Ricin)

리신은 피마자(Ricinus communis : 아주까리)의 종자에 존재하는 독성을 가진 알부민의 일종으로 많은 식물의 잎, 뿌리, 구근 등과 특히 콩과 식물의 종자에 널리 분포하고 있으며, 적혈구를 응집하는 식물적혈구응집소(Phytohemagglutinin : PHA) 중의 하나이다.

(1) 생물무기로서의 리신

리신은 매우 적은 용량으로도 강력한 독성을 발휘하며 독성물질이 에어로졸 상태로 살포될 수 있기 때문에 미국 CDC에서 Class B로 분류되는 독성물질이다. 전 세계적으로 구하기가 쉽고 독성분을 추출하기가 쉬워 생물학적 무기로 쉽게 사용될 수 있다.

(2) 역학적 특징

사람에서 사람으로 즉 사람 접촉에 의하여 전파되지 않는다. 섭취, 흡입, 주사 등으로 인간에게 독성을 나타낼 수 있는데, 주사의 경우 0.5 mg만으로도 성인을 사망하게 할 수 있다. 그러나 흡입이나 섭취에 의하여 사망에 이르게 하기 위해서는 더 많은 양이 필요하다.

(3) 임상적 특징

리신 중독의 특징은 몇 시간에 걸쳐 서서히 나타나고 폭로경로와 양에 따라 다르다. 흡입에 의한 증상은 열, 기침, 구토, 호흡곤란 등이 나타난다. 섭취에 의한 경우는 위장관계 상피세포의 괴사, 간, 비장, 신장의 괴사, 혈변성 설사, 구토, 탈수, 저혈압, 발작, 환시, 혈뇨 등이 나타난다. 근육주사의 경우 근육과 주위 림프선의 괴사가 나타난다. 폐부종, 성인호흡곤란증후군, 호흡부전이 나타나면 사망하게 된다.

(4) 예방 및 치료

임상적인 추정으로 진단한다. 실험실 지원 및 진단 혈청과 호흡 분비물에 대한 특이항원검사나 조직에 대한 면역화학조직염색법, 혈청전환(seroconversion) 확인이 도움이 될 수 있다. 현재 해독제가 없기 때문에 리신 중독이 발생하면 보존적 대증적 치료밖에 없다.

25장 | 보건통계

개관

보건통계는 출생, 질병, 사망 등 보건에 관한 여러 가지 현상을 측정, 계측하고 이를 정리, 분석하여 불확실한 사실에 대해 과학적으로 설명하고 추론하는 응용통계학의 한 분야로써 보건에 관한 각종 조사 · 연구를 위한 분석수단이며, 보건정책의 수립과 방향설정의 길잡이 역할을 한다. 따라서 이 장에서는 통계자료를 수집, 분석, 정리하고 이를 이용하는 방법에 대하여 구체적으로 학습한다.

학습목표

1. 통계학의 이용에 관하여 설명할 수 있어야 한다.
2. 통계자료를 수집, 분석, 정리를 할 수 있어야 한다.
3. 질병통계에 사용되는 비율을 활용할 수 있어야 한다.
4. 출산통계에 사용되는 비율을 활용할 수 있어야 한다.
5. 사망통계에 사용되는 비율을 활용할 수 있어야 한다.

주요용어

변수 / 모집단 / 표본 / 표본추출방법 / 측정척도 / 도수분포표 / 도표 / 상관도표 / 평균값 / 중앙치 / 최빈치 / 범위 / 표준편차 / 평균편차 / 변이계수 / 정규분포 / 상관계수 / 비 / 비율 / 발생률 / 발병률 / 유병률 / 이환율 / 치명률 / 감수성지수 / 출산통계 / 인구재생산통계 / α-index / 질병통계 / 병원통계 / 사망통계

1. 보건통계

1) 보건통계의 정의와 이용

(1) 보건통계의 정의

보건통계학(Health statistics, Biostatistics)은 출생, 질병, 사망 등 보건에 관한 여러 가지 현상을 측정 · 계측하고 이를 정리 · 분석하여 불확실한 사실에 대해 과학적으로 설명하고 추론하는 응용통계학의 한 분야이다.

수량적인 개념을 이용하여 문제에 대한 통찰력을 제공하기 위한 통계적 방법론은 기술통계학(Descriptive statistics)과 추측통계학(Statistical inference)으로 나눌 수 있다. 기술통계학은 자료를 수집 · 분류하여 도표나 표를 만들고 자료의 특성을 수량적으로 요약하여 묘사해주는 통계분야이다. 추측통계학은 모집단으로부터 추출된 표본의 통계량을 이용하여 모집단의 불확실한 사실을 추론하는 분야로써 추계통계 또는 추론통계라고도 한다.

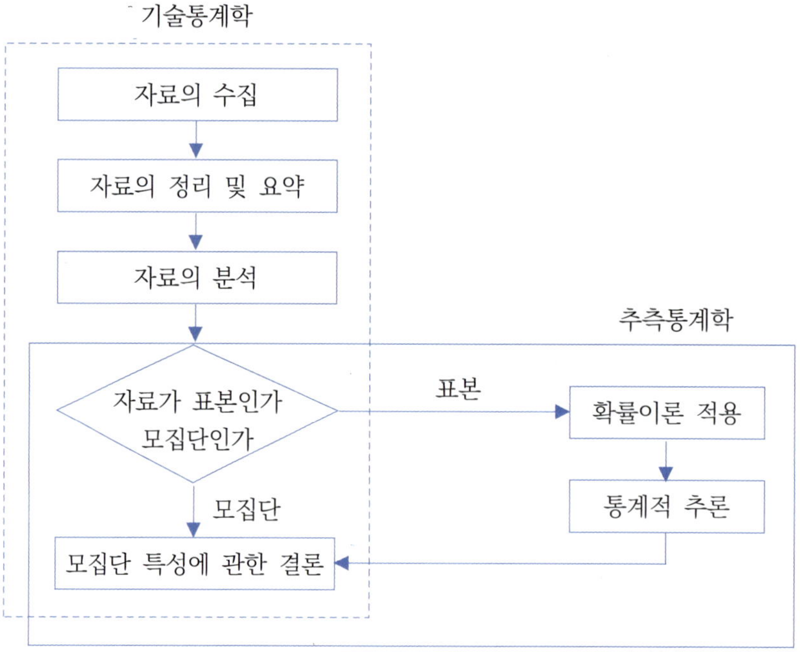

그림 25-1. 기술통계학과 추측통계학

(2) 보건통계의 이용

보건통계는 보건에 관한 각종 조사, 연구를 위한 분석수단이며, 보건정책의 수립과 방향설정의 길잡이 역할을 한다.

첫째, 지역사회나 국가의 보건수준 및 보건상태의 평가와 비교에 이용된다.

둘째, 보건사업의 필요성의 결정을 위한 자료로 이용되고 사업의 기획 · 과정 · 결과의 평가에 이용된다.

셋째, 보건사업에 대한 국가의 지원이나 보건입법의 제정에 당위성을 제공한다.

넷째, 보건사업의 우선순위를 결정하여 보건사업 수행상 지휘, 관제에 활용되며 보건사업의 절차, 분류 등의 기술발전에 도움을 준다.

다섯째, 보건사업의 행정활동에 대한 지침이 될 수 있다.

여섯째, 보건사업의 방향을 설정하는 기초자료로써, 사업결정 및 수행 등에 과학적인 근거를 제공해 준다.

일곱째, 보건사업의 성패를 결정하는 자료가 된다.

2) 통계자료의 수집

(1) 용어의 정의

① 변수(variable)

측정하고자 하는 '무엇'이 변수이다. 변수는 양적변수와 질적변수로 나눌 수 있다. 양적변수(quantitative variable)는 연구자의 관심의 대상이 되는 특성을 수치로 나타낼 수 있는 변수를 말하며 성인 남자의 키, 아동의 체중 등을 예로 들 수 있다. 종교, 인종, 학력 등과 같이 측정치를 얻을 수 없기 때문에 특성을 범주(category)로 구분해야 하는 변수를 질적변수(qualitative variable)라고 한다.

② 모집단(population)

모집단이란 연구의 조사대상이 되는 전체집합을 말한다. 모집단은 모집단의 크기에 상관없이 구성원 수가 한정된 유한모집단(finite population)과 모집단을 구성하는 구성요소가 무한한 무한모집단(infinite population)이 있다.

③ 표본(sample)

모집단이 커서 전수조사가 어렵거나, 연구자의 시간적, 경제적인 제약으로 인하여 모집단 전체를 대상으로 연구할 수 없는 경우에는 모집단의 일부를 추출하여 조사하게 된다. 이 추출한 일부를 표본이라 하는데, 표본은 모집단을 구성하는 전체 조사단위 중 추출된 측정치의 소수집합이다.

(2) 표본추출방법

표본추출(sampling)은 관심의 대상인 모집단으로부터 그 특성을 대표할 수 있는 표본을 뽑아내는 것이다. 표본추출방법에는 확률표본추출과 비확률표본추출이 있다. 확률표본추출(probability sampling)은 모집단을 구성하는 각 개체가 표본으로 선택될 확률이 모두 동일한 상태에서 표본을 추출하는 것으로써 무작위추출(random sampling)이라고도 한다. 비확률표본추출(nonprobability sampling)은 연구자가 모집단과 비슷하다고 판단하는 표본을 임의로 추출하는 방법이다. 통계에서는 개인의 편견을 제거할 수 있기 때문에 확률표본추출법이 이용된다.

확률표본추출방법은 단순확률추출법(simple random sampling), 집락추출법(culster sampling) 층화추출법(stratified sampling), 계통추출법(systematic sampling) 등이 있다.

(3) 측정 척도

조사대상의 특성을 숫자나 기호로 표시한 것이 척도이며, 변수의 값은 척도로써 잰 내용을 수량적으로 표시한 것이다. 측정 척도는 다음의 4가지가 있다.

① **명목척도(nominal scale)**

측정 대상자의 특성이나 성질을 나타내는 척도로써 가장 낮은 척도이다. 명목자료는 일반적으로 숫자로 표시하기 힘든 자료이지만 남자 = 1, 여자 = 2와 같이 숫자로 표시한다. 여기서 1, 2는 연산이나 순서의 의미는 없으며 성별, 인종, 종교 등이 예이다.

② **서열척도(ordinal scale)**

측정대상자가 가지고 있는 어떤 특성의 상대적 크기에 따라 순서로써 측정대상을 구분할 수 있는 척도이다. 좋음, 보통, 나쁨이나 잘함, 보통, 못함 등이다. 그러나 서열척도에서는 순서 간의 간격은 알 수 없다. 순위척도(ranking scale)라고도 하며 계급, 석차, 경제상태 등이 예이다.

③ **등간척도(interval scale)**

간격척도라고도 하며, 순서를 정할 수 있는 구분 이외에 서로 이웃하는 순서 간에 간격을 알 수 있는 척도이다. 그러나 비교는 불가능한데 그 이유는 등간척도에서의 0은 임으로 정한 기준이기 때문이다. 예로는 체온, 온도를 들 수 있다.

④ **비율척도(rate scale)**

가장 높은 수준의 척도로써 측정값의 순위와 간격뿐만 아니라 절대영점이 있어 "50g의 배는 100g이다."라는 비교를 할 수 있다.

3) 변수간의 관계분석 방법

분석하고자 하는 자료가 어떤 변수인가에 따라 적용 가능한 통계적 방법이 다양하다.

(1) 단일 변수에 대한 분석방법

단일 변수에 대한 통계적 분석은 기술적 분석이 주로 이루어진다. 명목, 서열척도의 경우는 그들 변수의 자료에 대한 속성을 파악하기 위하여 질적 분석이 이루어진다. 즉, 자료를 이용하여 비율, 최빈수, 범위 등을 파악함으로써 자료의 형태를 파악하게 된다. 비율, 등간척도의 경우는 자료에 대한 수량적인 분석이 가능하기 때문에 양적분석을 하게 된다. 평균, 표준편차, 중위수, 최빈수 등을 산출하게 된다.

표 25-1. 단일 변수에 대한 분석방법

척 도	명목, 서열척도	등간, 비율척도
통계량	비율(구성비), 최빈수, 범위	평균, 표준편차, 중위수, 최빈수

(2) 두 변수에 대한 분석방법

독립변수는 설명변수 또는 원인변수라고도 하는데 다른 변수의 상태나 분포를 설명하는 역할을 하는 변수이다. 종속변수는 결과변수라고 하는데, 독립변수에 의하여 설명되어지는 변수이다.

일반적으로 많이 이용되는 두 변수에 대한 통계적 분석방법은 다음과 같다.

표 25-2. 두 변수에 대한 분석방법

	독립변수	종속변수	적용가능한 통계기법
단변량	명 목	명 목	카이자승, 빈도분석
	명 목	구 간	t-검정, 분산분석
	구 간	명 목	로짓모형, 프로빗모형
	구 간	구 간	상관분석, 회귀분석
다변량	명 목	명 목	로그선형모형
	명 목	구 간	다원분산분석
	구 간	명 목	로지스틱모형, 판별분석
	구 간	구 간	다변량 회귀분석
	독립, 종속변수 구분없음		요인분석, 집락분석

4) 자료의 정리

(1) 도수분포표

도수분포표(frequency distribution table)는 조사된 자료의 발생빈도와 자료에 따라 어떤 규칙성이 있는가를 알기 위하여 작성되는 표이다.

어떤 집단의 신장, 체중 등을 조사할 때 개개인의 측정치로써 그 자료 특성의 정도를 나타내는 것을 변수라 하고, 변수의 범위를 몇 개의 급(class)으로 나누어 각 급에 속하는 개수를 도수(frequency)라고 한다.

도수의 누적치를 누적도수(cumulative frequency)라 하고, 급의 도수 대신에 급의 도수집단의 총 개수에 대한 백분율을 상대도수(relative frequency)라 하며, 각 급에 해당하는 도표의 계열을 도수분포(frequency distribution)라고 한다.

표 25-3. 입원환자 연령에 관한 도수분포표

(단위 : 명)

계급구간(연령)	도수(F)	상대도수(RF)	누적도수(CF)
1세 미만	160	160/1,500=0.106	160
1~9세	130	130/1,500=0.086	290
10~19세	110	110/1,500=0.073	400
20~29세	190	190/1,500=0.126	590
30~39세	170	170/1,500=0.113	760
40~49세	210	210/1,500=0.140	970
50~59세	260	260/1,500=0.173	1,230
60세 이상	270	270/1,500=0.180	1,500
총 계	1,500	1.0000	-

(2) 도표(graph)

도표는 통계자료가 지니고 있는 뜻을 시각적으로 보고 이해할 수 있는 표현방법이다.

① 막대도표(bar graph)

평면의 직교좌표를 이용하여 변수의 특정값을 x축에 표시하고, y축에 막대 또는 선으로 측정값의 빈도크기를 나타내는 도표이다.

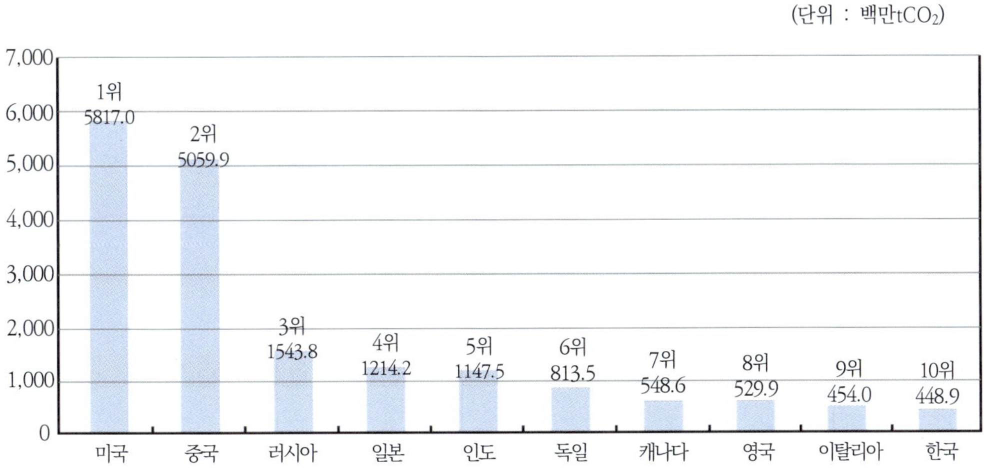

그림 25-2. 주요국의 CO_2 배출량

② **점선도표**(frequency polygon)

평면의 직교좌표를 이용하여 x축에 변수의 측정값을 표시하고 y축에 측정값의 빈도를 점으로 표시한 후, 이 점들을 이어 빈도의 크기로 이루어지는 곡선의 모양을 볼 수 있게 하는 도표이다. 점선도표는 시계열적으로 변화하는 값이나 측정값의 변화 경향을 시각적으로 쉽게 볼 수 있는 장점이 있다.

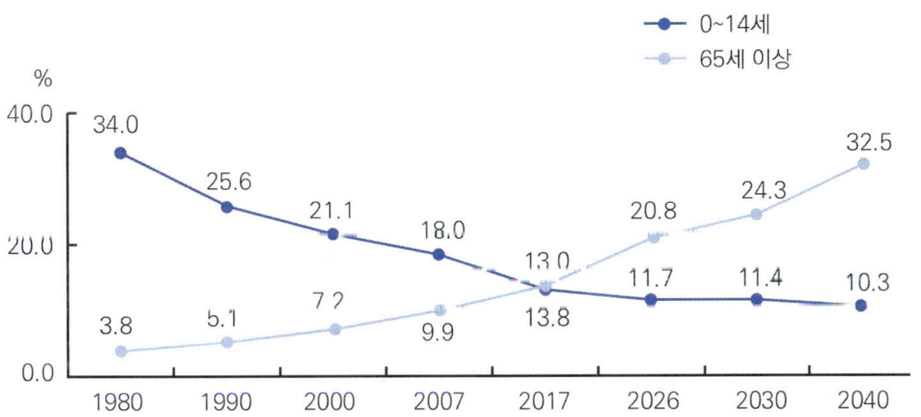

그림 25-3. 연령계층별(0~14, 65세 이상) 인구구성비

③ **원도표**(pie graph, circle chart)

원의 중심으로부터 일정 각도 속에 포함되는 면적을 이용하여 변수의 측정값의 크기를 표시하는 도표이다.

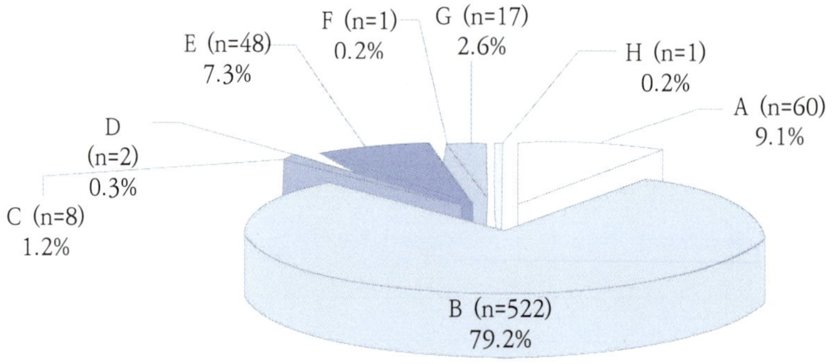

그림 25-4. **국내 HIV-1 감염자의 아형 분포 현황(n=659)**

④ **상관도표(scattergraph)**

2개의 변수 간에 한쪽 값이 변함에 따라 다른 한쪽이 변한다면 이를 상관관계(coefficient of correlation)라고 한다. 상관도표는 2개의 변수 간에 관계를 직교좌표에 표시한 도표이다. 두 변수의 관계는 변수의 값들을 측정하여 한 변수의 값으로 다른 변수의 상태, 분포 변화 등에 대한 설명을 할 수 있다.

상관의 정도를 나타낼 때 상관계수(γ)를 사용한다. γ는 $-1 \leqq \gamma \leqq 1$의 값이 되며, 상관계수는 다음 그림에서와 같이 $\gamma = 1$인 경우는 순상관, $\gamma = -1$인 때는 역상관이라 하며, $\gamma = 0.5$, $\gamma = -0.5$일 때는 불완전상관이라 한다.

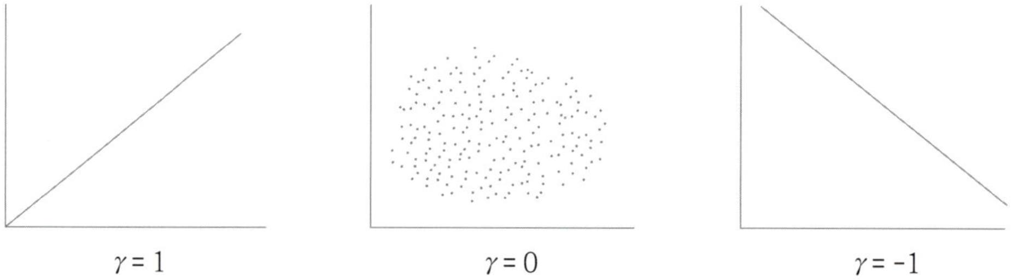

그림 25-5. **상관관계**

5) 자료의 측정

(1) 대푯값

주어진 자료를 대표하는 특정 값을 그 자료의 대표값이라고 한다. 대표값은 자료의 중심적인 경향이나 자료분포의 중심의 위치를 나타내주는데, 일반적으로 사용되는 것에는 평균, 중위수, 최빈수 등이 있다.

① **평균값(mean)**

평균치라고도 하는데, 산술평균, 기하평균 및 조화평균이 있다.

㉠ **산술평균(arithmetic mean)**

자료의 모든 측정값을 합산하여 이 값을 전체 자료의 수로 나누어 준 값을 말한다. 일반적으로 평균이라고 줄여 말하기도 하는데, 가장 보편적인 대푯값으로 볼 수 있다.

$$\overline{X} = \frac{\chi_1 + \chi_2 \cdots\cdots\cdots \chi_n}{n} = \frac{1}{n}\sum_{i=1}^{n}\chi_1$$

㉡ **기하평균(geometrical mean, G)**

기하평균의 이용은 일반적으로 그 분포가 대칭이 아니고 중앙치가 한쪽으로 몰릴 경우 기하평균을 이용하면 정규분포로 될 수 있는데, 이것을 대수정규분포라고 한다. 기하평균은 측정치 n개 급의 N제곱근을 구하는 것이다.

$$G = \sqrt[n]{nof\,\chi_1 \cdot}\,\chi_2 \cdots\cdots\cdots \chi_n$$

㉢ **조화평균(harmonic mean, H)**

조화평균은 표본에서는 h로 표시하고, 모집단에서는 H로 표시한다. 조화평균은 속도 등에 사용하는데, 한 변수의 n개의 측정값이 있을 때 조화평균의 계산은 측정수를 각 측정값의 역수의 합으로 계산한다.

$$H = \frac{N}{\frac{1}{\chi_1} + \frac{1}{\chi_2} \cdots\cdots \frac{1}{\chi_n}}$$

② **중위수(median)**

측정된 측정값의 크기 순서에서 가운데 순위에 위치한 측정값의 크기를 말하며, 중앙치 또는 중앙값이라고도 한다. 중앙값의 장점은 표본의 수가 적고 관찰치 중에 극단값이 있을 때 그 표본을 잘 표현한다. 즉, 극단값(치)에 민감하지 않는다. 측정치가 홀수일 때는 n+1/2번째의 측정값이고, 짝수일 때는 n/2번째의 측정값과 1/2(n+1)번째의 산술평균을 중앙값으로 한다.

③ **최빈치(mode)**

도수분포에 있어서 그 변수의 측정치 중에서 최다치를 나타내는 값이기 때문에 최빈치 또는 유행치라고도 한다.

$$X = \frac{Xi}{n}$$

(2) 산포도(dispersion)

어떤 집단의 변수의 분산 정도를 계량하는 도수측정치가 산포도이다. 즉, 측정값이 평균을 중심으로 얼마나 밀집 또는 퍼져있는가의 정도를 가리키는 척도로써 범위, 표준편차, 평균편차, 변이계수 등이 이용된다.

① **범위**(range)

자료의 측정치 중 최댓값에서 최솟값까지의 차이를 범위라고 한다.

② **표준편차**(standard deviation)

분산에 양(+)의 제곱근을 취한 것으로 자료의 변동을 측정하는 데 가장 많이 사용된다. 표본의 표준편차는 S로 표시하며 모집단의 표준편차는 6(sigma)로 표시한다. 표준편차의 계산공식은 다음과 같으며 분산(variance)은 S2이다.

$$S = \sqrt{\frac{\Sigma(\chi_1 - \overline{\chi})^2}{n-1}}$$

$$\sigma = \sqrt{\frac{\Sigma(\chi_1 - \mu)^2}{n-1}}$$

③ **평균편차**(mean deviation)

측정값에서 평균을 뺀 것을 편차라 하는데 측정값이 평균보다 작으면 음의 값을 가지고 반대로 평균보다 크면 양의 값을 가지게 된다. 또 편차의 합은 항상 0이 된다. 평균편차란 편차들의 절댓값을 모두 합하여 측정값의 개수로 나눈 것이다.

$$md = \frac{1}{n}\Sigma|\chi_1 - \overline{\chi}|$$

④ **변이계수**(coeffecient of variation)

표준편차를 평균값에 대한 비 또는 백분율로 나타낸 것이다. 변이계수는 상대적 산포도이므로 두 측정값의 산포성의 크기 비교에 편리하다.

$$C = \frac{S}{X} \times 100$$

(3) 정규분포(normal distribution)

도수분포를 histogram으로 옮겨, 중앙의 평균을 중심으로 좌우가 대칭인 종의 모양(bell shape)을 하고 있는 분포를 뜻한다. 정규곡선의 모양과 위치는 분포의 표준편차와 평균에 의하여 결정된다.

즉, 표준편차가 커질수록 퍼진 모양을 가지고, 작아질수록 뾰족한 모양을 가진다. 평균치 = 중앙치 = 최빈치가 성립되는 분포로써 정규곡선의 전체면적은 1이고 평균을 중심으로 다음과 같이 분포한다.

- $\mu \pm 1\sigma$ 범위 내에 68.26%
- $\mu \pm 2\sigma$ 범위 내에 95.44%
- $\mu \pm 3\sigma$ 범위 내에 99.73%

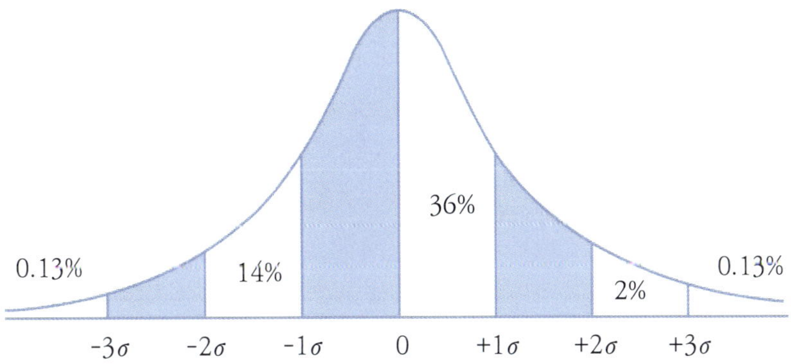

그림 25-6. 정규분포

2. 보건통계에 이용되는 지표

1) 측정치의 종류

① **비율(proportion)**

전체를 1로 보았을 때 한 항목이 차지하는 값을 말한다. 어떤 한 항목의 사례 수를 전체 사례 수로 나눈 것이 그 항목의 비율이 된다. 전체 미혼자 중 남자 미혼자의 비율{남자 미혼자/(남자 미혼자+여자 미혼자)}이 그 예이다.

$$p = \frac{N_1 (\text{한 항목의 사례 수})}{N(\text{한 집단의 전체 사례 수})}$$

② **비(ratio)**

두 항목간의 대비를 비라 한다. 비는 비율과 달리 1보다 큰 값을 가질 수 있고,

각 항목이 상호 배타적일 때 사용하며, 분자가 분모에 포함되지 않는다. 보건통계에서 흔히 쓰는 비로는 성비, 종족비, 사망비 등이 있다.

$$A : B = \frac{A}{B}$$

③ **율**(rate)

집단을 구성하는 구성원 수 중 특정 사건의 수를 의미한다. 분자가 분모에 포함된다(a/a+b). 예를 들면 남 · 여 중 여자, 지역주민 중 특정질환 환자 수 등이다.

$$\frac{A}{A+B} \times \kappa(\kappa = 10^3, 10^4, 10^5)$$

④ **백분율**(percentage)

전체를 100으로 보았을 때 한 항목이 차지하는 값을 말한다. 백분율을 계산할 때는 사례 수가 충분히 커야 한다.

$$p(\%) = \frac{N_1}{N} \times 100$$

퍼센트(%)와 퍼센트포인트(%포인트)

퍼센트는 백분비라고도 하는데 전체의 수량을 100으로 하여, 해당 수량이 그중 몇이 되는가를 가리키는 수로 나타낸다. 퍼센트포인트는 이러한 퍼센트간의 차이를 표현한 것으로 실업률이나 이자율 등의 변화가 여기에 해당된다. 예를 들어, 실업률이 작년 3%에서 올해 6%로 상승하였다면 이러한 변화는 퍼센트와 퍼센트포인트를 사용하여 다음의 두 가지 방법으로 표현할 수 있다. "실업률이 작년에 비해 100% 상승했다" 혹은 "실업률이 작년에 비해 3%포인트 상승했다"

2) 질병통계에 사용되는 지표

① **이환율**(morbidity rate)

일정 기간 관찰한 인구에 대한 환자 수의 비율이다. 이병률이라고도 하며, 발생률과 유병률은 모두 이환율의 일종이다. 연 율일 때는 인구 1,000명당의 수치로 나타내고, 각 질환별일 때는 인구 10만 명당의 수치로 나타내는 것이 보통이다.

- 이환율 = $\dfrac{\text{그 기간의 환자 수}}{\text{어떤 기간의 인구 수}} \times 1{,}000$

② **발생률(incidence rate)**

일정 기간 관찰한 대상 인구집단 중에서 특정질병이 새로 발생한 빈도를 비율로 나타낸 것이다. 발생률의 분자는 신환만을 대상으로 하며, 분모는 이미 대상질환에 이환된 사람과 예방접종 등으로 면역을 가진 사람은 제외시킨다. 일정 기간이란 1주, 1개월, 1년이 될 수도 있다.

- $\text{발생률} = \dfrac{\text{그 기간 동안의 새로 발병한 환자 수}}{\text{일정 기간 동안 위험에 폭로된 인구 수}} \times 1{,}000$

③ **유병률(Prevalence Rate)**

전체 인구 중에서 특정질병이나 건강문제에 이환되어 있는 사람이 얼마나 있는지를 비율로 나타낸 것이다. 조사방법에 따라 특정시점의 유병률을 조사하는 경우는 시점유병률(point prevalence rate)이라 하고, 일정 기간을 두고 조사하는 경우는 기간유병률(period prevalence rate)이라 한다.

- $\text{시점(기간)유병률} = \dfrac{\text{조사시점(기간)에 있어서 환자 수(신환+구환)}}{\text{조사시점(기간)의 인구 수}} \times 1{,}000$

발생률이 위험에 폭로된 인구 중 특정질병에 걸릴 확률의 개념인 것과는 달리 유병률은 인구 중 존재하던 환자의 비례적 비율의 개념이다.

산출방법은 발생률은 일정 기간 중에 발생한 신환자수를 모집단으로 나눈 것이고, 유병률은 발생시기와 관계없이 현존하는 환자 전원을 분자로 하는 것이다. 따라서 발생률의 분자는 신환자만이 대상이며, 유병률은 신환과 구환을 합친 것을 분자로 하는 것이다.

발생률과 유병률의 역학관계는 유병률(P)=발생률(I)×질병지속기간(D)이다. 따라서 급성감염병은 발생률이 높고 유병률이 낮으며, 만성감염병은 발생률이 낮고 유병률이 높은 역학적 특징이 있다. 그러나 유행기간이 극히 짧을 때에는 유병률과 발생률은 같아지게 된다.

표 25-4. 유병률과 발생률의 비교

	유 병 률	발 생 률
분 자	현재 특정 건강문제를 가지고 있는 사람 수	새로이 특정 건강문제가 발생한 사람 수
분 모	전체 인구 수	전체 인구수에서 특정 질환에 이환된 사람을 제외한 인구 수

④ **발병률(attack rate)**

원인적 인자가 비교적 분명한 특정질환의 전체 이환기간 중 집단 내에 새로이 발병한 환자의 총 수를 비율로 표시한 것으로 감염병 유행기간과 같이 한정된 기간에 한해서만 사용한다. 즉, 발병률은 유행의 전체기간 중 새로 발병한 비율이고, 발생률은 유행의 일정 기간 내 새로 발생한 비율이다. 만약 1년 기간을 고려한다면 발병률과 발생률은 같아진다.

- 발병률 = $\dfrac{\text{유행기간 중 새로운 발병자 수}}{\text{원인적 위험에 폭로된 인구 수}} \times 1,000$

📖 2차 발병률(secondary attack rate)

발병 환자(index case)를 가진 가구의 감수성 있는 가구원(최초환자와 접촉한 모든 감수성자) 중에서 이 병원체의 최장 잠복기간 내에 발병하는 환자의 비율이다. 여기서 감수성이 있는 가구원들이라는 것은 이 병원체에 특이항체(specific antibody)를 가지고 있지 않은 사람들을 의미한다. 그러므로 감수성자 중 이들이 감염원에 폭로되었을 때 발병하는 확률의 개념을 가진 2차 발병률은 감염성 질환에서 그 병원체에 감염력(infectivity) 및 전염력(communicability)을 간접적으로 측정하는 데 유용하다.

- 2차 발병률 = $\dfrac{\text{최장 잠복기간 내에 환자와 접촉하여 발병한 자 수}}{\text{감수성 있는 사람들 중 원인적 요인에 폭로된 인구 수}} \times 100$

⑤ **치명률(case fatality rate)**

질병의 중증도를 나타내는 수치로써 특정질병에 이환된 자 중 사망한 자를 비율로 나타낸다.

- 치명률 = $\dfrac{\text{그 질병에 의한 연간 사망 수}}{\text{특정 질병에 이환된 환자 수}} \times 100$

어떤 질병에 의한 치명률이 높다는 것은 그 질병의 병원체가 독성이 높거나 또는 인구집단의 건강도가 낮거나, 그 질병에 대한 저항력 또는 면역력이 낮다는 것을 의미한다. 특정질병의 발생률과 치명률을 알면 그 질병의 사망률을 계산할 수 있다.

- 사망률 = 발생률 × 치명률

⑥ **감수성 지수**(index of contagion)

접촉감염에 의한 전파라고 인정되는 전염성 질환에만 사용되기 때문에 접촉감염지수라고 한다. 전체 감수성 자에 대한 발병인자의 백분율을 말하며, 주로 급성 호흡기계 감염병에 적용되는 통계이다.

- 감수성 지수 $= \dfrac{\text{발병자 수}}{\text{환자를 접촉한 감수성자 수}} \times 100$

3) 출산통계에 사용되는 지표

출산통계는 모자보건, 가족계획 등과 관련하여 중요한 의미를 지니고 있으며, 인구문제, 경제성장문제 등과도 관련이 있는 통계이기 때문에 건강평가의 수단으로 이용된다.

① **보통(조)출생률**(crude birth rate, CBR)

특정 인구집단의 출산수준을 나타내는 가장 기본적인 지표이며, 조출생률이라고도 한다. 특정 1년간의 총출생아 수를 당해 연도의 연앙인구로 나눈 수치를 1,000분비로 나타낸 것이다.

출생률을 산출할 때 그 해의 평균인구 수를 분모로 이용하는 것이 원칙이나 연 중앙인구를 추정해서 사용한다. 여기서 말하는 출생이란 정상출생(live birth)을 말하고 사산을 포함하지 않으며, 사산아를 포함할 때는 출산이라 한다.

- 보통(조)출생률 $= \dfrac{\text{특정 1년간의 총 출생아 수}}{\text{당해 연도의 연앙인구}} \times 1{,}000$

② **일반출산율**(general fertility rate, GFR)

특정 1년간의 총출생아 수를 당해 연도의 가임여성 인구로 나누어 1,000분율로 나타낸 것이다.

보통(조)출생률은 전체인구에 대한 출생비율임에 반하여 일반출산율은 가임연령의 여성인구(15~49세)에 대한 비율이므로 인구의 성 및 연령구조에 의한 영향을 상대적으로 적게 받기 때문에 출산력의 국제비교에 보통(조)출생률보다 비교성이 더 높다.

- 일반출산률 $= \dfrac{\text{특정 1년간의 총출생아 수}}{\text{당해 연도 가임연령의 여자인구(15~49세)}} \times 1{,}000$

③ **연령별출산율**(age-specific fertility rate, ASFR)

특정년도의 15~49세까지 모의 연령별 당해 연도의 출생아수를 당해 연령의 여자인구로 나눈 비율을 1,000분비로 나타낸 것으로 출산력의 수준을 파악하는 가장 대표적인 지표로서 인구추계 작업에 이용된다.

- 연령별출산율 = $\dfrac{\text{여자가 그 해에 낳은 연간 출생아수}}{\text{당해연령별 여자인구}} \times 1{,}000$

④ **모아비**(age-specific fertility rate, ASFR)

가임연령(15~49세)의 여자인구에 대한 0~4세의 유아인구비를 나타낸 것이다.

- 모아비 = $\dfrac{\text{0~4세 인구}}{\text{가임기(15~49세)여자인구}} \times 1{,}000$

⑤ **합계출산율**(total fertility rate, TFR)

출산력의 수준비교를 위해 대표적으로 활용되는 지표로써 가임여성(15~49세)이 출산한 출생수의 크기를 나타내는 것이다. 즉, 한 여성이 가임기간 동안 낳을 것으로 예상되는 평균 출생아 수를 나타내며, 연령별출산율(age- specific fertility rate, ASFR)의 총합이다.

- $\sum_{x=15}^{19} fx(fx: x\text{세 여성의 출산율})$

⑥ **총재생산율**(gross reproduction rate, GRR)

현재의 출생력이 계속된다는 가정 하에 한 여자가 가임기간 동안에 출산한 딸의 총수이다. 즉, 한 여성이 일생동안 몇 명의 여아를 낳는가를 나타내는 것이다.

- $\sum_{x=15}^{19} fxF(fxF: x\text{세 여성의 여아 출산율})$

⑦ **순재생산율**(net reproduction rate, NRR)

총재생산율은 가임여성 모두가 재생산에 참여한다는 가정 하에 계산된다. 그러나 여자가 가임연령에 도달하기 전에 사망하는 여성도 있으므로 각 연령에서의 사망률을 고려하여 계산하는 재생산통계가 순재생산율이다. 이는 일생동안 낳은 여아 수 중 가임연령에 도달한 생존 여아 수만을 나타낸 것이다.

- $\sum_{x=15}^{19} fxP \times PxF(PxF: \text{생명표상의 } x\text{세 여성의 생존율})$

4) 사망통계에 사용되는 지표

사망의 분석은 인구분석학적 이해를 가능하게 하고, 사망력은 한 국가의 보건정책을 결정하는 도구로써 중요한 의의를 가진다.

① **보통(조)사망률(crude death rate, CDR)**

한 인구집단의 사망수준을 나타내는 기본적인 지표로서 특정연도의 연간 사망자수를 당해 연도의 연앙인구로 나눈 수치를 1,000분비로 나타낸 것이다.

$$\text{• 보통(조)사망률} = \frac{\text{당해 연도 사망자 수}}{\text{연앙인구(당해 연도 11월 1일 자정인구)}} \times 1,000$$

② **영아사망률(infant mortality rate)**

연간 출생아 1,000당 그 연도 중의 1세 미만(365일 미만)의 사망을 비율로 표시한 것이다.

$$\text{• 영아사망률} = \frac{\text{당해 연도 1세 미만(0세) 사망아 수}}{\text{당해 연도 연간 출생아 수}} \times 1,000$$

영아사망률이 보통(조)사망률에 비해 국가나 지역사회의 보건수준을 나타내는 대표적인 지표로써 더 큰 의미를 지니는 이유는 첫째, 보통(조)사망률은 연령구성비에 따라 크게 영향을 받지만 영아사망률은 12개월 미만의 일정한 연령군을 대상으로 하기 때문에 영향을 받지 않아 통계적 유의성이 크고, 둘째, 영아사망률은 비위생적 생활환경, 질병관리 및 모자보건수준, 의료수준, 영양상태 등에 예민하게 영향을 받기 때문이다.

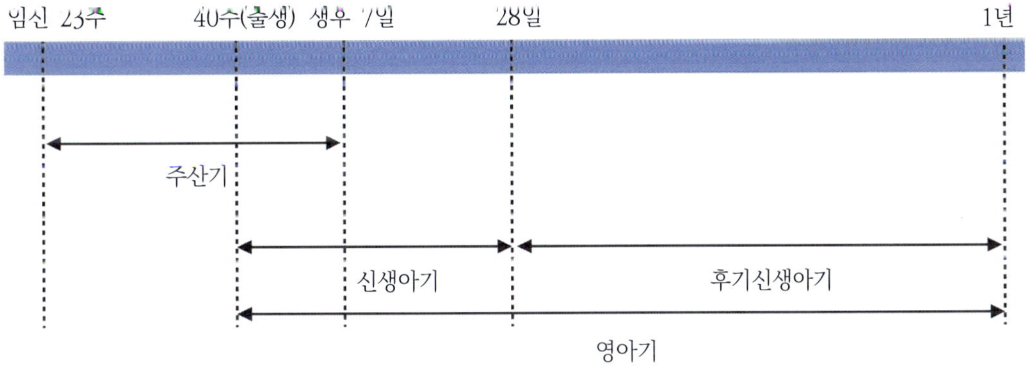

그림 25-7. 임신과 출생에 관련된 시기

③ 신생아사망률(neonatal mortality rate)

신생아는 생후 28일까지의 영아를 말하며, 출생 이후 1년 이내의 사망 중 3분의 2 정도는 신생아사망이다. 신생아사망은 일반적으로 신생아 고유질환이나 분만 시 사고, 조산 등과 같이 내재적 또는 유전적 소인에 의한 경우가 많다.

영아사망의 원인이 무엇이냐가 보건수준을 나타내는 척도로 중요한 의미를 지니기 때문에 영아사망률 중 신생아사망률이 차지하는 비율은 보건수준 평가에 도움이 된다.

$$\bullet\ \text{신생아사망률} = \frac{\text{당해 연도 생후 28일 미만 사망자 수}}{\text{당해 연도 연간 출생아 수}} \times 1{,}000$$

> **α-index**
>
> 영아기를 신생아시기(생후 4주까지)와 그 이후의 시기로 나누어서 관찰하는 방법이다. 영아기간 중 신생아사망이 영아사망의 전부(α-index가 1에 가까워질수록)라면 신생아 고유질환에 의한 사망뿐이라는 뜻으로 보건수준은 대단히 높은 상태라고 할 수 있다.
>
> $$\bullet\ \alpha\text{-index} = \frac{\text{당해 연도 영아사망 수}}{\text{당해 연도 신생아사망 수}}$$

④ 출생전후기 사망률(perinatal mortality rate)

임신 28주 이상 사산아 및 생후 7일 미만의 사망아 수를 해당연도의 총 출생아 수(출생아+28주 이상 태아사망)로 나눈 수치를 1,000분비로 표시한 것이다.

$$\bullet\ \text{출생전후기 사망률} = \frac{\text{당해 연도 출생전후기 사망자 수}}{\text{당해 연도 연간 총 출생아 수}} \times 1{,}000$$

⑤ 모성사망률(maternal mortality rate)

모성사망이란 우연 또는 우발적인 원인으로 인하지 않고, 임신 또는 그 산전관리에 관련되거나 그것에 의해 악화된 어떤 원인으로 인하여 임신 또는 분만 후 42일 이내에 발생하는 산모 사망을 의미하기 때문에 임신 중 감염병 감염, 교통사고 등에 의한 사망은 포함되지 않는다. 모성사망률은 가임기 여성 100,000명 당 모성사망자의 수로 산출한다.

$$\bullet\ \text{모성사망률} = \frac{\text{당해 연도 모성사망 수}}{\text{당해 연도 연간 가임기여성의 연앙인구}} \times 100{,}000$$

📖 모성사망비(maternal mortality ratio)

임신과 관련된 원인으로 임신 또는 분만 후 42일 이내에 발생한 여성사망자 수를 해당 연도의 출생아 수로 나눈 수치를 100,000분비로 표시한 것이다.

$$\text{• 모성사망비} = \frac{\text{당해 연도 모성사망자 수}}{\text{당해 연도 연간 출생아 수}} \times 100{,}000$$

⑥ **사산율(fetal death rate or stillbirth rate)**

연간 총 출생 수(사산 수+출생 수)에 대한 그 해의 총 사산 수를 말한다. 사산의 범주는 국가에 따라 다소 다르게 규정하고 있으나, 일반적으로 임신 28주(4개월) 이후의 사태아 분만을 뜻한다.

$$\text{• 사산율} = \frac{\text{그 해의 총사산아 수}}{\text{연간 총 출생 수(출생아 수+사산아 수)}} \times 1{,}000$$

⑦ **주산기사망률(perinatal mortality rate)**

임신 28주 이상 사산아 및 생후 7일 미만의 사망아 수를 해당연도의 총 출생아 수로 나눈 수치를 1,000분비로 표시한 것이다.

출산전후사망은 주로 임신중독, 출생 시 손상, 난산, 조산아, 무산소증 및 저산소증, 조기파수 등이 주요 원인으로써 그 사망 요인이 서로 공통성이 인정되기 때문에 이 시기의 사망을 주산기사망이라 한다.

$$\text{• 주산기사망률} = \frac{\text{임신 28주 이후의 사산아 수+생후 1주 이내의 사망아 수}}{\text{연간 출생아 수(임신 28주 이후의 사산아 수 포함)}} \times 1{,}000$$

⑧ **1~4세 사망률**

1~4세아의 사망은 보건수준이 낮은 나라에서는 주로 감염증, 영양실조 등이 주요 원인이고, 선진국은 각종 사고가 그 주요 원인이며 사망률도 일반적으로 낮다.

$$\text{• 1~4세 사망률} = \frac{\text{당해 연도 1~4세 사망 수}}{\text{당해 연도 1~4세 인구}} \times 1{,}000$$

⑨ **연령별 사망률(age-specific death rate, ASDR)**

특정연령의 연간 사망자 수를 해당 연도의 연령별 연앙인구로 나눈 수치를 1,000분비로 나타낸 것으로 특정연령층에 사망이 얼마나 발생하는가를 표시한다.

• 연령별 사망률 = $\frac{\text{특정연령의 사망자 수}}{\text{특정연령의 연앙인구}} \times 1,000$

⑩ 사망원인별 사망률(cause-specific death rate)

특정 사인에 의한 연간 사망자 수를 당해 연도의 연앙인구로 나눈 수치를 100,000분비로 나타낸 것으로 어떤 사인에 의한 사망이 얼마나 발생하는가를 표시한다.

• 사망원인별 사망률 = $\frac{\text{특정사인에 의한 사망자 수}}{\text{연앙인구}} \times 100,000$

⑪ 연령별 사망원인별 사망률

특정 연령의 사망원인에 의한 연간 사망자 수를 해당 연도의 연령별 연앙인구로 나눈 수치를 100,000분비로 표시한다.

• 연령별 사망원인별 사망률 = $\frac{\text{특정 연령의 사망원인에 의한 사망자 수}}{\text{특정 연령의 연앙인구}} \times 100,000$

⑫ 비례사망률(proportional mortality rate)

어떤 연도의 사망자 중 한 특성에 의한 사망 수의 구성 비율로써 사인별 사망분포를 나타낸다.

• 비례사망률 = $\frac{\text{당해 연도 특정원인에 의한 사망자 수}}{\text{당해 연도 사망자 수}} \times 100$

⑬ 비례사망지수(proportional mortality indicator, PMI)

전체 사망자 중 50세 이상 연령의 사망자 수를 백분율로 나타낸 것으로 평균수명이나 보통(조)사망률의 보정지표가 된다.

• 비례사망지수 = $\frac{\text{50세 이상 연령의 사망자 수}}{\text{연간 총사망자 수}} \times 100$

⑭ 잠재수명손실연수(potential years of life lost, PYLL)

개인이 사고나 질병으로 조기에 사망하지 않았더라면 더 살았을 추가 연수이다. 잠재수명손실연수 계산방법은 [기준연령(대략 그 집단의 기대수명) - 사망연령 = 잠재수명손실연수]이다.

5) 병원통계에 사용되는 지표

병원통계는 인사, 행정, 재무 등 병원운영에 관한 행정통계와 병원이용통계 그리고 진료통계 등을 총칭하는 것이다. 작성 목적은 첫째, 환자 수, 치료비용, 재무, 인사 등 병원운영에 필요한 자료의 제공, 둘째, 환자의 질병상태, 치료방법에 대한 예후나 결과 등 의학연구에 필요한 자료의 제공, 셋째, 의료기관 현황보고, 병원표준화 심사 등 외부기관에 필요한 자료를 제공하기 위해서이다.

① **입원율**(admission rate)

대상인구 중 단위인구 당 연간 입원환자 수를 나타내는 것이다.

- $\text{입원률} = \dfrac{\text{대상인구 중 입원환자 수}}{\text{대상인구}} \times 1,000$

② **병상점유율**(bed occupancy rate)

단위인구가 하루에 점유하고 있는 병상의 비율로써 보통 1,000명당 1일간의 재원일수를 계산한다.

- $\text{병상점유율} = \dfrac{\text{1일 평균 병상점유 수}}{\text{대상인구}} \times 1,000$

③ **평균재원일수**(average length of stay)

입원환자 당 평균재원기간을 나타내는 것으로 기간 중 퇴원환자들의 총재원일수를 그 퇴원환자 수로 나누어 계산한다.

- $\text{평균재원일수} = \dfrac{\text{그 기간 중 퇴원환자의 총재원일 수(사망포함, 신생아 제외)}}{\text{일정 기간 중 총퇴원환자 수(사망포함, 신생아 제외)}}$

④ **병상이용률**(bed occupancy rate)

일정기간 동안 환자를 수용할 수 있는 상태로 가동한 가용병상이 실제 환자에 의해 점유된 비율이다.

- $\text{병상이용률} = \dfrac{\text{1일 평균 재원환자 수}}{\text{병상수}} \times 100$

⑤ **병상회전율**(turn over rate)

일정 기간 내에 한 개의 병상을 사용한 평균 환자 수를 나타내며 병상이용의 정도를 측정하는 자료로 사용한다. 일반적으로 평균 재원일수가 긴 병원의 병상회전률은 낮고, 평균 재원일수가 짧은 병원의 병상회전율은 높다.

- 병상회전율 $= \dfrac{\text{해당기간 중 총퇴원환자 수(사망포함)}}{\text{기간 중 사용가능한 평균병상 수}}$

참고문헌

강병우 외, 사회변화와 보건복지, 태일사, 2000.
강병우 외, 의료관계법규, 청구문화사, 2013.
강병우 외, 한국사회와 국민건강, 신광출판사, 2011.
강병우, 응급의료관련법령, 청구문화사, 2022.
김정순, 역학원론, 신광출판사, 1990.
대한민국정부, 나에게 힘이 되는 복지서비스, 대한민국정부, 2014.
대한심폐소생협회, 공용 심폐소생술 가이드라인, 대한심폐소생협회, 2021.
문옥륜, 건강보장론, 신광출판사, 2009.
문옥륜, 의료보장론, 신광출판사, 2000.
문옥륜, 의료보장정책연구, 신광출판사, 1997.
문옥륜, 의료서비스의 배분적 정의, 서울대학교출판부, 1999.
문옥륜, 한국의료보험론, 신광출판사, 1997.
문옥륜, 현대의료경제론, 신광출판사, 1997.
보건복지부, 국민의료비 및 국민보건계정, 2021.
보건복지부, 보건복지백서, 2021.
보건복지부, 한국인 영양소 섭취기준, 2020.
보건복지부, 모자보건사업안내, 2021.
보건복지부, 국가암검진 사업안내, 2021.
보건복지부, 노인돌봄서비스 사업안내, 2020.
보건복지부, 노인보건복지사업안내, 2021.
보건복지부, 노인복지시설현황, 보건복지부, 2021.
보건복지부, 보건복지통계연보, 보건복지부, 2021.
보건복지부, 노인학대 현황 보고서, 중앙노인보호전문기관, 2021.
보건복지부, 통계로 보는 사회보장 2020, 2021.
보건복지부, 한눈에 보는 OECD 보건지표, OECD/Korea Policy Centre, 2021.
보건복지부, OECD Health Data 2020 주요지표 분석, 2021.
양봉민, 보건경제학, 나남, 2015.
양봉민, 위기의 보건의료, 나남, 2005.
질병관리청, 2020 감염병 감시연보, 2021.
질병관리청, 질병관리백서, 2020.

통계청, 사망원인통계 결과, 2021.
통계청, 사회조사 결과, 2021.
통계청, 영아사망 · 모성사망 · 출생전후기사망 통계, 2021.
통계청, 인구동태통계연보, 2021.
통계청, 다문화인구동태통계, 사회통계국 인구동향과, 2018.
통계청, 다문화인구동태통계, 사회통계국 인구동향과, 2018.
통계청, 생명표, LIFE TABLES FOR KOREA, 2021.
통계청, 장래인구추계(2017년 주택총조사 결과), 2018.
통계청, 통계로 보는 KOSTAT 사회동향, 2021.
통계청, 통계행정편람, 2021.
통계청, 한국통계연감, 2021.
통계청, 한국의 사회동향, 2021.
통계청, 한국의 사회지표, 2021.
한국영양학회, 2020 한국인 영양소 섭취기준. 2020.
한국영양학회. CAN-Pro 4.0 식품 및 음식 영양소 함량 데이터베이스. 2012.
한림대학교사회의학연구소, 건강보장연구(도시지역 건강증진사업의 발전방향), 1999.
환경부, 환경백서, 환경부, 2021.
환경부, 대기환경연보, 국립환경과학원, 2021.
환경부, 지방환경분쟁조정사례집, 중앙환경분쟁조정위원회, 2010.
환경부, 환경분쟁조정 20년사(1991~2011), 중앙환경분쟁조정위원회, 2011.
Blank, R. M., Card, D. and Robins, P. K. 1999. "Financial Incentives for Increasing Work and Income Among Low-Income Families." NBER Working Paper Series No. 6998. Cambridge, Mass.; National Bureau of Economic Research.
Brown JE, Isaacs JS, Krinke B, Lechtenberg E, Murtaugh MA, Sharbaugh C, Splett PL, Stang J, Woolridge NH. Nutrition through the life cycle (4th ed.). Belmont: Cengage Learning; 2011. p.87-337.
CDC. Evidence of HIV treatment and viral suppression in preventing the sexual transmission of HIV, 2017.
Cho SH, Cho PY, Lee DM, Kim TS, Kim IS, Hwang EJ, Na BK, Sohn WM. Epidemiological survey on the infection of intestinal flukes in residents of Muan-gun, Jeollanam-do, the Republic of Korea. Korean J Parasitol. Jun;48(2):133-8, 2010.
Chrousos GP. Stress and disorders of the stress system. Nature Review in

Endocrinology 5: 374-381. 2009.

Flora, P. & Alber, J., Modernization, Democratization and the Development of
Welfare State in Western Europe, in Flora, P., and Heidenheimer, A. J. (eds.), The Development of Welfare States in Europe and America, London: Transaction Books, 1981.

Groff JL, Gropper SS, Hunt SM. Advanced nutrition and human metabolism. 5th ed. West Publishing Company, St Paul, Mn USA, 2009. Henry CJ. Basal metabolic rate studies in humans: measurement and development of new equations. Public Health Nutr. 8(7A):1133-52, 2005.

Hou N, Zhang X, Zhao L, Zhao X, Li Z, Song T, Huang C. A novel chronic stress-induced shift in the Th1 to Th2 response promotes colon cancer growth. Biochemical and Biophysical Research Communications 439: 471-476. 2013.

June KJ, Cho SH, Lee WJ, Kim C, Park KS. Prevalence and risk factors of clonorchiasis among the populations served by primary healthcare posts along five major rivers in South Korea. Osong Public Health Res Perspect. Feb;4(1):21-6, 2013.

Kim, E., The Origins of Korean Adoption: Cold War Geopolitics and Institute Diplomacy, US-Korea Institute Working Paper Series No. 09-09, US-Korea Institute at SAIS, 2009.

Korea Centers for Disease Control and Prevention. Korea Nation Institute of Health. National survey of the prevalence of intestinal parasitic infections in Korea, 2012. The 8th Report. Osong Chungcheongbuk-do, Korea, 2013.

Lawrence DA, Friedman EM. Environmental stress mediates changes in neuroimmunological interactions. Toxicological Sciences 67: 4-10. 2002.

Mason, E. S., & Kim, M. J., The Economic and Social Modernization of the Republic of Korea, Cambridge, MA: Harvard University Press, 1980.

McEwen BS. Stressed or stressed out: what is the difference? Journal of Psychiatry Neuroscience 30: 315-318. 2005.

Nanri A, Pham NM, Kurotani K, Kume A, Kuwahara K, Sato M, Hayabuchi H, Mizoue T. Serum pyridoxal concentrations and depressive symptoms among Japanese adults: results from a prospective study. EurJClinNutr Oct;67(10): 1060-5, 2013.

New public health and WHO's ninth general programme of work: a discussion paper. Geneva: World Health Organization, 1995.

OECD, OECD Health Data , 2013. UNAIDS, 2011-2015 STRATEGY. Getting to zero , 2010.

OECD/WHO, Health at a Glance Asia/Pacific, 2014.

Oh HY, Kim MK, Lee M, Kim YO. Macronutrient composition and sodium intake of diet are associated with risk of metabolic syndrome and hypertension in Korean women. PloS one 8(10):e78088, 2013.

Ozawa, M. N. 1978. "Issues in Welfare Reform." The Social Service Review 52(1), 37-55.

Park DS, Na SJ, Cho SH, June KJ, Cho YC, Lee YH. Prevalence and risk factors of clonorchiasis among residents of riverside areas in Muju-gun, Jeollabuk-do, Korea. Korean J Paraitol. Aug;52(4):391-97, 2014.

Schiller, B. R. The Economics of Poverty and Discrimination (6th edition). Prentice Hall, 1995.

Sherwood L. Principles of endocrinology. In Sherwood L, Human Physiology: From Cells to systems. 8the ed. Belmont, CA: Cengage Learning; 2013. p.656-683.

Song SJ, Lee JE, Song WO, Paik HY, Song Y. Carbohydrate intake and refined-grain consumption are associated with metabolic syndrome in the Korean adult population. J Acad Nutr Dietetics 114(1):54-62, 2014.

Song Y, Joung H. A traditional Korean dietary pattern and metabolic syndrome abnormalities. Nutr Met Cardio Dis 22(5):456-462, 2012.

Stjernswärd, J., Foley, K. M., & Ferris, F. D., The Public Health Strategy for Palliative Care, Journal of Pain and Symptom Management, 33(5), 2007.

The Japan Ministry of Health, Labour and Welfare. Dietary reference intakes for Japanese. Tokyo: National Institute of Health and Nutrition; p.1-20, 2015.

UNAIDS, UNAIDS Report on the global AIDS epidemic, 2012. WHO, Global Alert and Response (GAR), 2014.

UN, Committee on the Rights of Persons with Disabilities (CRPD), Concluding Observations on the Initial Report of the Republic of Korea, CRPD/C/ Kor/CO/1, 2014.

UNAIDS. 2018. fact sheet ; Global HIV statistics, 2017.

WHO, Novel Coronavirus Infection in the United Kingdom, 2012.

WHO, Risk Assessment on Influenza at the Human-animal Interface Including A(H7N9) Virus, 2013.

WHO, Severe Acute Respiratory Syndrome (SARS): Status of the Outbreak and Lessons for the Immediate Future, 2003.

Winans B, Humble MC, Lawrence BP. Environmental toxicants and the developing immune system: a missing link in the global battle against infectious disease? Reproductive Toxicology 31: 327-336. 2011.

World Health Organization, Cancer Pain Relief and Palliative Care, Technical Report Series No. 804, Geneva: WHO, 1990.

World Health Organization (WHO), World Report on Ageing and Health, Geneva: WHO, 2015.

Wu Y, Ye Y, Shi Y, Li P, Xu J, Chen K, Xu E, Yang J. Association between vitamin A, retinol intake and blood retinol level and gastric cancer risk: A meta-analysis. Clinical nutrition (Edinburgh, Scotland) 34(4):620-626, 2014.

Yu, S. H., Achieving Universal Health Insurance in Korea: A Model for Other Developing Countries? Health Policy , 20, 289-299, 1992.

찾아보기

[ㄱ]

가네미 사건 / 355
가능화 / 46
가시광선 / 260
가열법 / 278
가열법 / 408
가족계획 / 524
간접전파 / 132
간헐멸균법 / 308
간흡충증 / 239
감각온도 / 267
감수성 지수 / 641
감수성 / 134
감압병 / 255, 384
감염력 / 127
감염형 식중독 / 398
강도율 / 379, 380
강의 / 472
개각 / 296
개달물 / 132
건강 / 12
건강권 / 16
건강도시 / 51
건강보균자 / 129
건강보험 / 447
건강증진 / 42
건강지표 / 56
건강진단 / 366
건설의학 / 25
건수율 / 379
건조법 / 408
검댕 / 320
검열기술 / 423
격리 / 391
결핵 / 192, 396
경구감염병 / 396
경구피임제 / 532
경란형 전파 / 133
계선조직 / 425
계절병 / 263
계절적 변화 / 110
계층제 / 427
계획예산제도 / 423
고령사회 / 565
고령화 사회 / 565
고압증기멸균법 / 307
고온살균법 / 408
고지혈증 / 213
고혈압 / 210
공개테러 / 605
공공부조 / 443, 444
공기 / 251
공수병 / 181
공식적 조직 / 426
공중위생학 / 24
과망간산칼륨 / 311
과산화수소 / 311
과숙아 / 520
광절열두조충증 / 238
교토의정서 / 330, 331
구충증 / 233
국민건강 / 52
국민건강보험 / 445
국민건강증진사업 / 53
국민보건서비스 / 445
국민영양개선 / 555
국세조사 / 80, 189, 496, 497, 502, 504, 507
국제건강증진회의 / 45, 46
군집독 / 255
굴신제 / 450
권장섭취량 / 556
규폐증 / 387
근로계약 / 372
근로시간 / 374
급속사여과법 / 278
급여상한제 / 453
기단 / 260
기류 / 266
기상 / 260
기상병 / 263
기생동물 / 127
기생충 / 228
기술역학 / 107
기술통계학 / 628
기습 / 265
기여위험도 / 116
기온역전 / 325
기질성 정신병 / 590
기초대사량 / 551
기초체온법 / 533
기하평균 / 635
기후대 / 262
기후변화협약 / 330, 332
기후순화 / 262
기후형 / 261
긴촌충 / 238

[ㄴ]

난관결찰술 / 534
납 / 338
납중독 / 389
냉동 · 냉장법 / 408
노인복지시설 / 578
노인장기요양보험제도 / 574
뇌경색 / 215
뇌색전증 / 215, 216
뇌졸중 / 214
뇌출혈 / 215
님비현상 / 289

[ㄷ]

다문화 가족 / 87
단기변화 / 110
단면연구 / 111
단백질 / 538
당뇨병 / 219
당장 / 409
대기권 / 252
대기오염 / 317
대상감염병 / 521
대장균군 / 346
대치 / 391
대표값 / 634
데시벨 / 357, 358
도수분포표 / 632
도수율 / 379
도표 / 632
독버섯 중독 / 403
독소형 식중독 / 401
돈단독 / 396
동맥경화증 / 213, 217
동상 / 383
두창 / 615, 617
등간척도 / 630
디프테리아 / 157, 160

[ㄹ]

라니냐 / 334
레지오넬라증 / 166
렙토스피라증 / 179
리신 / 626
리케치아 / 126
링겔만 비탁표 / 320

[ㅁ]

마그네슘 / 542
막대도표 / 632
만성질환 / 204
말라리아 / 172
말레이사상충증 / 235
매독 / 185
매립법 / 290
매실 중독 / 404
매연 / 320

매트릭스조직 / 426
맥각 중독 / 404
맬더스주의 / 496
머큐로크롬 / 310
먹는 물의 수질기준 / 272
면역 / 135
명령통일 / 427
명목척도 / 630
모기 / 303
모성보건 / 511
모성보호 / 374
모성사망 / 516
모성사망률 / 644
모유 수유 / 515
모의실험극 / 475
모자보건 / 510
모집단 / 629
목표관리 / 424
목화씨 중독 / 404
몬트리올의정서 / 333
무구조충증 / 237
무기질 / 540
무작위추출할당 / 104, 107, 109, 115
물 / 271
미세먼지 / 338
민감도 / 105
밀봉법 / 408

[ㅂ]

바이러스 / 126
바이러스성 출혈열 / 623
바퀴 / 304
박무 / 320
발병률 / 639
발생률 / 639
발육·증식형 전파 / 133
발육형 전파 / 133
발진티푸스 / 176
발효 / 407
방사선멸균법 / 308
방사성 역전 / 326
방한력 / 300
배설형 전파 / 133
배심토의 / 473
배출허용기준 / 325
백분율 / 638
백엽상 / 264
백일해 / 161
범발적 / 109
범위 / 636
벤젠 / 338
벤젠중독 / 390
변수 / 629
변이계수 / 636
변패 / 407, 408
병상이용률 / 647
병상점유율 / 647
병상회전율 / 647
병원력 / 127
병원소 / 128
병후 보균자 / 129
보건교사 / 492
보건교육 / 468
보건교육전문가 / 468
보건봉사 / 481
보건소 / 432
보건의료기관 / 75
보건의료비용 / 76
보건지표 / 56
보건진료원 / 32, 33
보건통계학 / 628
보건행정 / 418
보건후생부 / 421
보고 / 428
보균자 / 129
보통사망률 / 56, 62, 643
보통출생률 / 641
보통침전법 / 276
보툴리눔독소증 / 619
복류수 / 275
복사성 역전 / 326
복사열 / 266
본인부담금 제도 / 452
본처리 / 282
봉급제 / 451
부양비 / 499
부영양화 / 354, 355
부유물질 / 345
부정맥 / 219
부패 / 407, 408
부패조 / 284
부활현상 / 280
분과토의 / 473
분만 / 514
분석역학 / 110
분진 / 319
불규칙 변화 / 110
불쾌지수 / 269
브레인스토밍 / 474
브루셀라증 / 182, 396
비 / 637
비공식적 조직 / 426
비교습도 / 265
비례사망률 / 646
비례사망지수 / 56, 66
비병원성기 / 18
비브리오 패혈증 / 189
비엔나협약 / 333
비율 / 637
비율척도 / 630
비전리방사선 / 385
비점오염원 / 342
비타민 / 544
비확률표본추출 / 630
비활성 매개체 전파 / 132
빌딩증후군 / 256

[ㅅ]

사산율 / 645
사상균 / 126
사상충증 / 178
사업평가
사인구조 / 61
사인별 사망률 / 646
사회권적 보장 / 16
사회극 / 475
사회보장 / 440
사회보험 / 442, 444
사회의학 / 25
사회적 기전의 발달 / 22
사회적 적정성 / 28
산발적 / 109
산성비 / 333
산소 / 249, 250, 253
산소결핍증 / 337
산술평균 / 635
산업보건 / 364
산업재해 / 375
산업피로 / 369
산욕관리 / 515
산욕열 / 518
산장 / 409
산전관리 / 512
산패 / 407
산포도 / 636
산화제 / 311
산후관리 / 515
살수여상법 / 283
삼원론 / 99
상관관계 / 634
상관도표 / 634
상대습도 / 265
상대위험도 / 116
상수 / 274
새로마지플랜 2010 / 528
새집증후군 / 256
생(물)의학적 모델 / 13, 16
생(물)의학적 모델 / 366, 407
생명표 / 505
생물무기 / 600, 611
생물테러 / 600
생물테러감염병 / 147
생물화학적 산소요구량 / 344, 345
생산자책임재활용제 / 291
생석회 / 311
생활개념 / 13
서열척도 / 630
서한량 / 255
석면폐증 / 387
석탄산 화합물 / 310
석탄산 / 310
석탄산계수 / 309
선천면역 / 135

선천성 기형 / 520
선천성 풍진 증후군 / 164
선충류 / 231
성매개감염병 / 147, 183
성홍열 / 165
세계보건기구 / 435, 437
세균 / 126
세균성 식중독 / 397
세균성이질 / 153
세미나 / 474
소각법 / 289, 307
소독 / 278, 306
소비자 무지 / 26
소음 / 355
소화기계 전염병 / 148
소화처리법 / 286
수레바퀴 모형 / 101
수막구균성수막염 / 167
수소이온농도 / 344
수용성 / 32
수원 / 274
수은중독 / 390
수질오염 / 341
순기능적 스트레스 / 586
순재생산율 / 496, 502, 642
스모그 / 321
스트레스 / 586
습식산화법 / 286
승홍 / 310
식중독 / 397
식품첨가물 / 406
신뢰도 / 105
신맬더스주의 / 497
신생아사망률 / 644
신증후군출혈열 / 173
신체계측 / 366
신체기능검사 / 366
실내증후군 / 256
실험역학 / 117
심근경색 / 218
심장질환 / 218
심포지움 / 473

[ㅇ]

아니사키스 / 236
아플라독소 중독 / 405
안정인구론 / 498
알데하이드 / 323
알코올류 / 309
암 / 221
야토병 / 396, 624
약품침전법 / 276
양적변수 / 629
양질의 의료 / 28
에너지 대사율 / 367
에너지 / 550
엘리뇨 / 334
역기능적 스트레스 / 586
역성비누 / 311
역학 / 96
역학조사 / 98
역할극 / 474
연교차 / 264
연령별 사망률 / 645
연령별 출산율 / 642
연무) / 320
연속성 / 29
열경련 / 382
열대야 / 265, 266
열량소 / 537
열사병 / 382, 383
열섬현상 / 327
열쇠약증 / 383
열전도율 / 300
열처리법 / 307
열피로 / 382
열허탈증 / 382
염소소독법 / 279
염장 / 409
영구적 난청 / 358
영기준예산 / 424
영아사망률 / 64, 643
영양 / 68
영양섭취 기준 / 555
예방대책 / 380
예방의학 / 24
예비처리 / 282
예산 / 428
예측도 / 105
오니처리 / 284
오이디푸스 콤플렉스 / 591
오존 / 311, 321, 337
오존법 / 279
오타와 헌장 / 43
옹호 / 46
완속사여과법 / 277
외부효과 / 27
요꼬가와흡충증 / 240
요오드 / 542
요충증 / 234
용존산소 / 344
우해면상뇌증 / 396
운영연구 / 424
울열증 / 382, 383
워크숍 / 474
원도표 / 633
원인망 모형 / 101
원인적 연관성 / 103
원충류 / 126, 241
위생학 / 24
유구조충증 / 237
유병률 / 639
유행성 / 109
유행성이하선염 / 165
은밀한 테러 / 605
은화합물 / 310, 311
의료관련감염병 / 147
의료급여 / 461
의료보험 / 447
의복 / 299
의학적 적정성 / 28
이론역학 / 116
이류성 역전 / 327
이산화질소 / 337
이산화탄소 / 254
이산화황 / 336
이중맹검법 / 116, 117
이질아메바증 / 241
이타이이타이병 / 355
이혼율 / 89, 91
이환율 / 638
인 / 541
인격장애 / 590
인공능동면역 / 136
인공수동면역 / 137
인공환기 / 295
인구 / 496
인구동태 / 504
인구문제 / 507
인구정책 / 508
인구정태 / 504
인구피라미드 / 499
인두제 / 451
인사 / 428
인수공통감염병 / 130, 147
인수공통감염병 / 396
인플루엔자 / 168
일교차 / 264
일반적응증후군 / 587
일반출산율 / 641
일본뇌염 / 175
일산화탄소 / 337
일정액 공제제 / 453
임신중독증 / 518
임질 / 186
임호프조 / 284
입사각 / 296
입원율 / 647
입자상 물질 / 319

[ㅈ]

자궁외 임신 / 518
자비소독법 / 307
자살률 / 66
자연능동면역 / 136
자연독 식중독 / 402
자연수동면역 / 137
자연환기 / 294, 295
자외선 지수 / 259
자외선 / 259
자외선멸균법 / 308
자외선법 / 279
자유권적 보장 / 16
자정작용 / 253

작전역학 / 117
잔류염소 / 279
잠복기 보균자 / 129
잠재수명손실연수 / 646
잠함병 / 255
장관독소 / 401
장기설 시대 / 124
장염비브리오 식중독 / 399
장출혈성대장균감염증 / 155
장티푸스 / 151
재해분류 / 380
재활용법 / 290
저온살균법 / 307
적외선 / 260
적정의료 / 28
적정인구론 / 497
적조현상 / 354, 355
전리방사선 / 385
전문화 / 427
전선성 역전 / 326
전파체 / 18
전향성 연구 / 114
절대습도 / 265
절임법 / 409
점선도표 / 633
점오염원 / 341
접근성 / 32
접근용이성 / 28
정관결찰술 / 533
정규분포 / 636
정기예방접종 / 521
정률제 / 452
정상체온 / 270
정수법 / 276
정신보건 / 582
정신분열증 / 589
정신장애 / 584, 603
정신적 적성검사 / 366
정신 · 신체이원론 / 12
정액수혜제 / 454
정액제 / 452
제1군감염병 / 145
제2군감염병 / 145
제3군감염병 / 145
제4군감염병 / 145
제5군감염병 / 145
조사살균법 / 409
조산아 / 519
조울병 / 590
조절소 / 537
조징 / 428
조정 / 46
조직 / 425
조충류 / 237
조화평균 / 635
종합온열지표 / 267
주기변화 / 110
주산기사망률 / 645
중독학 / 388
중력환기 / 295
중성대 / 295
중위수 / 635
중증급성호흡기증후군 / 169, 170
증식형 전파 / 133
지구 온난화 / 327
지방 / 540
지역사회 정신보건 / 595
지역사회 참여 / 32
지역사회 / 22
지역사회보건학 / 25
지역사회의 자금조달 / 32
지역사회의학 / 25
지적온도 / 271
지표수 / 275
지하수 / 275
지형성 역전 / 327
지휘 / 428
직업병 / 381
직접서비스형 건강보험 / 448
직접전파 / 131
진균 / 126
진동 / 359
진료행위별수가제 / 450
진폐증 / 339, 387
질병의 부재상태 / 12
질소 / 255
질소 / 384
질적 적정성 / 28
질적변수 / 629
질트리코모나스 / 242
집단면역 / 137
쯔쯔가무시증 / 174

[ㅊ]

참모조직 / 425
참호족 / 383
천수 / 274
천층수 / 275
철 / 542
체계분석 / 424
체온조절 / 269
체지방 측정방법 / 554, 556
체질량지수 / 553
초고령 사회 / 565
초고온순간살균법 / 408
초음파멸균법 / 308
총액(괄)계약제 / 452
총재생산율 / 502
최빈치 / 635
최적온도 / 271
추세변화 / 110
추측통계학 / 628
출혈 / 518
충분섭취량 / 556
치명률 / 640
침강성 역전 / 326
침수족 / 383

[ㅋ]

카드뮴중독 / 390
칼륨 / 541
칼슘 / 541
코호트 연구 / 114
콘돔 / 532
콜레라 / 150, 195
쾌감대 / 268
크레졸 / 310
크롬중독 / 390

[ㅌ]

타당도 / 104
탄수화물 / 539
탄저 / 396
태스크포스팀 / 427
테러 위협 / 606
토착성 / 108
통솔범위 / 427
통조림법 / 409
퇴비법 / 290
투기법 / 289
특별조직 / 426
특이도 / 105

[ㅍ]

파라티푸스 / 152
파리 / 304
파상풍 / 190
페놀화합물 / 310
페스트 / 621
편충증 / 235
평균값 / 635
평균수명 / 56, 57
평균재원일수 / 647
평균편차 / 636
평압증기멸균법 / 308
폐기물부담금 / 292, 293
폐임 / 340
폐흡충증 / 240
포괄수가제 / 451
포괄적인 보건의료 / 26
포도상구균 식중독 / 401
포차 / 265
포화습도 / 265
폴리오 / 154
표본 / 629
표본추출 / 630
표준편차 / 636
풍력환기 / 295
풍진 / 164
풍토병 / 263
프로젝트팀 / 427
피임 / 530

[ㅎ]

하수 / 280, 281
학교보건 / 480
학교약사 / 493, 494
학교의사 / 492
한센병 / 195
함기량 / 300
합계생산률 / 80, 189
항상성 / 14
항상성설 / 14
해수 / 275
해충의 구제방법 / 302
허리/엉덩이 둘레비 / 554
헥사클로로펜 / 310
현금급여형 건강보험 / 448
혐기성 분해처리 / 284
협심증 / 218
호기성 분해처리 / 282
홍역 / 162
화학적 산소요구량 / 345
화학적 처리법 / 286
확률표본추출 / 630
환경기준치 / 323
환경오염 / 314
환경위생 / 22, 248
환경위생학 / 24
환기 / 392
환기량 / 294
환자군-대조군 연구 / 112
활동대사량 / 551
활성 매개체 전파 / 132
활성오니법 / 283
황변미 중독 / 405
황사 / 335
황열 / 177
회복기 보균자 / 129
회복기 / 19
회충증 / 232
효율성 / 29
후천면역 / 135
후천성면역결핍증 / 187
후향성 연구 / 112
훈연 / 320
흡수성 / 301
흡충류 / 239

[1]

1~4세 사망률 / 645
1차 보건의료 / 29
1차 예방 / 19

[2]

2차 발병률 / 638, 640
2차 예방 / 19

[3]

3차 예방 / 19

Index

[a]

a cost that community can affairs / 32
absence of disease / 12
absolute humidity / 265
acceptability / 32
Accessibility / 28, 32
acclimatization / 262
Acid rain / 333
Acquired immunity / 135
activated sludge process / 283
adequate intake / 556
Admission rate / 647
Advocacy / 46
Aerobic treatment / 282
After growth / 280
aged society / 565
Age-specific death rate / 645
Age-specific fertility rate / 642
aging society / 565
Air humidity / 265
Air movement / 266
alcohol / 309
Aldehyde / 323
Alfred J. Lotka / 498
Alma-Ata / 30
amygdaline / 404
Anaerobic treatment / 284
analytic epidemiology / 110
Ancylostomiasis / 233
Anderson / 42
Angina pectoris / 218
Animate vehicle-borne transmission / 132
anisakis / 236
Annual range / 264
anoxia / 337
Anthrax / 396
Apparent infection / 19, 128, 132
Arithmetic mean / 635
Arrhythmia / 219
arteriosclerosis / 213, 217
Artificial active immunity / 136
Artificial passive immunity / 137
Artificial ventilation / 295
Asbestosis / 387
ascariasis / 232
attack rate / 640
attributable risk / 116
Average length of stay / 647
A형간염 / 156

[b]

B. Thompson / 480
Bacillary dysentery / 153
Bacteria / 126
Bar graph / 632
basal metabolic rate / 551
Bed occupancy rate / 647
Benzene / 338
Biological transmission / 132, 133
Biomedical Model / 13, 16
Biostatistics / 628
BOD / 344
body mass index / 553
boiling water sterilization / 307
Botulinus / 402
bovine spongiform encephalopathy / 396
Brainstorming / 474
Broca index / 553
Brucellosis / 396
Budgeting / 428
buzz session / 473
B형간염 / 197

[c]

C. P. Blacker / 503
C.E.A Winslow / 22
C5-dip / 358
caisson disease / 255, 384
cancer / 221
Capitation / 451
carbohydrate / 539
Carrier / 129
case fatality rate / 640
case payment / 451
case-control study / 112
cash reimbursement type / 448
Cause-specific death rate / 646
CDR
cerebral embolism / 215, 216
cerebral hemorrhage / 215
cerebral infarction / 215
cestoda / 237
Cholera / 150, 195
cicutoxin / 404
Circle chart / 633
Clark / 18
Claude Bernard / 14
climate type / 261
climate zone / 262
CLO / 300
clonorchiasis / 239
Cockroach / 304
COD / 345
Coeffecient of variation / 636
cohort study / 114
Coinsurance / 452
Coliform group / 346
comfort zone / 268
community health practitioner / 21, 32, 33
community health / 25
community medicine / 25
community / 22
Comprehensive health care / 26
congenital rubella syndrome / 164
constructive medicine / 25
Continuity / 29
convalescent carrier / 129
Coordinating / 428
Copayment / 452
cost sharing system / 452
cresol / 310
Cross-sectional study / 111
crowd poisoning / 255
crude birth rate / 641
crude death rate / 62, 643
cyclic or cycle change / 110
cyclo-developmental transmission / 133
cyclo-propagative transmission / 133
C형간염 / 198, 199, 200

[d]

Daily range / 264
decibel / 357, 358
decompression sickness / 255
decompression sickness / 384
Deductibles / 453
delivery / 514
dependency ratio / 499
Descriptive epidemiology / 107
Descriptive statistics / 628
deterrioration / 407, 408
diabetes mellitus / 219
Diphtheria / 157, 160
Diphyllobothriasis / 238
direct service type / 448
Direct transmission / 131
Directing / 428
discomfortable index / 269
Disinfection / 278
disinfection / 306

dispersion / 636
distress / 586
DO / 344
Doll / 119
double blinded method / 117
DRG / 451
dumping / 289
Dust / 319

[e]

E. Cannon / 497, 498
Ectopic pregnancy / 518
effective temperature / 267
Efficiency / 29
El Nino / 334
emission standard / 325
Enablement / 46
Endemic disease / 263
endemic / 108
Entamoebiasis / 241
enterobiasis / 234
enterotoxin / 401
Environmental hygiene / 24
Epidemic hemorrhagic fever / 173
Epidemic typhus / 176
epidemic / 109
epidemic study / 98
epidemiology / 96
ergotoxin / 404
estimated average requirement / 556
eustress / 586
Eutrophication / 354, 355
experimental epidemiology / 117
external effect / 27

[f]

F. G. Clark / 96, 99
family planning / 524
fecal transmission / 133
fee for service / 450
fermentation / 407
Fetal death rate or stillbirth rate / 645
Filariasis / 178
filariasis / 235
Fly / 304
food poisoning / 397
formite / 132
Frequency polygon / 633
frequency rate / 379
Frostbite / 383
full community participation / 32
Fume / 320
Fungus / 126

[g]

G. Anderson / 468
Galenus / 23
GAS / 587
General fertility rate / 641
Geometrical mean / 635
German measles / 164
Global warming / 327
Goldberger / 119
Gonorrhea / 186
Good medical care / 28
gossypol / 404
Graph / 632
Greenwood / 96
gross reproduction rate / 496, 502, 642
Ground water / 275

[h]

HACCP / 410
Hansen's disease / 195
Harmonic mean / 635
Haze / 320
Health Cities / 41, 51
health index / 56
health insurance / 447
Health statistics / 628
healthy germ carrier / 129
heart disease / 218
heat cramp / 382
heat exhaustion / 382
heat island / 327
heat prostration / 383
heat stroke / 382, 383
Heinrich / 375
Hemorrhage / 518
hepatitis A / 156
Herd immunity / 137
hexachlorophene / 310
hierarchy / 427
high pressure steam sterilization / 307
high temperature sterilization / 408
Hill / 119
HIV / 187
homeostasis / 14
hygiene / 24
hypertension / 210

[i]

Imhoff tank / 284
immersion foot / 383
immunity / 135
Inanimate vehicle-borne transmission / 132
incidence or spell base rate / 379
incidence rate / 639
incineration / 289, 307
incubatory carrier / 129
Indemnity / 454
index of contagion / 641
Indirect transmission / 132
industrial fatigue / 369
infant mortality rate / 643
infectivity / 127
influenza / 168
infrared ray / 260
Inherent immunity / 135
Instrument shelter / 264
Intensity rate / 379, 380
intermittent sterilization / 308
Interval scale / 630
inverted soap / 311
Investigation of outbreak
irregular change / 110
isolation / 391
Itai Itai disease / 355

[j]

J. E. Gordon / 96
japanese encephalitis / 175
Jenner / 617
John Gordon / 18
John Graunt / 496
John Snow / 118

[k]

Kaup index / 554
Kwashiorkor / 539, 545, 546
Köller-Ross / 593

[l]

La Nina / 334, 335, 343, 349, 357
Lalonde 보고서 / 43
Leavell / 18
Lecture / 472
Leptospirosis / 179
life table / 505
Limit / 453
lipid / 540

[m]

MacMahon / 96
Malaria / 172
Malthusianism / 497
Management by objective / 424
Manic depressive illness / 590

Marasmus / 539, 546
Margarett Sanger / 525
Marie Stopes / 525
maternal mortality rate / 644
Matrix organization / 426
Max von Pettenkofer / 249
Mean deviation / 636
Mean / 635
Measles / 162
Mechanical transmission / 132
Median / 635
Mediation / 46
medical care cost insurance / 447
mercurochrome / 310
mercury dichloride / 310
Metagonimiasis / 240
Metazoa / 127
Meteorotropic disease / 263
miasma theory era / 124
Mills-Reincke 현상 / 277
minamata disease / 355
mind-body dualism / 12
mineral / 540
Mist / 320
Mode / 635
morbidity rate / 638
Mosquitos / 303
Mumps / 165
Myocardial infarction / 218

[n]

national census / 504
Natural active immunity / 136
Natural passive immunity / 137
Natural ventilation / 294, 295
Negotiation settlement / 452
nematoda / 231
Neonatal mortality rate / 644
neutral zone / 295
NHI / 445, 446
NHS / 445
Nominal scale / 630
non-point source / 342
normal distribution / 636
normal pressure steam disinfection / 308

[o]

occupational disease / 381
Oedipus complex / 591
operational epidemiology / 117
Optimum medical care / 28
optimum population / 498
optimum temperature / 271
OR / 424
Oral pill / 532
Ordinal scale / 630
Organic brain system / 590
Organizing / 425
Ottensen Jensen / 525
oxidizing agent / 311

[p]

PAN / 323
pandemic / 109
panel discussion / 473
paragonimiasis / 240
Paratyphoid fever / 152
particulate matter / 319, 320
pasteurization / 307
pathogenecity / 127
PCB / 391
Percentage / 638
perinatal mortality rate / 645
Personality disorder / 590
PERT / 423
Pertussis / 161
Pest / 621
phenol / 310
Philp Pinel / 583
phon / 357
pickling / 409
Pie graph
placebo administration / 117
Plague / 621
PMI / 66
Pneumoconiosis / 387
point source / 341
Poliomyelitis / 154
Population / 629
POSDCoRB / 422
postmature infant / 520
Potential years of life lost / 646
PPBS / 423
predictability / 105
premature infant / 519
Prepathogenesis / 18
prevalence rate / 639
preventive medicine / 24
primary health care / 29, 30
primary prevention / 19
Project team / 427
propagative transmission / 133
Proportion / 637
proportional mortality indicator / 646
prospective study / 114
protein / 538
Protozoa / 126
protozoa / 241
public hygiene / 24
Puerperal fever / 518
putrefaction / 407, 408

[q]

qualitative variable / 629
Quality / 28
quantitative variable / 629

[r]

R. Virchow / 480
Rabies / 181
Radiation heat / 266
radiation sterilization / 308
radiational inversion / 326
Rain water / 274
rancidity / 407
randomized assignment / 117
Range / 636
Rapid sand filtration / 278
Rate scale / 630
Rate / 638
Raynaud 현상 / 360
recommended intake / 556
Red tide / 354
relative humidity / 265
relative metabolic rate / 367
relative risk / 116
reliability / 105
Reporting / 428
reservoir / 128
residual chlorine / 279
retrospective study / 112
reverse selection / 454
Rickettsia / 126
Ringelmann smoke chart / 320
river bed water / 275
Röhrer index / 554
role playing / 474
Rubella / 164

[s]

3A / 424
Salary / 451
salting / 409
Sample / 629
Sampling / 630
Sanitary landfill / 290
SARS / 169, 170
saturated humidity / 265
saturation deficit / 265
saxitoxin / 403
Scarlet fever / 165
Scattergraph / 634
Schizophrenia / 589
school health / 480
Sea water / 275
seasonal change / 110
Seasonal disease / 263
secondary attack rate / 638, 640

secondary prevention / 19
secular or trend change / 110
Seminar / 474
sensitivity / 105
septic tank / 284
Severe acute respiratory syndrome
severity rate / 379, 380
Sexually transmitted disease / 183
Shigellosis / 153
short-term fluctuation / 110
Sick building syndrom / 256
Sick house syndrome / 256
Silicosis / 387
simulation / 475
sliding scale of fee / 450
Slow sand filtration / 277
Sludge disposal / 284
Small pox / 615, 617
Smog / 321
Smoke / 320
social medicine / 25
social security / 440
sociodrama / 475
solanine / 404
Soot / 320
source of water / 274
span of attention / 427
specialization / 427
specificity / 105
sporadic / 109
SS / 345
stable population / 498
Staffing / 428
Standard deviation / 636
staphylococcus aureus / 401
state of population / 504
Statistical inference / 628
stress / 586
Stroke / 214
subsidence inversion / 326
substitution / 391
subsurface water / 275
sugaring / 409
super-aged society / 565
Surface water / 275
susceptiblity / 134
swine erysipelas / 396
symposium / 473
Syphilis / 185

[t]

Taeniasis / 237
Tainia / 237
Talcott Parson / 14
Task force team / 427
temperature inversion / 325
tertiary prevention / 19
tetrodotoxin / 403
theoritical epidemiology / 116
thermal condition / 263
Thermal index / 267
thermic effect of exercise / 551
tolerable upper intake level / 556
total fertility rate / 642
total fertility rate / 80
toxemia / 518
Toxicology / 388
transovarial transmission / 133
trematoda / 239
trench foot / 383
trichuriasis / 235
trickling filter process / 283
Tropical night / 265, 266
tubal-ligation / 534
Tuberculosis / 192
Tuberculosis / 396
tularemia / 396
Turn over rate / 647
Typhoid fever / 151

[u]

ultra high temperature sterilization / 408
ultra violet ray / 259
ultrasonic wave sterilization / 308
ultraviolet ray sterilization / 308
unity of command / 427

[v]

Vaginal trichomoniasis / 242
validity / 104
Variable / 629
vasectomy / 533
VDT 증후군 / 386
vehicle / 18
Ventilation / 392
Video Display Terminal Syndrom / 386
Virus / 126
visible ray / 260
vitamin / 544

[w]

Water treatment / 276
WHO / 435, 437
WHR / 554
William Rathborne / 432
William Tuke / 583
Winslow의 정의 / 22
Wooping cough / 161
Workshop / 474

[y]

Yellow fever / 177
Yellow sand / 335

[z]

ZBB / 424
zoonosis / 130, 396

[α]

α-index / 644, 645

저자 약력

강 병 우

광주보건대학교 응급구조과 교수
서울대학교 보건대학원 졸업(보건학박사)
HARVARD School of PUBLIC HEALTH 연수
(전)전국응급구조과교수협의회 회장
한국보건의료인국가시험원 문항개발위원
한국산업인력공단 출제위원
행정안전부 출제위원
국방부 채용시험 문항출제위원
각 시·도 인사위원회 출제위원
전국 시·도교육청 지방공무원 출제위원 등

공중보건학

2008년 3월 20일 초판발행
2009년 3월 20일 제2판발행
2011년 2월 20일 제3판발행
2012년 2월 25일 제4판발행
2014년 3월 10일 제5판발행
2015년 3월 20일 제6판발행
2017년 3월 10일 제7판발행
2019년 3월 10일 제8판발행
2022년 3월 10일 제9판발행

지은이 : 강병우
펴낸이 : 이상태
펴낸곳 : 칭구문화사
주　소 : (03706) 서울특별시 서대문구 성산로11길 15
전　화 : 02) 332-0541(代)　　FAX : 02) 337-9577
등　록 : 1990년 11월 2일 제9-247호

정가 33,000원

ISBN 978-89-5616-874-6 93510